음식과 치유

Healing With Whole Foods
Asian Traditions and Modern Nutrition, Third Edition

Copyright©2002 by Paul Pitchford
Korean Translation Copyright©2022 by IDEA Book Publishing

Korean edition is published by arrangement with North Atlantic Books
through Duran Kim Agency.

음식과 치유
아시아의 전통 의학과 현대 영양학

초판1쇄 발행 2022년 2월 14일

지은이 | 폴 피치포드
옮긴이 | 이희건

펴낸이 | 한성근
펴낸곳 | 이데아
출판등록 | 2014년 10월 15일 제2015-000133호
주　　소 | 서울 마포구 월드컵로28길 6, 3층 (성산동)
전자우편 | idea_book@naver.com
페이스북 | facebook.com/idea.libri
전화번호 | 070-4208-7212
팩　　스 | 050-5320-7212

ISBN 979-11-89143-27-5　(93510)

ASIAN TRADITIONS AND MODERN NUTRITION

HEALING
WITH

아시아의 전통 의학과 현대 영양학

음식과 치유

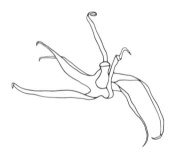

WHOLE FOODS

폴 피치포드 지음 | 이희건 옮김

이데아

감사의 글

나는 많은 친구과 동료에게 신세를 졌다. 그들은 내가 이 일을 할 수 있도록 신뢰를 보내 주었다. 또 나는 치유와 수행의 기술을 가르쳐 준 나의 스승들에게도 빚을 졌다. 시간을 초월해 고대로부터 그들이 전해 준 메시지는 끊임없이 나에게 영감을 준다.

영양 컨설턴트인 캘리포니아 하트우드연구소의 수잰 쇼(Suzanne Shaw)에게 특별히 감사드린다. 그녀는 이 프로젝트의 수많은 영역에서 친절한 도움을 주었다. 나와 함께 공부해 온 벗들에게도 감사드린다. 그들의 혁신적인 영혼은 이 책의 치유 메시지에 생명을 불어넣었다. 레베카 리에게 감사드린다. 그녀는 이 책의 초판본에 대한 구상을 제공해 주었다. 특히 조리법 부분은 그녀의 구상에서 많은 도움을 받았다. 뉴 디멘전스 라디오의 메리 버클리에게도 감사드린다. 그녀는 이 책의 기념비적인 편집 작업을 맡아 주었다.

내 아들 피네건에게도 고맙다는 말을 전한다. 그는 이 프로젝트가 절반쯤 진행되었을 때 하느님의 선물처럼 우리에게 왔다. 그는 내가 놀아야 할 때를 알았다. 나의 가장 깊은 감사는 넬리 콘로이 피치포드, 바로 내 어머니에게 바친다. 그녀는 92세 되던 해에 세상을 떠났다. 타인을 향한 그녀의 욕심 없는 봉사는 변함없는 사랑의 본보기였다.

서문

이 책은 음식을 이용한 치료법을 익히는 데 없어서는 안 될 정보를 제공해 준다. 몇몇 질환과 결핍증에서 동물성 식품이 지닌 가치를 알고 있지만, 이 책은 독자들에게 채식 식단으로 전환해 가기를 권유한다. 육류에 기반을 둔 이 문화에서, 더욱이 어떤 뚜렷한 채식 전통도 없는 이 문화에서 식단 전환에 성공하기 위해서는 이 책에 실려 있는 여러 새로운 음식 재료, 자신의 상태를 평가하는 법, 음식물이 지닌 여러 가지 치유 효능을 알아야 한다.

서구에서 빠른 속도로 향상되고 있는 영양학적 자각 속에는 극동 지역 전통 의학의 요소들이 포함되어 있는데, 거기에서는 수천 년 동안이나 균형 잡힌 식단과 건강, 의식 수련이 긴밀하게 통합되어 있었다. 이 책에는 동양과 서양의 섭식 행위와 철학의 핵심적인 요소들이 통합되어 있다. 그러한 동서양 통합의 체험은 우리를 신선한 의식의 영역으로 인도하며, 생의 모든 영역에서 재탄생을 이끌어 준다.

이 책의 집필은 내게 기적적이고 경이로운, 그러나 절제된 경험이었다. 독자 여러분이 이러한 경험을 같이 나누고, 기대를 뛰어넘는 높은 수준의 치유와 조화를 발견하기를 바란다.

—폴 피치포드

이 책을 효과적으로 이용하는 방법

많은 가능성이 있다. '찾아보기'에서 여러 가지 음식과 치유법을 검색해 찾아볼 수도 있고, 마음에 드는 조리법을 고를 수도 있고, 그냥 그때그때 필요한 부분을 내키는 대로 읽어 볼 수도 있다. 하지만 가장 좋은 방법은 이 책 전체를 순서대로 읽어 가는 것이다. 그것은 이 책의 모든 부분이 뒤에 나올 내용을 명확하게 이해하는 데 도움이 되는 정보를 담고 있기 때문이다. 1장이 특히 그러한데, 여기에는 '음식 치유의 세계'라는 제목으로 3개의 섹션이 들어 있다. 이 섹션에서는 이 책의 여러 통합적 측면들을 맞이할 준비를 시켜줄 뿐 아니라 이 개정 3판에 실린 중요하고도 새로운 내용을 소개한다.

이를테면 어떤 특정한 질환이나 단식, 또는 어떤 음식물의 효능에 관한 정보를 찾고 있다면 이 책 전체에서 두루 쓰이고 있는 진단이나 치료와 관련된 몇 가지 기본적인 용어, 예컨대 외향적, 열, 냉, 습, 허 등에 대해 최소한 어느 정도는 파악하고 있어야 한다. 동양의학에서 쓰이는 이러한 용어들의 특수한 의미에 관해서는 1부에 상세히 설명되어 있다. 특히 182~184쪽과 189~191쪽에 도표로도 일목요연하게 정리해 놓았다. 이 도표들을 통해 이러한 용어들의 의미에 대해 기본적이면서도 상당한 수준의 이해를 얻을 수 있을 것이다. 그러나 좀 더 복잡하고 실질적인 도움이 되는 이해를 위해서는 1부 전체를 읽어 보아야 한다. 1부에서는 또 산화, 효모균, 과잉 증식, 프리 라디칼 등의 면역과 관련된 개념들에 관해서도 별도의 섹션을 배정했다. 이러한 개념들은 이후에도 계속 등장한다. 1부를 읽었다면 〈요약〉(1061쪽)을 제대로 읽어 낼 수 있을 것이다. 여기서는 이 책의 기본 원리들을 생생하게 조감할 수 있다.

3부 '오행과 장부'는 우리와 자연의 합일에 관한 깨우침을 준다. 3부에서는 전통 동양의학에서 계절과 환경을 바라보는 통합적 관념을 한눈에 들여다볼 수 있다. 각 장부들에 대한 동양의학의 이해는 동양의학 진단법의 정수다. 그 것은 내부 장부들의 움직임, 그 장부들의 주된 질병의 증상, 거기에 영향을 받은 감정과 인체 체계, 섭식과 약초를 이용한 치료법을 관통하는 이미지를 제공한다. 이러한 정보는 오랜 불균형을 바로잡을 치유책을 선택하고자 할 때 이루 말할 수 없이 소중하다.

개정판에 관하여

1차 개정(2판): 이 책의 본문에 나오는 주요한 원칙과 내용은 바뀌지 않았다. 그러나 세균과 기생충 감염에 의한 역병이 임박해 보이는 상황에서 거기에 대응하고자 효과적이고 확장된 '기생충 제거 프로그램'을 부록 형태로 추가했다. 근관 수술을 조명한 글 역시 또 다른 부록 형태로 추가했다. 근관 수술은 많은 건강 분야 종사자들이 간과했지만 심각한 문제를 야기할 수 있는 치아 관련 주제였다. 현대 영양학의 전설로 꼽히는 웨스턴 프라이스(Weston Price) 박사는 그의 인생의 황금기를 근관 수술 연구에 바쳤다. 그러나 주류 치과의 학계에서는 그의 발견에 귀를 닫았다.

일반 독자와 연구자가 모두 좀 더 수월하게 원하는 정보를 찾아볼 수 있도록 '찾아보기'를 늘렸다. 그뿐 아니라 책의 여러 부분을 업데이트하고 명확히 했다.

마지막으로 이 책 말미에 있는 '요약'이 추가되었다. 여기에는 인도 전통 의학인 아유르베다의 눈으로 이 책의 근본 원리들을 바라보는 새로운 관점이 포함되어 있다. 〈요약〉에서는 생명과 섭식에 대한 '사트바적' 접근법에 관해 설명한다. 이러한 접근법은 지속적인 신체적·정신적 건강은 삶의 평형과 자신의 영적 뿌리에 대한 뚜렷한 의식에서 비롯한다는 깨달음에 초점을 맞춘다.

2차 개정(3판): 1장에 '음식 치유의 세계'라는 제목을 붙인 3개의 섹션을 추가했다. 새롭게 추가된 이 섹션들에서는 과체중과 비만, 당뇨, 심장질환, 그 외의 수많은 일반적 퇴행성 질환에 맞서 홀푸드 식단으로 시급하게 전환해야 한다는 사실을 강조한다.

또 이 장에서는 저변에 깔린 음식과 의식 사이의 관계를 살펴보고, 장기적인 식단 개선을 돕기 위한 통찰을 제공한다. 독자들이 섭식과 관련한 이 책의 기본적인 취지와 친숙해질 수 있도록 새로운 섹션 하나를 고대의 전통적인 식단으로부터 발전된 건강한 식단 패턴들을 소개하는 데 할애했다. 또 이 장에서는 치유를 향한 대전환을 준비할 수 있도록 입문 단계의 정화 및 회복 프로그램을 제시했다. 마지막으로, 최신 연구 성과를 반영하기 위해 책 전체에 걸쳐 업데이트를 했다.

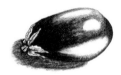
1부 진단과 치료의 근원

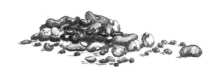

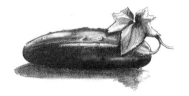

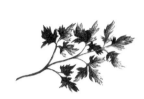

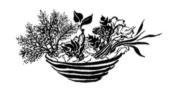

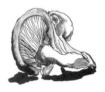

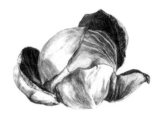
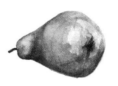
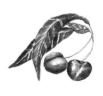

3부

오행과 장부

22장 ____오행: 계절 순응, 그리고 장부의 조화와 질환 · 529

23장 ____오미를 이용한 치료 · 535

24장 ____목 · 548

봄 · 548

간의 조화와 질환 · 551

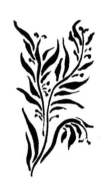

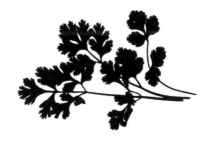

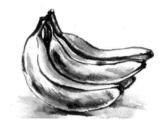
5부   식물성 식품의 조리법과 효능

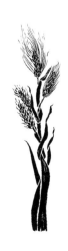

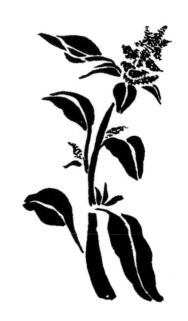

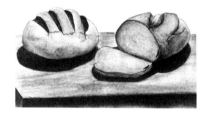

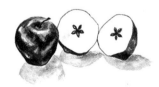

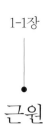

1-1장

근원

이 책《음식 치유》에 대한 영감은 동서양의 주요한 전통적 섭식 방법과 약초 치료법을 연구하고 거기에 맞춰 살아온 나와 여러 동료들의 오랜 경험에서 비롯했다. 나를 찾는 고객들이 큰 관심을 보인 주제도 섭식을 통한 치유, 특히 정신이 무럭무럭 성장할 수 있도록 몸을 정화하고 활력을 불어넣는 실천이었다.

서구에서 음식의 치유력을 깨닫기 시작한 것은 20세기 말에 들어서였다. 미국에서 처음으로 전형적인 미국식 식사 패턴을 통렬히 비판하면서 좋은 식사의 중요성을 강조한 사람은 서전 제너럴(the Surgeon General)이었던 데이비드 새처(David Satcher) 박사*였다. 그는 모든 질병의 3분의 2는 부적절한 식사

---

* 서전 제너럴은 미국공공보건청임관군단(United States Public Health Service Commissioned Corps, PHSCC)의 수장을 일컫는 말이다. PHSCC는 미연방 5개 군과 국방부, 보건청 직원 등에 대한 보건 의료 서비스를 제공하는 기구로, 그 구성원들은 해군 제복을 입고 해군 직제에 따라 계급을 부여받는다. 서전 제너럴은 해군 제독에 해당하는 4성 장군으로 임관된다. 아프리카계 미국인 의사인 데이비드 새처는 제16대 서전 제너럴로, 클린턴 대통령에 의해 보건복지부 차관에 임명됨으로써 미국 역사상 처음으로 서전 제너럴과 보건복지부 차관을 겸직했다. "에이즈 문제를 해결할 수 있는 곳은 병원이 아니라 학교"라며 학생들에게 콘돔을 나눠주게 함으로써 보수 진영으로부터 맹공격을 받았지만, 에이즈 예방에 혁혁한 공을 세운 인물이기도 하다.—옮긴이

에 직접 영향을 받은 것이며, 나쁜 식습관이 미국 최대 사망 원인 질환—관상 동맥 심장 질환, 뇌졸중, 죽상동맥경화, 당뇨, 각종 암—의 발병에 지대한 역할 을 한다고 썼다.

전체론*을 믿는 의사들은 식단을 개선하면 예외 없이 몸이 놀랍도록 좋아 진다는 사실을 늘 보아왔다. 식단을 개선한다는 것은 실은 옛 원리의 부활이 지만, 앞에서 말했듯이 미국의 주류 집단은 최근에야 이 사실을 깨달았다. 지 금 절실하게 필요한 것은 더 질 좋은 음식과 더 나은 기초 식단뿐 아니라 이 러한 음식 가운데 어떤 음식이 정확히 한 사람 한 사람의 부조화 상태를 극복 하고 생명력을 극대화하는 데 가장 뛰어난가에 대한 명확한 그림이다.

지난 20년 동안 학생과 환자 수천 명을 가르치고 치료하면서 나는 차츰 건 강한 식단에는 어떤 음식이 포함되어야 하는지를 정확하게 판단하는 방법을 터득하게 되었다. 그것은 동양의학과 현대 영양학의 상호 교류로 형성된 지혜 에 바탕을 두고 있다. 종종 식이요법이 거의 혹은 전혀 효과가 없거나, 심지어 원하지 않은 더 나쁜 결과를 낳는다. 반면에 좋은 결과를 얻는 경우도 있다.

음식에 대해 공부를 시작하는 사람들이 갖는 주된 불만 하나는 거의 모든 문헌에 서로 모순되는 관점이 공존한다는 점이다. 이 책을 쓰는 목적 가운데 하나도 한 사람 한 사람에 대한 진단과 다양한 음식물의 효능에 대한 안내자 구실을 함으로써 이러한 모순을 해소하는 것이다. 인체 내에서 음식물이 어떻 게 작용하는지에 관한 지식과 판단력을 갖추게 되면 독자 스스로 어떤 음식 과 식단이 자신의 체질과 병증에 가장 좋은지 알 수 있게 될 것이다. 비타민 이 무엇이고 미네랄이 무엇인지, 또 그것들의 일반적인 영양학적 성질이 어떠 한지를 아는 것만으로는 부족하다.

---

* holism. 생기론(生氣論)과 기계론을 절충한 생명론. 독일의 한스 드리슈와 B. 뒤르켄 등 이 제창했다. 생명현상은 그 개개의 부분에 대해서는 기계론적으로 설명할 수 있지만, 물리 화학적으로 설명할 수 있는 부분들을 한데 모으더라도 전체가 되지는 않는다. 즉 생명은 기 계론적으로 설명할 수 있는 부분의 총합 이외에 이것을 전체적으로 통합하는 힘을 필요로 한다는 이론이다.—옮긴이

동양의학은 음식물 분석에 또 다른 차원을 제공한다. 수천 년 전, 중국의 신의(神醫)들은 단순하고 쉽게 관찰할 수 있는 양상에 따라 음식물과 질병을 분류하는 방법을 간파했다. 이를테면 과열로 인한 병증에는 식히는 음식을 먹고, 한기를 느낄 때는 덥히는 음식을 먹는 것이 최선이다. 또 몸에 독소가 쌓인 사람에게는 해독 음식이, 부족한 사람에게는 채워 주는 음식이 좋다. 이러한 분류 체계는 어떤 질병의 의학적 명칭이 밝혀져 있지 않던 시기에 대단히 효과적이었다. 우리*가 병명과 상관없이 모든 부조화 상태를 식이요법으로 치료할 수 있도록 동양의학의 진단 방법과 치료 방법의 이론적 토대를 도입한 것은 바로 그 때문이다.

물론 그렇다고 이러한 식이요법만 하면 다 된다는 뜻은 아니다. 다만 분명한 것은 다른 치료법, 이를테면 약초요법, 동종요법(同種療法),** 기 치료,*** 침술은 물론이고 현대 의학의 치료법과 그 밖의 모든 치료 행위도 굳건한 식이요법의 토대 위에서 실행할 때 한층 더 뛰어난 효과를 거둘 수 있다는 사실이다.

마치 과거에 일본인들이, 그리고 최근에는 중국인들과 인도인들이 서구의 발전된 과학기술을 열렬히 받아들였듯이, 현재 많은 서구인이 동양의학에 매료되고 있다. 이러한 문화적 에너지의 흐름도 식단과 건강에서 드러나는 우주 조화의 근본 법칙을 따르는 것이 틀림없다. 동양의학에서는 이러한 근본 법칙을 음양의 원리로 이해하며, 설령 음과 양이라는 단어를 직접 사용하지 않을 때도 그 밑바닥에는 그와 비슷한 극(極)의 원리가 깔려 있다. 표현은 다를지언정 서구의 현자들도 이와 똑같은 원리를 이해하고 있었다. 우리가 이 책 전체에서 두루 적용하고 있는 전통적인 음양 원리는 자연의학의 핵심적인 특징을 간명하면서도 정확하게 기술한다는 점에서 이루 말할 수 없이 귀중하다. 서구

---

*   본문 중에서 '우리'라는 주어가 사용된 부분은 필자와 필자의 동료 교사들, 이 작업에 도움을 준 많은 사람 사이에 의견 일치가 이루어진 것들로, 대단히 중요한 내용이다.—지은이
**   인체에 질병 증상과 비슷한 증상을 인위적으로 유발하여 병을 치료하는 방법.—옮긴이
***   healing touch. Therapeutic touch라고도 한다.—옮긴이

의 영양학은 동양의학의 단순함과 정교함에서 많은 도움을 받을 수 있다. 거꾸로 동양의학도 음식물의 변성에 관한 서구의 확립된 지식에 주목할 필요가 있다.

이 책의 또 한 가지 목적은 동양과 서양의 주요한 식이요법들을 통합하는 것이다. 서구에서는 단백질, 탄수화물, 지방 등 음식물의 성분 하나하나에 대해 이야기한다. 이것은 명백히 중요한 차원으로 현재 동양에서도 연구되고 있다. 그러나 앞에서 말했듯이 동양의 여러 전통 의학에서는 다른 차원들에 초점을 맞추고 있다. 어떤 음식의 덥히는 성질과 식히는 성질, 적시는 효능, 에너지를 강화하는 효능, 마음을 진정시키는 효능, 수적(水積) 또는 담적(痰積)을 줄여 주는 효능 등이 그것이다. 이러한 성질들을 모르고서는 음식을 약으로 쓸 수가 없다. 동양의학 체계를 현대 영양학에 통합하면 또 다른 이점이 생긴다. 동양의학은 미묘한 기 흐름을 바탕으로 훨씬 더 이른 시점에 진단을 내릴 수 있기 때문에 다가올 질병을 미리 내다보고 예방할 수 있다. 또 동양의학의 진단 방법은 극히 단순해서 값비싼 진단 기구를 이용하기 어려운 사람들도 혜택을 볼 수 있다. 무수히 많은 치료법 가운데 가장 효과적인 치료법을 선택할 때도 도움이 된다.

한 사람 한 사람에 대한 진단과 음식물 하나하나의 효능을 보면 보편적인 건강 식단이란 있을 수가 없다. 다시 말해, 균형 잡힌 식단은 개인마다 다를 수밖에 없다는 결론을 내릴 수 있다. 자신에게 필요한 것과 각각의 음식물이 지닌 효능뿐 아니라 올바른 조리법에 대한 지식을 갖추는 것, 그리고 과식을 피하고 복잡한 음식 조합을 피하면서 질 좋은 음식을 선택하고 엽록소 식품, 특정 지방산의 가장 훌륭한 원천, 가장 덜 위험한 감미료 등등 다양한 영양 식품에 대한 지식을 바탕으로 훌륭한 식사를 하는 것도 균형을 회복하는 데 도움을 준다. 균형 잡히고 절제된 식단과 훌륭한 삶의 태도, 적절한 운동이 결합되면 무한한 건강을 얻을 수 있다. 이 책에서는 단순히 '질병'이 없는 중립적인 단계를 뛰어넘어 좋은 삶과 깨우침을 추구한다.

장기적인 균형의 기초로 삼기에 좋은 음식은 치우침이 없어야 한다. 몸과 마음을 지나치게 사(瀉)하거나 보(補)하거나 압박하지 않으면서 전체 식단을 구성하는 좀 더 극단적인 요소들이 어우러질 수 있는 기둥 역할을 해줄 수 있어야 한다는 뜻이다. 그 대표적인 음식이 복합탄수화물*이다. 세계 어디서나 식단의 중심에는 복합탄수화물이 있다. 손으로 도정한 밀로 만든 빵과 검소한 수프를 주식으로 하는 우크라이나의 농부들이나, 밥과 렌즈콩** 카레와 채소를 끼니로 삼는 인도 남부의 어린이들이나, 리버우르스트(간소시지)***만큼이나 사워크라우트****와 호밀빵을 즐기는 독일인들의 식단이 이 점에서는 다 똑같다.

더러 여러 가지 복합탄수화물을 마치 기본적으로 똑같은 것인 양 도매금으로 취급하는 경우가 있다. 물론 모든 복합탄수화물은 공통된 성질을 가지고 있다. 하지만 탄수화물마다 고유한 치유 효능이 있는 것도 사실이다. 곡류, 채소류, 해초류, 콩류(콩, 완두콩, 렌즈콩), 견과류와 씨앗류 등 엄청나게 다양한 음식이 복합탄수화물 식품군에 포함된다. 또 수많은 가공식품이 이것들을 재료로 만들어진다. 정화 작용을 하는 '단순탄수화물'인 과일도 개인의 건강, 체질, 기후, 정화가 필요한 정도에 따라 일정한 역할을 한다. 우리는 이러한 식단을 표현하기 위해 '곡물–채소 식단'이라는 용어를 쓰는데, 그것은 곡물과 채소

---

* 탄수화물은 기본적으로 긴 포도당 사슬이다. 복합탄수화물이란 순수한 포도당만으로 구성되지 않고, 당단백질, 당지질, 프로테오글리칸(뮤코다당) 등이 결합되어 있는 것을 말한다. 이런 이유로 복합탄수화물은 소화하는 데 시간이 오래 걸리며, 이런 느린 당분 흡수 덕분에 지방으로 변환되어 저장되는 당분의 양이 제한되며, 에너지를 지속적이고 안정적으로 공급해 준다. 가공되지 않은 곡류, 즉 통밀빵, 귀리, 현미, 보리, 밀기울, 메밀 등 통곡류와 견과류, 야채, 과일 등 자연 상태 그대로의 식물에 많이 포함되어 있다.—옮긴이

** lentil. 전체적으로 납작하면서 양면이 볼록한 것이 렌즈처럼 생겼다고 해서 이런 이름이 붙었다. 유럽과 아시아, 북아프리카에서 널리 재배되지만 서반구에서는 거의 자라지 않는다. 단백질, 비타민 B, 철, 인이 풍부해 세계 5대 건강식품 가운데 하나로 꼽는다.—옮긴이

*** liverwurst. 간을 잘게 다져 만든 잼 비슷한 형태의 소시지로 보통 빵에 발라 먹는다.—옮긴이

**** saurkraut. 양배추를 싱겁게 절여서 발효시킨 독일식 김치. 한국 김치와 같이 신맛이 나게 발효시킨 양배추 김치로, 절임과 더불어 서양 발효 음식의 대표적인 예다. 최근에 건강 음식으로 각광받고 있다.—옮긴이

가 가장 널리 쓰이는 탄수화물이기 때문이다.

　최근 수많은 연구에서 곡물-채소 식단과 복합탄수화물 일반의 혜택을 자세히 밝혀냈다. 이 집단에 속하는 식품에 공통적으로 함유된 '섬유소'라 불리는 한 가지 성분은 질병을 예방하고 회복시키는 능력 덕분에 대단한 유명 인사가 되었다. 한 가지 더 보태면, 이 집단의 식품들은 단백질, 각종 비타민 및 미네랄을 일반적으로 알려진 것보다 훨씬 더 많이 제공한다. 미국에서 아시아 전통에 입각한 곡물-채소 식단이 권장되기 시작한 것은 매크로비오틱*과 관련이 있는 듯하다. 매크로비오틱은 생활방식에서 몇 가지 원칙을 지킴으로써 건강과 장수를 누릴 수 있다는 독특한 섭식 철학이다. 초기 매크로비오틱 스승들 가운데 한 명이었던 조지 오사와**는 그 사람이 무엇을 먹든 진실로 건강하고 행복한 사람이라면 그 사람이야말로 거대한 생명 원리, 즉 매크로비오틱에 순응하는 사람이라고 여겼다. 이러한 태도는 음식이 아니라 음식을 포함한 현실의 모든 측면에 내포된 본질에 역점을 두는 우리의 관점과 일맥상통한다.

---

* macrobiotic. 일본인 조지 오사와 덕분에 서구에 퍼진 음양오행 원리에 입각한 채식 식단의 일종이다. '매크로'는 우주의 '대순환,' '비오틱'은 '생명'을 뜻한다. 마돈나 등이 이 식단으로 건강을 유지한 것으로 유명하다.—옮긴이

** Jeorge Ohsawa. 메이지유신 시대에 빈한한 사무라이 가정에서 태어나 고등교육을 받지는 못했으나 마나부 니시바타(매크로비오틱의 창시자로 알려진 이시즈카 사겐의 제자)와 우연히 만나면서 도쿄에서 쇼쿠카이(食會) 활동을 하며 연구에 매진했다. 파리를 비롯한 유럽을 여행하며 오사와('잘 지낸다'는 뜻의 프랑스어 'oh, ça va'에서 따온 이름으로, '어떻게 지내냐'는 지인의 편지에 '잘 지내'라고 대답한 데서 이런 이름을 쓰게 되었다고 한다)라는 필명으로 동양의학에 기초한 자신의 섭식법과 철학을 설파하기 시작했다. 일본으로 돌아간 그는 제2차 세계대전 시기에 일본의 패망을 예언하며 평화주의 운동을 펼치다 체포되어 죽음의 위기를 맞았지만, 맥아더에 의해 석방되었다. 그는 오지인 야마나시 현으로 들어가 연구를 계속하며 제자들을 가르쳤다. 훗날 헤르만 아이하라, 롤랜드 야스하라, 나보루 무라모토를 비롯한 그의 여러 제자가 캘리포니아, 매사추세츠, 브라질 등 서구 곳곳에 매크로비오틱 센터를 세워 조지 오사와의 섭식법을 전파했다. 메릴린 먼로, 존 F. 케네디, 로버트 케네디 등 유명 인사들의 죽음을 예언해 화제를 불러일으키기도 했다.—옮긴이

우리는 미정제 로컬푸드를 위주로 하고, 동물성 식품을 최소화하고, 음식의 선택과 조리법의 중요성을 인식하고, 치유의 기술로서 섭식을 바라보는 매크로비오틱의 기본 원리에 동의한다. 그러나 매크로비오틱 초기에 일부 사람들이 양의 성질을 강화하기 위한 방편으로 짠맛 식품과 오래 익히는 조리법을 강조했는데(2장 〈음양, 그리고 그 너머〉을 참조하라), 이것은 소수의 일본인 매크로비오틱 집단들과 달리 미국인들에게서는 일관된 효과를 거두지 못했다. (일부 채식주의자를 비롯해) 많은 서구인에게 이러한 음식이 맞지 않았던 것은 매크로비오틱의 진단 방법과 음식물 분석 체계 때문이다. 매크로비오틱에서는 고도로 일반화된, 정통에서 벗어난 음양 원리를 적용한다. 그러한 체계는 어떤 식품군이 일반적으로 인체에 유익한지 여부를 판단하는 데는 유용하지만, 한 사람 한 사람의 복잡한 건강상의 문제나 한 가지 식품의 종종 서로 모순적인 성질들에 그대로 적용하기란 거의 불가능하다.

이 책에서 채택하고 있는 원리는 수천 년에 걸쳐 형성된 정통 동양의학의 음양 이론, 치유식, 본초학 체계에 기반을 두고 있다. 이 원리는 대단히 엄밀하고 완벽하면서도 치유와 예방에서는 오히려 선택의 폭을 넓혀 준다. 최근에는 매크로비오틱 추종자들도 이 책에서 설명한 것과 같은 좀 더 포괄적인 원리를 받아들이고 있다.

동양의학과 인도의 아유르베다 의학*은 모두 병상(病狀)을 진단하고 약으로서의 음식물들을 분류하는 데 바늘 같은 정확성을 가지고 있다. 우리가 동

---

* '인간은 누구나 스스로 자신의 병을 치유할 수 있다'는 기본 철학하에 5000년 이상 일상생활에 활용되어온 인도의 의학 체계다. 아유르베다(Ayurveda)는 '생명의 과학'이라는 뜻의 산스크리트어다. 아유(Ayu)는 '삶', 베다(veda)는 '앎'을 뜻한다. 아유르베다 의사들은 일단 환자의 체질을 파악하고 그 후 개인의 환경과 상태에 알맞은 균형을 이루게 하는 개인 맞춤형 치료 계획을 세우며, 이에 따라 1) 쇼단(Shodan): 청소와 독소의 제거(cleansing and detoxification), 2) 샤먼(Shaman): 완화(palliation), 3) 라사이아나(Rasayana): 원기 회복(rejuvenation), 4) 사트바자야 (Satvajaya): 정신 위생과 영혼의 회복의 단계로 나누어 질병을 치료한다.—옮긴이

양의학을 주춧돌로 삼기로 한 것은 동양의학의 치료법과 진단 방법이 북미 지역의 기후에 더 적합하기 때문이다. 동양의 의술과 현대 영양학의 주요한 성과, 아유르베다 의학을 하나로 통합함으로써 이 책은 유연하면서도 효과적인 새로운 차원을 갖추게 되었다. 이와 관련해 좀 더 깊은 배경 지식을 원하는 독자들은 이 책의 말미에 있는 '참고문헌'에서 동양의학과 아유르베다 의학 관련 문헌을 찾아 읽어 보기 바란다.

지구상에서 가장 발전되고 상업적인 곳에 살아서 진짜 좋은 점은 세계 각지에서 나는 거의 모든 식품을 어디서나 쉽게 구할 수 있다는 점이다. 미국에서는 정제하지 않은 곡물, 광택제를 뿌리지 않은 과일과 채소, 천연발효 빵, 통곡 파스타, 유기농 견과류와 씨앗류, 미소/템페/두부/아마자케*(감주) 같은 동양의 질 좋은 전통 식품, 낯선 해초를 파는 가게를 어렵지 않게 찾을 수 있다. 더구나 동양의 전통 식품은 이제 아시아에서 만들어져서 수입되는 것이 아니라 우후죽순처럼 생겨나는 유럽이나 미국의 수많은 현지 업체에서 생산되고 있다. 한 예로, 미국에서는 수많은 미소 제품이 생산되고 있다. 심지어 이 미국산 미소 제품은 대개 일본에서 평균적인 일본인들이 먹는 미소보다 오히려 훨씬 더 질이 좋다.

현대인의 식단에서 복합탄수화물의 비중이 더 커져야 한다는 것이 이미 상식이 된 마당에 서구인들이 오랜 경험을 통해 축적된 동양의 지혜를 받아들여야 한다는 것은 지극히 당연하다. 수백 년 동안 동양인들의 식단은 고기가 아닌 채식 위주였으며, 지금도 대부분의 지역에서 그러한 식단을 유지하고 있다.

---

* 일본식 감주. 우리나라의 식혜는 밥알을 쪄서 식혔다가 엿기름을 발효시킨 물에 넣어 당화하여 만드는 데 반해 아마자케는 멥쌀 또는 찹쌀로 죽을 쑨 뒤 여기에 쌀누룩을 넣어 하룻밤 정도의 짧은 기간 발효시켜 만든다. 하룻밤 만에 익힌 술이라고 해서 히도요자케(一夜酒)라고 부르기도 한다. 알코올 함량은 1% 미만이어서 음료로 취급된다. 에도시대 막부에서는 아마자케를 여름의 피로를 이겨낼 수 있게 하는 음료로 여겨 누구나 부담 없이 사 마실 수 있도록 가격을 제한했으며, 사무라이들이 부업으로 아마자케를 제조해 팔기도 했다. 가히 에도시대 일본의 국민 음료라고 할 만하다.—옮긴이

전통 동양의학 체계와 그들의 음식이 이 책에 등장한다고 해서 동양인들의 식단을 고스란히 따라 하라는 것은 아니다. 동양에서도 대부분 그다지 건강하지 못한 식사를 하고 있다. 그러나 중국과 베트남을 비롯한 동남아시아의 농촌 지역 사람들은 그렇지 않다. 그들은 여전히 전통적인 농촌 식단을 지키고 있다. 현재 중국에서는 백설탕 생산량이 경악스러운 속도로 증가하는데도 여전히 공급이 달리는 실정이다. 또 도시 지역에서는 드물게 공급되는 정제 백밀 빵을 구하기 위해 길게 줄을 서 있는 중국인들을 쉽게 볼 수 있다. 동양의학의 고전들은 유기농법으로 기른 온전한 음식만이 존재했던 시기, 그러한 식물성 식품으로 영양분이 넘치는 음식을 만들어 먹었던 시기에 씌어졌다. 우리는 이러한 음식들을 폭넓게 활용하고 사람들에게 권장해 왔는데, 그것은 채식으로 바꾸려는 사람들의 성패가 여기에 달려 있을 때가 많기 때문이다.

우리는 이 책 전체에서 홀푸드* 식품들을 강조하고 있지만, 몇 가지 예외가 있다. 바로 몇 가지 선택지가 있는 영양 보충제들이다. 오존(O_3) 형태의 산소 보충제와 여러 가지 안정화처리된 산소화합물이 일부 퇴행성 질환에서 치료 수단으로 선택적으로 사용된다. 그러나 그러한 농축산소 요법은 대부분의 사람에게는 불필요하다.

우리가 궁극적으로 권장하는 식단에는 다른 생명체의 생명을 앗아야 하

---

* whole food. 이 책 전체에서 가장 중요한 개념이다. '홀푸드'란 가공·정제하지 않거나 가급적 최소한으로만 그러한 과정을 거친 식품이다. 대표적인 홀푸드 식품은 통곡, 덩이줄기, 콩, 과일, 채소 등이다. 최근에는 이것을 '홀푸드 채식 식단'과 같은 의미로 사용하면서 동물성 식품, 기름, 소금 등을 아예 제외하는 경우가 많지만 지은이는 '홀푸드 채식 식단'을 강조하면서도 미가공, 미정제라는 개념에 부합하는 기름과 소금 역시 '홀푸드'의 범주에 포함한다. 다만 동물성 식품에 대해서는 치료 목적이 아닌 한 절제할 것을 강조한다. '홀푸드'라는 용어는 1946년 농부이자 작가로 유기농업의 선구자인 뉴먼 터너가 발간한 계간지《농부》에서 처음 등장했다. 여기서 '홀푸드'는 "동물의 분뇨, 거기서 자란 식물을 썩혀서 만든 거름, 암석을 분쇄한 돌가루만으로 비옥하게 만든 땅에 화학 처리를 하지 않은 씨앗을 뿌려 화학비료·농약·살충제를 뿌리지 않고 기르고, 추출·첨가 또는 변형 없이 들과 과수원과 텃밭에 매달린 채로 숙성시킨 농산물"로 정의되었다.—옮긴이

는 동물성 식품이 들어 있지 않다. 콘지(쌀죽)*에 선택적으로 넣는 부재료 정도를 제외하면 이 책에 실려 있는 모든 조리법은 일체의 동물성 식품이 배제된 완전 채식이다. 따라서 이 책의 조리법에는 가장 대표적인 두 가지 알레르기 유발 물질인 달걀과 유제품이 없다. 고기, 달걀, 유제품을 주로 사용하는 요리책이 수없이 나와 있는 마당에 또다시 동물성 식품 섭취를 부추길 필요는 없다. 하지만 그러한 식품을 완전히 배제하는 것 또한 우리 의도가 아니다. 이 책에서 우리는 동물성 식품의 여러 가지 긍정적·부정적 성질을 다룬다. 우리는 몇 가지 유형의 결핍증에서 고기의 효용을 인정하며, 다른 수단들이 성공하지 못했을 때 치료 목적에 맞게 고기를 조리하는 방법에 대해서도 설명해 놓았다. 유제품과 관련해서도 그것들로부터 혜택을 볼 수 있는 사람들의 유형과 함께 그 효용을 밝혀 놓았다. 우리는 '표준 미국인 식단(standard American diet, SAD)'에 길들여진 사람들이 즉각적으로 모든 동물성 식품을 포기할 것으로 기대하지 않는다. 다만 조리법을 창의적으로 활용할 것과 동물성 식품을 섭취하더라도 맛내기 재료 정도로 사용하기를 권한다.

대부분의 미국인은 끼니의 중심으로서 곡물과 채소가 지닌 가치를 잘 인식하지 못하고 있으며, 그것들을 조리하는 방법도 잘 모른다. 채식 음식의 조리와 관련해 몇 가지 간단한 사항만 알아도 식단에 생명 에너지를 불어넣을 수 있다. 이 생명력의 일부는 영양소를 보전하고 농축하는 정확한 조리 공정에서 나온다. 또 한 가지 중요한 요소는 요리하는 동안 재료에 쏟는 관심과 존중심이다. 정성을 다해 준비한 식사는 미묘하지만 감지할 수 있을 정도로 맛도 좋고 보기에도 좋다. 이 책은 수백 년 전에 살았던 영국의 전설적인 수도사 로렌스(Lawrence)의 정신에 입각해 씌어졌다. 그는 자신이 만든 음식을 맛

---

* 粥之. 원문은 'congee.' 콘지는 곡물을 주재료로 곡물의 5~6배의 물을 넣고 오래 끓인 중국식 죽이다. 주로 쌀을 주재료로 쓰지만, 보리나 조 같은 다른 곡물을 사용하기도 한다. 또 단순한 콘지로 먹기도 하고, 여기에 고기류·해산물·채소 등을 부재료로 넣고 끓이기도 한다.—옮긴이

본 모든 이를 변화시켰다. 그에게 음식을 준비한다는 것은 '신의 존재를 구현'하는 것이었다.

핵심적인 음식들에 대한 정보는 조리법을 정리해 놓은 5부에서만이 아니라 이 책 곳곳에 반복적으로 실려 있다. 그것은 단순한 음식 속에 들어 있는 치유력의 본질에 대한 이해와 존중심을 강조하기 위해서다. 그러한 정보는 대개 음식이 우리 몸에 어떻게 작용하는지, 특히 특정한 질환에 유익한지 그렇지 않은지 등에 관한 것이다. 이러한 정보는 음식의 차원을 확장함으로써 비타민과 미네랄 수치 같은 현대 영양학의 계량적 평가를 보완한다.

이 책의 또 한 가지 주요한 특징은 암이나 당뇨 같은 심각한 대사 장애뿐 아니라 온갖 사소한 건강 문제를 이겨내기 위한 치료법까지 알려준다는 데 있다. 심각한 질환에 대해서는 이 책의 진단 및 치료 체계에 입각해 구성된 세밀한 치유 계획이 제시되어 있다. 그뿐 아니라 특별히 퇴행성 질환을 겨냥한 새로운 치료법도 실어 두었다.

도입부인 여기에서 우리는 아직 음식과 의식에 관한 근본적 질문을 던지지 않았다. 그것은 바로 '음식이 따로 있고, 마음이 따로 있는가?'라는 질문이다. 음식이 우리가 가진 고유함의 다른 측면들과 분리된 하나의 대상으로만 간주된다면, 그 음식의 성질이 어떠하든 불균형이 생긴다. 음식 자체에 대한 집착은 마음과 음식의 분리라는 환상을 만들어 내며, 궁극적으로는 필요에 맞춰 먹어야 한다는 믿음이 없음을 보여준다.

그렇다고 해서 우리가 무엇을 먹을지에 대해 의식할 필요가 없다는 뜻은 아니다. 만약 영적 경도(傾倒)가 먼저 온다면 음식과 그 밖의 대상은 그것을 반영하기 마련이다. 이것은 우리가 음식을 우리 마음의 한 단면으로 인식할 때 음식이 궁극의 치료제가 된다는 것을 의미한다. 그러나 이러한 철학은 개인의 경험에 의해서만 분명한 의미를 갖게 된다. 그렇지 않으면 그저 뿌리 없는 관념으로 머리만 혼란스럽게 할 뿐이다.

비록 와전되거나 망각되기는 했지만, 주요 종교들은 이와 같은 음식과 정신의 합일에 대해 가르치고 있다. 또한 극단적인 식사 행위를 삼가라고 충고

한다. 과식과 과도한 음주는 으레 금지된다. 고기를 절대적으로 금지하는 경우가 없지는 않지만, 그러한 가르침은 대부분 권고와 예시의 형태로 나타난다. 그리스도와 붓다는 모두 긴 단식으로 유명하다. 붓다는 명시적으로 육식을 금하지는 않았지만, 그것들이 의식에 미치는 영향을 이유로 수도하는 이들은 동물의 살코기, 자극적인 채소, 술을 삼가라고 권했다. 그리스도 역시 예시를 통해 여러 차례 비슷한 이유를 들며 금식과 기도로 표상되는 절제된 식사를 설파했다.

이러한 전통적인 섭식법이 현대인들에게 얼마나 귀중한지를 고려해 우리는 단식과 정화를 별도의 섹션으로 다루었다. 또 본문 곳곳에 섭식과 조리, 치유를 위한 음식물의 활용 등과 관련된 권고가 실려 있다. 그대로 행하면 정신적·신체적 막힘이 줄고, 따라서 의식 수련도 한결 수월해진다.

우리는 영적 자각을 일상에 적용하는 것이 근본적으로 중요하며, 그것이 음식과 관련해 가장 쉽게 간과되는 원리라는 것을 알고 있다. 예컨대, 어떤 사람들은 식단이 유일한 해답이라고 주장한다. 반대로 다른 일부 사람들은 영적 가르침은 초월적인 것이라며 음식에 대해 생각하는 것 자체를 거부한다. 우리는 두 가지 측면 모두를 인정한다. 말하자면 정신은 정확한 식단에 관해 가르쳐 주며, 훌륭한 식단은 영적 수련을 뒷받침한다는 것이다.

우리 자신은 물론 우리와 함께 하는 절대다수의 사람들에게 곡물과 채식 위주의 식단이 가장 이롭다. 상황에 따라 적절한 곡물과 식물성 식품을 선택하고, 동물성 식품이나 생식을 보태고, 싹·약초·곡물·미세조류와 특정한 조리법, 특정한 질환을 치유하기 위한 식품, 기타 여러 요소에 주안점을 두는 등의 변화를 줌으로써 그러한 식단 계획은 뛰어난 유연성과 탁월한 치료 효과를 갖게 된다.

가축은 대략 곡물 100을 먹고 고기 1을 생산할 만큼 생산성이 떨어진다. 그래서 인구가 증가하면 점점 더 많은 사람이 어쩔 수 없이 곡물-채소 위주의 식단으로 갈 수밖에 없다. 이러한 변화는 어떤 사람들에게는 어려울 것이며, 또 어떤 사람들은 거기에 저항할 것이다. 그러나 이러한 변화를 잘 수용하는 사람들에게 그것은 한마디로 해방이 될 것이다.

우리의 목표는 더 많은 사람이 식단과 삶의 다른 측면에서 내면의 인도를 따르도록 하는 것이다. 궁극적으로 자비와 연민이 가득한 삶을 뒷받침해 줄 변화를 독자 여러분이 부디 이루어 내기를 바라며 이 책을 세상에 낸다.

음식 치유의 세계

이 책은 《음식과 치유(Healing with Whole Foods)》의 두 번째 개정판이다. 이 장은 이 책의 중심 주제들을 개략적으로 설명함으로써 책에 실린 정보의 의미가 충분히, 더 쉽게 전달되도록 하는 데 목적이 있다.

곳곳에서 꽤 많은 개정이 이루어졌지만, 동양의학과 오늘날의 서구 영양학을 통합한다는 주된 취지에는 변함이 없다.

나는 이 개정판을 위해 새로이 참고했던 자료 대부분을 이 장에 배치했는데, 그것은 이 장이 독자의 이해를 돕기 위해 마련된 곳이기 때문이다. 나의 궁극적인 의도는 여러분이 홀푸드를 처음 접한 사람이건 이러한 섭식법의 '노련한' 추종자이건 간에 생활 속에서 점점 활력이 늘어난다는 느낌을 갖도록 하는 데 있다.

세 섹션으로 구성된 이 장에서 나는 이 책에서 지향하는 식단의 방침을 더 잘 이해할 수 있도록 영양학의 기초에 대한 여러분의 이해의 폭을 넓히고자 한다. 영양학에 대한 이해는 누구에게나 도움이 되며, 영양학과 동양의학의 교류는 오늘날의 통합적 건강관리에 귀중한 선택지가 될 수 있다.

나는 최신 연구 결과들을 끌어들임으로써 이미 이 책에서 다루었던 주제들에 깊이를 더했다. 이를테면 섹션 1 '홀푸드'에는 우리 몸에 유익한 미정제 식품 섭취의 영양학적 가치와, 유전공학을 바라보는 동서양의 시각을 보여주는 설득력 있는 연구 결과가 포함되어 있다.

섹션 2 '통합 영양학'에서는 운동 등의 활동이나 의식 수련이 성공적이고 장기적인 식단 변화를 통한 적절한 영양 공급과 결합되었을 때 얼마나 중요하고 근본적인 역할을 하는지를 살펴본다. 이런 방식으로 책을 읽다 보면 치유의 성공 가능성이 높아질 것이다.

이 장에서는 또 지난 10여 년 동안 사람들 사이에서 있었던 여러 가지 인식 변화도 살펴본다. 예컨대 섹션 3 '식단의 유형과 방향'에서는 한때 선풍적인 인기를 끌었던 고단백 저탄수화물 식단을 들여다본다. 몇 가지 최신 연구 결과, 단기적인 성공 사례, '~카더라' 식의 증거를 이리저리 엮어서 식단 계획을 짜는 것 자체는 하나도 어렵지 않다. 그러나 과연 그러한 식단이 지속적일 수 있겠는가? 이 문제와 관련해서 우리는 구석기시대 우리 조상들의 식단에서 무엇을 차용할 수 있는지, 채소 위주의 중국 농촌 식단에 어떤 이점이 있는지를 살펴본다. 또한 나는 여기서 통합 영양 피라미드와, 식단 전환을 시작하는 데 도움이 되는 예비적인 정화 및 면역력 강화 프로그램을 소개한다.

이제 미가공·미정제 식품의 영양학적 가치라는, 흔히 당연한 것으로 여기는 주제에 관심을 기울여 보자. 지난 몇 년 사이에 대표적인 홀푸드 음식들에서 중요한 치유 효능이 발견되어 왔다. 이러한 발견들을 보면, 지구상에서 가장 널리 먹는 가장 기본적인 두 가지 식품, 즉 밀과 쌀이 더욱 고마워진다.

미정제 식물성 식품의 헤아릴 수 없는 가치: 과잉의 땅에서 벌어진 미네랄 결핍

아이러니하게도 풍요를 넘어 과잉의 땅인 미국에서 많은 사람이 식품 생산과 가공 방법들로 말미암아 극심한 미네랄 결핍 상태에 놓여 있다. 이러한 결핍 은 곧바로 퇴행성 질환으로 이어질 수 있다.

다음의 영양소 관련 언급은 식물성 홀푸드에 두루 해당되지만, 먼저 밀부 터 논의를 시작하는 것은 중국과 인도에서 몸을 튼튼히 하고 정신과 심장을 자양하는 것으로 알려져 있는 이 놀라운 음식이 우리 문화와 섭식 전통의 주 춧돌이기 때문이다. 그러나 슬프게도 우리가 흔히 먹는 형태의 밀은 그 본질 적 가치가 삭제되어 있다.

밀가루로 제분되기 전의 밀알을 떠올려 보라. 비옥한 토양에서 자란 통밀 알곡에는 수십 가지 미네랄과 미량 미네랄이 들어 있다. 또 각종 비타민과 소 중한 기름은 물론 면역력을 보호하는 식물성 생리활성물질(피토케미컬)을 다 량 함유한다. 그러나 일반 페이스트리, 도넛, 파스타, 빵 등에 쓰이는 백밀가루 를 만들기 위해 밀알을 도정하고 제분하는 정제 과정에서 이 영양물질은 대 부분 소실되고 만다.

통밀에 함유된 모든 영양물질은 저마다 흥미롭고 중요한 건강 이야기를 가 지고 있다. 밀은 대표적인 알레르기 유발 식품이지만, 발아 밀에 알레르기 반 응을 보이는 사람은 사실상 없다. 발아 밀은 보통 밀알에 비해 미네랄 함량은 같고 비타민 함량은 더 많다(40장 〈싹〉을 참조하라).

정제 과정에서 소실되는 두 가지 미네랄을 살펴보고 그 손실 효과의 정도 를 추정해 보면 밀알 속의 영양물질이 얼마나 중요한지 짐작할 수 있다.

셀레늄: 셀레늄이 풍부한 토양에서 자란 통밀은 최고의 식용 셀레늄 원천 가운데 하나다. 20년 동안, 인구학적 연구를 통해 토양에 셀레늄이 풍부한 지역의 암 발생 비율이 그렇지 않은 지역보다 낮다는 사실이 밝혀졌다.[1] 1996년 《미국의학협회 저널(Journal of the American Medical Association)》에 실린 논문에 따르면, 일부 암의 경우 셀레늄이 사망률을 50%까지 낮춘다. 이 중요한 미네랄의 또 다른 건강 기능은 다음과 같다.

- 셀레늄 결핍은 갑상선 기능저하를 초래할 수 있다.[2] 갑상선 질환은 미국인들 사이에 거의 전염병처럼 만연해 있다. 여성들에게 특히 많은데, 남자들의 5배나 된다. 그러므로 미국인들은 다른 미네랄과 함께 적절한 양의 셀레늄을 반드시 식단에 포함시켜야 한다. 그런데 미네랄은 단독으로는 제대로 기능을 발휘하지 못한다. 이들은 미정제 홀푸드에서처럼 다른 미네랄 및 미량 미네랄들과 함께 있을 때 제대로 기능한다.
- 비만과 갑상선 기능저하는 직접 관련되어 있다. 셀레늄은 티록신(T_4)이 트리요오드티로닌(T_3)으로 전환되는 데 영향을 미치는데,[3] 후자는 영양소들의 대사를 가능케 하는 물질이다. 따라서 셀레늄이 결핍되면 대사가 지체되어 체중이 불어나기 쉬워진다.
- 납과 수은 등의 독성 중금속이 셀레늄과 결합하면 독성을 잃는다.[4]
- 인체에 적정량의 셀레늄이 존재하면 종종 인체면역결핍바이러스(Human Immunodeficiency Virus, HIV)를 비롯한 여러 유형의 바이러스가 활성을 잃는다.[5]
- 조로증, 심장병, 관절염, 복합경화증 역시 셀레늄 결핍과 관계 있는 경우가 많다.[6]

마그네슘: 마그네슘은 정제 식품을 먹는 많은 현대인에게 부족한 미네랄이다. 미국인의 거의 70%가 마그네슘 결핍 상태에 있는데, 진단율이 가장 낮은 결핍증 가운데 하나로 꼽힌다.[7] 그러나 마그네슘 결핍은 아주 쉽게 해결된다.

경제적으로 가난한 많은 나라에서 사람들은 콩류(콩, 대두 가공품, 완두콩과 렌즈콩), 채소, 특히 녹색 채소, 통곡과 통씨앗에서 다량의 마그네슘을 섭취한다. 동물성 식품은 식물에 비해 마그네슘 함량이 적다는 사실을 꼭 기억해 두기 바란다.

마그네슘은 우리 몸에 막힘없이 원활하게 흐르는 성질을 부여하므로, 울체와 변덕스러운 변화들이 동반되는 각종 질병에 좋다. 동양의학에 따르면 몸, 감정, 또는 마음의 급작스러운 변화를 동반하는 울체는 간과 담(쓸개)의 불균형이 드러난 것이다. 따라서 마그네슘 식품은 대개 다양한 방식으로 간을 튼튼히 하는 데 도움을 준다. 뒤에 나오는 마그네슘 섭취의 적용 사례들은 거의 모두 동양의학에서 간과 담의 병으로 보는 질환과 일치한다.

마그네슘이 풍부한 음식의 치유 효능과 용도는 다음과 같다. 마그네슘 식품은 신경 기능을 편안하게 하고, 흥분·우울증·양극성장애·수면장애·생리전증후군 같은 정신적·정서적 불균형을 조화롭게 하고, 심근을 비롯한 근육의 기능을 이완하고, 편두통·유아돌연사증후군·경련, (자간증*을 포함한) 발작 등의 급작스러운 변화를 누그러뜨리고, 소화 흐름을 개선해 변비 해소에 도움을 주고, 알코올의존증과 당뇨에 의해 발생하는 급성 혈당 질환을 극복하게 해준다.[8]

마그네슘이 풍부한 식품의 또 다른 효능은 만성피로증후군, 섬유근육통, 관절염, 골다공증 등에 맞서 인체의 여러 구조적 측면을 강화하는 작용이다.[9]

마그네슘은 연조직**에 남아도는 칼슘을 뼈 속으로 '밀어 넣는' 방법으로 이러한 작용을 하게 된다. 연조직에 칼슘이 너무 많으면 오히려 조직을 약화시키며, 근육과 신경에 스트레스를 주는 섬유근육통 같은 증상을 악화시킨

---

* 뇌조직의 병변에 의한 것이 아니면서, 임신 기간이나 분만 전후의 여성에게서 일어나는 전신의 경련 발작과 의식 불명을 일으키는 질환이다. 임신 중독증 가운데 가장 중증인 형태로 사망률이 높다. 심한 단백뇨, 부종, 고혈압 증상이 있는 고령의 초산부에게서 많이 발생한다.—옮긴이
** 뼈나 근육이 아닌 연한 조직.—옮긴이

다. 한 뛰어난 연구에 따르면 마그네슘의 적절한 도움 없이는 칼슘이 뼈 속으로 아예 들어가지 못한다(15장 〈칼슘〉을 참조하라). 그 결과 미국인들은 다량의 칼슘을 섭취하는데도 상대적으로 미국인보다 적은(그러나 대체로 적절한) 양의 칼슘을 섭취하는 중국 같은 개도국 국민보다 뼈가 약하다. 여기서 의미 있게 보아야 하는 것은 중국 농촌 식단(이에 대해서는 섹션 3에서 좀 더 자세히 살펴볼 것이다)의 풍부한 마그네슘 섭취량이다.

서구에서 **골 소실 또는 골다공증**이 큰 문제인 것은 명백하다. 그렇지만 식단을 통해 마그네슘을 적절히 섭취하지 않는 상태에서 다량의 칼슘을 섭취하면 또 다른 문제를 낳을 수 있다. 왜냐하면 칼슘이 뼈 속으로 들어가는 것이 아니라 연조직에 축적되는 경향이 있기 때문이다.[10] 연조직의 칼슘 과잉 상태에 관해서는 적어도 30년 이상 깊이 연구되어 왔는데, 그에 따르면 연조직의 칼슘 과잉이 온갖 퇴행성 질환,[11] 특히 신장·뼈·심장·순환계 등에서의 퇴행성 질환을 초래할 가능성을 크게 높인다.[12]

연조직 칼슘 침착이 **알츠하이머병**에서와 같은 뇌신경세포들의 세포 내 칼슘 과잉의 초기 단계로 나타나는 경우도 적지 않다. 칼슘 증가는 유해한 베타아밀로이드* 플라크의 축적을 유도하며, 이것은 다시 뇌혈관을 막는 동시에 신경세포를 망가뜨린다.[13] 그러나 연구에 따르면, 식사를 통해 섭취하는 마그네슘은 이와 달리 오히려 세포 내에서 이러한 과정을 억제하고, 칼슘을 역동적인 평형 상태로 유지하는 데 도움을 준다.[14] 의학박사이자 자연의학박사이며 의학 연구자 겸 저술가인 캐럴린 딘(Carolyn Dean)은 마그네슘의 세포 내 역할을 이렇게 설명한다. "(…) 최근의 연구에 따르면 칼슘은 마그네슘이 철통같이 경비를 서고 있는 칼슘 경로를 통해 세포 속으로 들어간다. 마그네슘은 일정한 양의 칼슘이 세포 안으로 들어가 필요한 전기적 전달을 수행하도록 하고, 일단 그 작업이 끝나면 즉각 칼슘의 출입을 금지한다."[15]

면역력 강화에 특화된 백혈구인 림프구에서도 칼슘 과잉이 발생해 그 기

---

* beta-amyloid. 뇌신경세포들 사이에 침착되어 치매를 일으키는 독성 단백질.—옮긴이

능을 방해할 수 있다. 이것은 알츠하이머병의 또 다른 원인일 뿐 아니라[16] 면역계 전체에도 나쁜 영향을 미치게 된다.

알츠하이머병 발생의 또 다른 원인은 산화 스트레스와 염증이다.[17] 그래서 음식물 형태로 섭취한 항산화 물질이 알츠하이머병 치료에 희망을 보여준다.[18] 예컨대, 비타민 E가 풍부한 음식은 알츠하이머병 발생 위험을 줄이는 반면에 캡슐 형태로 섭취한 비타민 E, C, 베타카로틴은 그러한 작용을 하지 못하는 것으로 밝혀졌다. 또 비타민 E 함유 식품은 항산화 작용을 증대하는 여러 가지 항산화 물질과 식물성 생리활성물질을 추가로 함유한다는 사실도 기억해 두기 바란다. 강력한 항산화 물질의 사례는 47~55쪽 '현미의 재발견'에서 소개한다.

그뿐 아니라 채소 잎, 보리순, 클로렐라, 해초, 알로에 베라 젤, 통곡, 콩류 등 마그네슘이 풍부한 식물은 정도의 차이는 있지만 모두 항염증 작용을 한다. 동물실험은 조직 내 마그네슘 결핍이 염증과, 산화 병변을 야기하는 프리 라디칼* 형성에 기여한다는 것을 보여준다.[19]

칼슘 과잉은 관상동맥의 석회화를 야기하기 때문에 **심장 및 동맥** 질환과도 관계가 있다. 관상동맥 석회화는 가장 전형적인 퇴행성 동맥 질환인 죽상동맥경화증을 야기한다. 여러 가지 원인으로 말미암아 동맥 내막이 찢어져도 동맥경화로 이어질 수 있는데, 그렇게 되는 대표적인 원인 가운데 하나가 스트레스로 유발되는 급성 고혈압이다. 나중에 다시 살펴보겠지만, 또 한 가지 원인은 균질화 우유 섭취에서 비롯하는 크산틴-산화효소** 손상이다. 원인이 어느 쪽이든 콜라겐과 혈소판, 혈액세포 등 특정한 물질들이 찢어진 부위의 복구를 시작한다. 그런데 혈액세포에는 산화된 콜레스테롤이 포함되어 있을 수

---

* 하나 또는 그 이상의 대칭을 이루지 않은 전자를 지닌 분자를 말한다. 활성산소는 대표적인 프리 라디칼이다. 전하를 띠는 만큼 불안정하여 다른 물질들과의 반응성이 높다. 열분해, 광분해, 산화 환원 반응, 전자이동 등에 의해 생성된다.—옮긴이

** xanthine-oxidase. 하이포크산틴을 산화하여 크산틴으로 만드는 반응과 크산틴을 산화하여 요산으로 만드는 양쪽 반응에서 촉매 역할을 하는 효소.—옮긴이

있다. 산화된 콜레스테롤은 흔히 질 나쁜 지방의 섭취에서 비롯하는데, 동맥 안에 찐득찐득한 플라크를 형성한다. 여기에 칼슘이 달라붙어 플라크를 단단하게 만드는데, 칼슘이 쌓일수록 점점 더 쉽게 제거할 수 없게 된다.

하지만 미정제 밀, 즉 통밀이나 통밀로 만든 음식물을 비롯해 마그네슘과 기타 영양 물질이 풍부한 식물성 홀푸드를 섭취하면 동맥의 혈관이 좁아지고 혈류가 감소해서 생긴 여러 증상이 30일 이내에 개선되며,[20] 관상동맥 우회 수술이나 칼슘 경로 차단제가 불필요해진다. 실제로 마그네슘은 '천연 칼슘 경로 차단제'로 불리기도 한다. 그뿐 아니라 마그네슘은 연조직의 칼슘과 석회화된 플라크를 감소시켜 관상동맥과 주변 혈관들을 넓히며, (심근조직 같은) 부드러운 근육을 이완하고, 혈전 형성을 억제하는 데 도움을 주며, 부정맥을 억제해 불규칙한 심장박동을 개선해 준다.[21] 소금 섭취를 엄격하게 제한하면서 동시에 마그네슘이 풍부한 미정제 식물성 식품을 섭취하면 고혈압을 낮추는 데도 효과를 발휘하는 경우가 많다.[22]

마그네슘이라는 단 한 가지 영양소의 과학적으로 밝혀진 효과를 볼 때, 또 다양한 미정제 식물성 식품 속에 함유된 그 밖의 수백 가지 유익한 영양소와 생리활성물질을 감안할 때, 아마 여러분은 대부분의 심장 및 동맥의 퇴행성 질환으로부터 벗어나는 것이 실제로 가능하며, 경우에 따라서는 불과 몇 주 만에 분명하게 차도를 볼 수 있다는 사실을 능히 짐작할 수 있을 것이다.

약간의 동맥혈관 확장과 훌륭한 영양소가 지닌 또 다른 치유 효과에 힘입어 증상이 호전될 수도 있지만, 동맥의 뚜렷한 개선과 광범한 플라크 감소를 위해서는 대개 1년 이상, 경우에 따라서는 여러 해에 걸친 적절한 식사와 생활방식의 변화가 있어야 한다는 사실을 기억해 둘 필요가 있다.[23] (만약 심장병 약을 복용하는 도중에 식단 개선을 추진할 때는 담당 의사에게 그 약의 섭취량을 조정해 달라고 하기 바란다).

치유식과 생활방식의 변화를 통해 심장과 동맥을 깨끗하게 청소하는 이 단순한 방법은 의료계와 학자들 사이에서 폭넓게 인정받고 있으며, 방송 매체에서도 널리 다루어왔다. 그래서 288~303쪽에 그 효과에 관한 정보와 곧바로 활용할 수 있는 실행 계획을 실어 놓았다. 또한 비슷한 채식 위주의 식단과 정신, 정서, 운동 프로그램을 병행하는 요양원이나 치료센터들이 있다.[24]

이와 같은 통합적 영양 치료법들이 얼마나 빠르게 순환계를 정화하는지를 생각하면 정작 이것을 필요로 하는 사람들 대부분이 그에 대해 아예 들어 본 적도 없다는 사실이 놀랍기 그지없다. 의료제도와 의약계를 비난하는 것은 어쩌면 너무 단순한 생각일지도 모른다. 어쩌면 우리 스스로 자신의 생각과 부합하는 치료 행위를 선택한다고 생각하는 편이 더 옳을지도 모른다. 그러므로 (예컨대 심장병에 걸렸을 때) 영양학에 입각한 정화 및 회복 요법을 받아들이려면 먼저 근본적인 생각의 전환이 있어야 한다. 이러한 전환이 이루어지는 것은 교육과 자각을 통해서다(이에 대해서는 섹션 2에서 좀 더 자세히 다룰 예정이다).

음식을 통한 마그네슘 섭취량 부족과 연조직 내 칼슘 과잉이 결합되었을 때 나타나는 현상 가운데 마지막으로 살펴볼 것은 **관절염을 비롯한 칼슘 질환**이다. 아마 거의 누구나 이 질환을 직접 겪거나 지켜보았을 텐데, 관절에 생기는 뼈 돌기(骨棘), 석회 혹, 말랑말랑하게 부풀어 오른 낭종 등이 그 예다. 또 칼슘 결정들 때문에 발을 씻을 때 날카로운 통증을 느끼는 사람도 있을 것이다.

이 책 곳곳에서 권장하는 마그네슘이 풍부한 음식들은 이러한 증상을 비롯한 연조직 칼슘 과잉 현상을 줄이고, 퇴행성 혈류 정체를 없애 혈류를 개선하고, 그리하여 칼슘/관절 질환을 물리칠 뿐 아니라, 앞에서 보았던 것처럼 오늘날 만연한 수많은 건강상의 문제들을 개선해 준다.

65세 이상의 미국인 75%가 손, 발, 무릎 또는 엉덩이에 골관절염을 가지고 있다는 엑스레이 증거가 있다.[25] 나는 미정제 식품과 호르몬이나 항생제를 투여하지 않은 질 좋은 동물성 식품을 구입하는 사람들에 대한 통계를 근거로 미국인 75% 이상이 평생의 거의 대부분을 거의 오로지 질 나쁜 고기, 달걀, 유제품, 산패되고 정제되고 수소 첨가 처리된 기름과 지방, 완전히 변성된 백밀가루 식품을 먹고 살았다고 추정한다. 그동안 너무나 많은 사람이 과일과 채소와 콩을 너무나 적게 먹어왔다. 연조직의 칼슘 과잉 말고도 오늘날의 식단과 생활방식에서 과잉 상태에 있는 것이 너무나 많다. 예를 들면 잔류 화학물질, 중금속, 약물, 알코올, 기타 온갖 영양분이라고는 없는 텅 빈 식품들이다. (이러한 인체 내 잔류 물질은 좋은 음식을 먹고 운동을 하면 자연스럽게 감소한다. 그러나 그 과정을 좀 더 단축할 수 있는데, 그에 대해서는 206쪽부터 시작되는 '과잉과 독소'를 읽어 보기 바란다). 이 사람들은 거의 예외 없이 칼로리는 너무 많이 섭취하는 반면에 (마그네슘을 비롯한) 미네랄, 비타민, 필수지방산, 효소, 항산화 물질, 특히 생명력을 가진 진짜 음식의 섭취는 거의 기아 수준이다.

대부분의 사람들에게 이러한 영양 결핍이 있다고 해서 유전적 요인이나 체질 등 식단 이외의 원인으로 퇴행성 질환이 발생하는 일이 없다는 것은 아니다. 그러나 심각한 칼슘 질환은 대부분 신체의 모든 계통들의 퇴행을 초래한다(694쪽의 '암과 퇴행성 질환을 위한 회복 식단', 725쪽의 '류머티즘과 관절염'을 참고하기 바란다).

현미의 재발견

쌀은 밀과 더불어 가장 널리 이용되고, 또 영양 공급에서 가장 큰 비중을 차지하는 곡물이다. 통밀과 마찬가지로 현미 역시 마그네슘을 비롯한 다양한 영양소를 함유하는데, 그 대부분이 백미로 도정하는 과정에서 소실되고 만다. 한 가지 예외는 아시아 지역에서 이용하는 부분 도정 쌀이다. 이것은 백미보다 훨씬 더 많은 영양소를 함유한다.

통곡인 현미의 치유 가치를 이해하기 위한 중요한 화제는 혈당 수치다. 동양의학에서는 현미가 혈당에, 다시 말해 만성 고혈당증후군인 당뇨에 긍정적인 작용을 한다는 사실을 이미 오래전부터 알고 있었다. 하지만 서구에서는 아직도 이 사실이 보편적으로 인정받지 못하고 있다. 오히려 그에 반하는 견해, 즉 쌀을 비롯한 곡물, 그 가운데서도 밀이 혈당 불균형을 부추긴다는 인식이 더 일반적이다.[26] 그 곡물이 혈당 조절에 필요한 적정량의 미네랄과 보조 영양소들이 결여된 텅 빈 정제 곡물이라면 이러한 인식은 지극히 옳다.

하지만 최근 연구들은 미정제 현미의 가치를 깨우치게 해준다. 그 가운데 한 연구는 현미를 둘러싸고 있는 속껍질(기울)이 혈당 수치를 내리는 데 놀라운 작용을 한다는 사실을 보여준다.[27] 기울이 붙어 있는 쌀의 치유 효능은, 질병통제센터의 표현을 빌리면, 당뇨가 대체로 그보다 더 근본적인 역병인 비만과 연루되어 있는 이 나라에서 참으로 희소식이 아닐 수 없다.

쌀기울은 혈당을 낮춰 줄 뿐 아니라 지금까지 밝혀진 가장 영양 밀도가 높은 물질 가운데 하나로 여겨지고 있다. 거기에는 세포 손상을 막고 젊음을 유지해 주는 70가지 이상의 항산화 물질이 들어 있다. 다음은 쌀기울에 들어 있는 각종 항산화 물질과 치유 작용이 있는 그 밖의 영양소들 가운데 비교적 널리 알려진 것들만 추린 것이다.

쌀기울에는 항산화 물질인 비타민 E가 독특한 형태로 함유되어 있다. 그것은 매우 희귀한 '토코트리에놀'인데, 우리 몸에서 과도한 지방과 콜레스테롤을 낮춰 주고, 지금까지 알려진 어떤 토코트리에놀 형태의 비타민 E보다도 강력한 항암 작용을 한다.[28]

쌀기울에 함유된 기름은 가장 파괴적이고 보편적인 산화의 형태 가운데 하나인 지방과 기름의 과산화를 중화함으로써 강력한 항산화 작용을 하는 것으로 밝혀졌다. 그뿐 아니라 이 기름은 콜레스테롤, 특히 여러 가지 심장병과 순환계 질환을 일으키는 저밀도지단백(Low Density Lipoprotein, LDL)의 과잉을 해소한다. 또한 (트리글리세리드 형태의) 과도한 혈중지방 일반을 억제한다.

동물실험에서 발효시켜 사용했을 때 음식을 통해 섭취한 쌀기울은 특히 부신, 흉선, 비장, 갑상선 등의 장기에 활력을 북돋는 것으로 드러났다. 이 장기들의 크기가 확대되면서 추가적인 항스트레스 효과가 나타났다.[29] 발효시킨 쌀기울은 통상적인 안정된 형태보다 강장 효과가 더 크다. 반면에 안정된 형태의 쌀기울에는 정화 작용을 하는 피트산이 들어 있다(피트산 비중을 줄여 강장 작용을 강화한 발효 쌀기울이 필요한 사람은 1016쪽의 '쌀-소금 절임[누카즈케]'를 참조하라). 누카즈케에 표고버섯을 첨가하면 면역력 개선 효과가 더욱 좋아진다(표고버섯과 쌀기울을 결합한 'MGN-3'이라는 식품에 대해서는 나중에 다시 설명한다). 그뿐 아니라 쌀을 발아시키거나 물에 불려도 기울 속의 피트산이 감소하며, 발효 '사워도우' 현미떡을 만들어도 같은 효과가 있다. 피트산에 관해서는 바로 뒤에 나오는 IP₆을 참조하기 바란다.

다당류는 분자 무게가 무거운 복합탄수화물이다. 면역력을 자극하고 당뇨와 비만으로 이어지는 고혈당을 조절하는 데 이상적인 형태의 다당류는 섬유소에서 나온 것으로, 쌀기울 속의 다당류가 대표적인 예다.[30]

현미를 감싸고 있는 쌀기울의 또 다른 이점은 동양의학에서 말하는 진정효과다. 음식이 지닌 평정심 배양 능력은 현대 영양학 용어로 옮기면 '풍부한 비타민 B군과 미량 미네랄이다. 쌀기울에는 바로 이것들이 함유되어 있다.

감마오리자놀은 가공할 항산화 물질로 오로지 쌀기울에서만 의미 있는 양으로 발견된다. 지방을 군살 없는 근육으로 전환하여 근육계를 강화한다. 또 혈액순환을 최고조로 개선하고, 혈전과 어혈 일반을 극복하고, 뇌하수체 분비를 조절해 호르몬 균형을 개선해 준다.[31]

알파 리포산은 석탄산 계열의 항산화 물질로 간의 재생을 촉진하고, 노화를 지연하며, 포도당을 에너지로 전환한다.

글루타티온 페록시다아제(Glutathione peroxidase, GPx)는 과잉 점액을 줄이는 효소 항산화 물질로 호흡 기능을 신장하고, 인체 해독을 돕는다. 노화 효과에 대항하는 것으로 알려진 이 물질은 알코올성 간경변, 류머티즘성 관절염, 다발성 경화증, 여드름, 천식 치료에도 이용된다.[32]

슈퍼옥사이드 디스무타아제는 항산화 작용을 하는 효소의 하나로 백내장, 류머티즘, 골관절염, 여러 가지 조로 증상 치료에 쓰인다. 쌀기울에는 이 밖에도 건강상의 이점이 많다.

코엔자임 Q₁₀은 예비 연구들에 따르면, 세포 속의 미토콘드리아(단백질 합성과 지질 대사에 간여하는 세포 속의 발전소) 이상을 치료한다. 코엔자임 Q₁₀은 지방을 태워 에너지로 전환함으로써 비만을 줄인다. 또 심장과도 밀접한 관련이 있어서 협심증, 고혈압, 심장병 일반의 치료에 흔히 이용된다. 또한 미토콘드리아 DNA를 보호함으로써 노화를 막고, 성인 당뇨의 영향을 차단한다.[33] 코엔자임 Q₁₀은 파킨슨씨병과 헌팅턴씨병 같은 다양한 퇴행성 신경 질환을 치료하는 데 쓰여왔다.[34] 섬유근육통 증상은 은행잎 추출물과 함께 코엔자임

Q₁₀을 섭취하면 개선될 수 있다.[35]

프로안토시아니딘은 쌀기울·포도·크랜베리(덩굴월귤) 등에서 발견되며, 많은 식물에 의해 합성되는 농축 타닌이다. 프로안토시아니딘은 일반적으로 상처를 쉽게 낫게 하고, 정맥·혈관·모세혈관을 튼튼하게 하며, 혈액순환을 개선한다.[36] 구할 수 있는 항산화 물질 가운데 가장 강력하며, 따라서 암을 비롯한 대부분의 퇴행성 질환, 즉 과도한 산화와 프리 라디칼의 폐해로 생기는 질병들로부터 인체를 보호해 준다. 그 밖에도 프로안토시아니딘은 독과 독소로부터 혈액, 림프, 기관계들을 보호한다.[37]

레시틴은 간에 의해 끊임없이 생성되는 인지질을 함유한 지방성 물질로 대두, 달걀, 쌀기울 등에서 발견된다. 레시틴은 간에서 담즙을 타고 소장으로 전해졌다가 혈액으로 흡수되어 인체 곳곳으로 분산된다. 레시틴은 기름과 물 사이에서 유화제 구실을 하는 물질로 뇌(수분을 제외한 뇌 무게의 30%를 차지한다), 신경, 세포막의 정상적인 기능을 위해 대단히 중요하다. 기본적으로 오메가-3와 오메가-6, 콜린(포스파티디콜린) 등의 필수지방산과 이노시톨을 비롯한 풍부한 비타민 B군으로 구성되어 있으며, 뇌 활동 강화를 위해 광범하게 이용되어 왔다. 알츠하이머병 치료에는 별 효과가 없지만 어린이의 주의력과 학습능력 향상에 기여하는 것으로 밝혀졌다.[38]

레시틴은 또 진정 작용이 있어서 과잉행동을 줄여 준다. 신경말단을 감싸고 있는 지방질의 피막인 미엘린 수초를 구성하는 기본 물질도 레시틴이다. 레시틴은 또 담석 형성, 고혈압, 콜레스테롤 과잉을 막아 준다. 시각기억, 청각기억을 포함해 대부분의 유형의 기억력을 향상시키며,[39] 수의운동*과 근육 협응 능력** 장애를 개선하는 데 도움을 준다.[40]

---

* 연필을 쥐거나 축구를 할 때의 움직임처럼 본인의 의지에 따라 근육을 움직이는 운동. 이와 반대로 심근의 운동과 같이 의지와 상관없이 움직이는 운동을 불수의운동이라고 한다.—옮긴이
** 여러 개의 근육을 조화롭게 움직여 자연스럽고 연속적으로 움직임을 만들어내는 능력.—옮긴이

그러나 보충제 형태의 정제 레시틴을 과다 섭취하면 심한 복통과 체중 감소 등 심각한 부작용을 낳을 수 있다. 위장에 커다란 덩어리가 생기기도 하는데, 수술을 통해 들어낸 사례도 있다.[41] 레시틴을 섭취하기 위해 달걀을 먹는 것도 주의력 결핍, 초조, 신경과민, 발작, 과잉행동 등이 있는 경우에는 권장하지 않는다. 달걀에는 간 활동을 방해하는 '찐득찐득한' 점액*이 있어서 불안정하거나 급작스러운 행동으로 드러나는 질환들을 악화할 수 있기 때문이다.

면역력을 강화하는 현미 추출물이 지닌 그 밖의 여러 치유 효능에 대해서도 검증이 진행되고 있다. 인체 내의 NK세포(자연 살해 세포)를 자극하는 가장 강력한 성분 중 하나는 표고버섯 효소에 의해 변형된 쌀기울에서 뽑은 헤미셀룰로오스-β 추출물로 구성된 다당류다.[42] 한 개의 NK세포는 암세포를 27개까지 파괴할 수 있으며, 한 개를 죽이는 데 단 몇 분밖에 걸리지 않는다. NK세포들은 C형 간염 바이러스와 HIV 바이러스 같은 위험한 바이러스를 물리치는 것으로도 유명하다.[43] 표고버섯 효소에 의해 변형된 쌀기울 추출물(이것을 흔히 'MGN-3'라고 한다)은 NK세포들의 활동을 100~500%까지 증가시킬 수 있다.[44] 이와 같은 면역반응 증가는 병의 차도와 종양의 저감 등 거의 모든 병리학 지표에서 뚜렷한 개선을 가져왔다.[45] MGN-3는 일반적으로 가장 강력한 면역 조절 처방약에 필적할 만큼 강력한 것으로 여겨지고 있다. 처방약과 다른 점은 아무런 부작용도 없다는 것이다.[46] 화학요법 및 방사선요법과 병행해 사용하면 효과를 더 높이면서 동시에 그러한 치료법들의 부작용을 차단할 수 있다.

주의: 일반적으로 우리는 활성 물질만을 추출해 만든 보충제는 시급한 경우가 아닌 한 권장하지 않는다. 여기서 MGN-3를 비롯한 몇 가지 추출물에 대해 설명한 까닭은 현미가 지닌 강력한 효능에 대한 이해를 돕기

---

* mucus. 한의학에서는 몸 안에 진액이 여러 원인으로 제대로 순환하지 못하고 일정한 부위에 몰려서 생긴 음(飮, 묽은 가래 또는 물가래, 찬 가래)과 담(痰, 진한 가래 또는 불가래, 더운 가래), 또는 그로 인해 생긴 병증을 총칭하여 '담적(痰飮)'이라고 한다. 저자는 서양의학에서 말하는 '점액'과 동양의학에서 말하는 '담적'을 모두 'mucus'라고 썼으며, 따라서 옮긴이도 문맥에 따라 '점액'과 '담적'을 모두 사용한다.—옮긴이

위해서였다. 대부분의 경우에 홀푸드 형태로 섭취하는 것이 느리지만 더 근본적인 방식으로 면역 기반을 확립하기 때문에 장기적으로 보면 더 효과적이다.

IP6(이노시톨 헥사포스페이트)는 쌀기울에서 빈번하게 추출되는 또 한 가지 보충제다. 암 치료에 이용되는 IP6는 심혈관계 질환, 신장결석 치료에도 적용할 수 있으며, 에이즈를 비롯한 면역계 질환에도 효과가 있을 가능성이 크다.[47] 초기 암 억제 작용의 엄밀한 기전은 아직 밝혀지지 않았지만,[48] 궁극적으로 암세포들을 정상 세포로 되돌려놓는 것으로 보인다.[49]

IP6는 본질적으로 현미를 비롯한 대부분의 곡물과 콩, 씨앗들에 보편적으로 들어 있는 피트산이다. 앞에서 언급했듯이 피트산이 함유된 음식을 섭취하면 상당한 정도로 정화 작용이 일어나는 것으로 밝혀졌는데, 그것은 피트산이 칼슘과 철을 비롯한 과잉 미네랄들과 결합하기 때문이다.[50] 참고로 이러한 작용은 인체의 연조직에서부터 일어나는 것으로 보인다. 피트산이 단백질을 비롯한 거대 분자들과 결합해 그것들을 인체가 쉽게 흡수하거나 사용할 수 없는 불용성 화합물로 만든다고 주장하는 학자들이 많다. 그래서 조리법을 소개한 5부에서 우리는 곡물이나 콩을 미리 물에 불리고 불린 물을 버리는 등의 다양한 조리 기술을 사용하거나, 싹을 틔우거나, 미소·된장·템페·사워도우빵에서처럼 발효시키거나 볶거나 하는 등의 방법으로 곡물과 콩에 함유된 피트산을 중화하도록 유도한다.[51]

그러나 과잉,* 즉 실(實) 징후(굵은 몸통, 외향적인 성격, 불그레한 안색〔105~108쪽에 상세히 설명되어 있다〕)가 있으면서 미정제 식품으로 구성된 새로운 식단을

---

* excess. 동양의학에서 '실증(實症)'이라고 할 때의 '실'을 의미한다. 원기가 실하다는 뜻이 아니라 사기(邪氣)가 성한 것을 이른다. 이에 대비되는 개념이 '허(虛)'다. 동양의학에서 치료의 중요한 준거점으로 삼는 것이 허실보사(虛實補瀉)인데, 곧 허(虛)는 보(補)하고 실(實)은 사(瀉)한다는 것이다. 지은이는 과잉으로 말미암아 균형을 잃은 상태를 'excess'라고 쓰고 있는데, 곧 동양의학에서 말하는 '실'이다. 옮긴이는 이것을 '과잉' 또는 '실'로 옮겼다. 이에 대비되는 의미로 'deficiency'라는 단어를 사용하는데, 역시 '결핍' 또는 '허(虛)'로 옮겼다.—옮긴이

시작하는 사람이라면 그동안 질 낮은 유제품과 정제 식품을 과도하게 섭취한 결과 연조직에 축적되어 있을 칼슘을 제거해 주는 피트산의 치유 작용을 적극적으로 활용하는 편이 오히려 현명할 것이다. 앞에서 언급했듯이 축적된 칼슘은 혈관의 플라크나 관절 질환 등 온갖 퇴행성 질환을 불러온다. 그러므로 정화 요법, 특히 퇴행성 질환을 극복할 목적으로 정화 요법을 시행하는 사람이라면 물에 불리지 않은 곡물과 (충분히 익히되) 물에 불리지 않은 콩처럼 피트산이 풍부한 음식을 섭취하는 것이 더 나을 수도 있다.

얼마 전까지만 해도 채소와 통곡을 비롯한 식물성 식품은 주로 장 기능을 돕는 '섬유소'와 관련해서만 고려되었다. 그러나 우리는 통밀부터 차례차례 이러한 식품을 살펴보는 과정에서 그처럼 협소한 시각을 폐기했다. 통밀에 함유된 미네랄, 현미의 혈당 조절 작용, 풍부한 식물성 생리활성물질과 항산화 물질, 그 밖의 현미와 쌀기울의 특수한 성분은 홀푸드에서는 얻을 수 있지만 정제되고 고도로 가공된 식품에서는 결코 얻을 수 없는 수많은 혜택을 가장 단적으로 보여주는 사례다. 조,* 퀴노아,** 보리, 호밀, 옥수수, 메밀, 아마란스***

---

* 원문에는 'millet'으로 표기되어 있다. 영어에서 'millet'은 수수, 기장, 조, 차조를 구분하지 않고 벼과의 작은 곡물을 통칭해서 부르는 이름이다. 굳이 구별해서 부를 때 조는 'foxtail millet'라고 한다. 이 책에서 'millet'에 부여된 여러 성질, 효능, 조리법 등을 고려할 때 'millet'는 '조'를 가리키는 것으로 보인다. 우리나라에서 재배하는 조에는 '메조'와 '차조'가 있는데, 메조는 차조보다 낱알이 굵으며 노란색을 띠는 반면에 차조는 낱알이 작고 푸르스름한 색깔을 띠면서 찰기가 있다. 이 책에서 제시된 용도로는 어느 쪽을 쓰든 상관없지만 대체로 메조가 더 적합한 것으로 보인다.—옮긴이

** 현지 발음대로라면 '킨와'라고 쓰는 것이 옳지만, 우리나라에서 일반적으로 '퀴노아'라고 부르고 있기 때문에 여기서도 '퀴노아'로 표기한다. 퀴노아는 엄밀한 의미에서 곡물이 아니지만, 안데스산맥의 잉카 부족들이 주 식량으로 이용해왔다. 영양소 구성이 뛰어나고 소화가 잘 되는 성질 덕분에 나사(NASA)에서 우주인의 식량으로 개발한 것으로 유명해졌다.—옮긴이

*** 종실용과 채소용이 있으며, 중남미가 원산지인 것으로 추정된다. 옥수수, 감자, 완두콩과 함께 페루의 잉카 문화와 멕시코의 아스텍 문화에서 주요 식량원으로 이용되었다. 그러나 1500년경의 스페인 정복 후 아마란스가 사악한 우상숭배의 상징이라 하여 억압함으로써 재배가 급격히 위축되었다. 유럽에는 1700년경에 약용 및 장식용으로 전파되었고, 1800년경에는 네팔과 동아프리카의 일부에서 새배되기 시작했으며, 1900년내에는 남·북미뿐 아니라

등의 통곡은 주요한 미네랄과 비타민, 기타 영양소를 공통적으로 가지고 있으면서 또 저마다의 고유한 영양소와 치유 효능이 있다.

최근 (대두를 포함한) 콩, 견과와 씨앗, 과일과 채소 등의 식물화학과 관련해 큰 주목을 받은 연구들 가운데는 각각의 식물성 식품이 귀중한 특성을 풍부하게 함유하고 있음을 보여주는 것이 많다. 백밀가루, 변성된 쌀이나 곡물, 정제 기름과 정제 설탕 등의 정제 식품을 먹는 것은 우리 스스로 면역계를 강화하고, 혈당과 감정의 균형을 유지하고, 퇴행성 질환을 예방하고, 늘씬하고 탄력 있는 몸매를 유지할 수 있는 기회, 한마디로 조화로운 삶을 누릴 기회를 내팽개치는 것과 다름없다.

어쩌면 여러분의 머릿속에서, 그렇다면 도대체 무엇 때문에 우리가 곡물, 기름, 사탕수수, 그 밖의 온갖 식품을 정제해서 먹게 되었단 말인가, 하는 의문이 떠오를지도 모르겠다. 그런데 정제 식품이 더 가볍고, 더 달고, 더 잘 씹히고, 대개의 경우 유통기간이 더 길다. 말하자면 소비자와 생산자 모두 자신이 원하는 바를 얻은 것이다.

홀푸드에서 가장 생명력이 넘치고 쓴맛이 나는 부분이 바로 정제 과정에서 도려내어져 폐기되는 부분이다. 이것들은 영양 보충제로 만들어지거나 동물 사료로 쓰인다. 하지만 가장 쓴맛이 나는 그 부분에 21세기의 생활방식에 감춰져 있는 온갖 스트레스와 질병을 피하기 위해 절대적으로 필요한 마그네슘과 셀레늄, 항산화 물질, 수십 가지 영양소가 들어 있다. 대부분의 사람은 변성된 식품을 먹음으로써 자신들을 지켜주고 활력을 되찾게 해주는 것을 버리고 고통을 불러들이고 있다는 사실조차 깨닫지 못하고 있다. 그러나 현대인들에게 만연한 활력 부족을 생각하면, 이제 홀푸드에 대한 깨달음을 널리 알려야 할 시기가 되었다.

통밀, 현미 등의 통곡은 하나의 비유로 쓰일 수도 있다. 이 곡물들의 보호

중국·인도·아프리카·유럽 등지에서도 재배되고 있다. 건강식품으로 인기가 높아 최근 재배 면적이 급격히 늘고 있다.—옮긴이

껍질(밀기울, 쌀기울)은 인간에게도 면역력과 건강을 향상시키는 '보호 껍질'이 되어 준다. 반면에 곡물에서 기울을 벗기는 것은 필수영양소를 벗겨내는 것이고, 그러면 우리도 귀중한 보호 껍질을 잃게 된다.

기아 수준의 필수영양소 결핍을 앓고 있는 현대인들이 이러한 곡물의 강력한 효능을 되살릴 수만 있다면, 이 과잉의 땅이 금세 절제와 건강이 넘치는 땅으로 거듭날 수 있다.

홀푸드: 21세기의 생존 명령

오늘날의 상황을 한 번 생각해 보자. 여전히 대부분의 사람은 '새하얗게' 정제된 식단을 선호하며, 백밀가루와 백설탕으로 범벅된 음식을 먹고 있다. 이 점을 잘 아는 온갖 가게는 이러한 음식을 손쉽게 구입할 수 있게 해준다. 사실 지역 건강식품 가게를 이용하는 사람들 가운데서도 별다른 자각 없이 고도로 정제되고 가공된 식품을 구입하는 이들이 많다. 예를 들면 대부분의 건강식품 가게에서도 상당한 수고를 들여야 완전한 통밀 파스타와 통곡 빵을 찾을 수 있다(반면 많은 제품에서는 백밀가루가 부재료가 아니라 주재료 구실을 하고 있다). 의아한 것은 참으로 한심한 수준의 유기농 식품을 너무나 손쉽게 구할 수 있다는 사실이다. 이러한 가게에서 팔리는, 사탕수수 설탕으로 달달하게 만든 식품들이 그 좋은 예다. 유기농 백설탕, 다양한 유기농 사탕수수즙, 사탕수수 분말이 사탕수수 제품의 대부분을 차지한다. 특별히 '미정제'라는 표식이 붙어 있지 않은 이상 이것들은 그냥 정제 설탕일 뿐이다. 그런 표식이 붙은 것은 극소수다. 여기서 '유기농'이라는 단어는 건강에 유해한 음식을 위장하는 가면일 뿐이다. 제품에 '유기농'이라는 단어가 붙은 것을 본 소비자는 그것이 최고 품질의 홀푸드일 것이라고 착각한다. 마땅히 존중받아야 할 이 단어를 소비자를 현혹해 한심한 식품을 구입하게 하려고 사용하는 것은 소비자들을 우롱하는 행위이며, 가장 번드르르하고 기만적인 마케팅 계략이다.

백설탕보다 더 대사하기 어렵고 건강에 나쁜 것이 정제 기름이다. 이런 기름의 포장 용기에도 버젓이 '유기농' 또는 '배출기 압착 추출' 등의 단어가 붙어 있다. 물론 좋은 단어다. 그러나 거기에 '미정제'라는 글자가 붙어 있지 않다면, 그것들은 정제 기름에 지나지 않는다. 카놀라유든 무슨 기름이든 그저 최악의 식품일 뿐인 것이다(10장 〈기름과 지방〉을 참조하라).

다음은 (건강식품 가게를 포함해) 대부분의 가게에서 찾을 수 있는 정제 식품과 그것을 대체할 수 있는 권장 식품의 목록이다. (건강식품점, 자연식품점에서 질 좋은 식품을 구할 수 있다. 그러나 그러려면 반드시 그것을 판별할 줄 아는 현명한 소비자가 되어야 한다.)

변성된 정제 식품	현명한 소비자의 선택
* 정제 식품: 백설탕, 사탕수수즙, 사탕수수 분말(천연식품 업체에서도 흔히 사용한다), 사탕수수 설탕	미정제 사탕수수즙 또는 그 분말, 엿기름, 대추야자설탕, 쌀물엿, 홀 그린 스테비아 분말, 그린 스테비아 추출물
껍질 벗긴 참깨로 만든 타히니 스프레드	참깨버터·통참깨 스프레드
백밀가루로 만든 '세몰리나' 스파게티·국수·파스타	통밀로 만든 스파게티·국수·파스타, 스펠트, 현미, 메밀, 기타 통곡 파스타
백밀가루빵	통밀빵, 통호밀, 통보리, 통스펠트, 통귀리, 통옥수수, 현미, 기타 통곡빵
* 정제 기름과 지방: 카놀라유, 흔한 식물성 기름들, 마가린, 쇼트닝, 레스토랑에서 부침 또는 튀김에 사용하는 사실상의 모든 기름, 슈퍼마켓과 천연식품 매장에서 파는 모든 가공식품—페이스트리, 칩, 빵, 수프, 선물용 과자—에 사용되는 거의 모든 기름	미정제 냉압착 아마씨유, 미정제 올리브유, 미정제 참기름, 그 밖의 〈기름과 지방〉에 나오는 모든 질 좋은 기름
저지방 요구르트, 우유, 치즈 등과 같은 저지방 유제품	전지 유제품. 유기농 방식으로 키우고 균질화 처리를 하지 않은 것이 질 좋은 유제품이다. 어린이와 어른 모두 산양유 제품이 우유 제품보다 나은 경우가 많다.

* 정제 설탕이나 정제 기름에 '정제'라는 단어를 명기하는 경우는 없다. 거꾸로 '미정제'라는 단어가 표시된 것을 찾아야 한다.

아마 여러분은 저지방 유제품을 피하라는 데 놀랐을 것이다. 만약 포화지방 섭취를 줄여야 한다면 유제품 자체를 적게 먹거나 아예 먹지 말아야 한다 (유제품은 포화지방 함량이 높은 대표적 음식이다). 건강을 생각하는 사람들 가운데 많은 이들이 저지방 또는 무지방 제품이 나을 거라고 생각한다. 하지만 지방을 제거한 유제품은 지방을 용해하는 비타민 D와 비타민 A의 섭취와 활용을 불가능하게 한다. 이것들은 골량을 유지하고 튼튼하게 만드는 데 꼭 필요한 영양소다. 따라서 저지방 유제품만 고집하는 사람들은 칼슘이 일차적으로 뼈가 아니라 연조직 속으로 들어가 버릴 가능성이 커진다.

또 한 가지 생각해야 할 문제는 저지방 음식이 지방 소실을 보상하기 위해 훨씬 더 많은 양의 음식을 먹게 한다는 점이다.[52] 사실, 오늘날 레스토랑에서 정부 권장량보다 5배나 되는 양의 음식을 내놓는 것은 전혀 드문 일이 아니다.[53] 정제 과정에서 정작 필요한 영양소가 빠져나가 버린 음식을 먹으면 과식 욕구가 생길 수 있다. 이러한 결손 식품은 우리가 있지도 않은 사라져 버린 영양소를 획득하려는 본능적인 노력의 일환으로 이 음식들을 과식하도록 충동함으로써 일종의 중독을 조장한다.

우유는 지방을 제거하는 정제 과정 외에도 균질화로 또 한 번 변성을 겪는다. 《죽상동맥경화(Atherosclerosis)》(1989, 77:251-6)에서 인용한 다음 글은 균질화의 핵심적인 문제를 논리 정연하게 보여준다.

균질화 우유는 건강한 유지방을 현존하는 가장 강력한 소화효소 가운데 하나인 크산틴 옥시다아제를 함유한 미세한 지방 입자로 전환시킨다. 이 지방 입자들은 크기가 매우 작아서 소화되기도 전에 위벽과 장벽을 통과한다. 그리하여 이 극도로 강력한 단백질 칼인 크산틴 옥시다아제가 혈액과 림프계를 통해 온몸에 돌아다니게 된다. 이것이 그것을 둘러싸고 있는 지방막을 뚫고나와 혈관 내벽을 공격하게 된다. 이렇게 해서 상처가 생긴다. 이 상처는 상처를 봉하기 위한 일종의 반창고를 불러들이게 되는데, 그것이 바로 콜레스테롤이다. 그 결과물이 동맥경화, 심장병, 흉통, 심근경색 같은 혈관 경화 현상이다.

메모: 그 밖의 권장 유제품에 대해서는 21장 〈어린이를 위한 음식〉을 참조하기 바란다.

품질 비교: 유기농 vs. 유전공학

미정제 홀푸드가 고도로 정제되고 가공된 식품보다 영양학적으로 뛰어나다는 것은 명백하다.

하지만 유기농법으로 기른 식품도 화학농이나 유전공학 식품보다 실제로 품질이 더 좋은가? 채소의 품질을 판단하는 한 가지 중요한 기준이 미네랄 함량이다. 미네랄이 많이 들어 있다는 것은 더 강렬하고 품질 좋은 채소라는 것을 의미한다. 그렇다면 농약과 비료를 뿌려 기른 채소와 유기농법으로 기른 같은 품종의 채소의 미네랄 함량을 비교해 보면 어떨까? 이와 관련하여 신뢰할 만한 연구는 많지 않다. 그러나 예비 연구들은 유기농 채소가 미네랄 함량이 훨씬 높다는 것을 보여준다. 무려 90% 이상 더 높다.[54] 이 사실은 미네랄뿐 아니라 다른 영양소들의 수치에서도 유기농 식품이 훨씬 더 우위에 있을 것임을 암시한다. 실제로 미네랄 함량뿐 아니라 비타민과 생리활성물질들의 함량도 유기농 식물 쪽이 훨씬 더 많다. 대부분의 사람은 유기농 식품과 비유기농 식품의 차이를 맛에서도 확연하게 느낀다. 맛과 향이 더 진하고, 생명력인 '기(氣)'가 더 강하기 때문이다(동양의학에서 사용하는 '기'라는 용어에는 활력과 에너지의 의미가 내포되어 있다).

오늘날 유기농업의 가장 큰 장애물은 유전자 변형 농산물의 확산이다. 그 질에 대한 심각한 걱정으로 말미암아 이 농산물들에는 '유기농' 표식을 붙이지 못하게 되어 있다. 그런데 문제는 이 작물들이 유기농 또는 자생 식물과 교차수분을 할 수 있다는 점이다. 유전 물질은 일단 자연에 풀리고 나면 회수할 수가 없으며, 미래 세대에게로 무한정 전달될 수밖에 없다. 당장 교차수분은 유기농업의 생존 자체에 우울한 위협이 되고 있으며, 개인이 유기농 식품을 선택할 잠재적 기회를 앗아가 버린다.

식량 자원에 대하여 유전공학은 대단히 예민한 정치적·경제적 이슈를 만들어내고 있다. 이 중요한 이슈에 대한 이해가 충분히 이루어지기도 전에 유전공학 식품을 생산하려는 충동에 사로잡힌 이 기술로 말미암아 유전학이라는 순수과학 자체에도 먹구름이 드리웠다. 현재로서는 기술이 과학을 좋은 결과물과 적절한 안전선을 제시할 수 있는 능력 너머로까지 밀어붙이고 있다. 그 결과 위험에 대한 평가가 채 이루어지기 한참 전에 생명체에 대한 유전자 조작이 이루어지고, 그렇게 생산된 농산물이 거리낌 없이 팔리고 있다.

전 세계적으로 이를 걱정하는 수백만 명이 유전자 조작 식품이 장악할 미래 식단의 망령에 공포감을 느끼고 있다. 많은 이들이 정치적 이익 또는 경제적 이익이 걸려 있는 생명공학 회사나 정부 관료들의 확언을 맹목적으로 수용하기를 거부한다. 다음은 유전공학과 관련하여 논란이 되고 있는 몇 가지 지점이다.

유전자 이식은 엄밀히 통제된 공정이 아니며, 종종 생명체 내의 DNA 배열을 흐트러뜨린다. 이 새로운 유전자들은 세포 내 화학을 변화시켜 인체가 여태 경험한 적이 없는 독소와 알레르기 유발 물질들을 깨울 수 있다.

생명공학 회사는 유전자 조작 농산물이 독성 농약에 대한 의존을 줄여 세계의 빈국들을 먹여 살리는 해법이 될 것이라고 장밋빛 전망을 제시한다. 그러나 현실은 유전자 조작 농산물이 그들만 빼고 다른 모든 식물을 죽이는 종합 제초제들—이것들 역시 자기네 회사의 제품이다—에 내성을 갖도록 조작되는 경우가 빈번했다는 것이다. 이 회사들은 그렇게 함으로써 지속 불가능하고 환경을 해치는 자기네 회사 제품을 팔 시장을 만들고 있는 것이다.[55]

제3세계 국민들은 유전자 조작과 관련해 현명한 태도를 표명해왔는데, 다음은 그 몇 가지 사례다. 에티오피아를 비롯한 아프리카 20개국 대표자들은 유전공학 기술이 수요를 충족할 만큼의 식량 생산에 도움을 줄 것이라는 주장을 부정하는 성명서를 발표했다. 그들은 유전공학 기술이 다양성, 지역 내의 전통적 지식, 지속 가능한 농업 시스템을 파괴하고, 식량 생산 잠재력을 줄일 것이라고 생각한다.[56] 아프리카지역회의 수석 대변인인 에티오피아의 테왈데 엑지아버(Tewolde Egziabher)는 "안전하지도 않고, 환경 친화적이지도 않으며, 경제적으로도 이익이 없다"며 생명공학 기술을 거부했다. 또 제3세계 네트워크(the Third World Network)의 법률 자문위원인 구르디알 니자르(Gurdial Nijar)는 "토착 지식이 수천 년 동안 세계를 먹이고 입히고 치유해 왔다"는 점을 지적한다. 생명을 특허를 내고 소유한다는 생각은 제3세계 모든 나라에 적대적이다. 더구나 그것은 오랜 세월에 걸쳐 형성된 농민들의 '누적된 혁신 능력'을 부정한다. 인도의 지도자 클로비스 와픽사나(Clovis Wapixana)는 자연의 다양성을 지속시킬 수 있는 유일한 지식은 아마존 부족들이 가진 토착 식물과 동물에 대한 깊은 이해뿐이라고 단언했다.

식량 작물에 대한 유전자 조작은 그 작물을 개선한다는 명분으로 다른 식물들은 물론이고 심지어 동물들(인간을 포함해서), 물고기, 곤충, 박테리아, 바이러스 등 온갖 종에서 유전자를 잘라내 씨앗에 집어넣는다. 채식주의자들은 자신들이 먹는 과일이나 채소에 들어 있는 동물의 유전자 물질을 먹을 수도 있다는 생각에 당황한다. 유전자 조작을 지지하는 문헌들은 유전자 변형 기술이 단지 육종, 즉 품종 개량의 좀 더 단순하고 효율적인 방법일 뿐이라고 주장한다. 그러나 식물의 육종에서 동물 유전자를 잘라내 식물에 심는 일은 결코 일어난 적이 없다.

종자 생산 산업은 유전자 조작에서 이익을 얻는 거대 다국적 기업들에 의해 급속히 통합되고 있다. 본질적인 (우리의 농업 유산인) 유전적 다양성을 지닌 중요한 옛 품종들이 단절되고, 소실되고, 특허를 받은 새로운 유전자 조삭

종자들로 대체되고 있다.

전통 동양의학에 따르면, 유전적 측면은 생명체의 생명 본질, 즉 정(精)의 영역에서 기능한다. 정은 인간의 성장과 발달을 이끌고, 영적 각성을 키운다. 유전자 조작의 엉뚱한 결과가 음식의 정에 가하는 손상은 생명력, 증식력, 면역력, 높은 자각, 우아한 늙음, 호르몬 기능 등 정이 영향을 미치는 모든 영역에서 기능 장애를 초래할 수 있다. 자연이 주는 가장 귀중한 선물에 개입하는 위험을 감수할 가치가 있는가? 비슷한 주제에 대해 찰스 황태자는 "나는 우리가 신의 그림이 아니라 인간의 그림 속에서 자연을 재설계하고 인간을 재조립하려는 가운데 매우 근본적인 그 무엇에 간섭하고 있다고 생각한다"라고 말하면서, 식량 작물의 유전자 변형에 대한 불안감과 과학이 '생명 자체'에 간섭해도 되는가라는 의문을 제기해 왔다.[57]

고기, 가금류, 상업적으로 양식된 물고기는 유전자 조작 사료로 길러진다. 유전자 조작 식품을 피하는 (그리고 지구를 치유하는) 한 가지 방법은 그 지역에서 생산된 유기농 홀푸드를 먹는 것이다. 또 동물성 식품을 먹더라도 양식장에서 유전자 조작 사료로 키운 물고기가 아니라 자연산 물고기와 유기농법으로 키운 식품을 먹어야 한다. 양식 물고기는 설령 유기농 사료로 키울지라도 쉽게 감염되며, 대개 생명력이 떨어진다. 양식장에서 나온 오수는 강이나 수로의 생태계와 다른 생명체들을 죽이기 일쑤다.[58]

새로운 유전자와 유전자 교체

우리 자신의 유전자 구성을 생각해 볼 때, 분자생물학 기술보다 더 단순한 수준에서 생물학적 생명론을 바탕으로 유전자에 접근할 수 있어야 한다는 생각이 든다.

그것은 명백하다. 노벨 의학상 수상자 바버라 매클린톡(Barbara McClintock)은 우리 몸 안에서 유전학이 어떻게 구현되는지에 대해 획기적이고 유연하고 열린 개념을 내놓았다. 그녀의 말을 그대로 빌리면, "어떤 생명체도 다른 생명체가 될 수 있다." 이 말에는 '유전적으로 결정된' 형질과 능력이 실제로는 종종 결정되어 있지 않으며 영향을 받을 수 있다는 의미가 함축되어 있다. 여기서 '유동적 게놈'이라는 용어가 생겼다.

상당수 유전학자들에 따르면,[59] 이 논리는 우리의 RNA-DNA 유전 시스템이 환경과 식단, 더 나아가 우리가 하는 일체의 행위, 심지어 생각으로부터도 영향을 받는다는 의미로까지 확장될 수 있다. 누구나 가망 없어 보일 정도로 균형을 잃은 지점들이 있다. 그리고 그 가망 없다는 생각은 그 불균형이 유전적으로 '결정된' 것이라는 생각에서 비롯될 때가 많다. 그러나 매우 유연하고 변화무쌍한 유전 과정이라는 그림 속에서는 가망 없는 불균형이란 거의 없다. 그런데도 우리는 유전공학자들이 생명 기술에 의한 해결책을 내놓을 때까지 마냥 기다리고 있어야 할까? 아니면 우리 생명의 가장 본질적인 부분에 대한 기술의 침략을 피하는 데 도움이 되는, 좀 더 유기적이고 자연스럽게 전개되는 접근법이 있는가?

여기 한 여자가 있다. 그녀의 가족은 여러 대에 걸쳐 대부분 심장병을 앓았다. 그녀는 아마 자신도 유전적으로 심장병을 앓을 운명이라고 판단할 것이며, 결론적으로 피할 도리가 없다고 여길 것이다.

그런데 희망이 있다. 이 가족의 유전자가 심장병을 유발하는 쪽으로 바뀐 탓이었을 수도 있기 때문이다. 그들이 그런 운명에 처한 것은 나쁜 식단의 영향, 알코올 의존, 그 밖의 스트레스 인자들 때문이었을 수도 있다는 것이다. 이론적으로는, 어느 시점엔가 부정적인 영향을 받았던 유전자를 지닌 한 가족 성원이 유전자 교체를 시작해 적어도 부정적으로 프로그램된 유전자 일부를 제거할 수 있다. 그런데 그렇게 하는 데는 아마도 중국을 비롯한 전통 동양의학 의사들이 해왔던 것과 같은 통합적 접근법이 최선일 것이다.

동양의학 관점에서 보면, 유전자 부호와 망상조직(RNA와 DNA)을 비롯한 성장 및 발달 요인은 정에 속한다. 동양의 여러 수행법을 들여다보면, 그들은 적절한 음식·약초·의식 수련 등을 통해 적극적으로 정을 강화한다. (620쪽의 '정: 신장 활력의 원천'을 참조하라.)

의식 수련에서 중추가 되는 행위는 조상 공경이다. 유교에서 조상은 뿌리와 바탕을 상징하는 것으로, 조상과의 연결을 깨끗하고 정갈하게 하지 않고는 어떤 실질적 발전도 이루어질 수 없다고 가르친다. 돌아가셨든 살아 계시든 부모와 조상을 공경하기 위해 행하는 일부 의식들에는 제의, 축원, 향 피우기, 절하기, 꽃과 촛불 배치하기 등이 포함된다.

현대인들은 이러한 의식을 미신으로 치부해 버린다. 그러나 나는 우리가 조상들에게 행하는 이러한 의식적인 의례 행위가 조상들로부터 전해진 근본적인 영향, 즉 유전자 풀에 대한 무의식적인 치유와 정화 행동일 수 있다고 본다.

서구 세계에서 조상을 추모하는 사적인 의식이나 공적인 종교의식에서 행하는 계보 탐색이나 의례에 따른 기도 행위 역시 이와 비슷하게 유익한 결과를 가져다준다. 한 해에 한 번 현충일에 묘비 앞에 꽃을 놓는 관습적인 행위보다 일상적으로 부모와 조부모, 먼 조상들을 공경하는 행위가 치유와 유전자의 자기 변형에 더 깊은 영향을 미칠 것이다.

음식과 약초 외에 극단적인 스트레스를 받지 않는 삶을 사는 것도 우리의 성장과 발달에 영향을 미치며, 그리하여 우리의 유전자 구성을 안전하게 지켜준다. 28장 〈수〉에서 살펴보겠지만, 신장-부신* 기능을 튼튼히 하는 것은 스트레스에 대한 저항력을 높일 뿐 아니라 정을 확충하고 미래의 건강 잠재력을 높이는 데도 결정적으로 중요하다.

마지막으로 살펴볼 것은 자기 성찰이다. 단전호흡(단전[丹田]은 '영약의 밭'이라는 뜻으로 도가에서 유래한 용어다)을 할 때는 골반 뼈와 배꼽 사이의 중간 부

---

* 원문에서 저자는 동양의학에서 말하는 '신(腎)'을 'kidney-adrenal'로 표현했다. 이것은 동양의학을 영어로 옮길 때 일반적으로 채택하는 용어로, 동양의학에서 말하는 '신'의 기능이 해부학적 신장의 기능만이 아니라 부신의 기능까지 포괄한다고 보기 때문이다. 비슷한 방식으로 '심(心)'은 'heart-mind', '비(脾)'는 'spleen-pancreas'로 표현한다. 옮긴이는 서양의 이러한 해석을 반영해 '심'은 '심장-마음', '신'은 '신장-부신', '비'는 '비장-췌장'으로 옮겼다. 더러 kidney, heart, spleen만으로 '신', '심', '비'를 의미하기도 하는데, 옮긴이는 문맥에 따라 이것을 '신장', '심장', '비장'으로 옮기거나 '신', '심', '비'로 옮겼다.—옮긴이

분이 정을 확충하고 신장-부신을 튼튼히 하기 위한 집중점이다. 호흡을 하는 동안 하단전이 따뜻해지고 의식된다. 그러면 몸과 마음의 융합이 이루어지면서 마음이 완전히 평온해진다. 그런 경지는 우리를 시간과 공간, 음과 양 저편으로 데려가며, 우리는 새로워지고 깨끗해진 생명력을 느낀다. 이러한 경험을 도가와 전통 의술에서는 정(精)이 정신(神)으로 전환하는 것이라고 묘사한다.

이러한 경험의 한 가지 중요한 측면은 먼 조상들로부터 우리 자신의 삶으로 면면히 이어지는 좋은 유전적 영향과 고장 난 유전자들의 회복을 상징하는 것이 아닐까?

관념의 벽 허물기

다양한 정치적 또는 건강상의 이유에 입각해 정제되지 않고 유전자 변형을 거치지 않은 유기농 식품이 좋다고 생각하는 사람이 많지만, 막상 이러한 식품을 구입해 먹는 사람은 많지 않다. 품질이나 이점과 관련된 사실이 명백히 밝혀졌는데도 달라지지 않고 있다. 그런데 바로 그 사람들이 자신들의 재산에는 엄청난 가치를 부여한다. 자동차에 최고급 윤활유만 골라 넣고, 고급 가구를 사들인다. 그러면서 가장 값싸고 질 낮은 식품을 먹는 것이다. 현대를 살아가는 우리 가운데 자신의 몸과 삶보다 소유물을 더 귀하게 여기는 사람들이 적지 않은 듯하다.

대부분의 사람들이 알고 있듯이, 순전히 기계론적 차원에서 볼 때 인체는 대량 생산된 어떤 것과도 비교할 수 없을 만큼 아름답다. 분별 있는 사람이라면 마땅히 어떤 물질적 대상보다 자신의 몸을 잘 돌볼 것이다.

그러니 이렇게 물을 수 있다. 그런데 왜 그토록 자신에게는 무관심하고 물질에만 관심을 쏟는가? 아마도 그 대답은 이런 것들이 아닐까?

첫째, 우리는 자신이 하고 있는 행위에 대한 경험적 의식이 거의 없기 때문이다. 둘째, 우리는 물질과 행복을 동일시하는 문화 때문에 눈이 멀었으며, 그래서 자신의 몸을 존중하지 않고 타인을 연민하지 못하게 되었다. 셋째, 우리는 우리의 몸속에 '있지' 않기 때문이다. 말하자면 우리는 일차적으로 개념적인 의식 수준에서 살아가고 있다. 따라서 우리는 진리를 향한 열린 통로로 인도되기보다 현실을 분석하려는 경향이 있다.

이러한 생각을 똑똑히 보여주기 위해 나는 다음과 같이 해볼 것을 권한다. 그것은 분명한 깨우침만이 이 책에서 내가 제안하는 식단 전환을 가능케 하기 때문이다.

몸 수련

- 당신은 바로 지금 무슨 생각을 하고 있습니까?
- 그 생각은 당신 몸의 어디에서 나옵니까?
- 새로운 생각이 떠오를 때 그 생각이 어떻게 형성되는지에 주의를 기울여 보세요.

우리는 흔히 자신이 잘 조절되고 있으며, 또 정보화시대에 사는 만큼 너무나 잘 '알고 있다'고 '생각한다.' 이 수련의 두 번째 부분에는 자신이 얼마나 많이 아는지를 스스로 평가하는 데 도움을 주는 질문이 들어 있다.

- 마치 어떤 질문에 대답하려고 할 때처럼 손을 든다고 생각해 보세요. 당신은 의식적으로 팔과 신경과 인대와 힘줄을 조절하고 있습니까?
- 팔을 들어 올린다는 생각은 어떻게 당신의 팔에 전달됩니까?
- 식사를 할 때처럼 무의식적으로 움직일 때, 그 행위는 어떻게 조절됩니까? (모든 신체 행위에 수조 개의 세포가 간여한다).
- 가장 중요한 것으로, 이러한 신체 동작을 인도하는 지성, 즉 '다르마'를 경험합니까? 고대 전통 동양사상에서 실재를 움직이는 에너지인 '기'는 '영(spirit)'에 의해 인도되는데, 영은 우리 안의 '최고 지성'이라 할 수 있다.

우리가 보듯이, 대부분의 사람은 몸의 움직임에 개입되는 경이로운 과정을 거의 의식하지 않는다. 우리가 실제로 경험하는 것은 실재의 가장 가느다란 선 또는 가장 미미한 단편이다. 그런데도 우리는 마치 "난 다 알아. 뭐 좀 새로운 거 없어?" 하고 말하는 듯한 태도로 정작 중요한 경험은 다 놓치면서도 아무렇지도 않게 돌아다닌다. 우리는 순진무구함과 경외심을 잃고 있다. 우리는 직접적이고 순간순간에 충실한 어린아이의 변화무쌍한 경험 대신 경직된 관념에 이끌리는 삶을 살고 있다.

어떻게 하면 실재의 뿌리, 실재의 원천, 무한한 빛과 소생의 세계로 돌아갈 수 있을까? 많은 가르침이 온갖 대답을 제시하지만, 여기서 나는 더욱 효율적으로 그 길을 가기 위해 전통적으로 중요하게 여겼던 것들을 짚어 보려 한다.

감정적 자각

알베르트 아인슈타인(Albert Einstein)은 어려운 문제는 그 문제의 차원에서는 쉽게 풀리지 않는다고 했다. 감정적 딜레마가 있을 때 그 감정에 직접 개입하는 것은 해결책에 다가가는 가장 유치한 수단이다.

깨어 있는 의식을 통해 마치 자신의 감정을 응시하면서 "지금 나는 화가 나 있군(또는 '근심에 차 있어' 등등). 그렇지만 그건 나를 스쳐 지나가는 따뜻한 미풍일 뿐이야"라고 말하듯이 자신의 감정을 챙길 수 있게 되면, 극적인 감정의 치유를 경험할 수 있을 것이다. 도무지 빠져 나올 수 없는 감정으로 가득한 그곳에서 그 감정들의 변하지 않는 측면이 녹아내린다. 그러한 감정들을 여전히 가지고 있을 수는 있지만, 적어도 그것들을 편안하게 바라볼 수 있게 되고, 더 나아가 팽팽했던 줄이 이완되면서 그것들과 놀고, 그 답답함을 슬쩍 비틀어 치유 효과를 얻을 수도 있다. 앞서 유전학에 대해 살펴보면서 우리는 옛 도가 수행자들이 (단전호흡을 비롯한) 수행을 통해 새로운 생명력을 얻는 특별한 사례를 언급한 적이 있다.

이러한 수준의 충만한 의식, 특히 감정의 방해로부터 자유로운 수준의 의식에 도달하려면, 마음을 고요하게 하는 약간의 훈련이 필요하다. 집중한 상태에서 자신을 성찰하는 마음은 고요하고 맑다. 그 마음은 꿰뚫어보는 지혜와 명징함으로 현재 자신이 행하는 바를 바라볼 수 있게 해준다. 노련한 치료사는 바로 이러한 방향으로 이끌어 준다. 이러한 마음가짐에 도달하기 위한 전통적인 길들이 있다. 여러 가지 수행법도 여기에 속한다. 가장 대표적인 것이 명상, 명상 기도, 요가 수련, 심상 수련 등이다. 만다라도 그중 하나다. 고대 중국의 현자였던 노자는 2500년 전에 경구를 통해 사람들이 자유로움을 찾도록 고취했다.

마음을 방황으로부터 데려와

본래의 일체에 매어둘 수 있는가?

몸을 갓난아이마냥

부드럽게 할 수 있는가?

빛 말고는 아무것도 보지 않을 때까지

마음의 눈을 깨끗하게 씻을 수 있는가?

위와 아래의 치료법으로 감정의 동요를 제거하자

마음을 고요하게 하는 의식 수련(고요한 사색, 명상, 성찰)

↓

감정의 동요(빠져나갈 수 없는 습관, 우울, 불안, 공황, 공포, 근심, 슬픔, 불안감, 분노, 원한, 사람·음식·약물·알코올에 대한 집착)

↑

생물학적 치유(운동, 요가, 기공, 태극권, 적절한 홀푸드, 약초 요법, 침)

치유에서 가장 중요한 세 가지

고대 동양의 여러 전통 의술에서는 **깨어 있는 의식***을 최우선순위에 두었다. 깨어 있다는 것은 마음이 이완된 상태에서 집중하고 있는 것을 말하는데, 이를 통해 우리는 고도로 통합되고 영적으로 고양된다. 강하고 밝은 정신은 질병에 맞서 치유 과정을 이끈다. 또 우리가 맞닥뜨린 문제의 본질을 정확히 파악해 그것을 이겨낼 통찰과 힘을 얻게 된다. 앞에서 말했던 수행법들은 깨어 있는 의식에 도달하는 가장 쉬운 방법이다. 그러나 꼭 이와 같은 수행법이 아

---

*   awareness. 문맥에 따라 의식, 각성, 깨어 있음, 깨우침, 자각 등으로 옮겼는데, 그 의미하는 바는 모두 '깨어 있는' 의식이다.—옮긴이

니더라도 자연 풍광이나 예술작품 감상, 악기 연주 등으로 마음을 쉬게 하거나 혹은 한곳에 집중하는 행위도 마음에 평화를 가져다주므로 기존의 엄격한 수행법이 맞지 않을 때는 충분히 시도해 볼 만하다.

치유에서 두 번째로 중요한 것은 **활동**이다. 위 도표에서 '생물학적 치유'에 속하는 것들이 여기에 해당한다. 이 가운데는 수행과 결합되어 있는 것들도 있는데 태극권, 요가, 기공 등이 그 예다. 육체노동, 몸을 움직여야 하는 허드렛일(예컨대 가사를 도우며 노인이나 병자 수발하기), 스포츠, 걷기, 웨이트 트레이닝 등 그 밖의 신체 활동도 마찬가지로 중요하다.

아유르베다 의학에서는 운동이 소화 아그니(소화의 불)*를 일으키기 때문에 음식에 들어 있는 훌륭한 영양분을 제대로 받아들이기 위해서는 반드시 운동을 해야 한다고 보았다. 몸을 충분히 움직이지 않으면 제아무리 좋은 음식을 먹어도 결코 건강이 좋아질 수 없다는 것이다.

우리는 동양의학으로부터 스트레칭을 비롯한 적절한 운동이 간과 담을 튼튼하게 해준다는 사실을 알 수 있다. 정신 건강 연구들에 따르면 간과 담은 기분과 감정 전반에 영향을 미치는 생화학 물질의 생산 기지다. 최근의 여러 연구는 적절한 운동을 하면 우울증 발생 가능성이 크게 낮아진다는 것을 입증함으로써 이것을 뒷받침했다.[60]

세 번째로 중요한 것은 **영양 공급**이다. 영양 공급 역시 생물학적 치료에 포함된다. 적절한 영양 공급은 운동과 결합되었을 때 놀라운 치료 효과를 가져다준다. 적정량의 질 좋은 음식을 먹고 그것을 완전하게 소화하면 우리 인체의 생화학, 특히 뇌 기능의 생화학에 대단히 이롭다.[61] 정말이지 훌륭한 영양 공급은 생각과 감정을 비롯한 마음 전반의 안녕을 지켜 준다. 그리고 맑고 사

---

* digestive fire. 불의 신을 의미하는 아그니(阿耆尼)는 산스크리트어로 불을 의미하는데, 아유르베다에서는 아그니가 소화작용을 관장한다고 보았다. 저자는 소화를 관장하는 아그니를 '소화 아그니', 즉 'digestive fire'로 옮긴 듯하다. 옮긴이는 이것을 본래대로 '소화 아그니'로 돌려놓는다.—옮긴이

려 깊은 마음은 다시 음식과 활동, 그 밖의 온갖 삶의 요소에서 훌륭한 선택을 할 수 있게 해준다. 동양의학의 표현을 빌리면 이제 우리는 음양의 순환, 천지의 순환을 마친 셈이다. 마음(하늘)은 땅의 생물학적 선택을 제어하는 데 도움을 주고, 또 우리가 선택하는 음식과 운동은 높은 수준의 깨어 있는 의식을 뒷받침한다. 이 두 개의 극(極) 사이에 감정의 영역이 있다. 의식과 영양이 모두 개선되고 적절한 활동을 하는 사람은 자신의 감정을 매우 잘 다스린다.

조화로운 감정

감정이 비교적 균형을 이루고 있을 때 우리는 당연히 자존감을 느끼고, 따라서 좋은 음식을 선택하는 것이 가장 바람직한 행위임을 안다. 더 나아가 나쁜 음식에는 그냥 관심이 가지 않는다. 그런 음식의 에너지는 부정적이며, 따라서 자연스럽게 우리는 우리 몸을 오염시키고 마음을 훼손하지 않는 쪽을 선택한다.

음식과 의식 사이의 이러한 관계는 완전함을 느끼고 감정의 평형 상태에 도달하는 핵심 열쇠다. 의식의 수준이 높아질수록 음식에 대한 감정적 집착은 끊어진다. 그런데 흔히 이처럼 단순해 보이는 과정이 쉽지 않다. 우리는 감정적 난제를 풀기 위해서는 복잡한 치료가 필요하다고 생각하기 쉽다. 하지만 마음을 고요하게 하고 정신을 맑게 하는 수련을 하고, 충분한 활동을 하고, 질 좋은 음식을 선택하는 것만으로도 조화로 가는 마차에 올라탈 수 있다.

이 책의 목적 가운데 하나는 독특하면서도 대단히 실질적인 방법으로 세계 평화를 증진하는 데 있다. 그것은 자기를 성찰하는 수행과 (음식 선택을 비롯한) 현명한 생물학적 선택을 통해 과도하게 공격적인 욕망과 감정의 치유를 고무하는 것이다.

저탄수화물, 고단백, 무제한 지방 식단

대중들의 인식 변화는 최근에 온갖 비방을 받았던 탄수화물, 특히 곡물 형태의 탄수화물과 관련이 있다. 곡물과 설탕의 탄수화물은 미국인들 사이에 만연한 과체중과 비만에 책임이 있는 것으로 비난을 받아왔다.[62] 질병통제센터에 따르면 미국 성인의 60% 이상이 여기에 해당된다. 탄수화물은 또 당뇨를 비롯한 혈당 질환과 그 밖의 여러 질환에도 책임이 있다고 비난을 받아왔다.

곡물과 설탕의 탄수화물과 건강 악화를 연결하는 이러한 주장에 부응해 일부 미국인들은 단백질, 지방, 탄수화물이 풍부한 식단에서 육류와 유제품의 형태로 다량의 단백질과 지방을 섭취하는 식단으로 옮겨갔다. 지난 35년 동안 비전분 채소에 들어 있는 최소한의 탄수화물에 동물성 식품이 주를 이루는 수많은 고단백 식단이 등장해 유행했다.[63] 그리고 실제로 많은 사례에서 체중 감량이 이루어졌다.

하지만, 1970년대 초반을 돌아보면, 나는 당시 유행했던 저탄수화물 고단백 식단*을 몇 달 이상 지속하는 사람을 본 적이 없다. 물론 열렬한 지지자들 가운데 그보다 훨씬 더 오래 지속한 사람도 있긴 하지만, 인체가 건강하게 돌아가기 위해 꼭 필요한 탄수화물을 절반만 섭취하는 식단을 오래 지속하기란 사실상 어렵다. 고단백 저탄수화물 식단을 하는 사람들에게는 탄수화물 결핍으로 말미암아 으레 케톤증이 나타나는데, 케톤증이 생기면 인체는 에너지 수요를 감당하기 위해 탄수화물 대신 저장되어 있는 지방을 태우게 되며, 그 결과 체중이 감소한다. 사실 이 식단이 의도한 것이 바로 이것이다. 케톤증 징

---

* 뉴욕의 애킨스 박사가 처음 시작했다. 그는 25년 후 고단백 다이어트 '혁명'을 주도했다.—지은이

후로는 욕지기, 피로, 입 냄새, 변비, 근육경련, 두통 등이 있다.

체중 조절은 일시적으로 개선되었다고 좋아하다가 이내 실망할 일이 아니라 지속성이 필요한 평생의 일이다.[64] 펜실베이니아 메디컬스쿨의 연구에 따르면, 비만한 사람들 대다수에게 이상적인 체중에 도달하는 것은 달성할 수 없는 목표다. 사실 장기적으로 보면 약간의 체중 감량을 유지할 수 있는 사람도 극히 일부에 지나지 않는다.[65] 이러한 정보는 사람들에게 '다이어트'는 체중 감량 또는 그들이 제시하는 다른 어떤 건강상의 혜택과 관련해 장기적인 해결책이 되지 못한다는 인식을 심어 준다. 끝없이 되풀이되는 다이어트 실패 증후군은 저급한 음식을 특징으로 하는 불균형한 식단 계획의 결과일 수 있다. 다이어트를 하는 사람이 현명하게 그 불균형을 깨닫고 그러한 식단 계획을 중단해야 한다. 또 한 가지 실패 원인은 그 계획이 그 사람의 건강 상태, 고유한 신체 유형, 체질을 반영하지 못한다는 것이다. 마지막 원인은 새로운 식단에 부합하는 생활방식, 감정, 마음가짐을 갖기 위해 필요한 적응기, 말하자면 식단 전환의 과도기를 전혀 또는 거의 갖지 못했다는 것이다.

저탄수화물 고단백 식사에는 한 가지 널리 알려진 부작용이 따른다. 지난 30년 동안 이루어진 모든 연구에서 고단백 섭취가 신부전과 골 소실 위험을 크게 높인다는 데 의견이 일치했다.[66]

영양 불균형을 초래하는 것 자체가 목적인 이와 같은 식단에 마음이 끌릴 수도 있다는 사실을 기억해 두자.

제빵용 백밀가루를 비롯한 정제 곡물에서 나왔든, 정제 설탕 같은 고농축 감미료에서 나왔든 간에 정제 탄수화물이 혈당 수치를 치솟게 한다는 것은 다 아는 사실이다.[67] 혈당 수치가 높은 상태가 장기간 지속되면 췌장이 스트레스를 받아 당을 조절하는 인슐린을 충분히 생산하지 못하게 된다. 그뿐 아니라 여기에 비만이 가세하면 인체 세포들이 인슐린에 잘 반응하지 않게 된다. 결과적으로 지방의 연소(산화)가 느려지며, 남는 당 일부가 지방으로 전환되어 인체에 축적된다.[68] 만성 고혈당 상태인 당뇨가 비만 또는 과체중과 연계되어 발생하는 것은 이 때문이다. (다른 패턴으로 당뇨가 발생하기도 한다).

고혈당으로 말미암은 비만은 여러 가지 질환을 야기하는데, 대표적인 것이 감염성 질환, 심장병, 짧은 수명이다. 과체중 또는 비만인 사람들 대부분이 어떻게 그 상태에 도달하는지를 생각해 보면, 우리는 그들이 바로 다량의 지방, 단백질, 정제 탄수화물이 포함된 표준 미국인 식단을 먹어온 사람들이라는 사실을 깨닫게 된다. 그들은 의사나 방송 매체로부터 과체중에 따른 건강상의 위험에 대해 경고를 받아왔으며, 그리하여 치료법을 찾고 있는 사람들이기도 하다.

음식을 통해 섭취한 단백질로 혈당을 조절할 수 있다는 것은 생리학적 진실이다. 그리고 음식을 통해 섭취한 지방은 혈당을 직접 높이지는 않는다.[69] 물론 지방성 음식, 특히 포화지방 함량이 높은 음식의 과도한 섭취가 장기적으로 당뇨의 주요 요인으로 작용하는 것은 분명하다. 그렇지만 비만과 고혈당이 결합된 병증은 표준 미국인 식단에서 정제 탄수화물을 제거하는 것만으로도 적어도 일시적으로는 개선될 수 있다. 그리고 표준 미국인 식단을 먹어온 대부분의 사람들로서는 탄수화물만 빼고 기름기 많은 고단백 동물성 음식으로 구성된 지금까지의 식단을 계속하는 편이 식단을 완전히 바꾸는 것보다는 훨씬 쉽다.

빠르고 쉬운 처방

기름진 식사를 해온 미국인들에게 저탄수화물 고단백 식단은 시작하기에 쉬울 뿐 아니라 결과도 빠르게 나타난다. 대부분의 사람이 불과 며칠, 적어도 몇 주 이내에 체중이 뚜렷이 줄기 시작한다.

부유한 나라들에서 차고 넘치는 수많은 건강법과 마찬가지로 여기서도 '빠르고 쉽다'라는 문구가 힘을 발휘한다. 이를테면, 수백만 명이 소화불량 때문에 매일 제산제*를 복용한다. 또 약간 피곤하거나 나른해지면 커피, 특히 설탕을 탄 커피를 에너지 자극제로 마신다. 스트레스는 술을 마시면 약간 해소되

---

* 위산의 산도를 중화하는 약제.—옮긴이

는 듯하다. 또 순간적인 유혹을 못 이겨 담배를 피운다. 과체중의 가장 빠른 해결책은 지방흡입술이다. 원래 마황(ephdra)이라는 식물에서 추출하는, 위험성이 잠재된 약물인 에페드린(감기, 천식 치료제)도 즉효가 있다. 그리고 시간이 흐르면 결국 다량 섭취한 단백질과 균형을 맞추려는 본능적 경향으로 말미암아 결국은 조절 능력을 잃고 탄수화물을 탐하게 되므로 효과가 떨어지지만, 어쨌든 고단백 저탄수화물 식단 역시 대단히 빠르게 효과를 낸다.

위 마지막 사례는 어떻게 해서 이 나라에서 전형적인 표준 미국인 식단이 시작되었는지를 설명해 준다. 단백질에 몸을 실음으로써 우리는 다량의 단백질은 반드시 다량의 탄수화물을 요구한다는 생리학 공식의 희생자로 추락한다. (건강하려면 반드시 단백질과 탄수화물이 균형을 이루어야 한다). 그리고 식단에서 단백질이 과해지면 반드시 정제 설탕, 당분, 페이스트리, 백미, 백밀가루로 만든 빵이나 파스타 등 고농축 탄수화물을 탐하게 되어 있다. 술도 이 공식에 끼어드는데, 그것은 술이 기본적으로 액상의 설탕이나 다름없기 때문이다.

유람선에서 음식 서비스를 하는 내 제자 한 명은 고단백 식사를 하는 사람들은 비스킷, 감자, 쌀은 먹지 않으면서 엄청난 양의 술을 '물고기가 물을 마시듯' 마시더라고 했다. 결국 대부분의 사람은 몸의 요구에 굴복하게 되어 있다. 너무 많은 단백질을 먹다 보면 결국은 병적인 상태로 몰리게 된다. 대부분의 사람은 일시적 균형을 찾기 위해 불행히도 또 다른 병적 극단에 굴복해 정제 탄수화물이나 술에 빠지게 된다. (알코올 중독자들은 대부분 자기들은 단것을 먹지 않는다고 하는데, 그것은 단것을 먹을 필요가 없기 때문이다. 그들은 이미 단것을 충분히 마셨다.) 이 시나리오의 다음 단계는 처방 약이건 불법적인 약물이건 간에 약물인데, 이에 대해서는 335쪽에서 '고기, 설탕, 약물 증후군'이라는 이름으로 더 자세히 다룬다.

과잉 단백질 딜레마의 해결책은 정말 간단하다. 그것은 통곡, 콩, 전분채소, 과일 등에서 섭취하는 탄수화물과 균형을 이루게끔 적정량의 단백질을 섭취하는 것이다. 고단백 식사를 주창하던 사람들도 이제는 탄수화물 섭취량을 늘릴 필요성을 깨닫고 다이어트를 시작하는 단계! 최소 탄수화물 식단 단계

단백질 지침

동물성 단백질 지침: 위에서 설명한 건강상의 위험을 줄이기 위해서는 단백질 함량이 높은 동물성 식품 섭취를 1일 120그램 이하로 제한해야 한다. 인체 내에서의 단백질 활용을 감안하면 가장 이상적인 양은 1일 60~90그램이다. 주말에 이따금 180그램 정도를 섭취하는 것은 대개 질환으로 이어지지 않는다. 각종 육류, 가금류, 생선, 치즈는 고농축 동물성 단백질이다.

식물성 단백질 지침: 식물성 식품은 단백질과 탄수화물 함량이 높더라도 동물성 단백질 식품의 2배까지 섭취해도 안전하다. 1일 240그램까지는 안전하지만, 이상적인 양은 1일 120~180그램이며, 가끔이라는 전제하에 최대 가능 섭취량은 1일 360그램이다. 콩, 완두콩, 렌즈콩, 템페와 두부 등의 대두 가공식품, 퀴노아와 아마란스 등의 곡물은 단백질-탄수화물 함량이 높은 식물성 식품의 예다. 식물성 단백질은 동물성 단백질만큼 칼슘 축적을 강요하지 않는다(397쪽을 참조하라). 참고로, 위에 언급된 수치는 조리된 상태를 기준으로 한 것이다.

하지만 극도로 농축된 식물성 단백질은 이보다 훨씬 적은 양을 섭취해야 한다. 예를 들면, 견과와 씨앗은 1일 30그램도 너무 많다. 해초로 판매되고 있는 조류(藻類)는 식물성 단백질과 미네랄의 귀중한 보고다. 갖가지 해초의 조리법에 대해서는 42장 〈해초〉를 참고하기 바란다. 그 밖에 쉽게 구할 수 있는 조류는 단백질이 풍부한 미세조류다. 적정 섭취량은 대개 30그램 이하다. 16장 〈녹색 식품*〉을 참조하기 바란다.

통합 지침: 하루 동안에 식물성 단백질과 동물성 단백질을 모두 섭취할 때 안전한 섭취량은 탄수화물이 풍부한 단백질(콩 등) 무게의 절반, 고농축 식물성 단백질(견과와 씨앗) 무게 전체, 동물성 단백질 무게 전체를 합친 수치가 앞에서 제시한 동물성 단백질 지침(1일 120그램 이하, 이상적으로는 90그램, 가끔 180그램까지)의 범위를 넘지 않아야 한다.

위의 지침은 모두 단백질 섭취량 대비 안전한 칼슘 소실량에 대한 연구를 토대로 한 것이다.

---

* 일반적으로 '녹색 식품(green foods)'이란 엽록소와 베타카로틴을 풍부하게 함유하고 있어서 몸에 쌓인 독소를 해독하고 세포 재생을 돕는 녹색 채소를 일컫는다. 그러나 이 책에서 저자는 그 가운데서 특별히 스피룰리나와 클로렐라 등의 미세조류, 보리순과 밀순 등의 곡물순, 비타민과 베타카로틴이 풍부한 녹색 채소를 이 범주에 넣어 다루고 있다.―옮긴이

이후에는 미정제 복합탄수화물 섭취량을 살짝 늘릴 것을 주문한다.

고단백 식단은 영양학적 균형감각과 지속 가능성이 결여되어 있고, 탄수화물 섭취량을 늘리는 쪽으로 수정했는데도 빠르고 쉬운 대책이라는 이유만으로 여전히 인기를 끌고 있다.

그러나 편의와 편리에는 반드시 대가가 따르기 마련이다. 그 대가는 너무나 자주 심각한 질환으로 나타난다. 고단백 식단에는 퇴행성 질환이 동반될 때가 많은데, 그 가운데서도 대표적인 것이 골다공증과 신부전증이다. 그뿐 아니라 동물성 식품으로부터 너무 많은 단백질과 포화지방을 섭취함으로써 심장병과 암 발생 위험도 크게 높아진다.[70]

치유하는 습관: 장기간에 걸친 현명한 선택

표준 미국인 식단, 즉 고단백 식단과 관련하여 이 책에서 권장하는 식단, 즉 효과가 입증된 전통 식단으로 옮겨간다는 것은 장기적 건강을 향한 첫걸음이라고 할 수 있다. 그러한 변화에는 상당한 노력이 필요하지만, 적정량의 단백질 섭취와 미정제 탄수화물을 강조하는 우리의 접근법에는 평생에 걸쳐 성공적으로 실행할 수 있는 식단 전략이 포함되어 있다.

모두를 위한 단 하나의 식단?

영양학과 관련된 인기 도서들은 일반적으로 모든 사람에게 똑같은 식단을 제안한다. 또 다른 책들은 혈액형이나 그 밖의 진단 내용을 고려해 몇 가지 식단을 부각해 왔다. 이 책 역시 '변형 구석기 식단', '채소 위주의 중국 농촌 식단', '통합적 음식 피라미드' 등 몇 가지 기본적인 방향을 권장하고 있다. 이 '식단'들은 거의 모든 사람에게서 건강을 해치는 극단적인 선택에 맞서 여러분을 안전하게 지켜줄 보편적인 지침을 대변한다. 이 식단들은 또 어떤 유형의 식품이 질 좋은 식품인지, 또 균형 잡힌 식단에서 그 비율은 어떠해야 하는지를 대강이나마 알 수 있게 해준다.

따라서 이러한 기본적인 지침은 곧이곧대로 엄격하게 따라야 할 식단이라기보다는 장기간에 걸쳐 여러분이 자신만의 고유하고 개별적이고 체질을 고려한 건강상의 필요에 적합한 섭식 및 생활 프로그램을 만들어 가는 데 도움을 주기 위한 일종의 참고서 같은 것이다.

그리고 동양의학과 현대 영양학, 상식의 도움을 받아 이러한 지침들 안에서 활력과 정신을 고양할 적절한 음식을 선택하는 방법을 여러분 스스로 찾을 수 있을 것이다. 따라서 이 책에서는 한 가지 식단에 얽매이지 않고, 한 명한 명에게 맞춤된 식단과 생활방식을 통한 치유법을 제공한다.

현대인을 위한 변형 구석기 식단

고단백 저탄수화물 식단의 한 가지 훌륭한 대안은 기름기가 적은 고기의 단백질과 풍부한 과일, 채소 섭취가 결합된 수렵채집 시대의 식단이다. 이러한 '구석기' 식단은, 학자들이 정확히 단언했듯이, 적어도 10만 년 전부터 우리 조상들이 숱한 세대에 걸쳐 먹어온 귀중한 섭식 전통이다.[71] 그 시대에는 식물과 고기 모두 야생에서 얻었다.

이 단순한 식단에는 기본적으로 유제품은 아예 없었으며, 구석기 후반 이전까지는 야생 씨앗에서 얻었을 것으로 추정되는 곡물과 콩 섭취 역시 매우 적었다. 현재 야생 식품을 구하기가 어렵다는 점을 논외로 한다면, 이와 같은 식단은 화학물질과 호르몬과 항생제로 얼룩진 고도로 가공된 식품과 대량 사육 시설의 동물에서 얻은 고기로 대변되는 현대 선진국 국민의 고기 중심 식단보다 명백히 훨씬 더 건강하다. 실제로 석기시대 사람들은 비만하지 않았는데, 우리는 그들의 식단에 정제 탄수화물, 저급한 유제품과 고기가 없었다는 사실도 그 이유 가운데 하나라고 장담할 수 있다. 특히 그들이 먹었던 고기는 야생이어서 지방의 구성 자체가 달랐으며, 따라서 깨끗한 동맥과 적정체중의 유지, 암과 기타 퇴행성 질환에 맞서는 면역력 강화에 도움을 주는 오메가-3 지방산의 비중이 훨씬 더 높았을 것이다(오메가-3에 대한 정보를 더 얻으려면 10장 〈기름과 지방〉을 참고하기 바란다).

석기시대의 섭식 패턴과 관련해 가장 중요하게 고려해야 할 것 가운데 하나는 거기에 동반되었던 활동이다. 그들은 생명력이 넘치는 천연의 환경에서 살았으며, 뿌리를 캐고 열매를 따고 식용 식물을 채집했으며, 동물성·식물성 음식을 씻고 다듬었으며, 사냥과 이동을 위해 거친 땅에서 먼 거리를 걸었다.

구석기시대 조상의 삶과 식단에서 무엇을 차용할 수 있을까?

이러한 식단의 교훈은 고기, 유제품, 지방, 정제 탄수화물은 넘쳐나고 과일과 채소는 빠져 버린 식단에서 채식 위주의 식단으로 옮겨 가려는 사람들에게 매우 유용하다. 식단 전환 과정의 세부 단계에 관해서는 7장 〈식단 전환〉에서 자세하게 다룬다. 오늘날 채식주의자들은 저급한 고기 위주 식단을 먹는 사람들에게 다음 사항들을 말하고 싶어 한다.

1. 고기의 질과 관련하여 야생종들이 가장 나은 영양과 원기를 제공하지만 현실적이지 않다. 고대의 식단을 받아들이려는 많은 사람이 야생 고기를 먹기 시작한다면 야생동물의 개체 수가 급격히 줄어 멸종하고 말 것이다. 야생의 가장 훌륭한 대안은 유기농 방식으로 방사하여 키운 동물이다. 유전자 조작을 다룬 앞 절에서 살펴보았듯이, 이 점에서 자연산 물고기는 언제나 양식 물고기보다 낫다.

2. 동물성 식품을 먹으려거든 통째로 먹어라. 고기와 관련해 미네랄을 얻기 위해 뼈를 부수어 우린 국물(515쪽)과 골수, 장기를 먹어라(245쪽). 똑같은 부위, 예컨대 닭 가슴살만 반복적으로 먹으면 균형을 잃을 수 있다. 석기시대에는 유제품은 거의 또는 전혀 먹지 않았다. 그렇지만 현명하게 이용하기만 한다면 일부 사람들에게, 좀 더 넓게는 일부 종족이나 국민들에게

매우 유익할 수 있다(건강한 유제품 사용 지침은 272~273쪽, 안전한 단백질 섭취 지침은 75쪽을 각각 참조하라).

3. 미라의 창자 속 내용물에 대한 신중하고 상세한 연구는 일부 중석기 및 신석기시대 부족들이 초기 곡물인 보리와 외알밀* 빻은 것을 꽤 많이 먹었음을 보여준다.[72] 미정제 곡물을 알곡, 빵, 파스타 등의 형태로 정기적으로, 그러나 적당량 먹어라. 앞에서 여러 차례 언급했듯이, 백밀가루를 비롯한 정제 식품은 영양이 불완전하며, 현대에 만연한 질환으로 이어진다.

4. 다양한 유기농 채소와 과일을 충분히 섭취함으로써 동물성 식품과 균형을 맞춰야 한다. 이러한 식물성 식품에 들어 있는 산은 고농축 동물성 지방과 단백질로 말미암은 손상을 고쳐 준다. 적당한 양의 통곡과 함께 과일, 당근, 감자, 호박 등의 전분채소에 함유된 탄수화물은 저탄수화물 식단에는 결여된 탄수화물-단백질 균형을 바로잡아 준다.

5. 인간의 역사에서 수렵채집민들은 갖가지 식물의 씨앗을 먹어왔다. 그 가운데 일부 씨앗은 뛰어난 원기회복 작용 때문에 권장할 만하다. 볶은 호박씨(볶으면 위험한 대장균이 제거된다), 아몬드, 갈거나 물에 불린 아마씨 가루(복용 지침은 298쪽)를 먹어라. 콩은 단백질이 풍부한 귀중한 씨앗이다. 신선한 콩(그린빈, 완두콩, 에다마메)과 말린 콩(말린 렌즈콩과 콩), 템페·두부·낫토·미소 등의 대두 가공식품을 두루 섭취하라.

6. 수십억 년 동안 기본적으로 똑같은 형태를 유지해 온, 잡종화되지 않고

---

* einkorn. 학명은 *Triticum monococcum*. 2배체 밀로 일립소맥으로 불리기도 한다. 조지아, 아르메니아, 아제르바이잔 등의 캅카스 지역과 서남아시아 지역에서 농경 도입 초기에 주로 재배되었던 밀의 조상 종이다. 현재 건강식품으로 판매되고 있다.—옮긴이

살아남은 종을 먹음으로써 선사시대로부터 이 땅과 이 땅에서 살았던 사람들이 전해 주는 목소리에 교감해 보라. 그 대표적인 음식이 조류와 해초, 클로렐라·아파니조메논*·스피룰리나 등을 비롯한 미세조류다. (해초와 녹색 식품에 대해서는 42장과 16장을 참조하라.)

7. 그 종의 생존을 위태롭게 하지 않는 범위에서 야생 식품을 먹어라. 적절한 야생 약초와 식물을 신중하게 골라라. 384쪽에 야생 식물의 예가 나와 있다.

8. 정기적으로 자연과 교감하라. 가까운 공원에서도 마음이 충만한 순간을 통해 위안을 얻을 수 있다. 그뿐 아니라 운동과 야외 활동을 활발히 해서 동물과 식물의 기운과 접촉하라.

메모: 앞에서 언급한 적정 고기 섭취량(1일 120그램 이하)은 구석기시대를 연구하는 일부 학자들이 추정한 그 시대 사람들의 섭취량보다 적다. 구석기시대 식단에 대한 정확한 평가와 관련해서 저명한 공공보건학자이자 뉴욕대학교 영양학과 학과장인 매리언 네슬레(Marion Nestle) 박사는 인간의 식단에서 식물성 식품 대 동물성 식품의 비율에 관한 연구에서 이렇게 썼다. "호미니드 종들은 대체로 채식주의자(98% 식물 기반 식단)였다. 오늘날의 수렵채집 부족들은 가장 쉽게 획득할 수 있는 음식에 의존한다. 식물과 동물 중 어느 쪽이 우위였는지를 판단하기에는 현재 고고학적 증거가 불충분하다."[73]

---

* 학명이 *Aphanizomenon flos-aquae*인 종만을 가리킨다. 남조류의 일종으로 미국의 오리건 호수에서 수확되는 *Aphanizomenon flos-aquae*를 제외한 *Aphanizomenon* 속의 다른 종들은 거의 독성을 띠고 있으므로 유의해야 한다. 단백질과 미네랄, 다양한 생리활성물질 덕분에 건강식품으로 쓰이고 있다.—옮긴이

이 책의 목표 가운데 하나는 책임감 있는 동물성 식품 이용을 뒷받침하는 것이다. 그러므로 사회적·생태적·건강상의 이유 때문에 독자들에게 대체로 식물에 기반을 둔 식단, 가능하다면 채식을 할 것을 권한다. 연민도 우리가 음식을 선택할 때 고려해야 할 사항이다. 매년 미국에서만 거의 90억 마리의 사육 동물이 도축되고 있으며, 그 대부분은 잔인한 환경에서 고통을 겪으며 살고 있다.[74] 또 10억 마리가 질병이나 그 밖의 이유로 죽는다. 양식장을 포함하면 총 240억 마리의 동물이 인간에게 소비되기 위해 죽임을 당한다.

그럼에도 어떤 결핍 증상 때문에 반드시 고기나 물고기를 먹어야 한다면 앞의 변형 구석기 식단이 다량의 정제 탄수화물과 과도한 단백질, 지방이 포함된 전형적인 미국인의 식단보다 월등하게 낫다.

식물 위주 식단과 중국 농촌 식단

구석기 연구자들은 가장 오래된 과거에 압도적으로 식물 위주의 식사를 했던 몇몇 집단을 찾아냈다. 그러나 지난 5000년 동안 대부분의 대륙에서 준(準) 채식 식단을 한 많은 집단이 수렵채집민들과 공존했다는 사실을 우리는 알고 있다. 예를 들면, 유럽인들이 북미 지역을 침범하기 훨씬 전에 호피족은 농사를 짓기로 결정함으로써 식물 위주의 식단을 먹고 한 지역에 뿌리를 내려 영적 삶에 필요한 안정성과 연속성을 구축한다.[75] 고대 중동 지역의 에세네파 사막 공동체들도 이와 흡사하다.[76]

지구상에는 식단과 영성 사이의 관계를 이해한 사람들이 항상 존재했다. 그 가운데는 자신들이 먹는 식물과 동물 하나하나의 영과 기운의 영향을 알고 있는 사람들도 있었다. 그 가운데 일부는 동물의 살코기를 먹는 것이 자신들이 이상적으로 여기는 정신을 뒷받침하지 못한다고 판단했다. 아마 질 좋은 동물성 식품, 채소, 과일, 씨앗이 풍부한 수렵채집민 식단 또는 동물성 식품이 거의 없는 미정제 채식 식단 가운데 어느 하나를 선택하면 과체중을 피하면서 신체적으로 건강한 상태를 유지할 수 있을 것이다(그 밖에도 또 다른 건강한 식단이 얼마든지 있을 수 있다). 하나의 식단을 선택할 때 기본적으로 자신이 원하는 정신적·감정적 삶을 고려해야 한다. 왜냐하면 앞에서도 언급했고 또 나중에 더 명쾌하게 보게 될 터이지만, 음식은 우리의 정신과 감정에 직접적으로 영향을 미치기 때문이다.

지난 2500년 동안 지상에 살았던 위대한 사상가들, 평화주의자들, 스승들 가운데 상당수는 채식주의자였거나, 적어도 절대적으로 채식을 위주로 한 식사를 했다. 수많은 요기와 요기니스,* 노자, 붓다, 소크라테스, 피타고라스, 예수,[77] 노스트라다무스, 레오나르도 다빈치, 간디, 아인슈타인, 테레사 수녀가 모두 그러했다. (동정심 많은 채식주의자인 예수에 대해서는 p.685의 주 114를 참조하라).

식단과 수명, 건강 사이의 관계와 관련해서는 일본의 오키나와 주민들, (러시아 인근 캅카스산맥의) 조지아인, 에콰도르의 빌카밤반족, 파키스탄의 훈자족 등 오늘날 건강 장수를 누리는 거의 모든 인구 집단이 채식 위주의 식사를 한다는 점에 주목하기 바란다.[78]

탄수화물을 기피하고 과도한 단백질과 지방에 초점을 맞춘 식단들로부터 우리는 한 가지 배울 것이 있다. 그것은 밀을 비롯한 곡물에서 얻는 탄수화물이 과도한 체중 증가를 초래할 수 있다는 점이다.[79] 그런데 곡물의 탄수화물을 매도하는 대부분의 책은 **미정제** 통곡을 먹는 것으로는 일반적으로 체중이 증가하지 않는다는 사실을 애써 외면한다.

우리는 이것을 어떻게 알까? 첫째, 개인적으로 나는 통곡, 채소, 과일, 좋은 지방과 단백질 식품으로 이루어진 균형 잡힌 식사를 하는 사람들 가운데 과체중인 사람을 거의 본 적이 없다. 또 농촌 식단을 먹는 중국인들을 비롯해 이런 유형의 식사를 하는 아시아인들을 보아도 알 수 있다. 이들은 일반적으로 대단히 날씬하고 건강하며, 평균적인 미국인보다 하루 약 300칼로리를 더

---

* 여성 요가 수행자.―옮긴이

섭취하는 데도 전통적인 식사를 하는 한 뚱뚱한 사람이 거의 없다.[80] 그 까닭은 **저지방 저단백질 식사를 하면 칼로리가 더 빠르게 연소**되기 때문이다.[81] (그런데 최근에는 중국에서도 도시 지역을 중심으로 섭식 양상이 빠르게 변하고 있으며, 지방과 가공식품 비중이 급증하고 있다.)

전통적인 중국 농촌 식단을 권장하는 데는 또 다른 이유가 있다. 이러한 식단을 따르는 사람들은 표준 미국인 식단을 먹는 사람들보다 심장병, 암, 당뇨 등의 치명적인 질환을 비롯한 각종 퇴행성 질환에 걸릴 위험이 현저히 낮았다. 1980년부터 20여 년간 영국의 옥스퍼드대학교와 중국의 질병예방센터, 미국의 코넬대학교가 합동으로 진행했던 유명한 영양-보건-환경 연구 프로젝트는 이러한 사실을 뒷받침하는 숱한 증거를 찾아냈다.[82] 이 연구의 결론은 현대 문명에 만연한 퇴행성 질환을 앓고 있는 사람들에게 지극히 중요한 정보다. 84~85쪽에 이 연구의 주요한 결론이 요약되어 있다.

이 연구 프로젝트에서는 중국 각지에 거주하는 수천 명의 중국인을 대상으로 건강 상태를 조사했는데, 막대그래프로 나타낸 그 결론은 주류 영양학계의 기존 통설을 송두리째 뒤흔들어 놓았다.

광범한 지역을 대상으로 하는 이러한 대규모 비교연구에서는 대개 10~15% 정도의 차이만 확인해도 성공적이라고 여긴다. 그러나 이 연구에서는 전형적인 아시아식 식사를 하는 사람들에 비해 미국인 중년 남성의 사망 위험성이 무려 1700%나 더 높다는 사실을 밝혀냈다.

아마도 의심하기 좋아하는 사람들의 마음속에 가장 먼저 떠오르는 생각은 유전적 차이일 것이다. 말하자면 이러한 엄청난 차이를 만든 원인이 중국인들이 유전적으로 심장병에 걸릴 가능성이 낮기 때문일 거라고 보는 것이다. 그러나 이러한 짐작은 틀렸다. 이 연구에서는 표준 미국인 식단과 유사한 기름지고 지방 비중이 높은 식사를 하는 중국인들도 함께 조사했는데, 그들은 미국인들과 똑같은 비율로 심장병을 앓고 있었다.

중국 농촌 식단의 전체 질병 예방 효과는 미국의 수많은 영양학자와 역학자들로 하여금 더 나은 건강을 위해 오늘날의 식단을 전면적으로 재검토하게

코넬-옥스퍼드-중국 영양학 조사 프로젝트에 기초한 아시아와 미국의 식단 비교

지방

중국인의 지방 섭취량은 미국인의 1/2

단백질

중국인의 단백질 섭취량은 미국인의 1/3 이하

탄수화물

미국인의 탄수화물 섭취량은 중국인의 70% 이하

섬유질

미국인의 섬유질 섭취량은 중국인의 30% 이하

심장병(여성)

미국 여성의 심장병으로 인한 사망 위험은 중국 여성의 5배

심장병(남성)

미국 중년 남성의 심장병으로 인한 사망위험은 같은 연령대 중국인의 17배

- 중국인들은 단백질 섭취량의 거의 90%를 식물성 식품에서 섭취하며, 미국인들은 70%를 동물성 식품에서 섭취한다.
- 중국인은 세계에서 유방암 발병률이 가장 낮다.
- 중국 내에서 동물성 단백질을 가장 적게, 과일·채소·곡물을 가장 많이 섭취하는 지역에서 심장병 및 유방암 발병률이 가장 낮았다.
- 평균적인 중국인 농촌 식단에서는 포유류 고기는 월 1~2회, 가금류(달걀 포함)는 주 2~3회, 생선은 구할 수만 있으면 언제든지 포함된다.
- 미국 여성은 중국 여성보다 식사를 통한 칼슘 섭취량이 2배에 이르지만 골 소실 비율은 훨씬 높다. 중국인들은 유제품을 거의 먹지 않는다.
- 중국의 정치적·사회적·경제적 '발전'과 더불어 기름진 식단, 패스트푸드가 흔한 도시 지역을 중심으로 심장병·비만·당뇨의 발병률이 증가하고 있다.

T. 콜린 캠벨(Colin Campbell)의 〈차이나 프로젝트(The China Project)〉에서 참고함.

끔 만들었다.

하버드대학교 교수이자 의학박사인 월터 C. 윌릿(Walter C. Willett) 같은 영양학자들은 미국인들에게 채소와 섬유질 비중이 높은 음식을 더 많이 먹도록 유도하는 것이 얼마나 중요한지 깨달았다. 또 중국인들이 풍부한 풍미를 가미해 음식을 조리한다는 사실을 발견한 그는 미국인들도 식물성 식품을 더 많이 즐기기 위해서는 허브와 향신료를 비롯한 조미료를 적극적으로 활용해 그러한 식품을 더 맛있게 조리해야 한다고 주장한다.

향신료는 채소에 자극과 향을 더할 뿐 아니라 소화력을 높이고 몸을 덥혀 영양 성분들이 더 잘 흡수되고 활용되게 한다. 물론 무작정 향신료를 많이 쓴다고 좋은 것은 아니다. 대부분의 사람은 적당히 풍미를 내는 향신료, 특히 씨앗 향신료를 좋아한다. 흔히 쓰는 향신료와 허브로는 강황(터머릭),[*] 회향(펜넬),

---

[*] turmeric. 인도 카레의 독특한 노란색이 여기에서 나온다. 생강목에 속하는 다년생 식물로 인도를 비롯한 열대·아열대 지역에서 주로 재배되며, 줄기와 뿌리를 식용·약용으로 사용한다. 인도, 중국, 동남아시아 등지에서 많이 재배되며, 우리나라에서도 두루 재배한다. 뿌리

호로파,* 캐러웨이,** 딜,*** 아니스, 생강, 로즈메리, 오레가노,**** 타임(백리향) 등
이 있다.

　　채소와 통곡 섭취를 늘리는 또 다른 방법은 건강한 기름을 첨가하는 것이
다. 기름은 고지방의 심한 고기 중심 식단에서 단순하고 균형 잡힌 식단으로
전환하려는 사람들에게 도움이 될 수 있다. 체중을 감량해야 하거나 표준 미
국인 식단으로 쌓인 독소를 씻어낼 필요가 있는 사람들에게 좋은 두 가지 기
름을 꼽자면 냉압착 추출한 미정제 아마씨유와 미정제 올리브유다. 이 두 가
지 기름은 샐러드 드레싱에 쓸 수도 있고, 곡물이나 채소에 직접 뿌려서 먹을
수도 있다. 각종 기름에 대한 정보와, 기름의 질과 관련된 중요 사항들에 대해
서는 10장 〈기름과 지방〉을 참조하기 바란다.

줄기와 덩이뿌리를 모두 한약재로 쓰는데, 뿌리줄기를 '강황,' 덩이뿌리를 쪄서 말린 것을 '울
금'이라고 한다. 맵고 쓴맛이 나는 노란색 약재로, 통증과 생리불순을 완화하는 데 효능이 있
다. 인도에서는 타박상이나 염좌에 바르는 약으로 쓰며, 향신료로도 쓴다.—옮긴이
* fenugreek. 콩과 식물의 1년생 초본. 잎과 씨앗은 인도 전통 요리의 주요한 향신료로 쓰
인다. 과용하면 부작용이 생길 수 있다.—옮긴이
** 학명은 *Carum carvi.* 서아시아, 유럽, 북아프리카 원산의 미나리과에 속하는 두해살이
풀. 잎과 줄기의 모양이 당근과 흡사하며, 이 지역에서는 오랫동안 요리와 민간 약재로 이
용되었다. 씨앗에서 추출한 기름은 비누, 향수, 화장품 등에 방향 원료로 널리 이용된다.—
옮긴이
*** 학명은 *Anethum graveolens.* 미나리과에 속하는 한해살이풀. 유라시아에 널리 자생하
며, 잎과 씨앗이 허브와 향신료로 오랫동안 요리에 이용되어 왔다.—옮긴이
**** 학명은 *Origanum vulgare.* 꽃박하라고도 한다. 그리스 로마 시대부터 향신료와 약재
로 이용해 왔다. 향신료로는 꽃이 피는 시기에 수확해 말린 잎을 이용하는데, 독특한 향과
맵고 쌉쌀한 맛이 토마토와 잘 어울리므로 토마토를 이용한 이탈리아 요리, 특히 피자에서
는 빼놓을 수 없는 향신료다.—옮긴이

완전 채식 식단

채식 위주 식단에 가까이 다가갈수록 당신은 더 좋아질 것이다.

—T. 콜린 캠벨 박사, 코넬대학교 영양생화학 교수이자 코넬-옥스퍼드-중국 프로젝트의 디렉터

채식 위주 식단이란 식물성 식품이 식단의 대부분, 이를테면 2/3 이상을 차지하는 식단을 말한다. 현재 표준 미국인 식단에서는 2/3 가까이가 동물성 식품이다. 미국인들은 식물성 식품이 영양 면에서 뒤떨어진다는 편견을 가지고 있는데, 이러한 상황을 바꾸려면 식물성 식품에 대한 편견을 깨뜨려야 한다. 영양 면에서 식물의 가치를 검증하기 위해 나는 30년 동안 100% 식물만으로 이루어진 완전 '채식'을 먹어왔다. 나는 그로부터 갖가지 혜택을 입어왔는데, 특히 감정적·정신적 차원에서 많은 혜택을 누렸다.

서구 역사에는 엄격한 채식주의 사례가 없었을까? 구약의 대홍수 이전에도 있었을 개연성이 다분하지만, 논쟁의 소지가 많은 성경에서의 언급을 제외하면 증거가 별로 없다. 하지만 중국에서는 지난 1400년에 걸쳐 수백 만 명의 채식주의자가 있었다. 그들은 불교 승려와 신자들이었다. 그들은 고기, 생선, 달걀을 일절 먹지 않았다. 또 사실상 유제품도 먹지 않았다.[83] 불교는 현대 중국에서는 거의 사라졌다. 중국 불교의 마지막 대선사는 지금은 전설이 된 수윤(虛雲)이다. 그는 1840년에 태어나 120살이 된 1959년까지 살았다.[84] 그는 나의 가장 중요한 스승이었던 선화(宣化) 선사의 스승이었다.

나는 사람들에게 장기적인 완전 채식을 잘 권하지 않는다. 그것은 채식 식단이 그들의 생활방식, 감정적 필요와 잘 맞지 않기 때문이다. 게다가 완전 채식을 하려면 좋은 음식을 찾아내고, 체질에 맞게 적절히 조리하기 위해 항상 주의를 기울이지 않으면 안 된다. 하지만 지나치게 기름진 식단으로 몸 안에 쌓인 독소를 씻어내는 6주 남짓 정도의 맞춤식 채식 식단은 건강하고 튼튼한 사람이라면 누구나 활용할 수 있도록 신중하게 설계되었다(약하고, 쇠하고, 허증이 있는 사람은 일반적으로 완전 채식을 하지 말아야 한다).

이 책에는 다양한 해독 프로그램이 실려 있다. 또 32장 〈암과 회복 식단〉에는 치유 목적에 두루 활용할 수 있는 매우 상세한 프로그램들이 실려 있다. 보통 회복 식단과 함께 시행하는 '기생충 제거 프로그램'은 기생충을 제거할 뿐 아니라 장기의 세척과 해독 작용도 함께 한다. 부록 A 〈기생충 제거 프로그램〉에 그 자세한 지침이 실려 있다. 통상 이 정화 프로그램에는 고도의 채식 위주 식단, 약초, 각종 식물 추출물이 포함된다. 다만 약하거나 쇠한 경우에는 동물성 식품을 사용하기도 한다.

현행 식단을 기본으로 하는 현상 유지 목적의 온건한 해독에는 대개 식물성 식품의 섭취가 수반된다. 현대인이 유해한 식단과 생활방식을 극복하기 위해서는 이러한 음식을 충분히 섭취해야 한다. 실제로 많은 사람이 더 좋고, 깨끗하고, 가볍고, 건강한 식단을 먹으려고 애쓰지만, 끝내 옛날의 나쁜 습관과 음식에 대한 건강하지 못한 감정적 집착을 끊지 못한다. 식단을 개선하려는 시도가 흔히 실패로 끝나고 만다는 것을 고려하면, 앞에서 언급했던 나의 통합적 접근법—영양 개선을 위해 성찰, 운동, 점진적인 식단 전환을 조화시키는—은 성공률이 훨씬 높다.

과체중, 면역력, 그리고 간 질환: 과거 극복하기

앞서 다루었던 화제로 다시 돌아가 보자. 최근 자료에 따르면 비만을 비롯한 과체중은 이미 약물, 담배, 알코올보다 더 큰 질병과 사망 원인이다.[85]

과체중을 극복하기 위한 우리의 계획(213쪽 이하)은 사람들의 체질이 다르다는 점을 고려해 자신에게 맞는 것을 선택할 수 있도록 했으며, 효과 또한 크다.

과체중과 관련해 반드시 짚고 넘어가야 할 것은 영아기 동안의 모유 결핍이 평생에 걸친 과체중의 원인이 될 수 있다는 사실이다.[86] 다음의 내용은 모유를 먹지 못했거나 최소한(6주 이하)으로밖에 먹지 못한 사람들에게 도움이 될 것이다. (영아기의 영양과 모유 수유의 중요성에 관한 더 자세한 정보는 21장 〈어린이를 위한 음식)을 참조하기 바란다).

과체중과 비만은 모유 결핍에 따른 여러 폐해의 하나일 뿐이며, 영아기의 중요한 영양 결핍은 거의 모든 사람들에게 부작용을 미친다. 그 심각성은 의학 문헌에서 통상적으로 인정하는 것보다 훨씬 더 크다. 다행인 것은 올바른 회복 계획을 실행함으로써 모유 결핍으로 말미암은 폐해를 바로잡을 수 있다는 것이다.

모유를 먹지 못한 사람들의 건강은 모유로부터만 공급받을 수 있는 특정한 영양소들을 공급받지 못한 영향을 받기 마련이다. 출산 후 첫 며칠 동안 분비되는 유즙을 **초유**(콜로스트룸)*라고 하는데, 여기에는 그 뒤에 나오는 젖과는 다른 복합적인 영양물질이 들어 있다. 초유는 지금까지 발견된 가장 강력한 면역 물질이다.[87] 현재 인간 초유의 40배나 되는 면역 인자를 가진 소의 초유가 면역력 강화 목적으로 사람에게 쓰이고 있는데,[88] 류머티즘성 관절염, 낭종, 다발성 경화증, 만성피로증후군, 섬유근육통 등의 자가면역 질환에 효과가 있는 것으로 밝혀졌다.[89]

초유에는 치유와 노화 억제 반응을 촉진하는 성장인자들이 들어 있다.[90] 성장인자들은 그 외에 신체 강화와 골격 형성에도 중요한 작용을 한다. 운동을 병행하면 지방질 없는 근육을 만드는 데 각종 스테로이드에 필적하는 효과를 발휘하는 것으로 보고되었다.[91] 또한 골량을 증가시키고, 노화된 피부를 젊게 한다. 초유는 손상된 세포 핵산(RNA와 DNA)을 치유하는 작용을 해 근본적으로 젊음을 되찾는 데 도움을 주기 때문에 기미와 검버섯도 줄인다. 그밖에도 노화, 수술, 상해 등으로 손상된 뼈, 근육, 피부, 연골, 신경조직 등 모든 신체 조직을 재생하는 작용을 한다.[92]

---

* colostrum. 분만 후 모체의 유선에서 분비되는 유즙. 분만 후 10일 이후에 나오는 보통의 젖(성숙유)에 비해 단백질, 특히 락트알부민, 글로불린, 무기염류가 많고 젖당과 지방이 적게 들어 있다. 초유를 현미경으로 보면 지방 입자를 잡아먹는 일종의 백혈구인 초유구와 그 파괴 부산물인 반월체·지방구·다핵백혈구·림프구가 많으며, 각종 면역 항체를 함유한다.—옮긴이

초유는 바이러스와 위험한 박테리아에 대항하기 위한 목적으로도 사용된다.[93] 또 일종의 수렴제*로서 건강한 장 생태계를 조성하는 데 도움을 주기 때문에 작은와포자충(*Cryptosporidium parvum*, 에이즈 등 후천면역결핍증이 있는 사람들에게는 치명적이다) 같은 기생충에 감염된 사람들을 비롯해 심각한 만성설사를 앓는 사람들에게 천혜의 약이다.[94]

금기: 초유에는 금기 사유가 거의 없다. 다만, 수렴성이 있으므로 변비가 있을 때는 먼저 깨끗하게 제거한 뒤 복용해야 한다. 알레르기 반응을 일으키는 경우도 거의 없다. 우유에 알레르기가 있는 사람도 대개 초유는 잘 견딘다.

품질: 유기농 인증 제품을 구입해야 한다. 송아지가 필요한 만큼 먹고 남은 것만으로 만들었음을 보증하는 제품을 구입하는 것이 가장 좋다.

초유를 비롯한 모유에 들어 있는 영양소는 가시적인 효과가 있는 것으로 보인다. 예를 들면, 출생 직후를 포함해 생후 1~2년 동안 모유를 먹으면 지능[95]과 면역력[96]이 좋아진다. 면역력에서 가장 핵심적인 것은 간 기능이다. 간 기능이 좋다는 것은 간이 맡고 있는 수천 가지 과제를 훌륭하게 수행할 수 있는 능력을 가지고 있다는 뜻이다. 면역력과 관련된 두 가지 중요한 과제는 혈액 여과와 해독이다. 특수하게도 간에는 (소화를 통해) 수많은 병원성 입자, 유독 물질, 박테리아의 독성을 제거하는 포식세포들이 자리 잡고 있다.

초유 이외에 모유에 들어 있는 중요한 영양소는 감마리놀렌산(GLA)이라는 중요한 지방산이다. 사람의 모유는 가장 온전한 감마리놀렌산 원천이다. 일부 씨앗과 조류(藻類)에도 어느 정도 들어 있지만(10장 〈기름과 지방〉 중 '감마리놀렌산' 부분을 참조하라), 모유에 비할 만한 원천은 없다. 감마리놀렌산은 간 기능을 활발하게 해주며, 염증과 종양의 성장을 억제하는 데 도움을 주고, 적절한 정신적·감정적 과정들에 필수적인 프로스타글란딘이라는 호르몬 비슷한 물질을 생성하는 것을 비롯해 수많은 간의 대사 반응을 가능케 한다.

---

* 피부나 점막의 국소에 작용하여 단백질을 응고시켜 염증을 제거하고 피막을 만들어 보호하는 것 외에 혈관을 수축시켜 지혈하거나 설사를 저지하는 약효가 있는 약제.—옮긴이

이러한 정보와 개인적인 경험을 통해 우리는 영아기에 모유를 먹지 못한 사람들—그래서 모유 속에 들어 있는 초유와 감마리놀렌산, 그 밖의 중요한 영양 인자의 성장 촉진 작용과 면역 강화 물질을 제공받지 못한 사람들—은 간 기능을 충분히 활성화하지 못했을 가능성이 높다고 추정할 수 있다. 다음에 우리는 초보적인 수준의 간 진단법을 소개할 텐데, 이것은 모유를 먹은 사람들을 포함해 산업화된 국가의 거의 모든 사람에게 대단히 유용하다.

주류 의학의 간 건강 진단에서는 간이 완전히 파산하기 전까지 지표상 아무런 문제도 없는 것처럼 나타날 때가 많다. 동양의학에는 더 섬세한 간 기능 평가 방법이 있다. 전체론에 입각한 동양의학 체계에 따르면 간은 기분과 감정(분노, 우울, 공황장애와 양극성기분장애, 과민성 등은 모두 어느 정도의 간 기능 장애를 가리킨다), 시력과 눈, 힘줄과 인대,* 소화력에 크게 영향을 미친다(간이 부실해지면 대사가 느려져 과체중에 기여하며, 소화 기능을 침해해 그것을 약화한다). 정신적·신체적 경직, 스트레스 징후, 고혈압, 알레르기, 발작, 경련, 간헐적인 통증과 두통(편두통 포함), 암, 당뇨와 급격한 혈당 변화, 관절 질환, 만성피로, 섬유근육통, 갖가지 심장병이 모두 간-담의 불균형에 따른 부작용이다. 간-담의 징후들, 증후군들, 성격 및 식단과의 관계를 좀 더 포괄적으로 이해하고자 한다면 24장 〈목〉을 읽어 보기 바란다.

식단과 생활방식 때문에 현대인의 간-담은 심하게 망가져 있다. 20여 년 동안 대학에서 가르쳤던 로스앤젤레스의 리처드 슐츠(Richard Schulze) 박사는 수많은 사체의 장기를 관찰할 기회가 있었는데, 그는 다음과 같이 썼다.

> 60세를 넘은 사람들의 사체 중에는 장기가 엉망이 되어 학생들이 도무지 구별할 수 없는 지경인 경우가 종종 있다. 이러한 사체는 냄새가 지독해서 학생들이 해부실 밖으로 뛰쳐나가거나 심하면 구

---

* 힘줄과 인대를 혼동하는 경우가 많은데, 힘줄은 근육을 뼈에 결합하는 것이고, 인대는 뼈와 뼈를 잇는 것이다.—옮긴이

1. 전환할 준비를 하라. 규칙적인 의식 수련과 운동은 순조로운 변화를 용이하게 해준다.

2. 영아기에 결여되었던 영양소와 화합물을 공급하라. 그래야 성인에게 필요한 적절한 간 기능과 면역 기능이 시작된다. **주의**: 다음의 치료제들은 모유를 충분히 먹고 자란 사람들의 간 기능과 면역 기능 개선에도 도움이 된다.

   a. 일부 씨앗(서양지치, 달맞이꽃, 블랙커런트)의 기름에 함유된 감마리놀렌 지방산

   b. 냉압착 미정제 아마씨유는 간과 담을 정화·재생한다. 섭취량은 10장 〈기름과 지방〉 298쪽을 참조하라.

   c. 유기농 인증 소에서 얻은 초유는 강력한 면역 강화 물질이다. 변비를 악화시킬 수 있으므로, 변비가 있으면 초유를 복용하기 전에 먼저 변비를 치료해야 한다(변비 치료에 대해서는 657~662쪽을 참조하라). 섭취량은 제품설명서의 지시를 따른다.

3. 간을 정화·재생하는 생명력과 탁월한 영양을 지닌 고대의 녹색 식물들을 먹어라.

   a. 클로렐라에는 모든 장기 세포를 재생하는 '클로렐라 성장인자'가 들어 있다. 섭취하는 양과 방법은 16장 〈녹색 식품〉 중 413~416쪽을 참조하라(클로렐라 정제는 반드시 꼭꼭 씹어서 먹어야 한다). 미세조류에 속하는 클로렐라는 20억 년 이상 지구상에 생존해왔다.

   b. 아파니조메논(Aphanizomenon flos-aquae)은 우울, 활력 저하, 과체중에 도움이 된다. 남조류는 정화 작용이 뛰어날 뿐 아니라, 간을 자양하고 치유한다. 섭취량과 섭취 방법은 16장 〈녹색 식품〉 중 416~419쪽을 참조하라. **주의**: 약하고 쇠하고 추위를 많이 타는 사람은 섭취를 피해야 한다.

   c. 풀브산은 부식성 이판암에서 추출한 오래된 식물의 추출물이다. 간의 원기 회복에 도움이 되며, 탁월한 '유기' 미네랄(식물조직에서 나와 탄소와 결합된 미네랄)의 원천이다. 섭취량은 제품설명서의 지시를 따른다.

   d. 해초는 간과 담을 정화하고 회복시키는 효능이 있으므로 규칙적으로

요리에 사용해야 한다. 또한 유독성 물질과 치료에 따른 부작용을 완화해 준다. 42장 〈해초〉를 참조하라.

42장 〈해초〉를 참조하라.

4. 간세포의 재생을 위해 생리활성물질과 항산화 물질이 다량 함유된 과일을 먹어라.

    a. 딸기, 산딸기, 블랙베리(검은 산딸기), 블루베리, 허클베리, 팀블베리* 등의 베리류, 석류와 포도. 이러한 과일은 모두 간세포를 재생하는 것으로 밝혀진 엘라그산과 레스베라트롤을 함유한다. 포도는 거기에 더해 뛰어난 항산화 물질로 간을 비롯해 인체 세포를 보호해 주는 프로안토시아니딘을 함유한다.

    b. 레몬과 라임은 즙을 짜 물에 희석하거나 요리에 넣어 일상적으로 먹을 수 있다. 이것들은 전통적인 '간 청소부'다. 쓰고 시큼한 맛이 부풀어 오른 간과 담에 정체되어 있는 물질을 분해하는 작용을 한다.

5. 식물 추출물과 차를 이용하면 정화 작용이 더 강력해진다.

    a. 순수한 라벤더 에센스 오일은 환경과 음식, 수소첨가 트랜스지방산과 합성 고분자(마가린, 쇼트닝, 저급한 튀김 기름에서 나오는)에서 비롯해 간, 림프, 장기 등에 쌓인 독성 물질의 분해를 돕는다. **섭취량**: 식사와 별도로 매일 물 1잔 또는 올리브유나 아마씨유 1/2티스푼에 타서 마신다. 유기농 인증 라벤더 오일을 구입하라. 에센스 오일은 대단히 강력한 물질임을 기억해야 한다. 만약 약하지만 반복적인 두통 또는 그 밖의 사소한 증상을 느끼면 일주일에 3일 정도로 횟수를 제한하고, 만약 증상이 심하면 완전히 중단해야 한다.

    b. 카밀러(감국)** 차: 순한 허브로 장기간 마시면 간과 담 깊숙한 곳까지 정화해 준다. 1일 1~2잔을 마신다. 원하면 더 많이 마셔도 좋다. 허브 차 만드는 법은 204쪽을 참조하라.

---

*   thimbleberry. 학명은 *Rubus parviflorus*이며, 미국산 산딸기의 일종이다.―옮긴이

**   국화과에 속하는 여러 종의 초본을 일컫는 말로, 우리나라에서는 주로 감국(*Chrysanthemum indicum*)과 소국(*Chrysanthemum morifolium*)을 약용으로 쓴다. 카밀레, 카모마일 등으로 불리기도 한다. 카밀러유는 긴장 완화, 두통 등의 통증 완화에 효과가 있으며, 몸을 따뜻하게 해주는 효과도 있다. 차로 마시면 위장 장애 완화에 도움을 준다.―옮긴이

6. 재생 과정 동안 몸을 튼튼히 해주는 음식들
   a. 사골국*에는 이례적일 만큼 양질의 줄기세포들이 들어 있다. 이것은
      골수가 뛰어난 영양물질임을 보여준다(줄기세포는 먹거나 요리된 상
      태에서는 생존하지 못한다). 채식주의자가 아니라면 사골국이 원기
      회복에 큰 도움을 주며, 정상적인 성장과 발달에 필요한 정(精)을 북
      돋운다. 더 자세한 설명은 515~5164쪽을 참조하라. 1주 1~3회 먹되,
      반드시 유기농 동물의 뼈만을 사용해야 한다.
   b. 로열젤리에는 사골국과 비슷한 재생 작용이 있다. 276쪽에 상세한 설
      명과 섭취 방법이 나와 있다. 1주에 3회 이상 복용한다. 병약하지 않
      은 사람들에게는 벌 화분**이 더 낫다. 자세한 설명과 섭취량은 275~
      276쪽을 참조하라. 이 영약은 매일 복용해도 된다.

기간 최소 3개월. 1, 2, 3, 5의 음식은 일주일에 6일, 4의 음식은 원하는 만큼 복용
한다. 6의 음식은 지시대로 먹으면 된다.

다음의 식단 및 치료법들에 대하여 한 가지 식단을 선택해도 좋고 순차적으로 식
단을 이어 갈 수도 있다. 예컨대 먼저 I로 시작해서 I이 완전히 끝난 뒤 II로 넘어가
는 식이다. 맥스 거슨(Max Gerson, 거슨에 대해서는 691~692쪽, 간의 회복에 대
해서는 704~705쪽을 참조하라)에 따르면, 간이 회복하는 데는 18개월 이상 걸린
다. 다른 장기와 조직이 회복되는 데도 보통 최소한 이 정도의 기간이 걸린다.

선택 가능한 식단들 위 프로그램을 당신이 선택할 다음의 식단 또는 치료 행위와
결합하라.

I. 기생충의 징후 또는 위험(1088~1089쪽)이 있다면, 〈기생충 제거 프
   로그램〉(1090쪽부터)을 권한다.

II. 이 책의 다른 장들에 실려 있는 식이요법을 활용하기 전에 이 회복/
    면역 프로그램을 이용해 더 근본적인 치유를 시작하고 싶다면 97~101
    쪽의 '통합 영양 피라미드'를 참고해 음식을 선택하면 된다. 단, 간 재생

---

* 원문에서는 'broken bone marrow soup'이다. 우리나라의 사골국이 뼈를 우리
는 데 목표를 두는 반면, 이것은 뼛속의 골수를 우리는 데 목표를 둔다.—옮긴이
** bee pollen. 벌이 어린 벌에게 먹이기 위해 다리에 묻혀오는 화분. 로열젤리의
원물질이다.—옮긴이

과 면역 강화에 필요한 정화 효과를 높이려면 피라미드에 나와 있는 음식들 가운데서 땅콩, 달걀, 돼지고기, 조개·갑각류, 버터를 비롯한 유제품은 피하는 것이 좋다. 알레르기만 없다면 소량의 산양유 제품은 무방하다. 밀 알레르기가 있는 사람들도 발아 밀을 이용하면 괜찮다. 익힌 통밀과 밀순은 이 계획을 실행하려는 모든 이에게 이상적인 밀 요리 재료다. 적당량의 천연 발효 통밀빵 역시 대부분의 사람에게 이롭다(829쪽). 피라미드에서 '온전한', '통', '미정제' 등의 단어에 주의를 기울이기 바란다.

III. 심장 및 동맥 재생 식단(293~303쪽)을 따를 수도 있다.

IV. 체중감량 식단(213~221쪽)을 따를 수도 있다.

V. 암, 종양, 심장병, 관절염, 기타 퇴행성 질환이 있는 경우에는 A, B 또는 C의 회복 식단(695~696쪽) 가운데 하나를 이용해 활력을 회복할 수 있다.

VI. 칸디다증(칸디다균의 과잉 증식으로 발생하는)의 징후나 위험이 있는 경우에는 칸디다균 억제 식단(148~151쪽)을 따르면 좋다.

VII. 이 책에 실린 식단들은 여타의 각종 질환을 치료하는 데도 이용할 수 있다.

VIII. 육강*(119쪽 이하)과 장부/오행의 증상(529쪽 이하)에 따른 체질에 맞게 자신만의 식단을 짜는 것도 가능하다.

---

* 한, 열, 허, 실, 표, 리, 음, 양의 팔강(八綱)에서 음, 양을 제외한 한, 열, 실, 허, 실, 표, 리를 육강(六綱)이라고 한다. 이것은 동양의학에서 병증을 진단하고 처방하는 데 근간이 되는 이론이다. 여기서 음양은 질병의 속성, 표리는 질병이 침범한 깊이, 한열은 질병의 성질, 허실은 사기와 정기의 성쇠를 말한다. 이 중에 음양이 가장 큰 강령으로서 나머지 육강을 통괄한다. 육강 가운데 표, 열, 실은 양에 속하고 리, 허, 한은 음에 속한다. 더 자세한 설명은 4~6장에 나온다.—옮긴이

토를 하기도 한다. 한 번은 거의 모든 학생이 실습실에서 구토를 한 적도 있다. 그 일이 있은 뒤로 나는 가급적 사고로 목숨을 잃어 비교적 장기의 상태가 정상적인 젊은 사체를 구하려고 애썼다. 그런 젊은 사체의 장기는 깜짝 놀랄 정도로 정상적으로 보였다. 그러나 간과 담에 이르면 마치 외계인을 만난 느낌이 들 때가 많았다. 종종 간이 완전히 다른 모양으로 뒤틀려 있거나, 정상 간보다 엄청나게 크게 부풀어 있거나, 피가 섞인 진액·고름·종양·흉터 조직·기생충 등으로 가득했다. 멀쩡해 보이는 젊은 사체에서 그 정도까지 퇴행이 진행된 것을 본 학생들은 하나같이 큰 충격을 받았다.[97]

이 글은 기름지고 고도로 가공된 식품을 줄기차게 먹어온 거의 모든 사람의 간을 생생하게 묘사하고 있다. 모유를 먹지 못한 사람들은 간과 면역계에 이상이 생길 위험이 더 높다.

앞에서 보았듯이, 간에는 유기농 식물성 음식이 좋다. 그것은 미네랄(마그네슘을 포함한), 비타민, 항산화 물질, 그 밖의 각종 식물성 생리활성물질이 풍부하게 들어 있기 때문이다. 생명력이 넘치는 미정제 식물성 식품을 먹는 것은 간의 해독과 회복의 출발점이며, 다른 전문적 치료의 기초가 되어 준다.

위 상자의 프로그램은 간과 면역계의 회복 속도를 높여 주는 것으로, 유아기에 모유를 거의 또는 전혀 먹지 못한 사람들을 위해 마련된 것이다. 만약 여러분이 여기에 해당되더라도 현재 감정적으로나 신체적으로 건강한 상태에 있다면 구태여 이 프로그램을 따를 필요가 없다.

이 프로그램은 대부분의 체질 유형에 잘 맞도록, 또 이 책에 실려 있는 좀더 특화된 식단 및 생활방식이 제대로 효과를 발휘하기 위해 개선해야 할 것들을 개선해 가는 첫걸음이 될 수 있도록 짜여 있다.

이 프로그램은 모유를 충분히 먹었다고 하더라도 활력이 부족하고 면역 강화와 해독이 필요한 사람들에게도 도움이 된다. 모유 수유 여부와 상관없이, 면역력이 약한 어린이들에게는 21장 〈어린이를 위한 음식〉에 나오는 식사 지침과 위 상자의 2, 3a, 3d, 6 항목이 도움이 된다.

나를 찾아온 많은 사람이 이와 유사한 식단과 정화 및 치유 과정에서 도움을 받았다. 그 가운데 두 명이 우연한 사고로 외과 수술을 받게 되었는데, 담당 의사의 소견에 따르면 두 사람 모두 간과 담을 비롯한 장기들이 마치 어린아이마냥 놀랍도록 깨끗한 상태였다고 한다.

통합 영양 피라미드

대중매체를 통해 접하게 되는 일반적인 음식 피라미드를 떠올려 보라. 영양사들은 미국 농무부(USDA)에서 정한 음식 피라미드를 따르는 사람이 미국 인구의 3%도 채 되지 않는다는 사실을 잘 알고 있다. 더구나 연구 결과들을 보면 갖가지 음식 피라미드를 따르는 사람들도 질병 예방이나 건강에 별 도움을 얻지 못한다는 사실이 여실히 드러난다.[98] 한 가지 이유는 음식의 질에 대한 안목 부족이다. 음식 지침들은 백미와 백밀가루 빵과 파스타 등의 정제 곡물 식품을 비롯해 당뇨와 비만에 크게 일조하는 음식을 허용하고 있다. 건강에 결정적인 영향을 미치는 또 한 가지 영역은 기름과 지방의 질이다. USDA 지침은 질을 무시한 채 모든 빵과 파스타를 같은 범주에 집어넣은 것과 똑같은 방식으로 모든 기름과 지방을 같은 범주에 포함시키고 있다. 그 결과 소비자는 보통의 샐러드용 기름과 식용유가 모두 건강에 유익하다고 착각하게 된다. 실상 그것들은 대부분 정제되고 산패한 것으로, 상당수 연구자들에 따르면 우리 시대에 만연한 만성 질환으로 이어지는, 프리 라디칼에 의한 세포 퇴행을 유발하는 주된 요인이다(이에 대해서는 10장 〈기름과 지방〉과 이 책 곳곳에서 상세히 설명하고 있다).

우리는 또한 USDA가 제대로 경고하지 못하고 있는 또 다른 건강 이슈, 즉 호르몬, 살충제, 일반 유제품과 대량 사육 고기의 잔류 항생물질 등에도 관심을 기울여야 한다. 음식의 질과 관련해 USDA의 또 한 가지 문제는 유전자 조작 식품을 무제한 수용하면서 지속 가능한 유기농법으로 생산된 식품을 애써 외면하고 있다는 사실이다.

우리가 제시하는 음식 피라미드(100쪽)는 완벽한 지침이 되기에는 미흡할지 몰라도, 건강한 음식 선택의 보편적인 원리와 최신 통계조사 및 영양학 연구결과에 입각한 적정 비율을 제시한다. 그러나 먹어야 할 음식과 그 조리법, 기타 요소들을 제대로 이해하려면 각 범주에 속하는 여러 가지 음식들에 대해 약간의 수고를 들여 스스로 공부할 필요가 있다. 예전에는 사실상 모든 음식이 그 지역 내에서 유기농법으로 길러졌으며, 가공을 거친 뒤에도 거의 천연의 상태를 유지하고 있었으므로 그와 같은 노력이 그다지 필요하지 않았다. 사실 달리 선택할 여지도 없었다. 그러나 지금 우리가 먹는 음식은 전 세계에서 들어오고 있으며, 그 가운데 절반 이상이 심하게 가공되거나 변성되어 있다. 부유한 국가에서는 선택할 수 있는 음식 품목이 무려 5만 가지에 육박한다.[98] 이것은 나름의 이점이 있지만 그 가운데서 건강에 유익한 질 좋은 음식을 고르는 수고가 필요하다.

그래서 이 책은 이상적인 식단을 선택하는 데 도움을 주는 통합 영양 피라미드를 위한 지침이 되고자 한다. 더 나은 건강과 정신을 추구하는 독자라면 음식의 질만이 아니라 그 효능에 대해서도 알아야 한다. 예를 들면, 위에서 언급한 기름의 질에 더해서 우리는 유익한 기름과 지방의 효능에 대해 더 많은 것을 알아야 한다. 조리용으로 쓰기에 어떤 기름이 가장 좋은가? 어떤 기름이 면역 강화와 항염증 작용에 가장 좋은가? 유제품의 성질과 관련해서는, 유제품은 어떤 사람에게 유익한가? 또 유제품 가운데 어떤 것이 가장 좋은가? 발효된 것이 좋은가? 산양유와 우유 가운데 어느 쪽이 더 좋은가? 동물성 단백질과 식물성 단백질, 곡물, 채소, 과일, 견과, 씨앗, 해초 등의 범주에서도 무수한 선택지가 존재한다.

현대인들은 음식에 대해 다시 공부할 필요가 있다. 대부분의 사람이 홀푸드를 건강에 유익하도록 조리하는 법을 거의 알지 못하며, 심지어 귀리 그로트*나 통밀 알곡 등 중요한 미정제 식품들조차 구별하지 못한다. 음식과의 이러한 단절은 농부들에게도 해당된다. 한번은 30년 동안 수천 에이커의 말린 완두콩 농사(건조용 완두콩만 재배하는)를 지어온 농민에게 말린 완두콩으로 끓인 채소 국을 내놓은 적이 있었다. 나는 그에게 이것이 뭐 같으냐고 물었는데, 그는 대답하지 못했다. 내가 완두콩이라고 말해 주자, 그는 사실 자기는 한 번도 말린 완두콩으로 만든 음식을 먹어 본 적이 없노라고 대답했다.

손을 한 번 보라. 손바닥과 손등은 늘 함께 움직인다. 손등이 음식에 관한 지식이라면 손바닥은 자신의 신체 유형과 기능에 관한 지식이다. 손등과 손바닥이 늘 함께 붙어 있듯이 음식을 잘 활용하는 것과 자기 자신에 대한 이해 사이에는 긴밀한 관계가 있다. 이하의 장들에는 동양의학의 단순하면서도 대단히 효율적인 용어들—실(實, 지나침), 허(虛, 모자람), 열(熱, 따뜻함), 한(寒, 차가움), 기타 음양 이론의 여러 측면들—을 통해 자기 자신의 체질 유형을 판단할 수 있게 해주는 열쇠가 들어 있다. 거기에는 또 소화, 간, 신장, 그 밖의 여러 장기가 얼마나 잘 작동하며, 어떤 특정한 영양소가 모자라는지를 알려주는, 장기들에 대한 진단법도 실려 있다.

다음의 통합 영양 피라미드에는 좋은 식단을 습관화하기 위한 우리의 여정에서 한 가지 핵심적인 요소가 등장한다. 그것은 바로 깨어 있는 의식이다. 장기적인 식단 개선이 이루어지려면 먼저 자기 존중과 감정적·영적 변혁이 필요한 사람들에게 식품에 관한 일반적인 도표와 그 속에 내포된 식단을 그대로 적용한다면 실패로 끝날 수밖에 없다.

통합 영양 피라미드는 끝이 아니라 시작이다. 그것은 손가락으로 이 책의 나머지 부분들을 가리키는 지도다. 현대 영양학과 동양의학의 통합을 통해

---

* 대개 곡물을 분쇄한 정도에 따라 그로트(groat), 밀(meal), 분말(flour)로 구분한다. 또 이러한 용어는 그렇게 가공한 재료로 조리한 요리를 가리키기도 한다. 곡물마다 가공 방법이 다르고 다양해서 일괄적으로 정의하기는 어렵지만, 대체로 '그로트'는 갈돌을 이용해 겉껍질만 벗기는 정도로 도정한 것이고, '밀'은 눌리거나 빻아서 좀 더 곱게 가루 낸 것이다. 분말은 우리가 흔히 쓰는 밀가루처럼 아주 곱게 빻은 것을 말한다. 귀리의 경우는 익히 아는 대로 대개 '오트 그로트' 또는 '오트밀' 형태로 가공한다.—옮긴이

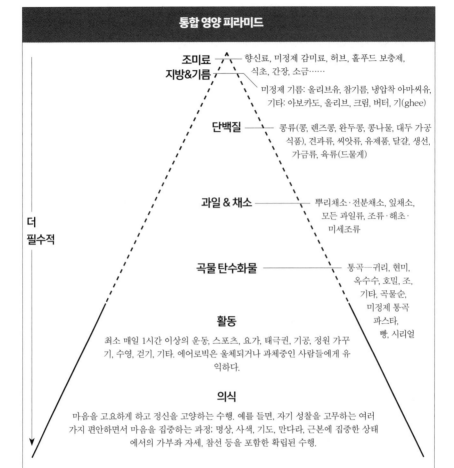

통합 영양 피라미드

조미료 — 향신료, 미정제 감미료, 허브, 홀푸드 보충제, 식초, 간장, 소금……

지방&기름 — 미정제 기름: 올리브유, 참기름, 냉압착 아마씨유, 기타: 아보카도, 올리브, 크림, 버터, 기(ghee)

단백질 — 콩류(콩, 렌즈콩, 완두콩, 콩나물, 대두 가공식품), 견과류, 씨앗류, 유제품, 달걀, 생선, 가금류, 육류(드물게)

과일 & 채소 — 뿌리채소·전분채소, 잎채소, 모든 과일류, 조류·해초·미세조류

곡물 탄수화물 — 통곡—귀리, 현미, 옥수수, 호밀, 조, 기타, 곡물순, 미정제 통곡 파스타, 빵, 시리얼

더
필수적

활동

최소 매일 1시간 이상의 운동, 스포츠, 요가, 태극권, 기공, 정원 가꾸기, 수영, 걷기, 기타. 에어로빅은 울체되거나 과체중인 사람들에게 유익하다.

의식

마음을 고요하게 하고 정신을 고양하는 수행. 예를 들면, 자기 성찰을 고무하는 여러 가지 편안하면서 마음을 집중하는 과정: 명상, 사색, 기도, 만다라, 근본에 집중한 상태에서의 가부좌 자세, 참선 등을 포함한 확립된 수행.

덧붙이는 말 1 훌륭한 식단으로 뒷받침되는 수행을 통해서 우리는 조화로운 감정, 그리고 기쁨으로 충만하고 성공적이면서 장수하는 삶에 꼭 필요한 절제, 몰입, 의지를 발휘하기 위한 통합의 토대를 얻을 수 있다.

덧붙이는 말 2 각 식품군에 속하는 음식물의 상세한 리스트는 471~472쪽을 참조하기 바란다. 각 음식물의 효능과 활용법은 이 책 곳곳에 소개되어 있으며, 특히 제5부 '식물성 식품의 조리법과 효능'에서 집중적으로 다루어진다. 식단 전환의 과도기 동안의 각 식품군의 적정 비율에 대해서는 201~202쪽을 참조하기 바란다.

덧붙이는 말 3 알코올, 커피, 담배, 마리화나, 그 밖의 각종 불법 약물과 같은 중독성 물질과 강한 자극성 물질은 사람을 혹하게 만드는 효과가 있지만, 그 독성과 소모성 때문에 결국은 파국에 이르고 만다. 대개 영양과 의식 상태가 향상되면 이러한 물질에 대한 끌림이 약해진다.

우리는 진정한 의미에서 잘 먹고 잘 사는 최선의 방법을 깨닫게 될 것이다.

현재의 식단에서 출발하라

당장 실행 가능하면서 무조건적으로 좋은 완벽한 식단을 찾으려 하기보다는 어떻게 하면 현재의 식단을 개선할 수 있을지를 생각하라. **변형 구석기 식단, 채소 위주의 중국 농촌 식단, 통합 영양 피라미드** 등 앞서 설명한 몇 가지 식단 유형 가운데 하나를 활용하면서 건강한 식단 방향에 대한 자신만의 시각을 정립해 갈 수도 있다. 또 만약 정화 프로그램을 시작하고자 한다면 앞에서 제시한 **간 재생 및 면역 강화 프로그램**을 따르면 된다. 거기에는 이 밖에도 기생충과 칸디다균 제거, 체중 감량, 심장병을 비롯한 각종 퇴행성 질환 회복 식단을 포함해서 여러 가지 선택지가 설명되어 있다.

치유는 오랜 시간에 걸쳐서 이루어지기 때문에 계절의 영향, 각자의 일과 활동 유형, 나이, 기타 요인을 고려해 식단의 방향과 강조점도 차츰차츰 달라진다. 의식 수준의 고양과 더불어 직관도 이러한 생활방식 변화에 일정한 역할을 하게 된다. 식단 변화를 이끄는 주된 동력은 이 책에 실려 있는 동양의학의 진단 체계를 바탕으로 자신의 체질 유형을 알게 되고, 또 그에 부합하는 영양학 관련 지식을 갖게 되는 데서 나온다. 또 다른 동력은 음식의 효능과 조리법에 대한 지식이다. 이 책에는 식단 선환, 난백질, 기름과 지방, 감미료, 녹색 식품, 음식 조합하기, 단식과 해독, 음식의 효능과 조리법 등에 관한 정보가 들어 있다.

심각한 질병의 진행 방향을 거꾸로 돌리고자 할 때, 동양의학의 진단 체계를 활용하면 여러 치료법 가운데 하나를 선택하거나 영양 섭취와 관련해 올바른 판단을 내리는 데 큰 도움이 된다. 물론 신뢰할 만한 의사의 조언을 듣는 것도 중요하다.

경고: 무작정 돌진하지 말라. 또 식단처럼 자신의 안녕과 직결되는 중요한 사항을 바꾸고자 할 때 지나치게 걱정하거나 염려할 필요도 없다. 차츰차츰 배워 가면서 무리하지 않는 범위에서 바꿔 나가면 된다. 순조롭게 식단의 전환을 추구하라. 그러면 치유는 자연스럽게 따라온다.

"강물을 떠밀지 말라."

HEALING
WITH
WHOLE FOODS

1

진단과 치료의 근원

2장

음양, 그리고 그 너머

음과 양은 모든 현상의 본질을 설명해 준다. 사람에 따라서는 음양 철학을 믿지 않는 이도 있을 것이다. 그러나 음과 양은 이를테면 낮이 밤으로 변하고, 젊은이가 나이가 들고, 계절이 순환하는 것과 같은, 우리가 쉽게 관찰할 수 있는 현실의 과정에 대한 기술일 뿐이다.

음양 이론은 한국, 중국, 일본을 비롯한 극동 지역에서 오랫동안 광범하게 활용돼 왔으며, 최근 70여 년 동안에는 아널드 토인비(Arnold Toynbee)와 카를 융(Carl Jung)을 비롯한 역사가와 철학자, 마오쩌뚱(毛澤東)과 카를 마르크스(Karl Marx)를 비롯한 정치 지도자에 의해서도 다양하게 변형된 형태로 활용되어 왔다. 이들은 모두 자신들의 이론을 펼치기 전에 극동의 철학을 연구했다.

역사를 보면 사람들의 필요에 맞춰 변하지 않는 정체된 구조 위에 세워진 사상이나 (정치 전략, 경제개혁, 식단 등의) 계획은 장기적인 성공을 거두기 어렵다는 것을 알 수 있다. 조화롭고 창의적인 융통성은 음양 이론을 올바르게 적용했다는 징표다. 우리가 음양 이론의 원리를 이용해 이 책에 실려 있는 여러 가지 기본 개념을 설명하는 것은 그 때문이다. 음과 양에 대한 정의는 근본적이면서 아주 이해하기 쉽다. 우리는 독자들이 음양 이론을 이용해 스스로 자신의 건강에 어떤 요소들이 필요한지 깨달아 가기 바란다.

이 분석 방법은 우주 만물에 대한 이해를 단순화하고 통합하는 장점이 있다. 기본적으로 음양 원리에 따르면, 우주의 모든 사물 또는 현상은 다음과 같은 원리에 따라 상호작용하는 무한한 수의 반대 쌍(음과 양)으로 이해할 수 있다.

음과 양의 근원, 그리고 모든 이원성의 근원은 하나이며 불변이다. 음과 양은 변화와 분리를 드러내지만 그 근원은 영원하다. 11세기의 송나라 철학자 소옹(邵雍)*은 이것을 "태극은 부동이다"라고 표현했다. 성경에서는 이것을 "나 여호와는 변역지 아니하나니"《말라기》3:6) 라고 표현했다.

양은 적극적인 반면에 음은 수동적이다. 그러나 어떤 것도 순전히 양이거나 순전히 음이지 않다. 음양을 상징하는 오른쪽 그림에서 볼 수 있듯이, 양 속의 음은 흰 물고기 속의 검은 눈으로 그려지고, 거꾸로 음 속의 양은 검은 물고기의 흰 눈으로 그려져 있다.

우리 인체에도 음과 양이 있을까? 동양철학의 단순한 지혜는 어떤 것을 이해하기 위해서는 먼저 그 반대쪽을 생각해야 한다는 것이다. 예를 들면 사지를 포함한 몸의 바깥 부분은 확실히 비교적 어둡고 정적인 내부에 비해 더 적극적이며 양으로 나타난다. 따라서 바깥 부분은 양이며, 내부는 음(흰 물고기 속의 검은 눈)이다. 하지만 다시 내부를 보면, 우리는 그것이 바깥부분의 움직임들을 추동할 열과 에너지(양)의 대부분을 공급한다는 것을 알 수 있다. 이것은 음 속의 양(검은 물고기 속의 흰 눈)의 예다. '음 속의 양'과 '양 속의 음'은 단지 모든 것은 가장 깊은 곳에서는 보통 표면적으로 드러나는 것과 반대임을 보여준다. 따라서 어떤 패턴의 종착점은 보통 도정의 특정 단계에서 드러나는 것과 반대로 된다(젊어서 매우 진보적이었던 사람이 노년에 보수적이 되거나 혹은 그 반대로 되는 경우가 허다하다. 복숭아의 과육은 여리고 부드럽지만(음), 그 한

---

* 호는 안락선생. 중국 송(宋)나라의 학자·시인. 도가 사상의 영향을 받고 유교의 역철학(易哲學)을 발전시켜 특이한 수리철학(數理哲學)을 만들었다. 그는 음(陰)·양(陽)·강(剛)·유(柔)의 4원(四元)을 근본으로 하고, 4의 배수(倍數)로서 모든 것을 설명했다.—옮긴이

음양 쌍의 예	
양	음
적극적	수동적
하늘	땅
기능	물질
마음	몸
남성적	여성적
밝음	어둠
시간	공간
열(따뜻함)*	한(차가움)*
신체의 에너지	혈액, 체액, 조직
실(지나침)*과 급성 병증	허(모자람)*와 만성 병증
표(겉)*와 표면적 불균형	리(속)*와 근본적 불균형
팽창	수축

* 열(熱/따뜻함)과 한(寒/차가움), 실(實/지나침)과 허(虛/모자람), 표(表/겉)와 리(裏/속)를 '음양의 육강(六綱)'이라고 한다. 이것들은 동양의학에서 매우 중요하다. 더 자세한 설명은 육강을 다룬 장들에 실려 있다.—지은이

가운데는 매우 단단한 씨앗이다(양)).

이해를 쉽게 하기 위해 예로부터 양은 불에, 음은 물에 비유되어 왔다.

위 표에서 '팽창'과 '수축'을 생각해 보라. 물리학에 따르면, 대부분의 물질은 열을 받으면 팽창하고, 식으면 수축한다. 팽창하는 동안에는 더 많은 열과 에너지가 필요하며, 따라서 팽창은 양이다. 그러나 일단 어떤 물질이 팽창하고 나면 일반적으로 에너지의 집중도가 떨어지고, 따라서 음이 증가한다. 대부분의 사람은 (호박과 같은) 채소가 크게 자랄수록 풍미가 떨어진다는 것을 알고 있다. 하지만 수분이 많은 음인 채소는 양이 과도한 사람들의 균형을 잡아 준다. 곡물을 비롯한 씨앗류는 매우 응축되어 있기 때문에 이 책에서는 물에 불

려서 팽창시킨 뒤에 조리할 것을 권한다. 열이 과도한(몸이 뜨겁고 건조한) 사람이라면 씨앗을 완전히 발아시키는 쪽이 더 적합할 것이다. 자극적인 화학비료를 이용해 대단히 크게 키운 과일과 채소를 먹는 행위도 부분적으로는 고기와 달걀 같은 농축된 음식을 과도하게 소비하는 또 다른 극단적인 행위의 균형을 잡아 준다. 그러나 이와 같은 '균형 잡기'는 대개 장기적으로는 성공하지 못한다.

음과 양을 명확히 이해하려면 먼저 '좋다,' '나쁘다'로 가르려 하지 말고 있는 그대로 보아야 한다. '좋은 것'을 추구하고 '나쁜 것'을 피하는 것은 건강에 근본적인 것이다. 그러나 음식이나 타인의 동기를 섣불리 지나치게 단순화해서 판단하는 것은 실제를 가릴 수 있다. 음과 양은 우주적 정의의 표현이다. 그것들은 오랜 시간에 걸쳐 완전한 균형으로 드러난다. 점차 슬기롭고 평화롭게 사는 법을 배운다는 것은 바로 이 완벽성을 깨닫는 것과 다르지 않다.

음과 양 가운데 어느 하나가 우위를 점하게 되면 넘치는 쪽이 다른 쪽을 '잡아먹는' 경향이 있다. 이를테면 인체의 과도한 열은 체액을 고갈시켜 갈증을 야기하고, 눈과 피부를 건조하게 하며, 변비를 가져온다. 심한 육체노동과 고기 위주의 식단은 과도한 열을 발생시키는 가장 흔한 원인이다. 물과 음식을 너무 많이 먹어서 생기는 인체 내의 과도한 음은 몸의 에너지와 열을 크게 감소시킨다. 과도하게 먹은 음식을 소화하기 위해서는 더 많은 에너지가 투입되는데, 식히는 성질이 있는 음식인 경우에는 더욱 그러하다.

극의 원리

극단의 차가움은 심한 열을 낳고, 극단의 열은 심한 한기를 낳는다.
—《내경(內徑)》

과잉이 한계에 달하면 극단의 음 또는 양이 그 반대의 것으로 변한다. 이것

을 '극의 원리'라고 한다. 이 원리는 온혈동물에서 흔히 볼 수 있는데, 추위에 노출되었을 때 열이 나거나 여름의 과도한 열로 오한이 생기는 것이 좋은 예다. 그 밖에도 다음과 같은 예가 있다.

1. 고된 육체노동과 같은 극단적인 신체 활동은 휴식을 요구한다.
2. 활동이 매우 격렬하고 강한 양이면(전쟁과 같은) 죽음(강한 음)이 초래될 수 있다.
3. 사람이 아주 나이가 들면 점점 어린아이 같아진다. 또 해가 갈수록 사람은 점차 신체적인 힘이 떨어지지만 건강하기만 하면 더 지혜로워진다. 이것은 몸이 땅에 붙어 있는 힘이 떨어지면서 눈이 하늘로 향하는 것을 단적으로 보여주는 것으로, 극단의 음이 극단의 양으로 변하는 예다.
4. 내부의 열과 혈압이 올라갈수록(양) 뇌졸중으로 인한 마비(음)가 올 가능성이 높아진다.
5. 코카인처럼 극단적으로 에너지를 공급하는 물질은 후에 철저한 쇠약의 원인이 된다. 코카인과 정제 설탕 같은 자극성 물질에 의해서도 결국에는 병약해진다.
6. 명상을 할 때, 한 가지 대상에 집중하면 보편적인 깨달음을 얻는다.

어떤 현상이 그 반대의 것으로 변하는 과정을 나선을 이용해 도해화할 수 있는데, 이것은 우주에서 매우 보편적인 양상이다. 이러한 순환은 수축할 때는 점차 빨라지고 팽창할 때는 점차 느려진다. 그러한 순환은 상반되는 순환에 의해 균형이 잡힌다. 이를테면, 한 나라의 경제가 점차 침체되어갈 때 감정적 불안의 순환이 점점 그보다 더 강해지는 것이 좋은 예다. 나이가 들수록 인체 내 대사 순환에 더 많은 시간이 걸리며, 동시에 영양소 수요가 증가하는 것도 이것을 단적으로 보여주는 나선 쌍이다. 나이가 들수록 양은 적으면서 영양분이 더 농축된 음식이 필요한 것은 이 때문이다.

상보와 상변

정상적인 건강한 상태에서 음과 양은 서로를 조화롭게 뒷받침하며, 서로 존재를 의지한다. 상보란 음과 양의 균형 잡힌 상호작용과 극단에서만이 아니라 언제라도 서로의 모습으로 변하는 것을 말한다. 거꾸로 몸속, 특히 소화기관의 에너지는 몸의 물질을 구성하는 영양소의 흡수를 뒷받침한다.

식단과 활동에서 음양 상보의 사례
잘 익힌 음식 ←→ 차가운 날씨
노란색 음식 ←→ 녹색 잎채소
달고 매운 음식(상승하는 에너지) ←→ 짜고 쓰고 신 음식(하강하는 에너지)
몸의 열 ←→ 물 섭취
심한 활동 ←→ 수동성과 휴식
음식을 꼭꼭 씹는 것과 깊은 호흡 ←→ 소식
미네랄, 비타민, 효소, 지방, 전분, 단백질 및 그 밖의 영양소는 서로가 서로를 돕는다.

음양의 초월

모든 사물은 무한히 분할할 수 있으며, 모든 분할된 것은 음양의 원리에 입각해 기술할 수 있다. 당근 하나를 놓고도 무한히 음양을 구분할 수 있다. 당근에 딸린 녹색 줄기는 전분인 뿌리보다 탄수화물 비중이 적으며, 모양과 색깔도 다르다. 줄기를 잘라내고 뿌리만 분석할 수도 있다. 당근은 아래로 내려갈수록 더 농축되어 있다. 바깥쪽과 아래쪽에 미네랄 영양소가 집중되어 있다. 당근을 아무리 작게 잘라도 각 부분들 사이에 에너지의 성질을 비롯한 성질들에 차이가 있다. 하나의 세포조차 당근 안에서 일정한 방향성이 있으며, 따라서 위와 아래, 안과 밖이 존재한다.

(어떤 사물이라도) 계속 잘라 가면 결국은 원자보다 작은 아원자의 차원에 도달한다. 이러한 연속적인 행위를 생각해 보면 모든 음과 양의 관계가 끊임없는 변화 속에 있다는 원리를 쉽게 이해할 수 있다. 충분히 깊이 들여다보면 모든 사물은 모든 분자 또는 원자 패턴이 팽창 또는 수축하거나, 에너지가 커지거나 또는 적어지거나 하는 식으로 끊임없이 변화하고 있다. 그러므로 이렇게 말할 수 있다.

음과 양은 끊임없이 변한다. 어느 것도 어느 한 순간조차 항상적이지 않다. 궁극의 건강 상태는 몸과 마음의 순간순간의 변화가 조화를 이루고 있을 때다. 병증은 변화가 적시에 또는 올바르게 일어나지 않는 상태다. 변화가 너무 많이 또는 너무 이르게, 너무 미미하거나 너무 늦게 일어나는 것이다.

변화의 보편성을 볼 수 있으려면 변화의 부재, 즉 무위(無爲)를 경험해야 한다고 한다. 사실 이것이 음양 이론의 목적 가운데 하나다. 우리 삶 속의 무한한 변화를 깨달음으로써 우리는 변하지 않는 양상에 주목하게 되고, 다시 그 변화들 속의 질서에 주목하게 된다. 변화를 파악하는 법을 알게 되면 우리는 자연히 변화 너머의 상태들을 깨닫게 되는데, 이것이 변하지 않는 성질들을 구현한다. 무조건적인 사랑과 연민이 그 예다. 동양철학에서 말하는 '공(空)'은 불변하는 경험, 자아를 포함한 모든 구별과 불완전한 의식 상태의 소멸을 의미한다.

완전함에 대한 깨달음이 동반된 공(空)은 선종(禪宗)에서 말하는 '경이로운 실재(Wonderful Existence)'에 해당한다. 이러한 완전함의 느낌이 없다면 그것은 그저 멍한 상태의 텅 비어 있음에 불과하다.

경이로운 실재로 충만한 의식에 도달하기 위해서는 몸과 마음이 균형 잡혀 있어야 한다. 이러한 목표는 먼저 정화와, 도덕적·영적 행동과 생활방식에서의 '중용'을 통해 달성된다. '중용'은 결코 '평균'이 아니다. 왜냐하면 현대의 평균적인 사람은 수많은 극단 사이에서 오락가락하는 스트레스로 가득한 삶을 살고 있기 때문이다. 중용의 경험은 우리를 균형의 상태, 즉 모든 변화의 근원인 중심으로 데려다준다.

올바른 식단은 이 균형에 도달하도록 도와준다. 중심에 도달하는 경험은 현실의 본질을 꿰뚫어보는 능력과 진실성에서 나온다. 만약 식단이 궁극의 경험과 무관한 것으로 여겨진다면, 이미 그런 생각이 음식을 의식으로부터 분리시켜 버린 상태다. 만약 식단과 다른 모든 현상이 똑같이 경험된다면, 그렇다면 음식은 다른 일체의 것들과 똑같이 일체화된 마음의 발달을 이끄는 훌륭한 수단이 된다. 수많은 음식 의례는 의도된 영적 경험이다. 예를 들어, 기독교에는 보통의 빵과 와인을 그리스도의 살과 피로 인식하는 의식이 있다. 최초의 의식은 예수에 의해 수행되었는데, 그는 자신의 음식을 자신의 육신과 피와 동일시하며 제자들에게 이 행위를 이어가도록 했다.

그러한 동일시는 글자 그대로나 상징적인 차원에서나 모두 의미가 있다. 예수의 말씀은 글자 그대로 음식이 살과 피가 된다는 것을 의미한다. 또 다른 차원에서는 음식을 대지의 상징(흙과 공기와 물에서 음식이 나오므로)으로 간주하는데, 이것은 그리스도가 대지를 창조하고 영적으로 주관한다는 것을 뜻한다. 수천 년 동안 반복되어온 이 행위에 내포되어 있는 가장 심오한 의미는 음식과 만물의 본질은 그리스도, 즉 의식이라는 것이다.

음양 너머에 마음이 있다. 마음은 음식과 그것을 먹는 자 사이에 어떤 경계도 인식하지 않는다. 이러한 일체성을 선(禪)에서는 '일체유심조(一切惟心造), 즉 만물은 오직 마음으로부터 만들어진다'라고 표현한다. '궁극의 건강'은 모든 것을 아우르는 마음의 직접적인 경험이다. 대부분의 사람은 아직 진정한 자아를 찾지 못한 탓에 의식적으로 음식을 자신과 동일시하는 경험을 하지는 못한다. 그렇기 때문에 우리는 이를 위한 디딤돌로 우선 상대적인 건강, 계측 가능한 건강을 확보할 필요가 있는데, 이것은 시간과 공간, 음양의 영역 안에 있다.

그러므로 음과 양을 정확히 이해할 필요가 있다. 그렇지 않으면 음양 이론을 공부한 다른 사람들과 소통하기가 어려울 뿐 아니라 자신에 대해 착각을 할 가능성이 크다. 존재하는 모든 것은 다른 모든 것과 비교될 수 있고 관련되어질 수 있기 때문에, 비교하려는 속성을 엄밀히 구분하지도 못하는 상태에서 섣부르게 비교하려는 유혹이 생긴다.

음식이 몸에 끼치는 작용과 관련해 흔히 간과하는 것 중 하나가 시간 간격이다. 붉은색 고기와 채소·곡물·과일 등의 다른 음식을 비교해 보면, 고기에 단백질과 지방, 몇 가지 비타민과 미네랄이 더 많이 함유되어 있다는 것을 알 수 있다. 그러므로 동양의학의 원리에 따르면, 고기는 (음인) 체액, 혈액, 기타 신체 구성 물질의 결핍을 비롯해 일부 병약해진 상태에 쓸 수 있다. 현대적인 관점에서 보더라도 고기는 영양소 비중이 높아 인체의 조직과 혈액을 조성한다. 그렇다면 고기를 음으로 보아야 하지 않을까? 그렇다. 그래서 우리는 붉은색 고기의 그런 측면을 음으로 볼 수 있다. 하지만 고기는 칼로리 비중이 높아 다량의 에너지를 만들어내며, 이 점에서는 양이다. 하지만 고기 섭취에서 비롯되는 다량(대부분의 식물성 음식에 비해)의 점액과 인체 전반에서 독성 반응을 일으킬 수 있는 산의 생성을 고려하면 왜 대부분의 사람이 고기를 다량 섭취할 경우 장기적으로 몸을 약하게 만드는 음식(음)으로 지목하는지 쉽게 이해될 것이다.

모든 물질은 복합적인 성질을 가지고 있기 때문에 어떤 음식이든 음과 양의 측면을 동시에 지니고 있다. 다음의 표에 실려 있는 음과 양의 성질을 기억해 두고, 그것들을 사과라는 구체적인 음식물에 적용해 보도록 하자.

일반적으로 사과는 달고, 시고, 식힌다. 또 혈액을 건강하게 하고, 체액과 에너지를 생성하고, 에너지를 몸속 깊은 곳으로 이끄는 하강 작용을 한다. 완전히 익은 사과는 더 달며, 따라서 양의 성질이 더 강하다. 분명히 말하지만, 이러한 복합적인 성질들 때문에 사과를 음이나 양으로 딱 잘라 규정하는 것은 부정확하다(다른 음식들도 마찬가지다). 이것이 우리가 더 정확한 음양 분석의 필요성을 강조하는 이유이기도 하다.

약간의 감각과 훈련만 있으면 적어도

음식이 지닌 대표적인 음과 양의 성질들	
양	음
따뜻함	차가움
단맛, 매운맛	짠맛, 쓴맛, 신맛
에너지 제공	혈액과 체액 조성
에너지를 상승시킴	에너지를 하강시킴

우리가 먹는 음식의 몇 가지 실질적인 측면은 어렵지 않게 파악할 수 있다. 몸

이 따뜻해지거나 차가워지는 것, 체액을 만드는 능력(갈증이 덜해지거나 목구멍이 촉촉해지는 따위), 이뇨 작용, 다양한 맛의 효과를 감지하는 것으로부터 시작할 수 있다. 또 에너지, 팽창, 수축 등과 같은 음양의 성질을 몸 안에서 경험하게 될 것이다. 보통 6개월 정도 곡물-채소 중심 식단을 먹고 나면 음식에 대한 의식이 강해지는데, 이 기간에 몸이 음식의 에너지 패턴에 맞춰지기 때문이다. 어떤 질환이 있는 경우가 아니라면, 맛과 작용이 순한 극단적이지 않은 음식이 식단의 대부분을 차지해야 한다.

성격과 체형에도 음양 분석을 적용할 수 있다(오른쪽 표 참조). 이것은 자기 자신과 다른 사람들을 진단하기 위한 훌륭한 보편적 도구를 제공해 준다는 점에서 매우 유용하다.

건강을 추구하는 사람들은 균형을 목표로 삼아야 한다. 왜냐하면 균형 상태로 돌아가지 못하는 지나친 음과 지나친 양이 병을 만들기 때문이다. 현대인은 지나친 음이면서 동시에 지나친 양인 경우가 빈번하다. 이것은 조화를 이룰 수 있는 수준을 넘어선 극단적인 생활방식으로 말미암아 음과 양이 융화되지 못하기 때문이다. 균형이 잘 잡혀 있을 때는 음과 양이 동시에 과도해 극심한 스트레스 상태에 빠지지 않으면서도 순간순간의 필요에 따라 음이 강해지거나 양이 강해질 수 있다. 균형 잡힌 사람은 팽창과 수축이 쉽고, 적극성과 소극성을 자유롭게 오가면서도 무위(경이로운 실재로 충만한 공〔空〕)에 머문다. 이곳에서 음과 양은 융화되어 일체화된 실재가 된다.

그러나 대부분의 사람은 무의식적이고 통제되지 않는 음과 양의 요동에 갇혀 있다. 그들은 평형에 뿌리를 내리지 못한 채 외향적인 성격과 내성적인 성격, 분노와 두려움, 강함과 약함, 그 밖의 온갖 극단 사이에서 하염없이 흔들린다. 이런 사람들에게는 다음의 사항들이 반드시 도움이 될 것이다.

- 불균형을 더 뚜렷이 자각하는 것 자체가 균형을 향한 첫걸음이다. 일단 자각이 되면 균형의 속성에 집중해 보라. 친절함, 의젓함, 인내심, 용기, 일관되게 조화를 이루는 적절한 행동이 균형의 속성이다.

성격과 생리에 적용되는 전형적인 음양 특성	
양	**음**
따뜻한 몸, 따뜻한 성격	차가운 몸, 차가운 성격
피부가 건조하고 체액이 적음	피부가 촉촉하고 체액이 많음
외향적	내성적
남성적	여성적
적극적	소극적
긍정적	부정적
집중함	고요함
과잉행동 성향	불분명하고 공상적
공격적	소심함
화를 잘 내고 참지 못함	겁이 많고 불안해함
큰 목소리	부드러운 목소리
성급함	느긋함
논리적	직관적
빠름	느림
욕심이 많음	현실 안주
탄탄하고 건장한 체형	밋밋하고 허약한 체형
붉은 안색	창백한 안색

• 기도, 명상, 요가, 기공 등 본질, 조화, 무위를 중요시하는 수행을 하라.

• **식습관**: 고기, 달걀, 강하게 양념하거나 정제한 음식, 화학물질이 들어간 음식 등 극단적인 음식의 다량 섭취를 피하라. 또 중독성 물질을 끊어라. 중독성 물질은 강한 성질 때문만이 아니라 규칙적으로 사용하는 경우 명철한 자기평가의 희망을 깡그리 망쳐 버리기 때문이다. 일반적으로 이 책 전체에 실려 있는 식단에 대한 권고는 중용의 태도를 견지한다.

기

기(氣)는 기능과 관련된 동양의학의 주된 개념으로, 인도의 프라나*(생명력)와 비슷하다. 만물에 깃들어 있는 생명의 본질인 기는 물질과 에너지라는 두 가지 측면을 모두 가지고 있다. 우리는 에너지와 물질이 서로 전화될 수 있다는 점을 염두에 두면서 일차적으로는 에너지의 의미로 사용할 것이다. 물질과 에너지가 한 가지 실재의 두 양상임을 보여주는 현대 물리학 이론들은 기 개념을 비롯한 동양철학의 몇 가지 측면과 아주 잘 부합된다.

기 개념은 사람, 사물 또는 상태의 활력을 설명할 수단을 제공한다. 어떤 음식의 기가 좋은 상태라면 그 음식은 맛이 더 좋고, 먹는 사람에게 그 기를 잘 전해 준다. 사람의 경우, 좋은 기는 일을 잘 완수하는 능력, 인체 내 질환의 부재, 내부 기관의 원활한 기능 등으로 나타난다. 기 자체는 양인데, 이것을 더 깊이 이해하려면 그와 쌍을 이루는 음, 즉 혈액을 이해해야 한다. 혈액은 음이

---

* 산스크리트어로 '생명력'을 의미한다. 아유르베다 의학과 요가에서 핵심적인 개념의 하나로, 베단타 철학에서는 생명체의 생명을 가능하게 하고 생명을 유지하게 하는 힘을 프라나라고 본다. 가장 물리적인 형태로 나타나는 것은 호흡이지만 혈액에도 들어 있으며, 가장 농축된 형태는 남자의 정자와 여성의 음액이다.—옮긴이

며 '기의 어머니'다. 왜냐하면 혈액 속의 영양분이 기를 뒷받침하고 길러 주기 때문이다. 동시에 기는 혈액을 인도하고 지휘한다. 게다가 혈액이 조성되고 순환하기 위해서는 소화하고 순환하는 기가 충분해야 한다.

사람에게서 나타나는 것은 무엇이든 간에 그러한 형태의 기로 말미암아 그러한 것이다. 예를 들어, 기품 있는 사람은 조화로운 기를 가지고 있다. 약한 사람은 기가 부족하다. 강한 사람은 기가 넘친다. 순수하고 명징한 마음을 가진 사람은 '혼란된' 기와 반대인 '정연한' 기를 가지고 있다. 이처럼 기는 상태 이면의 에너지일 뿐 아니라 이러한 상태에 고유한 에너지/물질이다. 그렇기 때문에 기 개념은 생명의 모든 측면을 설명할 수 있는 방법을 제공해 준다.

치료의 관점에서 기에는 여러 가지 기능적 측면이 있다. 그것은 따뜻하게 하며, 모든 운동의 근원이다. 또 몸을 보호하고, 경락을 따라 흐르며, 인체 시스템과 기관의 활동을 유지해 준다. 인체 내의 기는 세 가지 근원으로부터 나온다. 첫째는 음식이고, 둘째는 숨 쉬는 공기이며, 셋째는 신장의 정수인데, 우리는 그중 일부를 가지고 태어난다.

이러한 근원으로부터 나오는 기를 얼마나 잘 활용하는가는 우리가 어떻게 사는지, 어떤 태도로 사는지에 달려 있다. 기는 사람들 사이의 온갖 상호작용을 통해 서로 간에 이동하기도 한다. 요리사의 기는 음식에 스며든다. 운동이나 약초 치료법, 침, 그리고 명상 등의 의식 수련은 장애물을 제거해 기의 흐름을 원활하게 하기 위한 전통적인 방법이다.

정체된 기는 적체를 유발한다. 몸을 잘 움직이지 않으면서 정제되고 기름진 식단을 먹는 사람들에게 비만, 종양, 낭종, 암, 온갖 바이러스 및 효모 관련 질병이 만연하는 것은 이 때문이다.

몸의 기는 동양의학의 진단 및 치료 방법으로 정확히 측정하고 조절할 수 있다. 영양 요법에서는 비장-췌장*의 '소화하는 기'를 개선하는 것이 최우선

---

*　spleen-pancreas. 동양의학에서 말하는 오장의 하나인 비(脾, 비장·지라)를 가리킨다. 동양의학의 관점에서 보자면 비 또는 비장으로 옮겨야 하지만, 저자는 동양의학의 비를 '비장

사항이며, 이에 대해서는 26장 〈토〉에서 다룰 예정이다. 면역력의 한 측면으로서의 '위기', 즉 '보호하는 기', 다양한 기관의 기 결핍(기허), 간의 기 울체(기울), 음식과 우리 몸속의 기를 향상하거나 손상하는 행위에 대해서도 다른 장들에서 상세히 다룰 예정이다.

과 췌장의 통합적 기능'을 의미하는 것으로 해석해 이와 같은 용어를 만들어 사용했으므로, 지은이의 의도를 살리기 위해 옮긴이는 그 어색함에도 불구하고 특별한 경우가 아닌 한 이것을 '비장-췌장'으로 옮겼다.—옮긴이

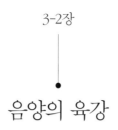

음양의 육강

음과 양은 너무나 포괄적이어서 동양의학에서는 수백 년 동안 좀 더 구체적인 진단 체계를 이용해 왔다. 한 사람에게서 나타나는 모든 불균형을 음만으로 또는 양만으로 규정할 수 있는 경우는 극히 드물다. 육강(六綱) 체계가 나온 것은 불균형의 역동성과 겉보기에 종종 상호 모순적인 양상들의 근저에 깔려 있는 어떤 양상들을 좀 더 선명하게 드러내기 위해서였다. 음과 양의 징후를 기술하기 위해 다음의 여섯 가지 양상(3개의 반대 쌍)을 사용할 때, 우리는 이것들을 '음양의 육강'이라고 한다.

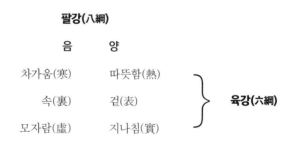

여기서 어떤 상태가 얼마나 양인지는 그것이 얼마나 뜨거운지, 얼마나 바깥쪽인지, 얼마나 과도한지에 달려 있다. 마찬가지로 음의 상태도 얼마나 차가

운지, 얼마나 안쪽인지, 얼마나 모자라는지로 가늠된다.

육강의 명칭 자체의 의미는 평범하지만 동양의학에서 내리는 정의는 매우 전문적이다. 그렇기 때문에 이 책에서 전문적인 의미로 이러한 용어를 쓸 때는 매번 굵은 글씨체로 표기했다. 물론 그 정의는 명칭의 일반적인 의미만으로도 대체로 이해할 수 있다. 예컨대, 동양의학에서 말하는 열의 정의에는 인체 내의 열을 어떻게 경험하는지(몸이 뜨겁고 건조해지며, 찬물을 마시고 싶어 하는 등)가 포함되어 있다.

어떤 병증이 현대 의학으로 정확히 진단될 수 있는지 여부와 상관없이 육강은 깊이(속/겉), 온도(따뜻함/차가움), 정도(모자람/지나침) 등 모든 상태의 주요 차원을 기술한다. 이 책에 실린 섭식 및 생활방식과 관련된 권고는 모두 여기에 바탕을 두고 있다.

따뜻함과 차가움: 음식과 사람의 열성*

동양의학에서 약으로서의 음식에 부여하는 가장 중요한 특성은 열(따뜻함)과 한(차가움)이다. 이 단어들 자체는 복잡한 의학 용어에 비하면 별다른 의미가 없는 것처럼 들릴지 모르지만, 숱한 세대에 걸친 경험적 관찰로부터 얻어낸 정수이고, 바로 그 단순함 덕에 진단에서 복잡한 병리학적 설명이 하지 못하는 뛰어난 능력을 발휘한다.

　따뜻함과 차가움은 환경, 사람, 그 밖의 만물에 보편적으로 존재하는 근본적인 특질이다. 바위 같은 무생물은 '차가움'에 처하면 차가워지고 '따뜻함'에 처하면 따뜻해진다. 반면에 식물이나 동물은 따뜻한 환경에 처하면 땀을 흘린다든지 하는 식힘 작용을 통해 따뜻함에 대처할 수 있다. 또 차가운 환경에 처해 있을 때는 사지(四肢)에서 내부 깊숙한 곳까지 덥히는 작용을 하는 피나 체액을 보낼 수 있다. 진화를 통해 생명체와 환경 사이에는 '온도 조절 장치'라

---

* 　지은이는 음식의 열성을 '식힘(cooling)', '덥힘(warming)'으로 표현하며, 온도가 높거나 낮은 음식을 표현할 때는 그것이 온도에 대한 것임을 명시한다. 이하의 본문에서 온도에 관한 것임을 명시하지 않고 '식힘'이나 '덥힘' 또는 문맥에 따라 '차다,' '뜨겁다(따뜻하다)' 등으로 옮긴 것은 모두 열성에 대한 것임을 밝혀 둔다.—옮긴이

는 하나의 합의점이 마련되었다. 인간의 의복, 주거, 음식 등은 대표적인 사례다. 이러한 덥히고 식히는 요소들의 효과는 서구 세계에서 상식이다. 그런데 참으로 이상하게도 음식에 대해서만은 예외다. 음식이 체온을 바꾸는 여러 방법 가운데 하나인 음식의 칼로리 비중은 과학적으로 계량될 수 있다. 그런데 일반인들은 '칼로리 계산'을 '과학적' 다이어트를 위한 방법 말고 다른 목적으로는 거의 쓰지 않는다.

음식이 지닌 따뜻한(덥히는) 성질과 차가운(식히는) 성질은 사실 여러 가지 질적 특성에 따라 달라진다. 음식은 시간의 흐름, 식물 또는 동물의 부위, 조리 방법, 심지어 키우고 수확하는 장소에 따라서도 변한다.

그뿐 아니라 많은 식물이, 마치 지능이 있는 것처럼, 상반되는 성질을 아주 적절히 발휘하기도 한다. 예를 들어 가시오갈피는 고혈압은 내리고 저혈압은 올려 준다. 로벨리아*는 죽은 태아를 자궁에서 떼어내는 데 도움을 주면서 살아 있는 태아는 단단히 붙들어 준다. 일부 전분성 식물(민들레 등)은 저혈당은 높이고 고혈당은 낮춘다. 또 수많은 음식이 체온이 일정한 범위 안에 유지되도록 조절하는 데 도움을 준다.

식물성 또는 동물성 음식의 덥히거나 식히는 효과가 시점에 따라 어떻게 달라지는지도 매우 중요하다. 예를 들면 소금은 본래 식히는 성질을 가지고 있지만, 바람이 많고 몹시 추운 지역에서도 중요한 먹을거리다. 히말라야에서 산악인들을 위해 짐꾼 일을 하는 셰르파들은 거의 맨발로 이동하는데, 자신이 먹을 식량으로 곡물과 소금, 그리고 몇 가지 채소를 꼭 챙겨 간다. 미국에서도 대부분의 지역에서 추운 계절에는 푸짐하고 짭짤하게 조리한 음식이 입맛을 끈다. 소금의 효능에 대한 더 자세한 설명은 12장 〈소금〉을 참조하라.

---

* 학명은 *Lobelia inflata*. 북미 원산의 한해살이 또는 두해살이 초본으로 키가 약 1미터까지 자란다. 체로키, 이로쿼이 등의 북미 원주민 부족은 오랫동안 이 식물을 환각제, 구토제, 피부 질환 및 호흡계의 민간 약초로 이용해 왔다. 체로키족은 그 잎을 태워 천연 살충제로 이용했다. 북미 원주민들이 그 줄기와 잎을 담배처럼 피웠던 탓에 인디언 담배로 불리기도 한다.— 옮긴이

덥히는 음식과 식히는 음식의 생리학

식히는 음식을 먹으면 몸의 에너지와 체액이 안쪽/아래쪽(음)으로 향하며, 따라서 몸의 바깥쪽과 위쪽이 먼저 식는다. 추운 계절에 나무의 수액이 뿌리 쪽으로 향하는 것은 이 과정을 단적으로 보여준다.

거꾸로, 덥히는 음식은 안쪽 깊숙한 곳에 있는 에너지와 혈액을 몸의 위쪽과 바깥쪽으로 밀어낸다. 고추와 같이 덥히는 성질이 매우 강한 음식은 극단적인 반응을 일으킨다. 고추를 먹으면 일시적으로 몸이 덥혀지지만, 곧 열이 몸 밖으로 방출되면서 식는다. 이러한 단시간의 효과는 몸이 만성적으로 심하게 찬 사람에게는 적절하지 않다. 알코올 역시 이와 흡사한 방식으로 인체를 덥힌다. 하지만 생강, 호밀, 파스닙,* 버터, 멸치 등 대부분의 덥히는 음식은 비교적 오래 지속되는 온기를 준다. 인체를 계절에 순응시키는 풍미와 역학에 대해서는 오행을 다룬 장들에 설명이 실려 있다.

많은 이론이 음식의 덥히거나 식히는 성질에 대해 기술하고 있는데, 다음은 그 가운데서 비교적 널리 인정받는 이론이다.

1. 더디게 자라는 식물(당근, 루타바가,** 파스닙, 양배추, 인삼 등. 특히 인삼은 자라는 데 최소한 6년이 걸린다)은 빨리 자라는 식물(상추, 애호박, 무, 오이)에 비해 덥히는 성질이 강하다.

2. 빨리 자라도록 화학비료를 사용한 식물성 음식은 식히는 성질이 더 강하

---

* parsnip. 미나리과 식물로 설탕당근이라고도 한다. 유럽과 시베리아가 원산지이며 길가나 밭에서 자란다. 인삼처럼 생긴 곧은 뿌리가 있으며, 향기가 있다. 로마 시대부터 식용하거나 약으로 사용한 것으로 보이며, 채소로는 16세기에 보급되었다고 한다. 뿌리에 독특한 향기와 단당이 들어 있으며, 얇게 썰어 수프를 만든다. 추위에 강해 서늘한 곳에서 잘 자란다.—옮긴이

** rutabaga. 비슷한 모양의 순무와 구분해 호무라고도 하며, 스웨덴 순무라고도 한다.—옮긴이

다. 시판 과일과 채소 대부분이 여기에 포함된다.

3. 날음식은 익힌 음식보다 더 차다.

4. 온도가 낮은 음식은 식히는 성질이 더 강하다.

5. 파란색, 녹색, 자주색 음식은 보통 붉은색, 오렌지색, 노란색의 유사한 종의 음식에 비해 식히는 성질이 더 강하다(녹색 사과가 붉은 사과보다 식히는 성질이 강하다).

6. 오랜 조리 시간, 높은 온도, 높은 압력, 건조, 공기 순환(대류 오븐 조리 등) 등이 포함된 조리 방법은 음식의 덥히는 성질을 강화한다. 시간과 불의 강도의 조합과 관련해서는, 약한 불에서 오래 익힌 음식이 센 불에서 짧게 익힌 음식보다 덥히는 성질이 더 강하다. 온도와 압력의 정도에 따라 덥히는 성질이 강한 것부터 나열하면 튀김, 오븐구이, 볶음 또는 부침, 압력 조리, 삶기, 찌기, 비등점 아래에서 국물 없이 익히기 순이다. 불을 이용하지 않고 음식을 분해하는 방법을 식히는 성질이 약한 것부터 나열하면 발효, 재움, 발아 순이다.

7. 오스트리아의 형이상학자인 루돌프 슈타이너(Rudolf Steiner) 등은 음식 속에 있는 가용 에너지의 양과 질은 어느 정도 조리에 사용하는 연료에 따라서도 달라진다고 주장했다. 가장 양질의 에너지부터 순서대로 나열하면 짚, 나무, 석탄, 가스, 전기 순이다. 전기를 이용한 조리는 되도록 삼가는 것이 좋으며, 특히 병약한 사람은 피해야 한다. 우리는 과학적 근거와 주관적인 경험을 바탕으로 슈타이너의 이론, 특히 전기에 관한 주장에 일리가 있다고 여긴다.

    슈타이너 시대 이후에 개발된 전자레인지를 이용한 조리는 음식물의 분자 배열에 타격을 가함으로써 그것이 지닌 기(氣)를 감소시키는 것으로 보인다. 영국의 유명한 의학 저널인 《랜싯(Lancet)》(1989. 12. 9.)에 실린 실험 보고서들에 따르면, 전자레인지를 이용한 조리는 그 음식물을 섭취했을 때 인체 내에 "구조적·기능적·면역학적 변화"를 초래할 만큼 크게 음식물을 변형한다. 더 나아가 이 보고서들에는 마이크로파가 L-프롤린이라는 아미노산을 D-프롤린으로 변화시킨다고 나와 있는데, D-프롤린은 신경계·간·신장에 독소로 작용한다는 사실이 이미 입증된 물질이다.

8. 다지기, (인절미를 만들 때와 같은) 찧기, 갈기, (납작 샐러드를 만들 때와 같은) 누르기, 휘젓기 등과 같은 다양한 방식의 조작은 음식을 분해하여 몸에 더 많은 에너지와 기를 배출하게 한다. 그뿐 아니라 일부 연구에 따르면 음식을 잘게 썰수록 혈당을 높이며, 이것은 다시 사고방식에도 강한 영향을 미친다.

9. 음식을 꼭꼭 씹으면 온기가 생긴다. 식히는 음식일지라도 꼭꼭 씹으면 따뜻해진다. 씹는 행위는 음식을 잘게 부술 뿐 아니라 탄수화물 음식의 경우 타액의 작용이 소화효소의 배출을 이끌어 소화 흡수를 쉽게 하고 온기를 만들어낸다. 곡물, 콩, 채소 따위 복합탄수화물의 소화 흡수와 온기를 극대화하기 위해서는 음식이 침과 완전히 섞여 질척질척해질 때까지 씹어서 먹어야 한다.

10. 세계 대부분의 지역에서 적절하게 덥히거나 식히는 음식을 동물 또는 식물의 형태로 자연에서 얻을 수 있다.

● ○ ●

음식에 가해지는 외부의 영향 가운데 가장 중요한 것은 조리의 효과다. 따라서 조리가 어떻게 음식의 덥히는 성질을 높이는지 이해하는 것이 매우 중요하다. 가열은 영양소를 이용하기 쉽도록 음식물의 구조를 파괴하는 데 도움을 준다. 낮은 불로 익히면 소실되는 영양소가 상대적으로 적으면서도 남아 있는 영양소의 흡수율이 높아진다. 소화에 몸의 에너지가 적게 투입되므로 남는 에너지를 더 높은 차원의 사고와 창조 활동에 쓸 수 있다. 또 흡수율이 높아져 영양소의 가용성이 좋아지므로 몸의 온기와 기능을 더 잘 뒷받침한다. 동양의 여러 주요 수행법에서는 날음식을 지나치게 자극적인 것으로 여긴다. 더 정제된 의식을 뒷받침하는 데는 중간 정도로 익힌 음식이 좋다.

동양의 전통 식이요법에서는,

열이 많은 사람에게는 식히는 음식과 조리법을 쓰고, 몸이 찬 사
람에게는 덥히는 음식과 조리법을 쓴다.

알맞게 덥히거나 식히는 효과를 얻기 위해서는 우선 그에 맞춰서 음식물
을 선택해야 한다. 일단 음식물을 선택한 뒤에도 상황에 맞도록 그 음식물을
획기적으로 변화시킬 수 있다. 노련한 요리사는 제한된 재료로도 조리 방법
을 달리해 적절히 덥히거나 식히는 성질을 갖게 함으로써 다양한 치료 효과
를 얻어낸다.

음식으로 치유하는 방법을 처음 배울 때, 덥히거나 식히는 음식물 유형과
조리법의 위력을 깨닫지 못하고 사소한 병증을 바로잡는답시고 지나치게 많
은 양을 섭취하는 경우가 많다. 그러나 덥히거나 식히는 음식을 너무 많이 먹
으면 의도했던 것과는 정반대의 결과를 초래할 수도 있다.

몸에서 열성의 균형이 무너진 원인을 아는 것은 그것을 예방하는 데 매우
중요하다.

열의 양상과 그 원인

인체 내의 과도한 열은 덥히는 음식의 과잉 섭취 또는 식히는 음식의 과소 섭
취, 너무 많은 활동이나 일, 더위나 극단적인 기후(추운 날씨도 과도한 열을 초래
할 수 있다)에의 과도한 노출, 내부 장기의 폐색 등이 원인일 수 있다. 과도한 열
은 몸 전체에서 나타날 수도 있고, 일부 부위에서 나타날 수도 있다.

지금까지 인체 내의 열은 자신이 그 열을 감지하는지 여부로만 규정되어
왔다. 비록 한꺼번에 다 나타나지는 않더라도 다른 증상들도 나타난다. 우리
는 나타난 증상의 가짓수와 강도를 바탕으로 열 진단 도식을 개발했다(한(寒)

을 비롯해 육강의 나머지 범주에 대한 진단 도식도 같은 방식으로 개발되었다).

다음의 증상은 인체의 다양한 부위에 미치는 (과도한) 열의 작용을 기술한다. 동양의학에 따르면 열은 심장·정신·순환계에 깊은 영향을 미치며, 따라서 이 부위에서 많은 증상이 나타난다.

열의 징후

- **주된 특징**: 열은 체액을 상승시키고 건조시킨다.
- **주된 징후**: 더위를 타고, 따뜻한 것을 무서워하거나 싫어하며, 찬 것에 끌린다.
- **머리(열이 오른다)**: 선홍색 혀, 누런 설태(舌苔),[*] 붉은 안색, 붉은 눈, 코피, 구강궤양, 입안의 '썩은' 냄새.
- **심장, 정신, 신체 조직**: 고혈압, 출혈, 부적절하거나 일관성 없는 언행, 경련, 착란, 세고 빠르고 급한 요골동맥[**] 맥박(한 번 숨을 들이마시고 내뱉는 동안 6회 이상 박동), 온몸이 불덩이처럼 뜨거움(고열). 국부적 염증, 팽만, 포진, 피부 발진, 종기는 홍조나 열감이 뚜렷하면 열증으로 간주한다.
- **소화와 배변(열은 체액을 말린다)**: 변비가 심하고, 변이 건조하고 냄새가 심하고, 짙은 노란색 또는 붉은색 소변을 보고, 혈변 또는 혈뇨를 보고, 찬 음료를 다량으로 마시고, 배설(소변·대변·콧물)이 세차고 급하며, 콧물과 가래가 짙으면서 누렇거나 퍼렇다.

---

[*] 혀 위쪽 표면에 이끼처럼 끼는 것. 동양의학에서 설태의 짙고 엷음, 색깔은 병을 진단하는 중요한 자료다.—옮긴이

[**] 앞팔의 바깥쪽(요골쪽)을 통하는 동맥(動脈)으로, 보통 동양의학에서 진맥할 때 가장 먼저 짚는 맥이다.—옮긴이

만성 열증을 위한 권고

열증이 차도를 보이지 않는 상태에서 고기를 먹으면 재발한다. 과식을 해도 잔류 효과가 생긴다.

─《내경》

듣는 연습을 하고, 공격적인 태도를 지양하라. 이에 성공하면 고기를 비롯한 공격적인 유형의 음식에 대한 욕구를 참기가 수월해진다. 식사량을 줄이고 물을 많이 마시는 것도 중요하다. 특히 붉은색 고기, 닭고기, 술, 커피, 담배를 삼가라. 꼭 동물성 식품을 써야 할 때는 산양유(염소젖)를 추천한다. 중립적(n)이거나 식히는(c) 에너지가 있는 그 밖의 동물성 음식─요구르트(c), 소 유제품

열 징후를 감소시키는 찬 음식			
과일	**채소**	**콩과 곡물**	**기타 음식**
사과	상추	두유	켈프를 비롯한 모든 해초
바나나	무	콩나물	스피룰리나, 아파니조메논
배	오이	두부	굴 껍데기 칼슘
감	셀러리	템페	밀순과 보리순
칸탈루프멜론	송이버섯	녹두와 숙주	칡
수박	아스파라거스	알팔파 싹	게
토마토	근대	조	조개
모든 감귤류	가지	보리	**약초와 향신료:**
	시금치	밀과 밀 가공식품	박하
	애호박	아마란스	민들레 잎과 뿌리
	양배추(녹색,		인동꽃
	자주색, 나파)		쐐기풀
	청경채		붉은토끼풀 꽃
	브로콜리		레몬밤
	콜리플라워		백후추
	단옥수수		고수잎
	돼지호박		마저럼

(n), 달걀(n), 조개(c), 게(c)—은 열증을 악화시키는 폐색을 유발할 수 있으므로 조심스럽게 써야 한다. 아몬드, 참깨, 금방 껍질을 벗긴 해바라기씨는 식히는 작용을 하지는 않지만 소량 섭취할 경우 칼슘을 비롯해 순환계에 필요한 중요한 영양소를 공급해 준다.

조리 방법: 압력 조리, 오븐구이, 튀김을 피하라. 찌거나 삶고, 날음식의 비중을 늘려라. 또 열을 생성하는 음식(135~136쪽의 예를 참조하라)을 줄이고, 식히는 음식의 비중을 늘려라.

주의: 중립적인 에너지를 지닌 다음의 식품도 온기를 더하지 않기 때문에 열증에 쓸 수 있다. 쌀, 호밀, 옥수수, 완두콩, 렌즈콩, 대두와 녹두(옆의 표에 있다), 검정콩(덥힘)을 제외한 모든 콩. 몇 안 되는 덥히는 성질의 채소와 과일은 135~136쪽에 실려 있다. 그 외의 채소와 과일은 식히거나(옆의 표에 있다) 중립이다(이들의 효능은 5부 '식물성 식품의 조리법과 효능' 중 〈과일〉과 〈채소〉를 참조하라).

급성 열증을 위한 권고

증상이 급할 때(예컨대 고열)는 식히는 성질의 채소나 과일의 즙, 국물, 약초 차 등 마실 것을 주로 쓴다. 마실 것의 온도가 차서는 안 되는데, 온도가 찬 음식과 음료는 몸을 식힐 때 몸을 약화시키기 때문이다.

급성 감염증은 흔히 열과 그 밖의 과잉 증상을 수반하는데, 이에 대해서는 6장 〈지나침과 모자람〉 177쪽에서 살펴본다.

허와 열

과거에 비하면 현재 실열(實熱)* 증상을 지닌 사람의 수는 점점 줄어들고 있

---

* 정기가 약하지 않은 상태에서 사기가 지나쳐 생기는 열증. 이에 반해 겉은 뜨거우나 속의

다. 그보다 훨씬 더 흔한 열증은 열이 성해서가 아니라 인체의 열의 균형을 잡아 주는 음인 체액과 골격이 허해서 생기는 '허열(虛熱)'* 또는 '음허(陰虛)'**다. (인체 내의 모든 액체[혈액,*** 림프, 호르몬, 모든 내분비 물질, 세포액 등]만이 아니라 단단한 부분[뼈, 근육, 조직]도 음에 포함된다는 사실을 기억하기 바란다.)

정상 이하의 열과 에너지를 지닌 사람도 음이 부족하면 상대적으로 열이 성한 상태가 되어 이러한 병증이 나타날 수 있다. 그런데 기름지고 변성된 음식을 너무 많이 먹는 사람들 중에는 체액이 충분하고 건장한 체형을 지녔는데도 음허 징후를 보이는 경우가 많다. 이런 사람들은 음의 질이 떨어지고 신체 내에서의 작용이 부실하다. 예를 들면, 혈액을 비롯한 체액에 칼슘을 비롯한 식히는 작용을 하는 미네랄이 부족할 가능성이 크며, 그 조직들 역시 다가불포화지방산(polyunsaturated fatty acid), 특히 동맥을 청소하고 염증을 예방하는 데 도움을 주는 오메가-3 지방산이 부족할 가능성이 크다. 이로 말미암아 음이 실질적으로 제대로 기능하지 못해 초래되는 열증이 나타난다.

음허의 징후

저혈당증, 당뇨, 폐결핵, 불안, 그리고 바이러스·박테리아·곰팡이·기생충과 그 밖의 병원성 미생물로 말미암은 장기간의 염증과 감염증 같은 소모성 질환도 음허와 관련이 있는 전형적인 질환이다. 이처럼 대부분의 만성 퇴행성 질환은 결국 음허의 징후들이 뚜렷하다. 다음은 대표적인 음허 증상이다.

주된 특징: 사소한 열 징후가 나타난다.

체액: 온종일 소량의 물을 마시며, 입·혀·기침·숨이 건조하다.

정(精)이 약해서 생기는 열증을 허열이라고 한다.—옮긴이

* 음양(陰陽)과 기혈(氣血)의 부족으로 인한 발열.—옮긴이

** 음이 부족하여 생기는 병증.—옮긴이

*** 음 일반을 조성하는 것이 늘 혈액 결핍을 적절히 치료하지는 않는다. 이에 대해서는 31장 〈혈액 질환〉 중 '혈허'에서 다룬다.—지은이

체형: 마른 편이고, 심하면 수척하다. 그러나 식단이 부실하면 어떤 체형에서도 증상이 나타날 수 있다. 음의 부족으로 이따금 불안정한 상태와 급작스러운 변화(대개 풍(風)과 관련이 있는데, 이에 대해서는 나중에 따로 살펴볼 것이다)가 나타나는데, 현기증·발작·경련·이동성 통증이 그 예다.

마음: 불면증, 짜증, 불안, 근심, 과도한 잡념.

색깔: 진홍색 또는 선홍색의 혀와 뺨. 특히 오후에 심하다.

열: 간헐적인 미열, 손발바닥이 뜨겁고 땀이 나며, 도한(盜汗)*이 나는 경우가 많다.

맥박: 빠르고 가늘다.

주의: 음허로 보려면 이 가운데 한 가지 증상만 나타나야 한다.

음허 증상은 대개 겉으로는 에너지가 넘치는 듯이 보이지만 깊은 에너지가 부족해 불안과 근심에 시달리는 현대인의 특징이다. 이런 사람은 낮 동안 끊임없이 군것질을 즐기고 청량음료를 홀짝거린다. 인간관계에서는 늘 짜증과 충돌이 빚어진다.

무엇이 음허의 급증을 초래했을까? 그것은 아마도 산업화 시대에 접어든 이후 여러 세대 동안 지속된 양의 우세와 극단적인 열의 결과일 것이다. 스트레스, 과도한 소음, 경쟁, 온난화, 알코올·커피·담배·합성약물 등 영양분이 기세된 물질은 음을 급속히 소진한다. 매운 고추와 마늘 등의 자극성 강한 조미료를 과도하게 섭취해도 음이 크게 고갈된다. 정제 식품과 황폐한 토양에서 자란 음식은 균형 잡힌 음을 만들지 못한다. 여러 세대 동안 몸 전체(특히 신장)에서 충분한 음과 질 좋은 물질을 공급할 능력이 심각하게 훼손되었다. 음

---

* 수면 중에 흘리는 식은땀. 자다가 몇 번씩 잠옷을 갈아입어야 할 정도로 심한 경우도 있으며, 매우 불쾌한 느낌을 준다. 잠에서 깨면 멎는다.—옮긴이

은 자양하고 안정시킨다. 그것은 수용의 원리이며, 땅을 표상한다. 양질의 음 부족은 사람에게서만 나타나는 것이 아니다. 양질의 음식과 물의 근원이 줄 어든다는 것은 땅 자체가 이러한 결핍을 반영하고 있음을 의미한다. 인간을 위해 튼튼한 음의 토대를 놓는 그 행동이 지구를 되살리는 행동이기도 하다.

수용성의 토대 놓기: 음의 보전

적극성(양)의 원리를 조화롭게 함과 동시에 수용하고 양보하고 연민하는(음) 성질을 기르는 수행을 하라. 요가와 참선 등의 수행, 땅이나 토양과 연결되는 정원 가꾸기 등의 활동이 효과적이다.

동물을 존중하고, 중독성 물질과 모든 정제 식품을 삼가라. 고기, 달걀, 그 밖의 대부분의 동물성 식품은 음과 신체 조직을 구성하지만, 과도하게 먹 으면 담이라는 찐득찐득한 찌꺼기를 남긴다. 그러므로 이러한 식품은 인체에 좋은 질 좋은 음의 원천으로 보기 어렵다. 정제 설탕과 온갖 중독성 물질도 순간적·일시적으로는 음을 더하는 효과가 있지만, 결국에는 그 불균형하고 극단적인 성질 때문에 음과 양 모두를 고갈시켜 버린다.

지구의 회복을 뒷받침하는 음식을 먹어라. 특히 가공되지 않은 현지 생산 음식(로컬푸드)을 먹어라. 멀리서 온 운송·포장·냉동 음식은 어마어마한 에너 지 낭비, 특히 석유 자원의 낭비를 초래한다.

음허와 혈당 불균형

동양의학과 현대 의학 모두 수분과 당 대사가 상호 관련되어 있으며, 모든 신 체 기관, 특히 췌장, 신장-부신,[*] 간, 폐의 건강 상태에 따라 달라지는 것으로

---

[*] 부신은 척추동물의 신장 바로 위에 밀착해 붙어 있으면서 아드레날린, 부신피질 호르몬 을 분비하는 내분비기관으로, 사람의 경우 좌우 신장 위에 한 쌍이 있다. 지은이를 포함해 서양에서는 동양의학에서 말하는 '신(腎)'을 신장과 부신의 결합으로 이해하고 '신장-부신'으 로 옮기는 것이 일반적이다. 옮긴이 역시 '신'에 대한 이러한 해석을 반영하기 위해 '신장-부 신'이라는 용어를 그대로 사용한다.—옮긴이

본다. 단백질 역시 인체 내 수분(음액*)과 당 균형에 핵심적인 역할을 한다.

단백질과 탄수화물(당)이 서로를 조절한다는 것은 이미 밝혀진 사실이다. 단백질 수치가 올라가면 인체 내에서 당에 대한 요구가 증가한다. 먼저 단백질 섭취가 증가하면 단 음식 섭취가 늘게 되고, 이는 다시 더 많은 단백질 섭취로 이어져 결국 저혈당증 또는 그보다 더 퇴행된 고혈당, 즉 당뇨로 이어지게 된다. 이러한 상태가 되면 높은 단백질 및 당 수치에서 비롯된 과부하로 말미암아 신장-부신 기능이 약해지며, 이것은 다시 인체 내 수분 배급을 감소시킨다. 음허증이 바로 이것이다. 따라서 음과 수분이 부족한 사람은 간헐적인 고열, 지속적인 갈증, 손바닥 열감 등 갖가지 사소한 열 징후를 나타내게 된다. 서로 상승작용을 일으키는 단백질과 당 섭취 증가의 장기적 해법은 복합탄수화물을 통해 적절한 양의 당과 단백질을 섭취하는 것이다(당뇨와 저혈당증에 관해서는 29장 〈혈당 불균형〉에서 다룬다).

음을 튼튼하게 해주는 식품

인체의 음을 유지해 주는 여러 탄수화물과 동물성 식품은 뚜렷한 음 결핍을 치료하기 위한 용도로도 쓸 수 있다. 그 가운데서도 조, 보리, 밀 배아, 밀, 쌀, 테프,[1]** 퀴노아, 아마란스, 해초, 미세조류(특히 클로렐라와 스피룰리나), 두부, 검정콩, 강낭콩, 녹두와 숙주(녹두 싹), 비트, 스트링빈,*** 칡, 감, 포도, 산딸기, 블랙베리, 오디(뽕나무 열매), 바나나, 수박 등이 특히 좋다. 증상이 더 심한 경우에는 여기에 유제품(우유 또는 산양유·요구르트·치즈 등), 달걀, 조개, 전복, 굴, 정어리, 오리, 소고기, 돼지고기 등 동물성 식품을 추가할 수도 있다. 일상 식단

---

* 체액은 모두 음(陰)에 속한다는 뜻에서 붙여진 이름이다. 정(精)·혈·진액 등의 체액이 모두 음액이라고 할 수 있다.—옮긴이

** 학명은 *Eragrostis tef.* 아프리카의 에티오피아와 에리트레아 지역에서 주식 작물로 재배하는 벼과의 한해살이 식물.—옮긴이

*** string bean. 그린빈의 일종으로 깍지가 성숙하기 전의 어린 것을 수확해 통째로 또는 어슷하게 썰어서 껍질째 익혀 먹는다.—옮긴이

4장·따뜻함과 차가움: 음식과 사람의 열성

에 수프, 스튜, 죽과 같은 국물이 많은 요리를 포함하는 것도 좋다. 알레르기, 퇴행성 질환, 또는 그 밖의 질환들이 부분적으로라도 동물성 식품을 과잉 섭취한 데서 비롯되었다면 위의 동물성 식품은 적절하지 않다. 모든 경우에 약초는 식사를 통한 보음(補陰)을 보완하는 데 매우 유용하다. 신장의 음을 보하는 약초(615쪽)는 마시멜로(양아욱=제라늄)* 뿌리를 제외하고는 여기서 살펴본 신체 전반의 음을 보한다.

한의 양상과 그 원인

인체 내 한(寒)의 양상은 신체 활동이 부족하거나, 식히는 음식을 과잉 섭취하거나 추위에 과도하게 노출되어 생긴다. 또 다른 원인으로는 식단에 덥히는 음식이 불충분한 것과 선천적인 체질적 병약함이 있다.

한의 징후

- 한은 음의 원리의 일부로 오행의 수(水), 즉 물과 관련이 있다. 물은 신장과 방광, 뼈, 머리카락, 두려움의 감정, 성 기능과 관련이 있다. 28장 〈수〉에서 설명했듯이, 이 부위들은 한증(寒症)에 나쁜 영향을 입을 수 있다.

- 인체 내의 한은 얼음과 비슷해서 단단하며 움직이지 않는다. 한은 움츠림을 유발한다. 몸이 찬 사람이 등이 뻣뻣해 잘 젖혀지지 않고, 장애물을 만났을 때 우회하지 못하는 것은 이 때문이다. 한으로 말미암은 통증은 강렬하고 고정되어 있다. (움츠림은 열을 보전하려는 몸의 시도다).

- 한의 주요 증상으로는 추위를 타는 것, 찬 것을 싫어하는 것, 따뜻한 것에 끌리는 것 등이 있다. 한의 징후가 있는 사람은 대개 옷을 지나치게

---

* 학명은 *Althaea officinalis*. 사탕의 재료로 유명하며, 호흡기 등을 치료하는 약재로 널리 쓰인다. 그리스어 althainein에서 나온 학명은 '치료하다'라는 뜻을 담고 있다.—옮긴이

두툼하게 입고, 따뜻한 음식과 따뜻한 음료를 좋아한다. 안색은 흰 편이다. 맑은 소변, 묽은 변, 줄줄 흘러내리는 묽은 콧물 등 배설물의 양이 많고 맑다.

치료법

1. 두려움과 불안을 이기도록 노력하고, 좀 더 적극적이 되고, 따뜻한 욕조에 너무 오래 있지 말고, 신장 부근(등의 아래쪽에 있다)·다리·아랫배를 따뜻하게 유지하라.

2. 덥히는 음식과 조리법을 사용하고, 날음식과 식히는 음식을 삼가라(128쪽 표의 식히는 음식의 예를 참조하라). 전자레인지 이용을 삼가라. 상온 이하이거나 또는 반대로 너무 뜨거운 음식은 피하라.

3. 생강 뿌리(말린 것이 좋다)를 검정콩, 렌즈콩, 팥 등과 함께 조리해 먹어라. 규칙적으로 생강, 계피 껍질 또는 잔가지, 정향,* 바질, 로즈메리, 당귀 뿌리를 따로 또는 같이 차로 끓여 마시거나 음식에 넣어 먹어라. (마른 체형이거나 피부·목·코 건조 등 조(燥) 징후가 있을 때는 팥을 피해야 한다).

4. 덥히는 성질이 있는 곡물과 씨앗. 귀리, 스펠트,** 퀴노아, 해바라기씨, 참깨, 호두, 잣, 밤, 회향(펜넬), 딜, 아니스, 캐러웨이, 캐롭*** 꼬투리, 커민, 현

---

* clove. 몰루카제도 원산으로 못과 같이 생긴 꽃이 핀다. 꽃이 피기 전 꽃봉오리를 수집하여 말린 것을 정향 또는 정자(丁字)라고 하며, 대단히 향이 짙다. 여기서 정향이라는 이름이 나왔다고 한다. 약과 향신료로 두루 쓰인다.―옮긴이

** 학명은 *Triticum spelta*. 청동기시대부터 중세까지 유럽의 주요 작물이었으나 현재는 동유럽 일부 지역에만 남아 있다. 건강식으로 알려져 최근 생산과 소비가 늘고 있다. 글루텐이 많아 제빵용으로도 손색이 없으며, 밀 알레르기가 있는 사람도 스펠트에는 대개 거부반응을 보이지 않는다. 혈당 지수가 낮아 당뇨 환자에게 좋고 일반 밀보다 안전하다.―옮긴이

*** carob. 키 10미터 정도까지 자라는 유럽 원산의 상록 활엽 관목으로, 가뭄에 잘 견딘다. 잎에 수지를 함유하고 있다. 가을에 작고 우중충한 녹갈색의 꽃이 피며, 녹색의 긴 꼬투리가 달린다. 이 꼬투리는 익으면 초콜릿색으로 변하고, 속에는 작고 광택이 나는 딱딱한 콩이 들어 있다. 과육은 캔디로 먹거나 초콜릿 대신 카페인 없는 음식의 풍미를 내는 데 쓰인다. 캐롭 수지는 피부 팩으로 인기가 있다.―옮긴이

미 찹쌀과 현미 찹쌀떡 등의 현미 가공식품. 쌀, 옥수수, 메밀, 호밀은 중립적이어서 먹어도 되지만 나머지 다른 곡물들은 식히는 성질이 있으므로 신중하게 사용해야 한다.

5. 따뜻한 채소와 과일. 채소로는 파스닙, 파슬리, 겨자 잎, 겨울호박, 고구마, 케일, 양파, 리크,* 파, 마늘, 스캘리언** 등이 있다. 과일로는 체리, 감귤류 껍질, 대추야자 등이 있다.

6. 따뜻한 음식 가운데서 가장 강력한 것은 고추, 특히 매운 고추다. 고추와 후추는 소량으로만 이용해야 하는데, 그렇지 않으면 오히려 강력한 식힘 작용을 할 수 있기 때문이다. 몇 가지 농축 감미료도 이와 비슷하지만 좀 덜 극단적으로 덥히는 작용을 하며, 적은 양(티스푼 단위)으로 써야 한다. 그러지 않으면 오히려 몸을 식혀 더 악화시키는 결과를 초래할 수 있다. 덥히는 성질의 미정제 감미료로는 엿기름, 쌀물엿, 당밀이 있다.

7. 대개는 위의 치료법만으로도 충분하다. 그러나 차도가 없을 때는 소량의 동물성 식품이 도움이 될 수 있다. 버터는 유일하게 온기를 생성하는 유제품이다. 우유와 치즈는 중립적이다. 멸치, 홍합(담치), 송어, 닭고기, 소고기, 양고기는 덥히는 성질의 대표적인 동물성 식품이다.

전형적인 양상

나이가 들면 몸이 차가워진다. 막 채식으로 돌아선 사람들도 과도기의 첫 몇 달 동안에는 몸이 차가워지는 경향이 있다. 몸이 찬 사람이 따뜻해지는 데는 몸이 뜨거운 사람이 불필요한 열을 내보내는 것보다 시간이 더 오래 걸린다.

---

* leek. 학명은 *Allium ampeloprasum*. 서양파로 불리기도 한다. 양파, 샬롯, 파, 마늘 등과 함께 양파속에 속하는 재배 품종이다. 잎은 속이 비어 있지 않고 마늘, 양파 등과 같이 납작하다. 잎이 갈라지기 시작하는 밑동 부분을 식용한다.―옮긴이

** scallion. 다 자라지 않은 어린 양파를 통상적으로 부르는 이름이며, 서구에서는 '봄양파', '초록양파', '중국양파' 등으로 부르기도 한다. 어린 리크와 어린 샬롯을 '스캘리언'이라고 부르기도 한다. 대부분의 양파보다 맛이 순하다.―옮긴이

만약 자신이 따뜻한지 찬지 불명확하거나 혼란된 양상이 나타난다면 계절에 맞춰 식단에서 덥히거나 식히는 성질의 균형을 잡는 것이 가장 좋다. 감기도 한의 양상을 보이지만 감기는 대개 표증이므로, 이에 대해서는 이어지는 5장 〈속과 겉〉에서 살펴볼 것이다.

속과 겉: 면역력 강화하기

개괄적인 진단을 할 때 첫 번째로 고려해야 할 것은 속(裏)과 겉(表)이다. 이것이 그 병의 깊이를 가리키기 때문이다. 표증(表症)은 양이고, 이증(裏症)은 음이다. 따라서 표증은 좀 더 활동적인 성질을 띠며, 짧은 기간의 급성 병증일 때가 많고, 인체의 표면, 즉 겉 부분들에 매우 강하게 영향을 미친다. 피부, 머리카락, 근육, 힘줄, 인체의 모든 구멍(입, 코, 외이(外耳), 항문) 등 모든 바깥 조직이 여기에 포함된다. 뼈의 가장 바깥 부분인 관절 역시 표로 간주된다. 표증이 바깥 조직들에서 생긴다는 것은 그 치료와 관련해서도 시사점을 준다. 땀내기, 즉 발한(發汗)은 표면의 병원체를 몰아내는 가장 효과적인 방법이다.

표증은 바람, 추위, 더위, 습기와 같은 외부 영향으로 갑작스럽게 시작된다. 대개 바람은 추위 또는 더위와 결합해 피부, 콧구멍의 점막과 그 면역력에 영향을 미친다. 여기에 바이러스, 세균, 그 밖의 병원체들이 달라붙어 발열, 오한, 관절통(뼈마디 쑤심)과 근육통으로 이어진다. 이로 말미암은 병증을 발한 등의 방법으로 치료하지 않으면 병이 차츰 더 깊숙이 옮겨가 좀 더 내부적이고 만성적인 상태로 된다. 위기(衛氣)*—동양의학의 면역 에너지 개념—가 극

---

* 원문에는 'protective qi'로 표현되어 있다. 인체를 외사(外邪)로부터 방어하는 기능을 가

도로 약할 때는 외부의 영향과 병원체가 인체 표면의 방어망으로 속도가 늦춰지지 않고 곧장 내부 깊숙이 뚫고 들어오게 된다.

이증을 치유하기 위해 약을 쓰고 있는 사람이 표증을 얻게 되면 표증이 더 깊숙이 들어오게 된다. 거꾸로, 이증으로 극도로 허약해진 사람에게는 발한이 매우 위험할 수 있다. 그러므로 어떤 병증이 표면의 것이어서 쉽게 치료될 수 있는 병인지 아니면 좀 더 시간과 보살핌이 필요한 깊은 병인지를 판단하기 위한 기술이 필요하다. 우리는 종종 어떤 병증이 순한지 깊은지를 직관적으로 감지한다. 그러나 다음의 사항들은 이를 좀 더 명확히 판단하는 데 도움이 될 것이다.

표증의 징후

- 최근에 생긴 병증, 짧은 지속 기간.
- 발열과 오한이 함께 온다.
- 머리가 지끈거리고, 콧물이 흐르고, 혀에 얇은 태가 낀다.
- 바람과 추위를 못 견딘다.

감기와 독감, 그 밖의 병증

표증 질환은 먼저 피부와 코의 점막, 목구멍, 폐 등 외부 환경에 직접 노출되는 신체 표면에 영향을 미친다. 가장 대표적인 표증은 감기와 독감이다. 부비강,* 기관지, 목구멍에 영향을 미치는 전염성 질환은 흔히 초기 단계에 표증의 징후를 보인다. 모든 표증 질환은 대개 신체 표면에 머무는 동안에는, 다시 말해 위에서 언급한 표증 증상을 보이는 동안에는 치료하기가 쉽다.

빨리 이러한 병증을 포착해 행동을 취할수록 내부로의 진행을 되돌리기가

진 기운. 서양의학의 면역 기능과 유사하다.—옮긴이

* sinus. 두개골 내에 형성된 네 쌍의 좁은 구멍으로, 코와 연결되어 있다. 점액을 생산해 외부로부터 들어오는 이물질을 차단하며, 목소리의 진동관 구실을 한다.—옮긴이

쉽다. 이러한 병증을 고치고자 할 때 우리는 신체 주변부에 폭넓게 작용하는 향신료와 약초, 땀구멍을 열어서 표면 근처에 자리 잡고 있는 외부의 질병 인자를 땀으로 배출시키는 향신료와 약초를 선택한다. 발한은 병을 완전히 잡지는 못하더라도 적어도 병의 진행과 강도를 크게 완화해 준다. 가끔 감기 초기에 인삼, 미소, 동물성 식품 같은 강장하거나, 짜거나, 조성하는 음식으로 치료하려는 사람들이 있다. 그러나 그것은 기왕의 병증을 악화시킬 수 있으며, 강하게 내부로 유도하는 작용이 있어서 병원체를 몸 안에 가두어 버릴 수 있다.

표증 치료를 위한 권고

- 오한이 발열보다 우세할 때는 먹는 양을 크게 줄이고, 채소나 곡물의 죽 같은 비교적 단순하면서 국물이 많은 식사를 하라. 발열이 우세할 때는 과일과 채소의 즙이 더 낫다.

- 땀내기 요법(발한 요법)을 활용하라. 그러나 수척함, 심한 허약, 음액(陰液) 부족(건조함, 빠르고 가느다란 맥박, 선홍색 뺨 또는 혀, 도한)이 있을 때는 발한 요법을 써서는 안 된다. 병약한 상태이고, 열이 나면서 근육이 쑤시고, 심하게 땀을 흘리는데도 좋아지지 않는 것은 자연발생적 발한이 동반되는 희귀한 허증이다. 이것은 영양분을 흡수해 위기(衛氣)를 구축하는 능력이 매우 떨어져 있다는 것을 의미한다. 신선한 생강 또는 계피 가지(桂枝) 차*는 영양분을 제공하고 위기를 구축한다. 키우고 덥히는 음식(콘지, 채소-리크 수프 등)을 선택해야 한다.

발한 요법: 발한 효과가 있는 차를 한 잔 이상 마시고, 따뜻한 욕조에 들어가거나 샤워를 하고, 차를 더 마시고, 담요를 푹 뒤집어쓴 채 땀을 낸다(차 달이는 법에 대해서는 202쪽을 참조하라). 탈진할 정도로 땀을 내서는 안 된다. 땀을 낸 뒤에는 꿉꿉한 침대보를 갈고 편안히 쉰다.

---

* 이 책에서 말하는 차에는 '달인 물,' 즉 '탕약'까지 포함된다. 문맥에 따라 차, 달인 물, 탕을 혼용해 옮겼다.─옮긴이

한 번의 땀내기만으로 충분할 때도 많다. 그러나 그렇지 못하면, 표증의 징후가 사라질 때까지 하루 두 차례 정도 반복한다. 욕조를 이용하기가 마땅치 않을 때는 땀이 흠뻑 날 때까지 30분마다 차 1/2잔씩을 마신다. 땀내기로 차도가 없으면 병증이 더 깊은 곳에 있을 가능성이 크다. 발한 요법은 홍역이나 발진이 뚜렷한 그와 유사한 감염성 질환에도 효과가 있다. 발한은 발진의 독소를 몸 밖으로 배출하는 데 도움을 준다.

만성 피부병과 류머티즘 관절, 근육 질환 같은 일부 질환은 증상이 밖으로 뚜렷이 드러나지만 기본적으로 깊은 이증이다. 이러한 사례(나중에 자세히 살펴본다)에서는 발한은 유용하긴 하지만 일차적인 치료법은 아니다.

대표적인 발한제: 서양톱풀, 등골나무 꽃과 잎, 딱총나무꽃•(흔히 등골나무와 함께 쓴다), 국화, 개박하, 박하, 녹색마황•*, 매운 홍고추•**(비타민 C 함량이 가장 높은 식물성 식품 가운데 하나다), 마황(*Ephedra sinica*), 당귀,• 신선한 생강 뿌리•(표증에는 말린 생강보다 훨씬 낫다). 병증이 지속되는 동안 이것들 가운데 하나를 달여 마시면 된다. 민간 요법에서는 이 차들에 레몬과 꿀(생꿀이 낫다)을 타서 마시기도 하는데, 효과가 좋다. 또 훌륭한 비타민 C 원천으로 로즈힙을 활용한다. 신선한 로즈힙에는 말린 것보다 훨씬 더 많은 비타민 C가 들어 있다. 항바이러스 성질이 있는 마늘•도 초기 감기나 독감을 뚝 떨어지게 만들 때가 많다. 증상이 처음 나타난 당일에 3시간마다 껍질을 깐 마늘 1/2쪽을 뺨과 치아 사이에 씹지 말고 20~30분간 물고 있으면 된다. 가끔 마늘을 입안에서 굴려 약한 입안 조직이 '타지 않게' 해야 한다. 마늘즙이 너무 강하게 느껴지면 썰지 않은 마늘 한 쪽을 그대로 조금 더 오래 물고 있으면 된다.

도움이 되는 음식물: 알이 밴 양배추, 속을 들어내지 않은 통피망 등 바이

---

* 학명은 *Ephedra viridis*. 마황의 일종으로 미국 서부에서 자생한다. '인디언 차', '사막 차', '모르몬 차' 등으로 불리기도 한다.—옮긴이

** 원문은 red cayenne pepper로, 남미산의 매운맛이 강한 홍고추다. 우리나라의 청양고추와 흡사해서 청양고추를 cayenne pepper라고 쓰기도 한다.—옮긴이

5장·속과 겉: 면역력 강화하기

오플라보노이드*가 풍부한 식품. 그 밖에 파슬리, 당근, 브로콜리, 순무, 칡(표증으로 등 위쪽과 목이 뻣뻣하고 통증이 있을 때 특히 좋다. 홍역에도 효과가 있다.), 파스닙,* 고추냉이(와사비),* 스캘리언,* 마늘,* 레몬즙, 자몽, 기타 대부분의 과일도 효과가 있다.

일부 표증에서는 오한과 발열 중 어느 한 쪽이 우세하다. 오한이 우세한 경우에는 위 음식 중 '•' 표시를 한 덥히는 성질의 약초와 음식이 좋다. 또 열이 우세하거나 홍역 또는 그와 유사하게 발진이 뚜렷한 질환인 경우에는 별도의 표시가 없는 약초와 음식이 더 효과가 좋다. 만약 발열과 오한의 정도가 비슷하다면 위에서 언급한 음식과 약초를 모두 쓸 수 있다.

일단 급성 단계와 겉으로 드러나는 증상이 지나가면 차츰 통상적인 음식을 섭취해 기운을 차려야 한다. 만약 감기나 독감을 비롯한 표증이 잦다면 단맛 음식이나 짠맛 음식을 너무 많이 먹거나, 유제품이나 달걀 또는 그 밖의 점액 생성 또는 산 생성 음식(20장 〈단식과 정화〉에 그 예가 실려 있다)을 과도하게 섭취했을 가능성이 크다. 사람에 따라서 감기가 잘 낫지 않고 강한 열 징후, 심한 콧물 등의 특징이 나타나는 장기적인 폐 질환으로 이어지기도 한다. 이러한 질환의 치료법은 27장 〈금〉에 실려 있다.

깊은 이증의 징후

이증은 대개 쉽게 확인된다. 표증을 제외한 모든 병증이 이증이다. 모든 뼈, 내부 장기, 신경과 혈관이 인체 내부의 영역에 속한다. 몸 내부의 통증, 구토, 병약, 만성 두통, (오한과 발열이 동시에 나타나는 표증과 달리) 추위를 싫어하지 않는 발열 또는 더위를 싫어하지 않는 오한, 침체되거나 과민한 감정 상태 등이 이증의 증상이다. 대표적인 사례로는 만성 소화불량, 정신 질환, 고혈압, 종양, 골다공증, 당뇨, 만성 요통 등이 있다. 이증은 일반적으로 감정 불균형, 선천적

---

* bioflavonoid. 비타민 P로 표기하기도 한다. 모세혈관의 투과성을 조절하는 작용을 한다.—옮긴이

인 병약함, 과잉되거나 결핍된 식사, 또는 표증의 내부로의 이동에 의해 발생한다. 누가 질병을 앓고 있는지, 그 정도가 어느 정도인지 잠깐만 생각해 보면 우리는 거의 모든 사람이 적어도 한 가지 이상의 만성적인 이증을 가지고 있다는 사실을 깨닫게 된다. 어릴 때부터 나타나는 사소한 두통, 좀체 말끔히 낫지 않는 소화계 질환, 우울증, 조바심, 근심 같은 정신적 문제 등이 대표적이다.

만성적인 이증 가운데는 비교적 그 정도가 약한 것들이 있는가 하면 심한 것들도 있다. 어떤 병증이 얼마나 깊은지는 겉으로 봐서는 알 수 없는 경우가 많기 때문에 다음의 표에 실린 동양의학의 기본적인 진단 지침을 참고하면 도움이 된다.

이증이 아직 순한 단계에 있는 사람들도 시간을 지체하면 상태가 악화되므로 얼른 조치를 취하는 것이 중요하다.

이증의 깊이 가늠하기: 정신과 그 표현		
	순한 병증	심한 병증
정신	활기참	병약, 활력 저하
눈	반짝반짝함*	침침함
행동	정상/적절	부적절
말/반응	또렷함	느리거나, 약하거나, 비협조적
호흡	정상	미약하거나, 힘겹거나, 고르지 않음

* 눈은 몸의 등불이니 그러므로 네 눈이 성하면 온 몸이 밝을 것이요.
－마태복음 6:22

심하게 심신을 쇠약케 하는 깊은 병증을 위한 기본적인 권고는 뒤에 나오는 6장 〈실과 허〉의 '심한 허증의 치료 지침'에 상세히 나와 있다. 이증은 하나의 일반적인 범주이므로 좀 더 전문적인 개별 진단 없이 정확한 치료법, 식단, 약물 치료를 처방하기는 어렵다.

143

여러 유형의 만성질환, 특히 퇴행성 질환이 면역계 손상과 관련이 있다. 다음 단락에서는 면역에 대한 동서양의 중요한 통찰이 면역력 강화를 위한 권고와 함께 다루어진다.

면역력과 위기 개념

중국의 본초학과 침술에서 사용되는 면역계 모델은 단순하면서도 그 효용성을 입증해 왔다. 전염병 또는 기후로 말미암은 병증이 이증이 될지 표증으로 그칠지는 그 사람의 면역계가 얼마나 튼튼한가에 달려 있으며, 이 면역계는 다시 위기(衛氣), 즉 '몸을 보호하는 기' 개념과 연결되어 있다. 위기가 강하면 몸속으로 들어오려는 바이러스나 날씨의 영향으로 말미암은 질병이 완전히 차단된다. 면역력이 그 정도까지 튼튼하지 못하면 질병이 표의 수준까지 들어오며, 그래서 감기, 독감, 기타 표증을 일으킨다. 만약 면역력이 매우 부실하면 질병 인자들이 이의 수준까지 뚫고 들어오게 되며, 내부 장기의 기능에 더 근본적인 영향을 미치게 된다.

위기는 우리 몸에서 가장 활기찬 에너지로 여겨진다. 이 에너지는 낮 동안에는 주로 피부와 근육으로 퍼져 나가 몸의 바깥쪽 (피하)조직들을 덥히고 튼튼하게 해준다. 위기는 거기서 순환하며 모공과 땀구멍을 열고 닫으면서 심한 기후변화와 미생물의 공격 같은 외부의 질병 인자에 맞서 몸을 지킨다. 밤이 되면 위기는 안으로 들어가 장기들 내부에서 순환한다. 전통적인 가르침에 따르면, 위기는 음식과 들이마신 공기에 들어 있는 어떤 본질적인 물질에서 나온다고 한다.[1] 이러한 동양의학의 위기 개념은 현대 의학의 개념과도 잘 어울리는데, 두 개념이 모두 영양소를 흡수하고 산소를 활용하는 능력이 면역 작용에서 가장 중요하다고 보고 있기 때문이다.

각종 알레르기와 퇴행성 질환을 비롯해 부실한 면역력을 드러내는 전반적인 징후가 젊은 세대들 사이에 이미 역병 수준으로 만연해 있다. 이러한 병증에 크게 일조하는 것들 가운데 하나가 '칸디다균'* 감염이다.

칸디다균 과잉 증식: 면역 억제자

칸디다증은 효모균과 비슷한 칸디다균이라는 진균이 몸 안에서 과잉 증식해 생기는 병으로, 동양의학의 습 개념을 단적으로 보여준다. 이 병에 걸리면 몸이 무겁고 처지는 느낌, 흐릿한 정신, 효모균 및 기타 세균 감염 위험 증가, 그리고 부종과 담적 같은 병원성 습이 생긴다. 최근의 연구에 따르면, 소화불량과 기타 대사 질환이 있을 때 칸디다 알비칸스(*Candida albicans*) 및 그 친척균들이 인체 내에서 과잉 증식한 경우가 많다.

약간의 칸디다균이 존재하는 것은 정상적이지만, 면역계가 허약한 사람들은 칸디다균 수치가 너무 높은 것으로 밝혀졌다. 건강한 소화계는 방대한 개체 수의 유산균(*Lactobacillus acidophilus*)과 기타 장내 미생물들을 가지고 있는데, 이것들은 적절한 영양분 흡수를 위해 없어서는 안 되는 존재다. 칸디다균은 소화계에 그와 정반대의 영향을 미쳐 필수아미노산을 비롯한 여러 영양소들의 적절한 소화 흡수를 방해한다. 칸디다증에 걸리면 면역계가 약해지는 동시에 몸 전반이 허약해진다.

칸디다균은 소화계에만 머물지 않는다. 그것은 장 내벽의 약한 부위를 뚫고 들어가거나 (특히 여자의 경우) 항문을 통해 성기로 옮을 수도 있으며, 또 혈액과 기타 신체 조직 속으로 퍼지기도 한다. 칸디다균이 몸 전체에 퍼진 상태를 보통 전신 칸디다증이라고 부르는데, 치료하지 않으면 생명이 위협받는다. 일부 학자들은 이것을 에이즈와 각종 바이러스성 퇴행성 질환의 직접적인 사망 원인으로 본다.[2] 칸디다증 치료를 전공하고 멕시코 바하칼리포르니아주의

---

* 진균류(眞菌類)의 한 속(屬)으로 인체나 동물의 입안·피부 등에 존재하며, 정상 상태에서는 인체에 무해하나 항생물질을 장기간 사용하거나 면역력이 약해졌을 때 인체 내에서 과잉 증식하여 칸디다증을 일으킨다.—옮긴이

로자리토 비치에서 샌타모니카 병원을 운영하는 커트 돈스바흐 박사[*]는 이것을 모든 주요 질병의 근본 원인으로 본다.

전신 칸디다균의 일반적인 대사 과정에서 독성 부산물은 면역계의 항체 생성을 자극하는데, 칸디다균의 심각한 인체 내 침입은 면역계가 바이러스의 침입과 기타 유해 물질에 제대로 대응할 수 없을 정도로까지 면역계에 부담을 준다. 결국 면역계가 붕괴되며, 그로 말미암아 류머티즘성 관절염, 다발성 경화증, 루푸스[**] 등의 자가면역질환, 에이즈와 암을 비롯한 면역계 파괴 질병에 문을 열어 주게 된다. 또 칸디다균에 의해 유발된 전신 중독 상태는 이러한 질병에 걸리지 않더라도 환경이나 식사를 통해 섭취되는 사소한 독소에 알레르기 반응을 일으키게 한다. 만약 병의 진행을 방치하면 거의 모든 것에 과잉 알레르기 반응을 보일 수 있다.

칸디다균 과잉 증식 증상: 만성피로, 무력감, 만성 질염 또는 전립선염, 항문 가려움, 더부룩함과 소화불량, 입 냄새, 담배 냄새나 화학물질 냄새에 대한 극단적인 혐오, 찐득찐득한 변, 잦은 감기, 단 음식과 발효 빵 탐닉, 무좀 등 재발성 진균 감염, 전반적인 면역력 저하 등이 칸디다균 과잉 증식의 증상이다. 전신 칸디다증을 지닌 사람들은 위장 질환을 겪고 있을 가능성이 크며, 종종 과잉행동과 집중력 저하, 기억상실, 심하면 공황장애/조울증과 환각 등

---

[*]　Kurt Donsbach. 그는 정부의 규제를 받지 않고 대안 치료와 식사를 통한 영양 보충을 받을 수 있는 개인의 권리 보호를 목적으로 하는 국제 비영리단체인 국가건강연대(National Health Federation) 운영위원회 위원장이며, "거대한 제약회사들과 의사 조직이 치유 행위에 미치고 있는 독점적인 주장의 폐해를 폭로하는 데 앞장서 왔다."(그의 책《칸디다 알비칸스 & 전신 칸디다증(Candida Albicans & Systemic Candidiasis)》에 실린 저자 소개에서 발췌). 돈스바흐 박사는 현재 가장 인기 있는 건강 분야 저자 가운데 한 명이다.—지은이

[**]　lupus. 정식 명칭은 전신 홍반성 루푸스이며, 가임기 여성을 포함한 젊은 여성들에게 많이 발병하는 대표적인 만성 자가면역질환이다. 자가면역이란 외부로부터 인체를 방어하는 면역계가 이상을 일으켜 오히려 자신의 인체를 공격하는 것으로, 이로 말미암아 피부·관절·신장·폐·신경 등 전신에서 염증 반응이 일어나게 된다. 루푸스는 만성적인 경과를 거치며 시간에 따라 증상의 악화와 완화가 반복된다.—옮긴이

의 정신장애를 보인다. 또한 공통적으로 여러 가지 음식과 환경 물질에 알레르기를 보인다.

칸디다증의 원인

온도가 차고, 너무 달거나 짜고, 점액을 생성하고, 오래되거나 산패한 음식이 칸디다균 또는 습(濕)을 생성하는 음식이다. 날음식을 너무 많이 먹으면 소화계가 약해지는데, 묽은 변이나 물똥이 그 증거다. 일부 발효 식품, 효모발효 빵, 알코올성 음료, 대부분의 중독성 물질도 칸디다균을 부르는 식품에 포함된다. 또 어떤 음식이든 과식하면 칸디다균을 불러온다. 너무 가짓수가 많은 복잡한 식단도 칸디다균이 증식하는 소화계 내에 병원성 발효를 촉진한다. 칸디다균을 효율적으로 억제하기 위해서는 단순한 음식 조합(19장 〈음식 조합〉 중 'B안'을 참조하라)이 필수적이다.

칸디다균 과잉 증식과 소화력 퇴행에 가장 크게 기여하는 요인은 온갖 항생제를 대량으로 또 반복적으로 복용하는 것이다. 이러한 약은 유익한 미생물을 포함해 소화계 내의 모든 미생물을 죽여 버림으로써 효모균과 진균의 증식에 딱 알맞은 환경을 만든다. 만성피로를 비롯해 칸디다 증상을 가진 사람을 추적해 보면 항생제 사용과 연결될 때가 많다.

꼭 항생제를 복용해야 한다면, 그것을 복용하는 동안 그리고 그 후에 아시도필루스 배양물(건강식품 가게에서 살 수 있다), 생사워크라우트, 짙은 녹색 채소와 보리순 농축물 등 엽록소가 풍부한 음식, 소량의 미소국(섭취량은 이 장 뒷부분에 나오는 '발효 식품'을 참조하라) 등을 이용해 건강한 장 생태계를 복원해야 한다. 소량의 항생제 섭취는 시판 고기, 유제품, 달걀, 가금류를 통해서도 이루어진다. 가축 대부분이 매일같이 사료 속에 섞어 넣은 항생제를 먹기 때문이다.

구강성교를 하는 여성들은 그렇지 않은 여성들보다 칸디다증에 걸릴 위험이 훨씬 더 높다. 인과관계가 정확히 밝혀지지는 않았지만, 지속적이고 부자연스러운 호르몬계 자극이 소화계의 건강한 환경을 뒷받침하는 기관—간과 췌장—의 균형을 깨뜨리는 것이 명백하다.

동양의학에 따르면, 불안과 근심도 칸디다균 과잉 증식과 같은 과잉 습에 크게 기여한다(그 밖의 요인들에 대해서는 26장 〈토〉에서 다룬다).

칸디다균 억제 식단

복합탄수화물: 탄수화물이 풍부한 음식은 대개 어느 정도는 점액과 산을 생성하며, 따라서 약간만 지나쳐도 효모균과 진균으로 말미암은 질병을 초래하므로 반드시 소량 섭취해야 한다. 이러한 병증이 없는 사람들에게는 통곡과 미정제 복합탄수화물의 약한 점액 생성 자질이 오히려 유익할 수도 있다. 꼭꼭 씹어서 먹고 과식하지 않으면 탄수화물은 알칼리성 쪽으로 기울기 때문에 점액 생성이 덜해진다.

일부 칸디다증 치료법의 일반 원칙에는 반하지만 권장할 만한 곡물이 여럿 있다. 이것들은 칸디다균의 증식과 기타 무산소 증식을 억제하는 리그닌을 비롯한 몇 가지 인자를 함유하고 있다(32장 〈암과 회복 식단〉에서 살펴본다). 조, 거칠게 갈아서 볶은 메밀 그로트(카샤), 호밀, 귀리, 보리, 아마란스, 퀴노아 등이 그러한 곡물이다. 분쇄 호밀이나 보리를 쓸 때는 요리하기 직전에 갈아서 산패되지 않도록 해야 한다. 동양의학에서는 영양 흡수를 개선하고 소화계 울체를 해소하기 위해 보리, 벼, 조의 싹을 가볍게 익혀서 먹는다. 여기에는 소화효소가 풍부하게 함유되어 있다. 호밀과 퀴노아의 싹과 더불어 이것들은 훌륭한 칸디다균 과잉 증식 치료제다. 칸디다균 억제 식단에서 위 곡물들의 적정 비율은 무게 기준으로 식단의 20% 정도다. 이 곡물들의 싹은 건강에 유익하므로, 여기에 식단의 20% 범위에서 추가해도 된다.

팥은 습을 말리고 녹두는 해독 작용을 하므로 이 두 가지 콩이 다른 콩에 비해 자주 쓰인다. 이들과 대두 싹(콩나물)은 특히 권장된다. 콩은 먼저 싹을 틔우거나 전분이 적은 녹색 채소(467쪽 참조)와만 조합해서 먹으면 소화가 더 잘된다. 이 채소들은 칸디다균을 억제하는 데 가장 좋은 음식이기도 하다.

설대(舌苔)가 두텁고 번들거리고 누런색을 띠는 것은 소화관에 쌓인 담적을 청소할 필요가 있다는 것을 의미한다. 매일 양송이 또는 그 밖의 버섯 30~60그램, 무 90그램, 또는 래디시 3~4개를 먹으면 된다.

마, 고구마, 감자 등 단맛이 매우 강하거나 전분이 많은 뿌리채소는 삼가는 것이 좋다. 당근, 파스닙, 비트 등 다른 전분채소는 일상적으로 먹어도 좋다. 총 채소 섭취량은 식단의 40~50%가 좋다. 콩류(콩, 완두콩, 렌즈콩)와 그 싹은 식단의 10%까지 차지할 수 있다.

감미료와 과일: 농축 감미료(설탕, 당밀, 메이플시럽 등)와 대부분의 과일은 인체 내에서 칸디다균 증식에 유리한 환경을 만들므로 피해야 한다. 하지만 모든 베리류, 석류, 레몬, 라임은 소량이라면 대개 괜찮다. 덧붙이자면, 스테비아는 감미료인데도 괜찮다(스테비아에 관해서는 345~347쪽 참조).

동물성 단백질: 콩, 곡물에서 단백질을 충분히 얻을 수 있다. 대부분의 유제품, 달걀, 붉은색 고기는 효모균/진균의 증식을 촉진하는 성질이 있으므로 권장되지 않는다. 꼭 동물성 식품을 써야 한다면 화학물질을 사용하지 않은 생선과 가금류가 도움이 될 수 있다. 또한 사람에 따라서는 신선한 산양유가 도움이 될 수 있는데, 이 경우에는 다른 동물성 식품은 불필요하다.

발효 식품: 일부 발효 또는 효모발효 식품은 소화관에서 효모균의 증식을 부추길 수 있다. 그것은 이 식품들과 칸디다균 사이의 '교차 감수성'* 때문이다. 하지만 미소, 간장, 템페, 두부는 사람에 따라서는 간헐적으로 소량씩 먹는다면 괜찮다. 이것들을 익히면 발효의 영향이 약해진다. 미소와 간장은 올바르게 쓰면 장 생태계를 개선하는 것으로 보인다. 그러나 과민성 유무와 섭취량을 정하기 위한 점검이 필요하다. 민감한 사람은 이러한 음식을 많이 먹으면 즉시 기운이 없어지고 피곤해진다. 대개 미소 또는 간장을 1일 1/2티스

---

* crossover sensitivity. 스트레스 상태에 있는 동물이 그 스트레스를 일으킨 스트레스원과는 다른 종류의 스트레스원에 대항하는 저항력이 낮은 상태. 예를 들어 추위에 오래 노출된 쥐는 모르핀 등의 약품에 대한 저항성이 낮다. 여기서는 소화관이 칸디다균으로 스트레스를 받고 있어서 효모균에도 취약해진 상태를 가리킨다.—옮긴이

푼 정도 섭취하는 것은 아무 문제가 없다.

무염 생사워크라우트—양배추 외에 해초, 마늘, 기타 채소가 들어 있어도 무방하다—를 규칙적으로 섭취하는 것은 칸디다증 환자들에게 매우 좋다. 이 것은 소화관 내에 유익한 유산균을 배양해 준다. (47장 〈절임〉을 참조하라). 사 워크라우트를 먹지 않을 때는 장 생태계를 복원해 주는 보충제를 식사와 함 께 복용해야 한다.

그런데 일반적으로 많이 복용하는 유산균 제품보다 더 훌륭한 선택지가 있다. 바로 락토바실루스 스포로게네스(*L. sprorgenes*)와 비피도박테리움 라테 로스포루스(*Bifidobacterium laterosporus*)의 포자를 기반으로 한 식품이다. 이 것들은 거의 모든 경우에 유산균을 대체할 수 있으며, 효과가 훨씬 더 좋다. 이것들은 효모균을 파괴하며, 찌꺼기와 병원성 박테리아를 먹이로 삼아 장내 에 살면서 유산균을 비롯한 유익한 미생물의 증식을 돕는다. 칸디다증이 심 할 때는 이 제품들 가운데 하나를 택해 1일 1~2회 빈속에 복용한다.

효모 발효 빵, 양조효모, 일반 식초와 알코올성 음료 등의 발효 식품은 삼 가야 한다. 천연 발효한 통호밀 사워도우 빵을 대신 사용하면 된다. 질 좋은 식초(364~366쪽)도 사용할 수 있다.

기름, 견과, 씨앗: 대부분의 기름과, 기름 함량이 많은 견과와 씨앗 중 껍질 을 깐 상태로 파는 식품은 산패되어 있기 쉬우며, 면역력을 억제하는 '프리 라 디칼'의 원천이다. 프리 라디칼의 개념에 대해서는 이 장 뒷부분에서 살펴본 다. 껍질을 깐 견과와 씨앗을 가볍게 볶으면 산패도를 줄이는 데 도움이 된다. 가장 좋은 것은 먹기 직전에 껍질을 까는 것이다. 기름 성분이 많은 음식은 간에 부담을 주고, 췌장을 약화시키고, 습을 유발하므로 칸디다증이 있는 사 람은 견과, 씨앗, 아보카도, 기름, 기타 지방성 음식은 피하는 것이 좋다. 먹더 라도 아주 가끔만 먹기를 권한다. 한 가지 예외는 바로 아마씨와 아마씨유다. 미정제 냉압착 아마씨유 1스푼까지는 매일 식사와 함께 먹어도 된다. (으깬 아 마씨 또는 통아마씨를 사용하는 방법에 대해서는 10장 〈기름과 지방〉을 참조하라).

또 한 가지 예외는 올레산 함량이 많은 기름이다. 이 기름들은 가끔씩 머으면 오히려 칸디다균을 억제하는 효과가 있다. 엑스트라버진 올리브유는 올레산이 풍부한 기름 가운데서도 효모균 억제 작용이 가장 뛰어나다. 기름을 요리에 사용할 때는 1티스푼 미만의 올리브유를 하루 한 차례 쓰는 정도가 적당하다.

그 밖의 도움이 되는 식품

마늘은 뛰어난 항바이러스·항균 작용이 있으며, 건강한 장내 생태를 손상하지 않는다. 권장 섭취량은 1일 2회 각각 마늘 1/2쪽으로, 식사 전과 밀순 또는 보리순 농축액 복용 직후에 먹는다. 곡물순은 마늘의 얼얼한 성질로부터 위장과 간을 보호하는 데 도움을 준다. 만약 생마늘이 너무 강하게 느껴지면 항효모균 화합물인 '알리신'이 풍부한 마늘 제품을 제조사가 정한 복용량 상한선에 맞춰 복용하는 것도 좋다.

마늘은 또한 질 효모균의 치료에도 탁월하다. 이 부위의 효모균은 여러 겹으로 된 조직 속으로 파고들어 가 세포 사이에 기생하고 있어서 박멸하기가 어렵다. 표피 조직이 벗겨지면 감염증이 재발하곤 한다. 이러한 효모균 치료는 적어도 한 달 이상 지속적으로 이루어져야 한다. 한 달 동안 매주 다섯 차례 마늘 한 쪽을 실에 꿰어 질 속에 집어넣고 밤새 그대로 둔다. 너무 얼얼하면 마늘 겉껍질 한두 겹을 남겨 두어도 된다. 낮 동안에 마늘차 또는 포다르코*로 질을 세척하는 것도 도움이 된다. 2배 분량의 물에 희석한 식초로 질 세척을 하는 것도 일시적으로는 가려운 증상을 덜어 준다.

포다르코는 칸디다균 억제에 탁월한 효과가 있다. 차파랄**과 우엉 등 쓴맛

---

* pau d'arco. 브라질 아마존 지역과 남미 일부 지역에 자생하는 타히보(Taheboo) 나무의 껍질 안쪽에 들어 있는 성분을 말한다. 예로부터 암과 통증, 관절염, 전립선염, 발열, 이질과 종기, 궤양 등의 치료에 광범하게 이용되어왔다. 우리나라에서도 항암 치료 등의 목적으로 판매되고 있다.─옮긴이
** chaparral. 학명은 *Larrea divaricata*. 남미 원주민들이 차로 즐겨 마셨으며, 암세포의 발생과 성장을 막는 리그난이라는 물질이 들어 있는 것으로 알려져 있다.─옮긴이

이 강한 약초도 도움이 된다. 항생제 남용으로 생긴 칸디다증의 경우에는 3주 동안 차파랄을 복용하면 질병의 진행을 억제하기 위해 복용한 항생제 잔류물을 배출할 수 있다(일반적인 약초 복용 지침은 7장 〈식단 전환〉에 실려 있다).

녹색 식물은 풍부한 엽록소를 가지고 있는데, 엽록소는 정화 작용을 하고 박테리아와 진균 등 미생물의 증식을 차단한다. 엽록소는 또 유익한 장내 미생물의 증식을 촉진한다. 파슬리, 케일, 콜라드, 민들레 잎, 근대, 미나리, 로메인상추, 양배추, 미세조류(스피룰리나·클로렐라·아파니조메논), 보리순, 밀순 등은 모두 다량의 엽록소를 함유한다. 녹색 식물 가운데서도 보리순과 밀순은 효모균 치료에 가장 탁월한 효과가 있다. 이것들에는 독성이 있거나 소화하기 어려운 물질을 분해하는 수백 가지 효소가 들어 있다.

곡물순 즙은 너무 달기 때문에 칸디다균 억제를 위해서는 즙으로 마시는 것보다 분말이나 정제로 복용하는 편이 더 잘 듣는다. 우리는 밀순 또는 보리순 1스푼(10g) 또는 동량의 정제를 매 끼니 직전에 복용할 것을 권한다. 그보다 더 농축된 밀순 또는 보리순 분말을 복용할 때는 식사 전에 고봉으로 1티스푼씩 복용하면 된다.

켈프를 비롯한 해초는 칸디다균 과잉 증식을 치료하는 데 뛰어난 효과가 있다. 이것들은 면역력 회복에 필요한 셀레늄을 비롯한 각종 미네랄을 풍부하게 함유하고 있다. 그뿐 아니라 해초에 풍부하게 들어 있는 요오드는 인체 내 효소들에 의해 요오드기 결합 프리 라디칼을 생성하는 데 이용된다. 이렇게 된 프리 라디칼은 효모균의 활성을 제거하는 작용을 한다(항진균 약이 개발되기 전에는 요오드가 표준적인 의학적 효모균 치료제로 쓰였다). 종양이나 암의 합병증으로 칸디다증이 생긴 경우에 해초는 이중의 혜택을 준다. 섭취량은 켈프* 정제 3그램으로, 하루 한 차례 식사와 함께 복용한다. 해초를 식사의 일부로 먹어도 좋다. (5부 '식물성 식품의 조리법과 효능' 중 42장 〈해초〉를 참조하라). **주의**: 해초는 인체 내에서 식히고 청소하는 작용을 하므로 변이 묽고 수척한 사람은

---

* 다시마의 일종.—옮긴이

먹지 말아야 한다.

칸디다균 과잉 증식이 있을 때는 대개 소금 섭취를 제한한다. 해초와 그 밖의 음식을 통해 섭취하는 것만으로도 충분하다. 하지만 통상 곡물이나 콩에 천일염 1자밤 정도를 넣고 끓이는 정도는 무방하다(홀푸드 천일염에 관해서는 12장 〈소금〉에서 살펴본다).

칸디다균 억제 식단에서의 변수

칸디다증은 식단만으로도 치유할 수 있지만, 인내심과 꾸준하고 훌륭한 식습관이 필요하다. 식단에서 다음 두 가지 요소는 회복 시간을 단축하는 데 크게 도움이 되므로 특별히 강조할 필요가 있다. 그것은 바로 단순한 음식 조합과 무염 생사워크라우트 섭취다.

증상이 매우 심하면, 특히 전신 칸디다증이 상당히 진행된 상태라면 칸디다 식단, 곡물순, 켈프, 마늘, 장내 미생물 배양물, 약초에 더해 극도로 강력한 치료제의 도움을 받아야 한다. 예를 들어, 칸디다균 개체 수를 줄이기 위해 항진균 약에 기대기도 한다. 그런데 이러한 약만큼 강력하면서도 안전한 치료제로 **자몽 종자 추출물**이 있다. 이것은 작용 범위가 넓은 비화학적 진균 치료제로, 항효모균 효과가 매우 좋은 것으로 이미 판명되었다. 적당히 희석하면 대부분의 외부 진균 감염증은 물론이고 질 효모균 치료에도 쓸 수 있다. 자몽 종자 추출물은 제품마다 농축 정도가 다르므로 제품에 명기된 권장 복용량을 따라야 한다. (이 추출물의 그 밖의 용도에 관해서는 1030쪽에 실려 있다).

또 한 가지 강력하면서 안전한 치료법은 아염소산나트륨을 이용한 **과산소화 요법**이다. 이것 말고도 과산화수소와 오존을 비롯한 과산소화 요법은 조금 뒤에 나오는 '산소화 요법'에서 다룬다. 과산화수소를 경구로 복용할 때는 반드시 전문가의 안내를 따라야 한다. 아주 심한 경우와 가장 빠른 효과를 기대하는 경우에 가장 효과적인 것은 오존 주사다. 그다음은 과산화수소 주사인데, 자격을 가진 의사만이 시행할 수 있다.

그 밖의 치료 선택지: 칸디다증 식단과 치료 계획을 짤 때는 환자의 기력을 고려해야 한다.

허약한 유형: 쇠약하고 마르고 창백하고 콧물, 가래, 질 분비물이 맑고 줄줄 흘러내린다. 이런 사람은 익힌 음식의 비중을 전체 식단의 75~90%까지 높여야 하며, 매주 몇 차례 동물성 식품이 필요할 가능성이 크다. 곡물순, 과산소화 요법, 차파랄 등의 쓴 약초는 드물게 쓰거나 쓰지 않는다. 앞에서 기술한 칸디다 억제 식단을 유지하면서 포다르코, 수마,* 인삼 등의 면역 자극제를 먹는 것은 대개 유익하다.

건장한 유형: 안색이 불그레하고 목소리가 우렁차며, 콧물·가래·질 분비물이 짙고 대개 누렇거나 푸르스름한 빛을 띤다. 이런 사람에게는 동물성 식품은 거의 또는 전혀 쓰지 않고 생채소와 생싹의 비중이 식단에서 최소한 50%를 넘는, 좀 더 빠르게 세척하는 식단을 권한다. 이런 유형의 사람들은 앞에서 추천한 모든 음식과 약초, 곡물, 과산소화 요법이 다 효과를 보인다.

대부분의 사람은 이 두 가지 유형 가운데 어느 한쪽에 조금이라도 더 치우치므로 거기에 맞는 권고를 따르면 된다. 또 경과를 보면서 정기적으로 치료법을 조정하는 것도 중요하다.

퇴행성 질환과 복합된 칸디다증의 치료

나중에 다시 살펴보겠지만 암과 퇴행성 질환 치료 프로그램은 칸디다증 치료 프로그램과 많은 점에서 유사하다. 이것은 사실상 모든 퇴행성 질환에서 상당한 정도의 칸디다증이 나타나기 때문이다. 하지만 칸디다균 과잉 증식 증상이 우세한 퇴행성 질환자들은 칸디다증 치료 프로그램 전체를 따를 필요가 있다.

이런 경우에 식단, 약초, 과산소화 등 칸디다균의 증식을 억제하는 모든 방법은 궁극적으로 소화 흡수를 개선하고, 그리하여 위기(衛氣)와 면역계를

---

* suma. 남미 지역에서 자생하는 덩굴식물의 뿌리로, 브라질 인삼으로 불린다. 예로부터 약용 및 강장제로 쓰였다. 인체 기관을 튼튼하게 하고 정상화하며, 스트레스 저항력을 높이고, 전반적인 인체 기능을 개선하는 것으로 알려져 있다.—옮긴이

강화한다.

칸디다균 과잉 증식을 치유하는 이러한 방법들을 일차적인 치료법으로 시행하면서, 거기에 칸디다균 치료 원리에 어긋나지 않는 범위에서 다른 퇴행성 질환 치료법들을 추가하면 된다.

산소화 요법

모든 질병의 가장 큰 단일 원인은 산소 부족이다.

—스티븐 A. 레빈, 《항산화 물질의 적용: 프리 라디칼 생화학에서의 그 역할(Antioxidant Adaptation: It's Role in Free Radical Biochemistry)》의 공동 저자

모든 영양소 가운데 가장 본질적인 것이 산소다. 원소기호 'O'로 표시되는 산소는 비타민, 미네랄, 그 밖의 다른 어떤 영양소보다 근본적인 영양학적 가치가 있다. 산소가 없으면 불과 몇 분 만에 인간의 생명이 끝난다는 것을 누구나 알고 있다. 그러나 자신들의 몸속 조직과 세포들이 흔히 만성적인 산소 부족을 겪고 있다는 사실을 아는 사람은 그다지 많지 않다.

인체는 75%가 물이며, 산소는 물 무게의 90%를 차지한다. 산소는 양의 기운으로 볼 수 있다. 산소 없이는 몸속에서 에너지와 열을 얻기 위한 연소가 일어날 수 없다. 적혈구 세포들이 몸의 모든 곳으로 산소를 실어 나르는데, 빈혈증은 산소가 부족한 결과일 때가 많다. 동양의학에서 말하는 기는 산소와 직접적인 관련이 있다. 실제로 기를 '숨(breath)'으로 번역하기도 한다. 오늘날에는 기의 작용으로 간주했던 여러 가지 작용을 산소에 귀속시킨다. 산소는 몸을 활성화하고, 막힌 것을 제거하고, 울체를 풀어 준다. 산소가 부족하면 몸이 무겁고 우울하고 활력이 떨어진다. 산소는 비타민 C의 활용, 콜라겐 분해 지연, 조로 예방을 위해서도 꼭 필요하다. 세포 내에 산소가 적절하게 공급되는 사람은 활동적(양)이며, 사회적으로 성공할 가능성이 훨씬 높다. 사람들은 카리스마가 있는 사람들에게 끌리는데, 카리스마는 바로 풍부한 산소에서 나온다.

우리가 들이마시는 산소의 대부분은 뇌와 심장에서 소비되며, 간에서도 세

포 재생을 위해 산소를 필요로 한다. 산소화 요법은 알코올 의존증 환자들을 비롯해 간과 뇌 기능에 손상을 입은 사람들에게 매우 유익하다. 일단 장기에 충분한 산소가 공급되면 활력을 느끼게 되며, 대개 더 이상 중독성 물질에 끌리지 않게 된다.

산소의 또 한 가지 중요한 역할은 인체의 노폐물을 제거하는 데 도움을 주는 정화 기능이다. 산소는 세균, 바이러스, 아메바, 기생충, 진균, 효모균 따위를 파괴하며 부종, 점액, 낭종, 종양, 동맥 플라크 같은 형태의 병원성 습을 해소한다. 산소의 위력을 쉽게 관찰할 수 있는 사례가 있다. 오존(O_3)은 산화를 통해 화학물질과 살충제를 제거하고 모든 미생물을 파괴함으로써 물을 정화해 주는 물질로 세계적으로 널리 인정받고 있다. 오존은 염소보다 정화 기능이 뛰어날 뿐 아니라 부작용이 전혀 없다.

일반적으로 과체중이거나, 활력이 없거나, 칸디다증·부종·심장질환이 있거나, 바이러스·종양·감염성 질환(암·다발성 경화증, 류머티즘성 관절염, 만성피로 증후군, 엡스타인-바 증후군, 에이즈 등)이 있는 사람은 더 많은 산소가 필요하다.

산소 공급 개선: 다음은 인체 내 산소 양의 증가와 원활한 배분에 도움을 주는 행위다.

- 신체 활동, 규칙적인 운동, 요가 호흡법 수련, 에너지 순환을 위한 심상 수련.
- 대도시에서 벗어난 삶. 공기가 좋은 곳에서는 대개 공기 중의 산소 비중이 20%이지만 도시에서는 10%로 떨어진다.
- 단식 또는 소식과 동물성 식품 섭취 최소화. 과식, 나쁜 음식 조합, 지나친 고기 섭취에서 생기는 요산 등으로 쌓인 인체 내의 독소들이 이러한 나쁜 영양 섭취와 결부된 찌꺼기들이 대사되는 과정에서 산소를 소모해 버린다. 동양의학에 따르면 기 에너지는 호흡과 혈액을 통해 공급된다. 소식을 하면 호흡을 통해 더 많은 기(따라서 더 많은 산소)를 받아들일 수 있다(높은 경지에 오른 기 수련자들 가운데는 아무것도 먹지 않고 호

흡을 통해 흡수한 기만으로 살아가는 사람도 있다). 그뿐 아니라 소식을 하면 소화가 훨씬 더 효율적이 되어 과식할 때보다 기가 증가한다.

- 신선한 날것 또는 살짝 익힌 싹, 채소, 과일(칸디다증이 있을 때는 과일 섭취를 엄격히 제한한다), 무염 생사워크라우트 같은 미생물 배양 채소를 섭취하라.

- 미량 원소*인 게르마늄을 상당량 함유한 음식을 식단에 포함하라. 게르마늄은 인체 내에서 산소의 작용을 강화해 준다. 게르마늄 함유 식품과 보충제는 암 치료제와 면역 강화제로 흔히 이용되고 있다. 게르마늄 함량이 높은 음식과 약초로는 삼색도장버섯, 그 친척으로 죽은 나무 옆에 붙어 자라는 차가버섯, 그 밖에도 표고버섯, 영지버섯, 샴피뇽 버섯, 마늘, 수마, 인삼, 미정제 알로에 베라 즙, 클로렐라, 보리 등이 있다.

《기적의 치료약: 유기농 게르마늄(Miracle Cure: Organic Germanium)》의 저자인 일본인 학자 아사이 가즈히코 박사는 퇴행성 질환에서 게르마늄이 발휘하는 엄청난 효과를 처음으로 발견한 사람들 가운데 하나다. 그는 '유기농 게르마늄'이라고 부르는 게르마늄 농축물인 'Ge-132(비스 카복시에틸 세스크옥사이드)'를 개발했는데, 이것은 보충제의 하나로 시중에서 쉽게 구할 수 있다.

과산소화 요법

강력한 과산소화 제품들은 영양학적 접근과 극단적인 수준의 화학요법을 동원함으로써 종종 사람을 피폐하게 만드는 약물 치료 사이의 엄청난 골을 메우는 데 도움이 된다. 비교적 흔한 농축 산소 요법에는 과산화수소(H_2O_2), 오존(O_3), 글리옥실라이드, 염소산나트륨, 과산화염소, 산화마그네슘(1898년에 처음 개발되었다), 산소전해액 등 안정된 산소화합물이 쓰인다.

---

* 생물이 생존하는 데 매우 적은 양이기는 하지만 꼭 필요한 원소로 철, 망간, 아연, 구리, 염소, 요오드, 몰리브덴, 게르마늄, 셀레늄 등이 이에 속한다.—옮긴이

마지막 네 가지는 일곱 가지 가운데 가장 순하고 안전하다. 이 안정화된 화합물들은 최대 효과와 안전을 잘 조합한 것으로 보인다. 일곱 가지 모두 산소의 정화 효과를 높여 아메바, 바이러스, 세균을 파괴하는 데 도움을 준다. 또 접촉하는 조직에 엄청난 양의 산소를 공급해, 좀 인위적이기는 하지만 산소화의 혜택을 가져다준다. 과산화수소와 오존은 자연에서 발견되기는 하지만 현재 제품이나 치료에 쓰이는 정도의 농도에는 미치지 못한다. 아무튼 산소 부족으로 말미암은 질환의 뿌리가 깊을 때, 특히 환자의 병증이나 체질로 보아 일반적인 화학요법이나 약물요법이 너무 세다 싶을 때, 이 같은 농축 산소 제품들이 잘 든다.

하지만 이러한 산소 요법의 효과가 더 높아지고 장기적으로 발휘되기 위해서는 전체 식단이 개선되어야 한다는 점을 강조해 둔다. 에이즈에 대한 오존 치료법 가운데 한 가지는 피를 뽑아 오존으로 정화한 뒤 다시 혈류 속으로 주입하는 것인데, 일련의 치료가 끝나면 대개 혈액에서 바이러스가 사라져 있다 (뮌헨의 호르스트 카이프(Horst Keif)는 이 방법으로 수십 명의 에이즈 환자를 치료하는 큰 성과를 거두었다). 그런 뒤에 건강한 식단과 생활방식을 따르면 깨끗한 피를 유지할 수 있다.

오존

과산소화 요법 가운데 가장 강력한 오존 요법은 지난 50여 년 동안 유럽에서 수백만 명의 환자에게 시행되어 효과가 입증된 치료법이다. 일부 연구자들은 오존이 과산화수소보다 더 안전하다고 여긴다. 오존 요법은 다른 표준적인 중증 질환 치료법들에 비해 비용이 싸고, 그다지 큰 기술 없이도 시행할 수 있다. 그러나 불행히도 미국에서는 아직 식품의약국의 승인을 받지 못해 의학적 목적으로 오존을 사용할 수 없다. 그러나 곧 승인될 것으로 예상되며, 늘어나는 요구에 따라 많은 나라에서 의사의 감독을 전제로 오존 혈액주사가 합법화되는 추세에 있다.

오존은 암, 관절 질환, 에이즈 등의 치료에 유익하게 쓰이는 깃 말고도 순환계 질환, 전신 칸디다증, 단핵증* 포진, 간염 치료에도 큰 효과를 보여왔다. 여기서 예로 든 질환은 특히 식이요법과 연계했을 때 오존 치료의 성공 빈도가 높아지는 대표적인 미생물 감염증 가운데 극히 일부일 뿐이다. 오존은 또한 알츠하이머병, 노쇠화, 다발성 경화증, 파킨슨병 등에서 신경계와 뇌 기능을 개선하는 데 효과를 보여왔다.

음식물과 인체 내의 과산화수소

현재 미국에서 가장 많이 사용되는 과산소화 요법은 과산화수소(H_2O_2) 요법이다. 과산화수소는 자연에 존재하는 치료제다. 수증기(H_2O)가 대기 중에서 오존(O_3)과 반응해 산소 원자 하나를 취하면 과산화수소(H_2O_2)가 되며, 이 과산화수소를 다량 함유한 수증기가 빗물로 땅에 떨어진다. 또 다른 천연의 과산화수소 원천은 과일, 채소, 풀, 특히 야생 식물과 약초 등 가공하지 않은 신선한 식물성 식품, 포유류와 생선의 간, 모유, 특히 초유다. 프랑스 루르드 지방에 있는 유명한 '치유의 샘**'의 비밀 가운데 하나도 천연 농축 과산화수소에 있다.

과산화수소는 인체 세포 안에도 있는데, 자체 내에서 물과 산소의 반응을 통해 생성되어 면역계의 주요한 방어 수단 구실을 한다. 건강한 사람에게서는 다량의 과산화수소가 생성되어 유해 박테리아의 침입을 차단한다.[3] 효모균, 바이러스, 종양은 혐기성 증식을 하는 경우가 많은데, 과산화수소의 잉여 산소가 그 확산을 차단하는 것이다.

과산화수소는 인체의 모든 기관에서 생명 유지에 필수적인 역할을 한다. 또한 단백질, 탄수화물, 지방, 비타민, 그리고 그 밖의 영양소들의 대사에도 없

---

* mononucleosis. 대개 엡스타인-바 바이러스에 의해 발생하는 급성 감염증. 질병이 진행되는 중, 그리고 회복 기간 내내 심한 무력증이 지속된다.—옮긴이
** 프랑스 남서부 피레네산맥 북쪽에 있는 가톨릭 성지 가운데 하나로, 성지 순례자들이 이 물로 각종 질환을 치료하면서 유명해졌다. 과학적인 연구 결과 게르마늄이 다량 함유되어 있는 것으로 밝혀져, 게르마늄 광천수의 붐을 불러오기도 했다.—옮긴이

어서는 안 된다. 일단 오남용 문제는 논외로 하고, 농축 과산화수소 복용과 비타민 보충제 같은 농축 영양소 복용을 비교해 보자. 우리는 평소 가공하지 않은 홀푸드를 통해 건강에 필요한 영양소를 충분히 공급받을 수 있다. 그러나 건강이 위험에 처했을 때는 특별히 농축된 제품이 필요할 수 있다.

그런데 맥스 거슨이 말기암 환자들에게서 발견했듯이, 일부 비타민과 미네랄 보충제는 오히려 상태를 더 악화할 수 있다(거슨의 철학과 치료법에 대해서는 32장 〈암과 회복 식단〉의 691~692쪽을 참조하라). 그것은 이러한 약품들을 대사하는 데 에너지가 투입되어야 하기 때문이라는 것이 정설이다. 반면에 과산화수소는 에너지를 증진하는 것으로 밝혀졌다. 이것은 과산화수소가 감염과 미열로 인체 에너지를 약화시키는 미생물들을 파괴하는 작용을 하기 때문인 것으로 보인다. 과산화수소는 만성질환자에게 특히 부족한 대사 인자 가운데 하나다.

그러나 과산화수소를 만병통치약으로 여겨서는 안 된다. 과산화수소의 과잉 섭취가 효소 체계를 억지하고, 면역력에 부정적 영향을 미치고 일부 세포 구조를 손상하는 프리 라디칼의 급증을 초래할 수 있다는 실험 증거가 있다. 다른 한편으로 과산화수소 옹호자들은 산더미 같은 긍정적 연구 결과를 가리키며, 지침에 따라 사용하기만 하면 절대적으로 안전하다고 주장한다. 물론 진짜 기준은 이 약이 건강을 회복하는 데 도움이 되는지 여부다. 우리가 이 유사 천연 제품에 대해 살펴보기로 한 것은 그것이 다른 방법들로 실패를 맛본 환자들을 죽음으로부터 구한 사례를 여러 차례 보았기 때문이다.

과산화수소는 새로운 치료제가 아니다. 지난 70년 동안 이미 수많은 바이러스 및 효모균 관련 질환자들을 구해왔다. 존경받는 의학 전문가들이 과산화수소를 치료에 이용했고, 또 강력히 권장했다. 저명한 심장이식수술 전문 외과의인 남아프리카의 크리스티안 네틀링 바너드*도 그 가운데 한 명이다.

---

* Christiaan Neethling Barnard. 심장이식수술로 유명한 남아프리카 출신의 의사. 심장병 치유에 획기적인 전기를 마련한 것으로 평가받는다.―옮긴이

그는 자신의 관절염도 과산화수소로 고쳤다고 주장했다. 영양요법을 통한 암 치료로 유명한 거슨 인스티튜트 클리닉(Gerson Institute clinic)에서도 과산화수소를 쓰는 것으로 보고되었다. 커트 돈스바흐 박사는 수백 명의 환자들에게 과산화수소를 광범하게 적용해 놀라운 성과를 거두었다. 돈스바흐 박사는 이렇게 썼다.

> 내가 알기로, 35%의 식품등급 과산화수소가 효모균과 진균류 군집을 파괴하는 데 월등히 뛰어나다. 과산화수소의 정맥 주입은 내가 지금까지 보아온 치료법 가운데 손에 꼽힐 만큼 획기적인 치료법이다. 특히 전신 칸디다증 환자들의 경우 5~10일이면 알레르기가 사라지는 것을 볼 수 있으며, 21~28일이면 효모균이 완전히 제거된다.

부신피질 추출물과 이소프리노신이라는 항바이러스 면역 자극제가 돈스바흐의 치료 계획에 포함되는데, 둘 다 현재로서는 미국에서 정상적인 방법으로 구할 수 없다. 그는 또 암, 관절염, 여러 면역결핍증에 과산화수소를 사용해 성공을 거두었다.

미국의 의사 단체, 제약 업체, 심지어 비타민과 영양제 제조 업체 중에 과산화수소를 옹호하는 사람은 거의 전무하다. 과산화수소가 특허를 낼 수 없는 물질이고, 너무 저렴하고, 흔히 자가 주입이 가능하고, 적어도 이론적으로는 다른 값비싼 약품들을 대체해 버릴 수 있기 때문이다. 더구나 소비자들 역시 중병에 쓰이는 약이라면 으레 비싼 것이 좋다고 여기므로 과산화수소 요법은 그들이 생각하는 '적절한' 치료법에 아예 끼지도 못한다. 하지만 그러한 치료법이 진지한 풀뿌리 운동의 수준으로까지 발전해 왔다. 이것은 어느 정도는 사제인 리하르트 빌헬름(Richard Wilhelm) 신부가 오랫동안 사명감을 가지고 열정을 바친 덕분이다.[4]

앞에서도 말했듯이, 과산화수소는 위험한 양의 프리 라디칼을 발생시킬 수 있다. 하지만 이것은 인체 내에서 H_2O_2에서 떨어져 나온 산소원자가 파괴적인 프리 라디칼과 결합함으로써 그것들을 제거한다는 훌륭한 증거이기도 하다.[5] 프리 라디칼로 말미암은 손상 가능성은 항산화 물질을 이용해 대단히 간단히 방지할 수 있기 때문에, 전반적인 면역 강화와 더불어 이러한 목적으로도 과산화수소를 사용할 수 있다. 다시 말해 산소화 요법을 시행하는 동안 항산화 물질 섭취를 늘리면 혹시 모를 과잉 산화를 차단할 수 있다. 밀순과 보리순은 항산화 물질의 가장 탁월한 식품 원천으로 꼽힌다. 이것들은 산소를 풍부하게 공급해 줄 뿐 아니라 동시에 항산화 작용을 하는 비타민과 미네랄들을 제공해준다. 또 이것들에는 핵심적인 항산화 물질인 슈퍼옥사이드 디스무타아제*라는 효소의 가장 풍부한 천연 원천이 들어 있다. 다른 대안으로는 슈퍼옥사이드 디스무타아제(SOD), 글루타티온 페록시다아제(GPx), 환원 효소인 메티오닌 레둑타아제(MR), 카탈라아제(CAT) 등이 있다. 이것들은 모두 항산화효소로, 과산화수소를 비롯한 각종 과산소화 요법과 더불어 종종 추천되며, 단일 보충제로 쉽게 구할 수 있다.

경구 복용과 복용량: 반드시 '식품등급의 35% 과산화수소'** 또는 그것을 함유한 희석 제품을 써야 한다. 가끔 건강식품 가게에 진열되어 있기도 하며, 여의치 않으면 인터넷으로 주문하면 된다. 약국에서 파는 일반적인 3% 과산화수소는 여러 가지 강한 화학 안정제들이 들어 있으므로 절대로 입으로 복용해서는 안 된다. 일부 학자들에 따르면, 이러한 제품들은 입안 세척용으로조차 부적합하다고 주장한다. 질환이 있는 경우에는 더욱 그러하다.

주의: 장기 이식수술을 받은 사람은 과산화수소를 복용하지 말아야 한다. 이식 거부반응을 방지하기 위해 복용하는 면역억제제를 무력화할 만큼 면역력을 강화할 수 있기 때문이다.

---

*   superoxide dismutase. 산소 분자의 1전자 환원으로 생기는 프리 라디칼의 불균화 반응을 촉매하는 효소. 생체 내의 이 효소는 프리 라디칼에 의해 생기는 조직 손상을 방지하는 기능을 한다. 의약품, 화장품, 식품 등에 광범하게 응용되고 있다.―옮긴이
** food grade hydrogen peroxide 35%. 우리나라에서도 인테넷 쇼핑몰에서 쉽게 구입할 수 있다.―옮긴이

식품등급 35% 과산화수소는 사용 전에 반드시 희석해야 한다. 1/2컵 분량의 깨끗한 물 또는 알로에 베라 즙에 섞으면 된다. 여기에 레몬즙을 몇 방울 떨어뜨리면 쓴맛이 없어진다. 당근 즙, 탄산음료, 알코올성 음료에 섞으면 불쾌한 맛을 생성하는 반응이 일어나므로 좋지 않다. 공복에 복용하고, 다른 보충제나 약과 함께 복용하는 것은 안 된다.

첫 주에는 하루에 H_2O_2 한 방울 정도로 시작한다. 그런 뒤 하루 3방울로 늘리고, 매 3일마다 한 방울씩 복용량을 늘려 최종적으로는 하루 세 차례 각 15방울씩 복용한다. H_2O_2에 의해 촉발되는 명현(暝眩)반응과 독소 배출이 매우 심할 수 있으므로 주의가 필요하다. 만약 배탈, 두통, 속 부글거림, 그 밖의 강한 배설 반응이 일어나면 증상이 사라질 때까지 복용량을 늘리지 않는 것이 좋다. 반응이 심하다면 며칠간 프로그램을 중단했다가 마지막 복용량 수준에서 다시 시작해도 된다(7장 〈식단 전환〉의 '명현반응'을 참조하라). 심한 칸디다증이나 퇴행성 질환이 있는 사람들 가운데는 최종적으로 최장 3주간 매일 세 차례 25방울을 복용했을 때 가장 효과가 좋은 경우도 있다. 그런 다음에 복용량을 늘렸던 것과 같은 방법으로 하루 3차례 15방울까지 차츰 줄여서 증상이 사라질 때까지 지속적으로 복용한다. 이 프로그램은 각 개인의 정화 및 회복 감당 능력에 맞춰 조절할 수 있다.

몇 주 이내에 칸디다증 증상의 개선을 기대할 수 있으며, 증상이 심한 경우에는 완전한 회복까지 4~6개월까지 걸릴 수 있다. 증상이 가라앉은 뒤에도 그 상태를 유지하기 위해 매주 5~15방울씩(1주에 5일간 3~5방울) 복용해야 한다. 식용 과산화수소와 알로에 베라 즙 등의 물질을 혼합한 시판 캡슐이나 물약을 복용하는 경우에도 앞서 말한 대로 하면 된다. 이런 제품에는 대개 식품등급 35% H_2O_2의 함유량이 명시되어 있다.

과산화수소의 정맥 주입과 외용

- 과산화수소의 정맥 및 동맥 주사는 반드시 자격을 갖춘 의사에 의해 시행되어야 한다. 이 방법은 복용하는 것보다 작용이 빠르며, 전신 칸디다

증과 퇴행성 질환이 심하게 진행된 경우에 적합하다.

주의: 이상적이라고 할 수는 없지만 약국에서 흔히 파는 3% 과산화수소는 대체로 외용으로는 쓸 수 있다. 하지만 내복용 또는 구강 세척용으로는 절대 사용해서는 안 된다. 이러한 목적으로 쓸 때는 반드시 식용 과산화수소를 사용해야 한다. 식용등급 35% 과산화수소 30그램을 330그램의 증류수에 희석하면 3% 식용등급 과산화수소를 만들 수 있다.

- 과산화수소를 탄 물에 목욕하면 과산화수소 복용 효과를 높인다. 특히 효모균에 의해 유발된 질염은 그 효과가 뚜렷하다(온수를 반쯤 채운 표준적인 크기의 욕조에 3% 과산화수소 0.5~1.5리터를 탄 뒤 20분간 몸을 담근다).

- 알로에 베라 젤에 과산화수소를 혼합한 외용 젤 제품이 점점 널리 보급되고 있다. 이것은 마시거나 주사를 맞지 않고 혈액에 직접 다량의 산소를 공급하는 또 다른 방법이다.

- 생식기 효모균 감염증 치료를 받고 있는 사람들은 성교 중에 상대방을 감염시킬 수 있다. 성교 전후에 3% 과산화수소로 남성의 성기를 씻어 주면 완전한 예방책이 되지는 못하더라도 효모균을 비롯한 감염증이 서로 옮는 것을 최소화할 수 있다. 질 효모균을 보유한 여성의 경우, 과산화수소를 이용한 질 세척은 앞에서 언급한 마늘 요법을 보완해 준다. 매주 1회 3% 과산화수소와 물을 1:3의 비율로 혼합한 용액을 질 속에 넣고 5분간 가만히 있으면 된다.

- 무좀이 있는 사람은 1일 1회 잠자리에 들기 전 3% 과산화수소에 발을 담근다. 무좀은 몸속에 효모균이 성하다는 신호일 때가 많다.

- 골반 또는 피부 부위에 여드름, 백선, 진균이 있다면 면봉에 3% 과산화수소를 묻혀 해당 부위에 발라 준다. 눈에 들어가지 않도록 주의해야 한다.

- 베이킹소다에 3% 과산화수소를 넣고 개어 풀처럼 만들면 치약으로 쓸 수 있다. 또는 그냥 칫솔을 3% 과산화수소 용액에 담갔다가 써도 된다. 과산화수소는 충치 유발 박테리아를 억제하고 잇몸 병을 치료해 준다.

- 3% 과산화수소를 사용해 입안을 세척하거나 가시면 입안의 박테리아를 줄이고, 구강궤양을 치유하며, 치태가 끼는 것을 막아 준다. 물과 1:1로 혼합해 사용해도 효과가 좋다.

- 싱크대에 물을 받아 3% 과산화수소 1/4컵을 탄 뒤 과일과 채소를 20분간 담가두면 청과물 표면에 묻어 있는 잔류 농약과 기생충이 제거된다. 물 4리터당 3% 과산화수소 1스푼을 첨가해도 된다. 좀 더 빠른 방법으로는 청과물에 3% 과산화수소를 뿌린 뒤 1~2분간 두었다가 씻는 것이 있다.

- 마실 물에서 박테리아를 제거하려면 물 2리터당 35% 식용등급 과산화수소 3방울, 또는 물 1000리터당 0.1리터를 탄다. 과산화수소를 타면 물에 들어 있는 수많은 유해 화학물질이 산화되어 효과적으로 중화된다.

- 관절염, 기생충, 노화 관련 질환을 가진 동물들도 과산화수소를 이용해 원기를 회복시킬 수 있다. 매일 동물의 체중 1킬로그램당 35% 과산화수소 4방울을 물에 타서 먹인다. 동물의 체중에 따라 복용량을 조절해야 한다. 반려동물도 오래 건강하려면 화학물질이 없는 질 좋은 먹이를 먹여야 한다.

면역력에 대한 더 깊은 통찰

프리 라디칼: 면역계의 파수꾼이자 파괴자

'프리 라디칼'은 면역력을 이해하기 위한 핵심 개념 가운데 하나다. 인체 내 세포들은 독소, 바이러스, 세균, 진균 등에 노출되는 즉시 프리 라디칼을 생성한다. 요오드 라디칼과 과산화물은 두 가지 대표적인 프리 라디칼의 예다. 산화작용이 활발한 이 물질들로부터 과산화수소가 만들어지는데, 과산화수소는 효모균과 진균을 특정해 파괴한다. 프리 라디칼의 이러한 측면은 우리 면역력에서 대단히 중요하고 유익하다.

세포에서 프리 라디칼을 만들기 위해서는 잉여 산소가 필요하다. 인체 내 산소를 극대화하기 위해 음식 섭취뿐 아니라 운동이 중요한 것은 이 때문이다. 하지만 스스로를 보호하기 위해 일단 프리 라디칼을 생성한 다음에는 세포들 자신도 과녁이 되며, 따라서 흔히 '프리 라디칼 청소부'라고 부르는 영양소들로 구성된 항산화 물질들을 방패로 삼아 프리 라디칼들의 공격을 막아내야 한다. 프리 라디칼이 보호받지 못한 세포들을 공격하면 핵심적인 세포 활동을 주관하는 세포 DNA의 활동이 방해를 받게 된다. 이렇게 손상된 세포들은 더 이상 위기(衛氣)의 전달자 노릇을 할 수 없다. 이 세포들은 부진해지고, 쉽게 암과 종양의 터전이 된다. 또 이와 같은 손상은 노화를 가속화해 직접적으로 주름과 검버섯을 유발하며, 면역계에 심각한 부담을 준다. 따라서 면역력에서 주된 관건은 생활에서 스트레스와 독소를 줄임으로써 프리 라디칼을 생성할 필요성 자체를 최소화하는 것이다.

프리 라디칼은 공기·물·음식을 통해 들어오는 화학 오염 물질, 컴퓨터 디스플레이 단말기에서 나오는 양이온을 비롯한 다양한 원천에서 나오는 방사선, 담배 연기 속에 들어 있는 발암성 화합물인 아세트알데히드 등의 자극물과 독소에 대한 반응으로 생성된다. 아세트알데히드는 음주 후 간에서 생성되기도 한다.

프리 라디칼은 프리 라디칼 청소부들에 들어 있는 항산화 물질에 의해 포획되고 무력화된다. 비타민 E, A,[*] C와 여러 비타민 B군, 각종 항산화 효소, 특히 슈퍼옥사이드 디스무타아제 등이 대표적인 항산화 물질이다. 프리 라디칼 생성을 유발하는 독소에 대한 노출이 최소화된다면, 미가공 곡물과 채소로 짜인 다채로운 식단을 통해 공급되는 이러한 영양소들만으로도 충분하다.

밀순과 보리순, 싹, 짙은 녹색 채소에는 다량의 천연 항산화 물질이 함유되

---

[*] 오늘날의 연구에서는 베타카로틴(비타민 A 전구물질)이 탁월한 프리 라디칼 청소부이자 종양 억제 인자임이 드러났다. 베타카로틴의 성질과 원천에 대한 더 자세한 설명을 보고 싶다면 16장 〈녹색 식품〉을 참조하기 바란다.—지은이

어 있다. 위험도가 높은 독소에 자주 노출되는 사람이나 면역력이 아주 약한 사람은 항산화 물질 보충제의 도움을 받을 수도 있다.

프리 라디칼은 음식물의 대사에 따른 산화와 산화·산패된 음식물에 의해서도 생성된다. 과도하게 익힌 지방과 기름은 이러한 프리 라디칼의 주된 원천인데, 튀김이나 부침에서는 거의 언제나 발견된다. 냉압착 기름이 아니라면 식물성 다가불포화지방산 기름도 모두 가공 공정 중에 고온으로 가열되므로 사실상 프리 라디칼 창고나 다름없다. 식물성 쇼트닝과 마가린을 비롯한 수소첨가 식물성 기름 역시 열처리를 거친다. 그뿐 아니라 이들은 분자구조가 뒤틀렸기 때문에 면역계에 매우 큰 스트레스를 준다.

암 또는 심각한 면역결핍 질환이 있는 사람은 모든 추출 기름, 지방, 그리고 견과와 씨앗 같은 기름 함량이 많은 식품은 피하거나 엄격히 제한해야 한다. 다만 오메가—3와 감마리놀렌 지방산이 풍부한 식품에서 발견되는 몇몇 면역력 강화 기름만은 예외다(기름 전반에 대한 정보와 예를 더 보려면 10장 〈기름과 지방〉을 참조하라).

활동과 면역력

과로와 운동 부족은 둘 다 방어 에너지의 저하로 이어진다. 과도한 육체노동이 몸을 탈진시키고, 활동 부족이 위축(증)*과 혈액순환 악화를 불러온다는 것은 이미 밝혀진 사실이다. 정신적 과로 역시 지나친 육체 활동에 못지않은 손상을 초래하는데, 이것은 너무 많은 생각, 특히 근심 걱정이 비장-췌장의 기능을 약화시키고, 영양소 흡수를 나쁘게 할 수 있기 때문이다(더 깊은 이해를 위해서는 26장 〈토〉를 참조하라).

성행위

지나친 성행위는 신장-부신의 생명 에너지, 그리고 그와 관련된 정(精)이라는

---

* atrophy. 조직이나 세포 혹은 기관의 크기가 원래의 크기에 비하여 줄어드는 것.—옮긴이

생명 본질을 훼손한다(28장 〈수〉에서 자세히 살펴본다). 정은 생명력을 직접 튼튼하게 하는 것으로, 정이 부족해지면 질병에 대한 저항력과 환경 적응력이 떨어지게 된다. 특히 지나친 사정은 정을 감소시켜 몸의 생명력을 고갈시킨다. 현대 영양학에 따르면 정액에는 상당한 양의 아연과 오메가-3 지방산이 들어 있는데, 이것들은 적절한 면역 기능에 필수적이다. 따라서 과도한 정액 소모는 이러한 영양소의 인체 내 비축량을 앗아간다.

위기와 홀푸드

위기는 인체에서 가장 강한 양의 에너지로, 인체 주변을 왕성하게 순환하면서 바이러스, 세균, 환경 인자들로부터 인체를 보호한다. 짠 음식을 너무 많이 먹으면 인체 바깥 부분에 대한 기의 보호 능력을 떨어뜨리는데, 이것은 소금이 에너지를 강하게 안쪽으로 끌고 들어가기 때문이다. 그렇지만 면역력이 심각하게 떨어진 상태가 아니라면, 적당한 양의 미정제 소금은 소화력을 강화해 궁극적으로 면역력을 뒷받침한다.

인체 외곽을 보호하는 양기는 가공하지 않은 음식을 섭취함으로써 뒷받침된다. 곡물을 비롯한 홀푸드의 외피에는 면역력을 강화하는 귀중한 미네랄과 영양소가 들어 있다. 예를 들면 셀레늄은 면역력에 핵심적인 영양소인데, 그것을 함유한 토양에서 자란 음식에서 발견된다. 셀레늄은 곡물의 속껍질(기울)과 배아에 자리 잡고 있다. 이처럼 귀중한 영양소가 들어 있는 기울과 배아를 깎아내 버리면 어떻게 될지 한번 생각해 보라. 그런데 도정 과정에서 실제로 그렇게 하고 있다. 참으로 엄청난 영양 손실이 태연히 벌어지는 것이다.

생명의 정수라는 측면에서 보면, 그 제거된 부분이 훨씬 더 귀중한 것이다. 제거된 영양소를 단순히 나열하는 것만으로는 완전성의 상실을 충분히 설명할 수 없다. 미정제 식품, 그 완전함이 갖는 생명력은 말로 설명할 수가 없다. 왜냐하면 그 완전함 속에 만물의 긴밀한 내적 관계들이 응축되어 있기 때문이다.

면역력: 궁극에서 파국까지

역사적으로 극히 탁월한 면역력을 가진 사람들이 있었을까? 성경은 그리스도의 진실한 추종자들에게 독에 대한 면역력을 부여한다.

> 믿는 사람에게는 기적을 행할 힘이 주어질 것이니 (…) 무슨 독을
> 마셔도 해를 받지 아니하며 (…)
> ―마가복음 16:17-18

또 아시아의 역사에는 놀라운 독살 실패 사례가 수없이 기록되어 있는데, 살아남은 이들은 하나같이 현자였다.

면역계와 면역계 이상은 세계의 미디어에 매일같이 등장하는 에이즈 또는 그 유사 질환이 만연한 이후로 집중적인 관심의 대상이 되어왔다. 그 결과 대중의 관심을 받게 된 것이 스트레스가 심한 생활방식과 면역력 부족 사이의 상관관계다. 적어도 질병의 진행을 막는 데 성공을 거둔 치료법에서 우리는 전체론적 접근법이 가장 효과적이라는 사실을 깨닫게 되었다. 의식과 태도의 개선, 생활방식의 변화, 활동과 운동, 식단, 약초와 영양요법, 지압, 침술, 약물요법 등이 모두 나름의 역할을 하는 것으로 밝혀졌다. 에이즈와 면역계에 대한 강박적 관심에서 비롯한 한 가지 긍정적 결과가 있다면, 그것은 질병이 우리 존재의 모든 측면에 영향을 미치며, 또한 그 모든 측면이 치유에 기여할 수 있다는 깨달음이 향상되었다는 점이다.

통합과 면역력

동서양을 막론하고 모든 영적 전통은 하나의 통합된 실재가 지닌 불가해한 성질을 드러내 보이려는 시도라고 할 수 있다. 최근의 면역결핍과 만성질환의 맹렬한 습격은 사람들로 하여금 '통합과 완전함의 훼손이 무시무시한 질병, 개인들의 병적 행동, 무자비한 환경 파괴 같은 현실과 어떤 관계가 있는가?'라는 질문을 던지게 만들었다. 만약 이러한 현실 역시 그 '완전함'의 일부라면, 우리는

그것들이 이기심과 과도한 욕망에 추동되어 우리 스스로 저지른 행동에 대해 저 높은 곳에서 내린 심판의 결과임이 분명하다는 결론을 내릴 수밖에 없다.

욕망의 고리 끊기

욕망과의 싸움은 되레 욕망을 증가시킨다. 그러한 갈등의 고리는 이타적인 행위에 의해서만 끝날 수 있다. 이타적인 행위는 욕망의 뿌리를 잘라내 버린다. 이타심은 간단하다. 그것은 대가를 바라지 않고 베풀고 봉사하는 것이다. 여기에는 모든 관계를 갉아먹는 원망이 생길 여지가 없다. 그와 동시에 욕망은 억제된다. 욕망이 없는 경우에도 지난 삶에서 비롯된 과거의 병증이 해소되기 전까지는 불행이 끈질기게 따라붙을 수 있다. 우리는 대개 우리가 겪는 고통의 원인과 깊이를 알지 못하므로, 모든 불행을 치료하는 가장 단순한 치료제는 지금 당장 무조건적인 베풂의 계획을 시작하는 것이다. 근본적인 치유의 과정에서 부득이하게 만나게 되는 온갖 어려움을 뚫고 나아가기 위해서는 반드시 굳은 다짐이 있어야 한다.

태도

용기와 자신감으로 행동하는 자는 병을 이기고,
두려움으로 행동하는 자는 병에 걸린다.
-《내경》

면역력을 강화하기 위한 가장 중요한 한 가지 원리가 있다면, 그것은 단절 없는 통합의 태도다. 그 단절하지 않음이 극심하게 단절된 삶의 여러 부분을 하나로 통합할 때, 이러한 삶의 태도는 매우 큰 위력을 발휘한다. 그러기 위해서는 용기가 필요하다.

　사람들 사이에 단절이 생기는 것은 대개 해소되지 않은 감정적 문제 때문인 경우가 많다. 이러한 상황은 일어났거나 일어나고 있는 모든 일에 대한 무조건적인 감사와 진심 어린 용서를 통해 변화될 수 있다. 동양의학에서는 묵은 분노가 제거되면 막혔던 간이 뚫리고, 그리하여 다시 위기를 비롯한 기가 부드럽고 활기차게 돌게 된다고 한다. 분노는 스스로에게 상처를 입힐 뿐이라는 상투적 문구가 실제로 생리학적 진실이었던 것이다.

일단 분노를 해소하는 과정이 이루어지기 시작하면 음식을 비롯한 일상 요소에 대한 선택도 제자리를 찾게 된다. 이러한 과정 없이는 헝클어진 과거의 생활을 계속하며, 먹고 또 살게 된다.

요약: 면역력을 강화하고 유지하는 방법

1. 활동 규칙적이고 적절한 운동을 권한다. 신체 활동 부족, 과도한 성행위, 과로는 면역력을 훼손한다.

2. 식단 곡물-채소 식단을 하되, 홀푸드를 먹어라. 소식과 소박한 조합이 면역력을 강화한다. 밤늦게 먹지 말라. 중독성 물질, 정제 식품과 화학물질에 오염된 음식, 산패한 견과와 씨앗을 피하라. 기름과 지방을 제한하라. 칸디다균 과잉 증식 증상이 있을 때는 (앞에서 언급했던) 추가적인 식단 규칙이 필요하며, 산소를 공급하고 효모균을 억제하는 음식·보충제·수행 등을 고려해야 한다.

3. 환경 규칙적이고 즐거운 생활과 업무 환경을 유지하라. 면역력이 아주 약한 사람들에게는 보살펴 줄 수 있는 사람들과의 유대가 대단히 중요하다. 햇볕, 맑고 신선한 공기, 깨끗한 물은 면역력을 강화한다. 이것들을 자연에서 구할 수 없을 때는 정수기, 전(全)파장 광선 기기,* 공기정화기와 이온발생기도 도움이 된다.

---

* full spectrum light. 전파장 광선이라고 부른다. 아토피피부염과 피부 질환을 호전시키는 파장을 선택적으로 환부에 조사하여, 피부 질환을 치료할 목적으로 개발되었으며, 대표적인 것이 자외선 광선치료다. 피부 질환 치료 등과 관련하여 여러 차례 효과가 입증되었다.—옮긴이

과도한 습기에 노출되는 것을 삼가고, 그 밖에도 극단적인 기후로부터 잘 보호하라.

4. 보충제 합성 비타민과 무기물인 미네랄은 다른 사람들에게도 효과가 있긴 하지만, 특히 건장한 체형의 사람들에게 큰 효과가 있는 것으로 보인다(6장 〈지나침과 모자람〉 중 '실'을 참조하라). 장기적으로 복용할 때는 밀순 또는 보리순 농축물, 해초, 클로렐라, 스피룰리나 같은 홀푸드 보충제가 더 낫다. 싹은 뛰어난 영양 공급원이며, 대부분의 곡물 및 채소 식단을 적절히 보완해 준다. 살짝 익혀서 먹어야 하며, 차거나 약하거나 쇠한 사람은 신중하게 먹어야 한다.

5. 삶의 태도 삶의 태도는 면역력의 토대다. 감사와 용서는 그 준비 단계다. 기도, 명상, 심상 수련 등의 수행은 대개 지속적인 회복을 뒷받침한다. 하지만 만약 수행이 경직된 사고와 습관을 더욱 강화하는 쪽으로 작용하면 오히려 면역력을 약화시킬 수도 있다.

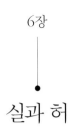

6장

실과 허

육강(六綱)의 마지막 쌍은 단지 그 사람이 상대적으로 얼마나 건장한가에 대한 것이다. 현대 의학에서는 건장한 사람과 허약한 사람에게 똑같은 치료를 적용하는 경우가 너무나 빈번하다. 이러한 잘못은 치료 결과가 뒤죽박죽되는 데 명백히 일조하고 있다. 실증은 열, 체액, 그 밖의 물질이 지나쳐서 생긴다. 반대로 허증은 온기, 체액, 그 밖의 물질이 모자라서 생긴다. (이러한 물질들은 인체와 그 영양 상태의 한 양상일 수도 있다.)

실

실은 적절하고 좋은 것을 망각하고 조심성을 잃게 만든다.
-《내경》

부유한 나라에서 대부분의 질병은 풍성하고, 기름지고, 과도하게 양념을 하고, 변성되고, 중독성 있는 음식, 다시 말해 고기(특히 붉은색 고기), 달걀, 치즈를 비롯한 온갖 유제품, 튀긴 음식, 소금, 달디단 음식, 정제되고 산패한 밀가루와 기름, 화학조미료, 약물, 술 등을 과도하게 섭취한 데서 비롯한 인체 내의 지나친 열과 습으로부터 생긴다. 인체가 더 이상의 실(지나침)을 견뎌낼 수 없을 때 붕괴가 시작되며, 그 실(지나침)의 틈바구니에서 허(모자람)가 모습을 드러내게 된다. 이것은 모든 인체 기관의 부진으로 이어지는데 당뇨, 암, 관절염을 비롯한 온갖 퇴행성 질환이 그것이다. 사람에 따라서는 실이 허로 바뀌는 이와 같은 양상이 나타나지 않는다. 그것은 그 사람의 체질 자체가 허하기 때문이다. 따라서 이들의 병증은 설령 실을 낳는 음식으로 생겼다고 하더라도 기본적으로 허증이다.

서구의 퇴행성 질환은 대개 실에서 비롯한 만큼 그 치료법도 동양과는 달랐다. 동양에서는 오랫동안 허가 병의 주된 원인이었기 때문이다. 그러나 현대화와 더불어 지금은 동양에서도 이러한 양상이 급속히 변하고 있다.

실증에서는 동맥과 경락(經絡)* 등 시스템이 막혀서 생기는 기능항진이 나타난다. 더러 선천적으로 실증이 생기기 쉬운 사람도 있긴 하지만, 이러한 막힘은 대개 심한 스트레스를 부르는 생활방식과 극단적인 식사가 결합된 결과다. 시스템이 막히면 열과 압력이 발생한다. 고혈압, 열로 수분이 말라 생기는 변비, 과체중, 심장병, 뇌졸중 등이 그래서 생기는 질병이다. 실증의 주된 치료법은 씻어서 내보내는 것, 즉 사(瀉)**하는 것이다. 그것이 무엇이든 간에 실을 야기한 것을 없애야 한다. 실증을 가진 사람은 허증이 있는 사람보다 좀 더 강력한 치료, 좀 더 강력하게 작용하는 치료제를 써도 된다. 실을 사하는 데는 쓴맛의 음식과 약초를 쓰는 것이 일반적인 원칙이다. 쓴맛은 식히고 말리는 (습을 줄이는) 작용이 있으며, 장운동을 돕는다.

---

* acupuncture meridian. 에너지, 즉 기와 혈이 흐르는 통로를 경락이라 하고, 기가 고이는 곳, 고이기 쉬운 곳을 경혈이라고 한다. 동양의학에서는 몸의 안과 밖, 위와 아래, 가슴과 팔이 경락으로 연결되어 오장과 육부의 기능을 조절하는데, 경락에 막힌 곳이 없어야 기의 순환이 원활해 몸이 건강을 유지할 수 있다고 본다. 침, 뜸, 안마 등 수기계 치료는 모두 이 원리를 이용한 치료법이다.—옮긴이
** 인체에 침범하거나 발생한 사기(邪氣)를 빼냄으로써 질병을 치료하는 방법.—옮긴이

서구의 약용 식물학이 히드라스티스(북미황련),* 에키나시아,** 차파랄 같은 극단적으로 쓴 약초를 강조해 온 것은 결코 우연이 아니다. 사교 목적의 만남에서 허브 차로 마시는 흔한 국화조차도 대단히 쓰다. 용어 자체가 모순적인 '비터 토닉'***의 아이디어가 나온 것도 따지고 보면 서구에서 실을 줄일 필요가 그만큼 컸기 때문이다.

비슷한 방식으로 서양의학은 실에 맞설 극단적으로 강력한 치료법(합성약물, 외과 수술, 방사선치료)을 강조해 왔다. 이런 것들은 튼튼한 사람들이나 견뎌낼 수 있는 수단이다. 서구에서 일상 음식이 되다시피 한 합성 비타민, 특히 비타민 C도 지방과 콜레스테롤 분해를 돕는다는 점에서 실을 줄이는 작용을 한다고 볼 수 있다. 수많은 중요한 식이요법에 날음식과 즙이 포함되는데, 이것들 역시 배출 작용을 하는 것이다.

음양 개념에서 알 수 있듯이, 모든 과정은 그 극단에 이르면 되돌아가게 되어 있다. 오늘날 우리는 기름진 음식을 탐한 것이 끝내 어떻게 그 반대, 즉 허로 나타나는지를 똑똑히 보고 있다. 이런 사람들에게는 동양의 보약과 섭식법이 효과가 있는 것으로 밝혀졌다. 그와 동시에 균형이라는 보편적 개념이 폭넓게 받아들여지고 있다. 오랜 세월 실을 누적해 온 끝에 마침내 점점 더 많은 사람들이 기운을 돋우면서도 쉬게 하는 섭식법, 평화로운 마음을 뒷받침

---

* 학명은 *Hydrastis canadensis*. 북미 동부 지역이 원산이며, 골든실(golden seal)이라고도 한다. 베타카로틴, 카나딘, 칼슘, 클로로겐산, 마그네슘, 철, 망간, 인, 칼륨, 아연, 비타민 B_1, B_2, B_3, C 등이 주요 성분으로 들어 있으며, 체질 개선, 건위, 구충, 살균, 항생, 생리 촉진, 하제 등의 목적으로 쓰인다.—옮긴이

** 속명은 Echinacea. 북미 중부 및 동부 지역이 원산이며, 북미 원주민들이 각종 감염에 천연 항생제 및 치료제로 사용하거나 독사나 벌레에 물렸을 때 사용해 온 약초다. 인체의 면역 기능을 증강하여 바이러스·곰팡이·박테리아의 침입을 막아 주며, 감염 부위에서는 면역 세포의 활동을 도와 호흡기 감염증 및 알레르기 등을 예방하고 증상을 개선하는 것으로 알려져 있다. 데이지와 비슷하게 생긴 꽃을 보기 위해 관상용으로 재배하기도 한다.—옮긴이

*** '토닉'은 'tonify', 즉 강화하고 조성한다는 말에서 나왔고, '비터', 즉 '쓴맛'은 '사하는 치료법'이므로 서로 모순된다.—지은이

함으로써 튼튼하게 만드는 섭식법에 매료되고 있다. 그러나 만병통치의 단일 식단은 없다. 하지만 각각의 음식물이 지닌 성질과 개인별 진단법을 이해한다면 누구나 그에 맞는 적절한 식단을 구성할 수 있으며, 생활에 적용할 수 있다.

실을 줄일 때 과도하게 줄이지 않는 것이 중요하다. 동양의학에서는 균형을 잡아 주는 이러한 행위를 두고 바른 기, 즉 '정기(正氣)를 보호'한다고 한다. 따라서 생식, 쓴맛의 사하는 약초, 기타 실을 줄이는 치료법을 쓸 때는 환자의 상태를 계속 살펴보면서 뜻하지 않게 실에서 허로 미끄러져 내려가 버리지 않도록 하는 것이 중요하다.

동양의학에서는 실에 대해 수백 년 동안에 걸쳐 놀라우리만치 단순하면서도 정확히 설명해 왔다.

일반적인 실의 징후: 양의 증상—굵고, 활기차고, 외향적이며, 목소리가 크고, 안색이 붉다—을 지녔으며, 종창이 단단하고 누르면 아프며, 숨이 묵직하고, 설태가 두텁고, 요골동맥의 맥박이 힘차다.

실을 위한 식단 권고

앞에서 언급했듯이 일반적인 실 치료법은 줄임과 사함이다. 이것은 실을 유발한 음식들(대개 매우 기름지고 달고 정제되고 중독성이 있는 음식들)을 피하고, 대신에 실을 줄이거나 사하는 음식들, 즉 대부분의 식물성 저지방 홀푸드들—싹(특히 알팔파의 싹), 과일, 채소(특히 녹색 잎채소들), 해초, 미세조류(특히 아파니조메논과 두날리엘라*), 곡물순, 곡물, 콩(특히 리마콩, 팥, 녹두)—을 섭취하는 것만으로도 (적어도 식단 수준에서는) 쉽게 달성된다.

쓴맛 음식이 특히 좋다. 예컨대 셀러리, 상추, 아스파라거스, 호밀, 아마란스 등이다(23장 〈오미를 이용한 치료〉에 쓴맛 음식의 예가 더 실려 있다). 실을 줄이는 쓴

---

* dunaliella. 일조량이 많고, 일반 생물이 살지 못하는 이스라엘의 사해에서 서식하는 녹조류의 일종으로 현재 항산화제와 간 보호제, 지방산화제, 항암제, 면역증진제 등으로 연구가 활발히 진행되고 있다.—옮긴이

약초로는 민들레 뿌리, 우엉, 소리쟁이, 대황(소리쟁이와 대황은 변비도 치료한다), 카밀러(*Anthemis nobilis*)과 붉은인동꽃(*Lonicera japonica*)이 있다.

주의: 약초를 쓸 때는 반드시 그 약초의 다른 여러 효능을 확인하는 것이 좋다. 버섯, 당근, 무, 신선한 무화과도 훌륭한 실증 치료제다. 감미료와 관련해서는 스테비아 잎이나 생꿀을 소량 쓰는 정도는 무방하다. 신선한 아마씨유(복용량은 298~299쪽을 참조하라)는 실증에 쓸 수 있는 몇 안 되는 기름이다. 날음식이나 살짝 익힌 음식이 식단의 대부분을 차지해야 한다.

실열(4장 〈따뜻함과 차가움: 음식과 사람의 열성〉에서 살펴보았던) 유형의 실증에서는 덥히는 음식을 빼고 식히는 음식을 보탠다. 습, 냉, 풍 등 다른 실증에서도 마찬가지로 실을 유발하는 음식을 빼고 실을 줄이는 음식을 보탠다. (일반적인 실과 그 치료법에 대한 설명은 이 장 끝부분에 나와 있다.) 특정 장부의 실(또는 허)에 대해서는 오행을 다룬 장들에서 살펴볼 것이다.

심한 감염증과 같은 급성의 실증(열, 홍조, 욱신거림, 고열, 벌겋게 곪은 종기, 통증이 매우 심한 귀 감염증 등의 징후가 나타남)이 왔을 때는 매우 가벼운 식사를 해야 한다. 물, 채소 및 과일의 즙, 약초 차만 마신다. 정 배가 고프면 채소와 과일 정도는 먹어도 된다. 급성 감염증에 이로운 약초는 히드라스티스, 에키나시아 같은 쓰고 항생작용이 있는 것들이다. 대표적인 약제는 이 약초들의 동일 부위를 로벨리아(*Lobelia inflata*) 및 감초와 1:1/3(각각)의 비율로 혼합한 것이다. 극도의 쓴맛 음식인 지몽 종자 추출물을 복용할 수도 있다. 이것들은 모두 강력한 항균제로, 대부분의 영양제 가게에서 구입할 수 있다. 이것들을 단독으로 복용하거나 허브 음료에 타서 바로 마시면 된다. 심한 감염증의 경우에는 약제와 추출물을 함께 또는 단독으로 20~30분마다 복용하되, 되도록 경험 많은 전문가의 조언을 구하는 것이 좋다.

허

일반적인 허의 징후: 음 증상, 예컨대 쇠약, 허약, 내성적, 부드러운 목소리, 창백하거나 누런 안색, 약한 요골동맥 맥박. 혹이 있다면 물렁물렁하고, 숨이 얕고, 설태가 얇거나 없으며, 지압을 하면 좋아하고 증상이 호전된다.

허증을 위한 식단 권고

일반적인 허의 경우, 균형을 잡기 위해서는 (활력, 힘, 에너지를 증대하기 위한) 보하기가 필요하다. 이를 위해서는 실을 치료할 때보다 천천히 진행해야 하고, 더욱 신중한 주의가 필요하다. 허증이 심신을 약화시킬 정도라면 180쪽의 '심한 허증의 치료 지침'을 따라야 한다.

그뿐 아니라 허의 경우에는 식단에 '충만한 단맛'을 가진 영양 많은 음식을 추가하고 쓴맛 음식은 줄여야 한다. 여기서 '충만한'이라는 단어는 강장 작용을 뜻한다. 동양의학의 본초학에 나오는 대추를 제외한 거의 모든 과일은 허약해진 사람에게 쓰기에는 사하는 성질이 너무 강한 '텅 빈' 단맛을 가지고 있다. '충만한' 단맛을 가진 음식은 대부분의 곡물과 콩류, 여러 가지 채소다. 이것들의 단맛은 꼭꼭 씹을수록 강해진다. 특히 쌀, 귀리, 조, 보리, 대두 가공식품, 검정콩, 파스닙, 루타바가(호무), 겨울호박, 소량의 견과와 씨앗 등이 특히 좋다.

꼭꼭 씹어 먹기 어려울 만큼 기운이 없는 사람들에게는 곡물로 쑨 콘지*를 쓴다(808쪽 '콘지' 조리법을 참조하라). 요양 중에 매일 곡물에 흑임자(검은깨) 1티스푼씩을 넣어 끓여 먹으면 허를 보할 뿐 아니라 변비에도 도움을 준다. 그러나 변이 묽은 사람에게는 흑임자가 좋지 않다. 그 대신 보리차(물 1리터에 보리 60그램을 넣고 45분간 끓인다)가 치료 효과가 좋다. 쌀, 조, 메밀 등의 곡물도 허 유형의 설사에 좋다.

---

* congee, 粥之. 곡물을 주재료로 그 5배가량의 물을 붓고 각종 해산물과 채소를 첨가해 묽게 끓이는 중국식 죽.—옮긴이

동양의학 고전들에 따르면 대추야자, 마,* 당밀, 엿기름, 쌀물엿처럼 단맛이 강한 음식은 기운을 돋운다고 한다. 그러나 항생제를 남용하고 백설탕, 변성 식품, 온갖 화학물질을 다량 섭취하는 현대인들은 대개 소화계가 약해져 있기 때문에 단맛이 강한 음식으로는 균형을 잡기가 여의치 않다. 왜냐하면 대체로 현대인들은 허의 양상이 단순하지 않고 과도한 담(痰), 불완전하게 대사된 지방, 효모균, 진균, 체액 등과 뒤섞여 있는데, 단맛이 강한 음식은 이러한 상황을 더욱 악화하기 때문이다. 단맛이 강한 음식으로 기운을 차린 허증이 있는 사람은 그 단맛 음식이 과도해지는 순간 급속히 도로 약해질 수 있기 때문에 주의해야 한다.

쓴맛 음식이 허증이 있는 사람을 악화시킬 수 있다는 점도 명심할 필요가 있다. 실증인 사람에게 유익한 음식—호밀, 아스파라거스, 상추, 셀러리, 아마란스, 그 밖의 쓴맛 음식—을 허증에 쓸 때는 신중해야 한다. 허증에 쓴맛의 약초를 써야 할 때는 당밀이나 감초 뿌리와 함께 쓰는 것이 가장 좋다. 또 허증이 있는 상태에서 해독을 하고자 할 때는 쓴 약초를 쓰기보다 엽록소가 풍부한 음식을 써서 그 작용을 완만하게 하는 것이 더 적절하다. 최고의 엽록소 원으로 꼽히는 클로렐라와 스피룰리나에도 소화하기 쉬운 단백질이 들어 있다. 소화가 잘 되는 단백질은 허증에 매우 중요한 영양소다.

동물성 식품

대체로 현대인의 허증에 가장 알맞은 동물성 식품은 산양유다. 산양유는 독특한 떫은맛이 섞인 단맛이 나는데, 이 떫은맛이 유제품의 특성인 담 생성을 억제한다. 우유에 과민증이 없다면 질 좋은 우유도 허증에 좋은 음식이 될 수 있다(9장 〈단백질과 비타민 B12〉 중 272쪽의 '유제품 이용 지침'을 참조하라).

---

* 원문에는 yam으로 나와 있다. 얌은 전 세계적으로 600여 종이 있으며, 주로 열대 및 아열대 지역에서 자란다. 온대 지역에서 자라는 종도 적지 않아 우리나라에서도 11종이 자란다. 우리가 먹는 '마(麻)'가 온대 지역에서 자라는 얌의 대표적인 종이다.—옮긴이

전통적으로 달걀, 생선, 가금류, 포유류 고기 등 영양이 풍부한 그 밖의 동물성 식품도 허증에 이용되어 왔으며, 유제품에 과민증이 있고 식물성 식품만으로는 불충분할 때 도움이 된다(고기 조리법과 권장 섭취량은 9장 〈단백질과 비타민 B$_{12}$〉 끝부분에 나와 있다).

동물성 식품 가운데 영양이 가장 풍부한 것은 여왕벌의 먹이인 로열젤리다. 로열젤리는 다양한 형태로 시판되고 있으며, 노쇠와 유아 영양실조를 비롯한 여러 허약증, 일반적인 노화 지연 목적으로 흔히 쓰인다. 로열젤리는 또한 성장과 정신 및 신체 발달을 촉진한다.

열, 한, 그 밖의 요인들과 복합된 허증

허증이 있는 상태에서 한증(寒症)을 고치려면 4장 〈따뜻함과 차가움〉 중 '한의 양상과 그 원인'에서 든 예에 따라 덥히는 음식과 덥히는 조리법을 추가해야 한다. 열이 동반되는 허증은 거의 언제나 오래된 허증인 사람들한테서 나타난다. 따라서 허약 체질이라면, 증상에 대한 정확한 이해가 매우 중요하다(4장에서 권고 사항과 더불어 그 증상에 대해 상세히 살펴보았다).

그 밖에 일반적인 허증을 치료할 때 중요한 요인: 음식의 가짓수를 줄이고 밥상을 소박하게 차릴 것, 과식하지 말 것, 생식 비중을 줄여 해독 속도를 완화할 것, 즉 대부분의 음식을 적당히 그러나 완전히 익혀 먹을 것, 중독성 물질과 '텅 빈' 음식(정제되거나 화학물질이 함유된 음식)을 뺄 것.

허증인 사람에게는 식단을 어떻게 바꾸어 가는지, 환자를 얼마나 잘 보살피는지도 대단히 중요하다. 뿌리 깊은 심한 허증은 늘 오래가는 만성 상태일 때가 많은데, 퇴행성 질환 말기의 쇠약함이 대표적인 예다. 이처럼 심한 허증일 때 치유에 속도를 붙이려면 다음의 지침들을 엄격히 따라야 한다.

심한 허증의 치료 지침

• 실증인 경우보다 치료와 치료 프로그램을 완만하게 진행하고 더 신중을 기해야 한다. 또 규칙적인 스케줄에 따라 프로그램을 진행해야 한다.

노인이나 병증이 심각한 사람들에게는 특히 이러한 지침이 중요하다.

- 허증이 심각한 상태에서 식단을 통해 한과 열 사이의 균형을 바로잡고
자 할 때는 병증이 가벼울 때보다 덥히거나 식히는 성질이 순한 음식과
조리법을 선택해야 한다.

- 급격히 식단을 바꿔 충격을 주는 일을 피해야 한다. 환자가 좋아하는
음식을 선택하되 그 질을 차츰차츰 높여가거나, 쉽게 받아들일 만한 대
체재를 찾아보는 것이 좋다. 물론 특별히 유해한 음식(그리고 모든 '텅 빈'
음식)은 배제해야 한다. 새로운 음식을 추가할 때는 거부반응이 없는 범
위에서 한 번에 한 가지씩 추가해 나가는 것이 좋다.

- 합성약물을 비롯해 독한 약을 복용하고 있다면, 차도를 보아가며 담당 의
사와 상의해 양을 조금씩 줄이거나 제외하는 것을 고려해 보아야 한다.

- 적절한 약초, 약한 운동, 일광욕이나 공기욕, 지압과 침술도 도움이 된다.

- 대체로 성찰과 수행도 도움이 된다. 심한 허증은 내면의 의식을 고양하
는 계기가 되기도 한다. 편안한 상태에서의 명상, 긍정, 기도, 심상 수련
등은 흔히 치유의 고비를 이겨내는 데 강력하고 호소력 있는 요인이 되
어 준다.

- 주변 환경을 총체적으로 파악하라. 추위나 습기 등 특정 환경을 싫어하
는 사람은 그런 환경에 오래 머물지 않도록 해야 한다. 이한증(裏寒症)*
이 있는 사람(이런 사람은 추위를 몹시 싫어한다)은 방을 따뜻하게 해야 한
다. 몸이 약하면서 허증인 사람은 스트레스를 받지 않도록 헤야 한다.
정돈되고, 밝고, 단순한 거주 공간이 치유에 좋다.

더 중요한 것은 그 거주 공간을 함께 쓰는 가족이나 친구들의 태도다. 부모
가 아플 때, 자녀가 건강을 챙기고 의식 수련을 한다면 회복에 걸리는 시간이
단축된다. 마찬가지로 자녀가 나이와 상관없이 치유가 필요할 때 부모가 근본

---

* 장기에 생기는 병. 팔다리가 싸늘해지고 얼굴이 창백해지며, 허리와 무릎이 시리다.—옮긴이

적인 변화를 도모하면 도움이 된다. 남편과 아내 사이, 친구들 사이, 그 밖의 모든 관계에서도 똑같은 원리가 작용한다. 친구나 특수 관계에 있는 사람이 보여주는 변화는 어떤 조언보다도 더 강력한 힘을 발휘할 때가 많다.

● ○ ●

다음의 표는 음양의 육강과 그에 맞는 식단을 간단히 요약한 것이다. 또 쉽게 참고할 수 있도록 두 개의 표를 덧붙였는데, 첫 번째 표(184~185쪽)는 허와 열이 결합된 음허(虛陰)를 간추린 것이며, 두 번째 표(189~191쪽)는 풍(風), 조(燥), 습(濕), 서(暑)의 네 가지 외사(外邪)의 영향을 요약한 것이다. (이 네 가지 외사에 대해서는 오행을 다룬 장들에서도 살펴본다).

음양육강 요약		
병증	신체 증상	식단
깊이		
표(양)	급작스럽게 시작되고 빠르게 회복된다. 예를 들어 감기와 독감, 고열과 오한이 동시에 찾아온다. 신체 바깥쪽인 근육과 관절이 쑤시고, 머리가 무겁고 아프다.	발한 작용이 있는 약초 차를 써서 땀을 내고, 과일·채소·국 등 가벼운 음식 위주로 먹는다. 급성 단계에서는 국물과 차 정도만 마시는 것이 좋다.
이(음)	표증이 아닌 모든 질병. 내부 장기에 영향을 미친다. 표증에 비해 회복 시간이 오래 걸린다. 오한은 없고 열이 나거나, (열은 없이) 한기를 느낄 수 있다. 몸 안쪽에 통증이 있고, 화를 잘 내며, 만성적으로 머리가 아프다.	한, 습, 실, 허 등 병증의 양상에 따라 식단을 달리 해야 한다.

음양육강 요약

병증	신체 증상	식단
열성		
열(양)	열이 오르고 체액이 마른다. 더위를 타며, 따뜻한 것을 싫어하고, 서늘한 날씨를 좋아하며, 찬물을 많이 마신다. 혀에 황태가 끼고, 오줌이 짙은 노란색을 띠며, 안색이 붉다. 국지적 열: 조직 염증, 부기, 발진, 포진, 뾰루지 등으로 모두 붉은색이 특징이다.	열을 발생시키는 지방, 고기, 알코올, 커피, 향신료, 그 밖의 덥히는 음식을 줄이고 식히는 음식을 늘린다. 물과 식히는 성질의 채소, 과일, 약초(128쪽)를 늘린다. 최소한만 익히거나 익히지 않는 조리법(생식, 발아, 찜, 삶기 등)을 이용한다. 밀, 조, 녹두, 두부 등 식히는 성질의 곡물과 콩을 먹는다. 급성 단계에서는 주로 식히는 성질의 액체 음식 위주로 먹는다.
한(음)	한은 얼음과 같다. 쉽게 옮겨 다니지 않고, 정지와 수축을 야기한다. 추위를 타며, 찬 것을 싫어하고, 옷을 지나치게 껴입으며, 온기와 따뜻한 음식, 따뜻한 음료에 끌린다.	식히는 음식을 줄이고 덥히는 음식과 약초(135쪽)를 먹는다. 생식과 (온도가) 찬 음식을 피하고 물 섭취를 줄인다. 덥히는 조리법(베이킹, 볶기, 부침)을 늘린다. 음식물을 낮은 불에서 오래 익힌다.
힘		
실(양)	기능항진이 있는 건장한 체형. 꽉 찬 느낌, 보통이거나 그보다 큰 목소리, 강한 맥박, 두터운 설태, 불그레한 안색. 병증이 급성일 때가 많고, 진행이 빠르다.	풍성하고, 기름지고, 달고, 정제되고, 중독성 있는 음식과 음료를 배제한다. 쓴맛 음식과 약초, 싹과 채소(특히 녹색 잎채소, 당근, 각종 무, 버섯), 과일, 곡물, 콩, 신선한 아마씨, 스테비아 등을 생으로 또는 살짝 익혀 먹는다. 실열인 경우에는 덥히는 음식을 줄이고 식히는 음식을 늘린다. 실습인 경우에는 수분이 많거나 점액이 많은 음식을 줄이고 마른 음식을 늘린다.

음양육강 요약		
병증	신체 증상	식단
		실습인 경우에는 수분이 많거나 점액이 많은 음식을 줄이고 마른 음식을 늘린다. 비슷한 방법으로 다른 실증들도 줄인다. 급성 감염 증이 있을 때는 즙과(또는) 물만 먹되, 음식이 꼭 먹고 싶을 때는 채소와 과일 정도만 먹는다. 심한 감염증이 있을 때는 1시간에 2~3차례 쓴맛(항생)의 약초를 복용한다.
허(음)	기능항진이 있는 허약한 사람. 에너지가 부족하고, 맥박이 약하며, 설태가 얇거나 없고, 목소리가 부드럽고, 안색은 누렇거나 창백하다. 대개 만성 병증인 경우가 많다.	쌀, 호밀, 파스닙, 당밀, 대두, 흑임자, 유제품 등 달고 영양이 풍부한 음식을 늘리고, 쓴맛 음식을 줄인다. 고기가 필요할 수도 있다. 더 세심한 보살핌과 인내심—순한 식이요법으로 오래 치료해야 하므로—이 필요하다. 허한(虛寒)일 때는 덥히는 음식을 늘린다. 허열(虛熱)일 때는 다음의 표 참조.

음허—허와 열의 결합		
병증	신체 증상	식단
허열(음과 양)	음액의 대사 부족에 의해 야기되는 상대적인 열의 유형. 오후의 발열, 도한, 뜨거운 손발바닥, 빠르고 얇은 맥	복합탄수화물을 잘 씹어 먹는 것이 체액의 균형과 그것을 뒷받침하는 당과 단백질 대사를 개선하는 최선의 방법이다. 복합탄수화물로는 쌀, 보리, 조, 해

184

음허―허와 열의 결합		
병증	신체 증상	식단
	박, 불면증, 단 음식 탐닉, 지속적이지만 약한 갈증 또는 허기, 마른 체형. 흔히 소모성 질환이 있는 사람들에게서 나타난다.	초, 검정콩, 녹두, 두부, 비트, 스트링 빈, 템페, 스피룰리나, 클로렐라 등 이 좋다. 음이 극도로 고갈되었을 때는 유제 품, 달걀, 굴, 조개, 정어리, 소고기 또는 돼지고기가 도움이 될 수도 있다. 매운 향신료, 알코올, 커피, 담 배, 덥히는 음식과 정제 식품의 과 잉 섭취를 피한다. 조리할 때 물을 많이 붓고 수프와 스튜를 규칙적으로 먹는다. 음을 보하는 약초를 복용하는 것도 도움이 된다(615쪽).

육강의 활용

육강의 조합은 모든 경우의 수가 다 가능하지만, 여기서는 가장 일반적인 조합에 중점을 두고 설명한다. 어떤 병증이 있다고 해서 반드시 그 병증의 모든 증상이 나타나지는 않는다. 육강을 활용하기 위해서는 그 병증이 표증인지 이증인지부터 판단해야 한다. 만약 표증이라면 발한(땀내기)을 비롯한 권장 치료법을 쓴다.

만약 이증이면 그 병증이 열인지 한인지, 또 실과 허 가운데 어느 쪽과 조합되어 있는지 판단해야 한다(다음의 표에 네 가지 경우의 수에 대해 설명되어 있다).

나머지는 모두 이 네 가지 기본 양상의 변형 또는 조합이다.

이러한 양상들을 살펴볼 때, 실과 허의 개념을 잘 활용하면 도움이 된다. 예컨대, 추위를 타는 것은 양이 부족해서이거나(허한(虛寒)) 또는 음이 너무 많기(실한(實寒)) 때문이다. 전자의 경우에는 덥히는 음식은 늘리되, 한이 과도한 상태는 아니므로(다음 표의 그래프를 참조하라) 식히는 음식은 줄이더라도 조

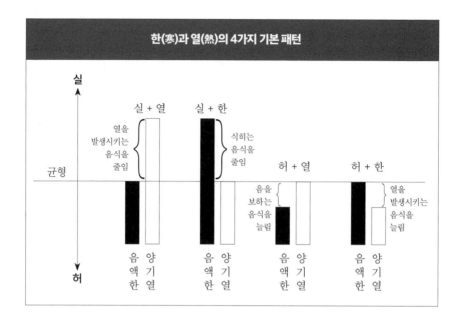

심스럽게 줄여야 한다. 후자의 경우에는 식히는 음식의 섭취를 줄이는 데 치료의 우선순위를 두어야 한다. 또 앞의 4장 〈따뜻함과 차가움〉에서 언급했듯이, 과도한 한을 빠르게 줄이기 위해 덥히는 음식을 늘릴 수도 있다. 실과 허의 양상을 이해하지 않고서는 이것들을 구분할 수가 없다.

허와 열의 조합(음허(陰虛))도 이러한 양상을 통해 살펴볼 수 있다. 먼저 명백한 해결책은 물과 즙 같은 식히는 음의 음식을 늘리는 것이다. 그러나 이 효과는 대개 오래가지 않는다. 우리가 다루는 것은 허증이기 때문에 물과 즙을 너무 많이 마시면 과도한 상태가 아닌 양기를 감소시킬 수 있다(그래프 참조). 그뿐 아니라 음허인 경우에는 여러 신체 조직들—신체 조직은 모두 음에 해당한다—의 조성이 부진해지는데, 특히 물은 이러한 현상을 더 악화시킬 수 있다. 물론 적당한 물과 음료는 반드시 필요하다. 그러나 역시 가장 좋은 것은 앞의 표 '음허' 항목에서 추천한 복합탄수화물들을 비롯한 여러 음식을 추가하는 것이다. 이것들은 체액과 신체 조직을 조성하면서도 양기의 지나친 감소를 불러오지 않는다. 이 음식들은 소화 과정에서 자체의 '대사 수분(metabolic moisture)'을 생성한다.

진전된 진단의 기초: 여섯 가지 기운

어떤 병증의 성질을 더 완벽하게 진단하기 위해서는 육강과 육기(六氣)*—열(熱), 한(寒), 풍(風), 조(燥), 습(濕), 서(暑)—를 결부하여 보아야 한다. 육기의 개념에 대해서는 오행에 대한 장들에서도 살펴보고 있다.

육기는 오해하기 쉬운데, 어느 정도는 육기를 더러 '육사(六邪)' 또는 '육음(六淫)'이라고 부르는 데도 원인이 있다. 또 영어로 'Six Chi,' 즉 육극(六極)으로 번역되기도 했다.[1] 이러한 부정적 뉘앙스를 지닌 이름들 때문에 동양의학을 좀 안다는 사람들 가운데는 사소한 날씨 변화로부터 편집증적으로 자신을 보호하려고 애를 쓰기도 한다. 과도하지만 않다면 더위나 바람 등의 자연의 기운이 '나쁜' 또는 '사악한' 결과를 가져오지는 않는다. 사실 날씨가 (다음 단원에서 설명되어 있듯이) 기왕에 몸속에서 과잉되어 있는 어떤 것과 호응하지 않는 한 다양한 기후 변화에 적절히 노출되는 것은 오히려 건강에 이롭다.

대부분의 사람은 다양한 날씨에 과도하게 노출되어 생긴 병의 성질을 인식하지 못한다. 육기는 과도한 바람과 습함 등의 날씨 요인에서 비롯한 질환의 성질을 명확히 해준다. 이러한 요인들은 몸속으로 침투하여 그 날씨 자체와 비슷한 증상을 만들어낸다. 예를 들어, 바람의 병증, 즉 풍증(風症)은 급작스럽고, 빠르고, 돌아다니며, 변덕스럽다. 내부의 병증은 외부 환경의 비유이자 거울이다.

병증을 있는 그대로 보기

육기에 대한 또 한 가지 오해는, 몸속 육기의 모든 상태가 그에 상응하는 기후

---

* 동양의학에서 말하는 육기는 외부 기후가 몸에 미치는 영향을 말한다. 풍(風), 한(寒), 서(暑), 습(濕), 조(燥), 화(火)를 꼽지만 때로는 '화' 대신 '우(雨)'를 포함시켜 한, 서, 조, 습, 풍, 우를 꼽기도 한다. 이 책의 지은이는 '화' 대신 '열'(heat)를 꼽았는데, '화'와 동일한 의미로 사용한 것으로 보인다.—옮긴이

변화로 초래되었다고 전제해 버리는 것이다. 이러한 추론은 두 가지 점에서 그릇되었다.

1. 한 가지 기운으로 기술된 대부분의 내부 병증은 외부의 날씨로 야기된 것이 아니라, 유전과 식단을 비롯한 생활방식 요인들 때문에 발생한다. 예컨대, 습의 가장 전형적인 내부 병증은 기름진 음식을 너무 많이 먹은 것과 몸을 움직이지 않는 생활방식에서 비롯한 것이지 눅눅한 날씨에서 비롯한 것이 아니라는 말이다. 물론 설령 식단으로부터 말미암은 것일지라도 모든 습 병증은 환경 속의 습기에 과도하게 노출되면 더 악화된다. 따라서 내부 병증과 상응하는 외부 날씨로부터 특별히 보호할 필요가 있다.

2. 실제로 기후 요인으로 초래된 병은 인체 내에서 그 요인과 상응하지 않는 양상으로 나타난다. 겨울의 혹한에 노출되었을 때 열 징후인 발열과 염증이 나타나는 것은 대표적인 예다. 이처럼 불일치한 결과의 현실화 여부는 그 사람의 건강 상태와 노출 시간 등에 달려 있다. 따라서 육기에 의한 병을 치료할 때도 그 병을 만든 날씨가 아니라 **나타나는 증상에 따라 치료해야** 한다. 현재의 증상을 치료하면, 예컨대 감정적 원인 같은 좀 더 근본적이고 깊은 곳에 자리 잡은 질환까지 치유된다.

한 사람의 질환이 어떻게 육강과 육기로 표현되는지를 안다는 것은 참으로 심오한 통찰이다. 정확한 진단은 그 사람의 변화의 양상을 확인했다는 것을 뜻한다. 이것을 바로잡으면 그 사람의 모든 것이 치유된다. 예컨대 습한 상태가 사라지면 수적(水積),* 과체중, 낭종, 종양, 효모균, 담적 등 모든 습증이 제거된다. 이제 더 이상 피로감이나 몸이 처지는 느낌이 들지 않는다. 또 불안과

---

* 물이 한곳에 적체되어 생기는 병증.—옮긴이

근심 등 거기에 상응하는 감정적 요인들도 해소된다.

현실적으로, 대부분의 병증은 육강과 육기의 조합이다. 가장 흔한 세 가지 조합은 열(熱)-허(虛)-조(燥), 열(熱)-풍(風)-실(實), 습(濕)-한(寒)-허(虛)의 결합이다.

육기를 요약한 다음의 표에서 열과 한은 육강의 열과 한과 내부 증상이 동일하며, 식단 관련 권고도 동일하다. 그렇다고 해서 그것들이 동일하다는 뜻은 아니다. 육강은 순전히 신체 내부 증상인 반면에, 육기는 본질적으로 기후 요인과 관련되어 있다. 그러나 현실에서는 이러한 차이가 줄어들며, 대체로 상통한다. 서기, 즉 서(暑)를 제외한 나머지 육기와 관련해서는 이증의 질환에 상응하는 증상 위주로 설명할 예정이다. 그것은 육기가 표증 수준일 때는 앞에서 설명했던 표증 치료법만으로도 쉽게 물리칠 수 있기 때문이다.

육기를 이용한 진단		
병증	인체 내 증상	식단
풍(양)	급작스럽게 시작되고 급작스럽게 변한다. 일시적인 통증, 발작, 경련, 떨림, 신경과민, 현기증, 감정적 혼란 등. 특히 간에 영향을 미친다. 극단적인 풍은 뇌졸중, 마비, 무감각 같은 '정지' 상태를 초래할 수도 있다. 풍은 감기의 풍증, 한증에서처럼 종종 다른 외기(外氣)와 결합해 그것들을 인체 내부로 끌고 들어온다. 뇌졸중에서 보이듯이, 과도한 열이 풍을 발생시킬 수 있다. 풍의 기타 원인으로는 음허와 간울(551~553쪽)이 있다.	열이나 음허에 의해 생긴 풍은 앞에서 육강의 이 병증들에 대해 제시했던 권고대로 하면 된다. 풍/한을 이기려면 덥히는 성질의 풍 감소제인 귀리, 잣, 새우 그리고 항(抗)풍 약초인 생강, 회향, 바질, 아니스, 쥐오줌풀 등을 쓴다. 풍/열을 이기려면 식히는 성질의 풍 감소제인 셀러리, 칡, 오디, 딸기, 그리고 페퍼민트(박하)와 작약 뿌리 등의 항(抗)풍 약초를 쓴다. 열성이 중립적인 풍 감소제는 위의 어느 경우나 쓸 수 있다. 서리태, 흑임자, 신선한 아마씨유와 세이지, 카밀러, 로벨리아, 황금(黃芩) 등의 약초가 여기에 포함된다.

육기를 이용한 진단		
병증	인체 내 증상	식단
	몸 안에서 풍은 거의 언제나 풍한(風寒) 또는 풍열(風熱)로 나타난다. 습기나 기타 사기들과 결합되는 경우도 흔하다.	풍 악화제인 달걀, 게살, 메밀은 모든 풍에 사용하지 말아야 한다. 일반적으로 기름진 음식은 간 울체를 부추겨 풍을 유발할 때가 많다.
열(양)	앞의 육강 요약에서 '열' 증상 및 식단 참조.	
한(음)	앞의 육강 요약에서 '한' 증상 및 식단 참조.	
습(음)	습은 울체와 활력 저하를 초래한다. 쉽게 피곤해지며 몸이 무겁다. 통증이 있는 경우 그 통증이 한 곳에 머문다. 습의 증상으로는 부종, 즉 몸 전체 또는 일부에 생기는 수적(水積), 담적, 종양, 낭종, 기생충, 칸디다균 등의 효모균, 진균, 과체중, 두텁고 번들거리는 설태 등이 있다. 비장-췌장 기능에 영향을 미치며, 따라서 소화력을 약화한다.	습을 말리는 음식은 대개 맛이 쓰거나 향이 짙다. 상추, 셀러리, 순무,* 콜라비, 호밀, 아마란스, 팥, 아파니조메논, 아스파라거스, 백후추, 알팔파, 호박, 식초, 파파야, 그리고 차파랄, 포다르코, 쥐오줌풀, 카밀러 등의 쓴맛 약초가 그 예다. 유제품, 고기, 달걀, 두부를 비롯한 대두 가공식품, 파인애플, 소금, 농축 감미료는 습이나 담적을 부르는 음식으로 피하거나 제한해야 한다.

---

* 우리나라 강화의 순무, 외래종인 터닙(turnip), 이 책에서 '루타바가'로 표기한 '스웨덴 순무'는 사실 동일 종의 변종이다. 세계적으로 20여 종의 다양한 순무 품종이 재배되고 있는데, 강화 순무는 토종 순무(호무)와 1893년경 우리나라 최초의 해군사관학교라고 할 수 있는 조선해방수사학당이 설립될 당시 영국에서 파견된 콜웰 교관 부부가 루타바가(rutabaga, 뿌리 모양이 항아리 형태이며 빛깔은 진한 자주색이다)와 터닙(turnip, 삼각뿔 모양의 뿌리에 육질이 연하다) 두 종을 영국에서 들여와 심은 것이 100여 년 동안 자라면서 교잡된 것으로 여겨진다. 강화 순무는 루타바가 및 터닙과 성질이 대동소이하므로 루타바가나 터닙 대신 써도 아무 문제가 없다. 이 책에서 '터닙'은 '순무'로 옮겼고, '루타바가'는 외래어로 그대로 표기했다.―옮긴이

육기를 이용한 진단		
병증	인체 내 증상	식단
조(양)	체액을 감소시켜 건조한 피부, 입술 갈라짐, 갈증, 코와 목구멍 건조, 변비, 답답한 기침, 마른 체형 등을 초래한다. 조(燥)는 특히 폐에 나쁜 영향을 미친다. 음이 부족해 생기는 경우가 많다.	조를 적셔 주는 음식으로는 대두 (두부·템페·두유·미소), 시금치, 아스파라거스, 조, 보리, 소금, 해초, 백목이버섯,* 사과,• 귤,• 잣,• 감,• 땅콩,• 배,• 꿀, 엿기름, 사탕수수, (미정제 사탕수수 즙으로 만든) 통설탕, 굴, 조개, 홍합, 돼지고기, 돼지콩팥 등이 있다. 쓴맛 음식과 약초는 제한하거나 피해야 한다. '•' 표시된 음식은 폐도 적셔 준다.
서(양)	언제나 극심한 더위에 과도하게 노출된 데서 비롯한 표증이다. 인체의 기와 체액을 손상한다. 전형적인 징후는 많은 땀과 고열, 활력 저하, 갈증이다. 그 밖의 징후로는 가쁜 호흡, 기침, 쌕쌕거리는 숨소리 등이 있다. 습이 동반될 때가 많다.	서기(暑氣)를 막고 그 병증을 치료하는 음식으로는 레몬, 사과, 수박, 칸탈루프멜론, 파파야, 파인애플, 머스크멜론, (수프로 끓인) 녹두, 애호박, 돼지호박(주키니), 오이 등이 있다. 열사병이나 일사병에는 무즙, 여주 (비터멜론) 수프, 수박 즙을 쓴다.

치료의 기술

이 책 전체에 실려 있는 치료법을 사용할 때 "~의 치료에 흔히 사용되는"이라는 구절과 자주 접하게 될 것이다. 이것은 "흔히 사용되는" 치료법을 기계적으로 적용하라는 의미가 아니다. 한열(寒熱), 허실(虛實), 풍(風), 습(濕) 등의 기본 원리를 마음에 새기고 그 역동성을 이해하는 것은 대단히 중요하다. 그래야만 진실로 어떤 치료법이 가장 적합한지 파악할 수 있다. 마찬가지로, 의학이 기술하고 있는 특정 질병을 가진 사람들도 대부분 개개인마다 그 병을 앓는 양

---

* 설이, 은이 등으로 불리기도 한다.—옮긴이

상이 다 다르며, 따라서 그 사람만의 특수한 상태에 맞는 치료를 시행해야 한다. 예컨대 어떤 두 사람이 동일한 부위에 종양이 있다고 해도 그 두 사람의 체질과 성격이 전혀 다를 수 있다. 두 사람 다 종양이 있으니 습을 가지고 있을 가능성이 크지만, 한 사람은 한의 징후가 있는 허일 수 있고, 다른 한 사람은 실과 열 징후를 가지고 있을 수 있다.

질병의 경과와 더불어 증상도 달라질 수 있다. 예컨대 한바탕 감기를 치르는 동안에 처음에는 묽고 맑은 콧물이 흘러내리다가(한) 나중에는 누렇고 진하게(열) 변할 수 있다. 이때는 처음에는 덥히는 열성을 가진 약초와 치료가 필요하고, 나중에는 식히는 열성을 가진 약초와 치료가 필요하다. 이러한 변화무쌍함에 맞춰 치료를 하기 위해서는 그 병증의 성질을 정확히 이해하는 한편 모든 차원에서 관찰하고, 듣고, 신중함과 인내심을 발휘하는, 그야말로 창의적인 치유의 달인이 되어야 한다. 지금까지 우리가 설명해 온 단순하지만 심오한 양상들을 반드시 알아야 하는 까닭이 바로 여기에 있다. 사람들이 저변에 깔린 원리를 외면하거나 무시했을 때는 아무리 의도가 좋아도 그 치료가 실패로 끝나고 마는 것을 우리는 여러 차례 보아왔다.

치유에서 직관은 대단히 중요한 역할을 한다. 그러나 치유의 고비가 닥치면 우리는 종종 두려움에 휩싸이고, 집중력을 잃고, 의자(醫者)가 환자에게 온갖 감정적 집착을 갖게 된다. 이것들은 모두 직관을 흐린다. 육강과 육기 같은 진단 원리는 직관과 추론 사이, 술(術)과 학(學) 사이의 경계를 클로즈업해 또렷이 보여주는, 그리하여 현대 의학의 치료법뿐 아니라 식이요법, 약초요법, 운동, 수련 등 전통적인 치유 기술을 위한 진단의 토대를 굳건히 지탱해 주는 귀중한 지원군이다.

HEALING
WITH
WHOLE FOODS

2

영양학의 기초

7장

식단 전환

이 장의 목적은 좀 더 나은 식단으로 순조롭게 전환하기를 원하는 사람들을 돕는 데 있다. 이미 한 차례 식단을 개선했지만 여전히 더 개선할 필요가 있는 사람들도 여기에 포함된다. 이 장에서는 식단 전환에 성공하기 위해 필요한 심리적 조언을 주고자 한다. 또 과도기 동안의 전형적인 양상을 짚어보고, 더 나아가 지나침을 줄이고 묵은 독소를 깨끗이 없애기 위한 식단 차원의 수단을 제안한다.

식단, 생활방식, 삶의 태도 변화는 그 사람의 결심과 성실성, 선천적인 강함과 약함, 예전의 식단과 새로운 식단 사이의 차이, 변화의 속도에 따라 개개인마다 다른 경로를 밟을 수밖에 없다. 식단은 성격의 한 측면이다. 물론 음식과 성격 사이의 관계가 똑떨어지지는 않는다. 왜냐하면 어떤 사람은 형편없이 먹는데도 감정의 안정을 유지하기 때문이다. 그러나 나쁜 식단은 언젠가는 가장 튼튼한 영혼과 육신마저 갉아먹고 만다.

가끔 나쁜 음식도 기분 좋게 먹으면 좋은 음식이 된다고 말하는 사람들이 있다. 이 말에는 어느 정도 일리가 있다. 그러나 우리는 너무나 많은 똑똑하고 영민한 사람들이 나쁜 식사 때문에 암에 걸려 무너지고 마는 것을 보아왔다. 생각을 통해 음식을 완전히 변화시킬 수 있는 궁극의 능력을 가진 사람이 존재할 수도 있다. 그러나 우리 대부분은 그러한 능력을 갖지 못한 사람들이다. 간단히 말해, 어떤 음식이 좋지 않다는 것을 안다면 그냥 먹지 말라.

한 개의 모자만 써라

동양철학에서는 이미 알고 있는 악을 피하는 행동을 '한 개의 모자만 쓴다.'라고 표현한다. 여기서 '모자'는 인과관계의 사슬 속 행동을 상징한다. 건강하지 않은 음식과 관련하여 우리가 취해야 할 최초의 행동, 즉 최초의 모자는 그 음식을 먹지 않겠다는 결심이다. 이렇게 하면 한 개의 모자만 쓰면 된다. 그러나 건강하지 않은 음식을 먹게 되면 여기서부터 두 번째, 세 번째, 계속해서 추가로 모자를 써야 한다. 예컨대 병을 앓는 것, 음식에 대한 긍정적인 생각으로 그 결과를 변화시키려고 애쓰는 것, 처방약을 먹는 것, 약을 먹고는 그 약으로 말미암은 결과를 이겨내려고 애쓰는 것 따위다. 다시 말해, 모든 앞선 행동에는 반드시 뒤따르는 행동이 있기 마련이다.

건강하기를 원한다면 딱 하나의 모자만 쓰면 된다. 그 후의 모든 모자는 무게만 늘려 점차 정서적으로 어두워지고 자유의 여지는 축소된다. 모자를 하나도 쓰지 않는 것—모자가 무(無)인 상태—은 모든 변화의 근원을 경험하는 것이다.

올바른 행동이라는 경로를 따라가면 우리는 점점 더 고양된 의식을 갖게 된다. 발전을 원한다면 우리는 매 순간 적절한 행동을 취함으로써 우리 몸과 마음에 쌓인 모든 부정적 매듭을 풀어야 한다. 적합한 식단은 사람마다 다르기 때문에 이 과정의 정확한 성질 역시 사람마다 다르다.

자신이 아는 것을 다른 사람과 나누려는 생각 없이 다른 사람들에게 어떤 인상을 심어 주기 위해서, 유행을 좇아서, 더 큰 권력을 얻기 위해서, 심지어 '건강하기' 위해서 이 식단을 선택하는 사람들은 대체로 식단을 바꾸는 데 어려움을 겪는다. 반면에 어떤 고귀한 동기에 인도되는 경우, 다시 말해 어떤 식단이 좀 더 인도적이라는 이유로, 예컨대 그 식단에서는 다른 동물을 살육하지 않는다거나(채식주의) 또는 제3세계 민중을 착취하지 않는다거나(다국적기업의 제품을 먹지 않기) 하는 이유로 그 식단을 선택하는 경우에는 어려움을 덜 겪을 뿐 아니라 더 건강한 삶의 태도를 갖게 되며, 이것은 다시 향후에도 식단 선택과 관련해 더 훌륭한 판단을 할 수 있게 해준다.

새로운 식단을 채택하면 세포 하나하나에서 이루어지는 생화학적 과정이 변하면서 어떤 반응이 일어나기를 기대할 수 있다. 만약 새로운 식단이 더 순수하다면 묵은 독소가 배출되는데, 이때 가끔 흔히 '명현반응'*이라고 부르는 여러 가지 불편감이 따르기도 한다. 그러한 세포 내의 변화는 정신에도 영향을 미치는데, 이것은 정신적 차원의 변화를 뜻하는 것일 뿐 아니라 그 자체가 몸속 세포들의 RNA와 DNA에 새겨져 있는 과거의 감정적·정신적 양상의 변화를 드러내는 것이기도 하다.

명현반응

명현반응은 과거 자신의 삶에서 해소되지 못한 모든 일을 되돌아볼 수 있는 기회를 준다. 우리 몸속에는 우리 개인의 모든 역사가 아로새겨져 있다. 완전히 치유되지 못한 모든 신체적·감정적·정신적 상처는 바로잡혀야 한다. 모든 막힘, 독소, 일탈, 통증이 총체적 치유 속에서 제거되어야 한다.

어떤 반응의 성질은 인생의 어떤 단계가 치유되고 있는지를 알려준다. 그 반응들은 원래의 질병이나 감정적 외상과 느낌은 비슷하지만 대개 조금 덜 심

---

* healing reaction. 한방에서 의사가 환자에게 투약하여 치유되어 가는 과정에서 예기치 않게 일시적인 증상의 격화 또는 전적으로 다른 증세가 유발되는 것을 말한다. 결과적으로 완쾌를 향해 나아가는 과정에서 일어나는 치유 반응이라고 할 수 있다. 그러나 이 같은 현상이 치유 과정의 기전으로 인한 명현 현상인지, 잘못된 치료에 의한 악화 또는 부작용 현상인지 신중하게 구분해야 한다.—옮긴이

한 형태로 나타난다. 만약 그 반응이 분노의 감정을 방출하는 것이라면, 설령 현재의 분노는 다른 환경들에 의해 '야기'되었을지라도, 그러한 방출을 둘러싼 감정이 과거 자신의 삶 속에서 있었던 어떤 분노의 감정을 떠올리게 할 것이다. 신체적인 방출 역시 과거의 병증을 떠올리게 한다. 만약 어린 시절에 만성 인후염이 있었다면 명현반응에 한두 차례의 인후염이 포함되면서 최초의 감염으로 말미암아 쌓인 찌꺼기가 깨끗이 제거된다.

누구나 명현반응이 최소한에 그치거나 없기를 바란다. 그러나 동양의학에서는 명현반응이 없으면 치료도 없다고 한다. 대부분의 명현반응에는 몸이 스스로 독소를 배출하는 과정이 포함된다. 이 과정이 얼마나 격렬하게 또는 온순하게 나타나는지는 그 과정을 조절하는 기술에 달려 있다.

명현반응의 예

1. 등 위쪽과 목에 경직이나 통증이 올 수 있다. 이러한 증상은 머리 쪽으로 올라가거나 복부·팔·다리 쪽으로 내려가기도 하며, 결국은 머리에서 발가락·손가락까지 온몸으로 확산되기도 한다. 내부 장기, 특히 오른쪽 갈비뼈 안쪽의 간 부위에 통증이 올 수도 있다. 두통은 공통이다.

2. 구토가 일어날 수 있다. 담즙이나 여러 형태의 점액이 올라올 수 있다.

3. 가스 발생, 위경련, 설사 등 소화불량 증상이 나타날 수 있다.

4. 활력 저하, 체중 감소, 오한이나 열감은 조성하고 강화하는 단계가 시작되기 전에 먼저 몸이 강력한 제거 작업을 벌이고 있다는 신호다.

5. 전형적인 감정적 반응으로는 이해할 수 없는 초조함, 분노, 우울증 등이 있다.

6. 식단 전환의 과도기 동안에는 더 긴 수면이 필요할 수 있으며, 꿈자리가 사나울 수도 있다. 이따금 이상한 환각, 유령, 의식변형*이 나타나기도 한다.

---

* 원문에는 'altered states'로 되어 있으며, 'altered states of consciousness'를 말하는 듯하다. 수면, 피로, 질병, 최면 그리고 약물과 같은 심리적 또는 생리적 요인에서 비롯

7. 가끔 생리가 중단되기도 하지만, 소화계가 안정되고 간과 신장 기능이 회복되면 재개된다.

8. 대개 성욕이 감소하는데, 특히 남성들이 그러하다. 그러나 일단 신장-부신 기능이 강화되면 이전보다 더 균형 잡힌 상태로 개선된다.

9. 방출될 수 있는 것으로는 종기, 여드름, 발진, 몸 냄새, 큰 종기, 콧물과 질 분비물, 설태, 검은 똥 등이 있다. 더러 은 아말감(수은) 덩어리가 빠져나오기도 한다.

특별한 경우가 아니면 통증과 방출이 포함되는 대부분의 명현반응은 일주일을 넘기지 않는다. 이때 몸은 생식 기능이 거의 필요하지 않기 때문에 성 에너지와 생리의 재개가 가장 늦게 이루어지는 경우가 많다. 임신 중인 여성에게 급격한 식단 전환은 바람직하지 않다. 그것은 배출된 독소가 태아에게 해를 입힐 수 있고, 또 인체 기관 전반에 가해지는 충격이 자연유산을 유발할 수 있기 때문이다. 물론 중독성 물질과 고도로 정제되고 화학물질이 들어간 식품은 당연히 삼가야 한다.

엽록소와 식단 전환

명현반응이 일어나는 동안에 몸에서 독소가 배출될 때는 정화 작용을 하는 음식을 먹으면 그 과정을 가볍게 하는 데 도움을 준다. 정화 작용이 있는 음식으로는 채소, 과일, 씨앗·곡물·콩의 싹이 있다. 추워지거나 무기력한 느낌이

될 수 있다. 보통 과도한 경계심을 보이거나 또는 반대로 외부의 자극에 대한 지각 능력이 현저히 떨어진다. 또 현실을 검증하는 자아 기능이 중단된다. 교실이나 고속도로에서 운전할 때 심하게 졸음이 오는 현상, 최면 상태 등에서 경험하는 황홀 상태, 신비 체험, 이인증(depersonalization)과 퇴행적이고 방어적 성격을 띤 비현실감의 상태 등이 여기에 포함된다.—옮긴이

있을 때는 모든 정화 음식을 익혀서 먹고, 그 양도 줄여야 한다. 좀 더 채식 쪽으로 바꾸고 있는 중이라면 소량의 영양이 풍부한 단백질 음식이 동물성 식품을 중단함으로써 몸에 가해지는 충격을 완화하는 데 도움을 준다. 그뿐 아니라 엽록소가 풍부한 음식도 동물성 식품의 독소 잔류물을 배출하고, 깨끗한 혈액을 조성하고, 세포 재생을 뒷받침하는 데 매우 유익하다. 보통 과도기에 명현반응이 나타날 때는 종류를 막론하고 녹색 채소가 대단히 중요하다.

곡물순과 미세조류 같은 영양이 풍부한 식품에는 재생에 도움이 되는 엽록소와 단백질이 잘 어우러져 있다. 이러한 식품에 대한 더 자세한 정보와 사용 제한은 16장 〈녹색 식품〉을 참조하기 바란다.

독소에 맞서는 음식

동양의학에서는 두부, 조, 녹두, 팥, 검정콩처럼 몇몇 흔한 음식이 독소를 중화한다고 본다. 식단 전환의 과도기에, 특히 명현반응이 나타날 때는 (과민성이 없다면) 식단에 이러한 음식을 넉넉히 포함시키는 것이 좋다.

소금과 식초 역시 해독 작용이 있으며, 동서양을 막론하고 이러한 목적에 사용해 왔다. 그러나 이것들은 성질이 강하므로 기본적으로 소화력에 문제가 있을 때에 한해 신중하게 절제해서 섭취하는 것이 좋다. 의학적 목적으로도 소금을 직접 먹는 경우는 거의 없다. 소금은 음식이나 물에 타서 먹거나 우메보시* 등의 형태로 섭취해야 한다. 사과식초는 한 번에 물 1/3컵에 1티스

---

* 일본식 매실 절임. 황매실(익은 매실)을 소금에 30~50일 정도 절이고 차조기 잎으로 색을 내서 만든다. 반면에 한국식 매실 절임은 청매실(풋매실)을 이용하고 소금 대신 설탕에 절이는 것이 특징이다. 따라서 일본식은 '매실 소금 절임', 한국식은 '매실 설탕 절임'이라고 부르는 것이 정확하다. 이 책에서는 '매실 소금 절임'을 가리키며, 원문을 살려 그대로 '우메보시'로 옮겼다. 우메보시는 소화를 좋게 하고, 더위에 음식이 상하는 것을 막아 주는 역할을 한다. 이런 효과 때문에 임진왜란, 일본의 전국시대, 제2차 세계대전 등 전시에 병사들이 필

푼을 섞어서 먹는다(식중독에는 희석하지 않고 복용한다). 이 식품들에 대해서는 364~365쪽에 좀 더 자세히 설명되어 있다. 우리는 소화불량에 습관적으로 소금과 식초를 쓰는 것을 권장하지 않는다. 그보다는 나쁜 식사를 개선하는 것이 더 중요하다.

● ○ ●

식단 전환에 따른 가장 강력한 반응은 첫 6개월 이내에 일어난다. 물론 1년이 지나서 주요한 반응이 나타날 수도 있다. 노인이나 심하게 기운이 없는 사람은 나쁜 음식을 대체하고 몸을 약화하는 음식을 줄이는 방법으로 좀 더 서서히 식단을 바꿔가야 한다. 629쪽의 '활기찬 노년을 위한 식단'을 참조하기 바란다.

식품군 사이의 적정 비율

곡물과 채소 위주 식단에서 다음의 비율(중량 기준)은 섬유·미네랄·비타민이 풍부하고, 단백질과 불포화지방이 적절하고, 포화지방이 적은 영양 섭취를 보장해 준다. 이와 같은 식단이 주류를 이루는 인구 집단은 상대적으로 암과 심장병 발병률이 훨씬 낮고, 더 오래 산다.[1]

곡물 35*~60%   통곡, 곡물순, 통곡 가루
채소 20~25%*   녹색 채소, 전분 채소, 저(低)전분 채소(해초와 미세조류)
콩류 5~15%*   콩, 완두콩, 렌즈콩, 각종 콩 싹, 두부, 미소 등
과일 5~15%*   소량의 견과와 기름 함량이 많은 씨앗

히 휴대하는 군수품으로 중요하게 취급되었다고 한다.—옮긴이

동물성 식품 0~10%[*] 유제품, 달걀, 생선, 가금류, 포유류 고기

위 수치는 중병에 걸린 사람을 제외하면 누구에게나 적용될 수 있을 만큼 범위가 넓다. 이미 고기와 유제품 비중이 낮은 식사를 하는 건강한 사람이라면 동물성 식품을 거의 또는 아예 섭취하지 않아도 된다. 동물성 식품은 체형이 굵고 실 징후가 있는 사람들은 식단에 포함할 때 신중해야 하는 반면에 빈약하고 허 징후가 있는 사람에게는 필요할 수도 있다.

견과와 씨앗은 지방과 단백질 비중이 높아 쉽게 소화되지 않기 때문에 아주 조금씩 먹어야 한다. 특히 열대 품종의 과일과 과일즙을 과다 섭취하는 것은 소화계 약화와 피로의 주된 원인 가운데 하나다.

위 식품군들을 적정한 비율로 먹는 것은 건강을 향한 첫걸음이다. 건강하게 조합된(19장 〈음식 조합〉을 참조하라) 소박한 식사를 하는 것, 자신의 체질과 상태에 맞춰 질 좋은 음식을 선택하고 적절하게 조리하는 것, 과식하지 않는 것, 적당한 운동, 소화력을 비롯해 전반적인 건강에 두루 영향을 미치는 삶의 태도도 똑같이 중요하다.

동물성 식품(유제품, 고기, 생선, 달걀 등)의 성질과 이용에 대한 더 자세한 정보는 9장 〈단백질과 비타민 B_{12}〉를 참조하기 바란다. 단백질이 풍부한 여러 가지 식물성 대체 식품과 약으로 쓰기 위한 고기 조리법도 거기에 실려 있다. 다음은 고기를 비롯한 동물성 식품의 비중을 줄이기 위한 계획이다.

고기 위주의 식단에서 채식 위주의 홀푸드 식단으로

1. 현재 정제 곡물을 먹고 있다면 지금까지 먹어 온 백미를 비롯한 정제 곡

---

[*] 이 비율은 표준 미국인 식단에서 홀푸드 채식으로 바꾸려는 대부분의 사람에게 적절하다. 곡물보다 채소, 과일, 고단백 식품의 비중이 높다.—지은이

물에 서서히 통곡을 섞기 시작하라. 통곡의 풍부한 영양성분은 고기에 대한 욕구를 줄인다. 또한 백설탕, 흰 빵, 파스타와 페이스트리, 중독성 물질 등 미네랄과 영양소 소실을 유발하는 식품을 피하라. 해초를 포함하기 시작하라. 해초에는 모든 필수 미네랄들이 풍부하게 들어 있다.

2. 고기 섭취량을 줄이고 채소 섭취량을 늘려라. 수프와 국은 고기의 농축된 성질을 분산시키는 유익한 성질이 있다.

3. 먼저 육류(또는 모든 포유류 고기) 섭취를 줄이고, 그다음에는 가금류와 생선 섭취를 줄여라. 고기와 생선에서 단백질을 얻는 안전한 방법에 대해서는 75쪽의 '단백질 지침'을 참조하기 바란다.

4. 유제품과 달걀, 특히 질 낮은 유제품과 달걀을 줄여라. 대부분의 사람들에게 다량의 유제품과 달걀은 곡물 중심의 식단과 잘 어울리지 않는다(변비와 활력 저하가 생길 수 있다). 유제품과 달걀을 많이 먹으면 점액이 생성되며, 곡물도 약간 그런 경향이 있다. 따라서 그런 조합은 과도한 점액 축적을 가져올 수 있다.

5. 식단을 순조롭게 전환하고 폭식을 예방하기 위해서는 고기를 가끔씩 많이 먹는 것보다 조금씩 자주 먹는 편이 낫다.

6. 일단 정신적·육체적으로 안정되면 동물성 식품은 소량만 섭취해도 충분하다(경우에 따라서는 아예 없어도 된다). 서두르지 말고, 매 단계 나타나는 삶의 변화를 즐겨라. 보통 점진적일 때 변화가 더 쉽다. 몇 주만 지나도 가시적인 효과가 나타나는 경우도 많지만, 완전히 바꾸기까지는 여러 해가 걸릴 수도 있다. 재생 과정 자체가 조화로운 삶의 방식이다.

● ○ ●

식단 전환을 비롯한 치유의 모든 측면에서 약초*가 큰 도움을 주기도 한다. 약

---

* '약초'는 음식과 약의 경계선상에 있는 음식으로, 다른 것과 명확히 구분해 특정할 수 있

초를 복용하는 방법은 다양하지만, 가장 흔한 것은 물에 추출해서 마시는 것이다.

표준적인 약초 조제법

다음은 네 가지 약초 조제법이다. 약초를 물에 넣은 것을 보통 '차'라고 부르는데, 크게 우림과 달임이 있다. 그 밖에 두 가지 형태가 더 있는데, 하나는 알코올 추출, 즉 '팅크*'이고, 다른 하나는 캡슐에 담긴 분말이다. 이 책에 실려 있는 약초는 별도의 지침이 없는 한 다음과 같이 조제하고 복용하면 된다. 제시된 복용량에 따라 복용하되, 일주일에 6일간만 복용한다.

우림은 말리거나 신선한 꽃 또는 잎으로 만든다. 우릴 때는 금속제가 아닌 찻주전자에 약초를 담고 끓는 물을 부은 뒤 뚜껑을 닫고 20분가량 두었다가 건더기를 걸러내고 마시면 된다. 물 1리터당 말린 약초 60그램의 비율이면 적절하다. 보온병을 이용해 약초 차를 우릴 수도 있는데, 하루 종일 보온이 되므로 가지고 다니기에 좋다.

복용량: 1일 2~4회 끼니 중간에 1/2컵 정도씩 마신다.

달임은 뿌리, 껍질, 씨앗, 줄기를 추출할 때 이용한다. 물 1.5리터당 말린 약초 60그램을 넣고 뚜껑을 덮은 상태에서 30분~1시간 동안 뭉근히 끓인 다음 건더기를 걸러내고 마시면 된다. 당귀처럼 크고 단단한 약재는 2~3시간 달여야 하는데, 이때는 처음에 물을 2~3리터 넣어야 한다.

유리나 세라믹 냄비, 법랑, 흙으로 빚은 탕기 등을 이용하면 가장 좋다. 알루미늄이나 무쇠, 또는 합성 코팅제를 입힌 용기는 사용하지 말아야 한다. 수

으면서 강력한 효능을 가지고 있다.—지은이

* tincture. 에탄올 또는 에탄올과 물의 혼합액으로 식물의 생약 성분을 추출해 만든 액상의 약제를 말한다.—옮긴이

술용 스테인리스와 같은 최고급 스테인리스 용기는 사용해도 된다.

약제에 우려야 할 것과 달여야 할 것이 섞여 있을 때는 우릴 것까지 고려해서 물 양을 조절하되, 먼저 달임을 한 다음 아직 끓고 있는 달인 물을 우려야 할 약재 위에 부어서 우리면 된다.

주의: 생약초를 달이거나 우릴 때는 약초의 양을 위에 제시한 것의 2배로 한다.

복용량: 위 우림의 복용량과 동일하다.

캡슐은 단일 약재로 만들기도 하고 여러 가지 약재를 혼합해서 만들기도 하는데, 맛이 입에 심하게 거슬리거나 조제하기가 불편할 때 편리하게 이용할 수 있다. 막자사발에 약재를 넣고 빻거나 믹서나 제분기 따위를 이용해 가루 내서 캡슐에 담으면 된다. 일부 대단히 단단한 말린 약재들은 가루 내기가 쉽지 않으므로 분말로 된 것을 구입해서 쓰면 된다. 또 일부 약재상에서는 손님이 요청하면 빻아 주기도 한다. 빈 캡슐도 약재상이나 온라인으로 구입할 수 있다.* 약재 분말을 캡슐에 담아 직사광선이 닿지 않는 건조한 장소에 보관한다. 뚜껑이 있는 불투명한 유리병이 좋다. 약재상에는 대개 캡슐에 분말을 담는 간단한 기계가 구비되어 있다. 또 약재를 캡슐, 환, 탕약으로 만들어서 팔기도 한다.

복용량: 캡슐, 환, 정제는 1일 3회 끼니 중간에 약 3그램씩 먹는다. 약을 입에 넣고 물과 함께 삼키면 된다.

　　주의: #0 규격 캡슐에는 400~450밀리그램, #00 규격에는 500~600밀리그램, #000 규격에는 650~850밀리그램의 약재가 들어 있다. 기본적으로 나무껍질, 씨앗, 뿌리 등 밀도가 높은 약재일수록 캡슐 1개당 약재 함량이 높다.

　　팅크는 약초를 알코올 등의 매질에 넣어 추출한 것이다. 캡슐과 마찬가지로 이용하기가 편리하며, 단일 약초로 만든 것도 있고 혼합한 것도 있다. 보드

---

* 우리나라에서도 한의 용품점이나 일부 약재상, 인터넷에서 빈 캡슐을 구입할 수 있다.—옮긴이

카 등 60~80도 알코올 0.5리터에 약초 50~100그램을 넣으면 된다. 잎이나 꽃처럼 가벼운 약재는 50그램, 나무껍질이나 뿌리처럼 무거운 약재는 100그램을 넣는다. 어느 쪽이든 약재가 매질을 다 흡수해 버리면 매질을 추가한다. 매일 이렇게 알코올에 재운 약재를 1분 남짓 흔들어 준다. 14일 이상 지난 뒤 약초 우린 액을 따라내고, 건더기는 천에 올려 비틀어서 액을 마저 짜낸다. 건더기를 주스기에 넣고 짜내면 매우 편리하다. 이렇게 짜낸 액을 불투명한 유리병에 담고 뚜껑을 봉한 뒤 보관한다. (통조림 뚜껑처럼) 금속이 노출되어 있는 뚜껑은 팅크에 금속 물질이 배출되므로 피해야 한다. 필요하면 30~120그램들이 점적기*(약국이나 약재상에서 구입할 수 있다)에 옮겨 담아 이용해도 좋다. 팅크의 약효는 여러 해 동안 유지된다.

복용량: 1일 2회 끼니 중간에 20방울(1/3티스푼) 정도를 혀 밑에 머금다가 삼키거나 소량의 물, 약초 차, 기타 액체에 타서 마신다.

과잉과 독소

명현반응 동안 방출되는 과잉과 독소 가운데는 몇 가지 흔한 유형이 있는데, 그 각각에 맞는 특화된 치료제들이 있다. 엽록소 식품을 비롯해 독소에 맞서는 음식은 보편적이면서도 매우 효과가 좋은 약이다. 그 가운데서도 특히 해초, 효소 함량이 높은 싹, 미소 등을 곡물-채소 식단과 조합하면 대단히 효과가 좋다. 규칙적인 운동은 과잉을 처리하고 '태워' 버리는 데 필수적이다. 명현반응과 방출이 특별히 심하거나 잦다면 식단을 전환하는 속도가 너무 급하다는 것을 의미할 수도 있다.

　하지만 강한 명현반응이 불가피한 사례도 있다. 또 만성질환자들 중 (현명하게도) 건강한 식단에 도전하는 사람이 많은데, 이들에게는 명현반응을 극복

---

* 　한 방울씩 떨어지도록 만든 장치.―옮긴이

하는 것보다 질병을 극복하는 것이 더 우선이다. 다음은 어느 쪽이든 간에 공통적으로 존재하는 인체 내의 독소와 과잉을 치료제와 함께 정리한 것이다.

독성 금속

산업화된 나라에 거주하는 사람은 대개 공기, 물, 음식을 통해 유독한 양의 금속원소들을 몸속에 받아들이게 된다. 가장 흔한 것은 납, 비소, 카드뮴, 알루미늄, 수은(충치에 씌우는 은 아말감을 통해서도 흡수된다) 등이다. 이러한 독성 물질은 제거하기 전까지 평생 인체 내에 잔류하면서 모든 대사 시스템에 대혼란을 일으키곤 한다.

　수많은 허약 증상이 독성 금속과 관련이 있다. 예를 들면, 알츠하이머병으로 알려진 뇌 퇴행 증상—현재 미국에서 5대 사망 원인의 하나다—은 인체 내에 알루미늄이 과도하게 축적된 것과 관련이 있는 것으로 의심되고 있다.[2] 알루미늄은 알루미늄 주방 기기, 마시는 물(수돗물 여과에 흔히 황화알루미늄이 이용되는데, 이것이 완전히 제거되지 않을 때가 많다) 등을 통해 인체 내에 흡수된다. 베이킹파우더와 제산제*도 대표적인 알루미늄 원천이다. 다음의 치료제들을 식단에 포함하여 일주일에 4~6회 6개월간 섭취하면 독성 금속이 효과적으로 제거된다. 그뿐 아니라 이것들을 정기적으로 식단에 포함하면 독성 금속이 인체 내에 쌓이는 것 자체를 예방할 수 있다.

마늘　　　　　　　　　밀순 또는 보리순•

해초• 또는 알긴•**　　　녹두(납 제거)

미소•

---

* 　위속의 산을 중화하는 약제. 위액 분비를 억제하고 위산을 중화하거나, 흡착하여 그 작용을 줄이거나, 위 점막에 침착한 후 궤양 면을 덮어 보호하는 등의 방법으로 위산의 자극을 완화한다. 이 가운데 중화흡착제로 규산알루미늄, 수산화알루미늄 등이 쓰인다.—옮긴이

**　켈프를 비롯한 해초에서 추출한 젤 형태의 물질로 영양보충제로 시판되고 있다.—지은이

방사선

핵분열에서 나오는 방사선(스트론튬 90, 세슘 137, 요오드 131 등), X선, 마이크로파, 고압전선, 텔레비전, 비디오 디스플레이 단말기(컴퓨터 모니터 포함), 각종 전자제품, 그 밖의 수많은 원천이 사람들에게 방사선 세례를 퍼부어 병리적 프리 라디칼을 유발한다. 그리하여 노화, 세포 변형, 백혈병, 그 밖에 각종 암, 선천성 결손, 빈혈 등 온갖 질병을 일으킨다. 환경으로부터 나왔든, 의학적 진단 목적에 의한 것이든, 또는 방사선요법에 의한 것이든 간에 방사선의 영향은 위에 '•' 표시된 치료제로 막을 수 있다.

곡물순 외에 또 다른 유용한 엽록소 식품으로는 미세조류인 스피룰리나, 클로렐라, 아파니조메논이 있다. 인삼과 가시오갈피나무 역시 효과가 좋다. 인삼은 한국, 중국, 미국에서 자라는데 허증이 있는 사람들에게 쓰인다. 가시오갈피 나무는 인삼의 사촌쯤 되는데, 심하게 허약하지 않을 때는 인삼보다 선호된다. 사과와 신선한 해바라기씨에는 펙틴*이 함유되어 있는데, 펙틴은 방사선 잔류 물질과 결합해 그것들을 몸 밖으로 배출한다. 레시틴과 벤토나이트 클레이**(매우 효과가 뛰어나다) 역시 이러한 작용이 있다. 레시틴 섭취량은 1일 1티스푼이다. 벤토나이트 클레이 30그램에 끓이지 않은 물 120밀리리터를 붓고 8시간 동안 가만히 두었다가 저어서 하루 1회 흙 우린 물을 마시면 된다. 하루 내내 다른 액체를 많이 마셔야 한다. 벤토나이트 대신 프렌치 그린 클레이***를 비롯한 다른 식용 클레이(진흙)로 대체해도 된다. 핵분열이나 의학

---

* 감귤류 과일과 사과 등에 많이 들어 있으며, 정제 펙틴은 감귤류 또는 사과즙의 찌꺼기를 묽은 산으로 추출하여 얻어지는 정제된 탄수화물 중합체다. 잼 등을 만들 때 굳히는 작용을 하는 것이 바로 이 펙틴이다.—옮긴이

** bentonite clay. 약 2000만 년 전인 백악기 제3기에 화산활동으로 형성된 유리질 암석이 변성되어 만들어진 천연 광물이다. 천연 미네랄이 다량 함유되어 있어서 피부에 부착된 피지와 각종 노폐물을 흡착해 주로 화장품 등의 원료로 많이 쓰인다.—옮긴이

*** French green clay. 규소 알루미늄의 퇴적암에서 함유된 산화물로 말미암아 녹색을 띤다. 가장 흡수력이 좋고 세정·살균 효과가 뛰어나다. 특히 독소 배출 효과가 좋아서 과도하게 분비된 피지를 흡착해내고 모공을 깨끗하게 세척해 준다. 화장품, 비누, 팩 등의 재료로

적 치료에서 나오는 방사선 동위원소들은 그 동위원소에 따라 며칠, 몇 달, 심지어 몇 년간 인체 내에 머물기도 한다. 마이크로파, X선, 전자기복사 등 대부분의 방사선은 그냥 인체를 관통하지만, 프리 라디칼 생성과 더불어 다양한 형태의 손상을 일으킨다. 그러한 방사선들은 가끔 인체 내에 방사선 유사체(radiomimetocs)라는 방사선과 유사한 작용을 하는 물질을 생성하기도 하는데, 이것들은 방사선 물질은 아니면서도 방사선 물질을 흉내 내 비슷한 문제들을 일으킨다. 다행히 앞에서 제시한 치료제들이 이것들의 성질을 바꿔 준다.

필수지방산은 방사선 피폭 이후 세포 재생을 이끄는 유익한 작용을 한다. 하루에 신선한 아마씨유 1스푼씩을 섭취하면 이러한 필수지방산과 더불어 비타민 A, 미네랄, 레시틴, 그 밖의 중요한 영양소들을 얻는다. 알로에 베라 즙이나 젤은 피부 화상에 좋다. 모든 형태의 방사선 노출에서 탁월한 외부 치료법은 천일염과 베이킹소다를 탄 물에 목욕하는 것이다. 일부 방사선 동위원소 전문가들도 자신들의 몸에 가해진 방사선의 영향을 줄이기 위해 이 방법을 사용한다. 욕조에 따뜻한 물을 받아 천일염과 베이킹소다 각 400그램 정도를 푼 뒤 20분간 몸을 담갔다가 시원한 물로 헹군다. 심하게 노출되었다면, 1개월간 매주 3회 반복한다. 또 다른 오염 제거 방법은 진흙 목욕이다. 소금과 소다를 탄 물에 진흙을 넣으면 효과가 더 좋아진다. 벤토나이트 또는 그 밖의 진흙을 물에 탄 뒤 앞의 방법과 같이 하면 된다.

높은 수치의 방사선에 정기적으로 노출된 사람은 부작용을 예방하기 위해 매일 위의 치료법들을 한 가지 이상 시행하는 것이 좋다. 하지만 한 가지 조심할 것이 있다. 옛 소련에서 체르노빌 원전 사고가 있은 뒤 몇 주 사이에 많은 미국인이 심하게 앓아누웠는데, 그것은 방사선 때문이 아니라 지레 겁을 먹고 예방을 한답시고 너무 많은 양의 미소, 해초, 온갖 영양제를 먹은 결과였다. 특별한 오염 사고가 발생했다면 식사나 보충제를 통해 사과, 미소, 해초, 곡물순, 미세조류, 해바라기씨, 메밀 등을 권장 섭취량의 상한선만큼 섭취하는 것

도 많이 쓰인다.―옮긴이

이 좋다. 미미한 노출(X선 촬영 등)이 있었을 때는 3일간 1일 2회 한두 가지 치료책을 쓰면 된다. 비교적 심하게 오염되었다면, 몇 주 동안 치료를 지속해야 한다. 항암 치료에서 늘 빠지지 않는 방사선요법과 화학요법의 부작용을 극복하는 방법에 대해서는 698~699쪽을 참조하라.

약물

의약이든 마약이든, 약의 잔류물이 간과 뇌를 비롯한 인체 조직에 평생 축적되는 것은 매우 일반적인 현상이다. 알코올, 마리화나, LSD, 안정제, 진통제, 경구 피임약, 항생제 등이 그런 약물의 대표적인 사례다. 이러한 약물의 잔류 물질은 그대로 축적되기도 하고, 그것들이 인체 내에서 일으키는 반응으로 생성된 독성 부산물로 축적되기도 한다. 예컨대 마리화나의 활성 물질 가운데 하나인 델타-9-테트라하이드로카나비놀(THC)은 습관적 이용자의 뇌 조직에 축적되어 장기적으로 유해한 영향을 미친다[3](p.701의 주 22 참조).

녹색 식품*으로 보완한 곡물-채소 식단은 잔류 약물을 제거하는 데 도움을 준다. 장기간 약물을 사용한 사람에게는 차파랄이 탁월한 치료 효과가 있다. 차파랄을 이용해 인체 내에 축적된 중독성 물질과 잔류 약물을 제거할 때는 처음 20일 동안 1일 1회 복용한 다음 1주일을 건너뛰었다가 다시 20일간 같은 방식으로 복용한다. 차파랄을 물에 추출할 수도 있지만, 약초를 통째로 복용하는 것이 가장 효과가 좋다. 알코올에 추출한 팅크를 이용할 수도 있다.

차파랄 분말을 구할 수 있다면, 따뜻한 감초 또는 박하 차 1컵에 차파랄을 고봉으로 1티스푼 넣고 저은 뒤 찌꺼기를 거르지 말고 그대로 마시면 된다. 차파랄 잎을 믹서나 막자사발에 넣고 빻아 분말을 만들어 쓸 수도 있다. 또 이

---

* green food. 일반적으로 '녹색 식품'이란 엽록소와 베타카로틴을 풍부하게 함유해서 몸에 쌓인 독소를 해독하고 세포 재생을 돕는 식품을 일컫는다. 그러나 이 책에서 지은이는 그 가운데서도 특별히 스피룰리나와 클로렐라 등의 미세조류, 보리순과 밀순 등의 곡물순, 비타민과 베타카로틴이 풍부한 녹색 채소를 이 범주에 넣는다.—옮긴이

분말로 캡슐을 만들어 복용할 수도 있다. 캡슐, 정제, 팅크 등으로 만든 것을 구입할 수도 있다.

창포(*Acorus calamus* 및 그 아종들) 뿌리는 약물 또는 그 밖의 원인으로 인한 정신적 손상을 회복하는 데 도움을 준다. 인도의 전통 의학인 아유르베다에서는 바로 이와 같은 목적에 창포 뿌리를 사용한다(표준적인 복용량과 조제법은 204~206쪽을 참조하라).

알코올과 약물 남용의 치료에 대해서는 731쪽을 참조하라.

기생충

인구의 절반 이상이 다양한 기생충에 감염되어 있다. 요충, 회충, 촌충이 가장 대표적이다. 이들은 점액질의 소화관에 서식한다. 기생충이 생기는 가장 대표적인 경로는 집안에서 함께 사는 강아지와 고양이 같은 반려동물이다. 또 다른 주요 경로는 익히지 않은 고기, 생선, 채소, 맨발 보행(특히 습기가 많고 더운 날씨일 때), 나쁜 위생 상태에서 감염된 사람들과 함께 머무는 것 등이다.

일반적인 허약 증상, 야윔, 식탐, 누런 안색, 창백함, 흰자위에 생기는 푸르죽죽하거나 자주색 얼룩, 얼굴에 생기는 동전 크기의 반점, 가려움증(특히 야간에), 코 후비기, 수면 중의 칭얼거림, 자면서 치아 갈기, 단것·말린 음식·흙(일반적으로 아이들에게서 나타나는 증상)·숯·탄 음식에 대한 탐닉 등이 대표적인 기생충 감염 증상이다. 과거에 기생충에 감염된 전력이 있거나 신체 균형이 심하게 깨진 상태라면 1084쪽의 〈부록 A: 기생충 제거 프로그램〉을 참조하라.

대부분의 구충제는 거친 화학물질이다. 장 청소와 기생충 예방을 위해 1년에 1회 늦여름 혹은 봄에 다음의 방법을 실행해 보라. 아래의 권장 음식과 약초는 증상이 심하지 않은 대부분의 기생충 감염에 효과가 뛰어나다.

기생충 예방 프로그램

1. 아침 식사로 다른 것은 아무것도 먹지 말고 생쌀 한 줌만 꼭꼭 씹어 먹는

다. 하루 중의 다른 끼니는 평소처럼 먹으면 된다. 말린 옥수수로 대체할 수 있지만, 팬에서 볶아 따뜻할 때 씹어 먹어야 한다. 그렇지 않으면 너무 단단해서 씹을 수가 없다.

2. 끼니 중간 후반에 마늘 한 쪽과 호박씨 작은 한 줌을 살짝 볶아서 대장균을 제거한 뒤 먹는다. 아이들이나 생마늘을 잘 먹지 못하는 사람도 대개 물에 미소 한 스푼을 푼 다음 다진 마늘을 넣어서 주면 잘 마신다. 얇게 썬 마늘을 역시 얇게 썬 사과 사이에 끼워 주어도 잘 먹는다. 마늘 환으로 대체해도 되지만, 대개 효과가 떨어진다.

3. 하루의 마지막 끼니를 먹고 2시간 이상 지난 뒤 쑥차(*Artemisia vulgaris*) 1컵을 마신다.

이 프로그램을 10일간 지속한 뒤 10일간 중단했다가 10일째 되는 날 다시 10일 동안 지속하면 첫 10일 이후에 부화한 기생충까지 박멸할 수 있다. 많은 사람이 위 방법 가운데 한 가지만으로도 효과를 보았지만, 세 가지 모두를 매일 빠짐없이 실행해야 확실하게 성공을 보장할 수 있다.

점액

점액 과다의 대표적인 징후는 다음과 같다.

1. 잦은 감기
2. 과거 다량의 유제품, 고기, 달걀, 백밀가루를 섭취했던 이력
3. 코, 질, 직장으로 점액 분비
4. 대부분의 폐와 대장 이상
5. 두터운 설태

점액 과다 상태의 빠른 정화를 위해서는 다음의 '3F' 약제를 복용하라. 점막의 병리적 점액을 묽고 맑고 유익한 점액으로 대체하고, 차츰 위와 장 전체를 재생해 준다.

회향(Fennel):호로파(Fenugreek):아마씨(Flat seed)=1:1:1의 공식

다음 비율로 혼합해 달인다.

회향씨(*Foeniculum vulgare*) 1

호로파씨(*Trigonella foenumgraecum*) 1

아마씨(*Linum usitatissimum*) 1

쐐기풀 잎(*Urtica urens*) 1

감초 뿌리(*Glycyrrhiza glabra*) 1/4

이 약은 가을철 폐, 대장, 점막 강장제로 4주간 복용한다(달이는 방법과 표준적인 복용량에 대해서는 이 장 앞부분에 나와 있다). 만성적인 담적 상태라면 복용 기간을 늘린다. 이 약은 단식 중에 뛰어난 종합영양제 구실을 하기도 한다.

과체중

과체중일 때는 보이는 그대로 보는 것이 최선의 해결책이다. 그것은 식단을 변경하면 자연히 제거될 또 하나의 과잉 또는 독소일 뿐이다.

통곡, 채소, 미정제 식품으로 구성된 채식 식단으로 바꾸면 거의 예외 없이 과체중인 사람들의 체중이 감소한다. 꼭 과식으로만 과체중이 초래되는 것은 아니다. 마른 체형인 사람들 가운데서도 과식하는 사람이 적지 않으며, 과식을 하지 않는데도 살이 찌는 사람도 많다. 과식으로 과체중이 된 사람들은 18장 〈음식 즐기기〉에서 '과식과 노화'를 참고하기 바란다.

과체중은 다른 모든 불균형과 마찬가지로 건강하지 못한 생활 태도에서 비롯한다. 비만한 사람들은 온갖 핑계를 대며 체중이 늘 수밖에 없는 방식으로 살고 먹기 일쑤이지만, 일단 체중을 빼기로 단단히 결심을 하고 올바른 영양학적 원리에 입각한 해결책을 따르면 거의 언제나 살을 빼는 데 성공한다.

체중이라는 형태로 비축된 인체 내의 에너지는 세 가지 원천에서 온다. 첫째는 단백질과 탄수화물로, 이들은 1그램당 4칼로리를 보탠다. 둘째는 지방으

213

로, 1그램당 9칼로리다. 따라서 지방은 단백질과 탄수화물에 비해 2배 이상 살을 찌우기 쉽다. 사람들이 섭취하는 지방의 절대다수는 동물성 식품에서 온다. '유지 3%의 우유'조차 그 총 칼로리의 49%가 지방에서 나오며, 2% 우 유에 든 칼로리의 32%가 지방에서 나온다(체중 감량이 목적이라면 전체 칼로리 가운데 그 식품 속에 포함된 특정 영양소의 칼로리가 차지하는 비율을 보아야지 유제 품 업체에서 하듯이 중량에서 그 영양소가 차지하는 비율을 보는 것은 의미가 없다).

지방: 대사 지연의 주범

지방을 먹으면 모든 음식의 소화가 느려진다. 지방 섭취가 증가할수록 위산 분비가 감소하기 때문이다. 동양의학의 '오행의 상극'* 원리를 보면 간이 비대 해지면 췌장과 위장의 작용이 억압된다. 그런데 간이 비대해지는 것은 과도한 지방 섭취의 결과일 때가 많다.

홀푸드와 운동

정제 설탕과 정제 밀가루 같은 고도의 가공식품도 대사 작용을 방해한다. 생 명력이 제거된 이러한 음식은 호르몬 분비와 적절한 소화에 필수적인 비타민, 미네랄, 효소가 소실되고 없다. 규칙적이고 적절한 운동 역시 혈액과 에너지가 몸 전체에 잘 흐르도록 하므로 과체중이라는 울체 상태를 극복하는 데 필수 적이다. 또 체중이 감소하면 지방과 더불어 근육도 같은 속도로 줄어들게 되 는데, 이때 운동은 근육 양을 유지시켜 심근을 비롯한 근육이 약해지는 것을

---

* 상극이란 서로 대립하고 부딪친다는 뜻이 아니라 한쪽이 일방적으로 파괴하고 누른다 는 뜻이다. 성장과 팽창, 발전을 위해서는 이면에서 억제하고 정지하는 작용이 필요하다. 그 러므로 상극이 반드시 나쁘다고 할 수는 없다. 오행의 상극이란 상충과는 다르다. 상극이란 강자가 약자를 일방적으로 누르는 것이고, 상충이란 오행이 서로 충돌하는 것이다. 이에 반 해 상생이란 순행하면서 전진적이고 순리적인 질서를 이루는 것을 의미하며, '서로 생한다.' '서로 생한다'는 것은 '서로 돕는다.' '만든다.' '낳는다'는 의미를 담고 있다. 22장 〈오행〉의 '상 생 순환과 상극 순환'(532쪽)에 자세한 설명이 나와 있다.—옮긴이

방지한다.

장기적인 체중 감량을 위한 지침

다음은 우리가 지금까지 보아왔던 가장 효과적인 장기적 체중 감량 수단이다.

1. 신체 활동(1일 1시간이 이상적이다)과 매일의 수행을 통한 평정심 유지. 67쪽의 '감정적 자각'을 참조하라.
2. 미정제 식품으로 구성된 균형 잡힌 식단. 55의 '홀푸드: 21세기를 위한 생존 명령'을 참조하라.

이 두 가지 수단은 효과가 매우 뛰어나며, 식단과 관련해서는 체중 감량을 위해 이 두 가지 말고 다른 조치는 거의 필요 없다. 하지만 건강한 식단을 따르는데도 체중 감량이 더디거나 거의 변화가 없는 사람도 분명히 있다. 우리는 이런 사람에게는 체중 감량과 관련해 쓴맛과 매운맛 음식의 비중을 높이고 단맛, 짠맛, 신맛 음식을 줄이는 전통적인 동양식 치료법을 권한다. 음식에 들어 있는 지방의 비중과 이뇨 성분도 중요하다. 다음의 지침은 동양의학과 인도의 아유르베다 의학에서 가져온 것으로, 체중을 줄이기 위해 애쓰는 사람들—아직 미정제 곡물-채소 식단으로 바꿔가고 있는 사람들이 대부분이다—에게 대단히 유용하다.

1. **견과, 씨앗, 기름**: 동물성 지방뿐 아니라 식물성 기름도 엄격히 제한할 것을 권하는 아유르베다 전통은 앞에서 설명했던 지방에 대한 우리의 관점을 뒷받침한다. 견과, 씨앗, 기름은 먹더라도 소량씩 절제해서 먹어야 한다. 그런데 여기에 딱 두 가지 예외가 있다. 그것은 바로 오메가-3와 감마리놀렌산이다. 이것들은 대사를 증진하고 지방 연소 속도를 높인다. 미정제 냉압착 아마씨유는 가장 풍부한 오메가-3 지방산의 원천으로, 건강을 유지하는 데 필수적인 호르몬 균형을 잡아 준다. 복용량: 아마씨유 1일 2

티스푼을 음식에 넣어 먹거나, 물에 불리거나 으깬 아마씨 1일 3스푼—위와 같은 양의 아마씨유에 해당한다—을 먹는다. 씨앗으로 먹으면 천천히 소화된다는 장점이 있다. (아마씨에 대한 지침은 298쪽을 참조하라). 수소첨가 지방(마가린과 쇼트닝)과 정제 기름(이른바 '건강식품'을 포함해서 기름을 함유한 사실상의 모든 시판 식품)은 엄격히 피해야 한다. 이러한 나쁜 기름과 지방은 불소처리한 수돗물과 더불어 지방의 연소 속도를 현저히 떨어뜨린다.

감마리놀렌산이 풍부한 기름도 체중 감량에 탁월한 효과가 있다는 사실이 밝혀졌다. 모유를 제외하면, 스피룰리나는 최고의 감마리놀렌산 원천이다. 감마리놀렌산이 풍부한 달맞이꽃씨, 서양지치*씨, 블랙커런트** 등의 기름도 쉽게 구할 수 있다. 원천을 불문하고 적정 섭취량은 1일 125밀리그램이다. (감마리놀렌산, 오메가-3, 질 좋은 기름에 대한 정보를 더 얻고 싶다면 10장 〈지방과 기름〉을 참조하라).

2. **콩**은 동양의 분류법에 따르면 대부분 '단맛' 음식이다. 그렇지만 콩에는 말리고 이뇨하는 작용이 있어서 대두를 제외한 모든 콩이 권장된다. 팥과 녹두가 특히 좋은데, 매일 팥 달인 물을 몇 잔씩 마시면 체중감량 속도가 빨라진다. 숙주를 비롯한 콩 싹들도 좋은데, 한(寒) 징후(추위를 타거나 찬 것을 싫어한다)가 있는 사람들은 쪄서 먹으면 된다.

---

* borage. 학명은 *Borago officinalis*. 지중해 연안이 원산인 1년생 초본식물로 항우울 효능이 있으며, 습진을 비롯한 피부병에도 효과가 있다. 이뇨·발한 작용이 있으며, 젖 분비를 촉진한다는 연구도 있다. 최근 씨앗에 다량의 감마리놀레산이 함유되어 있다는 사실이 밝혀졌다. 씨앗에서 추출한 서양지치 기름은 마사지 오일, 화장 크림 등으로 소비가 급증하고 있다. 잎과 꽃을 목욕제로 사용하면 피부를 부드럽고 청결하게 하며, 심신의 긴장 해소에 도움이 된다.—옮긴이

** black currant. 까막까치밥나무의 열매로 까막까치밥이라고도 한다. 북유럽·중앙아시아가 원산지이며, 우리나라에서는 함경도와 만주 일대에 자생한다. 열매는 익으면 검은색이 나며 맛이 좋다. 즙이 많고 신맛이 강해 유럽에서는 잼이나 주스 또는 젤리를 만들어 먹는다. 발효시키기도 하며 정제로 만들어 약용하기도 한다. 비타민 C가 특히 많이 들어 있고 칼슘·인·철 등도 많이 들어 있다. 옮긴이

3. **곡물** 역시 단맛이 있으므로 쓴맛 성분을 지닌 곡물에 역점을 두어야 한다. 호밀, 아마란스, 퀴노아, 귀리 등이 그러한 곡물들이다. 체중 감량을 위해서는 귀리를 생으로 (물에 불려) 먹거나, 볶아서 쓴맛을 살려 먹는 것이 가장 좋다. 쌀 중에서는 매운맛을 지닌 바스마티 쌀*이 가장 좋다.(오늘날 시중에 나와 있는 바스마티 쌀은 대부분 정제미다. 체중 감량을 위해서는 미정제 바스마티 쌀을 선택해야 한다.) 옥수수도 좋은데, 그것은 옥수수가 이뇨 작용이 있어서 조직에 저장된 과잉 수분을 제거하기 때문이다.

4. **채소**는 거의 모두 체중 감량에 좋은데, 수분이 많은 채소(돼지호박[주키니), 여름호박**)와 단맛이 강한 채소(고구마와 마)만은 예외다. 상추, 셀러리, 콜라비, 아스파라거스, 스캘리언 등 약간의 쓴맛이 있는 것으로 분류되는 채소가 특히 좋다(상추는 눈병이 있는 사람에게는 금물이다). 채소는 살짝 익혀 먹는 것이 좋은데, 그것은 덜 익힌 음식이 대개 굼뜨고 과체중인 사람에게 활력을 보태 주기 때문이다. 식욕이 과도하거나 열 징후가 있는 사람에게는 날음식이 바람직하다. 한 징후가 있는 사람은 날음식이 지방과 수분의 정체를 초래할 수 있으므로 피하는 것이 좋다. 이런 사람에게는 대개 익힌 음식이 좋다.

해초는 짠맛이 강하지만 요오드를 비롯한 각종 미네랄과 아미노산이 체중 조절에 도움을 준다. 이러한 목적에 가장 알맞은 것은 노르웨이 켈프***다. 다른 해초도 도움이 된다. 만약 켈프를 쓴다면, 시판되는 정제 제

---

* '향미'라고도 한다. 인도 원산 장립미의 일종으로 알갱이가 길쭉하고 독특한 향이 난다. 인도, 파키스탄 등지에서 생산된다.—옮긴이

** 특정 호박 품종을 가리키는 것은 아니고, 여름철에 덜 여문 것을 수확하여 껍질째 먹는 호박속에 속하는 모든 호박을 말한다. 우리나라에서 흔히 먹는 애호박도 대표적인 여름호박이다. 이에 반해 겨울호박은 여름에 수확하더라도 속에 씨앗이 가득하며 껍질은 단단해서 먹을 수 없고 겨우내 보관이 가능한 호박을 말한다. 우리가 '늙은 호박'이라고 부르는 것은 겨울호박에 속한다.—옮긴이

*** 학명은 *Ascophyllum nodosum*. 북해에만 서식하는 다시마의 일종.—옮긴이

품을 이용하면 편리하다. 섭취량은 1일 4~6정이다.

5. **과일과 감미료**: 단맛이 매우 강한 과일(무화과, 대추야자, 말린 과일)은 체중 감량을 방해할 수 있다. 바나나, 아보카도, 코코넛 등 전분이 많거나 기름 함량이 많은 과일도 자제하는 것이 좋다. 레몬과 자몽은 신맛을 내는 구연산 자체는 체중 감량에 바람직하지 않은 것으로 여겨지지만 그 신맛을 상쇄하고도 남을 정도의 강력한 쓴맛이 있다. 매일 씨, 과육, 약간의 속껍질(쓴맛이 가장 강한 부위)을 함께 먹으면 레몬과 자몽도 훌륭한 체중 감량제가 될 수 있다. 그러나 한 징후가 있는 사람은 레몬과 자몽을 삼가는 것이 좋으며, 만약 이것들을 먹고 난 뒤 오한이 심해지면 일절 먹지 말아야 한다.

사과, 자두, 복숭아, 각종 베리류, 오렌지, 배 등 흔한 과일은 대체로 정화 작용을 하는데, 정화 작용은 과체중인 사람에게 유익하다. 하지만 이러한 과일들의 산과 단맛은 몸을 쇠약하게 하고 습(수분 정체, 효모균 과잉 증식, 피로, 활력 저하, 침울함)을 유발할 수 있다. 이러한 증상이 있는 사람은 이러한 과일을 삼가야 한다.

체중을 감량하는 중에 먹어도 되는 감미료는 두 가지다. 첫째는 생꿀이다. 여기서 '생'이란 가공 과정에서 열을 가하지 않았다는 뜻이다. 차에 타서 마실 때도 55℃ 이상으로 가열해서는 안 된다. 생꿀은 대사할 때 자극 효과를 내는데, 이것이 체중 감량에 좋다. 그렇지만 생꿀은 강력한 물질이므로 소량으로 써야 한다. 둘째는 스테비아 잎이다(11장 〈감미료〉를 참조하라). 다른 모든 천연 감미료는 체중을 늘리는 작용을 한다. 화학 감미료는 무조건 피해야 한다.

6. **동물성 식품**: 달걀, 버터를 비롯한 유제품 등 지방이 많고 체중을 늘리는 음식은 피해야 한다. 자연산 물고기와 방사 가금류는 허약한 사람에게는 도움이 될 수 있지만, 대개의 경우 고기 섭취를 줄여야 한다. 산양유 제품은 체중을 정상화하는 작용을 하므로 과체중과 저체중 모두에 도움을 준다.

7. **향신료와 조미료**: 이것들은 체중 감량 프로그램에서 귀중한 역할을 한다. 하지만 소금과 소금 비중이 높은 식품은 과체중 상태에서는 금해야 한다. 이러한 음식은 인체 내 수분 축적을 부추기기 때문이다. 요리에 소금을 쓸 때는 조금씩 써야 하고, 미정제 천일염을 쓰는 것이 좋다. 마찬가지로 미소, 간장, 우메보시, 절임 등 짠맛 음식도 최소한으로 쓰고, 질 좋은 미정제 천일염으로 만든 것을 써야 한다. 부종(수분 정체, 부기)이 있을 때는 식단에서 소금을 완전히 배제해야 한다.

모든 매운맛 음식은 에너지 순환을 촉진하고, 대사 속도를 높인다. 대표적인 예가 커민, 생강, 마늘, 스피어민트(양박하), 회향, 아니스, 청양고추 등이다. 하지만 열 징후가 있는 사람은 이러한 덥히는 성질의 매운맛 재료를 피하고 대신 페퍼민트(박하), 카밀러, 콜라비, 순무, 래디시, 타로, 백후추 등 중립적이거나 식히는 성질의 재료를 써야 한다.

8. **쓴맛의 약초**는 인체 내의 수분을 줄이고, 혈액을 정화하고, 더러 과체중과 관련이 있는 열 독소를 배출하므로 대개 이롭다. 다음은 그 가운데서도 특히 유익한 것들이다.

우엉 뿌리: 말린 잎을 달여 마시거나, 생뿌리(생으로 또는 익혀서)를 먹는다. 우엉은 식품점이나 청과물점에서 쉽게 구할 수 있다. 대부분의 약재상에는 말린 우엉 뿌리가 있다. 생것이든 익힌 것이든 약간 쌉쌀한 맛이 나는 우엉 뿌리를 넉넉히 먹으면 거의 모든 실증에 치료 효과가 있다. 또 혈액을 뚜렷이 정화하고, 지방을 줄이고, 혈당을 조절한다

그 밖의 유용한 쓴맛 약초로는 **민들레 뿌리**, **카밀러**(매운맛도 있다), **소리쟁이 뿌리**[*](완하제), **시호**[**](柴胡,매운맛도 있다) 등이 있다. 덧붙이자면, 시

---

[*] 학명은 *Rumex crispus*. 어린잎은 나물로 먹으며, 뿌리는 약재로 사용한다. 찬 성질이 있으며, 쓴맛이 난다. 완하 작용이 있어서 통변, 이수, 지혈, 소종 등의 효능이 있다. 변비, 장염, 소화불량, 간염, 황달, 혈변, 자궁출혈 등에 이용한다.—옮긴이

[**] 학명은 *Bupleurum falcatum*. 미나리과에 속하는 여러해살이풀로, 약초로 재배하기도 한다. 굵게 발달한 뿌리에 사포닌, 지방유가 함유되어 있으며 진통제, 해열제로 이용된다.—

호는 모든 탈출 병증(자궁 탈출증, 탈장, 치질 등)의 치료에도 유익하다. **녹차**도 체중 감량에 아주 좋다. 반차(番茶)*로 대신할 수도 있지만 효과는 약간 떨어진다.

알팔파(자주개자리)는 체중 감량을 촉진하며, 말리는 작용이 있어서 실제 맛은 상큼한데도 쓴맛으로 분류된다. 알팔파는 신선한 것을 먹기도 하고, 다양한 요리에 넣어 익혀 먹기도 한다. 또 싹을 틔워 먹기도 한다. 차로 우려 마시기도 하며, 정제로 만들어 복용하기도 한다. 알팔파 씨앗 달임에 대한 정보와 싹 틔우는 방법에 대한 지침은 5부 '식물성 식품의 조리법과 효능'의 40장 〈싹〉(p.568)을 참조하라.

서양에서 전통적으로 지방을 줄이기 위해 썼던 야생풀은 별꽃**이다. 정원의 잡초로도 흔히 볼 수 있으며 말려서 팔기도 하는데, 반드시 달여서 먹어야 한다.

지금까지 언급한 쓴맛의 약초와 풀은 과체중인 사람들에게 대체로 안전하다. 하지만 이것들은 식히는 성질이 있기 때문에 한 징후가 뚜렷한 사람에게는 적합하지 않다. 이 약초들의 더 자세한 성질에 대해서는 시중의 허브 또는 약초 관련 책자에서 쉽게 찾아볼 수 있다.

9. **아파니조메논**(2그램)과 **곡물순** 분말(4그램)은 위장에 휴식과 치유를 주고, 식사를 시작할 때 식욕을 조절해 준다.(복용량과 복용 방법에 대한 지침과, 현재의 건강 상태에서 적합한지 여부에 대해서는 16장 〈녹색 식품〉을 참조하라. 화분과 마찬가지로 미세조류도 체중을 줄이는 특수한 영양소를 함유하고 있다. 아파니조메논(우울증 치료에 아주 좋다) 1~4그램 또는 스피룰리나와 화분 가운데 하나를 택해 10그램을 복용하면 대개 혈당 불균형을 해소하고 식탐

옮긴이

* 따고 남은 딱딱한 찻잎으로 만든 질이 낮은 차. 보통 티백 등으로 만든다.─옮긴이

** chickweed. 학명은 Stellaria media. 석죽과 별꽃속의 두해살이풀이다. 전 세계에 두루 분포하며, 마을 부근이나 길가의 습한 곳에서 흔히 볼 수 있다. 과거에는 소금과 함께 볶아서 치약 대용으로 쓰기도 했다.─옮긴이

을 없애 준다. 간식이나 끼니 대용으로 사용해도 좋다.

10. 햇살은 호르몬 중추를 강하게 자극해 체중 감량을 촉진한다.

감정적·심리적 배출

정화 과정 내내 과거의 경험에서 비롯된 수많은 명현반응을 겪게 될 것으로 예상할 수 있다. 인체의 세포들, 특히 뇌와 간의 세포에는 해소되지 않은 모든 감정적·정신적 문제가 새겨져 있다. 결국, "한 개인의 모든 특징, 즉 신체 크기, 생김새와 태어나서 죽기까지의 모든 순차적 발달이 분자들과 DNA 배열에 의해 기록되는 셈이다."[4] 이러한 배열은 정도는 다를지언정 언제나 그 개인이 평생에 걸쳐 걸어온 길을 반영하게 된다.

균형 잡힌 식생활과 생활방식을 따르면 인체 세포들이 편안해지면서 마침내 정상화된다. 세포와 조직의 뒤틀림이 해소되면 그러한 뒤틀림에 동반되었던 감정적 억압 역시 풀려나와 겉으로 드러나기 시작한다. 성경 시대에는 이렇게 풀려나온 것을 '악마'라고 불렀는데, 지금도 그런 명칭에는 일리가 있다. 왜냐하면 우리를 덮고 있는 악마는 바로 해결되지 않은 문제들 또는 우리 앞에 펼쳐져 있는 길에 부여된 상반된 가치들 때문에 생긴 우리 안의 심리적 돌부리이기 때문이다.

동양의학의 관점에서 보면 원만한 감정의 흐름은 간의 건강에 달려 있다. 현대인의 간은 대개 건강할 때보다 적어도 2배 이상 커져 있다. 이것은 간이 바람직하지 않은 물질을 몇 킬로그램까지 저장할 수 있기 때문이다. 이 물질들은 고기를 비롯한 동물성 식품의 과잉 섭취, 환경 독소, 과식에서 비롯한 찌꺼기로 이루어져 있다.

적은 양의 질 좋은 음식을 섭취함으로써 정화 과정을 시작하면 간과 인체 전체가 여러 해 동안 축적해 온 과잉의 찌꺼기를 배출하기 시작한다. 그와 동시에 현실을 보는 갖가지 완고한 생각도 풀어지기 시작한다. 이에 따른 감정적 고통과 때로는 신체적 고통으로 말미암아 대부분의 사람이 방출 중인 물질을 더 많이 집어넣음으로써 무의식적으로 이 과정을 중단하려 한다. 이 과정에서 많은 사람이 특정 식품에 탐닉하게 되는데, 이러한 양상은 특히 알코올 중독자들에게서 뚜렷이 나타난다. 알코올을 금한 데 따른 고통은 소량의 알코올만 마셔도 진정된다. 그런데 음식과 가정용 상비약에도 이러한 성질이 있으리라고 여기는 사람은 거의 없다. 그러나 우리는 정제 설탕, 고기, 약물(특히 진정제), 니코틴, 커피(카페인), 그 밖의 흔한 식품과 약을 중단할 때 오는 극단적인 금단증상을 여러 차례 보아 왔다.

신체적인 금단의 고통보다 더 흔한 것은 심리적·감정적 고통이다. 모든 차원에서 독소 배출을 돕는, 정화·세척 작용을 하는 음식은 이러한 금단증상을 이겨내는 데 큰 도움이 된다. 그러나 이러한 음식의 도움을 받더라도 식단 전환에 성공하기 위해 가장 중요한 요소는 다가올 상황에 맞서고, 그것들로부터 배우고, 그것들을 해소하겠다는 의지일 것이다. 이러한 굳건한 태도와 끈기는 몸이 정화되어 가면서 마침내 어린아이 같은 자연스러움과 무구함에 이를 때까지 부딪히게 될 감정적 고통을 완화해 준다.

정화는 신체적·감정적 문제에 국한되지 않는다. 거기에는 정신의 정화가 뒤따른다. 궁극적으로 내면의 발달, 집중력, 지혜로움 등이 여기에 포함된다. 거의 모든 문화권에서 기도나 그와 유사한 의례에서 금식을 행했다. 우리 가운데 스스로를 완전하게 정화하거나 더 높은 수준의 의식에 도달한 사람은 매우 드물 것이다. 그러나 이 두 가지를 완수한 사람은 독특한 능력을 지니는데, 그것은 다른 사람들은 견뎌내지 못하는 어려움을 너끈히 받아들일 수 있게 되는 것이다. 이러한 능력은 그들이 거대한 감정적 장애를 이겨냈으며, 깊은 배출을 경험했다는 징표다. 선(禪)의 한 구절을 옮겨 보자.

"마음이 달면 행함이 쓰고
행함이 달면 마음이 쓰다."

오늘날, 통찰을 얻기 위해 그다지 큰 노력을 들일 필요가 없다는 점을 유난히 강조하는 종교가 많다. 어떤 점에서 이러한 철학은 옳다. 왜냐하면 궁극적인 의식은 우리 본성 안에 내재해 있으며, 노력한다고 '살' 수 있는 것이 아니기 때문이다. 그러나 궁극을 경험할 수 있으려면, 고양된 의식을 감당할 수 있도록 몸과 마음을 준비하기 위해서라도 깊은 정화가 필요하다. 찰나의 손쉬운 깨달음이란 없다.

감정적·정신적 배출을 쉽게 하기 위한 권고 사항 요약

1. 어떤 일이 벌어지든 그것을 그 상황을 위한 완벽한 치료제로 받아들여라.
2. 매일 의식과 집중력을 향상시키기 위한 수행을 하라.
3. 모든 감정적 문제가 완벽하게 해소되도록 하라(그 과정이 아무리 고통스러울지라도).
4. 감정이 강하게 방해를 받을 때는 간 해독에 집중하고(24장 〈목〉에서 간 관련 내용을 참조하라), 창의적인 활동과 운동에 더 몰두하라.

과도기의 양상

과도기에 부딪히는 어려움의 대표적인 원인

1. **오만함**: 가족과 친구들의 식생활에 대해 부정적인 평가를 내림으로써 소외당한다. 좋은 식단을 먹는 자신이 '우월'하다고 느낀다.
2. **사명감**: 먼저 충분한 개인적 경험과 배경 지식 없이 함부로 다른 사람의 식단을 바꾸려 든다. 확신에 찬 주장보다 더 효과적인 것은 성공의 본보기를 보이는 것임을 기억하라.
3. 홀푸드 채식을 고기, 유제품, 달걀이 들어간 음식만큼 진한 맛이 나게 만들려고 한다. 그렇게 하기 위해 대개 건강하지 않은 짜고 기름진 식품을

이용한다. 참고로 미소, 간장, 절임, 우메보시, 천일염은 소금이 너무 많다. 또 견과와 씨앗, 그것들이 들어간 버터, 기름, 마가린 등은 기름 함량이 너무 많다. 짜고 기름 함량이 많은 고단백 식품을 조합하면 당연히 진한 맛이 나는데, 참깨버터-미소 스프레드와 소스 등이 대표적인 예다. 간을 망가뜨리거나 소화 장애를 일으키고 싶지 않다면 그 양을 엄격히 제한해야 한다.

4. 식물성 단백질의 가치를 믿지 못하는 까닭에 단백질이 부족하다고 느끼고, 그것을 만회하기 위해 콩·두부·견과·씨앗 등을 과도하게 먹음으로써 너무 많은 단백질을 섭취한다. 정부의 권장 섭취량을 채우려 하거나 마음속에 품고 있는 막연한 '완전한 단백질'을 얻으려다가 너무 여러 가지 음식을 조합한 결과 소화계를 뒤집어 놓기도 한다.

5. 나쁜 습관을 충분히 인식하지 못하거나 버리지 못하는 것. 알코올, 담배, 커피, 마리화나 따위의 소비.

6. 음식을 충분히 씹어 먹지 않아도 위에서 여러 가지 문제가 생긴다. 식물성 음식을 충분히 씹지 않고 삼키면 포만감을 느끼지 못하며, 따라서 단것·단백질·기름에 탐닉하거나 과식하는 등의 극단을 취함으로써 균형을 잡으려고 한다(447~448쪽의 '씹기의 기술'을 참조하라).

식생활이 개선되면서 음식을 어떻게 조리하고 어떻게 먹는지가 재료의 질 못지않게 중요하다는 사실을 깨닫게 된다. 이러한 인식은 강제되는 것이 아닐뿐더러 단지 비유적인 것도 아니다. 그것은 마음이 실재를 정확히 반영할 수 있게 되는 발달 과정의 일부다. 음식에 관한 우리의 의식이 무르익고 더 나은 식습관을 가지게 되면, 식단 전환에 따르는 일반적인 어려움은 스스로 해결책을 내놓을 것이다.

새로운 식단이 자동적으로 건강을 약속해 주지는 않는다. 그러나 정확히, 그리고 올바른 정신을 가지고 실행하면 틀림없이 전체 치유 과정을 뒷받침하고, 근본적인 힘이 되어 줄 것이다.

질병은 실재에 대한 부정확하고 경직된 시각에서 비롯된다. 식단 전환은 신체적·감정적 차원 모두에서 성격의 고정되고 고통스러운 부분을 고치고 해소할 기회를 가져다주기 때문에 완고함을 치료하는 약이다. 끈기를 발휘한다면 이러한 전환은 점차 무한한 재생의 바닷물로 당신을 세례해 줄 것이다.

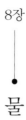

8장

물

물은 우리 몸에서 가장 많은 비중을 차지하는 성분으로, 몸무게의 3/4 이상을 차지한다. 어떤 이들은 완전한 음식을 얻기 위해 갖은 노력을 기울이면서도 좋은 물을 구하려는 노력은 하지 않는다. 허증이 있거나, 면역계가 약하거나, 퇴행성 질환이 있는 사람에게는 유해 잔류 물질이 없는 깨끗한 물이 매우 중요하다. 실제로 적지 않은 사례에서 물은 회복과 악화를 결정짓는 요인으로 작용하는 것으로 보인다.

모든 유형의 물은 고유한 성질을 지닌다. 빗물은 가벼운 맛이 나며, 우물물은 미네랄이 많다. 강물, 호숫물, 샘물에는 저마다의 여행의 기억이 그 성질에 담겨 있다. 만약 어떤 강이 빠르거나 폭포가 있다면 그 물은 생기를 띤다. 샘물은 수십, 수백 미터의 흙과 미네랄 층을 뚫고 나오면서 여과된다. 마치 우리 인체가 그렇듯이, 물은 내적 에너지(기)를 더 많이 가지고 있기도 하고 더 적게 가지고 있기도 하다. 일단 화학물질에 오염되거나 온갖 쓰레기와 만나면 물의 생명 에너지는 감소한다. 오늘날 질 좋은 수원(水源)을 찾기가 점점 더 어려워지고 있다. 빗물은 대기를 거쳐 내려오는 동안 지구를 뒤덮고 있는 두터운 오염층을 만나게 된다. 연기, 먼지, 세균, 납, 스트론튬 90,* 온갖 무기물, 수많은 화학물질이 그 속에 섞여 든다. 한두 세대 전만 하더라도 빗물은 마시기에 좋은 물이었다. 그러나 이제 우리는 더 이상 여과하지 않은 빗물이나 눈 녹인 물을 마시라고 권할 수 없다. 이것은 대기오염에 관한 과학적 데이터에 입각한 것일 뿐 아니라 부작용을 겪은 수많은 사람의 증거에 입각한 것이기도 하다.

계곡물과 시골 우물물

산에서 흘러내리는 계곡물과 시골 우물물은 오랫동안 훌륭한 수원으로 여겨져왔다. 물론 여전히 그 상태를 유지하는 곳도 적지 않다. 그러나 눈 녹은 물, 빗물, 물을 잘 여과하지 못하는 샘에서 발원한 계곡물이라면 빗물보다 더 많은 오염물질이 섞여 있을 가능성이 크다. 그것은 대기 중의 오염물질이 내려앉아 지면에 축적되기 때문이다.

시골의 우물물은 화학 농업을 하는 경작지와 축사에 인접한 경우가 많다. 지표수가 농약, 비료, 동물 배설물 찌꺼기와 섞인 상태에서 지하로 스며든다. 이 물이 우물에 도달하기 전에 적절한 여과 과정을 거치지 못하면 주변에 존재하는 독성 물질에 비례해 불안전해지기 마련이다. 들판에 있는 우물의 주된 독소는 논밭에 살포된 온갖 화학물질에서 나온 질산염이다. 질산염은 가열, 세균 활동, 또는 일부 금속과의 접촉으로 강력한 독성 발암물질인 아질산염으로 전환된다. 독성학 연구자들에 따르면 아질산염은 인체 내 효소를 무력화하는 '프리 라디칼'을 생성하며, 사실상 모든 결핍증을 유발할 수 있고, 모든 퇴행성 질환의 원인이 될 수 있다. 그 밖에도 제초제, 고엽제, 살충제, (소독·살충 목적으로 이용되는) 토양훈증제** 등은 잔존 우려가 있는 대표적 화학물질이다.

---

*　반감기가 28년인 방사선동위원소의 하나. 음식물 또는 공기를 통해 인체로 흡수되며, 칼슘과 화학적 성질이 비슷해 일단 인체 내로 들어오면 뼈에 축적되어 좀처럼 배출되지 않는다.—옮긴이

**　전염성 병원체를 제거할 목적으로 토양에 주입하여 그 토양에 존재하는 병원체의 밀도를 낮추는 약제다. 클로로피크린과 그 제제, 취화메틸 등이 사용되고 있다.—옮긴이

도시의 재활용된 물

여러분이 마시는 물이 쓰레기, 유독 물질, 박테리아로 가득한 어느 집
의 배수구나 공장의 배수관을 통과한 적이 있을 확률은 40%입니다.[1]

거대한 호수나 강에서 공급되는 물은 하천이나 얕은 우물에서 발견되는 모든
오염물질에 노출된다. 그뿐 아니라 그 물에는 보통 공장과 주변 도시에서 배
출된 또 다른 오염 물질도 섞여 들어간다. 미국의 거대 도시에서는 인간의 배
설물과 화학물질에 오염되고 박테리아가 득실거리는, 한 번 사용했던 물을 재
활용하는 것이 유행이다. 그러나 이 물이 얼마나 완벽하게 정화되는지를 두고
논란이 일고 있다. 대부분의 도시는 살균을 위해 염소를 뿌리며, 도시의 3분
의 2에서는 충치 예방을 구실로 불소(불화나트륨)를 첨가한다.

염소처리

일단 수도꼭지를 빠져나오면 염소는 기화한다. 많은 사람이 염소처리한 물을
받아 30분가량 가만히 두었다가 쓰는 것은 그 때문이다. 그러나 불행히도 염
소는 물속에 있을 수 있는 모든 유기물과 결합해 클로로포름이라는 독성 발
암물질을 형성하는데, 이 물질은 기화하지 않는다.

일상적으로 염소를 섭취하면 염소가 인체 내에서 비타민 E를 파괴한다.[2]
또 인체 내 염소의 존재는 순환계 질환과도 밀접한 관련이 있다.[3] 염소는 또
유익한 장 생태계를 파괴한다. 염소는 인체 표면에서도 말썽을 빚는 것으로
여겨진다. 미국 환경보호국은 염소처리한 물에서 오래 수영하거나 목욕을 하
면 피부암 발생 가능성이 높아진다고 경고한 바 있다.

불소처리

식수에 불소를 타는 것은 미국에서 가장 은밀히 진행되는 행위 가운데 하나다. 물론 불소 자체는 논란이 될 만한 화학물질이 아니다. 그러나 특정인에게 필요한 약을 모든 사람이 먹을 필요가 있는가? 어쩌면 앞으로는 진정제와 항우울증 약을 수돗물에 집어넣을지도 모르겠다. 혹시 약물을 투여하는 것 자체가 입 밖에 내지 않은 불소처리의 숨은 동기는 아닐까? 칼슘과 불소가 결합된 천연 화합물인 형석(螢石)은 동양의학에서 이미 오래전부터 탁월한 진정제로 사용되었다.[4] 또 항우울제인 프로작™(Fluoxetine Hydrochloride)의 근간도 불소 분자다. 맹렬하고 강도 높은 로비와 홍보, 정치권 일부의 과도한 불소 옹호 등으로 미루어 판단하건대, 불소처리에는 단순한 충치 예방 차원 이상의 뭔가가 있는 것이 분명하다. 만약 충치 예방이 진정한 목적이라면 얼마든지 지방정부와 중앙정부가 나서서 부모의 동의를 구해 무상으로 어린이들에게 불소 알약을 나눠 줄 수 있다(불소가 어린이 충치 예방에 탁월한 효과가 있다고 하니까). 이렇게 하는 편이 시민 전체가 사용하는 수돗물을 불소처리하는 데 필요한 시설을 짓는 것보다 훨씬 싸게 먹힌다.

충치 예방 효과 자체도 의심스럽다. 애초에 불소의 충치 예방 효과에 대한 실험은 플루오린화칼슘을 가지고 했지만, 정작 도시의 수돗물에 첨가되는 화학물질은 불화나트륨과 불화규소다. 이 화학물질은 알루미늄과 비료를 생산하고 남은 독성 부산물로, 흔히 납과 비소에 심각하게 오염되어 있다. 또 충치 예방을 내세워 공공 수돗물에 이 물질들을 넣자고 각 도시를 설득하는 데 들어가는 비용도 엄청나다. 이전까지 불소의 기본적인 용도는 쥐약이었다. 수돗물에 사용하는 것이 승인되자 거의 하룻밤 사이에 불화나트륨 가격이 1000%까지 치솟았다.

불소에 대해 수많은 실험이 수행되었다. 그 가운데 일부 실험에서는 치아 상태가 개선되는 결과가 나온 반면에, 다른 실험에서는 오히려 악화되는 결과가 나오기도 했다. 유럽의 스웨덴, 덴마크, 네덜란드에서는 연구 결과를 토대로 수돗물 불소처리를 불법화했고, 독일과 벨기에에서는 사람을 대상으로 한 불소 실험을 중단했다. 프랑스와 노르웨이에서는 수돗물의 불소처리를 정당화할 충분한 증거를 발견하지 못했다. 사실, 물 자체의 미네랄 비중이 결정 요인 가운데 하나인 탓에 대부분의 실험은 결과를 해석하기가 여의치 않다. 예컨대 물에 칼슘 함량이 적절하면 불소가 불화칼슘을 형성하므로 치아에 유익할 수 있다. 그런데 연구에 따르면 분명한 것은 불소 자체가 자연에 존재하는 주요한 노화 인자 가운데 하나라는 사실이다.[5]

불소처리의 바람직하지 않은 결과

- 갑상선과 모든 효소 시스템의 정상적인 기능을 억제한다.[6] 이것은 체중 감량을 더 어렵게 만들며, 일부 젊은 층의 비정상적인 키 성장에 어느 정도 책임이 있을 뿐 아니라 엉덩이 이상 비대증에도 기여한다.
- 면역계에 손상을 입힌다. 먼저 발생할 수 있는 심각한 질환으로는 피부 경화증,* 루푸스, 각종 관절염이 있다. 궁극적으로는 암과 기타 퇴행성 질환 발병 가능성을 높인다.[7]
- 수돗물의 불소 농도는 대개 1ppm(1/1,000,000) 정도다. 동종요법의 약물 처방 원리에 따르면 이 정도의 불소 농도는 정기적으로 사용하면 강력한 병인이 될 수 있다.

음식물 속의 불소

음식물 속의 불소와 불소 화합물은 화학적으로 생산된 불화나트륨과는 전혀 다르다. 일단 토양에서 나와 식물의 생명 속으로 들어간 원소는 그 성질이 크게 변한다. 예를 들면 음식 속의 불소 화합물은 중요한 영양 기능을 지닌다.

---

* scleraderma. 피부가 굳이 탄력이 없어지는 병. 경피증이라고도 한다.—옮긴이

천연의 칼슘과 불소의 결합은 치아에 매우 단단한 표면을 형성하며, 이러한 작용은 뼈에서도 일어난다. 충치가 발생했을 때 불소 결핍을 의심하는 것은 바로 이 때문이다. 또한 불소는 세균과 바이러스의 침입과 증식으로부터 인체 전체를 보호하는 데 도움을 준다.

음식 속의 불소는 휘발성이어서 가열하면 기화된다(이에 반해 화학적으로 불소처리한 물은 열을 가해도 불소가 달아나지 않는다). 최고의 고농축 불소 원천은 산양유다. 그 밖의 불소 원천으로는 해초, 쌀, 호밀, 파슬리, 아보카도, 양배추, 동부콩(광저기) 등이 있다. 또 불소 함량이 높은 약초로는 노간주나무 열매,[*] 감초, 레몬그라스,[**] 반차, 그 밖의 차로 쓰는 식물이 있다.

그 밖의 화학물질

그 밖에도 수많은 화학물질들이 물의 작용을 안정시키고 수도관의 녹을 방지하기 위해 도시의 수도 당국에 의해 의도적으로 첨가된다.

다음의 통계는 미국 내의 오염 실태를 가늠하는 데 도움을 줄 것이다.

화학물질 생산: 현재 미국에서 7만여 가지의 화학물질이 상업적으로 생산되고 있으며, 환경보호국에서는 그 가운데 6만여 가지를 잠재적으로 또는 명백히 인체 건강에 유해한 것으로 적시하고 있다.

---

[*] juniper berry. 흔히 말하는 '주니퍼베리'가 이것이다. 열매는 처음에는 녹색이지만 완전히 익으면 검어진다. 쌉싸래하면서도 단내가 느껴지는데, 송진에서 나는 향과 비슷하다. 주니퍼진은 진에 노간주나무 열매를 넣어 향을 낸 것이다.—옮긴이

[**] lemon grass. 벼과식물로 레몬 향이 난다고 해서 이런 이름이 붙었다. 주로 차로 만들어 마신다. 발한, 해열, 복통 완화 효과가 있다. 과거에는 유행성 감기 치료에 사용하기도 했다고 한다. 피부 질환에도 좋으며 피부의 분비를 조절한다. 항균 작용이 있어서 식품 보존에 이용되기도 한다.—옮긴이

미국의 산업폐기물: 매년 미국에서 3억 톤의 산업폐기물이 발생하며, 환경보호국에서는 이 가운데 90%가 부적절하게 처리되고 있는 것으로 본다.

이 폐기물 대부분은 직간접적으로 대기, 물, 토양, 음식 속으로 들어간다. 이러한 오염물질이 고등한 종들에 점점 더 고밀도로 축적되고 있으므로 구할 수 있는 최고의 음식과 물을 이용하는 것이 점점 더 중요해지고 있다.

우리 몸속의 물길

혈액과 림프를 비롯한 우리 몸속의 각종 체액에는 물, 공기, 음식 사슬에 존재하는 것과 동일한 쓰레기가 그보다 훨씬 더 높은 농도로 들어 있다. 이 점에서 볼 때 현대인들이 전반적으로 활력이 없는 까닭은 자명하다. 인체의 쓰레기 여과 장치인 간과 신장은 화학물질과 쓰레기에서 나온 온갖 독성 물질과 생명력을 잃은 음식들의 불균형한 영양소로 꽉 차 있다. 신장-부신은 온몸에 에너지를 공급하며, 간은 이 에너지를 조절하는 역할을 한다(28장 〈수〉, 24장 〈목〉을 참조하라). 만약 이러한 장기들이 인체 내의 독소를 제거하는 일을 쉴 없이 수행해야 한다면 건강을 유지하기 위한 정상적인 활동에 쓸 에너지가 바닥나게 된다.

21세기를 사는 현대인들을 위한 생존 명령 가운데 하나는 지구와 지구촌 주민들을 정화하고 치유하기 위한 노력을 지원하라는 것이다. 그러지 않았을 때의 암울한 결과는 독소의 과부하에서 비롯한 질병의 만연으로, 이것은 다시 면역계 고장과 심각한 정신적·신체적 퇴행으로 이어질 것이다.

음식을 준비하는 데 쓰는 물은 반드시 정수한 뒤 써야 한다. 예외가 있다면, 특별히 순수한 것으로 밝혀진 일부 우물이나 샘물, 또는 검사를 통해 독성 물질과 위험한 미네랄이 없는 것으로 확인된 지하수 정도다. 물의 인공 독소 오염은 문제의 일부일 뿐이다. 예를 들면, 화학농법(관행농법)을 하는 농장이나 농약을 뿌린 숲이 주변에 없는 지역의 우물물에서도 유독한 천연 알루미늄 화합물이 검출될 수 있기 때문이다.

여과기와 정수기

'정수기'라는 단어는 '정수'를 거친 물이 순수한 물에 매우 가깝도록 하기 위해 마련된 정부의 공시 표준을 만족시켰음을 나타낸다. '여과기'는 기껏 부유 물질을 걸러낼 뿐 미네랄을 포함한 모든 수용성 물질은 그대로 남는다(혹시 있을지도 모르는 독소들까지도).

활성탄* 여과기는 물에 녹지 않는 대부분의 쓰레기와 독소를 제거할 수 있다. 주요한 수용성 위험 물질로는 질산염, 아질산염, 불화나트륨이 있다. 이 물질들만 함유되어 있지 않다면 여과 능력이 뛰어나고, 박테리아가 축적되어 있지 않고, 여과 능력이 소진되었을 때 즉시 교체하거나 고칠 수 있다는 전제하에 여과기도 매우 유용한 수단이다.

오늘날 주로 이용되는 **역삼투압 정수기**는 현재 일부 연구소에서 증류기의 대안으로 사용하기도 한다. 이러한 막 모양의 장치는 거의 모든 독소, 기체, 미네랄을 제거하며, 거의 완벽하게 정수된 물만 남는다. 예전에는 가격이 매우 비쌌지만 이제 고급 활성탄 여과기와 가격 경쟁이 되고 있으며, 증류기에 비하면 대체로 싸다. 단점은 1리터의 깨끗한 물을 얻기 위해 여러 리터의 물을 버리게 된다는 점이다.

증류기는 자연이 하는 방식, 말하자면 물은 증발시키고 찌꺼기는 모두 남

---

* activated charcoal. 흑연 형상의 평면 결정이 복잡하게 조합된 무정형 탄소로 되어 있고 다공질이다. 무게 대비 표면적은 800~1500㎡/g이다. 이처럼 무게 대비 표면적이 크고 뛰어나 필터 등의 재료로 널리 쓰인다. 특히 유기성 고분자물질에 대한 흡착력이 뛰어나다. 목탄, 야자 껍질, 톱밥, 석탄 등이 원료로 쓰인다. 도금에서는 유기성 불순물의 제거, 용제 회수, 귀금속 회수, 배수 처리 등에 이용된다. ─옮긴이

기는 방식으로 정수를 한다. 그런 다음 증발된 물을 응결시키면 100% 순수한 물이 된다. 하지만 수돗물에는 종종 탄화수소가 함유되어 있는데, 이것은 물보다 비등점이 낮다. 따라서 탄화수소가스를 분리해 내기 위해서는 분별 밸브 시스템을 이용해야 한다. 그러지 않으면 증류수에 탄화수소가 들어가게 된다. 만약 분별 밸브를 구할 수 없다면 차선책은 최종 단계에서 물을 숯 필터에 통과시키는 장치다.

역삼투압 정수기 또는 증류기로 정수한 물은 오염 물질이 지구를 둘러싸기 이전의 빗물과 화학적으로 유사하지만, 빗물의 생명력을 가지고 있지는 못하다. 이 점을 개선하기 위해서는 정수한 물을 뚜껑 없는 유리 용기에 담아 하루 정도 햇볕 아래 가만히 두면 된다.

정화제로서의 정수한 물

이렇게 정수한 물은 실증이 있는 사람들과 정화가 필요한 사람들에게 도움이 된다. 동물성 식품을 많이 먹는 사람들에게는 깨끗한 물이 매우 중요하다. 특히 통풍, 류머티즘, 관절염을 앓고 있는 사람들에게 깨끗한 물이 유익한데, 그것은 이 물이 인체 안에 쌓인 독소와 낯선 물질을 용해하기 때문이다.

허증이 있거나 특별히 정화가 필요한 사람이 아니라면 정수한 물 5리터당 천일염 또는 켈프 분말 1/8티스푼 정도를 넣고 잘 저어서 미네랄을 보충해 주는 것이 좋다.

여과한 물

활성탄으로 여과한 물에는 여전히 수용성 미네랄이 함유되어 있다. 만약 반드시 미네랄을 제거한 순수한 물이 필요한 상황이 아니고 또 본래의 물에 불화나트륨과 질산염 등의 수용성 독소가 함유되어 있지 않다면, 활성탄으로 여과한 물은 순수한 수원에서 나온 천연수의 가장 훌륭한 대안이다.

불화나트륨을 제거하는 또 한 가지 방법은 숯으로 여과한 불소처리 물 5리터당 칼슘 분말 1티스푼을 넣고 가볍게 저어 주는 것이다. 그러면 불소가 칼슘과 결합해 불화칼슘을 형성하게 된다. 이것은 소량일 때는 인체에 무해하다. 만약 그래도 찜찜할 때는 가만히 두면 용기에 침전되므로 위의 물만 가만히 떠서 이용하면 된다(이러한 목적으로는 브로너 박사(Dr. Bronner)의 칼슘-마그네슘 분말이 흔히 이용된다).

고기와 물의 상관관계

고기 섭취량이 많은 나라에서는 보통 의사들이 물을 많이 마실 것을 권한다. 하루 8잔 이상이 일반적인 권장량이다. 우리도 이러한 권고가 대체로 타당하다고 본다. 고기를 많이 먹으면 요산을 비롯한 각종 노폐물로 말미암아 인체에 과도한 부담을 주게 되는데, 이때 물이 그것들을 씻어내 배출하는 데 도움을 준다. 또한 고기는 고농축 식품이므로 그 균형을 잡기 위해서는 물의 분산시키는 성질이 필요하다. 살코기가 지닌 차단하고 염증을 일으키는 성질이 물로 무력화되면 분산 작용을 하는 알코올을 비롯한 중독성 물질에 덜 끌리게 된다.

육식을 주로 하는 인구 집단이 사는 땅과 수로는 고기 섭취의 찌꺼기들이 인체를 더럽히는 것과 쌍둥이처럼 똑같은 방식으로 축산업으로 더럽혀져 있다. 제조업으로도 가늠할 수 없을 정도로 엄청난 양의 물이 오염되고 소비되지만, 축산업에 비하면 그 수치조차 새 발의 피다. 고기 생산에는 그 나라의 다른 모든 부문에서 쓰는 것을 다 합친 것보다 더 많은 물이 쓰인다.[8]

미국 총 경작 면적의 60%가 동물 사료와 먹이를 재배하는 데 쓰인다. 또 물 소비량의 절반 이상이 이러한 경작물에 사용할 관개용수로 들어간다. 그 과정에서 옥수수, 호밀, 마일로, 알팔파, 그 밖의 사료용 식물에 엄청난 양의 비료와 농약이 뿌려진다. 이러한 화학물질은 강, 호수, 지하수로 흘러들어가며, 결국 다른 어떤 산업보다 더 광범한 수질 오염을 초래한다.[9] 또 도축장에서는 보통 동물의 피와 잔해를 강으로 흘려보낸다. 최근에 미주리강은 곳곳에 동물의 털과 지방 덩어리들이 쌓여 물길을 막는 바람에 카누로 강을 건널 수 없는 지경이 되었다.

이처럼 미국에서는 과도한 고기 소비의 결과 축산업과 농업으로 물의 수질과 공급이 심각하게 나빠졌다. 사람들이 식물성 음식의 비중을 획기적으로 높여야만 사료용 작물의 재배 양이 줄고, 더 나아가 물 소비량을 크게 줄일 수 있다. 우리는 가축을 키우는 데 쓰이는 것보다 훨씬 더 적은 양의 곡물, 콩, 그 밖의 식물로부터 그보다 훨씬 더 나은 영양분을 얻을 수 있다.[10]

사람마다 다른 물 섭취량

배고플 때 먹고, 목마를 때 마셔라.

- 선(禪)의 금언

물 마시기와 관련해서 가장 중요한 원리는 몸의 목소리에 귀를 기울이는 것과 목마를 때 마시는 것이다. 고된 노동이나 내부의 열 때문에 물을 많이 마실 때는 적어도 식사 30분 전 또는 식사 후 1시간이 지났을 때 마시는 것이 좋다. 그러지 않으면 소화효소와 소화액이 희석되어 음식에 들어 있는 영양소를 효과적으로 *끄*집어내지 못한다. 식사와 함께 물을 마실 때는 식사를 마친 후에 몇 모금을 넘지 않는 따뜻한 물을 국, 수프, 허브 차의 형태로 마시는 것이 가장 좋다.

최적의 물 섭취량은 개인마다 큰 차이가 있으며, 같은 사람일지라도 날마다 요구량이 크게 다르다. 물 수요의 가장 중요한 지표는 갈증이지만, 갈증에 대한 민감도도 사람마다 다르다. 숨을 깊이 들이마시는 타고난 본능이 오염된 공기로 무뎌질 수 있듯이, 많은 사람이 깨끗하지 않은 물 때문에 더 이상 충분한 물을 마시지 않는다. 대개 이것은 의식적인 선택이 아니다. 좋은 물이 있으면 마시고자 하는 선천적인 본능이 되살아날 때가 많다. 그렇다고 해서 모든 사람이 반드시 물 섭취를 늘려야 하는 것도 아니다. 모든 사람에게 적합한, 건강에 이로운 물 섭취량을 정하기란 정말이지 불가능하다. 앞에서 말한 핵심 요인과 그 성질, 그리고 다음의 물 섭취 과잉 또는 부족 징후는 물 섭취량을 조절하고 본능의 회복을 자극하는 데 도움을 줄 것이다.

개개인의 물 요구량에 영향을 미치는 핵심 요인	
물 수요를 줄이는 요인	물 수요를 늘리는 요인
주로 앉아 있는 생활방식	신체 활동
과일, 채소, 발아 식품 섭취	다량의 고기, 달걀, 또는 짠맛 음식 섭취
한, 허	발열, 열, 또는 실
춥거나 습한 기후	건조하거나, 덥거나, 바람이 많은 기후
물의 주된 성질: 이완하고, 적시고, 가라앉히고, 식히고, 분산함.	

과도하거나 부족한 물 섭취

기본적으로 채식을 하는 사람은 필요한 물의 대부분을 음식을 통해 섭취한다. 채소와 과일은 대체로 90% 이상 수분으로 이루어져 있으며, 곡물과 콩 등 대부분의 다른 식물성 식품도 조리된 상태에서 80% 이상이 물이다. 수프, 육수, 차는 거의 전부가 물이다.

물의 원천과 상관없이 물을 너무 많이 마시면 한기를 유발하며, 소화와 몸 전체의 에너지를 약화한다. 동양의 전통 치료법은 대체로 이러한 시각을 지지

한다. 예컨대 동양의학에서는 물을 과잉 섭취하면 비장-췌장의 '소화 불'을 꺼뜨리고, 온기와 에너지(양기)를 공급하는 신장-부신의 작용을 방해한다고 본다. 이러한 시각은 특히 찬물 또는 찬 음식에 잘 들어맞는다. 찬물이나 찬 음식을 너무 많이 먹으면 균형을 잡으려는 본능적 시도의 일환으로 과일이나 채소보다 동물성 식품에 더 끌리는 경향이 생긴다.

물 섭취가 부족하면 변비, 압박, 긴장, 과식, 건조함, 신장 손상 등과 더불어 몸에 유해한 효과를 초래한다. 염증, 발열, 열감 등의 열 증상이 발생할 수도 있다.

대체로 기름진 고기 위주 식단을 먹는 사람들이 체액이 부족하다. 채식주의자들 가운데서도 짠 음식을 많이 먹으면서도 국이나 수프, 차 따위는 거의 마시지 않거나, 곡물을 조리할 때 물을 최소한으로 넣는 사람들은 수분 부족 현상이 나타나는 경우가 흔하다.

식단에서 물 섭취량은 장기적인 건강에 크게 영향을 미친다. 몸의 건강 상태와 내부의 기능 상태 역시 물의 효율적 활용과 배분을 결정하는 요인이다. '음허와 혈당 불균형'(132쪽)에서 살펴보았던, 인체의 음에 영향을 미치는 음식은 체액 대사를 바로잡는 작용도 한다.

단백질과 비타민 B$_{12}$ —
그리고 그 원천으로서의 식물왕국과 동물왕국

아미노산

단백질을 뜻하는 영어 단어 'protein'은 '기본 물질(primary substance)'이라는 의미다. 인체의 모든 조직은 단백질로 구성되어 있고 단백질에 의해 수리되므로, 이것은 매우 정확한 표현이다. 단백질의 벽돌이라고 할 수 있는 아미노산은 대부분의 인체 작용과 기능에서 핵심을 이루는 요소다. 면역계의 항체, 대부분의 호르몬, 적혈구 세포의 헤모글로빈, 모든 효소의 기본 성분이 단백질이다.

최근까지도 강의실, 교과서, 논문을 막론하고 거의 모든 주류 영양학에서는 적절한 단백질 섭취의 필요성을 강조하면서, 완전 채식주의자들은 쉽게 단백질과 비타민 B$_{12}$ 결핍 증상이 나타날 수 있다고 경고해 왔다. 이러한 생각은 워낙 널리 퍼져 있어서 많은 채식주의자가 겁을 먹고 단백질 보충제, 달걀과 유제품, 또는 더 많은 양의 콩, 술지게미, 미소, 씨앗, 견과류와 다량의 곡물을 식단에 포함함으로써 충분하고 '완전한' 단백질 섭취를 확보하려고 애써왔다. 그런데 그 결과는 오히려 부종이나 가용 단백질의 감소로 이어졌다.

이러한 걱정의 근본 원인은 식물에서 얻은 단백질에는 일부 아미노산이 결여되어 있어 인체에 '불완전한' 단백질이라는 그릇된 정보다. 채식주의자들을 위한 해법은 다양한 형태의 식물성 단백질—예컨대 콩과 곡물—을 조합해 '완전한' 아미노산 구성을 얻는 것이었다.[1] 여러 가지 단백질의 조합과 완전함의 기준에 대한 이러한 생각은 20세기 초에 쥐를 대상으로 한 실험에 그 연원을 두고 있다.

그 실험에서 쥐들이 동물성 식품(예컨대 치즈나 달걀 등)에서 발견되는 것과 유사한 아미노산 패턴을 가진 단백질을 먹을 때 잘 자란다는 사실이 밝혀졌다. 거기서 그와 동일한 패턴이 인간에게도 필요할 것이라는 가설이 세워졌으며, 쥐에게 이상적인 단백질을 토대로 (인간을 위한) 표준적인 아미노산 프로필이 작성되었다. 이 프로필은 오랫동안 모든 식물성 단백질의 질을 평가하는 잣대가 되었다. 그런데 최근에 세계보건기구에서 인간의 단백질 수요를 고려한 새로운 단백질 표준(Protein Digestibility Corrected Amino Acid Score, PDCAAS)을 만들었다. 이 표준은 단백질의 식물성 원천을 인정하면서도 여전히 더 고도의 아미노산 프로필을 가진 단백질일수록 더 좋은 단백질이라는 전제를 깔고 있다. 그 결과 이것은 단백질을 둘러싼 광기를 누그러뜨리는 데 아무런 역할도 하지 못하고 있다. 그러나 다음의 연구는 흔히 단백질 강박으로 나타나는 불안과 의심을 줄이는 데 도움이 된다.

약 40년 전에 인간의 단백질 수요를 확인할 목적으로 쥐 실험보다 개선된 방법을 이용해 더 신중한 실험들이 구상되었다.[2] 이 실험에서는 거의 모든 복합탄수화물—통곡, 콩, 감자 등의 복합탄수화물—이 인간의 단백질 수요에 적합한 아미노산 프로필을 가지고 있음이 드러났다. 이것은 어떤 한 가지 복합탄수화물로 에너지 수요(칼로리)가 충족되면 단백질 수요 역시 충족된다는 것을 의미한다.* 지금까지 밝혀진 20여 가지 아미노산 가운데 인체 내에서 합성될 수 없고, 따라서 음식을 통해 얻어야 하는 것을 '필수'아미노산이라고 한

---

* 생후 18~24개월인 영아들은 탄수화물을 효과적으로 대사하지 못한다. 21장 〈어린이를 위한 음식〉을 참조하라.—지은이

다. 오랫동안 쥐에게 유익한 것으로 밝혀진 10가지 필수아미노산을 일정 비율로 반드시 식사를 통해 섭취해야 한다는 주장이 정설처럼 받아들여졌다. 그러나 지금은 성인들에게는 여덟 가지 필수아미노산만 있으면 된다는 것이 상식이 되었다.*

우리는 어떤 음식에 어떤 필수아미노산이 없다거나 혹은 부족하다는 말을 흔히 접한다. 식물왕국 또는 동물왕국에서 나온 사실상의 모든 미정제 식품은 이 여덟 가지 필수아미노산은 물론이고, 지금까지 밝혀진 20가지 아미노산을 모두 가지고 있다. 따라서 어떤 아미노산이 '없다'는 말은 모두 틀렸다. 어떤 아미노산이 '부족하다'는 것은 거의 언제나 쥐에게 이상적이라고 밝혀진 동물성 식품을 토대로 작성된 이른바 '완전한' 단백질에 비해 부족하다는 뜻이다. 한 가지 예를 들어보자. 이러한 표준에 따르면 메티오닌-시스틴이라는 아미노산 쌍은 일반적으로 음식에서 가장 함량이 적은 것으로 확인되었으며, 그 때문에 '제한 아미노산(limiting amino acid, LAA)'으로 불리기도 한다. 제한 아미노산 이론에서는 우리가 음식으로 획득한 단백질 가운데 실제로 활용할 수 있는 단백질의 양은 가장 양이 적은 필수아미노산의 양에 의해 제한된다고 주장한다. 만약 이러한 주장이 옳다면, 예컨대 특정 음식에 들어 있는 메티오닌-시스틴 양이 표준 아미노산 프로필(Estimated Amino Acid Requirement, EAAR)의 30%밖에 안 된다면 그 음식에 들어 있는 프로필상의 다른 아미노산들도 딱 30%만 인체 내에서 활용될 수 있다. 그런데 '제한 아미노산' 개념은 약간 의심스러운 점이 있다. 왜냐하면 인체 내에 저장된 아미노산이 최근에 섭취한 음식물에 들어 있는 아미노산을 보완하는 데 동원될 수 있다는 사실이 이미 밝혀졌기 때문이다.[3] 그것은 인간의 필요를 기준으로 한 좀 더 개선된 단백질-아미노산 표준을 사용하더라도 마찬가지다. 그런데도 많은 음식에

---

* 이러한 사실은 이제는《리더스 다이제스트》와 같은 대중적인 잡지에서도 쉽게 접할 수 있다. 이 잡지 1985년 8월 호에 실린 기사에는 쌀이 "여덟 가지 모든" 필수아미노산을 함유하고 있는 완전한 단백질이라고 씌어 있다.—지은이

9장·단백질과 비타민 B12—그리고 그 원천으로서의 식물왕국과 동물왕국

서 메티오닌-시스틴이 일관되게 제한 아미노산으로 간주되고 있는 것은 이 아미노산에 대한 판단의 기준이 된 이례적인 아미노산 프로필 때문이다. 그 프로필은 바로 인간의 기준으로는 너무나 많은, 쥐의 온몸을 덮고 있는 쥐 털의 정상적인 성장을 유지하기 위해 쥐가 필요로 하는 엄청난 양의 메티오닌-시스틴을 토대로 작성되었다.

인간의 단백질 수요에 관한 이 해묵은 오해에서 우리가 얻은 것도 있는데, 그것은 바로 우리가 더 폭넓은 선택지를 갖게 되었다는 점이다. 고기의 단백질을 닮은 식물성 단백질을 얻으려면 곡물과 콩을 2:1의 비율로 조합하면 된다. 곡물과 씨앗 또는 견과를 함께 이용해도 아미노산 다양성이 확대된다. 임신 중이거나 수유 중인 여성, 매우 어린 유아들, 저혈당인 사람, 심리적·신체적 스트레스(근심, 슬픔, 감염, 외과 수술)가 심한 사람, 알코올 의존증을 치료 중인 사람, 최근에 채식으로 전환한 사람, 단백질 결핍이 있는 사람들에게는 일반적으로 더 고도의 프로필을 가진 식물성 단백질일수록 더 좋다. 그런데 언제나 그렇지는 않다. 콩과 곡물 또는 그와 유사한 조합을 한 끼니에 같이 먹었을 때, 그것들을 제대로 소화하지 못하는 사람들이 있기 때문이다(19장 〈음식 조합〉을 참조하라). 이런 사람들은 한 끼니에는 곡물을, 다음 끼니에는 콩을 먹는 식으로 약간만 수정하면 된다. 그러면 앞에서 말했듯이, 체내에 비축되어 있는 아미노산 풀이 곡물과 콩에서 부족한 부분을 보완해 줄 것이다.

최근 몇 년 사이에 저지방이면서 고단백인 음식을 찾으려는 연구가 진행되면서 연구자들은 영양학의 여러 새로운 영역에 관심을 갖게 되었다. 그 가운데서 특히 그들의 관심을 끈 것은 고기와 비슷한 외양과 맛을 지닌, 화학적으로 가공된 효모와 미생물이었다. 대부분의 사람이 통곡 중심의 단순한 채식을 통해서도 필요한 단백질을 충분히 공급받을 수 있다는 사실이 이미 밝혀졌는데도 이러한 탐색은 지금도 계속되고 있다.

현재 채식주의자이거나 채식을 고려한 적이 있는 사람이라면 '그럼 단백질은 어디서 섭취하나요?'라는 질문을 수도 없이 들었을 것이다. 대부분의 사람이 단백질을 바라보는 시가은 합리와는 동떨어져 있다. 단백질이라는 단어는 완전히 정형화되어 아무 생각 없이 마치 적절한 영양 상태, 건강, 고기를 비롯한 각종 동물성 식품의 동의어처럼 입 밖으로 튀어나온다. 이러한 엄청난 단백질 광풍은 성장 지상주의에 바탕을 둔 우리 사회의 의식을 상징적으로 보여준다. 왜냐하면 단백질은 바로 우리 몸의 벽돌이니까.

앞에서 언급했던 것과 같은 특별한 경우가 아닌데도 동물성 식품에 집착하고 더 많은 단백질이 필요하다고 믿는 사람들은 대개 동물의 조직과 우유로부터 얻는 모든 영양소에 탐닉한다. 동물과 인간은 세포 구조가 비슷해서 에너지와 영양소의 교환이 빠르다. 그 때문에 많은 사람이 고기를 먹고 나면 양분을 잘 공급받았다는 느낌을 갖게 되며, 고기가 없으면 뭔가가 빠졌다는 기분이 들게 된다. 그 느낌은 단백질만 교환한 것이 아니라 미네랄, 비타민, 효소, 지방산, 아미노산, 당, 그 밖의 온갖 영양소가 농축된 뭔가를 먹었다는 감정적·물리적 기분이다. 그러나 이러한 기분은 오래가지 못한다. 그것은 우리가 고기로부터 소화 흡수할 수 있는 것은 극히 일부에 지나지 않기 때문이다. 고기를 과식하면 그 나머지—인도의 아유르베다 의학에서 '아마*'라고 부르는 독성의 끈적끈적한 점액도 그 일부다—는 활력을 떨어뜨리고, 커피·정제 설탕·알코올 같은 자극적인 물질에 끌리게 하는 심각한 담적 상태의 원인 물질이 된다. 그러므로 꼭 고기를 먹어야 할 때는 조금씩 먹어서 그 긍정적인 면만을 취하는 것이 중요하다. 지나친 육식과 비만, 심장병, 골 소실, 그 밖의 온갖 퇴행성 질환 사이의 관계에 대해서는 이 책의 다른 부분에서 살펴볼 예정이다.

사실 신선하고 올바르게 조리된 고기와 달걀은 대부분의 동양 전통 의학에서도 몸에 매우 좋은 것으로 여겨왔다(정신 건강과 관련해서는 꼭 그렇지는 않다). 그런데 이러한 음식은 대개 국물을 넉넉히 붓고 끓여 하루에 50~100그램 정도로 조금씩 먹게 하되, 치료 목적으로만 처방했다. 앞에서 언급했던 것처럼, 이와 같은 고농축 식품을 다량 섭취하면 오히려 역작용과 병증의 악화로 이어질 수 있으며, 또 개인의 감수성과 윤리적 입장에 따라서는 그 양과

---

* ama. 소화되지 않고 체내에 쌓인 음식물 찌꺼기. 주로 육식으로 발생한다.—옮긴이

상관없이 정신적 측면에서 부정적인 결과를 낳을 수도 있다(이 장 끝에 이상적인 고기 조리법 몇 가지가 소개되어 있다). 심각한 결핍이 있을 때는 다른 사람에게 해를 끼치지 않는 범위에서 지구가 제공하는 어떤 식물이나 동물 또는 식용할 수 있는 일체의 것을 약용으로 사용할 수 있다는 것은 하나의 보편적 원리로 인정되어왔다. 이 점만큼은 동물의 살생 자체에 도덕적으로 반대하는 사람들도 마찬가지다.

동서양을 막론하고 수많은 의학 전문가들이 이 시대를 사는 현대인의 삶에 가해지는 스트레스를 이기려면 동물성 식품이 필요하다고 여긴다. 이러한 생각에도 일리가 있다. 그러나 육식을 하는 사람들이 경험하는 스트레스의 상당 부분은 지나친 고기 섭취에 따른 독성 부산물의 결과이며, 이러한 부산물은 정상적인 인체 기능과 정신 작용을 방해한다. 곡물-채소 식단은 휴식을 주고, 진정시키고,[*] 그러면서도 에너지를 주는 경향이 있다. 또한 식물과 미네랄 왕국에는 고기보다 더 강력하고 중요한 효능을 가진 식품들이 있다. 이것들은 고기보다 더 훌륭하게 삶의 압박감에 맞설 힘을 주면서도 독성 잔류 물질을 거의 남기지 않는다. 예컨대 미소-해초국은 워낙 강력해서 오히려 과용을 경계해야 할 정도로 단백질, 효소, 비타민, 미네랄이 풍부한 훌륭한 음식이다. 미소는 박테리아에 의한 발효 과정에서 사전 대사가 이루어지므로 그 영양소를 대단히 효과적으로 전달한다.

---

[*] 복합탄수화물을 섭취하면 L-트립토판이라는 아미노산의 혈류 밀도가 극대화되는데, 이 아미노산은 뇌에서 만들어져 '마음을 가라앉히는 화학물질'인 세로토닌 생성에 쓰인다. 대부분의 사람은 탄수화물로 된 과자를 단백질 및 지방을 먹지 않고 별도로 먹으면 30분 이내에 마음이 편안해지는 것을 느낀다.―지은이

고기와 동물성 식품의 유혹

끊임없이 고기에 끌리는 인간에게 보편적인 욕망—채식주의자들이 고기와 비슷한 단백질을 찾는 것도 근본적으로는 마찬가지다—은 몸의 요구에 대한 감지 장치가 잘못된 데서 비롯한다. MIT 식품영양학과 학과장이자 단백질과 인체 영양학 분야의 세계적 학자인 네빈 스크림쇼 박사[*]는 이렇게 썼다.

> 사람들은 기회만 있다면 실제로 필요하다고 판단되는 단백질 양
> 의 2~3배를 섭취할 수 있고, 또 그렇게 한다. (…)
> —1977년, W. O. 애트워터 9주기 추모 연설에서

모든 부유한 나라에서 으레 단백질 소비가 과도했다는 것은 그 나라들의 거의 모든 국민이 산성 혈액, 칼슘 결핍, 암을 비롯한 온갖 퇴행성 질환에 시달리고 있는 데서 분명히 드러난다. 이것들은 모두 단백질 과잉 섭취에 따른 결과다. 연구에 따르면, 일반적으로 미국인들은 연방정부가 정한 1일 단백질 섭취 권장량을 남자는 100%, 여자는 40% 초과 섭취한다.

대부분의 사람들은 기회만 있으면 과도하게 단백질을 섭취할 뿐 아니라 과도하게 기름진 음식을 택한다. 홀푸드를 먹는 채식주의자들 가운데서도 많은 사람이 영양학적 요구량을 초과하는 극도로 기름진 음식을 개발하느라 갖은 애를 쓴다.

서구인의 평균적인 식단에서 동물성 식품이 차지하는 비중은 50%를 넘는다(미국에서는 60% 이상이다). 우리 역시 몸의 조직, 신경, 뼈, 내장을 이러한 식

---

[*] Nevin Scrimshaw. 1918~2013. 식품과학자이며, MIT 에머리터스 교수. 60년에 걸친 단백질·요오드·철 결핍증과의 투쟁, 영양보충제 개발, 수많은 식품과학자의 육성, 식품 질 향상을 위한 노력 등에서 이룬 업적을 인정받아 1991년에 세계식량상(World Food Prize)을 받았으며, 1976년에는 볼턴 S. 코슨 메달(Bolton S. corson Medal)을 받았다.—옮긴이

품으로 조성해 왔다. 이러한 추세는 오랜 세월 동안 가속화되어 왔다. 완전 채식으로 급격하게 전환하면 자칫 몸에 충격이 될 수도 있다. 일부 식물성 식품은 몸이 그 음식물을 처리하는 방법을 터득하기까지 꽤 시간이 걸린다. 아마이미 몸에 익은 다른 음식물도 처음에는 그러했을 것이다. 과도기가 얼마나 길지는 그 사람의 식습관과 선천적인 건강 상태에 따라 다르다. 예로부터 고기를 많이 먹지 않는 지역의 사람들, 예컨대 중남미 일부 지역, 아일랜드, 극동 지역, 일부 농업 중심의 아메리카 토착민들은 대체로 이 과정에서 심리적인 스트레스를 덜 받는다.

하지만 동물성 식품에 끌리는 것 자체는 이보다 더 근본적이다. 단백질을 비롯해 몸에 필요한 것들을 식물성 식품으로 충족할 수 있는데도 구태여 사람들이 고기에 군침을 흘리는 이유는 무엇일까? 고기가 몸이 인정하는 음식이기 때문일까? 동물성 식품을 완전히 끊으려는 수많은 사람과 함께하면서 우리는 신체적·심리적 요구에 못 이겨 걸핏하면 동물성 식품으로 되돌아가 버리고 마는 사람들을 숱하게 보았다. 동물성 식품은 개별적 자아(에고)의 확인이라는 어떤 깊은 감정*과 느낌을 뒷받침한다. 충분히 에고가 발달하기 전에 이 개별적 자아를 넘어선다는 것은 불가능하며, 심지어 바람직하지도 않다. 불행히도 우리는 재산, 권력, 색정, 감정적 자극에 대한 갈망 등 다양한 차원의 에고에 너무 쉽게 사로잡혀 버린다. 과식하면 장애를 일으키는 고기와 같은 기름진 음식은 에고의 정체와 집착을 뒷받침한다. 물론 음식의 질과 상관없이 음식 자체만으로는 에고의 발달을 유지할 수도, 중단시킬 수도 없다. 그러나 식물성 식품을 섭취할 때 더 쉽고 순조롭고 조화롭게 에고의 발달이 이루어질 수 있다.

---

* 동물성 식품은 어떤 특정한 정신적 상태를 뒷받침할 뿐 특정한 행동을 부추기지는 않는다. 인도의 아유르베다 의학에서는 고기가 특별히 어떤 행동을 뒷받침하는 경향에 대해 기술했다. 흔히 구할 수 있는 고기는 타마스(tamas. 어둠, 죽음, 파괴, 무지, 저항 등을 불러일으키는 힘—옮긴이)의 음식이며, 그것을 먹으면 마음이 쉽게 "분노와 탐욕 같은 어두운 감정으로 채워지게 된다"는 것이다.—지은이

고기에 대한 식탐은 결핍의 결과이기도 하다. 영양 결핍이 있는 사람들 가운데 일부는 동물의 조직으로부터 필요한 영양소를 빠르게 뽑아낼 수 있다. (결핍증에서의 고기 사용에 관해서는 이 장 뒷부분에서 살펴본다). 감정을 가진 생명을 잔인하게 죽이고 그 살코기를 먹는 행위를 중단한다는 것은 칭찬받을 만한 목표다. 그러나 그 목표에 도달하기 위해서는 현실적으로 유효한 방법을 따라야 한다. 대부분의 사람에게 가장 효과적인 방법은 천천히 나아가는 것이다.

평생 고기를 먹어온 사람들 가운데서 동물의 심오한 본성에 대해 생각해 본 적이 있는 사람이 거의 없다는 사실은 참으로 놀랍다. 동양의 한 가지 전통적인 관점은, 동물은 인과의 정확한 구현으로서 존재하며, 그 속성은 전생에 어떻게 존재했는지에 따라 결정된다고 본다. 그 특별한 속성이란, 이를테면 표범의 날쌤과 영리함, 사슴의 우아함과 예민함 등이다. 동물들마다 부정적인 속성도 가지고 있는데, 이를테면 거위의 짝에 대한 극단적인 집착, 돼지의 탐욕, 토끼의 겁 많음 따위다. 우리가 동물을 먹으면 그 동물의 몸뚱이만이 아니라 그 동물의 온갖 의식까지 우리 안으로 흡수된다. 보통 여러 달 동안 고기를 끊었다가 다시 고기를 먹어 보면 이 점을 분명히 깨닫게 된다.

음식 사슬

동물은 인간에 비해 의식이 떨어지고 불완전하다고 여기는 것이 보통이다. 그것이 사실일지라도 어쨌든 의식과 지각력을 가진 존재인 것만은 분명하다. 불교[4]를 비롯한 여러 종교에서 다른 생명체의 생명을 빼앗으면 그 생명체가 지닌 지각력의 수준에 비례해 업보를 쌓게 된다고 상정해 왔다.

이러한 가르침에 따르면, 인간이 먹기 위해 부득이 다른 동물의 생명을 빼앗아야 한다면 될수록 하등동물을 택하는 것이 고등동물을 택하는 것보다 낫다고 할 수 있다. 그 점에서 현재 유행하는 생선과 가금류가 돼지고기나 소

9장·단백질과 비타민 B$_{12}$—그리고 그 원천으로서의 식물왕국과 동물왕국

고기보다는 나은 셈이다. 물론 이러한 결정을 할 때는 개인의 관찰과 직관도 중요한 역할을 한다.

이러한 이론이 영양학과 부합되는가? 지나친 지방과 콜레스테롤 섭취는 주요 퇴행성 질환만 꼽더라도 심장병, 당뇨병, 유방암, 대장암과 전립선암 등의 일차적인 원인으로 지목되어 왔다. 그런데 생선과 가금류는 불포화지방의 비중이 높아서 포화지방 비중이 높은 육류와 달리 인체의 과잉 콜레스테롤 제거를 돕는 경향이 있다. 특히 오메가-3 지방산이 풍부한 생선이 그러하다(10장 〈기름과 지방〉을 참조하라).

음식 사슬에서 아래로 내려갈수록 일반적으로 동물에 들어 있는 살충제와 중금속을 비롯한 오염 물질의 양이 점차 적어진다. 문화와 종교에 따라서는 여러 이유로 일부 '하등'동물이나 그 부위를 먹는 것을 금하기도 하고 장려하기도 한다. 그런데 전체론의 입장에서는 동물성 식품을 먹을 때는 통째 먹는 것이 가장 좋다고 본다. 일반적으로 전통 사회에서는 현재 우리가 거의 폐기해 버리는 대형 동물의 뼈, 양,* 꼬리를 먹었다. 이러한 관습은 여전히 문화적 전통과 깊이 연결되어 있는 몇몇 민족의 식단에 그 흔적이 남아 있다. 하등동물은 대체로 몸 전체가 더 균질하기 때문에 거의 통째로 먹게 되는 장점이 있다. 대표적인 예가 멸치, 정어리, 조개, 굴(껍데기를 빼고 거의 전 부위를 먹는다), 달팽이, 달걀과 생선 알, 곤충(여러 문화에서), 발효식품 속의 미생물이다.** 누구나 돼지나 양 같은 고등한 동물을 죽이고 그 살코기를 먹을 때보다 곤충을 죽이고 먹을 때 겁이 덜 난다.

발효 식품을 다룰 때, 우리는 먼저 '완전한' 채식(또는 비건***)이란 없다는 점을 유념해야 한다. 왜냐하면 모든 음식, 특히 발효 식품들에는 미생물이 들

---

* 소와 돼지의 위 안쪽 부분.—옮긴이

** 식품공학자들은 현재 박테리아, 효모, 곰팡이 등 다양한 미생물을 이용해 육류나 닭고기 등의 고기와 놀랍도록 비슷한 질감을 가진 식품을 만들어내고 있다.—지은이

*** 어떠한 동물성 식품도 식단에 포함시키지 않는 완전 채식주의자.—지은이

어 있고, 우리는 그것들을 먹기 때문이다. 하지만 이러한 하등동물을 먹는 것은 영양학적으로나 도덕적으로 고등동물의 생명을 빼앗는 것보다 훨씬 낫다. 발효 식품과 미세조류가 흔히 더 진화된 동물에서 얻은 식품들과 동등하거나 더 낫다는 점에서 영양학적으로도 이것은 분명하다. 하등생물을 선호하는 것은 가축을 키우는 방식과도 관련이 있다. 동물을 죽이는 데서 업보가 생긴다는 데는 고개를 갸웃거리는 고기 애호가들도 자신들이 먹는 동물이 어떻게 먹고 다루어지고 도축되었는지를 안다면, 그러한 생각이 바뀔지 모른다. 말로 하는 것보다 가장 직접적인 것은 그 살코기 음식을 생산하는 축사, 도축장, 양계장을 직접 한번 방문해 보는 것이다.

채식주의자

완전한 채식이 체력과 끈기를 향상시킨다는 것을 어떻게 알 수 있을까? 물론 우리는 사슴이나 말을 비롯한 수많은 초식동물들과 서구에서도 흔히 볼 수 있는 채식주의자들을 통해 그 생생한 결과를 눈으로 확인할 수 있다. 힌두교·불교·도교에서는 2500년 동안이나 순수한 채식 전통이 있었으며, 현재도 수백 만 명의 사람이 그렇게 하고 있다. 그러한 전통은 인도에 특히 많지만, 그곳에서는 유제품이 널리 이용된다. 그러므로 가장 좋은 완전 채식 사례는 유제품을 거의 섭취하지 않았던 옛 중국인들이다. (오늘날의 중국에 '채식주의자'들은 거의 없다. 그렇다고 해도 많은 미국인들이 전형적인 중국인들보다 더 많은 생선과 달걀, 유제품, 가금류가 포함된 식사를 하면서 스스로를 '채식주의자'라고 부르는 것은 어불성설이다). 《방랑하는 도인(Wandering Taoist)》*이라는 책에는 고도의 수련을 거친 중국 최후의 도인 가운데 한 명이었던 관사이홍**의 일생에 대한 흥미로

---

*   《도인》I, II, III으로 고려원에서 1993년에 번역 출간했다.—옮긴이
**   1920년대 피폐의 길을 걷던 격동기의 중국에서 태어나 귀족의 신분을 버리고 출가하여,

운 기록이 남아 있다.[5] 어린 시절부터 갈고닦은 뛰어난 무술과 명상 수련은 거대한 도교 공동체에서 화산 정일파와 더불어 순수한 채식만 하면서 이루어졌다. 닭과 물고기를 키우긴 했지만, 그것들은 병자들에게 먹이기 위한 것이었다. 광범한 약초 요법은 공동체 성원들의 체력을 튼튼하게 해줌으로써 의술과 수행을 뒷받침했다.

비타민 B$_{12}$와 오늘날의 채식주의

서구의 식단은 고기 위주이기 때문에 전형적인 서구인의 몸은 특정 유형의 영양 공급에 길들여져 있다. 보통 동물성 식품의 질을 판단할 때 시금석이 되는 것은 풍부한 단백질과 비타민 B$_{12}$다. 비타민 B$_{12}$는 많은 의사가 채식으로는 가장 얻기 어렵다고 주장하는 영양소다. 비타민 B$_{12}$는 오직 미생물에 의해서만 생성된다. 이것은 공기, 물, 당귀, 컴프리 뿌리(감부리),* 버섯, 일부 채소의 잎(특히 퇴비를 많이 한 토양에서 자란 파슬리와 순무청), 재래식 발효 식품(소독이 철저하지 않은 소규모 가게에서 생산된 템페)에서 미량으로 발견되기도 하는데, 비타민 B$_{12}$가 극미량으로라도 발견된다면 그것은 그러한 음식이나 물질에 비타민 B$_{12}$를 생산하는 박테리아가 들어 있기 때문이라고 단언할 수 있다.[6]

멀고 험난한 도의 길을 추구했다. 유명한 무인 집안에서 태어나 아홉 살에 도교의 성지 화산에 입산한 그는 불사의 신선들과 만나고 스승이었던 무림의 고수들로부터 도교의 심오한 비법을 터득했다. 생애 후반에 미국으로 건너가 지금은 중국에서도 거의 사라진, 스승들로부터 배운 고래의 기공 및 태극권을 보존하기 위해 노력했다. 그의 일대기는 덩밍다오가 쓴 《방랑하는 도인》을 통해 널리 알려졌다.—옮긴이

* 학명은 Symphytum officinale. 컴프리(comfrey)라는 이름은 '상한 것을 다스린다', '병을 다스린다'는 의미를 가졌다고 한다. 이 지방 사람들은 컴프리 말린 가루를 밀가루와 섞어 유명한 러시아식 흑빵을 만들었다. 단백질, 아미노산, 미네랄, 비타민 B와 토코페롤 등이 다량 함유되어 있고, 항암 물질인 알라토인이 함유된 것으로 알려졌다. 1960년대에 처음 소개되었으며, '감부리(甘富利)'라는 이름으로 한약재로도 쓰인다.—옮긴이

건강한 사람은 대장에서 유익한 박테리아가 다량의 비타민 B_{12}를 생산하며, 타액과 소화계 곳곳에서도 소량으로 발견된다.[7] 하지만 이 비타민 B_{12}가 실제로 충분히 흡수되는지 여부를 놓고는 약간의 논란이 있다. 대장과 소화계는 일반적으로 인체에서 가장 건강하지 못한 부위인 경우가 많기 때문에 우리는 채식주의자들에게 식단을 통해 충분한 양의 비타민 B_{12}를 섭취하라고 권한다.

비타민 B_{12}의 효능: 적혈구 생성과 정상적인 성장 발육에 필수적이며, 수태와 임신을 위해서도 매우 중요하다. 면역력을 강화하고 일부 퇴행성 질환을 치료한다(암, 에이즈, 골관절염, 다발성 경화증의 치료에서 종종 투여한다). 여러 정신 질환과 신경 질환에서 치료 목적으로 사용된다. 더 근래에는 몸에 활력을 주고 알레르기 유발 물질에 대한 저항력을 높이기 위해 사용되어 왔다.

간에 3~6년 치의 비타민 B_{12}를 저장할 수 있으며, 따라서 비타민 B_{12} 결핍은 여러 해가 지나야 겉으로 드러난다. 그러나 간 기능이 떨어지거나 비타민을 잘 흡수하지 못하는 사람은 몇 달 만에 결핍 증상이 표면화하기도 한다.

비타민 B_{12} 결핍 징후: 대표적인 증상은 적혈구 생산이 방해를 받아 생기는 악성빈혈증이다. 하지만 지금은 수많은 신경, 정신, 정서 장애가 비타민 B_{12} 결핍과 관련이 있으며, 혈액 부족의 징후가 없이도 이러한 증상이 나타난다는 사실이 밝혀졌다.[8] 비타민 B_{12} 결핍의 가장 초기 징후는 허약, 노곤함, 피로, 설사, 우울증, 소화불량 등이다. 그 밖의 징후로는 창백한 안색, 손발가락 감각 둔화, 가슴 두근거림, 신경성 식욕부진, 호흡곤란, 불임, 그리고 불안정한 기억, 우울, 무관심, 피해망상, 환각, 폭력적 행동, 성격 변화, 기타 정신 질환이 있다. 이러한 병증은 다양한 정도로 나타날 수 있는데, 일반적으로 나이가 많을수록 증상이 심하다.[9]

결핍이 다음 단계로 진행되면 뇌 신경세포를 보호하는 미엘린 수초*들이

---

*   신경세포 축삭돌기를 둘러싸는 인지질 막. 신경세포 연결을 튼튼하게 해줌으로써 기억과

약화되고 체중과 균형이 바닥으로 떨어지며 피부 따끔거림, 기억 퇴행의 심화, 감각과 총기 상실, 시각 손상, 똥오줌 지림 등으로 이어진다. 혀는 심각한 B_{12} 결핍의 지표다. 혀가 붉고 반들거리고 매끈해지며, 더러 궤양이 생기기도 한다. 사망 전의 최종 단계에서는 회복 불능의 마비와 뇌 손상이 일어난다.

비타민 B_{12} 결핍 증상이 항상 겉으로 드러나지는 않는다. 그러한 증상이 비타민 B 복합체인 엽산에 의해 가려질 수 있기 때문이다. 엽산과 B_{12}는 몇 가지 유사한 기능을 가지고 있으며, 각각 많은 작용에서 상대의 존재가 필요하다.[10] 엽산 혼자서 B_{12} 결핍 증상을 완화하는 듯이 보이는 동안에도 실제로는 B_{12} 결핍으로 말미암은 신경계 손상이 지속되면서 겉으로는 별다른 증상이 나타나지 않는 은밀한 과정이 진행된다.

곡물과 채소, 특히 잎채소, 콩, 싹 등 엽산이 풍부한 훌륭한 식사를 하는 사람들은 B_{12} 결핍이 엽산으로 가려질 우려가 있다.

악성빈혈증도 과거에는 치명적이었지만 지금은 비타민 B_{12} 주사로 완화될 수 있다. 스웨덴에서 진행된 연구들은 대부분의 의사조차 최근까지 알지 못했던 사실을 확인해 준다. 그것은 악성빈혈증 역시 B_{12}의 다량 복용(1일 1000밀리그램)으로 아주 성공적으로 치료될 수 있다는 것이다.[11] 허약한 체질 때문이든 불완전한 영양 섭취 때문이든 균형이 깨진 생활방식 때문이든, 어쨌든 소화력이 약한 사람은 채식을 하든 잡식을 하든 상관없이 누구나 비타민 B_{12}가 결핍될 수 있다. 소화 흡수력이 나쁜 것 말고도 인체에서 비타민 B_{12}를 격감시키는 다른 몇 가지 요인이 있다.

1. 경구용 피임약과 항생제
2. 중독성 물질(알코올, 담배, 커피 등)
3. 여러 가지 스트레스, 특히 부상, 수술, 정신적 외상으로 말미암은 스트레스
4. 간 질환과 만성적인 병치레

기억의 인출, 자극과 반응을 원활하게 해주는 역할을 한다.—옮긴이

인체에서 비타민 B_{12}를 흡수하지 못하는 첫 번째 원인은 위장의 소화액에 B_{12} 흡수를 쉽게 해주는 무코단백질 효소라는 '내재 인자'가 없기 때문이다 (위에서 인용한 연구에 따르면 이 내재 인자가 전혀 없어도 섭취한 B_{12}의 1%가량은 흡수된다고 한다). 내재 인자 생산은 나이와 더불어 감소한다. 또 위 수술, 기생충, 위장관에서의 박테리아 과잉증식으로도 파괴된다. 내재 인자가 소실되는 가장 흔한 원인은 '자가면역 반응'이다. 이것은 면역계가 인체 자체의 조직을 공격하는 항체를 생산함으로써 일어난다. 자가면역 반응은 흔히 내재 인자를 생산하는 위장 부위를 공격한다. 내재 인자 부족으로 유발된 B_{12} 결핍인 경우에 복용하는 경구용 비타민 B_{12} 보충제에는 반드시 내재 인자(대개 동물에서 구한다)가 들어 있어야 한다. 비타민 B_{12} 주사는 이러한 병증에 대한 가장 대표적인 의학적 처치법이다.

비타민 B_{12}의 식물 원천

서구의 채식주의자들은 한 세대 동안 다량의 비타민 B_{12}를 함유한 것으로 알려진 세 가지 원천에 의존해 왔다. 발효 식품, 조류, 효모가 바로 그것이다.

발효 식품

미소, 간장, 템페, 절임, 아마자케(감주), 견과와 씨앗 요구르트, (천연 발효) 사워도우 빵 등이 여기에 포함된다. 흔히 채식주의자들은 모든 발효 식품에는 미량일지언정 B_{12}가 반드시 포함되어 있다고 여겼다. 이러한 가정은 위생 관념이 떨어지고, 특히 발효 식품에 다량의 B_{12}를 생산하는 박테리아가 번성하는 제3세계 국가들에서는 맞는다. 이러한 지역에서는 비타민 결핍을 보이는 사람이 거의 없다. 한편, 위생이 법으로 엄격하게 규제되는 대부분의 서구 국가에서 대부분의 식품회사는 거의 완전하게 살균된 환경을 유지한다. 식품 가공에서 청결이 의문을 달 수 없는 중요한 가치인 것은 분명하지만, 그로 말미암아 자연스럽게 발효 식품에 비타민 B12가 들어갈 수 없게 된 것 또한 사실이다.

인도네시아 전통 음식으로 현재 서구에서 인기를 누리고 있는 미생물 배양 대두 가공식품인 템페는 B12 비중이 가장 높은 식품 가운데 하나다(100그램당 15마이크로그램의 B12를 함유한다). 1970년대에 처음 미국에 소개되었을 때 템페는 대개 소규모 가내공장에서 생산되었으며, B12 수치가 4마이크로그램을 넘는 경우가 다반사였다. 그러나 수요가 증가하면서 템페를 대량 생산하기 시작했는데, 이때부터 박테리아 비중이 떨어졌다. 더구나 새로 개발된 템페 생산 설비는 더 쉽게 세척할 수 있도록 디자인되었다. 1980년대 후반에 접어들면서 여전히 생산업체에서는 높은 수치의 B12가 있는 것으로 상표에 표기하고 있지만, 사실상 대부분의 템페에 B12가 전혀 없어졌다. 최근의 실험 결과들이 알려지자 일부 업체에서는 아예 용기에서 B12 함량 표기 자체를 없애 버리기도 했다. 그러나 다른 일부 업체에서는 템페에 비타민 B12 생산 박테리아를 접종하기 시작했다.

미소, 간장 등 현대적인 설비로 만들어지는 대부분의 다른 발효 식품에도 사실상 B12가 없기는 마찬가지다. 오랫동안 다양한 매체에서 B12의 귀중한 원천으로서 이러한 식품을 권장해 왔지만, 그것은 이제 현실과 다르다. 이러한 부정확한 지식을 토대로 한 권고에도 한 가지 진실은 담겨 있다. 그것은 발효 식품 속에 들어 있는 살아 있는 소화효소들 덕분에 이러한 발효 식품이 다른 원천에서 나온 B12의 흡수에 도움을 주고, 장 내에서 B12 생성 박테리아의 증식을 자극할 가능성이 매우 크다는 점이다.

조류: 미세조류와 해초

과학적인 실험들은 수많은 조류가 뛰어난 B12 원천이라는 사실을 입증해 왔다. 사실 스피룰리나, 클로렐라, 아파니조메논 등의 미세조류는 한때 최고의 비타민 B12 원천으로 여겨졌다. 이 점을 뒷받침하는 실험들이 미생물학 쪽에서 이루어졌는데, 미국 정부가 공인하는 절차와 똑같은 절차에 의해 이루어졌다. 하지만 최근 몇 년 사이에 이러한 실험들이 부정확할 수도 있다는 증거가 나오고 있다. 이 실험들에서 얻은 수치에는 비타민 B_{12} 자체뿐 아니라 몇 가지 B_{12} 유사 물질들이 함께 포함되어 있는데, 미세조류에서 두루 나타나는 이 물질들은 진짜 비타민 B_{12}의 효능을 가지고 있지 않은데도 B_{12} 수치를 크게 높이는 역할을 해왔다.

'방사능 분석'이라는 또 다른 측정 방법에 따른 결과는 미세조류 안의 B_{12} 양이 일반적으로 미생물학 실험에서 나온 수치의 20%에 불과하다는 것을 보여준다.[12] 일부 학자들은 나머지 80%가 B_{12} 유사 물질일 것이라고 본다. 만약 B_{12}라고 여겨진 것들 가운데 20%만 진짜라면 미세조류는 그다지 효과가 있을 것 같지 않다.[13] 왜냐하면 이것들은 오히려 진짜 B_{12}의 흡수를 방해할 수도 있기 때문이다.[14]

사실, 이러한 연구 결과를 처음 접한 우리는 약간 당혹스러웠다. 왜냐하면 스피룰리나를 비롯한 미세조류는 대부분의 빈혈 사례에서 뛰어난 효과를 발휘해 왔고, B_{12}가 적혈구 생산에 필수적인 영양소이기 때문이다. 하지만 대부분의 빈혈은 단지 B_{12} 결핍만의 결과가 아니다. 미세조류 속에 들어 있는 다량의 엽록소, 철, 단백질, 그 밖의 영양소가 빈혈을 치료했을 수 있다. 우리는 10년 이상 다양한 미세조류를 정기적으로 섭취해 온 많은 사람들이 식단에 특별한 B_{12} 원천이 없는데도 B_{12} 결핍을 겪지 않는 것을 직접 보아왔다. 이것은 미세조류 속의 B_{12} 유사 물질들이 식단 속의 진짜 B_{12} 흡수를 방해하지는 않는다는 것을 시사한다.

김, 미역, 다시마 같은 몇몇 대형 조류도 상당한 비중으로 B_{12}를 가지고 있는 것으로 광고되곤 한다. 그러나 이것들은 B_{12} 결핍을 치료하는 데 별 효과가 없었다.[15] 그것은 아마도 틀림없이 진짜 B_{12}보다 유사 물질 비중이 훨씬 더 높아서 사실상 인체의 B_{12} 요구량을 충족하지 못하기 때문일 것이다. 하지만 템페나 술지게미 같은 식품에 B_{12} 생산 박테리아를 접종하면 뛰어난 효과를 발휘할 수 있다.

9장·단백질과 비타민 B_{12}—그리고 그 원천으로서의 식물왕국과 동물왕국

영양효모

영양효모*('양조효모'를 비롯해 여러 다른 이름으로도 불린다)는 30년 이상 채식주의자들에게 영양의 보고이자 B_{12} 비상식품 노릇을 해왔다. 효모 속의 B_{12}는 최종 제조 단계에 첨가물로 들어가기도 하고, B_{12}가 풍부한 배양액에서 배양하는 방법을 쓰기도 한다. 비타민을 살아 있는 식품에 통합한다는 점에서 후자가 더 낫다고 할 수 있다(일부 영양효모에는 비타민 B_{12}가 없으니 용기의 영양소 표시를 꼼꼼히 확인하기 바란다).

영양효모에는 다량의 B_{12} 유사 물질이 들어 있지 않으며, 위생 상태와 상관없이 B_{12} 수치도 일정하다. 하지만 영양효모는 일부 영양소는 이례적으로 많은 반면에 그 균형을 잡기 위해 필요한 다른 영양소는 부족하다. 예컨대 영양효모의 높은 인 비중은 인체에서 칼슘을 격감시킬 수 있다. 이 때문에 일부 업체에서는 칼슘을 보강하기도 한다.

영양효모의 또 다른 문제는 그 성질 자체에 있다. 이러한 미생물은 건강에 유해한 양의 칸디다균 형태의 효모균을 인체 내로 끌어들이는 경향이 있다. 특히 칸디다균 과잉 증식 또는 일반적으로 습이 의심되는 사람들에게서 이러한 경향이 뚜렷하다.

영양효모를 구입할 때는 식품보충제로 특화되어 생산된 '기본(primary)' 제품이 좋다. 이것들은 대개 당밀이나 사탕무를 이용해 효모를 배양한 것으로, 맛이 깔끔하고, 추가 공정이 필요 없기 때문이다. 그러나 대부분의 영양효모 제품은 술을 띄우고 남은 홉, 곡물, 맥아 등의 부산물로 배양한다. 그 때문에 알코올과 온갖 화학물질이 섞여 들어가게 되며, 쓴맛이 난다. 이 쓴맛을 없애려고 또 다른 공정을 거치는데, 이 공정에서 전반적인 영양소 비중이 떨어지게 된다.

---

*   nutritional yeast. 주로 *Saccharomyces cerevisiae*라는 비활성 효모다. 사탕수수 또는 사탕무 당밀로 7일간 효모를 배양해 생산하며, 세척 및 건조 작업을 거쳐 포장해서 출시한다. 채식주의자들이 B_{12} 등을 얻기 위해 애용하며, 요리에서 재료나 조미용으로 쓰기도 한다. 단백질, 비타민 B군이 다량 함유되어 있으며, 지방과 나트륨 비중이 낮고, 설탕, 유제품, 글루텐 등이 전혀 없다. B_{12}를 보강한 제품도 나오고 있다.—옮긴이

임신과 수유기의 비타민 B_{12}

비타민 B_{12}는 면역력을 강화하고 신경계와 인체 전반의 성장을 촉진하기 때문에 임신과 수유 기간에 매우 중요하다. 신생아의 혈중 B_{12} 비중이 엄마의 2배 이상이라는 점, 태반이 이 비타민을 3배 이상 가지고 있다는 점을 생각해 보면 태아의 B_{12} 수요를 짐작할 수 있을 것이다.[16] 하지만 비타민 B_{12}는 임신과 수유 기간에 가장 결핍되기 쉬운 비타민 가운데 하나다.[17] 임신 또는 수유 중인 채식주의자들은 특별히 충분한 B_{12}를 섭취하도록 신경을 써야 한다.[18] 비타민 B_{12}가 부족한 엄마에게서 태어난 아이들은 정신적·신체적 발달이 지체되고 면역계가 약할 위험이 크다.

B_{12}를 정기적으로 섭취하지 않는 엄마가 모유 수유를 하면 아기 역시 B_{12} 결핍이 될 위험이 있다. 자신을 위해서는 인체 내에 비축되어 있던 B_{12}를 활용할 수 있기 때문에 엄마는 스스로 건강하다고 착각할 수 있다. 이것은 자신의 젖이 완벽한 영양을 공급할 것이라는 잘못된 가정을 하게 만든다. 그러나 불행히도 젖이 만들어지는 동안에 섭취한 비타민 B_{12}만이 젖으로 들어간다는 증거들이 있다. 엄마의 체내에 비축되어 있는 B_{12}는 젖으로 가지 않는다는 것이다.[19] 이것은 젖먹이 아기가 모유로부터 규칙적으로 B_{12}를 공급받기 위해서는 엄마가 규칙적으로 B_{12}를 섭취해야 한다는 것을 의미한다.

채식주의자들을 위한 안전한 선택

비타민 B_{12}가 풍부한 음식은 대부분 동물성 식품이다. 이것은 바람직하기도 하다. 왜냐하면 동물성 식품을 많이 먹는 사람들이 고기, 달걀, 유제품 등을 다량 섭취함으로써 생긴 고도의 산성 뮤코이드* 환경에서 면역력과 조혈 능력

---

* 동물의 혈액이나 점성 분비물에 함유된 단백질 성분. 유점소(類粘素)라고도 한다.—옮긴이

9장·단백질과 비타민 B_{12}—그리고 그 원천으로서의 식물왕국과 동물왕국

을 유지하기 위해서는 더 많은 B_{12}가 필요하다는 주장이 있기 때문이다.

인도와 인도네시아를 비롯한 제3세계 지역에서 채식주의자들은 박테리아 배양 식품과 음식, 특히 발효 식품에 서식하는 미생물들로부터 B_{12}를 얻는다. 서구의 산업화된 지역에서 채식주의자들이 B_{12}를 얻을 수 있는 선택지는 대단히 좁다. 그래서 B_{12}는 우리가 순수한 채식주의자들에게 권장하는 유일한 보충제다. 그러나 알약 형태의 비타민 B_{12}가 이 문제의 장기적인 해결책으로서 채식주의자들에게 언제나 유익한 것은 아니다. 가장 이상적인 해결책은 충분한 양의 B_{12} 배양 식품을 홀푸드로 섭취하는 것이다.

전 세계 대부분의 건강 전문가들이 성인에게는 1일 1~3마이크로그램*의 B_{12}가 필요하다는 데 동의한다. B_{12} 제품을 살펴보면 대개 상표에 U.S. 1일 권장량 대비 B_{12} 함량을 명시해 놓고 있다. U.S. 1일 권장량**은 12세 이상은 6마이크로그램이다. 이 문제와 관련해 우리는 식품의약국과 접촉했는데, 그들은 이 기준이 20년 된 것으로 애초에 순전히 포장과 상품 표시를 목적으로 개발된 것에 불과하며, 식품회사들의 비용 부담 증가를 우려해 아직 업데이트하지 못하고 있다고 답변했다. 그들은 또한 이 기준이 다른 목적으로 이용되어서는 안 되며, 영양 수요에 대한 정부의 입장은 국립과학아카데미에 의해 관리되는 영양 권장량***이라는 전혀 다른 일련의 기준에 반영되어 있다고 했다. 그런데 여기에서 현재 성인의 B_{12} 영양 권장량은 1일 2마이크로그램이며, 영아는 0.3마이크로그램, 어린이는 성인 권장량인 2마이크로그램에 도달하기 전까지 체중 1킬로그램당 0.05마이크로그램, 임신과 수유 중인 여성은 각각 1일 2.2, 2.6마이크로그램이다.

따라서 비타민 B_{12} 식품이나 보충제를 구입할 때 제품에 표시된 U.S. 1일

---

* B_{12}의 계량 단위는 100만분의 1그램임을 기억하기 바란다. 이것은 영양소의 계량 단위 가운데서 가장 작은 단위다.—지은이

** U.S. Recommended Daily Allowance. 흔히 U.S. RDA라는 약어로 표시된다.—옮긴이

*** Recommended Dietary Allowances. 흔히 RDA라는 약어로 표시된다.—옮긴이

권장량 대비 B_{12} 함량 비율에 3을 곱해야 영양 권장량 대비 B_{12} 함량 비율이 나온다. 가령, 여러분이 구입하려는 제품이 1회분에 12마이크로그램의 B_{12} 를 함유한다고 표시되어 있다고 하자. 이 양은 U.S. 성인 1일 권장량의 200% 에 해당한다. 그런데 국립과학아카데미의 성인 1일 권장량은 2마이크로그램 이다. 따라서 이 제품은 이 기준에 따르면 단지 1회분으로 성인 1일 권장량의 600%를 공급하고 있는 셈이다. 과잉 B_{12}가 특별히 문제가 되지는 않는다고 하더라도, 아무튼 비타민의 위험 양에 대해서는 확립된 기준이 없다(1000마이 크로그램 이상의 주사는 치료 목적으로만 사용된다).

B_{12}의 영양 권장량을 맞추고 싶은 채식주의자들(소량의 유기농 달걀, 신선한 생선, 그 밖의 질 좋은 동물성 식품을 아주 이따금씩 섭취하는 사람들을 포함해서)은 매일 영양효모나 효모 접종 식품에 기댈 필요 없이 그냥 보충제를 복용하면 된다. 거의 모든 B_{12} 보충제는 비(非)합성 제품이며, 고등동물에게서 뽑은 것 도 아니다. 그것들은 박테리아를 이용해 생산된다. 매주 50마이크로그램 보충 제 한 알을 먹으면 간편하다. 또한 미소, 살균처리하지 않은 사워크라우트와 절임, 싹 등 효소가 풍부한 몇 가지 식품도 소화관에서 B_{12} 배양과 흡수를 극 대화하는 데 도움이 된다. B_{12}가 들어간 복합 비타민과 미네랄 보충제는 이 영 양소를 얻는 방법으로 그다지 좋지 않다. 그것은 그 속에 들어 있는 미네랄의 조합으로 말미암아 B_{12} 유사 물질이 생성될 수 있기 때문이다.[20]

동물성 식품을 전혀 먹지 않고 장 생태계와 일부 유기농 채소와 발효 식품 에서 발견되는 미량의 비타민 B_{12}만으로도 비타민 B_{12} 수요를 충분히 충족할 수 있다고 믿는 이상주의자들이 옳을 수도 있다. 하지만 엄격한 채식주의자 들, 특히 어린이 채식주의자들에게서 B_{12} 결핍 사례가 우려할 정도로 빈번하 게 나타나고 있다. 그러므로 결핍의 초기 증상을 분명하게 기억해 둘 필요가 있다.

또한 모든 채식주의자들에게 B_{12} 검사를 받아 볼 것을 권하는데, 대부분의 병원이나 의사에게서 쉽게 받을 수 있다. 가장 흔한 검사는 혈중 비타민 B_{12} 수치를 표본 조사하는 것이다. 이 방법은 건강한 채식주의자라면 혈중 B_{12} 수치가 상대적으로 낮아도 되기 때문에 완전히 적합한 방식이라고 보기는 어렵다. 하지만 혈중 수치가 1밀리리터당 200피코그램*보다 낮다면 문제가 될 수 있다. 세계보건기구의 연구에 따르면 B_{12}가 이 수준 이하이면 결핍증으로 이어진다.

그러므로 혈중 B_{12} 수치가 200피코그램 이하이면 의사와 상담해 안전한 수준으로 끌어올릴 방법을 강구해야 한다. B_{12} 수치가 200피코그램에 가깝다면 UMMA(소변 중의 메틸말론산) 검사를 받아 생리작용에 부작용을 미치고 있지 않은지 확인해야 한다. UMMA는 인체의 정상적인 기능에 필요한 B_{12}가 부족할 때 증가하는 화학물질이다.

앞에서 언급한 B_{12} 결핍의 정신과적 증상—무관심, 기억상실, 우울증, 피해망상 등—이 나타나는데도 혈청의 B_{12} 수치가 적절하고 빈혈 징후가 없다면 특수한 검사가 필요하다. 특히 노년층에서 이와 같은 경우가 많은데, 더러 내재 인자 부족으로 말미암아 B_{12} 흡수가 나쁜 것이 이유일 때가 있다. 이와 같은 결핍 증상은 오진되기 일쑤인데,[21] 심해지기 전에 반드시 잡아야 한다.

정확한 진단을 위해서는 실링 검사**를 받는 것이 좋다. 이 검사는 내재 인자를 측정함으로써 인체의 비타민 B_{12} 흡수 능력을 판단하는 것이다. 절차가 조금 복잡하지만, 빈혈 검사와 B_{12} 혈액검사가 정상으로 나왔을 때 B_{12} 흡수력 문제를 밝힐 수 있는 방법이다. 실링 검사는 자주 활용되지는 않지만, 이루 말할 수 없이 중요하다. 왜냐하면 이 검사를 하면 악성빈혈증의 초기 단계를 미리 확인할 수 있고, 그만큼 완치하기가 쉬워지기 때문이다.

지난 30년 동안 실링 검사의 표준적인 활용법은 일차적으로 혈액검사를 통해 악성빈혈이 의심될 때 그것을 확인하는 것이었다.

---

* picogram. 1조분의 1그램.—옮긴이
** Schilling test. 내재 인자 부족으로 인한 B_{12} 흡수력 부진으로 말미암아 정상 적혈구가 감소하고 거대적혈구가 증가해 발생하는 악성빈혈증 검사법. 방사성 코발트로 표시한 비타민 B_{12}를 소량 마시게 하고 흡수한 뒤 다량의 비표시 비타민 B_{12}를 근육에 주사한 뒤 24시간 동안 소변을 모아 그 가운데 배설된 방사성 비타민 B_{12}의 양을 측정한다.—옮긴이

단백질을 바라보는 또 다른 시각

세계보건기구에서는 최소한 전체 칼로리 섭취량의 약 5%를 단백질로 섭취하도록 기준을 정해 놓고 있다. 이 책에서 제안하는 채식 위주의 식단 지침을 따르면 이 기준의 2배가 넘는 단백질을 섭취하게 된다. 8% 수준은 국립연구협의회*에서 제안한 단백질 및 칼로리 지침에 가깝다. 흥미로운 것은 모유 칼로리의 5%가 단백질에서 나오는데, 이것은 이 수치만으로도 성장과 발달이 최고조인 시기의 영아들에게 충분한 영양을 공급한다는 것을 의미한다.

총 칼로리에 대비해 단백질 섭취 비율을 정한 세계보건기구 표준을 위시한 각종 표준은 단백질 수요가 에너지 수요에 따라 달라진다는 통찰을 바탕에 깔고 있다.

정제 설탕, 알코올, 기타 텅 빈 식품들이 식단에 포함되면 칼로리가 급증하게 되는데, 이때 사람들은 단백질 대비 칼로리 비율을 유지하려는 본능적인 반응으로 고농축 단백질에 끌리게 된다. 채식주의자들도 과일즙, 청량음료, 과자 등의 당류 식품을 잔뜩 먹은 뒤에는 동물성 식품이 먹고 싶어진다.

현재 고단백 식품에 대한 관심이 대단히 높다. 그러나 262쪽의 표에 실린 식품들 가운데 단백질 수치가 15그램을 넘는 것은 보통의 경우에는 반드시 소량만 먹어야 한다. 식물성이든 동물성이든, 단백질 과잉 섭취의 산물인 요소가 이뇨작용을 통해 인체에서 칼슘을 배출해 버리기 때문이다. 칼슘이 부족해지면 뼈가 약해지고, 신경과 심장 위축증이 생긴다(15장 〈칼슘〉을 참조하라). 또한 어떤 종류든 고단백 식품을 과다 섭취하면 인체에 요산 비중이 높아지는데, 요산은 모든 인체 기능, 특히 신장 기능을 심각하게 약화시킨다. 통풍

---

* National Research Council. 흔히 NRC라고 하며, 미국국립과학아카데미(National Academy of Science, NAS) 내에 설립된 국립 연구기관이다. 제1차 세계대전 이후 폭발적으로 증가한 과학기술 수요에 대응해 설립되었으며, 현재는 미국국립과학아카데미, 국립공학아카데미, 의학연구소에 의해 공동 운영되며, 이사회와 집행위원회가 그 운영을 감독한다.—옮긴이

단백질과 비타민 B$_{12}$ 원천

식용 부위 100그램당 단백질 무게(그램)*

음식 이름 옆의 괄호 속 숫자는 비타민 B$_{12}$의 무게(마이크로그램)

식물

과일 — 단백질(g)

	단백질(g)
모든 과일	0.2~2

채소

	단백질(g)
당근	1
양배추	1
콜리플라워	3
브로콜리	4
케일	4
파슬리(t)	4
방울다다기양배추	5

곡물

	단백질(g)
쌀	7
보리	8
옥수수	9
호밀	9
조	10
메밀	12
귀리	13
적색 경질밀	14
스펠트	15
아마란스	16
퀴노아	18

견과와 씨앗

	단백질(g)
개암	13
아몬드	19
참깨	19
해바라기씨	24

콩류(말린)

	단백질(g)
팥	22
말린 완두콩	24
렌즈콩	25
대두	35

발효식품, 조류, 효모

발효식품

	단백질(g)
레주블랑(t)	0
비살균처리 절임(t)	1~4
아마자케	3
간장 (쇼유 또는 타마리)	6
두부	8
사워도우 빵	10
견과 또는 씨앗 요구르트(t)	9~15
미소(t)	15
템페(t)	20

조류**

(말린) 해초

	단백질(g)
한천	2
톳(t)	6
다시마(3)	7
미역(5)	13
켈프(4)	16
알라리아(5)	18
덜스(7~13)	22
김(12~70)	35

미세조류

	단백질(g)
클로렐라(25+)	55
아파니조메논(40+)	60
스피룰리나(40+)	68

효모

	단백질(g)
영양효모(6~47)	50

동물성 식품

유제품

	단백질(g)
전유(0.4)	3
요구르트(0.6)	3
코티지치즈(0.6)	14
치즈(1)	25~31

생선

	단백질(g)
굴(18)	9
조개(49)	14
청어(10)	17
대구(0.5)	18
농어(1)	18
전복(1)	18
안초비(멸치)(7)	19
고등어(12)	19
정어리(10)	24
참치 또는 보니타(2)	29

고기와 달걀

	단백질(g)
달걀(1)	3
가금류(0.5)	16~24
소고기 및 기타 육류(2)	17~21
소의 염통(11)	20
소의 콩팥(31)	20
소의 간(59)	20
닭의 간(23)	21

---

* 이 수치들은 100그램 표본을 토대로 한 것이므로, 자연히 총 무게에서 차지하는 단백질의 백분율이기도 하다. 예를 들면 템페의 단백질 비율은 총 무게의 20%다.

(t)로 표시된 것은 극미량의 비타민 B$_{12}$가 들어 있음을 나타낸 것으로, 해당 식품들의 생산 방법과 지역에 따라 그 식품들에서 간혹 발견된다.

** 해초와 미세조류는 상당한 양의 B$_{12}$를 함유한 것으로 기재되어 있지만 믿을 만한 원천은 아닌 것으로 밝혀졌다. 연구 결과에 따르면 이것들에 함유된 B$_{12}$는 대부분 체내에서 이용할 수 없다.

과 신장결석은 그 대표적인 결과물이다.

고기를 주된 단백질 원천으로 삼으면 요소, 요산, 지방, 점액이 과다해지기 마련이다. 따라서 허약함을 극복하기 위해 꼭 필요할 때라도 고기는 단백질의 주 원천이 아니라 일종의 보충제처럼 활용하는 것이 좋다. 더구나 오늘날 시판되는 고기에 존재하는 독소의 수준도 끔찍하다. 수많은 동물이 사료와 함께 일상적으로 먹이는 항생제와 성장호르몬 잔류물뿐만 아니라 온갖 환경 독소로 가득하다. 1985년에 불특정 오염을 이유로 미국의 11개 육류 업체들이 유럽공동시장에 의해 유럽으로의 수출을 금지당했다.

단백질을 비롯한 영양소의 원천으로서 유제품과 달걀을 포함한 동물성 식품이 꼭 필요한 경우에, 우리는 반드시 유기농 사료를 먹이고 자연적인 방식으로 기른 동물을 이용할 것을 강하게 권장한다.

단백질 결핍

과거 기아가 만연한 나라들에서 사람들은 '단백질 부족분을 메우려는' 노력에 대한 이야기를 자주 접했다. 흔히 단백질 결핍이라고 여겼던 것은 실은 전반적인 영양 결핍,[22] 말하자면 모든 영양소의 결핍이었다. 사실상 모든 전통 식단에서 충분한 양의 칼로리만 확보되면 '단백질 결핍'은 사라진다.

하지만 충분한 칼로리를 섭취하는 사람들에게서도 여전히 단백질 결핍이 있을 수 있다. 알코올로 말미암은 간 손상이 있는 사람들,[23] 체중을 의식하면서도 과식하는 젊은 여자들, 페이스트리·캔디·청량음료 등으로 끼니를 때우는 사람들, 과일만 먹는 사람들, 그리고 채식주의자들 가운데서 a) 음식을 꼭꼭 씹어 먹지 않는 사람들(고기를 먹는 사람들은 이 문제와는 무관한데, 그것은 고기 단백질은 잘 씹든 그렇지 않든 흡수가 잘 되기 때문이다), b) 곡물·콩·견과 또는 씨앗을 거의 먹지 않는 사람들, c) 심하게 과식하는 사람들, d) 고도로 가공된 온갖 과자와 '텅 빈' 식품을 많이 먹는 사람들이 대표적인 예다.

또한 일찍 젖을 떼고 유제품을 전혀 먹지 않으면서 음식을 잘 씹어 먹지 않고, 적절히 잘 조리되지 못한 음식을 먹는 완전 채식주의 어린이들[24]도 그럴 위험이 있다(유아용 음식은 으깨거나 갈아서 만들어야 한다).

단백질 결핍 징후

진짜 단백질 결핍은 인체의 유지와 발달의 여러 측면에서 나타난다.

- 인체 조직이 약해져 치질, 근육과 손발톱 약화, 탈모, 더딘 상처 치유 속도, 에너지와 체력의 전반적 고갈 등으로 이어진다.
- 집중력과 정서적 안정성이 떨어진다.
- 면역반응이 나빠져 알레르기와 감염증으로 이어진다.

다음의 지침은 단백질 결핍인 사람들뿐 아니라 단백질을 효율적으로 활용하지 못하는 사람들에게도 유용하다.

단백질 가용성 개선하기

1. 이 지침들은 동양의학에서 말하는 장기와 감정 사이의 관계를 바탕으로 한 것이다. 삶의 태도와 생활방식을 개선하여 간과 췌장의 대사 기능을 강화하는 것도 여기에 포함된다.
   a. 일을 조화롭게 하고, 피곤하면 쉬고, 규칙적으로 운동한다.
   b. 스트레스가 심하고 근심이 많은 상황을 피한다.
   c. 한 번에 한 가지 일을 마음을 다해 한다.
2. 모든 중독성 물질과 정제 식품을 피한다. 그 가운데서도 정제 설탕은 특히 해롭다. 또한 고농축 감미료와 커피를 피한다. 단백질 결핍이 심할 때는 과일 섭취도 제한한다.
3. 음식을 꼭꼭 씹어 먹는다.
4. 단백질이 풍부한 음식을 많이 먹는 것이 반드시 좋다고 할 수는 없다. 조

금씩 자주 먹는 것이 더 좋은 결과를 낳는다.

식물성 단백질의 훌륭한 원천

콩은 전분과 단백질이 모두 매우 풍부하게 들어 있으며, (5부 '식물성 식품의 조리법과 효능'에서 설명하듯이) 미네랄이 풍부한 해초와 함께 요리해서 1일 1회 1/2~1컵씩 꼭꼭 씹어 먹으면 소화가 잘된다. 대두는 단백질과 전분뿐 아니라 지방도 풍부하지만, 소화가 잘되지 않는다. 따라서 싹을 틔우거나 템페, 간장, 미소 또는 두부나 두유로 먹는 경우가 아니라면 그다지 권할 만하지 않다. 두부는 너무 많이 먹으면 식히는 성질 때문에 몸이 허약해진다. 허증이 있는 사람들은 잘 익혀서 먹어야 한다. 템페 역시 식히는 성질을 가지고 있지만 두부보다는 덜하며, 단백질 비중은 더 높다. 단백질 분말은 대개 너무 농축되어 있으며, 종종 대두와 그 밖의 단백질이 쉽게 소화되지 않는 형태*로 들어 있다.

견과와 씨앗은 흔히 귀중한 고농축 단백질과 지방을 제공하지만, 간 문제와 고약한 냄새를 풍기는 속 부글거림을 피하려면 반드시 소량씩 먹어야 한다. 타히니(껍질을 벗긴 참깨버터), 견과, 씨앗, 그리고 이것들로 만든 버터를 고기 비슷한 맛에 끌려 과도하게 먹는 것은 채식주의자들 사이에서 흔한 일이다. 요령껏 콘디먼트**로 만들어 쓰면 소화가 잘되면서 적정량의 단백질을 제

---

* 대두에는 스타키오스라는 잘 소화되지 않는 당 복합체가 들어 있다. 이것은 템페, 미소, 간장 등으로 발효하거나 발아시키면 소화가 잘되는 형태로 전환된다. 두유와 두부 제조공정에서도 스타키오스가 제거된다.—지은이

** 조리가 끝난 음식 위에 뿌리거나 끼얹어 음식의 풍미를 강화하거나 새로운 풍미를 추가하기 위한 일체의 맛내기 재료의 총칭. 케첩, 마요네즈를 비롯한 각종 소스, 소금, 후추를 비롯한 향신료, 조미료, 각종 향신료를 섞은 혼합조미료, 감미료 등이 모두 콘디먼트로 이용될 수 있다. 서빙하기 전에 주방에서 요리 위에 첨가하거나 테이블 위에 올려놓고 입맛에 따라 선택할 수 있게 하기도 한다.—옮긴이

공해 준다. 하지만 이 식품들은 쉽게 산패하므로 손수 만들어 쓰는 것이 좋다. 더 자세한 정보는 5부 '식물성 식품의 조리법과 효능'의 38장 〈견과와 씨앗〉, 45장 〈콘디먼트〉, 49장 〈레주블랑과 요구르트〉를 참조하라.

곡물에는 대부분의 사람이 알고 있는 것보다 많은 단백질이 들어 있다. 곡물 단백질을 더 '완전하게,' 말하자면 고기 단백질처럼 만들려는 시도는 과민하거나 소화력이 약한 경우에는 오히려 실제로 활용되는 단백질의 양을 감소시키게 된다. 소화에 문제가 있는 사람이라면 한 끼니에 곡물과 채소만을 조합하거나 또는 콩과 잎채소만을 조합하는 식으로 하는 것이 좋다(19장 〈음식 조합〉을 참조하라).

녹색 채소, 프로비타민 A, 단백질

녹색 채소는 간에 이롭다(24장 〈목〉을 참조하라). 간은 미묘한 단백질 대사가 일어나는 곳이다. 비타민 A, 또는 인체 내 비타민 A 합성 재료인 카로틴(프로비타민 A)은 인체가 단백질을 제대로 활용하기 위해 반드시 필요하다. 프로비타민 A는 스피룰리나와 같은 남조류에 고도로 농축되어 있으며, 또한 녹색과 황색 채소에도 많이 들어 있다. 프로비타민 A의 훌륭한 녹색 채소 원천으로는 케일, 파슬리, 미나리, 순무, 콜라드, 비트, 겨자 잎과 민들레 잎 등이 있다.

프로비타민 비중이 높은 황색 채소로는 당근, 고구마, 겨울호박 등이 있는데, 더러 전분이 많은 이 식물들의 특성 때문에 콩과 같은 고단백질 식품의 소화가 방해를 받는 경우가 있다. 그래서 전분채소는 다른 끼니에 다른 채소나 곡물과 함께 먹는 것이 좋다. 단백질 결핍이 없고 소화력이 좋은 사람들에게는 이것이 별 문제가 되지 않는다. 다만 한 끼니 안에서는 단백질 함량이 가장 높은 음식을 먼저 먹는 것이 소화에도 좋고 속 더부룩함도 덜하다.

고지방의 동물성 식품에 적응되어 있는 서구인들에게는 카무트,* 귀리, 스

---

* kamut. 사실 카무트는 상표명이고 본래 이름은 '호라산 밀(khorasan wheat)'이다. 호라산은 현재의 이란에 있는 고대 실크로드 도시다. 고대 이집트에서 주로 재배했던 밀 종자로 알

펠트, 퀴노아, 아마란스처럼 지방과(또는) 단백질 비중이 높은 곡물이 가장 알맞을 가능성이 크다. 퀴노아와 아마란스의 단백질 함량은 대부분의 고기와 비슷한 수준이다. 제3의 곡물과 조합하면 이들의 아미노산/단백질 프로필은 고기나 그 밖의 동물성 식품을 상회한다. 그뿐 아니라 퀴노아는 지방과 칼슘도 풍부하다. 귀리와 카무트 역시 지방이 풍부하며, 신경계 질환 또는 혈당 불균형이 있는 사람들에게 권장된다. 5부 '식물성 식품의 조리법과 효능'에 나와 있는 각 곡물의 효능을 감안해 어떤 곡물이 가장 적합한지 결정하기 바란다.

발효 식품은 박테리아 등의 미생물에 의해 사전 대사가 이루어진 결과물이므로 단백질과 기타 영양소를 좀 더 쉽게 대사될 수 있는 형태로 공급해 준다. 일단 발효가 완료되어도 미생물이 음식 속에 남아 있으면서 단백질과 (적절한 환경이 주어지면) 비타민 B_{12}를 보태 준다. 발효는 음식물의 성질을 완전히 바꿔 놓는다. 전분은 당과 알코올로 순차적으로 전환되며, 발효 식품에 광범한 효능을 부여한다.

미소, 간장, 절임 등에서는 첨가한 소금이 발효 과정을 조절한다. 미소와 간장에 들어가는 곡물과 대두는 박테리아의 작용에 의해 통합되며, 그 결과물은 통상 전분과 단백질에 과민한 사람에게도 아무런 문제를 유발하지 않는다.

이러한 식품에서 단백질을 얻고자 할 때는 주의가 필요하다. 그렇지 않아도 대두와 곡물의 결합으로 풍부해진 아미노산에 박테리아의 아미노산이 보태진다. 단백질은 그 흡수를 돕는 살아 있는 매개체 내에 있기 때문에 적지만 적당한 양의 단백질이 매우 쉽게 흡수될 수 있다. 이와 같은 난백질은 소량 섭취할 때 가장 좋다. 미소와 간장의 제조 공정에는 몇 달에서 길게는 2년까지의 시간이 걸리므로 발효가 상당한 정도로 진행된다. 이 음식들은 적당히 먹으면 건강한 장 생태계를 구축해 준다. 하지만 미소와 같은 발효 식품을 과잉 섭

려져 있다. 밀에 알레르기가 있는 사람도 안심하고 섭취할 수 있으며, 단백질·아연·무기질이 풍부하다. 낟알의 크기가 일반 밀알보다 두세 배 정도 크며, 영양학적 가치가 커 다시금 건강식으로 각광받고 있다.—옮긴이

9장·단백질과 비타민 B_{12}—그리고 그 원천으로서의 식물왕국과 동물왕국

취하면 칸디다 알비칸스와 그 밖의 유사한 효모균들에 먹이를 제공하는 꼴이 된다(145쪽 '칸디다균 과잉 증식: 면역 억제자'를 참조하라).

보통 해초라고 부르는 **해조류**는 저마다 차이는 있지만 단백질 비중이 상당히 높으며, 다른 채소·곡물·콩들과 잘 어울린다. 이것들은 단백질을 비롯한 여러 가지 귀중한 영양소를 보태 줄 뿐 아니라* 대체로 그 미네랄 구성이 다른 어떤 식물성 또는 동물성 식품보다 우수하다.

오늘날의 영농법으로 토양이 황폐해진 탓에 거기서 자란 음식물에는 미네랄과 그 밖의 영양소가 과거 어느 때보다 형편없다. 해초는 이러한 수많은 잃어버린 영양소들, 특히 미량 미네랄들을 공급해 준다. 전반적인 허증에서 다른 영양소들이 제대로 작용하려면 미네랄의 존재가 반드시 필요하다. 해초에는 미네랄들이 고도로 농축되어 있기 때문에 단백질을 비롯한 각종 영양소의 가용성을 높이기 위한 미네랄 기반 구축용 보완재로 흔히 이용된다.

최고의 단백질 원천

미세조류는 중남미, 아프리카, 기타 여러 지역의 전통 사회에서 수천 년 동안 이용되어 왔지만, 산업화된 주류 사회에서는 지난 30년 동안 비교적 새로운 영양 공급원으로 받아들여졌다. 식량 자원이 줄어들수록 이것들은 지구 전체에서 점점 더 중요성이 커질 것이다. 이미 스피룰리나 양식 프로젝트가 세계 여러 곳에서 진행되고 있는데, 특히 영양 결핍이 심한 지역에서 활발하다(더 자세한 영양 정보와 섭취 방법은 16장 〈녹색 식품〉을 참조하라).

스피룰리나, 클로렐라, 아파니조메논은 단백질, 프로비타민 A, 엽록소가 가장 풍부하게 들어 있는 홀푸드 원천이다. 일부 영양소가 미량만 함유되어 있는 것이 사실이지만, 어쨌든 몇 가지 미세조류에는 인체에 필요한 모든 영양

---

* 흔히 이용되는 우뭇가사리로 만든 한천은 예외다. 한천에는 단백질과 미네랄 함량이 상대적으로 적다.—지은이

소들이 들어 있는 것으로 여겨지고 있다. 미세조류는 종류와 양식 방식에 따라 영양소의 비중이 달라진다. 보통 한 가지 식품은 기본적으로 인체를 조성하거나 정화하거나 둘 중 한 가지 작용을 한다. 미세조류는 단백질 비중으로 볼 때 인체를 조성하는 식품으로 판단된다. 그런데 이것들은 엽록소 비중이 매우 높아서 훌륭한 정화제이기도 하다.

단백질과 뇌 기능

하늘과 땅의 기원은 중용의 원리에 바탕을 두고 있다.

— 소옹(邵雍), 11세기 송나라 학자

미세조류는 일반적으로 높은 수준의 신체적·정신적 건강에 도달하는 데 도움을 주고, 에너지를 북돋우기 위해 먹는다. 인체 내에 다양한 아미노산이 넉넉하게 공급되어야 뇌 화학물질들을 생성하는 데 부족함이 없다. 영양 상태가 두뇌 능력에 미치는 영향에 대한 새로운 연구들이 많이 이루어졌는데, 여기에는 (레시틴, 약초, 영양소, 미세조류 등의) 천연 식품과 다양한 합성 물질들에 대한 연구가 모두 포함된다.[25] 어느 쪽에 대해서도 그것들의 장기적인 영향에 대한 평가를 분명하게 내리기에는 아직 밝혀진 사실이 부족하다. 하지만 온전한 음식물 속에 통합되어 있는 영양소를 이용하는 것이 거의 언제나 더 안전한 것은 분명하다. 우리 경험상 뛰어난 지성과 혜안, 지혜를 갖춘 사람들은 결코 슈퍼 영양소나 강력한 물질에 의존하는 법 없이 절제와 균형 속에서 단순한 삶을 살았다.

그렇지만 살아가면서 강력한 영양소가 도움이 될 때가 있다. 스피룰리나를 비롯한 미세조류는 스트레스가 심할 때 유익한데, 그것은 단백질이 성장과 회복 기능을 돕기 때문이다. 식단 전환, 새로운 활동, 정신적·정서적 고비 등 삶의 전환기에는 이러한 효능이 도움이 된다.

미세조류와 고기의 비교

표준적인 영양학 실험에 따르면 스피룰리나와 클로렐라에 함유된 단백질의 소화흡수율은 소고기보다 4배 더 높다.[26] 또 이것들은 소고기보다 3배 이상 많은 단백질을 함유한다. 따라서 미세조류의 활용 가능한 단백질은 같은 무게 육류의 12배를 넘는다.

단백질 등식: 스피룰리나 1티스푼 = 소고기 36그램

계산: 스피룰리나(또는 클로렐라) 분말 3그램(1티스푼)은 소고기 36그램(3×12=36)에 해당한다.

만약 하루에 미세조류 2~3티스푼을 먹는다면, 이것은 육류 70~100그램을 먹을 때 얻는 단백질과 같은 양으로, 우리가 앞에서 언급했던 치료 목적의 고기 권장 섭취량과 같다. 그러나 높은 단백질 비중은 칼슘의 희생을 동반한다는 사실도 명심하기 바란다. 일상적인 단백질 섭취가 75그램—표준 미국인 식단이나 고단백 채식 식단에서 쉽게 넘어서는 양이다—을 넘어서면, 대부분의 사람들이 음식으로부터 흡수하는 것보다 더 많은 양의 칼슘을 소변으로 잃게 된다.[27]

동물성 단백질의 원천

유제품은 채식주의자들이 가장 애용하는 동물성 식품이다. 만약 유제품에 알레르기가 없고 그 유제품의 질이 최고 수준이라면 단백질이 부족하거나 또는 전반적으로 허증이 있는 사람들은 유제품으로부터 대단히 유익한 단백질, 비타민 B12, 그 밖의 영양소들을 얻을 수 있다. 동양의학에 따르면 (질 좋은) 우유는 기, 혈, 음—체액과 인체 조직도 음에 해당한다—을 보한다. 따라서 우유를 일상적으로 섭취하는 것은 조 징후가 있는 마르고 허약한 사람들에게 특히 이롭다. 하지만 바로 그 동양의학에 따르면, 짐액 질환이 있거나 소화력이 약한 사람들은 우유를 잘 소화하지 못한다(26장 〈토〉를 참조하라). 사실 살균 및 균질 처리되고 화학물질이 섞인 우유는 튼튼한 소화력을 가진 사람도 소화하기가 쉽지 않다.

오늘날 서구의 수많은 건강 전문가들 사이에서 우유에 대한 평판이 나쁜 것은 대부분의 사람들이 고기, 설탕, 지방, 유제품의 과잉 섭취로 말미암아 이미 점액 과다와 과체중 상태에 있기 때문이다. 게다가 평생토록 심하게 점액을 생성하는 식품을 먹고 살아온 탓에 수많은 사람들이 이미 소화력이 약해진 상태에 있으며, 그로 말미암아 유제품에 알레르기를 보인다. 선천적으로 젖당(락토오스)을 소화하지 못하는 사람도 많다. '젖당 과민증'은 아시아인(80%), 아프리카계 미국인(70%), 지중해 민족(60%), 멕시코계 미국인(50%), 그밖에도 조상들이 유제품을 먹지 않았던 민족 출신에 많다.

유제품에 알레르기나 과민증이 있을 때 가장 확실한 방법은 그것들을 먹지 않는 것이다. 미국이나 유럽의 성인 가운데 구태여 이러한 식품을 더 먹을 필요가 있는 사람은 거의 없다. 다만 유제품을 아예 먹지 않고 자란 수많은 어린이들 가운데 극히 일부에게 필요할 뿐이다.

유제품과 점액성 질환

코를 비롯한 신체 여러 부위로부터의 점액 분비, 잦은 감기, 천식, 알레르기, 부비강 질환, 종양, 낭종, 변비, 대장 질환, 칸디다균 과잉 증식, 과체중, 또는 두터운 설태 등 점액과 관련 있는 병변이 생겼을 때, 만약 유제품을 먹는 사람이라면 좀 더 질이 좋은 유제품을 선택하거나 양을 줄이는 것을 고려하는 것이 현명하다. 다른 강한 점액 생성 음식이 식단에 포함되어 있다면 점액성 질환은 더 심해진다. 대개 신체 활동으로 발생하는 열이 묽은 점성의 뮤코이드* 축적을 태워 버린다는 점을 고려하면 운동 부족 역시 중요한 요인일 수 있다.

---

* mucoid. 동물의 혈액이나 점성 분비물에 함유되어 있는 단백질 성분으로 이것들이 축적되어 점액성 질환을 일으키는 것으로 본다.—옮긴이

다음의 지침에 대한 좀 더 상세한 논의는 21장 〈어린이를 위한 음식〉 중
'우유', '유제품'을 참조하라.

유제품 이용 지침

1. 지방이 온전히 들어 있는(전지) 생우유와 유제품을 사용하라. 저지방 유
   제품은 피하라. 일반적으로 산양유와 그 유제품이 더 낫다.

2. 7세 이상인 모든 사람에게 삭히거나 발효한 유제품, 예컨대 요구르트, 케
   피르*, 코티지치즈**, 버터밀크, 사워밀크 등이 더 낫다.

3. 유제품을 먹은 뒤 복부 위경련, 가스, 설사 등이 특징적으로 나타나는 젖
   당 과민증이 있는 사람들에게도 대개 위의 발효 유제품이 더 낫다. 때에
   따라서는 유제품을 완전히 끊어야 할 수도 있다.

4. 아이들은 모유로 키워야 한다. 동물의 젖이나 시판 분유 제품은 결코 모
   유를 대신할 수 없다.

5. 살균처리한 우유를 이용할 때는 재빨리 끓였다가 식혀서 단백질 사슬을
   완전히 붕괴시켜야 한다. 약하거나 허증이 있으면서 생우유를 잘 소화하
   지 못하는 사람도 이와 같이 재빨리 끓였다가 식히는 방법을 시도해 보라.

균질처리 우유는 권장하지 않는다. 이러한 우유는 크산틴 옥시다아제라는
효소가 순환계로 들어가 거기에 상처를 입혀 동맥에 지방이 쌓일 수 있는 이
상적인 조건을 조성할 우려가 크다.

사워밀크 만들기: 생우유 1~2컵을 물이 든 팬에 넣고 체온까지 데운 뒤

---

* 러시아와 동유럽 국가에서 주로 마시는 캅카스 지방의 전통 발효유로 염소, 양, 소의 젖
을 이용해 만든다.—옮긴이

** 문자 그대로 '농가 치즈'라는 뜻이다. 네덜란드의 농촌 마을에서 우유를 자연적으로 유
산균 발효하여 카세인을 응고시켜 치즈를 만들던 전통에서 유래했다고 한다. 지금은 많은 기
업에서 탈지우유에 스타터를 넣어 만드는데, 이것은 엄밀한 의미에서 코티지치즈라고 할 수
없다.—옮긴이

여기에 발효 종(스타터) 구실을 할 버터밀크나 요구르트 1스푼을 저어 넣는다. 그런 다음 24시간 동안 일정 온도(20~25℃)를 유지해 가만히 응고되도록 두면 된다. 다음번에 사워밀크를 만들 때는 전에 만들었던 사워밀크 2스푼을 발효 종으로 이용하면 된다.

우유를 마시는 것은 자연스러운가?

모든 야생 포유류 어미는 갓 태어난 새끼를 위해 젖을 생산하며, 어떤 동물도 다른 동물의 젖을 먹지 않는다. 물론 그렇다고 해서 성인 인간이 유제품을 먹는 것이 반드시 틀렸다고 할 수는 없다. 우리는 우리 종에게만 고유한 수많은 일을 하기 때문이다. 우리는 유아기를 넘은 시점에 우유로 만들어진 식품이 식단에서 주요한 위치를 차지해서는 안 된다고 생각하지만, 만약 우유가 질이 좋고 과민증이 없는 경우라면 보충제로 훌륭하게 이용할 수 있다.

윤리적 문제

시판 우유와 관련된 한 가지 중요한 쟁점은 그 동물을 다루는 방식이다. 우유를 '사트바*'의 음식, 즉 깨끗한 음식으로 여기는 인도에서는 부드러움과 존중심을 가지고 소를 돌본다. 이러한 대우의 동기가 어디에 있든 간에 그 덕분에 인도의 우유는 품질이 최고 수준이다. 소들이 편안하고 충족감을 느끼며 농약을 치지 않은 풀과 식물을 먹고 자라기 때문이다. 미국을 비롯한 서구에서는 젖소들에게 호르몬, 약물, 때로는 화학물질들로 범벅된 사료를 먹인다. 그

---

* sattva. 인도에서는 사트바, 라자스, 타마스의 세 요소가 인간의 정신을 구성한다고 본다. 사트바는 밝음이고 백색이며, 상승력이다. 우리 정신에 밝음을 가져다주는 것은 깨달음이고, 깨달음을 주는 것은 이성이다. 반면에 타마스는 어둠이고 비활동성, 하강력이다. 게으름, 활력 저하, 우울함, 부정적인 사고와 감정 등이 타마스적 요소다. 또 라자스는 운동성이고 적색이다. 활동적인 사람은 감정적인데, 감정은 선에도, 악에도 작용한다. 불교의 보살은 보리살타의 준말인데, 보리살타는 보다사트바의 음차다. 더 자세한 내용은 53장 〈요약〉을 참조하라.—옮긴이

9장·단백질과 비타민 B₁₂—그리고 그 원천으로서의 식물왕국과 동물왕국

러다 젖 생산이 멈추면 당연하다는 듯이 도축장으로 보낸다. 시판 유제품을 먹는 것은 바로 이와 같은 고기 산업을 뒷받침해 주는 것과 다름없다.

또 다른 젖-고기 연관은 치료 목적상 중요성을 지닌다. 락토베지테리언* 가운데는 여러 해 동안 살코기를 먹은 적이 없고 살코기가 자신들의 몸과 삶에 영향을 미치는 것을 원하지 않는 사람들이 많다. 그런데 우리가 관찰한 바에 따르면, 유제품은 이전에 먹었던 고기 찌꺼기가 정화되는 것을 방해한다. 이러한 잔류 물질을 배출하려면 최소한 6개월 동안은 일체의 유제품을 멀리해야 한다. 일부 건강 전문가들은 이 기간을 몇 배 더 길게 잡기도 한다.

산양유

앞에서 우리는 주로 시판 우유만 거론했지만, 이와 같은 유제품의 '지체' 작용은 모든 동물의 젖에 해당된다. 그런데 산양유만은 성질이 다르다. 점액이 과다한 사람들은 산양유를 먹는 것에도 조심스러울 것이다. 그러나 산양유는 우유에 비해 점액 생성이 훨씬 덜하다.

산양유는 유제품과 관련된 많은 문제에서 예외일 때가 많다. 염소는 대개 건강하고 깨끗하기 때문에 보통 항생제를 비롯한 약물을 정기적으로 투여하지 않는다. 또 젖의 지방 구조도 우유의 그것보다 훨씬 소화하기 쉽게 되어 있다. 산양유는 자연적으로 균질처리된 상태이므로 기계적인 균질처리가 불필요하다. 또 생유를 구하기가 쉽다. 염소는 놓아먹이는 덕분에 온갖 잎사귀와 풀, 약초를 마음껏 뜯어먹을 수 있다. 그래서 우유에는 없는 갖가지 영양소가 풍부하게 들어 있다. 이 모든 이유 때문에 산양유는 보편적으로 노소를 막론하고 온갖 결핍증에 탁월한 식품으로 처방되고 있다. 일반적으로 동물성 식품의 영양분이 필요할 때 산양유는 가장 훌륭한 선택이다.

---

* lacto-vegerarian. 우유와 유제품은 먹는 채식주의자들.—옮긴이

화분과 로열젤리

화분은 어린 벌의 먹이로 풍부한 단백질 및 비타민 B_{12} 원천이다. 자연이 주는 가장 완벽한 영양원 가운데 하나로 여겨지는 화분에는 인간에게 필요한 거의 모든 영양소가 들어 있다. 그 단백질의 절반가량은 인체가 직접 활용할 수 있는 유리아미노산 형태로 존재한다. 이처럼 흡수하기가 대단히 쉬운 단백질은 단백질이 필요한 사람들에게 큰 도움이 될 수 있다. 화분에는 아직 확인되지 않은 물질들도 함유되어 있다. 그것들이 기왕에 밝혀진 영양소들만으로는 완전히 설명되지 않는 놀라운 효과에 한몫하고 있을 가능성이 크다.

동양의학에서는 화분을 에너지와 영양을 제공해 주는 강장제로 여긴다. 지구촌의 여러 문화권에서 놀라우리만치 다양한 용도로 화분을 이용한다. 끈기와 활력을 향상시키고, 수명을 늘리고, 만성질환의 회복을 돕고, 요양하는 동안 체중을 늘리고, 탐닉과 중독을 줄이고, 장을 조절하고, 혈액을 조성하고, 감기와 독감 같은 전염성 질병을 예방하고(항생제 효능이 있으므로), 어린이의 발달 지체를 극복하는 데 도움을 주는 것 등이 모두 화분의 용도에 포함된다. 화분은 방사선을 차단하고 항암 효능이 있는 것으로 여겨진다. 화분과 미가공 생꿀(화분이 들어 있다)은 많은 알레르기성 비염(화분 알레르기) 및 알레르기 사례에 치료 효과가 있다(알레르기성 비염 치료제로 화분을 쓸 때는 적어도 꽃가루가 날리기 6개월 전부터 꽃가루가 날리는 시기가 끝날 때까지 계속 복용해야 한다). 혹시 극심한 화분 알레르기 반응이 있을지도 모르므로 반드시 미리 약간만 먹고 테스트를 해본 다음에 복용량을 100%까지 늘려야 한다.

최적 복용량은 개인의 필요에 따라 다르다. 예컨대 알레르기 예방을 위해서라면 대개 1일 6그램을 정제, 캡슐, 환 등의 형태로 복용하면 충분하다.

힘과 끈기를 추구하는 운동선수들은 1일 10~15그램 이상 복용할 수도 있다.

화분을 복용할 때, 우리는 벌 한 마리가 한 달간 매일 여덟 시간 일을 해서 모을 수 있는 양이 6그램에 불과하다는 사실을 기억해야 한다. 화분 환 1개에는 200만 개의 화분 입자가 들어 있으며, 1티스푼에는 25억 개의 화분 입자가 들어 있다.

로열젤리는 갓 부화한 새끼 벌의 먹이이자 여왕벌의 유일한 먹이로, 육아벌이 화분을 씹은 다음 그것을 머리끝에 있는 분비선에서 나온 분비물과 섞어서 만든다. 로열젤리는 화분과 마찬가지로 에너지와 영양을 주는 강장제이지만 훨씬 더 강력하다. 앞에서 언급한 화분의 용도에 모두 쓸 수 있지만, 내분비계에 미치는 효과가 더 강력하며, 남녀의 생식계를 튼튼히 해주는 것으로 여겨진다.

로열젤리는 또 어린이 영양실조, 관절염, 백혈병, 심한 허증과 소모성 질환의 치료에도 효과를 발휘해 왔다. 그 밖의 용도에 대해서는 이 책 곳곳에 실려 있으니 책 말미의 〈찾아보기〉를 참조하기 바란다. 캡슐, 냉동건조 분말, 꿀에 재운 것 등 여러 형태로 판매되고 있다. 워낙 강력한 물질이므로 통상적인 복용량은 1일 100~400밀리그램에 불과하다.

화분과 로열젤리는 고기를 기피하는 사람들에게 동물성 영양분이 필요할 때도 이용할 수 있다.

화분과 로열젤리를 복용할 때는 이 영양 만점의 묘약을 만드는 데 들인 벌들의 엄청난 수고를 기억하고, 현명하게 이용하기 바란다.

알, 생선, 가금류, 포유류 고기

채식 음식, 유제품, 벌 생산품 등을 모두 다 써보아도 별 효과를 보지 못한 결핍증에는 알이나 고기 같은 동물성 식품이 필요할 수도 있다. 동물성 식품은 저마다 고유한 효능과 진화의 수준이 있다. 주의: 이하에서 열성을 '중립'으로 표현한 것은 덥히는 성질 또는 식히는 성질이 둘 다 없음을 의미한다.

알: 만약 음식 원천으로서 맨 하위에 있는 것부터 꼽는다면 아마 첫 번째로 꼽을 수 있는 것은 알일 것이다. 알은 단일 세포인 만큼 가장 덜 진화된 상태다(유정란도 냉장 보관했다면 단일 세포다). 많은 사람은 미발달 상태이긴 해도 알 역시 살코기 음식이라는 사실을 별로 의식조차 하지 않는 듯하다.

달걀의 효능과 용도: 열성은 중립이고, 맛은 '달며', 혈(血)과 음(陰)을 보한다. 달걀은 '상승하는 기운'을 가지고 있으며, 이것이 인체 내에서 기와 체액이 위

로 향하도록 영향을 미친다. 따라서 달걀은 설사를 하거나 유산의 경향이 있을 때 자궁을 보호하는 데 쓰면 효과가 있다. 또 과도한 움직임으로 불안정해진 자궁을 안정시키는 데도 효과가 있다. 알은 인체의 윗부분을 적셔 주므로 폐, 목구멍, 눈이 건조할 때도 도움이 된다. 혈과 음(체액과 인체 조직을 포함해서)을 보하는 성질 덕분에 조(燥)하고, 마르고, 빈혈기가 있는 사람에게도 알맞다. 하지만 달걀은 찐득찐득한 점액을 생성할 수도 있다. 이 때문에 달걀을 너무 자주 먹으면 불균형을 유발할 수 있다. 특히 활력이 없고 과체중인 사람이나 습-점액 증상이 있는 사람에게는 그런 우려가 크다.

일반 달걀의 단백질 비중은 중간 수준이며, 고기에 비하면 뚜렷이 적다. 대략 귀리나 적색 경질밀 같은 고단백 곡물과 엇비슷한 수준이다. 하지만 몇몇 영양학자들은 달걀 단백질의 질을 높이 치는데, 그것은 달걀의 여덟 가지 필수아미노산이 일관되게 훌륭한 프로필을 가지고 있기 때문이다. 이러한 관점에서 볼 때 달걀은 단백질 결핍에 가장 좋은 동물성 식품 가운데 하나다. 다만 결국에는 담(쓸개)을 막고, 간 기능을 지체하고, 인체 전체에 찌꺼기가 쌓이게 하는 극도로 찐득찐득한 점액을 생성하는 성질이 있다는 커다란 단점이 있다. 이와 관련해 동양의학에서는 달걀은 현기증, 중풍(뇌졸중), 신경과민, 발작, 마비 등 간 관련 병변으로 나타나는 풍에 기여한다고 본다. 따라서 달걀은 풍증이 있을 때는 쓰지 않는다.

달걀은 알레르기 잠재력이 최고로 높은 음식들 가운데 하나로, 사람마다 달걀 대사 능력이 크게 다르다. 달걀 알레르기가 없고 점액 문제가 없다면 단백질 부족을 비롯한 각종 결핍증에서 고기보다 달걀을 우선적으로 권한다. 살균 소독되고 기계적인 환경에서 살면서 온갖 약물을 투입한 암탉이 낳은 보통의 시판 달걀은 피하는 것이 상책이다. 이러한 달걀에는 비타민 B_{12}가 거의 혹은 전혀 없으며, 다른 영양소들도 사실상 결여되어 있다.

달걀은 최고로 농축된 음식들 가운데 하나로 꼽힌다. 오보베지테리언*은

---

* ovo-vegetarian. 달걀을 먹는 채식주의자.—옮긴이

9장 · 단백질과 비타민 B_{12}—그리고 그 원천으로서의 식물왕국과 동물왕국

흔히 수프나 캐서롤 형태로 달걀을 먹는데, 이렇게 하면 달걀의 농도를 분산하기 때문에 강한 동물성 식품이 조금만 필요한 사람들에게 유익하다.

《미국의학협회 저널》 1989년 4월 호에 실린 논문과 관련해 질병통제센터에서 나온 정보에 따르면 살모넬라 감염 달걀의 수가 최근에 지속적으로 늘고 있다고 한다. 살모넬라 에네리티디스(*Salmonella eneritidis*) 박테리아는 설사, 경련, 구토, 고열 등의 증상을 유발한다. 유아와 노인, 면역력이 약한 사람들은 사망에 이를 수도 있다. 살모넬라를 피하려면 달걀을 냉장 보관해야 하고, 지저분하거나 금이 간 달걀은 폐기하고, 완전히 익혀서 먹어야 한다.

고기(생선, 가금, 포유류)의 단백질: 앞서 우리는 이미 고기가 우리 의식에 미치는 충격을 비롯해서 고기의 여러 성질에 대해 살펴보았다. 엄밀하게 영양학적인 관점에만 한정해서 볼 때 고기가 지닌 긍정적인 측면은 높은 수치의 단백질, 일부 비타민, 풍부한 미네랄과 미량미네랄들이다. 그러나 지방 비중이 높고, 독소·호르몬·항생제가 잔뜩 들어 있으며, 흔히 하듯이 다량으로 섭취하면 엄청난 양의 짙은 점액·요소·요산을 생성한다. 고기를 필두로 한 동물성 식품은 지난 세기의 대부분의 기간에 서구에서 주된 단백질 공급원이었다. 그러나 이러한 식습관에 대해 현재 심각한 의문이 제기되고 있다.

고기의 가장 중요한 영양학적 특징을 딱 하나만 꼽는다면 그것은 높은 단백질 비중이 아니라 그 세포 구조다. 앞에서도 언급했듯이, 고기의 세포 구조는 인체의 그것과 유사하다. 고기에서 흡수된 영양소는 인체 내에서 빠르고 쉽게 조직과 피로 전환된다. 고기를 먹으면 바로 기운이 솟는 것은 이 때문이다. 따라서 허증인 사람에게 힘을 북돋우기 위한 치료 목적으로 소량의 고기를 사용할 수 있다. 다만 고기에 과민한 사람도 있는데, 그럴 때는 사용을 중단해야 한다.

선택—동물성 식품이 필요할 때

다양한 동물들과 그 부위들의 효능은 동양의학뿐 아니라 서구의 영양학과 생리학에서도 오랜 연구 주제였다. 다음은 동물성 식품을 선택하는 데 도움이 되는 몇 가지 오랜 원칙이다.

1. **지금까지 제시했던 지침들의 요점**: 최소한으로 진화한 동물을 이용하라. 기본적인 진화 양상은 알, 생선, 가금류, 육류 순이다. 영양학의 관점에서나 전체론의 관점에서나 꼭 동물을 먹어야 할 때는 되도록 그 동물의 여러 부위를 먹는 것이 좋다. 생선이나 조개류에는 통째 먹을 수 있는 것이 많다. 대표적인 예는 한국, 일본 등에서 국이나 조미료로 흔히 쓰이는 말린 정어리 새끼, 멸치, 건해삼 등이다.

2. 예로부터 서로 관계가 있는 것으로 알려진 동물들을 선택하라. 동양의학의 오행 이론에 따르면 특정한 장기에는 특정 동물이 좋다. 이를테면 간에는 가금류, 심에는 양, 비에는 소, 폐에는 말이나 생선, 신에는 돼지가 좋다. 더러 그 장기에 좋은 동물과 접촉하는 것만으로 도움이 되기도 한다. 음식을 통해서든 친밀한 관계를 통해서든 우리는 그 동물에 고유한 여러 가지 성질을 흡수하게 된다. 이를테면 주로 앉아서 생활하는 사람들은 활동성이 좋은 동물들로부터 이익을 얻게 된다.

3. 불균형이 발생한 인체 부위에 해당하는 동물 부위를 이용하라. 이것은 '같은 것이 같은 것을 치유한다'는 오래된 치료 원리에서 나왔다. 이를테면 동물의 신장(콩팥)은 보통 인간의 신장 결핍 치료에 쓰인다. 일반적으로 장기 고기가 근육 고기보다 영양소의 밀도가 더 높기 때문에 허증을 더 효과적으로 보한다. 대표적인 장기 고기는 간, 신장, 염통, 혀, 뇌, (송아지와 새끼 양의) 췌장이다. **경고**: 유기농으로 키우지 않은 동물의 장기 고기, 특히 간에는 통상 높은 수치의 독소가 들어 있다.

4. 덥히고, 식히고, 말리고, 적시고, 보하고, 사하는 등의 특정한 치료 효능에

맞춰 동물성 음식을 선택하라. 그러한 효능에 대해서는 여러 가지 동물성 식품에 대한 다음의 설명에 나와 있다.

동양의학에 바탕을 둔 다음의 설명에서 알 수 있듯이, 대부분의 동물, 특히 포유동물은 실증이 있는 사람들에게는 부적합하다. 예컨대 소고기는 야위고 허증이 있는 사람의 하요통(下腰痛)과 당뇨에 쓸 수 있다. 그러나 강한 맥박, 큰 목소리, 건장한 체형, 불그레한 피부색 등 실 징후가 있는 사람에게는 쓰지 말아야 한다.

사람에게 미치는 음식의 작용을 설명하면서 사용된 '음'이라는 단어는 (앞 장들에서 썼듯이) 체액과 인체 조직을 가리킨다. 따라서 '음을 기른다(養陰)' 또는 '음을 보한다(補陰)'라는 말은 인체의 체액 대사와 신체 구조, 살, 힘줄, 뼈, 기타 부위와 그 사람의 실질적이고 근본적인 성정을 증강한다는 의미다. 아래에서 '비장-췌장'이라고 한 것은 실은 동양의학에서 말하는 '비(脾)'*에 해당하는 것으로, 췌장과 췌장이 소화에 미치는 영향과 대략 일치한다. 이에 대해서는 26장 〈토〉에서 자세히 설명한다.

생선과 고기의 효능과 대표적인 사용법[28]

조개**   **열성**: 식힘. **맛**: 짜다. **효능**: 조(燥)를 적시고, 음을 기르고, 체액의 적절한 분배를 쉽게 하고, 담적과 가래·부종·백대하 등 습증

---

*   원문에는 'spleen-pancreas,' 즉 '비장-췌장'으로 되어 있다. 이것은 동양의학에서 말하는 '비(脾)'가 비장과 췌장의 기능을 포괄한다고 보고 '비'를 영어로 'spleen-pancreas'로 옮기기 때문이다.—옮긴이

**   현재 많은 생선, 특히 조개·갑각류에는 면역력과 생식력을 약화하는 다량의 독성 화학 물질과 중금속이 들어 있다. 특히 허증을 치료하기 위해 생선을 쓸 때는 오염이 적은 청정 해역에서 잡은 재료를 구하는 것이 최선이다.—지은이

의 해결을 돕는다. 또한 과도한 질 출혈, 치질, 갑상선종 치료에
도 쓰인다.

홍합* **열성**: 덥힘. **맛**: 짜다. **효능**: 간과 신을 튼튼하게 하고, 기와 정을
개선하고, 혈을 보하고, 종종 발기부전과 하요통 같은 신/정이
허한 증상에 쓰인다. 과도한 질 출혈, 장 폐색, 복부 팽만, 갑상선
종, 현기증을 치료해 준다.

굴* **열성**: 중립. **맛**: 달고 짜다. **효능**: 음을 보하고 혈을 조성한다. 특
히 신경과민, 건조함, 불면증 같은 음허나 혈허와 관련된 증상에
유용하다. 우유부단함을 치료하는 데도 도움이 된다. 피부 질환
이 있는 경우에는 쓰지 않는다.

게* **열성**: 중립. **맛**: 짜다. **효능**: 음을 기르고, 조를 적시며, 골절과 탈
골·옻오름·화상에 유용하다. 많이 먹으면 독성이 나타날 수 있
다. 풍증(중풍, 신경과민, 발작 등)이 있을 때와 감기와 같은 표증이
있을 때는 쓰지 않는다.

새우* **열성**: 덥힘. **맛**: 달다. **효능**: 양(따뜻함, 활동성)의 성질을 강화하고
기를 보하며, 풍증을 치료하고, 젖을 늘리고, 담적을 배출하고,
기생충을 제거한다. 홍조와 염증이 있는 피부 질환과 정액루가
있을 때는 쓰지 않는다.

잉어 **열성**: 중립. **맛**: 달다. **효능**: 적절한 체액 배분을 촉진하고, 젖을
늘린다. 부종, 황달, 젖 부족에 쓰인다.

청어 **열성**: 중립. **맛**: 달다. **효능**: 조를 적시고, 진통 효과(통증의 완화)
가 있으며, 인체를 해독하고, 전반적인 허증을 치유한다. 피부 발
진이 있을 때는 쓰지 않는다.

정어리 **열성**: 중립. **맛**: 달고 짜다. **효능**: 음을 자양하고 기를 보하며, 힘
줄과 뼈를 튼튼하게 한다. 또한 순한 이뇨 작용을 하고, 혈액순
환을 순조롭게 해준다. **경고**: 많이 먹으면 담적과 열증의 원인
이 된다.

9장·단백질과 비타민 B$_{12}$—그리고 그 원천으로서의 식물왕국과 동물왕국

화이트피시   **열성**: 중립. **맛**: 달다. **효능**: 적절한 체액 배분을 촉진하고, 비장-췌장을 강화하며(소화불량 치료에 쓴다), 식욕을 올린다.

고등어   **열성**: 중립. **맛**: 달다. **효능**: 기를 보하고, 습을 말리며, 특히 류머티즘과 같은 폐색성 습증에 유용하다.

닭고기   **열성**: 덥힘. **맛**: 달다. **효능**: 기를 보하며, 특히 소화계(비장-췌장과 위)에 작용한다. 정을 증가시키고, 골수의 병증을 개선하고, 젖 분비를 돕는다. 다음과 같은 질환이 비장-췌장의 불균형에서 비롯될 때 자주 이용된다. 신경성 식욕부진과 식욕부진 일반, 부종, 설사, 당뇨, 과도한 배뇨(당뇨에서처럼), 질 출혈, 백대하, 산후 허약 등. 열, 실, 또는 표의 병증이 있을 때는 쓰지 않는다. 화학물질, 호르몬, 항생제 등이 들어간 사료로 키운 일반 시판 닭고기는 피해야 한다.

닭의간   **열성**: 덥힘. **맛**: 달다. **효능**: 간과 신장을 모두 강화하며, 발기부전, 어린이의 허증과 영양실조, 번져 보이는 시야, 잦은 유산, 요실금의 치료에 도움을 준다.

양고기   **열성**: 덥힘. **맛**: 달다. **효능**: 기, 몸 내부의 온기, 젖 분비를 증가시키고, 혈액 생성을 향상시킨다. 대체로 동양의학에서 말하는 통합적인 개념의 심(심장-마음)과 관계가 있다. 전반적인 허약함, 신장과 비장-췌장의 허함, 빈혈증, 발기부전, 저체중, 하요통의 치료에 쓰인다. 열증과 고지질혈증이 있는 경우에는 쓰지 않는다. 보통의 시판 양고기도 다른 육류에 비하면 항생제와 약물을 덜 사용하며, 농약을 치지 않은 풀밭에서 놓아먹이는 경우가 많다.

양의 콩팥   **열성**: 덥힘. **맛**: 달다. **효능**: 신장을 튼튼하게 하고, 양의 성질을 강화하며, 정을 증가시키고, 골수 질환을 개선한다. 하요통, 피로, 청력 약화, 불임, 당뇨(특히 신장과 관련이 있는), 약한 하체, 무릎 통증, 과도한 배뇨, 요실금 등 신허(腎虛)로 말미암은 질환에

유용하다.

소고기   **열성**: 덥힘. **맛**: 달다. **효능**: 비장-췌장과 위장을 튼튼하게 하고, 혈액을 조성하고, 기를 보하며, 힘줄과 뼈를 튼튼하게 한다. 소모성 단계의 당뇨에 쓰이며, 조함과 쇠함으로 나타나는 음허와 (또는) 혈허를 치료하고, 전반적인 허약·하요통·약한 무릎에도 쓰인다. 신염과 간염이 있을 때는 쓰지 않는다.

소의 콩팥   **열성**: 중립. **맛**: 달다. **효능**: 신장을 튼튼하게 하고, 발기부전·성욕 결핍·하요통·약한 무릎과 뼈·난청 등 신장 관련 질환을 치료한다.

소의 간   **열성**: 중립. **맛**: 달다. **효능**: 간을 튼튼하게 하고, 번져 보이는 시야, 야맹증, 녹내장, 시신경 위축증의 치료에 흔히 쓰인다(동양의학에서는 눈이 간 기능과 관련 있는 것으로 본다).

돼지고기   **열성**: 중립. **맛**: 달고 짜다. **효능**: 신장, 비장-췌장, 위장에 특정적으로 영향을 미친다. 조(燥)를 적시고, 음을 자양한다. 야위고, 건조하고, 과민하고, 허약한 체질인 사람을 치료하는 데 쓰인다. 또한 마른기침, 변비, 소모성 단계의 당뇨를 치료하는 데도 쓰인다. 마른기침과 변비에는 지방을 제거한 돼지고깃국을 마시게 한다. 비만, 설사, 고혈압, 누런 담적(열증이 동반된 담적), 또는 기의 울체(氣鬱)가 있을 때는 쓰지 않는다. 특히 기의 울체가 있을 때 돼지고기를 먹으면 피로, 스트레스, 통증, 경련, 마비 등의 병증으로 이어질 때가 많다.

돼지의 콩팥   **열성**: 중립. **맛**: 짜다. **효능**: 신장을 튼튼하게 하고, 방광의 기능을 향상하고, 조를 적신다. 하요통, 정액루, 노화에 따른 청력 약화, 도한과 같은 신허 증상을 치료하는 데 쓰인다.

돼지의 간   **열성**: 중립. **맛**: 달고 쓰다. **효능**: 혈액을 조성하고, 간을 튼튼하게 하며, 눈에 이롭다. 약한 시력·야맹증·유행성 결막염에 쓰이며, 부종에도 쓰인다.

다음은 독성을 줄이고 치료 효과를 극대화하기 위한 고기 조리법이다. 동물성 식품 섭취를 늘리는 것은 우리 취지와 맞지 않는다. 그러나 우리는 그것들이 병중이나 식단 전환의 과도기 동안에 나타나는 허증을 이기는 데 도움을 주는 사례를 보아왔다. 연민과 윤리의 관점에서 볼 때, 생명을 빼앗는 행위가 따를 수밖에 없는 동물성 식품의 섭취는 오로지 다른 모든 방법이 실패했을 때 허약함을 치료하기 위한 약으로서만 사용되어야 한다.

결핍증과 식단 전환의 과도기를 위한 고기 조리법

고기가 들어가는 요리의 조리법을 일일이 나열하지는 않았지만, 육류·가금류·생선 등 모든 고기가 대략 다음의 요령에 따라 준비하면 소화가 더 잘된다.

1. 적은 양을 써라. 한 끼니에 50~100그램 정도가 적당하다.
2. 신맛의 조미료는 지방과 단백질 사슬의 분해를 돕는다. 고기를 얇게 썬 다음 아래 양념장 가운데 하나에 30분 이상 재운다.

   2배 분량의 물에 희석한 사과식초

   레몬즙

   와인

   토마토즙

   맥주

   2배 분량의 물에 희석한 강한 알코올성 음료
3. 생강 뿌리를 함께 넣고 국이나 수프로 끓인다. 생강은 고기에서 나온 산과 독소를 인체에서 배출하는 데 도움을 준다. 요리에 마저럼*을 사용하면 간이 고기의 지방을 소화하는 데 도움이 된다.

---

* 학명은 *Origanum majorana*. 지중해 연안에서 자라는 꿀풀과의 여러해살이풀로 꽃과 잎 부분을 고기 요리, 샐러드, 수프, 스튜 등에 향신료로 이용한다.—옮긴이

4. 고기의 단백질과 지방 소화에 가장 도움이 되는 채소는 녹색 채소, 특히 녹색 잎채소다. 당근, 브로콜리, 양파, 마늘처럼 황을 함유한 채소도 도움이 된다. 이 채소들을 고기와 함께 익힐 수도 있고, 같은 끼니에 조합해서 먹을 수도 있다.

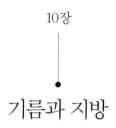

10장

기름과 지방

어떤 식단에서든 기름을 포함한 지방은 매우 중요한 요소다(기름은 상온에서 액상인 지방이다). 식단에서 동물성 식품과 유제품을 줄이거나 없애면 대개 더 많은 식물성 지방과 기름으로 혀를 만족시키고 포만감을 얻으려는 욕심이 생기기 마련이다.

사람에 따라서는 다른 이들보다 더 많은 지방이 필요할 수 있다. 추운 날씨에는 지방 비중이 높은 식단이 인체 깊숙한 곳으로 열을 공급해 준다는 점에서 탄수화물 식단보다 낫다.* 지방은 다른 영양소에 비해 소화가 느리다는 이점이 있다. 지방이 생성하는 체지방은 단열재 구실을 할 뿐 아니라 중요한 장기들을 보호하고 제자리에 붙들어 둔다. 또 지용성 비타민, 즉 비타민 A, D, E, K의 흡수를 위해서도 지방은 반드시 필요하다.

그럼에도 건강상의 많은 문제점들이 과도하거나 질 나쁜 지방 섭취와 관련이 있다. 지방은 미국인의 식단에서 30~40%를 차지한다. 여러 나라의 보건 당국에서 20%를 권장하지만, 대개 균형 잡힌 채식 식단에서는 칼로리 기준

---

* 단백질과 탄수화물은 모두 1그램당 4칼로리를 내놓는 반면에 지방은 1그램당 9칼로리를 낸다.―지은이

으로 약 10%를 차지할 뿐이다. 다른 영양소와 마찬가지로 제한 범위 안에서의 적정 지방 섭취량은 개인에 따라 다르다. 문제가 생기는 것은 일반적으로 그 상한선을 넘어서기 때문이다. 고지방 식단은 종양, 암, 비만, 심장병, 담낭과 간 이상을 초래하며, 퇴행성 질환 가운데서 특히 당뇨에 크게 기여한다.[1]

지방과 기름을 과도하게 섭취하면 탐닉, 과도한 말초적 자극, 흐린 정신, 시력 약화, 감정적 집착, 음란함, 분노·발작·관절염 같은 극단적인 격동을 비롯해 정신적·정서적 불균형으로 발생하는 또 다른 근본적인 문제들이 표면화된다. 통증, 경련, 발작을 비롯한 문제들을 끝까지 추적해 보면 대개 지방 과잉 섭취와 관련이 있다. 이러한 질환들은 어느 정도는 지방이 간에 미친 충격에서 비롯된다.* 지방의 연소로 인체에서 풀려나는 에너지의 양이 다른 영양소들의 2배가 넘는다는 점을 생각해 보면 왜 지방이 과잉과 염증을 유발하는지 쉽게 이해할 수 있다. 찐득찐득한 얇은 막을 형성하는 기름의 성질과 뭔가 불분명하고 집착하는 성격 유형을 연결해 보면 지방이 정신에 미치는 효과를 기억하기 쉬울 것이다.

대부분의 경우에 지방 섭취량을 서서히 줄이는 것이 건강에 더 좋다. 간이 다량의 지방에 적응되어 있는 상태에서 갑자기 그 양을 확 줄이면 일시적인 불만족감이 생기기 쉽고, 이것은 다시 과도한 탐닉으로 이어질 수 있다. 지방 섭취를 줄이기 시작하면 간은 곧바로 스스로를 정화하기 시작하며, 결국에는 인체가 더 이상 '기대'를 갖지 않게 된다. 그러나 지방을 향한 욕망은 장기간 지속된다. 지방은 어려서부터 간에 쌓이기 시작하므로, 지방간을 극복하는 데는 여러 해가 걸릴 수 있다.

소금을 줄이고 홀푸드를 먹는 것도 지방 탐닉을 완화하는 데 도움이 된다.

---

* 간은 지방 대사에서 중심적인 역할을 한다. 동양의 전통 생리학에서 지방은 감정의 거처이기도 하며, 눈·힘줄·인대에 큰 영향을 미친다. 더욱이 간의 경락은 머리를 거쳐 생식기 둘레를 흐른다. 간이 원활한 기 흐름을 뒷받침하는 능력을 잃게 되면 통증과 경련이 발생한다 (그 이상의 관련성에 대해서는 24장 〈목〉을 참조하라).—지은이

지방의 성질

적정한 지방 섭취량을 알아보고자 할 때 관건은 전통적인 동양의 지혜에 따라 지방의 성질을 이해하는 것이다. 동양에서는 지방 섭취가 음의 법칙을 뒷받침하고 안정감, 무거움, 늦추고 내리는 효과를 만든다고 본다. 지방은 조직을 조성하고, 체액 대사를 개선하며, 영양소들을 신경계로 유도한다. 그런 다음 음이 우위였던 지방이 서서히 육체적으로 에너지를 주고 따뜻하게 만드는 양의 성질로 바뀐다. 기름이든 견과든 씨앗이든 동물성 식품이든 그 원천을 막론하고 모든 지방이 그토록 귀한 대접을 받아온 것은 이 때문이다. 사람들은 안정감을 느끼고, 속도를 늦추고, 넘치는 에너지와 온기를 갖고 싶어 한다.

치유의 관점에서는 야위고, 건조하고, 과민하고, 생식력이 부족하고, 현실감이 부족한 사람들이 적정 양의 지방에서 가장 큰 이득을 볼 수 있다.

실제로 동양의 여러 전통 의학에서는 바람에 불려갈 것처럼 야위고 조증인 유형의 사람들에게 약을 처방할 때는 참기름 등의 기름을 섞어 썼다.

경고: 비만하거나, 굼뜨거나, 정신적·정서적으로 무겁거나, 물질주의적이거나, 열이 많거나(불그레한 안색, 충혈된 눈, 황태, 고혈압, 심하게 더위를 타는 경향 등으로 나타난다), 습증(칸디다균 과잉 증식, 부종, 종양, 낭종, 과체중)이 있는 사람은 사용하지 말아야 한다. 단, 오메가-3와 감마리놀렌산 기름은 여기에 해당되지 않는데, 이에 대해서는 뒤에서 상세히 살펴볼 것이다.

지방과 그 건강한 활용법에 대한 이러한 오랜 지침들은 다음과 같은 현대 영양학의 관점과 결합하면 대단히 유용한 지침이 될 수 있다.

포화지방과 콜레스테롤의 관계

몇몇 기름에는 오메가-3 지방산이 함유되어 있는데, 이것은 나쁜 지방과 콜레스테롤이 쌓이는 것을 줄이는 데 도움을 준다(지방산은 지질을 구성하는 기본

성분으로 그 지방의 맛, 질감, 융해점을 결정한다). 오메가—3를 비롯한 지방의 여러 측면들을 이해하려면 인체 내에서 일어나는 지방과 콜레스테롤의 상호작용에 대해 좀 더 알아야 한다.

동물성 식품은 일반적으로 포화지방과 콜레스테롤(건강을 위해 꼭 필요한 지방의 친척 물질) 비중이 모두 높다. 콜레스테롤은 인체 내에서 생성되기도 하고, 동물성 식품을 통해 섭취되기도 한다. 인체 내에서는 뇌와 신경계·간·혈액에서 주로 발견되며, 적은 양이지만 그 밖의 인체 조직에서도 발견된다. 클레스테롤은 성 호르몬과 부신 호르몬·비타민 D·담즙의 생산에 쓰이는데, 담즙은 지방의 소화에 반드시 필요하다.

인체 내 과잉 콜레스테롤의 주된 원인이 과잉 섭취에서 비롯된 것임은 분명하다. 그러나 다른 요인들도 있다. 식단의 포화지방은 혈중 콜레스테롤 생성을 크게 증가시킨다. 스트레스, 흡연, 커피와 정제 설탕 섭취 등도 과잉 콜레스테롤에 기여한다. 만성적으로 높은 혈중 콜레스테롤 수치는 심장병, 고혈압 등의 순환계 질환과 과잉 혈전 형성의 위험은 물론 동맥경화(동맥이 딱딱해지고 두꺼워지는 현상)로 이어진다.

미국에서 동맥경화(심장 및 혈관 질환)로 말미암은 사망자 수는 모든 암을 합친 사망자 수보다 2배나 더 많다. 심장병 연구에 한 획을 그은 프래밍엄 심장 연구조사2*를 이끄는 윌리엄 카스텔리** 박사에 따르면, 콜레스테롤 수치는 심장병의 가장 직접적인 지표다. 그에 따르면 "혈청 콜레스테롤을 1% 낮출 때

---

*   Framingham Heart Study. 매사추세츠 프래밍엄 주민을 대상으로 진행되고 있는 장기 연구조사. 1948년에 프래밍엄 주민 중 5209명의 성인을 대상으로 시작되었으며, 현재는 그 대상이 4대째로 접어들었다. 이 연구 이전에는 고혈압과 동맥경화로 말미암은 심장 질환과 관련해 거의 아무것도 밝혀진 것이 없었다. 지금은 상식이 된 식단, 운동, 아스피린 같은 약물 처방과 심장병의 관계들이 모두 이 장기 연구에서 밝혀졌다. 현재 국립 심장·폐·혈액 연구소가 보스턴대학교와의 협력하에 이 연구 프로젝트를 진행하고 있다.—옮긴이
** William Castelli. 하버드대학교 의과대학 교수로 심장병 전문가다. 프래밍엄 심장병 연구 프로젝트의 집행이사를 맡았다.—옮긴이

마다 심장병 발병 위험이 2%씩 줄어든다." 우리는 70mg/dl의 혈청 콜레스테롤 수치를 지니고 태어나며, 1~17세에는 평균 약 150mg/dl이 된다. 전 세계 성인 인구의 75%는 이 수치를 유지한다.

이 수준에서는 심장병이 거의 발생하지 않는다. 가까운 과거의 의학 관련 문헌에서는 일반적으로 250mg/dl를 콜레스테롤 위험 수치로 여기는데, 프래밍엄 연구를 비롯한 최신 논문들에 따르면 심장마비의 상당 비율이 200~250mg/dl 범위에서 발생한다.

대표적인 동물성 식품들 속의 포화지방과 콜레스테롤

표본의 총 칼로리에서 포화지방 칼로리가 차지하는 비율(%)과 표본 1g당 콜레스테롤 함량(mg)

동물성 식품	콜레스테롤 (mg)	지방 (%)	포화지방과 콜레스테롤 축적을 줄이는 방법
달걀노른자	6.0	24	포화지방과 콜레스테롤이 높은 음식—달걀과 버터—을 크게 제한하거나 피하라.
달걀 전체	5.5	19	
닭의 간	4.4	9	장기 고기는 포화지방 비중이 상대적으로 낮다.
소의 간	3.0	9	달걀의 극단적으로 높은 지방 및 콜레스테롤
버터	2.2	63	비중은 그 속에 들어 있는 레시틴에 의해 어
바닷가재	2.0	9	느 정도 완화되지만, 여전히 동맥 플라크를
새우	1.5	4	크게 증가시킨다.
닭의 염통	1.3	16	
조개	1.2	10	
게	1.0	9	
콜비 치즈	0.96	46	치즈는 끊거나 최소한으로 써야 한다. 널리
건조 우유	0.96	30	알려진 사실은 아니지만, 치즈는 콜레스테롤
고등어	0.95	11	이 대단히 많고 포화지방이 가장 많은 음식
스위스 치즈	0.93	42	가운데 하나다(포화지방은 혈중콜레스테롤
페타 치즈	0.89	50	증가를 초래한다).
청어	0.85	9	
닭고기 (짙은 색 부위)	0.81	19	

대표적인 동물성 식품들 속의 포화지방과 콜레스테롤		
정어리	0.71	23
간 소고기	0.67	35
돼지고기		
베이컨	0.67	34
다랑어	0.65	13
연어	0.60	20
해덕(haddock)	0.60	1
양고기	0.59	42
닭고기	0.58	15
햄	0.57	16
허리등심		
스테이크	0.57	39
송어	0.55	11
굴	0.50	12
넙치	0.50	1
대구	0.50	1
가리비	0.35	1
우유	0.13	30
요구르트	0.13	30
산양유	0.11	34

아래에 나열한 것들을 포함해 대부분의 육류는 중간 정도 양의 콜레스테롤을 함유하지만 포화지방 비중이 대단히 높으므로 피하거나 매우 조금씩 써야 한다. 이 집단에서는 생선과 닭고기 흰 살이 상대적으로 포화지방이 적다. 생선은 오메가-3 지방산을 함유하고 있으며, 따라서 가장 안전한 동물성 식품들 가운데 하나다. 덩어리 고기나 스테이크에서 잘라낼 수 있는 지방을 도려내면 지방 수치가 줄어든다. 가금류의 껍질을 벗기거나 삶아 먹는 것도 그 일환이다. 육류 가운데 '셀렉트(select)' 등급은 '프라임'이나 '초이스' 등급보다 지방이 적다.

해덕, 넙치, 대구, 가리비 같은 일부 생선은 포화지방과 콜레스테롤 비중이 가장 적은 동물성 식품들에 속한다. 유제품의 포화지방 칼로리 값 백분율은 그것이 실제로 체지방에 기여하는 몫을 가리키는데, 현대 미국인의 식단에서 우유를 위시한1 유제품이 거의 매 끼니마다 쓰인다는 점을 고려할 때 매우 유용하다.

고지방 식사를 해온 사람이라면 아마 콜레스테롤 수치를 확인해 본 적이 있을 것이다. 그 수치가 200mg/dl을 웃돈다면 당장 예방 조치를 취해야 한다.

곡물, 채소와 해초, 과일, 콩, 견과, 씨앗 등의 식물성 식품에는 콜레스테롤이 전혀 들어 있지 않으며, 대체로 포화지방 비중도 낮다(포화지방 비중이 높은 극히 일부 식물은 316쪽 〈포화지방〉에 실려 있다). 분명히 말하지만, 지방과 콜레스테롤 문제를 줄이는 가장 단순한 식사법은 식물성 식품을 늘리고 동물성 식품을 줄이는 것이다. 유일한 예외가 오메가-3 생선 기름인데, 이마저도 몇몇 식물성 기름으로 대체할 수 있다. 그렇다면 어떤 식물성 식품이 지방과 콜레스테롤을 가장 효과적으로 낮출까?

심장과 동맥의 청소

동맥과 혈액 중의 콜레스테롤과 포화지방을 줄이는 대표적인 영양소는 레시틴, 비타민 E, 비타민 C, 니아신(비타민 B₃)이다. 이 영양소들은 홀푸드의 형태로 섭취했을 때 동맥을 효과적으로 청소해 준다. 레시틴은 대부분의 콩에서 발견되며, 특히 대두에 많다. 동양의학에서는 동맥 정화 목적으로 대두와 녹두를 권장한다. 그러나 사실상 거의 모든 콩, 완두콩, 렌즈콩이 도움이 된다. 이것은 어느 정도는 콩이 콜린*의 훌륭한 원천이기 때문이다. 콜린은 지방 대사를 조절하는 지호성(脂好性) 물질로, 레시틴의 기본 성분이기도 하다.

동맥 문제와 함께 열 증상이 나타날 때는 콩나물과 숙주의 식히는 성질이 유용하다. (5부 '식물성 식품의 조리법과 효용' 중 40장 〈싹〉을 참조하라). 콩 싹은 양배추, 파슬리, 벨페퍼(피망과 파프리카), 감귤류 등과 더불어 뛰어난 비타민 C 원천이기도 하다. 피망 내부의 흰색 물질, 양배추 속, 감귤류의 과육 약간과 속껍질을 먹으면 바이오플라보노이드**를 섭취할 수 있다. 이것은 비타민 C와 더불어 혈관 내벽 강화에 시너지 효과를 낸다.

식물성 섬유, 특히 통곡 속의 식물성 섬유는 혈중 지방을 줄이는 데 도움을 주며, 동맥이 경화되는 것을 예방한다. 이제는 널리 알려진 이러한 지식 덕분에 많은 사람들이 기울 형태의 섬유질 식품을 식단에 추가로 포함시키기 시작했다. 그러나 분리된 기울을 너무 많이 섭취하는 것은 다른 점에서 건강에 이롭지 않을 수 있다(이에 대해서는 27장 〈금〉을 참조하라). 섬유와 각종 영양소들이 고스란히 들어 있는 통곡을 먹는 것이 기울만 먹는 쪽보다 더 좋은 결

---

* 비타민 B 복합체의 하나.―옮긴이
** bioflavonoid. 유기체에서 발견되는 천연 플라보노이드. 비타민 P로 표기되기도 한다. 플라보노이드라는 명칭은 '노랗다'는 뜻의 라틴어 'flavus'에서 유래했다. 현재까지 안토크산틴, 안토시아니딘계를 비롯한 총 5000여 가지의 바이오플라보노이드가 다양한 식물로부터 확인되었다. 모세혈관의 투과성을 조절해 모세혈관벽 저항성 감소, 투과성 증대에 의해서 발생하는 출혈을 치료하고 예방하는 데 이용된다. 부작용은 거의 없다.―옮긴이

과를 낳는다. 동맥 청소에 가장 좋은 것은 호밀(유럽에서는 오랫동안 동맥 플라크를 줄이는 약으로 써왔다), 퀴노아, 아마란스, 귀리 등 쓴맛을 지닌 곡물들이다. 그러나 다른 통곡들도 모두 이 목적에 도움이 된다. 미가공 곡물은 뛰어난 니아신 원천이기도 하며, 그 기름 속에는 가장 신선한 형태의 비타민 E가 들어 있다.

심장병, 면역결핍, 두뇌 발달, 영양실조에 미치는 오메가-3의 효과

식단에서 포화지방과 콜레스테롤을 완전히 배제할 수는 없다. 그러나 만약 콜레스테롤 수치가 낮아지는 속도가 너무 느리다면, 오메가-3 지방산을 섭취하는 것이 도움이 된다. 에이코사펜타에노산(eicosapentaenoic acid, EPA)과 도코사헥사에노산(docosahexaenoic acid, DHA)이라는 두 가지 기본적인 오메가-3 지방산은 생선에 많다. 순환계에 쌓여 있는 콜레스테롤과 지방을 제거하기 위해 오메가-3, 특히 EPA를 식단에 포함하는 경우가 많다. 더 구체적으로 설명하자면 EPA를 비롯한 오메가-3는 혈액의 점성을 줄이고, 지질 수치를 낮추며, 혈전 형성을 줄이고, 혈압을 낮추고, 국소성 빈혈(혈류가 방해를 받음으로써 인체 조직에 가해지는 손상. 뇌졸중과 심장마비가 대표적인 예다)의 예방에 도움을 준다. 따라서 오메가-3 기름은 순환계 질환을 최소화할 뿐 아니라, 그로 인해 손상된 조직에 혈액이 흘러가도록 하는 데도 도움을 준다.

DHA와 뇌/신경 재생

DHA와 EPA는 혈관 재생 기능에서 서로 도움을 준다. DHA는 또 다른 중요한 역할도 한다. 그것은 뇌의 주요한 구조 성분이며,[3] 망막과 정자에서도 발견된다.

DHA는 두뇌 발달과 성장에 필수적이며, 더 나아가 학습 능력에도 영향을 미친다.[4] 두뇌 DHA의 50%는 태아기에 형성된다. 나머지 50%는 출생 후 첫

5년 남짓 동안에 축적된다. DHA 수치가 낮은 여성[5]이 많은데, 이것은 그 여성들에게서 태어난 아기들의 정신적 발달이 불완전할 가능성을 시사한다. 연구에 따르면 모유는 영아들에게 가장 훌륭한 DHA 원천이며, 생선과 생선 기름에서 발견되는 것처럼 기왕에 형성된 DHA 섭취를 통해 매우 빠르게 DHA 수준을 높일 수 있다.[6] 또 알파리놀렌산이 풍부한 음식(그 예는 뒤에 나온다)도 DHA 수준을 높인다고 한다. 오늘날 엄마들에게 DHA가 부족한 한 가지 원인은 일반 다가불포화 식물성 기름(보통의 식용유—옮긴이)의 광범한 섭취다. 이러한 기름에는 리놀레산의 함량이 높은데, 이 리놀레산이 인체 내에서 알파리놀렌산으로부터 DHA가 형성되는 것을 억제한다.[7] 대부분의 식물성 기름이 산패하거나 정제된 것이어서 이러한 현상은 더욱 심화된다.

DHA와 그 밖의 지방산이 영양실조에 미치는 효과

영양실조와 그로 말미암은 두뇌 손상에서 오메가-3 기름들의 역할에 대한 실험 연구가 부족한 탓에 우리는 부득이 영양실조 치료에 경험이 많은 어떤 이에게 직접 문의해 보았다. 그는 워싱턴주 에드먼즈의 존 맥밀린(John McMillin) 박사로, 1930년대에 아버지의 조수로 시작해 50년 이상 세계 곳곳의 난민 캠프에서 일해왔다. 제2차 세계대전 후 집단수용소에서 굶주렸던 유대인들을 구제하는 사업에도 참여했던 그는 그 후 아프리카, 남미, 동아시아에서 굶주림에 시달리는 사람들과 함께해 왔다.

일찍부터 맥밀린 부자는 스피룰리나와 생선이 극단적인 영양실조에 매우 큰 도움이 된다는 것을 알았다. 생선은 대개 현지에서 구할 수 있었으며, 스피룰리나는 그것들이 무성하게 자라는 아프리카의 차드호 등지에서 채취했다. 맥밀린 부자는 1941년에 이미 페루의 호수에서 스피룰리나를 양식했다. 기아의 또 한 가지 심각한 문제는 식욕 자체가 사라져 버린다는 것이다. 맥밀린 박사에 따르면, 일부 식물과 생선 기름은 지금껏 발견된 다른 어떤 약보다도 빠르게 식욕을 회복하는 데 도움을 준다고 한다.

맥밀린 박사는 알파 및 감마 리놀렌산(스피룰리나에 들어 있는 오메가-3/오메가-6 쌍)뿐 아니라 생선에 들어 있는 EPA/DHA 오메가-3 지방산도 자신이 굶주린 사람의 회복과 두뇌 기능 재생에 성공할 수 있었던 일등 공신이었다고 확인해 주었다. 생선죽과 스피룰리나를 먹이면 특히 영양실조에 걸린 어린이의 학습 장애에서 놀라운 반전이 일어날 가능성이 크다. 다른 고기로 대체할 수 있는지 물어보자 맥밀린 박사는 만약 소고기를 비롯한 육류를 너무 빨리 먹이면 그 포화지방이 굶주린 사람의 약해진 소화관을 말 그대로 찢어 버리는 경련을 유발하게 된다고 주장했다. 하지만 그는 소를 비롯한 포유류 동물의 간은 포화지방 비중이 상당히 낮고 상당한 양의 오메가-3와 감마리놀렌산을 함유하고 있어서 어느 정도 성공을 거둘 수 있다고 했다. 특히 가난한 나라에서 일반적으로 그렇듯이 풀을 뜯고 자란 동물이라면 성공 가능성이 더 크다.

부적절한 식단으로 허약해진 어린이들을 대상으로 실시된 멕시코와 중국의 연구에서 알 수 있듯이, 심각하지 않은 어린이 영양실조 치료에는 스피룰리나만으로도 충분할 가능성이 크다.[8] 오메가-3가 풍부한 다양한 미세조류가 오메가-3 생선 기름의 원천임을 감안하면 이것은 분명히 일리가 있다.

과도한 정제 식품, 중독성 물질, 동물성 식품 섭취로 말미암아 영양학 측면에서 기아 상태나 다름없는 선진국에서 스피룰리나, 아파니조메논,* 클로렐라 등의 미세조류를 미정제 식물성 식품과 함께 섭취하면 오늘날 만연한 수많은 신경 및 두뇌 질환을 치유하는 데 큰 도움이 될 것이다.

오메가-3 지방산의 원천

EPA/DHA 오메가-3 비중이 가장 높은 생선은 연어, 고등어, 정어리다. 그 밖

---

* 학명은 *Aphanizomenon flos-aquae*. 미국인들은 흔히 '야생 남조류(wild blue-green)'라고 부른다. 야생 남조류 가운데는 유독성을 띤 것이 많으므로 일반인이 채취해서 섭취하는 것은 매우 위험하다. 자세한 설명은 416~419쪽의 '야생 남조류'를 참조하라.—옮긴이

에 청어, 멸치, 은대구,* 호수송어** 또는 무지개송어,*** 다랑어 등도 좋은 원천
이다. 오메가-3를 얻는 한 가지 방법이 생선 섭취를 통해서인 것은 분명하다.
1주당 생선 200~300그램이면 충분하다. 그 대안으로 생선에서 추출한 지방
산을 담은 캡슐 형태로 오메가-3를 섭취할 수도 있다. 보충제를 판매하는 가
게에는 대개 이러한 캡슐이 구비되어 있다.

또 한 가지 오메가-3의 원천은 알파리놀렌산으로, 이것은 일부 식물성 기
름에서 발견되는 지방산이다. 식물성 기름의 장점은 인간이 먹을 기름을 생
산하기 위해 어떤 동물도 죽임을 당할 필요가 없다는 점이다. 또한 식물성 기
름에는 오염 물질이 비교적 적다. 위험한 수준의 살충제와 폴리염화바이페닐
(PCBs)****은 주로 생선 기름에서 발견된다. 두뇌-신경 결핍증으로 말미암아

---

* butterfish. 농어목 은대구과의 바닷물고기. 미국이나 알래스카에서 주로 잡히는 어
종으로 살은 매우 부드럽고 지방질이 많아 맛이 좋다. 미국에서는 'butterfish', 영국에서는
'blue cod', 'bluefish', 'candlefish', 캐나다에서는 'black cod', 'coalfish'라 한다. 대구라고
불리나 대구보다는 쥐노래미과의 어류와 더 가깝다.—옮긴이

** lake trout. 미국 오대호에 주로 서식하는 이주성 물고기로 연어의 일종이다. 송어 중에
서 가장 크게 자라며, 온타리오호에서 46센티미터 길이의 호수송어가 잡혀 화제가 되기도
했다.—옮긴이

*** rainbow trout. 산란기에 붉은색의 무지갯빛을 띠므로 무지개송어라고도 한다. 국내
에는 1965년 1월 3일 정석조 씨가 미국 캘리포니아의 국립 양식장에서 송어알 1만 개를 들
여온 것이 시초이며, 현재 우리나라에서 서식하는 송어는 거의 무지개송어다. 원산지는 북미
알래스카에서 캘리포니아까지다.—옮긴이

**** polychlorinated biphenyls. 두 개의 벤젠 고리가 연결된 바이페닐의 10개 수소 원자
중 2~10개가 염소 원자로 치환된 화합물이다. 매우 안정된 유기화합물로 물에는 녹지 않
지만 기름이나 유기용제에는 녹는다. 절연성이나 열 보존성이 높아 변압기, 자동차의 자동변속
기의 전기절연체 및 각종 테이프, 도료, 인쇄잉크 등에도 쓰인다. 1930, 40년대를 거치며 공
업용으로 널리 사용되었으나 1970년대 중반 이후 유해성이 밝혀지면서 생산과 이용이 제한
되었다. 1968년 일본 가네미 지역에서 1만 4000여 명의 성장 지연 또는 신경장애 환자를 발
생시켰다. 선진국에서는 1970년대에 제조와 사용이 금지되었으며, 1983년 이후 국내 수입도
금지되었다. 어류와 무척추동물에 특히 유독하며 PCB에 노출된 사람은 간 기능 장애, 피부
염, 현기증 등이 유발된다. 다이옥신과 마찬가지로 체내에서 강력한 발암 작용을 하고 기형
아 출산을 유발하는 것으로 알려졌으며, 자연환경과 인체에 축적된다. 1997년에 세계자연보

다량의 오메가–3가 필요한 사례에서는 생선 기름이 더 효과적인데,9 알파리놀렌산이 인체 내에서 EPA와 DHA로 전환되는 데는 시간이 걸리기 때문이다.

우리가 권장하는 알파리놀렌산 원천으로는 아마씨(기름의 53%가 알파리놀렌산이다), 치아씨*(30%), 대마씨(20%), 호박씨(15%), 평지씨(10%), 대두 및 두부와 템페 등의 대두 가공식품(8%), 호두(5%) 등이 있다. 케일, 콜라드, 근대, 파슬리, 곡물순(밀순과 보리순)과 같은 짙은 녹색 식물 역시 알파리놀렌산의 또 다른 훌륭한 원천이다. 모든 녹색(엽록소가 풍부한) 식품은 엽록체 속에 알파리놀렌산을 함유하고 있다.

따라서 풀을 뜯고 자란 소의 젖이나 방목장에서 자란 소 또는 초식동물의 고기는 사육장 소에게는 없는 상당한 양의 오메가–3 지방산이 있다. 양고기는 호르몬이나 항생제를 사용하지 않고 방목장에서 기른, 쉽게 구할 수 있는 몇 안 되는 고기다. 염소와 양은 거의 언제나 야생의 풀과 약초를 뜯으며 자라기 때문에, 이 동물들의 유제품은 대개 질이 뛰어나다. 치즈 가게에 가면 양이나 산양 젖으로 만든 미국산 또는 유럽산 치즈 예닐곱 가지는 어렵지 않게 구할 수 있다. 생유로 만든 제품이 몇몇 핵심적인 영양소를 잘 보존하고 있으므로 좀 더 온전하다고 할 수 있다. 동물성 식품의 효능, 윤리적 이용, 조리법에 관해서는 9장 〈단백질과 비타민 B₁₂〉를 참조하기 바란다.

추운 기후에서 자라는 식물이 상대적으로 오메가–3의 밀도가 더 높다. 붉은색 겨울 경질밀과 한대 지역에서 생산되는 견과, 씨앗, 곡물, 콩 등이 여기에 포함된다. 더러 오메가–3 지방산을 부동액에 비유하기도 하는데, 추운 날씨에

호기금에 의해 농약류 43종, 페놀 등 유해 화학물질 42종과 함께 환경호르몬(내분비 교란 물질)으로 지정되었다.—옮긴이

* chia seed. 학명은 *Salvia hispanica*. 멕시코와 과테말라 원산의 박하과 식물. 16세기에 아즈텍인들이 식용으로 재배했다는 기록이 있다. 치아는 '달리는 음식(Running Food)'이란 의미를 가지고 있는데, 아즈텍족 전령들이 호주머니에 치아를 넣고 달리면서 문서 등을 전달한 데서 유래한 이름이다. 하루에 한 주먹만 먹으면 100리를 거뜬히 달릴 수 있었다고 한다.—옮긴이

도 피가 상대적으로 묽고 잘 순환되도록 해주기 때문이다. 하지만 수많은 임상실험에서 오메가–3 지방산이 결코 출혈을 유발하거나 촉진하지는 않는다는 사실이 입증되었다.[10]

평지씨를 제외하면 앞에서 거론한 오메가–3 지방산이 풍부한 모든 식물성 식품은 청과상, 건강식품점, 약재상 등에서 쉽게 구할 수 있으며, 콜레스테롤과 지방 수치가 높아 순환계 장애가 있는 사람들이 규칙적으로 먹어도 된다. 이미 만들어져 있는 DHA/EPA 기름이 꼭 필요한 사람은 식단에 생선과 생선 기름을 포함해도 된다. 방목 염소에서 짠 생유 식품은 누구나 잘 소화한다. 비슷한 질의 염소 또는 소 유제품과 풀을 뜯고 자란 동물의 고기는 허하거나 몸이 약한 사람에게 매우 적합하다. 아무리 질 좋은 포유류 식품도 포화지방과 콜레스테롤 비중이 상당히 높기 때문에 혈중 지방이 높은 사람은 반드시 소량씩 적절한 방법으로 조리해 써야 한다.

알파리놀렌산이 풍부한 식품은 누구에게나 예방책으로서 효과가 있다. 대부분의 사람은 당장 순환계 문제가 없더라도 알파리놀렌산이 크게 부족한 상태이기 때문이다. 현대 서구인들의 오메가–3 기름 섭취량은 전통 식단에서 발견되는 수준의 1%에 불과한 것으로 평가되고 있다.[11]

치료 목적으로 섭취할 때는 산소와 빛에 노출되지 않고 저온에서 가공하고 냉장 보관된 신선한 아마씨를 이용해야 한다. 아마씨유는 미정제 식품을 파는 가게에서 쉽게 구입할 수 있다. 시판 아마씨유(변성된 아마씨유)는 절대로 사용하지 말아야 한다. 그것들은 고도로 정제된 제품으로, 득보다 실이 많다.

아마씨 섭취량: 1일 1회 빻은 아마씨(아마씨 가루) 4스푼을 식사와 함께 먹거나, 1일 1회 물에 불린 아마씨 4스푼을 먹거나(물에 4~8시간 불렸다가 체에 밭쳐 물기를 빼고 꼭꼭 씹어 먹으면 되는데, 미끄럽기 때문에 입에 다른 음식 없이 아마씨만 넣고 씹어야 한다), 1일 1회 신선한 아마씨유 1스푼을 끼니와 함께 먹는다. 급성 질환이 진행 중이거나 만성 질환 치료의 초기 단계에는 섭취량이 달라질 수 있다. 일반적으로 1회 섭취량을 2배 이상으로 늘리거나 횟수를 늘리면 된다. 실증인 사람(긴장한 체형, 외향적인 성격, 붉그레한 안색, 두터운 설태)은 그러한

징후가 없는 사람들보다 더 많은 양을 복용해야 한다. 아마씨 가루는 신선한 것을 금방 갈아서 쓰거나(커피 핸드밀을 쓰면 편리하다), 밀폐 용기에 넣어 냉장 보관한 것을 구입해야 한다. 씨앗과 가루 모두 장에서 윤활유 구실을 하므로 변비에도 유익하다.

오메가-3 기름의 또 다른 이점

1950년대에 생화학자 요한나 부드비히*와 암 연구자 맥스 거슨은 따로따로 암을 비롯한 퇴행성 질환에 오메가-3 기름을 사용했을 때의 효과를 발견했다. 이러한 질환에 적용했을 때 아마씨유 같은 식물 원천의 오메가-3 기름은 생선 기름에 못지않은 효과를 발휘했다. 거슨은 자신의 암 치료법에 아마씨를 추가했을 때 종양이 훨씬 더 빨리 해체된다는 사실을 알아냈다. 그때부터 오메가-3 기름은 건강한 세포의 세포막을 강화하면서 동시에 종양 세포를 파괴하기 위한 세포 수준에서의 면역력 강화를 위해 사용되어 왔다.[12]

오메가-3의 면역력 강화 작용은 암과 심장병 치료뿐 아니라 에이즈, 골관절염 및 류머티즘성 관절염, 그리고 약한 면역력과 관련 있는 기타 퇴행성 질환에서도 힘을 발휘한다. 그 밖의 적응증으로는 신장 질환, 궤양성 대장염, 우울증, 기관지천식, 두드러기, 건선(마른버짐), 전립선비대증, 편두통 등이 있다.[13] 이러한 효능은 지방산과 관련된 '프로스타글란딘'**(호르몬 물질) 이론으로 부분적으

---

* Johanna Budwig. 1903~2003. 독일 출신의 생화학자로 항암 식단인 '부드비히 프로토콜'로 유명하다. 이 식단에는 코티지치즈, 우유와 섞은 아마씨유가 넉넉하게 들어가며, 과일·채소·섬유소 비중이 매우 높다. 또 설탕, 동물성 지방, 샐러드 오일, 고기, 버터, 특히 마가린을 배제한다. 이 식단을 따른 일부 환자들은 종양의 크기가 줄어들었고, 또 일부는 종양이 깨끗이 사라졌으며, 모두 상태가 개선되었다. 그녀의 지지자들이 예닐곱 차례나 노벨상 수상을 청원했지만, 단 한 번도 후보로 거명조차 되지 못했다.—옮긴이

** 생체 내에서 합성된 생리활성물질로, 장기나 체액 속에 널리 분포하면서 극히 미량으로 생리작용을 하며 PG라고 약칭한다. 1930년 미국의 산부인과 의사인 클츠록이 사람의 정액에 자궁을 수축·이완하는 작용이 있다는 것을 보고하였고, 그 후에 그 유효 성분이 전립선(prostate gland)에서 나온다고 생각하여 프로스타글란딘이라고 이름을 붙였다.—옮긴이

로는 설명되는데, 이에 대해서는 이 장의 뒤(307~311쪽)에서 자세히 설명한다.

심장과 동맥의 재생

순환계 질환에 걸린 것을 계기로 식단과 생활방식을 바꾸는 사람이 매우 많다. 만성 고혈압 병력이 있는 53세의 존 듀크미니어 씨는 캘리포니아주 가버빌 인근에 있는 하트우드연구소에서 필자가 주도한 2주간의 트레이닝 세미나에 참석했다. 이 코스에는 하루 8시간의 지압, 기공(태극권), 명상과 섭식 및 동양의학 원리 강의가 포함되어 있었다. 연구소에서 제공된 식사에는 다양한 통곡, 콩, 채소, 과일, 견과, 씨앗이 포함되어 있었다. 또 상추, 셀러리, 싹 등과 같은 샐러드 채소도 포함되어 있었다. 듀크미니어 씨는 2년 동안 약초와 휴식요법으로 혈압을 낮추려고 시도해 왔지만, 눈에 띄는 차도를 보지 못하고 있었다. 하지만 연구소에서 3일을 지낸 뒤 그의 혈압이 뚝 떨어졌으며, 더는 약을 먹지 않아도 될 정도가 되었다. 12일 뒤에는 의사가 맥박이 정상으로 되돌아왔다고 확인해 주었다. 체중도 줄어서 최근 몇 년 동안에 가장 몸이 균형잡혔다는 느낌을 받았다.

물론 이 사람이 이토록 놀라운 치료 효과를 거둔 데는 하루 종일 걸리는 지압, 태극권, 단전호흡과 심상 수련, 정토 만다라, 참선 등도 힘을 보탰을 것이다. 그러나 헤아릴 수 없이 많은 사람이 건강한 생활방식과 식단만으로 이에 필적하는 효과를 보았다.

우리는 통곡과 채소 위주의 식단과 규칙적이고 적당한 운동만으로도 누구나 단 몇 주 안에 순환계가 분명히 좋아진다고 장담할 수 있다. 《미국의사협회 저널》에 실린 보고서에 따르면, 단 30일간의 고섬유 저지방 식단만으로 대부분의 심장우회수술이 불필요해진다고 한다.[14] 또 다른 연구에 따르면 고혈압 약을 먹는 사람들 가운데 97% 이상이 여기서 제시한 것과 비슷한 식단 변화만으로 더는 약이 필요 없는 상태가 되었다.[15]

동맥의 지방 및 콜레스테롤 잔류물을 제거해 주는 음식	주목되는 영양소

콩

매우 효과적: 녹두*와 대두 그리고 그것들의 새싹. 두부, 템페, 완두콩, 강낭콩, 렌즈콩 등 대부분의 다른 콩들.

레시틴: 모든 콩류에서 발견되지만, 특히 대두와 서리태에 많다. **비타민 C**: 콩 새싹(과 기타 모든 새싹)에 풍부하게 들어 있다. **비타민 E**: 대두와 모든 콩 새싹에 많다. **니아신**: 콩과 그 새싹들이 훌륭한 원천이다. **오메가-3 기름**: 대두의 주요한 영양 성분이다.

곡물

통곡, 특히 호밀·귀리·아마란스, 쌀·발아 밀(특히 붉은색 겨울 경질밀)·메밀.

니아신: 모든 곡물, 특히 현미에 많다. **비타민 E**: 모든 곡물, 특히 발아 밀에 많다. **루틴**: 메밀에 많으며, 동맥 내벽을 튼튼하게 해준다.

채소와 과일

매운맛 음식: 래디시,* 고추냉이,† 고추†ᶜ 양파속† (마늘,* 양파, 리크, 스캘리언, 파). 잎채소: 양배추,* 시금치, 당근청, 민트 잎, 한련 잎, 민들레 잎, 케일, 밀순과 보리순, 브로콜리, 파슬리.ᶜ 아스파라거스, 피망,ᶜ 로즈힙,ᶜ 토마토,*ᶜ 감귤류,ᶜ 셀러리,* 바나나,* 감,* 해초,* 클로렐라, 오이, 버섯.

비타민 E와 오메가-3 기름: 녹색 잎채소에 유익한 양으로 들어 있다. 양배추의 경우, 시판 양배추에서 종종 폐기해 버리는 겉잎에 비타민 E가 가장 많다. 아스파라거스와 오이에도 비타민 E가 풍부하게 들어 있으며, 클로렐라는 상당한 양의 오메가-3 기름을 함유하고 있다. **비타민 C**: 'c' 표시된 채소와 과일이 훌륭한 원천이다.

견과와 씨앗

아몬드, 개암(헤이즐넛), 아마씨, 치아씨, 호박씨 (가볍게 볶아서 대장균 제거 후 사용), 양귀비씨, 호두, 해바라기 싹.

비타민 E: 모든 견과와 씨앗에 들어 있지만, 특히 아몬드와 개암(헤이즐넛)에 많다. **오메가-3 기름**: 아마씨, 치아씨, 호박씨와 호두에 농축되어 있다. **레시틴**: 해바라기 새싹과 잎에 매우 풍부하게 들어 있다. 물론 이상적인 형태의 해바라기씨여야 하며, 껍질을 까서 파는 시판 해바라기씨는 대개 산패한 상태다.

동물성 식품

생선: 정어리, 연어, 고등어, 그 밖의 깊고 찬 물에 사는 물고기. 생꿀*과 화분.

오메가-3 기름: 이 생선들이 매우 귀중한 원천이다. 생꿀은 순환계의 지방 축적을 줄이는 유일한 감미료다.

약초(허브)

산사나무 열매(매우 유용하다), 민들레 뿌리, 우엉 뿌리, 차파랄, 페퍼민트(심장 두근거림과 심근 강화에 좋다), 홍고추,•†c 생강,† 대황 뿌리(변비에도 좋다), 서양톱풀, 카밀러, 익모초, 쥐오줌풀. 전형적이고 효과적인 약제: 서양톱풀, 생강, 산사나무, 쥐오줌풀을 같은 양으로 혼합한다(조제법과 복용량에 대해서는 7장 〈식단 전환〉을 참조하라).

● 고혈압에 특정하여 듣는 식품
† '열' 징후가 있다면 피해야 할 매운맛 식물
c 비타민 C가 풍부한 식품

메모

종합적으로 볼 때 위에서 언급한 식품들은 사실상 인체 영양 공급에 필요한 모든 영양소들을 가지고 있다. 표에 실린 특정 영양소들—레시틴, 비타민 D와 C, 니아신, 오메가-3 지방산—은 동맥과 심장을 청소하고 재생하는 것으로 널리 알려진 것들일 뿐이다. 섬유질도 당연히 이 목록에 포함되어야 하지만 여기서 제외한 것은, 그것이 형태는 다르지만 모든 식물에 들어 있기 때문에 다양한 식물성 식품을 먹는 것만으로도 훌륭하게 조합된 섬유질을 충분히 섭취할 수 있기 때문이다.

위의 식품들을 고루 식단에 포함시키면 순환계 전체를 회복하기 위해 필요한 영양소들을 충분히 공급받을 수 있으며, 고혈압 같은 질환이 반드시 완화된다.

일부 매운맛 또는 쓴맛의 약초와 음식은 동맥과 심장을 청소하는 데 흔히 사용되는 것들이다. 붉은 안색과 진홍색 설태 등 열 징후가 있는 사람은 매운맛 음식을 비롯해 덥히는 성질이 있는 음식은 피하거나 절제해서 써야 한다.

풍 징후가 있는 사람, 특히 뇌졸중 또는 어지럼증 증세가 있는 사람은 메밀을 피해야 하며, 모든 덥히는 음식을 쓸 때 특별히 주의를 기울여야 한다.

밝혀진 영양소들은 음식의 한 단면일 뿐이라는 것, 매우 뛰어난 효과를 발휘하는 치유 음식들 가운데 상당수가 아직도 그 작용 기전이 완전하게 해명되지 않았으며, 경우에 따라서는 영양학적으로 도저히 설명이 되지 않을 수도 있다는 사실을 기억하기 바란다.

위 프로그램은 동양의학의 관점에서 볼 때 몇 가지 주요한 효과를 발휘하는데, 예를 들면 다음과 같은 것이다. 우선 담적(점액 축적)과 기울, 어혈을 제거한다. 또 식히는 작용을 하는 음액을 간으로 이끌어 간을 해독한다. 이 프로그램은 최소한 몇 가지의 실 징후(강한 맥박, 큰 목소리, 두터운 설태, 외향적인 성격)가 있는 건장한 체형의 사람들에게 가장 알맞다. 서양의학 용어로 설명하자면, 일반적으로 콜레스테롤 수치가 높고 기름진 식사를 해온 사람들에게 특히 큰 도움이 된다는 것이다.

이 프로그램을 시행할 때는 25장 〈화〉에 나오는 심장 질환들에 관한 내용을 읽어 보면 좋을 것이다. 거기서는 정신적·영적으로 깨어 있는 의식이 심장과 순환계 재생에 얼마나 중요한지를 한눈에 알 수 있다. 여위고, 병약하고, 창백하거나, 그 밖의 허 징후가 있는 사람들에게는 25장 〈화〉의 '심장의 조화와 질환'(572쪽)이 도움이 될 것이다. 특정한 심장 질환에 대한 이해는 이 장에 실린 권고들을 뒷받침해 줄 것이다.

다가불포화 기름과 필수지방산

다가불포화 기름은 '필수'지방산을 함유한다. 이것들은 인체가 합성하지 못하는 지방산으로, 리놀레산과 알파리놀렌산이다('리놀레'와 '리놀렌'의 차이에 주의하기 바란다). 아라키돈산은 실은 대부분의 사람이 과잉 상태에 있는 제3의 지방산이다. 동물실험을 토대로 최근까지도 가장 흔한 지방산인 리놀레산이 인체에서 지방 대사가 이루어지는 동안 필요에 따라 아라키돈산으로 전환된다고 여겨져왔지만, 현재 우리는 대부분의 사람에게 이러한 전환을 가능케 해주는 델타-5 불포화 효소가 사실상 결여되어 있다는 사실을 알고 있다.[16] 대사에서의 이러한 독특함은 가장 풍부하고 주된 아라키돈산 원천인 동물성 식품을 엄청난 양으로 섭취한 현대인들에게만 한정된 특이한 현상일 가능성이 크다. 구태여 아라키돈산을 만들 필요가 없으니 인체가 거기에 필요한 델타-5 불포화 효소의 생산을 중단해 버렸을 가능성이 큰 것이다.

아라키돈산 결핍이 걱정되는 순수 채식주의자들은 김만 먹어도 적정량의 아라키돈산을 공급받을 수 있다. 땅콩도 아라키돈산의 원천이다(땅콩 섭취와 관련된 정보는 896쪽을 참조하라). 동물성 식품을 다량 섭취하는 절대다수에게 지방산과 관련된 주된 걱정거리는 어떻게 더 많은 아라키돈산을 섭취하느냐가 아니라 어떻게 질 좋은 리놀레산과 더 많은 알파리놀렌산을 섭취하느냐 하는 것이다.

필수지방산이 혈전 형성에 미치는 영향에 대해서도 살펴볼 필요가 있다. 리놀레산과 아라키돈산은 '오메가-6' 지방산의 일종으로 혈전 형성을 부추긴다. 반면에 알다시피 오메가-3 기름인 알파리놀렌산은 혈전을 줄인다. 이상적인 것은 오메가-6 지방산과 오메가-3 지방산 사이의 균형을 유지하는 것이다.

필수지방산의 기능: 피부와 머리카락을 건강하고 젊게 해주고, 적절한 갑상선 및 부신 활동을 지원함으로써 면역력을 강화하고, 정상적인 성장과 에너지를 위해 필요하다. 혈액·신경·동맥의 건강을 증진하고, 콜레스테롤의 운반 및 분해에 결정적인 역할을 한다.

필수지방산 결핍증: 습진이나 건조하고 각질이 이는 피부 트러블을 일으킬 수 있다. 그 밖에 흔히 생기는 증상으로는 건조한 머리카락과 탈모, 손톱 병변, 담석, 신경과민, 간 병변, 정맥류, 감염 취약성, 저체중, 불임, 성장 지체 등이 있다.

식물성 기름을 널리 사용하는 마당에 필수지방산 결핍이 있을까 싶을지도 모르지만, 대부분의 기름은 이 지방산을 산패한 형태로 함유하고 있다. 모든 다가불포화 식물성 기름에는 분자 차원에서 두세 개 이상의 이중결합이 있는데, 이 때문에 산소를 쉽게 받아들인다(쉽게 산패하는 것은 이 때문이다). 단일불포화 기름에는 이러한 결합이 분자 1개당 하나만 있고, 포화지방에는 전혀 없다.[*]

다가불포화 기름은 산소와 결합해 점점 더 산패하면서 인체 내에서 노화를 촉진하고 면역력을 약화하는 프리 라디칼을 생성한다. 진짜로 냉압착한 신선한 아마씨유, 그리고 그 밖에 비슷한 공정으로 생산한 기름 외의 다가불포화 추출 기름은 사용하지 말 것을 권한다(324쪽의 '다가불포화 식물성 기름, 마가린, 쇼트닝의 위험성'을 꼭 읽어 보기 바란다). 하지만 미가공 홀푸드로 다가불포화 기름을 섭취하면 그 기름이 음식 속에 잘 보존되어 있으므로 대개 가장 신선하고 이로운 형태로 이 기름들을 섭취할 수 있을 뿐 아니라, 오메가-3 지방산과 오메가-6 지방산 사이의 균형도 매우 적절하다.

다음의 표는 해당 식품의 불포화지방산 함량을 보여준다(여기에는 단일불포

---

[*] 지방산 분자는 2~24개 사이의 짝수 개의 탄소로 이루어진 탄소 사슬의 한쪽 끝에는 카르복실기(-COOH)가, 다른 한쪽 끝에는 메틸기(-CH₃)가 결합된 형태를 띤다. 그리고 보통 탄소사실의 탄소 1개에 수소 2개가 결합되는데, 이중결합이란 탄소 1개가 수소 1개와 결합해 있는 대신 탄소 원자가 이웃 탄소 원자와 전자를 공유하고 있는 것을 말한다. 이중결합이 없는 것을 수소가 완전히 포화되어 있다는 의미로 '포화지방산'이라고 하고, 이중결합이 있어서 수소가 완전히 포화상태가 아닌 것을 불포화지방산이라고 한다. 또 불포화지방산 가운데 이중결합이 하나인 것은 단일불포화지방산, 2개 이상인 것은 다가불포화지방산이라고 한다. 불포화지방산은 이중결합 부위의 결합이 느슨하므로 쉽게 산소와 결합해 산패하게 된다. 또한 오메가-3, 오메가-6 등에서 숫자가 의미하는 것은 이중결합이 처음 나타나는 지점을 표시한 것이다. 탄소 사슬의 끝(메틸기 쪽)에서 세 번째와 네 번째 탄소 원자에서 처음 이중결합이 나타나는 것은 오메가-3, 여섯 번째와 일곱 번째 사이에서 나타나는 것은 오메가-6, 아홉 번째와 열 번째 사이에서 나타나는 것은 오메가-9 지방산이다. 또한 수소를 강제로 지방산에 집어넣어 불포화지방산을 포화지방산으로 만든 것이 수소첨가 지방산이다. 불포화지방산은 이중결합이 있는 지점에서 분자의 형태가 구부러지기 때문에 이웃 분자와의 접촉이 느슨하며, 따라서 상온에서 대체로 액상을 유지하는 반면에 포화지방산은 상온에서 고체 형태를 유지한다. 마가린은 원래 상온에서 액상인 식물성 불포화지방산에 수소를 집어넣어 불포화지방산에 열을 가하면 이중결합의 형태가 변형되는데, 이것을 트랜스지방이라고 한다. 수소첨가 공정, 튀김 등에서 부산물로 생긴다. 상온에서도 고형을 띠도록 만든 것이다.―옮긴이

화지방산과 다가불포화지방산이 모두 포함되어 있는데, 필수지방산은 다가불포화지방산에만 있다). 견과와 씨앗은 최고의 불포화지방산 원천이다. 산소와 결합해 산패한 지방산을 피하려면 껍질을 까서 바로 먹어야 한다. 견과와 씨앗은 워낙 지방 함량이 높아 잘 소화되지 않기 때문에 조금씩 먹어야 한다. 이들의 조리법과 효능에 대해서는 5부 '식물성 식품의 조리법과 효능'의 38장 〈견과와 씨앗〉을 참조하기 바란다.

불포화지방의 원천			
총 칼로리 대비 불포화지방의 백분율(%)			
견과와 씨앗		곡물, 콩, 과일	
아몬드 71	호박씨 59	아보카도 64	귀리 9
아마씨유 74	참깨 65	메밀 4	올리브 73
개암 62	해바라기씨 63	옥수수 5	퀴노아 11
피칸* 77	호두 68	병아리콩** 9	현미 5
잣 58		조 5	백미 5
		미소 9	대두 31

위 식품들 속의 기름은 단일불포화지방 비중이 높은 음식을 제외하면 50~90%가 필수지방산이다. 올리브와 아보카도는 필수지방산 비중이 6%에 불과한 반면 아몬드는 16%, 참깨는 31%에 이른다.

---

* 북미 중남부 원산인 호두의 일종. 학명은 *Carya illinoinensis*이다. 호두와 비슷하게 생겼지만 좀 더 길쭉하고 주름이 많은 것이 특징이다. 불포화지방산 비중이 높고, 뇌신경을 안정시키는 칼슘과 비타민 B군의 함량도 대단히 높다. 아메리카 원주민들의 주요 식량으로 쓰였다고 한다.—옮긴이

** garbanzo. 학명은 *Cicer arietinum*. 인도산 병아리콩으로, 인도 요리에 자주 이용된다.—옮긴이

오늘날의 필수지방산 결핍 사례에서 아마씨와 냉압착으로 짠 아마씨유가 최고의 치료제로 꼽히는 까닭은 그 안에 필수지방산이 사람들에게 가장 필요한 비율과 형태로 들어 있기 때문이다. 다시 말해, 그 안에는 알파리놀렌산(오메가-3)과 산패하지 않은 리놀레산이 풍부하게 들어 있다.

프로스타글란딘: 필수지방산 내부 들여다보기

필수지방산의 효과는 대부분 그것들이 인체 내에서 프로스타글란딘(PG)이라는 호르몬과 비슷한 물질로 전환하는 데서 온다. 현재 가장 뜨거운 관심을 받고 있는 몇몇 연구 프로젝트에서 연구 주제로 삼고 있는 프로스타글란딘은 인체 내 모든 기관과 세포의 조절과 기능에서 모종의 역할을 하는 것으로 여겨지고 있다. 이들의 폭넓은 효과는 필수지방산의 다양한 효능들 가운데 상당 부분을 해명하는 데 도움을 준다.

프로스타글란딘에는 여러 가지가 있다. 현재 진행되고 있는 연구와 가장 관련이 깊은 것은 흔히 'E 패밀리'라고 부르는 것에 속한다. 'E' 패밀리뿐 아니라 모든 '패밀리'에는 몇 가지 아집단이 있는데, 이 아집단은 지방산의 근원에 따라 분류된다. 각각의 아집단을 '시리즈'라고 하며, 아래첨자로 표시한다. 앞에서 우리는 알파리놀렌산의 영양학적 가치와 EPA 및 DHA로의 전환에 대해 설명했는데, EPA 및 DHA의 작용도 상당 부분 그것들이 'E' 패밀리의 '3' 시리즈에 속하는 프로스타글란딘, 즉 PGE_3^*으로 전환한 데 따른 결과다.

감마리놀렌산과 PGE_1

감마리놀렌산은 건강한 사람의 인체 내에서 리놀레산으로부터 합성되는 지방산으로, E 패밀리 프로스타글란딘의 아집단인 1시리즈로 전환된다. PGE_3

---

* PGE_3에서 PG는 프로스타글란딘, E는 패밀리, 3은 시리즈 넘버를 표시한다.—옮긴이

와 PGE₁은 둘 다 앞에서 언급했던 심장과 동맥을 보호하는 작용을 한다. 그뿐 아니라 이 둘은 그밖에도 폭넓은 작용을 한다. 다음의 치료 작용은 PGE₁에 특정된 작용이지만, 상당수는 앞에서 거론했던 오메가-3/PGE₃의 작용이기도 하다. 이 두 가지 기름은 여러 가지 동일한 질병을 막아 주지만, 또 인체 내에서 저마다의 고유한 기능이 있다. 그래서 현재 영양학자들은 종종 감마리놀렌산과 오메가-3 원천들을 모두 다량 섭취할 것을 권한다.

PGE₁의 질병 방어 작용

- 적절한 면역계 기능에 필요하다. 암을 비롯해 달갑지 않은 세포 내 물질을 파괴하는 T-세포를 활성화한다.
- 세포 증식을 억제하고, 악성 또는 돌연변이 세포들을 정상화한다. 그 결과 암세포의 축소를 촉진한다.[17]
- 류머티즘성 관절염을 비롯한 자가면역 질환과 더불어 습진, 관절염 같은 염증성 질환에 저항하는 작용을 한다. 그런데 이러한 질환들에 흔히 처방되는 약물들은 오히려 PGE₁의 활성을 억제한다. 감마리놀렌산/PGE₁은 자체의 항염증 작용에 더해 비축 아라키돈산의 배출을 조절함으로써 잠재적인 통증과 염증을 더욱 줄여 준다(과잉 아라키돈산의 통증 및 염증 유발 효과에 대해서는 바로 다음에 이어지는 '채식 식단과 지방산'에 설명되어 있다).
- 뇌졸중, 심장마비, 동맥 퇴화 등 각종 심장 및 순환계 질환을 막아 준다. PGE₁은 혈관 팽창제로, 혈압을 조절하고 혈전증·뇌졸중·심장 및 동맥 질환의 주요 원인인 혈전의 형성을 억제한다.
- 뇌 기능과 신경 자극을 조절한다. 임상 실험에 따르면 감마리놀렌산은 조현병 치료에도 도움이 된다.[18]
- 종종 눈물이 나오지 않는 '안구 건조증(쇼그렌증후군과 건성 각결막염)'을 완화한다.[19]

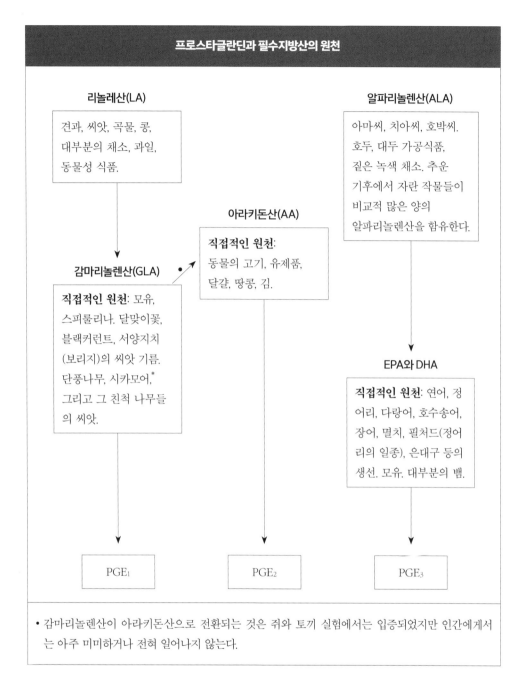

프로스타글란딘과 필수지방산의 원천

리놀레산(LA)

견과, 씨앗, 곡물, 콩,
대부분의 채소, 과일,
동물성 식품.

알파리놀렌산(ALA)

아마씨, 치아씨, 호박씨.
호두, 대두 가공식품,
짙은 녹색 채소. 추운
기후에서 자란 작물들이
비교적 많은 양의
알파리놀렌산을 함유한다.

아라키돈산(AA)

직접적인 원천:
동물의 고기, 유제품,
달걀, 땅콩, 김.

감마리놀렌산(GLA)

직접적인 원천: 모유,
스피룰리나. 달맞이꽃,
블랙커런트, 서양지치
(보리지)의 씨앗 기름.
단풍나무, 시카모어,[*]
그리고 그 친척 나무들
의 씨앗.

EPA와 DHA

직접적인 원천: 연어, 정
어리, 다랑어, 호수송어,
장어, 멸치, 필처드(정어
리의 일종), 은대구 등의
생선. 모유. 대부분의 뱀.

PGE₁   PGE₂   PGE₃

- 감마리놀렌산이 아라키돈산으로 전환되는 것은 쥐와 토끼 실험에서는 입증되었지만 인간에게서
  는 아주 미미하거나 전혀 일어나지 않는다.

---

* sycamore. 영어에서 sycamore로 표기되는 것은 대략 세 가지인데, 서로 전혀 관계가 없다. 하나는 학
명이 *Ficus sycomorus*로, 성경에서 '삭개오'로 칭해지는 나무다. 두 번째는 학명이 *Acer pseudoplatanus*인
것으로, 유럽산 단풍나무다. 세 번째는 플라타너스로 유럽에서는 plane이라는 이름으로 부른다. 여기서
말하는 시카모어는 단풍나무의 친척인 *Acer pseudoplatanus*를 가리킨다.—옮긴이

- PGE₁은 '인체 성장인자'이다. 지체되었던 성장을 자극한다.

- 알코올은 일시적으로 PGE₁ 수치를 극적으로 높이지만, 그 후 뚝 떨어진다(숙취). 숙취를 치유하는 것도 감마리놀렌산/PGE₁이다. 알코올 중독자들은 PGE₁이 결핍되어 있는데, 이것은 알코올이 인체의 PGE₁ 생산 능력을 떨어뜨리기 때문이다.[20] 따라서 감마리놀렌산은 알코올 탐닉을 줄여 준다. 또 알코올 중독자의 간과 뇌 기능 회복에 도움을 준다.[21]

- 인슐린의 작용을 조절하며, 따라서 당뇨에 유익하다. 모든 형태의 당뇨에서 심장, 눈, 신경, 신장의 손상을 최소화하는 것으로 나타났다.[22]

- 다발성 경화증(MS)은 어느 정도는 리놀레산이 PGE₁으로 전환되지 못한 데 따른 결과로 여겨진다.[23]

- 전립선 질환, 생리전증후군(PMS), 낭포 유선염(유방 혹), 잘 부러지는 손발톱, 어린이 과잉행동은 공통적으로 PGE₁ 결핍으로 말미암은 결과다.[24]

- 정체 또는 비만이 있는 사람들의 대사 속도를 높인다. 따라서 보통 체중 감량 보조제로 쓰인다.[25]

주의: 특정 영양소 결핍, 중독성 물질, 합성 약물, 과잉 포화지방, 그 밖의 병증이 PGE₁의 생산을 억제한다.[26] 이러한 인자들의 자세한 목록은 314쪽의 표 마지막 부분에 실려 있다.

감마리놀렌산을 얻는 원천은 다양하다. 적절한 조건에서 감마리놀렌산으로 전환되는 리놀레산은 견과, 씨앗, 곡물, 기타 식물성 식품에 가장 풍부하게 들어 있는 다가불포화 기름이다. 그런데 순환계 질환을 비롯해 위에서 언급한 질환이 있는 사람들에게서는 리놀레산에서 감마리놀렌산으로의 전환이 제대로 이루어지지 않는 것이 분명하다. 따라서 이러한 질환이 있는 사람들은 감마리놀렌산을 직접 섭취하는 것이 좋다. 감마리놀렌산이 가장 풍부하게 들어 있는 홀푸드는 모유와 스피룰리나, 그리고 서양지치, 블랙커런트, 달맞이꽃의 씨앗이다. 이 씨앗들에서 추출한 기름은 손쉽게 구할 수 있는 농축 감마리놀렌산 원천이다. 섭취량은 1일 150~350밀리그램의 감마리놀렌산을 제공할 만큼의 기름이다. 기본적으로 미가공 식품으로 구성된 채식 식단을 먹는 사람들, 아마씨와 같은 훌륭한 오메가-3 지방산 원천을 식단에 포함하고 있는 사람들에게는 150밀리그램 안팎이면 적당하다. 스피룰리나의 표준 섭취량은 10그램인데, 여기에는 감마리놀렌산 131밀리그램이 들어 있다. 감마리놀렌산 총량을 늘리기 위해 씨앗 기름들을 추가해도 된다. 다만 감마리놀렌산에 관한 대부분의 본 연구들은 달맞이꽃 씨앗을 이용해 이루어졌으며, 따라서 그 유익한 연구 결과의 일부는 이 씨앗의 다른 성질에서 비롯된 것일 수도 있다는 점을 기억하기 바란다.

채식 식단과 지방산

필수지방산인 아라키돈산(AA)은 감마리놀레산과 알파리놀레산의 효과에 반하는 몇 가지 효과를 가지고 있다. 다음의 논의에서 인체 내의 과잉 아라키돈산의 근원은 기본적으로 딱 한 가지뿐임을 기억해 두면 도움이 된다. 그것은 바로 동물성 식품의 과잉 섭취다.

아라키돈산은 PGE_2 유형의 프로스타글란딘 생성을 유발하는데, 이것이 과잉되면 통증과 염증을 유발하고 혈전 형성을 부추길 수 있다. 또 아라키돈산은 인체 내에서 '류코트리엔(leukotriene)'이라는 물질을 배출하는데, 이 물질은 상처를 아물게 하는 이로운 작용을 하지만, 과잉되면 유방종괴·관절염 등의 염증을 유발하는 것으로 여겨지고 있다. 류머티즘성 관절염의 염증은 과잉 류코트리엔의 직접적인 결과로 여겨진다. 그 밖의 류코트리엔 관련 질환으로는 천식, 피부염, 비염, 건선, 루푸스(전신 홍반성 루푸스) 등이 있다.[27] 아라키돈산/PGE_2는 또한 세포분열과 증식을 자극하는데, 극단까지 가면 결국 직접 암과 종양으로 이어지게 된다.

아스피린과 각종 스테로이드 약물은 PGE_2 생성을 차단함으로써 혈전, 통증, 고열을 줄인다. 특히 아스피린은 현재 심장을 보호하고, 관절염을 비롯한 여러 질환의 통증을 줄이기 위해 사용되고 있다. 하지만 아스피린은 인체에 유익한 PGE_1의 생성까지 차단하기 때문에 관절염이나 심장병에 쓰면 류코트리엔으로 말미암은 조직의 염증과 퇴행이 지속된다. 아스피린보다 나은 선택은 PGE_3와 PGE_1의 생성을 증가시키는 것이다. 여기에는 두 가지 중요한 이유가 있는데, 첫째 PGE_1과 PGE_3 중 하나가 증가하면 PGE_2의 생성이 억제되기 때문이며, 둘째 PGE_1과 PGE_3는 둘 다 자체에 항염증 작용을 비롯한 수많은 귀중한 효능이 있기 때문이다.

먼저 모든 동물성 식품의 섭취를 줄이고, 그다음에 이 두 가지 프로스타글란딘 생성을 억제하는 인자들을 피하는 것만으로 우리는 아주 쉽게 PGE_1과 PGE_3의 효율성을 높일 수 있다. 식단에 감마리놀렌산과 오메가-3 식품을 추가하는 것도 도움이 된다. 앞에서 언급했듯이, 풀을 뜯고 자란 동물들과 그 유제품들은 상대적으로 오메가-3 비중이 높다. 그러나 여기에는 아라키돈산과 PGE_2 역시 매우 고밀도로 들어 있다. 따라서 통증과 염증처럼 PGE_2 과잉으로 말미암은 질환을 가진 사람들은 식단에서 포유류 식품을 일절 배제해야 한다. 단 한 가지 예외는 쇠약하거나 심하게 허해서 동물성 식품을 꼭 써야 할 때인데, 이때도 신중을 기해 써야 한다.

필수지방산과 그 산물인 프로스타글란딘을 들여다보면 왜 미정제 홀푸드로 구성된 채식 식단이 관절염과 같은 통증과 염증을 동반하는 질환을 완화하고, 심장과 동맥을 청소하고, 암을 비롯한 각종 퇴행성 질환의 예방과 치료를 뒷받침하는 데 그토록 뛰어난 효과를 발휘하는지 쉽게 이해할 수 있다. 사실, 현대의 질병 가운데 상당수는 아라키돈산 과잉 또는 알파/감마리놀렌산 결핍과 연관이 있다. 포화지방과 콜레스테롤 비중이 높은 동물성 식품을 통해 아라키돈산을 과잉 섭취하는 것은 고약한 질병을 촉발할 뿐 아니라, 감마리놀렌산과 오메가-3 기름으로부터 이루 말할 수 없이 귀중한 프로스타글란딘이 생성되는 것을 직접적으로 억제하는 것이다.[28]

증상	지방산 관련 권고
전반적인 필수지방산 결핍 건조하고 각질이 벗겨지는 피부 건조한 머리카락과 탈모 성장 지체 불임 담석 간 병변 정맥류 감염증 짜증 변덕과 신경과민	모든 기름 원천의 질을 높여라. 정제되고 산패하고 수소첨가된 기름에서 미가공 식물성 필수지방산 원천—(기울을 도정해 버리지 않거나 금방 갈거나 발아시킨) 통곡, 콩과 콩 새싹, 신선한 견과와 씨앗, 짙은 녹색 채소와 미세조류—으로 갈아타라. 아마씨, 호박씨, 치아씨 기름 등 리놀레산과 알파리놀렌산이 동시에 풍부한 기름을 이용하라. **주의**: 이 기름들 역시 금방 냉압착한 미정제 기름이어야 한다.
순환계 질환 뇌졸중 심장마비 동맥경화와 퇴화 고혈압 고혈중콜레스테롤 스트레스 편두통	몸에 이로운 지방산: 1. 알파리놀렌산(오메가-3의 일종): 아마씨, 치아씨, 호박씨 또는 그것들의 신선한 기름, 대두 가공식품, 짙은 녹색 채소, 추운 지역 작물을 이용하라. 2. 감마리놀렌산. 건강한 사람은 체내에서 리놀레산으로부터 생성된다. 리놀레산은 위의 필수지방산 원천들에 들어 있으며, 스피룰리나와 서양지치, 블랙커런트, 달맞이꽃 등의 씨앗 기름으로부터 직접 얻을 수도 있다. 3. EPA와 DHA. 다랑어, 정어리, 연어, 멸치(안초비) 등의 생선이나 그 기름에 많다.
태아 발달기의 피로, 질환, DHA 결핍으로 인한 **뇌/신경 손상 또는 불완전한 발달**	생선이나 그 기름의 DHA가 특히 좋다. 스피룰리나의 감마리놀렌산(및 기타 영양소)도 효과가 있으며, 위 1의 알파리놀렌산 원천들도 어느 정도 효과가 있다.
염증성 질환 (모든 유형의) 관절염 습진, 건선, 두드러기 대장염, 기관지천식	특히 위 1의 알파리놀렌산 원천들이 좋다. 위 2, 3의 감마리놀렌산 및 EPA/DHA 식품들도 유익하다.

세포 증식 질환	위와 동일
유방 낭종	
종양	
암	

기타 질환	위와 동일
면역력 약화, 에이즈,	
다발성 경화증	
신장 질환, 전립선비대증	
알코올 의존증, 중독	
조현병, 우울증	
생리전증후군	
비만	

감마리놀렌산 차단 인자: 아래 인자들은 감마리놀렌산의 대사와 프로스타글란딘, 특히 PGE_1으로의 전환을 방해한다.

트랜스지방산, 마가린, 쇼트닝, 정제되고 고온(160℃ 이상)에서 가열된 기름에 들어 있는 합성지방

알코올과 담배

아스피린을 비롯한 대부분의 합성 약물

카르시노이드[*] 진행—암을 비롯한 프리 라디칼 활동

과잉 포화지방과 콜레스테롤

노화

동물성 식품 과잉 섭취에서 비롯된 과잉 아라키돈산

중요 영양소, 특히 비타민 B_3, B_6, C, E, 아연과 마그네슘 결핍

이러한 영양소는 모두 미가공 곡물, 채소, 콩, 견과, 씨앗, 과일, 해초 등으로 구성된 식단을 통해 충분히 공급된다. 극단적인 사례에서는 적당량의 비타민 C를 얻기 위해 별도의 관심을 기울일 필요가 있다. 앞의 '심장과 동맥의 청소'(290쪽)에 뛰어난 식품 원천들이 실려 있으니 참고하기 바란다.

---

[*] '유암종'이라고도 하며, 위장관이나 폐 점막에서 서서히 자라는 신경내분비 종양의 일종이다. 70%가 위장관에서 발견된다.—옮긴이

태초의 식단

구약성서의 이야기와 교훈은 현재의 우리 삶에 받아들이고 적용해야 할 것들에 대한 비유일 때가 많다. 구약에 따르면 하느님은 인간에게 에덴동산을 위한 식단 구성을 내리시는데, 거기에 동물성 식품은 없다. 고통과 괴로움을 초월한 삶을 뒷받침하는 튼튼한 디딤돌을 원한다면, 바로 그러한 식단을 충실히 따르는 것이 현명할 것이다.

에덴동산의 식단: 〈창세기〉 1장 29절에서 하느님은 인간에게 무엇을 먹어야 할지에 대해 말씀하신다. "하나님이 가라사대 내가 온 지면의 씨 맺는 모든 채소와 씨 가진 열매 맺는 모든 나무를 너희에게 주노니 너희 식물이 되리라."

구약이 기록된 시기와 거의 같은 무렵에 인도의 고타마 붓다는《능엄경(楞嚴經)》에서, "중생들이 삼마지*에 들어가려면 먼저 청정한 계율(살생과 거짓 언변과 도둑질과 술과 음란함을 피하라)을 엄하게 지켜야 한다. 음욕의 마음을 영원히 끊고 술과 고기를 먹지 않으며 불로써 음식을 깨끗이 하여 날것의 기운을 먹지 말아야 한다. …"[29]라고 했다.《능엄경》주해에서 보듯이, 모든 술은 집중력을 잃게 하고, 곡주와 고기는 최음제로 간주된다.

---

* 산스크리트어 사마디(samadhi). 흔히 '삼매경'에 빠진다고 할 때의 '삼매'이다. 삼매는 마음이 산란되지 않고 고요하게 머물러 있는 상태, 혹은 그 상태의 수련을 가리킨다. 원효의《금강삼매경론》에 따르면 삼매는 마음이 하나의 대상에 집중된 상태를 이르므로 심일경성(心一境性)이라고 하고, 의식을 일정하게 파지하고 있으므로 등지(等持)라고 하며, 심신이 고요하기 때문에 적정(寂靜)이라 하고 선정(禪定)이라 한다. 그러나 심신의 고요함만을 삼매라고 일컫지는 않는다. 고요하면서도[寂] 의식이 맑게 깨어 있는 상태[惺]라야 비로소 삼매라고 할 수 있다고 한다.―옮긴이

더 질 좋은 지방산의 섭취

앞에서 강조했듯이 현대인의 식단에서는 필수지방산 가운데 오메가-3/알파리놀렌산은 양 자체가 부족하며, 오메가-6와 리놀레산은 그 질이 형편없다. 결과적으로 DHA/EPA, 감마리놀렌산 및 그와 연동된 프로스타글란딘을 비롯해 이러한 지방산들의 최종 산물이 건강한 생활을 누리기에 적절하지 못하다. 산패되고, 정제되고, 고온에서의 가공 과정에서 생긴 독성의 '트랜스지방산'(이에 대해서는 뒤에 나오는 '정제 기름'에서 살펴본다)이 가득한 보통의 식물성 기름으로는 필수지방산 결핍 문제를 해결할 수 없는 까닭이 여기에 있다. 단기적으로는 효과가 있는 듯이 보일 때조차, 질이 떨어지는 기름을 장기적으로 사용하면 반드시 면역력이 약해지고, 퇴행성 질환의 발병 가능성이 높아지게 된다. 단지 '씨앗이 영그는' 식물, 즉 곡물, 콩, 채소, 과일, 견과, 씨앗 등이 풍성하게 포함된 식단을 통해 지방산을 섭취하고 변성된 식물성 기름을 피하는 것만으로도 인체의 전반적인 지방산 그림이 개선되는 경우가 허다하다. 총 지방산 섭취량이 부족할 때도 그림 자체는 훨씬 좋아진다. 필수지방산 결핍 상태에 있거나 또는 치유의 속도를 높이고 싶을 때는 식물이나 생선에서 신중하게 추출한 기름을 식단에 포함해야 한다. 다만, 불필요한 살생을 피하기 위해 생선은 다른 방법이 듣지 않을 때에 한해 사용하기를 권한다.

포화지방

이 지질은 기본적으로 치즈, 버터, 달걀, 고기 등의 동물성 식품에서 나오지만 코코넛, 땅콩, 목화씨, 야자 핵 등 일부 식물성 식품도 상당한 양을 함유한다. 포화지방은 '무거운' 것으로 간주되며, 상온에서 고형이다. 반면에 단일불포화 기름은 상온에서는 액상을 띠지만 냉장 온도에서는 고형으로 변한다. 다가불포화지방은 냉장 온도에서도 액상을 유지한다.

포화지방은 불포화지방에 비해 상대적으로 밀도가 높기 때문에 앞의 '지방의 성질'(288쪽)에서 살펴본 치료 목적의 사용을 위해서는 세심한 관찰이 요구된다. 포화지방은 모든 지방 가운데서 가장 안정되어 있으며, 산패 문제가 생기는 경우도 가장 적다. 또 다른 조리용 기름들에 비해 온전한 상태를 잘 유지한다(기[투명버터]*를 조리용 기름으로 사용하는 조리법은 326쪽에 실려 있다). 동물성 식품을 자주 섭취하는 사람들은 포화지방이 문제가 되는 경우가 많다. 그것은 포화지방과 거기서 비롯된 콜레스테롤이 동맥을 막아 버림으로써 심장 기능의 상실을 초래할 수 있기 때문이다. 오랫동안 완전 채식을 해온 사람들은 식물에서 얼마간의 포화지방을 섭취하더라도 문제가 생기는 경우는 거의 없다.

단일불포화 기름

단일불포화 기름은 조리용 기름으로서 포화지방과 다가불포화 기름 사이에서 균형을 잡아 주며, 적어도 한 가지 영양학적 측면에서는 이 둘을 능가한다. 단일불포화 기름은 포화지방과 달리 콜레스테롤을 축적하지 않으며, 또 다가불포화 기름과 달리 쉽게 산패하지 않는다.

단일불포화 기름의 또 한 가지 독특한 특징은 혈액에서 고밀도지단백(high density lipoprotein, HDL)**을 제거하지 않는다는 점이다. 고밀도지단백은 동맥 내벽에서 콜레스테롤을 끌어모아 간으로 보내며, 간에서는 이 콜레스테롤을

---

* ghee. 고래의 방법으로 만든 인도의 전통 버터. 일반적으로 물소젖으로 만드는데 근래에는 산양과 소의 젖으로도 만든다. 물소젖을 저어 젖을 분리시킨 뒤 맨 위의 크림 층을 수거해 끓이고, 그다음에 표면에 떠오르는 불순물을 건져내 버리고 맑은 액만을 따라 발효시킨다. 바닥에 가라앉은 찌꺼기는 버리고 위의 액을 굳히면 인도식 투명버터인 기가 만들어진다. 도중에 다양한 향신료를 이용해 독특한 맛을 내기도 한다.—옮긴이
** 콜레스테롤에는 고밀도지단백과 저밀도지단백이 있는데, 흔히 전자는 인체에 유익하고 후자는 유해한 것으로 간주된다.—옮긴이

담즙산*으로 분해해 인체 밖으로 내보낸다. 그와 동시에 단일불포화 기름은 저밀도지단백을 감소시키는데, 이 저밀도지단백이 바로 동맥에 쌓이는 콜레스테롤의 재료다. 다가불포화 기름 역시 저밀도지단백을 감소시키지만, 문제는 불행히도 이것들은 고밀도지단백까지 같은 양으로 감소시킨다는 것이다.

단일불포화 기름 함량이 가장 높은 올리브유를 다량 섭취하는 지중해 지역 주민들을 보면 이 점을 잘 알 수 있다. 이 지역 사람들은 이례적일 정도로 고지방 식사를 하는데도 심장병 발생률이 매우 낮다.

어떤 기름의 단일불포화 정도는 올레산**의 부존량으로 결정된다. 보통의 기름에서 사실상 모든 단일불포화 기름은 올레산이라는 지방산 형태로 존재한다.

현재는 본래 다가불포화 기름이었던 것을 단일불포화 형태로 만든 기름도 구할 수 있다. 식물 육종 전문가들은 새로운 갈래의 해바라기와 홍화(잇꽃)를 개발했는데, 이것들은 가장 대중적인 기름 추출용 식물로서 단일불포화 기름이 다량 함유되어 있다. 이 기름들은 상표에서 확인할 수 있는데, '올레산 다량 함유(high in oleic acid)' 또는 '단일불포화(monosaturated)'라고 명시되어 있다. 고대 인도와 중국에서 귀하게 여겨졌던 평지씨(유채씨) 기름도 이제는 '카놀라유'라는 단일불포화 형태의 기름으로 널리 판매되고 있다.

모든 기름에는 총 세 가지 유형의 지질(포화, 단일불포화, 다가불포화)이 포함되어 있으며, 다만 그 비율이 다르다. 이 기름들은 어떤 유형의 지질이 지배적이냐에 따라 분류된다. 예를 들면, 다음의 표에서 '단일불포화' 기름이라고 부를 수 있는 마지막 기름은 참기름이다.

---

* bile acid. '발산'이라고도 한다. 주로 간의 콜레스테롤로부터 만들어지며, 담즙의 주요 성분으로 음식물의 소화 및 소화 산물, 특히 지방, 카로티노이드, 비타민의 흡수를 도와주는 역할을 한다.—옮긴이

** oleic acid. 화학식은 $C_{17}H_{33}COOH$. 이름에서 알 수 있듯이 올리브유에 포함되어 있는 지방산의 주성분으로, 오메가-9 불포화지방산이다. 올리브유의 혈압 저감 효과가 여기에서 비롯되는 것으로 알려져 있다.—옮긴이

대표적인 조리용 기름의 지방 비율(%)			
기름	단일불포화	다가불포화	포화
올리브	82	8	10
올레* 해바라기	81	11	8
올레* 홍화	75	17	8
아보카도	74	8	18
아몬드	70	21	9
살구씨	63	31	6
땅콩	60	22	18
카놀라(올레* 평지씨)	60	34	6
참깨	46	41	13
옥수수	29	54	17
대두	28	58	14
해바라기	26	66	8
호두	23	63	14
목화씨	18	52	30
종려 핵	16	1	83
홍화	13	79	8
코코넛	6	2	92
기	5	30	65

*표시된 것은 앞서 말했던, 최근에 개발된 올레산 비중이 높은 기름이다(따라서 일반 품종보다 단일불포화 기름의 비중이 높다).

기름의 유형

미정제 기름

미정제 기름은 역학적 힘(배출기)으로 압착하기만 하기 때문에 비교적 열을 덜 받는다(70℃ 정도). 때에 따라 찌꺼기를 걸러내기 위해 여과를 하기도 한다. 이 기름들에서는 본래의 맛·향·색깔이 잘 보전되며, 가끔 탁해 보이기도 한다.

미정제 기름에서는 비타민 E가 잘 보전되어 있는데, 비타민 E는 기름의 산패를 막아 줄 뿐 아니라 인체 내에서 어떤 기름에나 있는 다가불포화 성분의 섭취에서 비롯하는 프리 라디칼에 의한 손상을 줄여 준다. 다른 미정제 식품과 마찬가지로 미정제 기름 역시 정제 기름에서는 찾을 수 없는 수많은 영양소가 함유되어 있다. 천연에 존재하는 모든 영양소들이 고루 들어 있지 않은 기름은 생명력이 없는 기름이다(뒤에 나오는 '정제 기름'(322~324쪽)을 참조하기 바란다). 무슨 기름을 쓰든지 간에 무조건 정제되지 않은 기름을 써야 한다. 냉압착 기법은 단일불포화 기름의 경우 긍정적인 요소를 한 가지 더 추가하는 것이며, 다가불포화 기름의 경우 건강에 유익한 다가불포화 기름의 생산에 필수적인 사항이다. 용기에 명기된 가공 공정 관련 정보 가운데서 가장 중요한 단어가 '미정제'다. 기름의 유형과 상관없이 정제 기름은 일절 먹지 말아야 하기 때문이다. 혹여 '미정제'를 연상시키는 다른 공정 명칭에 속지 말기 바란다. 가령 '배출기 압착(expeller-pressed)'이라고 표시된 기름 가운데 진짜 미정제 기름은 극히 일부에 지나지 않는다.

냉압착 기름과 배출기 압착 기름

불과 얼마 전에 마케팅 수단으로 상표에 'cold-pressed' 대신 'cold pressed'라고 표기해서 소비자들을 현혹한 업체들이 있었다. 식물성 기름 생산 업체들은 이미 오래전부터 열이 기름을 손상시킨다는 사실을 알고 있었다. 가공 온도가 낮을수록 기름 품질이 더 좋다. 예전에 '냉압착'이라고 광고했던 대부분의 기름을 포함해서 거의 모든 시판 기름이 가열 과정을 거친다. 최고 품질의 올리브유와 코코넛유 정도만이 예외였다. 좀 더 근래에는 아마씨유를 비롯한 몇 가지 기름들 가운데 일부가 빛과 산소가 차단된 상태에서 진짜 냉압착 기법으로 추출되고 있는데, 그렇게 짜면 양이 매우 적어진다. 그렇기는 하지만, 과거의 유사 '냉압착' 기름에도 몇 가지 의미는 있었다. 당시 냉압착 기름은 일반적으로 배출기 압착을 의미했다. 그런데 이렇게 짠 기름도 화학 용제를 이용해 추출한 기름보다는 품질이 나았다. 물론 '배출기 압착'이 정확한 표현인 이

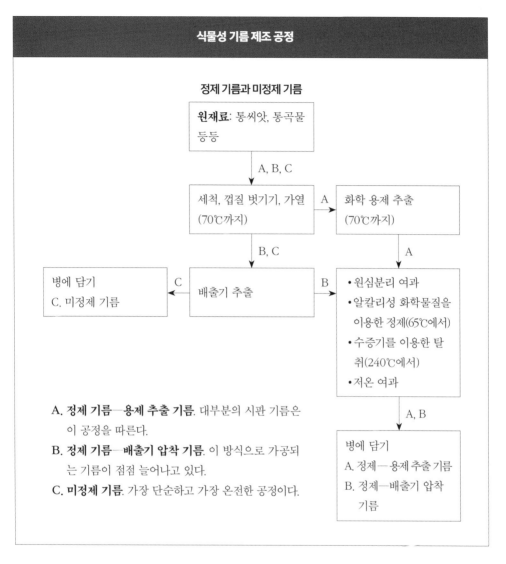

식물성 기름 제조 공정

정제 기름과 미정제 기름

원재료: 통씨앗, 통곡물 등등

↓ A, B, C

세척, 껍질 벗기기, 가열 (70℃까지) —A→ 화학 용제 추출 (70℃까지)

↓ B, C   ↓ A

병에 담기 ←C— 배출기 추출 —B→
C. 미정제 기름

• 원심분리 여과
• 알칼리성 화학물질을 이용한 정제(65℃에서)
• 수증기를 이용한 탈취(240℃에서)
• 저온 여과

↓ A, B

병에 담기
A. 정제—용제 추출 기름
B. 정제—배출기 압착 기름

A. 정제 기름—용제 추출 기름. 대부분의 시판 기름은 이 공정을 따른다.
B. 정제 기름—배출기 압착 기름. 이 방식으로 가공되는 기름이 점점 늘어나고 있다.
C. 미정제 기름. 가장 단순하고 가장 온전한 공정이다.

기름들은 최고 품질의 기름과는 거리가 멀다. 이 기름들 역시 정제 기름일 뿐이기 때문이다.

최근 들어서 대형 식물성 기름 유통 업체들이 오해를 불러일으키는 'cold pressed'라는 문구를 폐기하고, 이것을 'expeller pressed(배출기 압착)' 또는 그와 유사한 용어로 대체하기로 자율 결정했다. 실제로 'cold'라는 단어를 붙일 수 있는 온도에서 가공되는 기름은 전체 기름의 1%에도 훨씬 못 미친다.

현재 '냉압착'이라는 용어를 더욱 엄밀하게 사용하는 대부분의 업체에서는 용기에 가공 과정에서 가해지는 기름의 최고 온도를 명시하고 있다.

정제 기름

정제 기름에는 두 가지 유형이 있다. 가장 흔한 것은 고온에서 헥산* 같은 독한 화학물질을 이용해 용제 추출한 것이다. 이 기름들은 유통기간이 긴 무색·무미한 기름을 확보하기 위해 표백과 화학처리를 거친다. 이렇게 하면 산패한 맛은 제거되지만 유해한 효과는 그대로 남는다(이것은 대부분의 우리 식품 산업에 적용되는 하나의 은유다). 이보다 적은 양이지만 점점 증가하는 추세에 있는 정제 기름은 화학적으로 추출하는 대신 배출기로 추출하는 정제 기름이다. 이 기름들에는 최소한 화학 용제는 전혀 들어 있지 않다. 그러나 이 기름들 역시 고온 가열과 알칼리성 화학 용액이 포함되는 여러 가공 단계를 거친다.

미정제 기름과 달리 배출기 추출이든 용제 추출이든 정제 기름에는 레시틴, 엽록소, 비타민 E, 베타카로틴, 칼슘, 마그네슘, 철, 구리, 인 등을 비롯한 몇 가지 중요한 영양소가 제거되고 없다.

또 정제 과정에서 흔히 230℃를 넘는 고온에 도달하게 되는데, 이것은 불포화지방산이 '트랜스지방'이라는 합성지방으로 전환되는 온도를 훌쩍 뛰어넘는 온도다(트랜스지방산은 160℃에서부터 형성된다). 앞에서 우리는 인체 내에서 지방이 면역력을 강화하는 지방산과 프로스타글란딘으로 변형되는 유익한 과정을 트랜스지방산이 차단하는 효과에 대해 설명한 바 있다. 최근 연구들에서는 이러한 합성지방이 포화지방과 흡사하게 동맥의 콜레스테롤 수치를 높인다는 사실이 드러났다.[30] 따라서 트랜스지방산은 관절염과 암을 포함한 다양한 대

---

* hexane. 식물성 기름 제조공정에서 용제로 가장 많이 사용되는 화학물질이다. 석유 정유 과정에서 나오는 물질로, 그 유독성이 인정되어 "식용유지 제조 때 유지를 추출할 목적 이외에 사용하여서는 안 된다. 또한 사용한 헥산과 이것을 함유한 제제는 최종 식품의 완성 전에 이것을 완전히 제거하지 않으면 안 되는" 것으로 규정되어 있다.—옮긴이

사 장애가 발생할 가능성을 높일 뿐 아니라 심장병 발생에도 기여한다. 미국인들이 섭취하는 트랜스지방산의 95%는 마가린과 쇼트닝에서 온다.[31]

　모든 정제 기름은 일반적으로 팬이나 오븐에서 160℃ 이상 온도가 올라가게 되면 트랜스지방산을 생성한다. 튀김 등에서 이러한 기름을 반복적으로 재사용하면 더욱 심각한 상황이 발생하는데, 레스토랑 등에서 늘 벌어지는 일이다. 48시간이 지난 뒤 기름 속의 지방산이 분해되고 서로 결합해 합성고분자(거대 분자 사슬―합성고분자는 가장 내구성이 뛰어난 자동차용 왁스 등의 제품에서 일반적으로 발견된다)로 변할 때 또 다른 독성 화합물이 생성된다.

　식물성 기름의 절대다수는 고도 정제 기름이다. 사실, 사람들은 이 기름들의 무미함과 맑은 외양에 길들여져 있다. 미정제 기름의 풍부한 풍미는 우리 대부분은 말할 것도 없고 기본적으로 홀푸드를 이용하는 사람들에게조차 낯선 맛이다.

　많은 사람이 맑은 황금색을 띤 정제 기름을 좋은 기름으로 여긴다. 중국인 여성이 상담을 받기 위해 우리에게 온 적이 있었다. 그녀는 중국 본토를 떠난 이후로 줄곧 위궤양으로 고생하고 있었다. 그녀의 식단은 균형이 잘 잡힌 듯이 보였지만, 웍*을 이용한 튀김 음식에 다량의 기름을 쓰고 있었다. 그녀에게 어떤 기름을 사용하느냐고 묻자 그녀는 자랑스럽다는 듯이 중국을 떠나 처음에는 대만, 그다음에는 미국에서 살기 시작한 이후로는 중국 본토에서 사용했던 뿌옇고 향이 강한 기름이 아니라 가장 질 좋은 '깨끗한' 기름만을 써왔다고 대답했다. 우리는 그녀에게 미정제 기름으로 돌아갈 것과 2주 동안 마시멜로(양아욱)** 뿌리와 감초 뿌리를 함께 달여 마실 것을 권했다. 이 일화는 동서양을 막론하고 엄청난 광고비를 투입해 구축해 놓은 이미지에 의해 유지되는

---

* 　중국 음식을 볶거나 요리할 때 쓰는 우묵하고 큰 냄비.―옮긴이

** 　학명은 *Althaea officinalis*. 마시멜로 사탕의 재료로 유명하며, 호흡기 등을 치료하는 약재로도 널리 쓰인다. 그리스어 althainein에서 나온 학명에는 '치료하다'라는 뜻이 담겨 있다. ―옮긴이

정제 기름에 대한 일반인의 태도를 잘 보여준다.

다가불포화 식물성 기름, 마가린, 쇼트닝의 위험성

많은 사람들이 버터와 돈지(라드)* 같은 동물성 지방을 쓰던 데서 콜레스테롤이 없고 포화지방 비중이 낮은, 심하게 정제된 다가불포화 식물성 기름을 사용하는 쪽으로 옮겨갔다. 그들의 의도는 높은 혈중 지방에 의해 유발되는 동맥경화, 심장마비, 뇌졸중을 예방하자는 것이었다. 그러나 인구학적 사례 연구에 따르면, 마가린과 쇼트닝 형태로 다가불포화 식물성 기름을 다량 섭취하는 사람들은 심장병과 암 발병 위험이 높아지는 것으로 드러났다.[32] 광고에서 주장하는 것처럼 질병을 예방하기는커녕 이 기름은 오히려 상황을 더욱 악화시킨다. 동물실험에서 이러한 기름을 섭취하면 오히려 포화지방을 섭취할 때보다 암 발생률이 훨씬 더 높아지는 것으로 나타났다.[33]

그뿐 아니라 마가린과 쇼트닝에는 수소첨가 다가불포화 식물성 기름이 들어 있다. 수소첨가 공정은 앞에서 설명했던 트랜스지방의 일종으로서 면역계를 손상시키는 합성지방을 생성하는 극단적으로 유해한 공정이다. 또 마가린을 좋아하는 사람에게는 당황스럽겠지만, 이러한 합성지방들은 실제로 혈중 콜레스테롤도 증가시키는 것으로 밝혀졌다. 대두와 홍화씨유로 만들어 '천연' 제품이라며 팔리고 있는 대부분의 마가린도 수소첨가 공정을 거치며, 다른 마가린 제품들과 똑같이 유해하다. 하지만 다른 공정으로 만든 마가린 제품들이 현재 시판되고 있다. 그중 한 가지는 젤라틴이나 레시틴을 유화제로 써서 포화지방과 불포화지방을 모두 젤 속에 부유하도록 하는 방식을 채택한다. 이

---

* 豚脂, lard. 돼지고기의 지방 조직을 정제하거나 녹여서 얻는 식용 유지로 콜레스테롤과 포화지방 비중이 매우 높다. 서양에서는 파이나 비스킷 같은 페이스트리를 만들 때, 채소나 콩 요리를 할 때 많이 사용한다.—옮긴이

러한 마가린 제품 가운데 일부에도 여전히 보존제로 쓰이는 화학물질, 착색제, 그 밖의 의심스러운 재료들이 포함되어 있기는 하지만, 수소첨가 마가린 제품보다는 좀 낫다. 제품 표시난에 '수소첨가' 또는 '부분 수소첨가' 기름이 '0'인 것을 고르면 된다. 또 일부 슈퍼마켓과 건강식품 가게에서도 흔히 이러한 제품을 판다. 이 제품들의 가장 큰 결함은 아마도 정제 다가불포화 기름을 재료로 쓸 때 일어나는 변성이나 산패일 것이다. 우리는 하루빨리 이보다 더 좋은 미정제 단일불포화 기름을 사용한 제품이 나오기를 기대하고 있다.

우리는 격주로 진행하는 맥진만으로 간과 담 상태가 급속히 나빠지는 것을 알고 그 환자가 일반 마가린을 매일처럼 섭취하기 시작했다는 사실을 여러 차례 알아맞혔다. 놀라운 것은 그때마다 환자가 마가린을 구입했다고 한 곳은 건강식품 가게였다는 점이다.

조리용 기름으로서의 투명버터

버터는 마가린과 대부분의 정제 기름에 비해 나은 선택이다. 보통의 버터에서 우유 고형분을 제거한 기(투명버터)의 한 가지 독특한 특징은 다른 포화지방에서는 찾아볼 수 없는 치유 효능이다. 아유르베다의 가르침에 따르면, 기는 '오자스'*를 향상한다고 한다. '오자스'는 인체 조직을 관장하고 호르몬 균형을 잡는 정수다. '오자스'가 충분하면 튼튼한 정신과 육체, 질병에 대한 저항력을 갖게 되며, 장수할 수 있다. 기는 상처와 궤양, 대장염 같은 위와 장 염증의 치유를 촉진한다.

신체적·정신적 회복을 돕는 기의 효능은 과학적으로도 어느 정도 확인되었다. 루돌프 밸런타인(Rudolph Ballentine) 박사에 따르면 기에는 부티르산이

---

* ojas. 생명력, 활력을 뜻하는 산스크리트어. 프라나의 도움을 받아 생명 기능을 조절하며, 자율면역계와 정신적·지적 능력을 담당한다.—옮긴이

들어 있는데, 이것은 항바이러스 및 항암 효능이 있는 지방산으로, 인체 내 항바이러스 화학물질인 인터페론의 수치를 높인다. 부티르산의 또 한 가지 효능은 알츠하이머병의 예방과 치료에 도움이 된다는 것이다.[34]

'오자스'는 동양의학에서 말하는 '정'과 마찬가지로, 과도한 성행위를 하면 대폭 감소된다. 기는 오자스를 향상시킴으로써 과도한 성행위로 면역력이 손상된 사람들에게 유익할 수 있다.

아유르베다는 또 기를 가장 훌륭한 조리용 기름 가운데 하나로 꼽는데, '소화 아그니'를 증가시켜 흡수를 좋게 함으로써 음식물의 영양학적 가치를 높인다는 것이다. 버터를 가열해서 녹인 뒤 위에 떠오른 거품을 걷어내는 방법으로 만드는 기는 실제로 부침, 볶음, 또는 그와 유사한 용도로 사용하는 버터들 가운데 가장 뛰어나다. 뚜껑을 잘 닫아 서늘한 곳에 보관하면 몇 주 정도는 산패하지 않고 보관된다. 오늘날에는 소 사료의 살충제 잔류물이 유지방에 축적되기 때문에 유기농으로 키운 우유로 만든 것이 가장 좋다.

기 만드는 법: 소스팬에 (무염) 스위트버터 1킬로그램을 넣고 끓인 뒤 가볍게 보글거리는 상태를 유지하는 정도로 불을 낮춘다. 표면에 거품이 모여 굳고 두꺼워지는데, 이 거품은 걷어내야 한다. 12~15분 뒤 끓기를 멈추고 기름 튀기는 소리가 나기 시작하면 얼른 불에서 내려 1~2분간 식힌다. 그런 다음 플라스틱이 아닌 유리나 세라믹 용기에 기를 옮겨 담는다. 팬 바닥의 침전물과 표면에서 걷어낸 거품 찌꺼기는 우유 고형분으로, 남겨 두었다가 다른 음식에 유용하게 쓸 수 있다. 이렇게 하면 약 0.5킬로그램의 기가 만들어진다.

올리브/버터 스프레드: 일반 버터를 스프레드로 이용할 때 '올리브버터'를 만들어 쓰면 포화지방과 콜레스테롤 비중이 희석된다. 올리브버터란 연질 버터*를 올리브유와 1대 1로 섞은 것을 말한다. 올리브버터에 섞여 들어간 레시틴 입자들 때문에 올리브버터는 상온에서 고형을 유지한다(레시틴의 양은 버터 무게의 1/2이다). 올리브유가 단일불포화 기름이기 때문에 이렇게 만든 스프레

---

* 교반되는 크림의 온도가 낮을 때 생산되는 무른 버터.—옮긴이

드는 일반 버터에 비해 콜레스테롤 증가 효과가 덜하다. 올리브유 대신 아마씨유를 써서 '아마버터'를 만들 수도 있다. 이것은 민감한 오메가-3 기름을 보호하기 위해 밀폐 용기에 담아 냉장 보관해야 한다.

다음의 지침은 오늘날 시중에서 구할 수 있는 기름을 대상으로 한 것이다. 최근 몇 년 사이에 기름의 질에 대해 뒤늦게나마 집중적인 관심이 일고 있다. 틀림없이 기름 시장의 대형 업체들도 소비자들의 요구에 반응하기 시작할 것이다. 우리는 조만간 제대로 된 기름이 다양하게 나오고 구하기도 쉬워질 것으로 기대하고 있다.

기름 사용 지침

1. 모든 기름은 추출된 것이므로 홀푸드보다 못하다. 그러므로 약으로 쓸 때를 제외하고는 어떤 기름도 권장하지 않는다. (추출) 기름의 1일 최대 권장 섭취량: a) 과체중이거나 활력 저하, 종양, 칸디다균 과잉 증식 등 습증이 있는 사람은 0 또는 극미량. 하지만 이러한 사람들도 오메가-3와 감마리놀렌산 기름은 앞서 제시했던 권고대로 섭취할 수 있다. b) 마른 체형에 조증인 사람은 1일 1스푼까지. c) 별다른 질환이 없는 사람은 최대 1티스푼 정도인데, 이것은 총 기름 수요가 다양한 홀푸드 식품으로 구성된 식단을 통해 충족되기 때문이다.

2. 이 책에 실린 대부분의 조리법은 기름 사용 여부와 무관하게 요리에 적용될 수 있으며, 상당수는 기름을 쓰지 않는 조리법이다. 부침 등에 기름을 사용해야 할 때는 기름을 과열시키지 않으면서 기름 부침의 맛을 낼 수 있는 기름-물 볶음을 권한다('기름 없는' 볶음과 '기름-물' 볶음에 대해서는 5부 '식물성 식품의 조리법과 효능'을 참조하라).

3. 기름을 구입할 때는 제일 먼저 **미정제**라고 명시된 것을 골라야 한다. 그렇지 않은 기름은 정제 기름이라고 표기되어 있지 않더라도 모두 정제 기

름이라고 보면 틀림없다. 미정제 기름은 현재 건강식품과 미정제 식품을 전문적으로 파는 가게에만 갖춰져 있다.

4. **옥수수, 해바라기씨, 홍화씨, 대두, 아마씨, 호두** 등에서 추출한 일반 다가불포화 기름은 무조건 피하라. 금방 압착해서 열, 빛, 공기에 노출되지 않도록 보관한 것이 아니라면 미정제 기름도 먹지 않는 것이 좋다. **신선한 냉압착 다가불포화 기름**도 필수지방산 섭취를 위해 약용이나 조리용으로는 쓸 수 있지만, 가열하는 용도로 써서는 안 된다. 서늘한 곳에 보관할 때 이 기름들의 유효기간은 약 3개월이다. 신선한 냉압착 다가불포화(및 단일불포화) 기름은 일부 가게 또는 인터넷몰에서 구입할 수 있다. **오메가 -3가 풍부한 다가불포화 기름으로는 아마씨, 치아씨, 대마씨, 호박씨, 대두, 호두** 등의 기름이 있으며, 이 가운데서도 월등하게 비율이 높은 것은 아마씨다. 대두 기름은 소화가 어렵다는 단점이 있으며, 동양의학에서는 약간 독성이 있는 것으로 본다.

5. 요리에 두루 쓰기에는 **미정제 단일불포화** 기름이 전반적으로 다가불포화 기름보다 건강에 좋다. 이 기름들은 또 지방과 콜레스테롤이 많이 쌓여 있는 사람—대부분 다량의 동물성 식품을 먹는 사람이다—에게는 기나 코코넛유와 같은 포화지방보다 우선적으로 권장된다. 오보락토베지테리언(달걀과 우유를 먹는 채식주의자)들 가운데서도 이 집단에 포함되는 사람들이 있다.

6. 우리가 가장 우선적으로 권장하는 단일불포화 기름은 정제하지 않은 **올리브유**와 **참기름**이다. 이 기름들은 다음과 같은 중요한 기준들을 충족하기 때문이다. a) 안전하고 건강하게 사용해 온 오랜 역사, b) 매우 쉽게 추출되므로 저온에서도 짤 수 있다. 그 밖의 단일불포화 기름으로는 **아몬드유, 카놀라유, 아보카도유, 살구씨유**가 있다. 이 기름들은 거의 언제나 고도로 정제된 형태로 팔린다. 보통 소비자들에게 카놀라유를 권하는데, 그것은 포화지방 비중은 낮으면서(6%) 오메가-3 지방산을 함유하고(10%), 단일불포화 기름의 성질을 가지고 있기 때문이다. 여기서 한 가지 말해

둘 것이 있는데, 카놀라유는 유기농 제품을 구할 수는 있지만, 거의 대부분 유전자 변형 작물에서 짠 것이다. 또 사실상 언제나 정제, 또는 최소한 부분 정제를 거치며, 따라서 적절한 대사에 필수적인 영양소들이 누락되어 있다. 이에 더해 정제는 오메가-3 비중에도 나쁜 영향을 미친다. 미정제 기름에서는 독특한 쓴맛이 나는 데다 과민성이 없는 사람이 드물기 때문이다. 따라서 업체로서는 질 좋은 미정제 카놀라유를 만들어야 할 동기가 없는 셈이다. 한마디로, 이 기름은 피하라.

7. 이 밖에도 최근 연구에서 높은 점수를 얻은 두 가지 미정제 단일불포화 기름은 **올레 해바라기씨유**와 **올레 홍화씨유**다. 이 둘은 모두 잘 변질되지 않는 것이 특징인데, 그 때문에 다가불포화 기름인 (올레 품종이 아닌) 동종의 기름들보다 훨씬 우월하다(다음 11번 항목의 '홍화씨유'를 참조하라).

8. **올리브유**는 아마 가장 신뢰할 만한 식물성 기름일 것이다. 올리브유는 수천 년 동안 애용되어 오면서 건강에 유익한 효과를 입증해 왔다. 올리브유의 질은 천차만별이다. 상위 세 가지 등급의 판정 기준은 최대 허용 산성도다.

		최대 산성도
1등급	엑스트라버진	1%
2등급	파인버진	1.5%
3등급	커런트버진	3%

이 세 등급은 가끔 정제 과정을 거치는 경우가 있긴 하지만, 저온에서 1차 압착한 것이고, 화학물질이 첨가되지 않으므로 가격이 조금 비싸더라도 그만한 가치가 있다. 미정제 기름은 영양과 풍미가 풍부하다. '순수(pure)'라고 표시된 올리브유는 고온에서 용제 추출한 것일 때가 많고, 풍미를 위해 버진 등급 기름을 첨가하기도 한다.

9. 서양에 올리브유가 있다면, 동양에서는 전통적으로 **참기름**을 애용해 왔

다. 참기름에는 단일불포화지방 비중이 46%나 되지만, 반면에 다가불포화지방도 그와 거의 대등한 비중(41%)으로 들어 있다. 통상 이것은 참기름에서 큰 몫을 차지하는 다가불포화지방이 쉽게 산패할 수 있다는 것을 의미한다. 그러나 다행히도 이러한 산패는 참기름에 천연적으로 들어 있는 항산화 물질인 '세사몰'*에 의해 억제된다. 이러한 발견은 참기름을 모든 기름 가운데 가장 안정된 기름의 하나로 꼽은 고대 인도의 섭식법과도 일치한다.

참기름은 약으로서도 쓰임새가 다양하다. 우선, '조(燥)'를 적시므로, 마르고 갈라진 피부에 바르면 진정제 구실을 한다. 또 요리를 할 때 한두 방울 떨어뜨리면 마른 변으로 말미암은 변비를 완화한다. 변비가 심할 때 빠른 효과를 얻으려면 공복에 1~2스푼을 먹어 장운동을 유도하면 된다(설사가 있을 때는 참기름을 쓰지 않는다). 참기름은 또 해독 작용을 한다. 참기름은 백선, 옴, 대부분의 진균에 의한 피부 질환 치료에 효과가 있는데, 나을 때까지 1일 1회 바르면 된다. 또 근육통이나 류머티즘/관절염으로 말미암은 통증에 탁월한 효과가 있는 마사지 오일이다.

10. 160℃ 이상의 높은 온도가 필요한 요리에서 쓸 수 있는 가장 안정적인 기름 가운데 하나는 **기**다. 동물성 지방을 피하고 싶은 사람이라면 **야자유, 야자핵유, 코코넛유** 등을 써보기 바란다. 이 기름들은 기와 함께 인도식품 가게에 가면 대개 구비되어 있고, 자연식품 가게에서도 구비하는 곳이 점점 늘고 있다. 이 고도포화지방들은 비교적 안정적이지만, 저지방·저콜레스테롤 식단 배경을 가진 사람들, 즉 일반적으로는 오랫동안 채식을 해온 사람들이나 채식주의자들에게 특히 안전하다.

11. **홍화씨유(잇꽃기름)**는 광고나 일부 건강 전문가들이 다가불포화 기름의 비중이 가장 높다(79%)는 이유로 강력히 권장해 왔다. 20년이 넘는 시간 동안 지속되어 온 이러한 주장을 뒤집기란 결코 쉽지 않다. 그러나 어쨌

---

* 깨에 함유된 리그난의 일종인 세사몰린이 가수분해되어 생기는 항산화 물질.—옮긴이

든 분명한 사실은 홍화씨유에는 유익한 효능이 거의 없다는 점이다. 홍화씨유는 다가불포화 기름이 안고 있는 산패 문제(앞에서 언급했다)를 가지고 있을 뿐 아니라, 인도의 아유르베다 의학의 관점에서 보나 우리의 경험으로 보나 똑같이 기름의 신선도나 질에 상관없이 건강에 유해한 것으로 드러났다. 단, **올레산 보강 홍화** 품종의 기름만은 단일불포화 기름의 속성을 가지고 있어서 콜레스테롤을 줄여 주고, 품질이 떨어지는 속도도 더디다. 그래서 이 기름이 보통의 홍화씨유보다 나은 것은 명백하다. 그러나 무조건적으로 올레산 품종을 권장하기에는 아직 이르다.

12. **면실유(목화씨기름)**는 간에서 독성을 유발하고 정상적인 필수지방산 대사를 억제하는 사이클로프로펜이라는 지방산을 가지고 있기 때문에 절대 섭취해서는 안 된다. 일반적으로 땅콩과 목화는 같은 땅에서 돌려심기(윤작)를 하는데, 목화는 농약을 가장 심하게 뿌리는 작물 가운데 하나다. 따라서 토양은 물론이고 나중에 심는 땅콩도 오염되기 마련이다. 땅콩에는 보통 아스페르길루스 플라비스(*Aspergillus flavis*)라는 곰팡이가 기생하는데, 이 곰팡이는 땅콩과 그 기름 속에 암을 유발하는 아플라톡신이라는 물질을 생성한다. 독성 농약을 피하기 위해서는 반드시 **유기농 낙화생유(땅콩기름)**를 사용해야 하는데, 유기농 땅콩은 더 단단하고 아스페르길루스 곰팡이의 기생도 덜하기 때문에 아플라톡신이 들어 있을 가능성도 그만큼 낮다(땅콩의 그 밖의 성질에 대해서는 5부 '식물성 식품의 조리법과 효능'의 38장 〈견과와 씨앗〉을 참조하라).

낙화생유의 유익한 측면: a) 단일불포화 지방산 대 다가불포화 지방산의 비율이 3:1이며, 상당한 비율의 포화지방을 가지고 있다(18%). 그러므로 요리에 쓰기에 충분히 안정적이며, 보통 고온에서 웍을 이용해 재빨리 튀김을 할 때 이 기름을 많이 쓰는 것도 이 때문이다. b) 대부분의 활액낭염* 사례, 심지어 팔을 들어올릴 수 없을 정도로 어깨 통증이 심한 경우에

---

* bursitis. 인대와 근육, 뼈 사이에 조직 사이의 마찰을 줄이기 위해 활액낭이 있는데, 활

도 이례적인 치유 효과를 발휘한다. 땅콩은 비오틴*과 니아신이라는 두 가지 비타민 B군을 풍부하게 함유하는데, 이 비타민들은 각각 지방 대사와 순환계 질환에 도움을 준다. 활액낭염에 낙화생유를 사용할 때는 1일 최소 2회 이상 환부 주변에 기름을 문질러 바르면 된다. 낙화생유 1티스푼을 음식에 뿌려서 먹는 것도 방법이다. 대개는 며칠 안에 통증이 줄어든다. 이 기름 치료를 중단하면 대개 식단과 생활방식에 별다른 변화가 없는 한 통증이 재발한다. 낙화생유 치료법은 에드거 케이시**의 번뜩이는 통찰력으로 발견되었다.[35]

13. 피마자유는 약용 기름이다. 강력한 완하제***로 가장 흔히 이용된다(이 용도로 쓸 때는 잠자리에 들기 직전에 1~2스푼을 복용한다). 피마자유는 외용약으로도 유익한데, 낭종·종양·무사마귀·혹 그 밖의 독성 퇴적물을 녹여서 끄집어내는 일종의 찜질제로 쓰인다. 피마자유는 또 진정 효과가 있으며, 흉터를 부드럽게 만들고 제거하는 데도 도움이 된다. 이러한 목적을 위해서는 모직 플란넬 천을 피마자유에 담가 두었다가 하루 1회 이상 1~2시간 동안 환부에 대어 두면 된다. 효과를 높이려면 습포제 위에 보호대를 덧댄 다음 그 위에 직접 뜨거운 물이 든 병이나 히팅 패드를 대서 열을 가하면 된다.

액으로 채워진 막힌 주머니인 활액낭은 활주면 기능을 한다. 활액낭에 염증이 생긴 것을 '활액낭염'이라고 한다.—옮긴이

* biotin. 장내 미생물 증식에 반드시 필요한 비타민 B군의 수용성 비타민. 거의 모든 생물체에서 다양한 대사 과정에 관여한다. 식물과 미생물은 생합성할 수 있으나 동물을 포함한 다세포 진핵생물은 외부에서 섭취해야 한다.—옮긴이

** Edgar Cayce. 1877~1945. '일본 열도 침몰설'을 예언한 미국이 낳은 20세기의 위대한 예언가.—옮긴이

*** 배변을 쉽게 하는 약.—옮긴이

기름의 보관

적절하게 보관하면 기름의 산패를 막을 수 있다. 기름은 포화도가 낮을수록 더 빨리 산패한다. 다가불포화 기름이 가장 빨리 산패하는 것은 그 때문이다. 기름에서 악취가 나고 쓴맛이 나면 더 사용해서는 안 된다.

열과 공기는 기름의 질 저하를 재촉한다. 기름은 밀폐 용기에 담아 18℃ 이하에서 보관해야 하며, 온도가 낮을수록 좋다. 가장 이상적인 온도는 3~9℃이다. 이것은 통상 냉장 온도이기도 하다. 참기름보다 단일불포화지방산 비중이 높은 대부분의 기름—올리브유, 올레 해바라기씨유, 올레 홍화씨유 등—은 미정제 제품인 경우 매우 낮은 냉장 온도에서는 굳는 경향이 있다. 이것은 기름을 기본적으로 부침, 튀김, 볶음 또는 그와 유사한 용도로 쓸 때는 아무런 문제가 되지 않는다. 기름을 입구가 넓은 항아리에 담아 냉장 보관해 두었다가 숟갈로 떠서 달군 팬에 녹여 쓰면 된다. 기와 같은 모든 포화 기름과 지방에는 적어도 어느 정도는 다가불포화지방이 들어 있기 때문에 서늘한 곳에 보관해야 한다.

빛은 공기보다 기름에 훨씬 더 나쁜 영향을 미치는데, 불포화지방산을 프리 라디칼 사슬로 변형시킨다.[36] 그래서 기름은 불투명한 용기에 담아 보관하거나 어두운 곳에 보관해야 한다.

기름은 대부분의 플라스틱 종류와 쉽게 결합해 플라스티사이드라는 유독 물질을 생성한다. 일부 가게에서는 흔히 커다란 플라스틱 용기에 담긴 기름을 따라 판다. 이런 기름의 맛은 활기가 없다. 특히 유리 용기에 담아 보관한 똑같은 기름과 비교해 보면 이 점을 확연히 느낄 수 있다. 하지만 신선한 냉압착 아마씨유와 같은 일부 고급 기름을 완전한 비반응성 플라스틱에 담아 팔기도 하는데, 이와 같은 플라스틱을 사용한 경우에는 그렇다고 상표에 반드시 명시되어 있다(혹시라도 그렇지 않은 경우에는 제조업체에 물어서 확인하기 바란다).

그래도 굳이 일반 다가불포화 기름 또는 종류가 뭐든 정제 기름을 사용해야겠다는 사람들은 한 달에 한 번 기름에 비타민 E를 첨가하면 기름의 질 저하는 물론 노화와 면역력 손상을 어느 정도 완화할 수 있다. 기름 0.5리터당 비타민 E 300I.U. 정도를 넣으면 된다. 또 이런 기름을 정기적으로 섭취하는 사람은 식단에 더 많은 비타민 E를 포함하는 것도 현명한 방법이다.[37] 앞의 4번 항목에서 설명했던 신선한 냉압착 다가불포화 기름은 짜서 바로 어둡고 서늘한 곳에 보관했다면 비타민 E를 별도로 첨가할 필요가 없다.

추출 기름 없이 살기

우리는 아이다호에서 있었던 하계 힐링캠프 동안에 기름을 전혀 쓰지 않고 요리를 하기로 결정했다. 우리는 '씨앗 요구르트'로 소스와 샐러드 드레싱을 만들었다. 캠프 참여자들도 견과와 씨앗을 직접 빻아 가루로 만들어 채소 요리에 뿌렸다. 이렇게 하자 곡물과 채소만으로 이루어진 단순한 메뉴가 한층 다채로워졌다. 기름이 없다고 불평하는 사람은 아무도 없었다. 모든 사람이 만족감을 느꼈으며, 더욱 가벼워진 식사를 즐겼다. 그때 이후로 참여자들 대부분이 식용유 사용량을 대폭 줄였으며, 상당수는 아예 기름을 사용하지 않고도 잘 살고 있다.

기름 없이 베이킹팬 준비하는 법

- 따뜻한 물에 (1:1 비율로) 레시틴 알갱이를 푼다. 레시틴을 푼 물을 마치 기름처럼 붓에 적셔 팬을 가볍게 문지른다. 레시틴은 쉽게 불에 타므로 175℃ 이상으로 가열되지 않도록 주의해야 한다.
- 팬을 적신 뒤 옥수숫가루 또는 밀가루를 뿌린다.

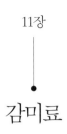

11장

감미료

동양의학과 현대 영양학에서 단것을 바라보는 관점을 비교해 보면 전반적으로 당과 그 단맛을 보는 새로운 시각을 얻게 된다.

당 과잉 증후군

동양의학에서는 어떤 맛이든 지나친 것을 경계한다. 서구 영양학의 관점에서는 과도한 단맛의 작용을 다음과 같은 원리로 설명할 수 있다. 탄수화물 대사는 단백질 대사를 조절하며, 반대로 단백질 대사는 탄수화물 대사를 조절한다. 만약 특히 정제 설탕 형태로 과도한 단맛 음식(탄수화물)을 섭취하면 단백질 수요가 증가한다(대부분의 사람에게 곡물과 콩은 균형 잡힌 양의 단백질과 탄수화물을 가지고 있다). 고농축 당 섭취가 증가하면 고농축 단백질에 대한 욕구가 증가하며, 그러한 욕구를 동물성 식품으로 채우게 된다. 이러한 악순환이 점점 더 가속화되면 고기와 당에 대한 집착으로 이어지게 된다. 말하자면 둘 모두를 과잉 섭취하게 되는 것이다. 이러한 집착은 육체와 정신 모두에 문제를 일으킨다. 이러한 문제를 제거하기 위해 진정제, 진통제, 중독성 물질을 찾게 되지만, 이것들은 모두 일시적일 뿐이다. 이러한 악순환 전체를 일컬어서 '고기, 설탕, 약물 증후군'이라고 한다.

단맛의작용

전통 동양의학의 관점*	현대의 생리학과 영양학
1. 비(脾)로 들어간다.	1. 당은 췌장에서의 인슐린 생산을 활성화하며, 홀푸드 형태일 때는 췌장 효소인 아밀라아제를 활성화한다.
2. 상승하고, 밖으로 분산하며, 순조롭게 한다.	2. 당은 뇌 활동에 영향을 미치고 연료를 제공한다. 고혈당(과잉 혈당)은 산만하고 방향감각을 잃는 효과를 낳는다. 당은 혈관을 팽창시켜 피가 인체 외곽 쪽으로 흐르게 한다. 혈당 부족은 짜증, 어지럼증, 두통, 기타 부조화의 원인으로 알려져 있다. 또한 뇌에 트립토판을 비롯한 몇몇 아미노산이 충분하면 불면증, 우울증, 통증이 감소하면서 대체로 조화로워진다. 균형 잡힌 혈당 수준은 뇌에 보내지는 트립토판의 양을 극대화한다.
3. 한(寒)을 제거한다.	3. 탄수화물과 당이 연소되면서 온기가 생성된다.
4. 강장하며, 따라서 허증과 허약함에 좋다.	4. (미정제 탄수화물로부터 얻는) 당은 근육·신경·뇌의 연료이며, 모든 신체 기능의 주된 에너지원이다.
5. 적신다.	5. 미정제 복합탄수화물 형태의 질 좋은 단맛은 점막에 묽고 건강한 점막층을 형성한다. 지나친 또는 질 나쁜 단맛 음식은 인체 내에서 칸디다 알비칸스를 비롯한 효모균과 진균들이 증식하는 데 유리한, 건강하지 못한 점액과 습한 환경을 촉진하며, 수종(水腫)의 원인이 된다.
5.1. 입, 목구멍, 폐의 건조함을 적신다.	5.1. 예로부터 가장 효과적인 감기시럽, 드롭사탕, 목사탕은 단맛 음식을 기반으로 만들었다(이상적인 것은 꿀, 감초 등이다).
6. 과도하면 뼈가 쑤신다.	6. 과도한 단맛 음식은 칼슘 대사를 지연하며, 골 소실과 관절염을 비롯한 뼈 질환을 초래한다.
7. 과도하면 머리카락이 빠진다.	7. 과도한 단맛 음식은 혈액을 산성화하고, 비타민 B를 비롯한 각종 비타민을 파괴하고, 인체 내 미네랄을 고갈시킨다. 이 모든 것은 다른 질환들과 더불어 건강하지 않은 머리카락의 원인이 된다.

주의: 매우 이른 시기의 동양의학 문헌에서는 단맛이 대개 멥쌀, 대추야자, 양아욱 등의 홀푸드 음식과 연관되어 규정되었다.

• 3, 4, 5의 효과는 많은 단맛 음식에 해당되지만 모든 단맛 음식에 해당되지는 않는다. 예컨대 3번과 4번은 대부분의 과일에는 해당되지 않는다. 일반적으로 과일은 허, 한, 허약함에 적절한 음식이 아니다.

당에 비해 상대적으로 단백질이 부족할 때는 또 다른 당 증후군이 생길 수 있다. 이때는 단백질의 당 대사 조절 기능이 약해져 식단에서 단백질을 늘리지 않으면 점점 더 많은 당 음식을 갈구하게 된다. 이러한 양상은 백미와 백설탕과 청량음료가 주를 이루고, 여기에 변성 단백질이 포함되고 미네랄은 부족한 채식 식단을 먹는 사람들 사이에서 주로 발견된다. 오늘날의 중남미 여러 지역에서 이와 같은 식단을 채택하고 있다. 또한 고기를 먹는 지역에서 고기는 덜 먹지만 정제 식품 식단을 먹는 채식주의자들 사이에서도 이런 양상이 나타난다. 이러한 당 증후군의 또 다른 원인은 홀푸드 채식 음식이 식단의 중심을 이루기는 하지만 그 조합이 끔찍하리만치 엉망이고, 음식을 꼭꼭 씹어 먹지 않는 것이다(9장 〈단백질과 비타민 B$_{12}$〉 중 '단백질 가용성 개선하기'를 참조하기 바란다).

당의 이용과 오용

당은 생명의 주된 동력원이며, 인체의 화력을 유지하는 데 없어서는 안 될 연료다. 홀푸드 속의 당은 적절한 미네랄들과 균형을 이루고 있다. 이러한 당을 분해하고 흡수해서 얻는 에너지는 꾸준하고 오래가는 성질이 있다.

천연의 당을 정제하고 농축하면 생명력이 분산되고 본래의 균형이 헝클어진다. 정제 설탕은 순식간에 대량으로 혈류 속으로 흘러 들어가 위장과 췌장에 충격을 준다. 또 인체의 미네랄을 빠르게 소모하는 산성 환경이 형성된다. 이렇게 되면 인체 시스템에서 칼슘이 소실되어 뼈 질환을 초래한다. 소화계도 약해져서 음식을 적절히 소화하고 흡수하지 못하게 된다. 이것은 혈당 불균형으로 이어지며, 당에 점점 더 탐닉하게 된다.

정제 설탕은 높은 에너지를 보유하고 있어서, 우리가 계속 일을 할 수 있도록 해준다. 그러나 불행히도 이것은 중독성이 있으며, 질병과 비애감을 부른다. 약용으로 아주 소량을 쓸 수는 있지만 다량의 당은 반드시 비만, 저혈당증, 당뇨, 고혈압, 심장병, 불면증, 면역력 결핍, 충치, 골 소실로 이어진다. 또 포진, 효모균 감염, 암, 생리전증후군, 생리불순, 남성 발기부전에도 크게 기여한다. 뇌 기능을 떨어뜨려 기억력과 집중력 약화, 신경쇠약, 소심함, 폭력성, 과도한 수다나 침묵, 부정적 사고, 편집증, 자기 연민, 언쟁, 짜증 등의 정서 불안, 단맛 음식에 대한 과도한 탐닉을 초래한다.[1] 이 마지막 결론은 필자의 개인적 관찰에 따른 것인데, 삶에서 부딪히는 좀 어렵긴 해도 붙어 볼 만한 도전을 감당하지 못하는 사람들은 대개 과도하게 단맛 음식을 소비한다는 공통점이 있었다. 단맛 음식은 나태함의 연료다.

단것에 당기는 입맛 충족하기

- 가장 좋은 단맛 원천은 홀푸드 채식* 식단이다. 홀푸드 채식을 잘 씹어서 먹으면 그 속에 들어 있는 천연의 풍미와 단맛을 십분 끌어낼 수 있다. 곡물, 콩, 채소 등 모든 복합탄수화물 음식은 오래 씹을수록 단맛이 강해지기 때문에 점차 당 탐닉이 사라지게 되고, 균형 잡힌 단순한 식단을 통해 이러한 욕구를 충족할 수 있게 된다.

- 과당, 흑설탕, 터비나도 설탕** 같은 '천연' 감미료들을 조심하라. 이것들 역시 백설탕에 버금가는 정제되고 농축된 설탕일 뿐이며, 효과도 비슷하다.

- 음과 양 음식 사이의 균형을 잡아라. 천일염, 절임, 미소, 간장 등의 짠맛

---

*   원문은 'whole vegetal foods.' 건강한 음식물을 가리키는 'whole food', 'whole grain', 'whole sugar' 등에서 'whole'의 가장 직접적인 의미는 'unrefined' 또는 'minimally refined,' 즉 정제하지 않았거나 최소한으로 정제해 그 식품 본래의 영양분이 고스란히 남아 있다는 것이다. 맥락에 따라 '온전(한)'과 '통' 또는 '홀푸드'를 혼용했는데, 그 의미는 완전히 똑같음을 밝혀 둔다.—옮긴이

** turbinado sugar. 사탕수수를 분쇄해 얻은 즙액을 감압기와 원심분리기를 이용해 결정화한 다음 수증기로 세척해서 생산한다. 99%의 순수한 설탕과 1%의 당밀이 들어 있다. 데메라라 설탕과 거의 비슷하지만 약간 더 정제된 것이다. 당밀과 비슷한 달콤한 맛을 낸다. 정제 설탕의 유해성이 알려지면서 한때 건강하게 그것을 대체할 재료로 각광받았다.—옮긴이

음식은 인체 에너지를 강하게 아래로 유도하기 때문에 상승하는 성질을 가진 단맛에 대한 탐닉을 만들어낸다. 고기, 생선, 치즈 같은 대부분의 동물성 식품은 단백질 비중이 높기 때문에 앞에서 언급했듯이 당 탐닉을 피하려면 반드시 절제해서 신중하게 사용해야 한다.

- 쇠약하고 허한 병증의 치유 목적이 아니면서 규칙적으로 고기를 섭취한다면 적어도 균형을 위해 설탕 대신 샐러드, 래디시, 버섯, 감자, 밀순이나 보리순, 과일 등을 먹어야 한다. 그와 더불어 아래의 권장 음식들도 매우 유익하다.

- 디저트의 감미료로는 과일, 과일즙, 쌀물엿, 엿기름, 스테비아, 미정제 설탕(미정제 사탕수수 즙 분말), 메이플시럽, 당밀, 아마자케(감주) 등을 이용하라.

- 디저트 또는 디저트 재료로 단맛 채소(비트, 예루살렘 아티초크, 당근, 겨울호박, 고구마, 파스닙)를 먹어라. 생당근은 당 탐닉에 특히 도움이 많이 된다. 우리가 직접 관찰한 바에 따르면 일부 채소, 특히 당근이 정제 설탕보다 더 빠르고 오래 지속되지만 덜 극단적인 수준으로 혈당을 높이는 효과가 있음을 보여주는 최근 연구들은 전적으로 옳다.

- 새싹 또는 에세네파* 빵과 같은 발아 식품—발아 과정에서 전분이 당으로 전환된다—을 이용하라. 미세조류는 자체의 전분 일부를 당으로 선(先)대사하기 때문에 당 대사를 빠르게 조절하기 위해 필요한, 쉽게 소화되는 단백질의 훌륭한 원천이다. 스피룰리나, 클로렐라, 아파니조메논은 당 탐닉을 줄이는 효과가 매우 뛰어나다.

- 시고, 맵고, 향이 짙은 음식도 당 탐닉을 줄인다.

---

* Essene. '경건한 자들'이라는 의미를 담고 있으며, 쿰란 공동체라고 하는 사막 공동체 생활을 했던 유대교의 한 분파. 종말에 대한 기대를 가지고 있었기 때문에 사회와 격리되는 경향이 강했으며, 로마군에 궤멸된 것으로 보인다. 엄격한 금욕 생활과 섭식으로 유명하며, 이들의 유적지에서 가장 오래된 구약 사본인 '사해문서'가 발견되었다.—옮긴이

- 과잉행동이 당 탐닉의 원인일 수도 있다. 과잉행동은 흔히 운동 부족 또는 급하게 먹는 식습관, 고기와 정제 식품의 과잉 섭취에서 비롯한다. 이럴 때는 생채소 또는 가볍게 익힌 채소를 먹거나, 반차*에 레몬을 타서 마시거나, 또는 그냥 신체 활동을 하는 것이 좋다. 운동이나 심호흡도 욕구를 가라앉히는 데 큰 도움이 된다.

식당 음식이나 대량 생산된 음식물에 포함된 당을 피하기 위해서는 되도록 집에서 식사를 하는 것이 좋다. 빵, 시리얼, 샐러드 드레싱, 수프, 믹스, 통조림, 병에 든 음료 등의 상품 표시를 잘 읽어 보면 예외 없이 설탕이나 화학 감미료가 반드시 들어 있다.

당 섭취량을 서서히 줄여야 한다. 몇 가지 원칙을 정해 놓거나 자기 성찰을 하면 피로감, 불안감, 우울증 같은 금단증상을 순조롭게 이겨낼 수 있다. 당을 갑자기 뚝 끊어버리면 오히려 탐닉이 생길 수 있다.

당 섭취를 끊은 사람은 거의 언제나 더 높은 영성, 정서적 안정, 기억력과 언변의 향상, 편안한 수면과 꿈, 감기와 치아 문제의 해소, 끈기와 집중력 향상, 전반적인 건강 증진을 경험한다.

꿀

백설탕이 최악의 식품 가운데 하나라는 사실을 알고는 그것을 똑같이 다량의 꿀로 대체하는 사람들이 더러 있다. 꿀은 벌에 의해 고도의 정제 과정을 거치기 때문에 백설탕보다 칼로리가 더 많다. 꿀은 매우 달며, 혈류 속으로 직접 매우 빠르게 흡수된다. 다만 꿀에는 여러 가지 미네랄과 효소가 함유되어 있어서 설탕만큼 인체의 미네랄 균형을 엉망으로 만들지는 않는다.

---

* 따고 남은 딱딱한 찻잎으로 만든 질이 낮은 차. 보통 티백을 만든다.—옮긴이

꿀은 수백 년 동안 약용으로 쓰여 왔다. 모든 유형의 꿀은 생꿀이든 가열한 꿀이든 자연스럽게 간을 조화롭게 하고, 독소를 중화하고, 통증을 완화하는 작용을 한다. 열성은 중립이다. 게다가 살균처리하거나 가열한 꿀은 조함을 적시고, 건조하거나 쉰 목, 마른기침을 낫게 한다. 생꿀과 가열한 꿀 모두 위궤양·구강궤양·고혈압·변비 치료에 유용하며, 화상에 직접 바르기도 한다. 꿀의 단맛과 항(抗)독성은 알코올 의존증의 악순환을 끊는 데도 쓰인다(알코올 역시 당이다). 숙취 때문에 알코올이 당길 때 꿀 1스푼을 먹으면 된다. 꿀의 윤활 효과는 과로하거나 생리불순이 있거나 짜고 기름진 음식으로 탈진했을 때 유익하다.

곡물−채소 식단을 실천하는 사람이라면 대체로 약간의 꿀은 적당하다. 대부분의 용도에서 꿀 1~3티스푼을 따뜻한 물에 타서 마시거나, 다른 음식에 섞어서 먹으면 꿀의 강력한 효과를 누그러뜨릴 수 있다. 가열한 꿀은 점액이 과다한 사람은 먹지 말아야 한다. 전혀 가공하지 않고 열을 가한 적이 없는 생꿀이 더 낫다. 생꿀에는 점액을 말리는 성질이 있으며, 부종과 과체중 등 습이 있는 사람들에게 도움이 된다. 영아들에게는 생꿀을 먹이지 말아야 하는데, 이에 대해서는 21장 〈어린이를 위한 음식〉에서 설명한다.

예로부터 아유르베다 의학은 꿀을 가열하면 유익한 성질이 사라진다고 주장해 왔다. 생꿀은 일부 식품상과 천연식품 가게에서 구입할 수 있으며, 양봉업자들에게서 직접 구입할 수도 있다.

감미료 비교

화학 가공 감미료		
감미료	**구성**	**원천**
백설탕	99% 자당	사탕수수와 사탕무
원당	96% 자당	사탕수수와 사탕무
흑설탕	98% 자당	당밀이 첨가된 백설탕
옥수수 시럽	96% 자당	옥수수 전분으로 가공
당밀	65% 자당	과립형 설탕 제조의 부산물(미네랄 함유)

과당, 자일리톨, 소르비톨은 천연 원천으로 만들 수는 있지만 가격이 너무 비싸기 때문에 시판 포도당과 자당을 이용해 정제해서 만든다.

천연 가공 감미료		
감미료	**구성**	**원천**
미정제 설탕	82% 자당	미정제 사탕수수즙 분말
메이플시럽	65% 자당	단풍나무 수액을 졸여 만듦
사탕수수 당밀	65% 자당	사탕수수즙을 졸임
바베이도스* 당밀	65% 자당	사탕수수즙을 졸임
쌀물엿과 엿기름	50% 엿당	발효 곡물—인체 미네랄 균형에 덜 파괴적이다
꿀	86% 포도당-과당 조합	벌의 위장에서 가공된 화밀
과일즙	10% 자당	과일
과일 시럽과 대추야자설탕	70% 이상 자당	과일—신선한 과일보다 훨씬 농축되고 더 달다.
아마자케	엿당 40% 이하	발효시킨 쌀

---

* 중미의 베네수엘라 북동쪽 카리브해에 있는 섬나라.—옮긴이

주의: 위에 비율이 제시된 당 외에도 쌀물엿·엿기름·아마자케는 포도당을, 과일 감미료는 과당을 소량 함유한다. 또 미정제 설탕은 상당한 양의 포도당과 과당을 함유하는데, 이 둘을 합치면 대략 11% 정도 된다. 이것들을 합쳐 전체 당 비중은 93%가 된다.

홀푸드 형태에 들어 있는 자당 등의 당은 인체에 부정적인 효과를 거의 미치지 않는다. 그러나 정제 설탕은 혈당 균형을 무너뜨린다.

여러 당의 당도 비교		
과당을 10으로 보았을 때의 상대적 수치		
당	**당도**	**천연 원천**
과당	10	과일, 그리고 옥수수 등의 자당으로부터 생산(자당은 과당과 포도당으로 구성되어 있다)
자당	6	과일, 덩이줄기, 씨앗, 곡물, 사탕수수
포도당	4	과일, 곡물, 식물
엿당	2	싹을 틔운 통곡
젖당	1	유제품

권고

최근 몇 년 사이에 수많은 감미료가 건강에 유익하다고 홍보되었다. 그런 감미료들 가운데 하나가 과당이다. 과당은 백설탕보다 훨씬 달지만, 췌장에 인슐린 생산의 부담을 주지 않는다. 이 밖에 무칼로리 합성 감미료도 있다.

우리 관점으로는 고도로 가공되고 미네랄, 섬유, 비타민, 효소 등이 어우러진 홀푸드로부터 벗어난 식품은 무조건 영양 가치가 제한적일 수밖에 없다. 또한 어떤 특정한 감미료가 건강에 유익하다는 주장에도 불구하고, 그 원천과 상관없이 과도한 단맛은 단백질-탄수화물 균형을 무너뜨리고, 신장-부신의 기능을 약화하며, 미네랄을 고갈시킨다.

곡물의 엿기름

우리는 최소한으로 농축되고, 최소한으로 달고, 홀푸드에 가장 가까운 감미료를 사용할 것을 권한다. 위 감미료들 가운데 여기에 가장 가까운 것은 바로 엿당 감미료다. 엿당 감미료는 달기가 백설탕의 1/3에 불과하며, 고도 가공식품이 아니다. 쌀이나 보리로 만든 엿은 기본적으로 엿당으로 이루어져 있으며, 구하기도 쉽다. 한 가지 더 꼽자면 아마자케(감주)인데, 이것 역시 엿당이 풍부한 식품이다. 아마자케는 미묘하게 균형 잡힌 그 단맛을 찾는 수요가 늘어나면서 구하기가 더 쉬워졌다. 아마자케는 집에서 쉽게 만들 수 있다는 장점도 있다(5부 '식물성 식품의 조리법과 효능' 51장 〈디저트〉의 '아마자케' 부분을 참조하라).

이 곡물 기반 감미료의 성분들 가운데 최소 절반 이상은 통곡에서 발견되는 영양소들이다. 또한 거기에는 다당류가 상당한 비중으로 함유되어 있는데, 이것들은 단당에 비해 소화에 훨씬 더 오랜 시간이 걸린다. 그 때문에 고도 정제 감미료를 섭취했을 때에 비해 혈당의 상승과 하강이 훨씬 완만하다.

미정제 설탕 — 미정제 사탕수수즙 분말

손쉬운 백설탕 사용에 익숙한 사람들에게 꿀, 당밀, 쌀물엿 등의 시럽은 처음에 불편하게 느껴질 수도 있다. 심지어 식탁용 설탕과 같은 농도의 과립형 엿기름조차 아직 설탕의 자극적인 단맛에서 헤어나지 못한 사람에게 너무 밍밍하다며 퇴짜를 맞는다. 이런 사람들이 택할 수 있는 비교적 건강한 대안은 미정제 사탕수수즙 분말로, 지난 5000년 동안 일부 적도 지역에서 이용되어 왔다. 이것은 온전한 사탕수수즙에서 수분을 증발시키는 간단한 방법으로 만든다. 이러한 유형의 통설탕은 그 고약한 사촌인 백설탕과 거의 같은 정도의 당도를 가지고 있지만 다른 홀푸드와 마찬가지로 고유한 일련의 미묘한 풍미를 모두 가지고 있다. 이것을 흑설탕이나 온갖 원당과 혼동하지 말기 바란다. 이것은 그것들에 비해 모든 정제 설탕이 가져오는 온갖 질병과 충치를 예방하는 데 도움을 주는 여러 영양소와 미네랄들을 훨씬 더 많이 가지고 있다.[2] 인도에서 '구르'*라고 부르는 건조 미정제 사탕수수즙은 그 수분 비중으로 말미암아 발효가 진행되기 때문에 그동안 수출에 어려움이 있었다. 그러나 최근에는 좀 더 건조시켜 발효되지 않는 제품들이 서구에서 처음으로 제조되고 있다. 이 사탕수수즙 분말의 일반적인 150그램들이 제품에는 단백질 1.1그램, 비타민 A 1600I.U., 비타민 C 50밀리그램, 비타민 B_1, B_2, B_3 각 20밀리그램, 칼슘 165밀리그램, 인 50밀리그램, 크롬 40마이크로그램이 들어 있다. 백설탕에는 이 가운데 어떤 영양소도 들어 있지 않다. 미정제 설탕은 또한 백설탕보다 20배 이상 많은 철과 아연을 함유한다(앞의 표에 실린 다른 천연 가공 감미료에도 보완 영양소들이 풍부하게 함유되어 있다).

몇몇 식품 업체는 재료 표시난에 설탕을 명기하지 않는 것이 판매에 유리하다는 사실을 너무 잘 알고 있다. 그래서 그들은 이제 정제 설탕을 첨가하면서도 '건조 사탕수수즙' 또는 '사탕수수즙'이라고 표기한다. 하지만 건조 사탕수수즙은 고도의 정제 식품이며, 정제 백설탕의 다른 이름일 뿐이다. 확실한 홀푸드를 원한다면 반드시 '미정제 건조 사탕수수즙'이라고 명기된 것을 구입해야 한다.

스테비아

중남미 전역과 미국 남서부 일부 지역에서 자라는 스테비아 레바우디아나**라

---

* gur. 사탕수수즙으로 만든 인도의 전통적인 원당 덩어리. 당밀과 당 결정이 분리 과정을 거치기 이전의 농축 당이다.—옮긴이

** 학명은 *Stevia rebaudiana*. 국화과의 다년생 식물로 60~90센티미터 정도까지 키가 자란다. 중남미 산간 지역의 물빠짐이 좋은 곳에서 자라며, 우리나라에서는 자연 상태에서 월동하지 못한다. '스테비오사이드'라는 물질이 단맛을 낸다. 당도는 설탕의 30~300배에 이르지만 칼로리는 설탕의 1%도 되지 않아 건강 감미료로 인기를 얻고 있다. 스테비오사이드는

는 이 작은 식물은 단맛이 나는 잎과 꽃봉오리 때문에 찾는 사람이 점점 늘어나고 있다. 남미에서는 수백 년 동안 감미료로 사용되어 왔으며, 현재 일본에서는 상업적으로 널리 판매되고 있다. 일본에서는 청량음료부터 간장까지 온갖 식품에 이 식물을 쓰고 있다. 일본의 학자들은 당도는 같은 무게 설탕의 30배에 달하면서도 칼로리는 무시할 수 있을 정도로 적은 이 약초가 미래에는 주된 천연 감미료가 될 것이라고 기대하고 있다.

스테비아는 온전한 약초 식품이기 때문에 그 단맛을 훌륭하게 보완하는 다른 성분들을 함유하고 있다. 히로시마대학교 치과대학의 보고서에서는 스테비아가 실제로 설탕과 달리 치아 박테리아의 먹이가 되는 것이 아니라 오히려 그 증식을 억제한다는 사실을 밝혀냈다. 다른 연구들에서도 스테비아와 혈당 조절 사이의 유익한 관계가 증명되어 왔다. 예를 들면, 24명의 저혈당증 사례에서 어떤 과민증 징후도 나타나지 않았다.[3] 당뇨병 환자들에게서도 비슷한 결과가 나왔다.[4] 사실, 아직 스테비아와 관련해 어떤 유해한 효과도 보고된 것이 없다. 일본과 중남미의 과학자들은 강장, 이뇨 작용을 비롯한 스테비아의 다른 속성도 발견했다. 스테비아는 또한 정신적·신체적 피로를 치료하고, 소화를 고르게 하고, 혈당을 조절하고, 체중 감량을 돕는다.[5]

스테비아는 미국에서도 분말이나 액상 추출물 형태로 천연식품 가게에서 점점 쉽게 구할 수 있다. 스테비아의 감미 능력은 굉장해서 액체 한 컵에 1~3방울만 떨어뜨려도 충분할 정도다. 잎 분말 1티스푼을 하룻밤 물에 담가 두면 간단히 추출물을 만들 수 있다. 스테비아의 단맛은 열에 영향을 받지 않는다. 따라서 차를 비롯한 음료, 통조림 과일, 각종 디저트에도 사용할 수 있다. 하지만 디저트에 사용된 스테비아는 다른 고칼로리 감미료들과 달리 질펀한

체내에 흡수되지 않으므로 혈당에 영향을 주지 않으며, 스테비아에 함유된 '테르펜'이라는 물질이 인슐린 분비 세포를 자극해 오히려 당뇨에 도움을 주는 것으로 알려져 있다. 처음 접하는 사람은 그 풀 냄새 때문에 꺼리기도 하지만 이내 익숙해진다. 우리나라에서도 일부 재배되고 있으며, 건조 분말 또는 액상 형태의 제품을 쉽게 구할 수 있다.—옮긴이

맛이나 수분을 보태지는 않는다. 이와 같은 이유로, 인체 내에서 습을 생성하는 성질도 없는 듯하다. 그러므로 잠정적이지만, 과체중인 사람들이나 담(痰), 칸디다균, 부종, 그 밖의 습 징후가 있는 사람들에게 훌륭한 감미료로 보인다. 주의: 초록색 또는 갈색의 스테비아 추출물이나 분말만을 이용해야 한다. 맑은 추출물이나 흰색 분말은 피해야 한다. 이것들은 고도로 정제한 제품으로 필수적인 생리활성물질이 없고 불균형을 유발한다.

젖당과 과일 추출물

우유의 젖당은 많은 사람이 과민성을 보이는 정제 식품이므로 이상적인 감미료라고 할 수 없다.

과일즙은 수분 비중이 높아 당도가 비교적 낮고 구하기도 쉬우므로 권할 만하다. 그러나 과일즙을 시럽으로 농축하면 당 비중이 매우 높아진다. 곡물 발효 식품과 달리 과일즙과 그 시럽은 홀푸드와는 거리가 멀다. 홀푸드가 가진 복합적인 영양소들이 없기 때문이다. 대부분의 시판 과일에 살포되는 다량의 농약이 과일 시럽에도 농축되기 때문에 이러한 감미료를 사용할 때는 유기농 제품을 고르는 것이 현명하다.

과일즙과 아마자케는 보통 단독으로 음료로 마실 수 있는 유이한 감미료다. 이 감미료들은 다른 식품들과 잘 조합되지 않기 때문에 이러한 특징이 중요하다. 다른 식품과 섞이면 원치 않는 불쾌한 발효가 일어날 수 있다.

깨어 있는 감미료 사용

질만 신경 쓰다 보면 양을 망각하기 쉽다. 적은 양의 정제 감미료는 오히려 많은 양의 좋은 감미료보다 더 잘 균형을 유지할 수 있다.

곡물-채소 식단이 잦은 고농축 감미료 사용을 부추기지는 않지만, 잔치 등에서와 같이 단맛 음식과 그것들이 지닌 조화시키고, 상승시키고, 분산하는 성질이 꼭 필요할 때가 있다.

미국에서는 단맛 음식이 너무나 일상화되어 그 특별함에 대한 고마움을 잊어버렸다. 작물을 기르고 추출, 발효, 가열 또는 그 밖의 수단을 통해 신중하게 사용해야 마땅한 순수한 물질로 그 작물을 변형하는 감미료 생산에는 엄청난 노력이 들어간다.

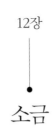

소금

소금은 (…) 가라앉는 결정체로 우리를 몸과 마음 깊숙한 곳으로 끌고 내려가는데, 거기서 중심이 잘 잡힌 집중된 물질이 그 정반대(비물질)인 영혼에 대한 명징한 지각을 이끌어낸다.

-자크 드 랑그르(Jacques De Langre), 《천일염과 당신의 삶(Seasalt & Your Life)》에서

서구에서는 지난 50년 동안 소금을 둘러싸고 논란이 벌어지고 있다. 대부분의 증거는 소금을 진범으로 지목한다. 하지만 실험에 쓰인 소금은 수천 년 동안 사용되어 왔던 통소금이 아니라 99.5% 이상 염화나트륨으로 구성되어 있고, 여기에 항응결제로 쓰이는 요오드화칼륨과 요오드를 안정시키기 위해 당(덱스트로스*)을 첨가한 고도의 정제 화학소금이었다.

    소금에 대한 적대적인 정보가 산더미처럼 쌓여 있는데, 대체로 정제 소금의 과용에 대한 경고다. 오늘날의 소금은 정제 백설탕과 흰 빵, 파스타, 페이스

---

*   결정 글루코오스. 포도당의 일종으로 녹말을 산 또는 효소로 분해하여 얻는 D-글루코오스 결정의 상업적 명칭이다. 결정포도당이라고도 하며, 화학적인 방식으로 많이 생산되며, 상큼한 맛이 있어서 식품 산업에서 첨가물로 광범위하게 이용되고 있다.─옮긴이

트리처럼 고도로 가공된 상태의 물질을 떠올리게 한다. 불행히도 진짜 소금의 변성에 관해서는 아는 사람이 거의 없다.

소금은 모든 식용 물질 가운데 '안착시키는', 하강시키는 작용이 가장 강하다. 소금은 요리에 포함되는 다른 식재료들에 큰 영향을 미친다. 아유르베다 의학에서는 소금의 활발한 성질이 사람의 에너지를 뚜렷이 강화한다고 강조한다. 극단적인 경우에는 적개심으로까지 이어진다.

극단적인 물질들이 대부분 그렇듯이, 소금도 이중적인 성질을 가지고 있으며 인체 내에서 그 두 성질 사이에서 왔다 갔다 한다. 소금의 음 성질은 땅을 표상하며, 따라서 소금은 사람을 '지상으로 끌어내리는' 용도나 음식에 대지(흙)의 성질, 더욱 실체적인 성질을 갖도록 하기 위한 용도로 쓰일 수 있다. 소금은 소화력을 튼튼히 해주며, '토 행의 장기'(26장 〈토〉를 참조하라)인 위장의 위산 분비를 촉진한다. 외부적인 차원에서는, 소금은 물질 영역에 대한 집중력을 높인다. 사실, 중국 민간에서는 과도한 소금이 탐욕을 부추긴다고 여긴다.

우선, 소금은 식히는 성질이 있다. 소금은 사람의 에너지를 안쪽과 아래쪽으로 이끄는데, 이것은 추운 기후에 적절한 방향이다. 우리는 이와 비슷한 양상을 자연에서 매우 쉽게 관찰할 수 있다. 겨울이 오면 나무를 비롯한 식물이 그 수액을 안쪽과 아래쪽으로 깊숙이 들여보낸다. 《내경》에서는 겨울에는 식히는 음식을, 여름에는 덥히는 음식을 먹을 것을 권한다. 이 원리에 따르면, 겨울에는 인체의 겉 부분을 식혀서 음에 해당하는 인체의 내부와 아래쪽에 온기를 집중하는 음식이 적합하다. 소금은 바로 이러한 작용을 하는데, 아유르베다에서 소금을 덥히는 음식으로 분류한 것은 아마도 이 때문일 것이다.

소금이 신장을 자극하는 것도 그 음의 성질과 관련이 있다. 자극을 받은 신장은 체액 대사를 촉진해 인체 내의 건조한 곳에 수분을 공급하는 효과를 가져다준다. 이러한 신액(腎液) 강장 작용은 인체의 열 생성 활동이 최고조에 이르고, 그 균형을 잡기 위해 체액 수요가 높은 겨울에 특히 큰 도움을 준다. 그와 동시에 소금의 정화 효과는 독을 씻어준다. 따라서 약간의 소금은 저질의 음식과 건강하지 못한 음식 조합에서 비롯한 독소를 물리치는 데 도움을 준다. 혈액이 깨끗하지 않을 때(피부 발진 등의 증상으로 알 수 있다)는 소금을 외용약으로 쓸 수도 있다. 이렇게 외용하는 까닭은 해독한답시고 장기간 소금을 복용하면 오히려 '피를 상하게 해서' 안색이 흐려지고 근력이 떨어질 수 있기 때문이다.

소금의 또 다른 이중성은 인체의 어떤 부분들은 부드럽게 만들고, 또 어떤 부분들은 딱딱하게 만드는 것이다. 이를테면 소금은 단단해진 림프절, 분비선, 근육들은 말랑말랑하게 한다. 또 장의 작용을 촉진한다. 복부 폐색과 부기는 동양의학의 전통 처방에 따라 소금을 복용하면 해소되어 '말랑말랑해진다.' 하지만 소금은 동맥을 비롯한 여타 부위에서는 압력을 발생시킬 수 있다. 소금은 물과 친연성이 있기 때문에 혈액에 다량의 나트륨이 침전된다. 침전된 나트륨은 더 많은 수분을 끌어당기므로 순환계 내의 압력이 올라간다. 고혈압이 있을 때 소금 섭취를 금하는 것은 이 때문이다. 대부분의 고혈압 사례는 동맥 문제만이 아니라 간 실증과도 밀접하게 관련 있다. 그러므로 질이 나쁘고 지방이 많은 음식은 식단에서 배제해야 하지만, 일단 혈압이 위험 수준에서 벗어난 뒤에는 아주 소량의 통소금 섭취—해초를 통해 섭취하는 것이 가장 이상적이다—가 오히려 간 해독에 도움을 줄 수 있다.

강력한 물질이 모두 그렇듯이, 소금에 대한 반응 역시 사람마다 크게 다르다. 체액을 보유하려는 경향이 있는 사람은 소금 몇 알갱이만으로도 부종(과잉 체액 잔류)이 생길 수 있다. 또 어떤 사람은 다량의 소금을 섭취해도 별 문제가 없다. 병변이 생기는 것은 자신의 내성 수준을 넘어서는 양의 소금, 특히 정제 소금을 섭취할 때다.

과거에는 땀을 많이 흘리는 운동선수들에게 몸 밖으로 배출된 소금을 보충한다는 이유로 특히 여름철에 소금을 먹으라고 권했다. 이러한 관행은 오늘날에는 거의 사라졌다. 그것은 이제 땀을 통해 소금보다도 상대적으로 더 많은 양의 칼륨과 물이 배출되며, 인체 조직의 나트륨 밀도는 더 높아진다는 사실을 알기 때문이다. 어쨌든 결국 인체 내에 소금을 보충해야 하는 것은 맞는다. 그러나 그것은 칼륨과 물, 음식과 동반해서 이루어져야 한다. 그러므로 일이 고되고 땀을 많이 흘리는 사람이 일반적으로 더 많은 소금을 섭취해야 하는 것은 옳지만, 즙을 비롯해 칼륨이 풍부하게 포함된 영양분을 그보다 더 많이 섭취해야 한다. 칼륨의 역할과 그 원천에 대해서는 이 장의 조금 뒤에서 다룬다.

동양의학의 관점에서 보면 소금은 신장에 이롭다. 그러나 과잉 섭취하면 오히려 신장을 상하게 해 쇠약해지고, 뼈와 피가 약해지며, 심신을 허하게 만든다. 현대 생리학은 소금의 과잉 섭취는 영양소 흡수를 방해하고 칼슘을 고갈시키는 반면에, 적절한 소금 섭취는 칼슘 흡수와 영양소의 가용성을 전반적으로 향상시킨다는 것을 입증해 왔다. 우리는 이제 칼슘 흡수율은 신장-부신이 얼마나 건강한지에 달려 있으며, 칼슘 대사는 신경·근육·심장·순환계·뼈의 건강에 근본적으로 중요하다는 것을 알고 있다.

이처럼 전통적 지식과 현대적 지식이 정확히 일치하는 것을 보면서 우리는 소금 과용이 어떤 결과를 낳는지에 대한 인식이 더욱 확고해진다. 오늘날 대부분의 식단 지침은 1일 소금 섭취량을 대략 3000밀리그램으로 정하고 있다.* 그러나 미국인들은 평균적으로 매일 고도 정제 소금을 대략 3과 1/2티스푼, 즉 약 1만 7000밀리그램 섭취하고 있다. 이러한 엄청난 소금 과용은 어떤 음식이 균형을 잃었을 때(정제 소금이 그렇듯이) 사람들이 그 음식을 과잉 섭취하는 경향이 있다는 명제를 그대로 보여준다.

일반 정제 천일염은 애초에 들어 있던 60여 가지의 미량 미네랄이 깡그리 제거된 상태다. 인체가 더 많은 소금을 요구하는 것은 아마도 본능적으로 거기에 있어야 한다고 알고 있는 그 온전함을 취하려는 노력의 일환일 것이다. 일단 온전한 미정제 소금을 몇 주가량 섭취하고 나면 대개 소금 탐닉이 크게 줄어든다.

모든 소금은 바다에서 기원한다. 말라붙은 암염층은 거기가 한때 바다였

---

* 한국인의 1일 소금 섭취량은 1만 5000~2만 밀리그램으로 미국인보다 많으며, 세계보건기구에서 정한 5000밀리그램을 기준으로 해도 그것을 3배 이상 훌쩍 넘어선다.—옮긴이

다는 증거다. 암염은 장구한 세월에 걸쳐 빗물에 씻기면서 대개 천일염에는 존재하는 몇 가지 미네랄이 빠져 있다. 한편 주변 대지의 지질학적 특성에 따라 다른 여러 가지 미네랄이 축적되기도 한다. 바다에서 채취한 온전한 소금은 우리 혈액 속의 미네랄 구성과 매우 흡사한 미네랄 프로필을 가지고 있다.

이러한 소금을 얻으려면 일반적으로 제법 노력을 기울여야 한다. 건강식품 가게에서 파는 '천일염'이라는 딱지가 붙은 소금도 대개 순수한 정제 흰 소금이다. 온전한 천일염은 약간 회색을 띠며 결정, 알갱이, 분말 모두 약간씩 더 굵다. 현재 대부분의 서유럽과 미국에서 유통되는 천일염 브랜드로는 리마와 켈틱(브르타뉴산), 무라모토와 '시'(멕시코산), 말든(영국산) 등이 있다.

소금 권장 섭취량은 그 폭이 대단히 넓다. 과거와 현재의 전 세계 수많은 공동체 또는 지역에서는 음식물 자체에 함유된 소금 이외에 별도로 소금을 섭취하지 않았던 반면에 또 다른 집단 또는 지역에서는 수천 년 동안 미정제 소금에 심하게 의존해 왔다는 사실을 생각해 보면 그 이유를 알 수 있다.

소금의 주성분인 나트륨은 달걀, 해산물, 모든 육류, 해초, 비트, 순무, 그리고 근대, 시금치, 파슬리 같은 녹색 채소를 포함한 많은 음식에서 상당한 양으로 발견된다. 나트륨 부족은 사실상 매우 드물다. 더구나 동물성 식품을 섭취하는 지역에서는 없다고 봐도 무방하다. 그런데 굳이 식사를 통해 소금을 섭취하고, 심지어 거기에 탐닉하는 이유는 무엇일까?

그것은 십중팔구 인체 내에서의 소금의 작용 때문일 것이다. 소금은 우리가 먹는 물질 가운데서 하강하는 성질이 가장 강하다. 그것은 인체의 아래쪽 토대인 뿌리 차크라*와 밀접한 관계를 맺고 있다. 이 차크라의 핵심적인 감정적 자질은 안정으로, 이것 없이는 원만한 사회적 관계를 비롯해 여러 가지 중

---

* chakra. 끊임없이 순환하는 우리 신체 내 정신적 에너지의 중심점. 산스크리트로 '바퀴'라는 뜻이 있다. 요가를 비롯해 힌두교와 탄트라 불교의 일부 종파에서 행해지는 신체 수련에서 중요시되는 개념으로, 정신적인 힘과 육체적인 기능이 합쳐져 상호작용을 하는 것으로 여겨진다. 우리 몸에는 약 8만 8000개의 차크라가 있다. 이 가운데 6개의 주요 차크라가 대략 척수를 따라 위치하고, 다른 하나는 두개골 최상부에 있다.—옮긴이

요한 활동이 실패를 겪게 된다. 앞에서 우리는 소금과 신장 사이의 관계에 대해 살펴본 바 있다. 동양의학에도 이와 비슷한 가설이 있는데, 바로 신장이 두려움과 불안감 같은 감정을 다스린다는 것이다. 소금을 향한 인간의 욕구는 감정적으로 안정된 토대를 향한 내적 갈구를 반영하는 것으로 보인다. 엄청난 변화와 불확실성이 지배하는 현대사회에서 이러한 경향은 더욱 뚜렷하다. 소금이 제공하는 안정감이라는 닻은 참으로 소중하다. 그러나 소금과 같은 극단적인 물질을 과잉 섭취하면 반드시 그 성질이 역작용을 일으키게 된다. 신장 손상, 두려움, 뻣뻣한 하체와 골반 등은 모두 소금의 과잉 섭취에서 비롯한 감정적·신체적 토대의 약화에 따른 증상이다.

제2차 세계대전 이래, 그리고 화학농법 및 화학적 식품 가공법이 등장한 이래 세계의 많은 지역에서 토양과 음식에서 미네랄을 비롯한 각종 영양소들이 고갈되어 버렸다. 채소든 고기든, 우리가 먹고 있는 음식은 모두 영양소는 부족하고 오염 물질과 농업용 화학물질은 가득하다. 현대 영양학은 미네랄이 비타민, 효소, 단백질 형성의 디딤돌임을 확인해 준다. 소금 탐닉은 아마도 미정제 소금에 들어 있었던 수많은 미네랄들에 대한 갈구일 뿐 아니라, 화학농법으로 기른 음식에 결여되어 있는 미네랄들에 대한 갈구일 것이다.

소금에서 미네랄만큼 중요한 것이 음식과 환경에 존재하는 온갖 독성 잔류 물질을 해독하는 효과다. 의식을 산만하게 하는 데 기여하는 이 독소들을 무력화하는 데는 여러 가지 방법이 있다. 소금은 해독 전반에 도움을 줄 뿐 아니라 독소들로 말미암은 산만한 의식에 맞서 빠르게 집중력을 높이는 독특한 능력이 있다. 약초학을 비롯한 생약학에서 지금도 활용되고 있는 고대의 원리인 약징주의*에 따르면, 식물이나 물질은 더러 그 효용을 암시하는 외양

---

* doctrine of signature. 서양에서는 약용식물을 이용할 때, 식물의 외양과 인간 신체기관의 특징이 비슷할 때, 이 식물을 그 기관의 치료에 쓸 수 있다고 보았는데, 이것을 '약징주의'라고 한다. 예를 들면 노루귀 속의 식물들이 간과 모양이 비슷하다 하여 이를 간 치료에 쓰는 식이다.—옮긴이

을 하고 있다. 소금은 결정구조를 가지고 있는데, 이는 선명함과 깨끗함을 표상한다. 우리가 관찰한 바에 따르면 소금은 명쾌함, 튼튼함, 집중력을 북돋운다.《내경》에서도 적당한 양의 소금은 심장과 정신을 튼튼하게 한다고 보아 이러한 관점을 뒷받침한다.

대부분의 질병 진행에는 혈액의 산성화가 관련되어 있다(산성/알칼리성 음식의 예는 20장 〈단식과 정화〉를 참조하라). 고기와 곡물 같은 몸을 조성하는 음식뿐 아니라 대부분의 중독성 물질과 고도 가공식품도 산을 발생시킨다. 이와 달리 소금은 혈액을 알칼리화하며, 따라서 기관계가 지나치게 산성화된 사람은 소금에 탐닉하게 된다. 소금의 이러한 속성은 사람들이 고기에 심하게 소금을 뿌리는 이유이기도 하다. 고기는 인체를 강하게 산성화하기 때문이다. 마찬가지로 곡물을 익힐 때 소금을 살짝 뿌리면 산을 발생시키는 이러한 음식들의 균형을 잡아준다. 고기처럼 이미 나트륨이 많은 음식에 소금을 뿌렸을 때의 결과는 너무나 자주 인체 내의 극단적인 나트륨 과잉으로 나타난다.

맑게 하고, 알칼리화하고, 정화하고, 집중력을 높이는 등 소금의 긍정적인 측면에도 불구하고, 소금을 오용할 우려는 또 있다. 고나트륨·고단백의 기름진 음식은 포기했지만 여전히 똑같은 일련의 욕구를 가지고 있는 사람들은 그러한 욕구를 뒷받침하기 위해 걸핏하면 고지방·고단백 채식 요리와 소금에 눈을 돌린다. 최근에 수많은 신입 채식주의자들, 특히 일본 음식을 애호하는 채식주의자들이 천일염을 비롯해 간장, 미소, 우메보시, 깨소금 같은 심한 짠맛 음식을 과잉 섭취함으로써 동물성 식품을 먹을 때보다도 오히려 훨씬 더 많은 소금을 섭취한다. 최근까지도 이러한 짠맛 음식은 거의 전부 정제 소금으로 만들었다. 현재는 미국에 있는 여러 간장 공장과 일본의 일부 전통적인 가게에서 온전한 천일염을 비롯한 홀푸드 재료를 사용해 질 좋은 미소와 그밖의 유사한 식품들을 제조하고 있다. 하지만 여전히 정성 들여 만든 질 좋은 식품은 그다지 흔치 않아서 인터넷을 통해 구입하거나 특별히 가게에 주문하지 않으면 구하기가 어려운 실정이다.

통상 일본인들은 상대적으로 고기 섭취량이 적기 때문에 각종 짠맛 음식으로 식단을 구성해도 별 문제가 없었던 것이 사실이다. 그러나 그들의 소금 섭취는 명백히 지나치다. 그 때문에 일본인들은 심장, 동맥, 신경, 뼈, 신장, 근육을 손상시키는 칼슘 부족 증상에 잘 걸린다. 그뿐 아니라 일본인들은 세계에서 위궤양과 위암 발생률이 가장 높은데, 현대 생리학에 따르면 이러한 질환은 모두 소금을 과잉 섭취하면 악화되는 병증이다. 우리 경험상 짠맛 음식을 너무 많이 먹는 사람들의 위장과 심장막*의 경락은 마치 활시위처럼 팽팽하게 당겨져 있다.

누구나 경험했겠지만, 소금을 많이 먹으면 갈증이 생긴다. 소금을 많이 먹어도 신체 활동이 왕성해서 남는 염분을 몸 밖으로 배출한다면 나름의 균형을 이룰 수 있다. 이보다 일반적인 방법은 몇 가지 차, 즙, 청량음료, 알코올성 음료 등과 같은 분산하고 이완하는 음료를 마시는 것이다. 놀랍게도 소금 섭취가 많은 채식주의자들 가운데는 맥주를 위시한 알코올성 음료에 빠져 있는 사람들이 대단히 많다. 이렇게 되면 앞 장에서 언급했던 고기, 당, 약물 증후군과 유사한 소금-알코올 상호의존으로 귀결되기가 매우 쉽다. 동양의학에 따르면 알코올을 비롯한 고도로 농축된 당 에너지는 인체 내에서 상승하고 밖으로 향하는데, 이러한 작용이 소금을 비롯한 고나트륨 식품의 과용에서 비롯된, 가라앉고 수축하는 극단적 성질의 균형을 잡아주기 때문이다.

물론 우리는 양극단 사이에서 위태롭게 유지되는 균형을 강하게 경계한다. 확실한 해결책은 소금 섭취를 줄이는 것이고, 정제 설탕이나 알코올이 포함된 음료에 끌릴 때 그것들을 감초-박하 또는 꿀**-생강 차, 아마자케, 당근이나 체리 즙 등 질 좋은 단맛 음료로 대체하는 것이다. 이러한 과정은 단지 조금 더 좋은 당으로 질 나쁜 당을 대체하는 것이다(박하나 생강 같은 매운맛 약재

---

* heart governor. 의학적 명칭은 pericardium이다. 심장막의 여러 기능 가운데 하나는 심장 및 동맥의 건강과 관련이 있으며, 혈액순환에 영향을 미친다.—지은이
** 11장 〈감미료〉에서 살펴보았듯이, 서양에서는 꿀을 알코올 의존증 치료를 위한 민간 약재로 썼다. 동양의학에서는 꿀이 인체의 독소를 중화한다고 본다.—지은이

를 포함하기도 하는데, 그것은 이 약재들에도 팽창하는 성질이 있고 인체 에너지를 몸 위쪽으로 상승시키기 때문이다).

단맛 음식은 단순히 짠맛의 균형을 잡는 데 그치지 않고 또 다른 이로운 역할을 한다. 바로 소금에 대한 욕구를 줄여주는 것이다(이러한 작용에 대해서는 22장 〈오행〉에서 상생의 원리로 설명하고 있다). 물론 더 미묘한 단맛을 이용해 소금 탐닉을 억제하고 장기적인 당 균형을 유지할 수도 있다. 바로 복합탄수화물이다. 복합탄수화물의 당 복합체들은 서서히 분해되므로 혈당 수치를 안정시키는 데 도움이 된다.

나트륨과 칼륨의 관계

칼륨은 자연적으로 나트륨의 대사 작용을 조화롭게 해주는 미네랄이다. 세포 수준에서 보면 칼륨은 세포 안에 있는 반면에 나트륨은 세포 바깥, 즉 세포와 세포 사이 액체 속에 녹아 있다. 칼륨/나트륨 비율이 평형을 이루고 있을 때 인체의 수분과 산/알칼리 균형이 안정되고, 신경과 근육이 적절하게 기능한다. 나트륨에 비해 상대적으로 칼륨이 부족하면 신경근육 기능이 위축되어 몸이 허약해지고 근육이 탄력을 잃으며 반사신경이 둔해진다. 나트륨에 비해 칼륨이 상대적으로 많은 경우는 드물다. 그러나 과일식만 하는 사람들을 비롯해 심한 저염 식사를 하는 사람들 사이에서는 가끔 이러한 상태가 보인다.

나트륨과 달리 칼륨은 위로, 밖으로 팽창하는 에너지를 북돋운다. 따라서 칼륨 과잉인 사람은 뿌리박지 못하고 들떠 보이며, 현실적인 측면에서 비생산적일 때가 많다. 이런 사람들은 소화력—이것은 어떤 사람이 땅의 산물과 맺는 관계를 가리킨다—조차 이른바 '역류하는 에너지'*를 가질 수 있다. 영양소를 추출하지 못하거나 적절히 흡수하지 못하며, 심한 경우에는 구토를 일으

---

* 동양의학에서는 이것을 '역기(逆氣)'라고 한다.—지은이

킨다. 구토는 과잉 칼륨의 상승하는 성질을 상징적으로 보여준다(따뜻한 소금물을 다량 마셔도 과잉 소금의 독성 때문에 구토를 유발할 수 있다).

사람들은 대개 나트륨 과잉 상태이며, 따라서 칼륨이 약이 된다. 예컨대 소금을 과잉 섭취하여 혈압이 높을 때, 서구의 이종 요법*에서 쓰는 첫 번째 치료법이 소금을 억제하고 칼륨 보충제를 복용하게 하는 것이다. 칼륨이 풍부한 모든 음식이 소금의 과잉 섭취에서 비롯된 질환에 쓰일 수 있다. 칼륨은 모든 채소에 높은 밀도로 함유되어 있으며, 특히 녹색 채소, 모든 품종의 감자(껍질째), 대두 가공식품, 조를 비롯한 각종 곡물, 콩, 바나나와 대부분의 과일에 많다.

사실상 식물성과 동물성을 막론하고 모든 미가공 홀푸드(바닷가재와 게 같은 갑각류는 제외된다. 이들은 칼륨보다 소금을 상당한 정도로 더 많이 가지고 있다)는 소금보다 칼륨을 더 많이 함유한다. 그러나 평균적으로 고기에서는 칼륨이 나트륨의 7배가량인 데 반해 곡물, 채소, 콩, 과일에서는 대개 칼륨이 나트륨의 10배에서 수백 배에 이른다. 그런데도 대부분의 미국인이 칼륨 부족 상태에 있다. 이것은 소금의 과용에 더해 고도로 정제된 가공식품을 과잉 섭취한 데 따른 결과다. 예를 들어 통밀을 백밀가루로 가공하면 칼륨의 75%가 제거된다. 커피, 알코올, 정제 설탕에는 칼륨이 거의 혹은 전혀 들어 있지 않으며, 오히려 인체에 비축된 칼륨을 줄이는 것으로 알려져 있다. 따라서 이뇨 성분이 포함된 이 음료들이 인체 밖으로 소금을 배출하는 데 도움을 준다는 점을 감

---

* allopathic medicine. 동종요법의 창시자 사무엘 하네만(Samuel Hahnemann, 1755~1843)이 명명한 의학적 경향으로, 약학적으로 적극적인 작용물과 신체적 개입을 통해 질환이나 병증의 증상과 병리적 진행을 치료하거나 억제하고자 한다. 대체의학 옹호자들이 주류 의학을 경멸적으로 지칭할 때 이 용어를 사용한다. 19세기 초의 유럽과 북미의 의학을 '영웅 의학'으로 불렀는데, 이것은 질병 치료에 대단히 극단적인 수단들을 채택했기 때문이다. 하네만을 비롯한 일단의 의사들은 자신들이 '동종요법'과 그 시대 주류 의학 사이의 차이점을 부각하기 위해 'allopath'라는 용어를 사용했다. 'allopath'라는 용어는 '질병이 다닌'이라는 의미인데, 하네만은 이 용어를 써서 근저의 질환에 의해 야기된 부조화를 외면한 채 증상만 치료하는 주류 의학의 맹점을 지적하고자 했다. 여기서는 주류 서양의학을 가리키는 말로 쓰였다.—옮긴이

안하더라도, 이것들은 나트륨 균형을 잡는 방법으로는 매우 나쁜 선택이다.

표준이 될 만한 칼륨/나트륨 권장 비율은 없다. 홀푸드 식단을 따르면 대개 충분하면서도 과하지 않은 양의 칼륨을 확보할 수 있다. 나트륨은 약간의 소금만으로도 충분히 공급된다. 다른 음식에 넣어서 끓이거나 조합해 음식의 풍미는 강화하되 짜지 않은 정도면 된다. 만약 소금 맛이 날 정도라면 (특정한 치료 목적이 아닌 한) 과도한 것이다. 소금에 대한 욕구가 매우 강할 때는 일반적으로는 짜다고 느낄 정도의 음식도 밋밋하거나 심지어 달게 느껴진다.

대부분의 원시 생명체는 짠 대양에서 진화를 시작했으며, 따라서 칼륨을 비축할 세포들을 발달시켰다. 하등생물에서는 많은 대사 과정이 산소 없이 일어나는 데 반해 더 진화된 생명체들은 산소와 다량의 칼륨을 이용한다. 종양 조직에 고유한 한 가지 특징은 산소 없이 진행되는 '원시적인' 탄수화물 대사다. 여기서 나오는 한 가지 결론은, 맥스 거슨(다음 장들에서 설명할 예정이다)의 연구로 입증되었듯이, 식단에서 나트륨을 줄이고 칼륨을 늘리면 종양과 암이 줄어든다는 사실이다. 이 점에서 이러한 질환에 대한 치료법으로서 고칼륨 식품을 섭취하는 것이 어느 정도 타당성을 지닌다. 실제로 암과 같은 심각한 질병은 균형 잡힌 나트륨과 칼륨 섭취에 긍정적인 반응을 보여왔다.

현대인, 특히 대도시 사람들의 소금 탐닉은 어느 정도는 파편화된 환경 속에서 나트륨이 지닌 집중하는 성질과, 소금이 모든 형태의 방사선에 대해 해독제 구실을 한다는 사실로도 설명된다. 암염층이 핵폐기물 처리장으로 고려되곤 했던 이유도 이해할 만하다. 자동차 제너레이터, 집안의 전기 배선, 텔레비전과 라니오 방송국 등의 모든 전자기 제품은 방사선을 방출한다. 흔히 '전기 스모그'라고 부르는 이 방사선 바다는 농촌 지역보다 도시 지역에서 수천 배 더 강하며, 의식하든 하지 않든 간에 그 효과가 모든 사람에게 미친다.

흩어진 사고와 전자기의 침투가 만연한 이 시대에 통소금은 적절히 사용하기만 하면 우리 인간의 유구하고 근원적인 생물학적 토대에 닿을 수 있게 도와준다.

소금 요약

1. 소금의 일차적인 작용은 식힘이다. 적절한 양의 소금은 신장에 이로우며, 체액을 조절하고 조증(燥症)을 적시는 신장의 능력을 개선한다. 소금의 적시는 성질은 인체가 건조해지기 쉬운 겨울에 특히 유용하다. 소금 섭취가 늘면 물을 마시고 싶은 욕구도 커진다.

2. 소금은 인체 내의 독소를 물리치고, 깨끗하지 않은 음식이나 나쁜 음식 조합으로 말미암은 결과를 해소한다. 피부 발진 등으로 나타나는 혈액의 독소 오염에서 소금을 외용약으로도 사용할 수 있다(362~363쪽의 '소금을 이용한 대표적인 치료법'을 참조하라).

3. 소금의 작용 방향은 안쪽과 아래쪽이며, 따라서 가을과 겨울에 적합하다. 이러한 하강하는 성질은 '대지'를 경험하게 하며, 음식에 이와 동일한 성질을 부여한다.

4. 소금은 소화력을 강화하고, 복부 팽만과 장폐색*을 완화하거나 없애며, 장 운동을 돕는다. 이처럼 부드럽게 만드는 성질은 단단해진 분비선, 근육, 림프절을 풀어준다.

5. 소금의 알칼리화하는 성질은 콩, 완두콩, 곡물, 고기, 그 밖의 산 생성 식품 또는 산성 상태의 균형을 잡는 데 도움을 준다.

6. 천일염은 약간 회색을 띠며, 수많은 미네랄과 미량미네랄들을 함유한다. 대부분의 시판 '천일염'은 고도 정제 소금이다.

7. 소금의 비유: 결정을 이루는 소금의 성질은 그 사용자에게서 명징함으로 나타난다.《내경》에 따르면, 소금은 심장/마음을 보한다.

8. 소금은 대양의 가장 단순한 생명체와 관련 있으며, 우리를 그 태초의 기원과 유익한 방식으로 연결해 준다. 그러나 나트륨 과잉 또는 칼륨 부족은 종양과 암 같은 원시적인 무산소성(혐기성) 세포 증식을 촉진한다.

---

* 장관이 부분적으로 또는 완전히 막혀 장의 내용물이 통과하지 못하는 질병.—옮긴이

소금 과잉 섭취

소금의 과잉 섭취는 고혈압, 위궤양, 위암, 부종, 두려움, 탐닉, 신장 손상, 영양소 흡수율 저하, 칼슘 결핍의 원인으로 알려져 있으며 뼈, 신경, 근육, 심장의 약화를 낳는다. 소금 과잉 섭취의 초기 징후는 심한 갈증, 짙은 색깔의 소변, 어두운 안색, 앙다문 치아, 안구 충혈 등이다. 소금 탐닉은 다음과 같은 상황에서 균형을 잡기 위한 시도일 수 있다.

- 정제 소금 섭취 또는 인체 내 미네랄 결핍
- 혈액의 산성화 또는 독소(방사선 포함) 오염
- 혼돈스러운 환경
- 팽창하는 성질의 음식과 음료(알코올, 정제 설탕, 청량음료 등)의 과잉 섭취
- 약한 소화력 또는 위산 분비 부족
- 두려움과 불안감

소금 부족

소금/나트륨 억제 식단을 먹는 사람들에게서 가끔 증상이 나타난다. 체력 저하와 성욕 감퇴, 복부 가스, 구토, 근육위축(이러한 증상은 소금 부족 말고 다른 여러 원인으로도 나타날 수 있다).

나트륨 균형을 잡아주는 칼륨

칼륨과 나트륨은 인체 내에서 역학적인 균형을 이루어야 한다. 어느 한쪽의 과잉은 반드시 다른 쪽의 격감을 가져오는데, 대체로 우리 식단에서 과하게 사용되는 것은 나트륨이다. 소금은 나트륨의 가장 대표적인 식품 원천이다. 다음은 소금 또는 나트륨의 균형을 잡기 위한 건강한 선택에 반드시 포함되어야 할 것들이다.

1. 칼륨이 풍부한 식품. 채소, 특히 녹색 잎채소, 콩, 곡물, 과일, 허브.

2. 과도한 소금 또는 육류 등의 나트륨이 많은 음식으로 말미암은 강한 알코올 및 설탕 탐닉에는 쌀물엿, 꿀, 아마자케, 무화과, 마 등 단맛이 강한 칼륨 식품으로 대체한다. 이러한 음식은 알코올과 정제 설탕보다 유익한 방법으로 나트륨 균형을 잡아줄 뿐 아니라 더 이상의 소금 탐닉을 억제해준다.

적절한 소금 사용을 향한 단계적 접근

- 대부분의 조리법과 통조림 또는 포장 식품에는 소금이 너무 과도하게 들어간다.
- 통소금을 좀 적다 싶게 음식에 넣어 익혀 먹는다. 정기적으로 소금을 켈프 분말이나 그 밖의 해초, 비트와 그 잎사귀, 셀러리, 근대, 파슬리, 시금치, 케일 같은 고나트륨 식품으로 대체한다.
- 식탁용 소금을 피한다. 그 대신 깨소금을 이용한다. 깨소금 사용에 대해서는 5부 '식물성 식품의 조리법과 효능'의 45장 〈콘디먼트〉에 실려 있다. 미소와 간장 같은 강한 짠맛 식품 역시 음식에 넣어 익혀서(또는 잘 버무려서) 먹어야 한다. 절임을 비롯한 짠맛의 콘디먼트는 절제해서 조금씩 사용해야 한다.
- 더워서 흘린 땀, 또는 노동을 하며 흘린 땀으로 배출된 소금은 소량의 나트륨과 풍부한 칼륨을 함유한 음식과 음료로 보충하는 것이 가장 좋다. 이제 더는 소금이 나트륨을 보충하는 건강한 방법으로 인정되지 않는다.
- 추운 계절과 추운 기후 지역에서 소금 섭취량이 많은 것은 자연스럽다. 매년 봄마다 일주일 동안 일체의 소금을 배제하는 것이 좋은데, 이렇게 하면 추운 계절 동안 몸속에 과하게 쌓였던 소금을 배출할 수 있으며, 또 예민한 미각을 회복할 수 있다.

소금을 이용한 대표적인 치료법

(빈약한 음식 조합 또는 유독하거나 산패한 음식으로 말미암은) **복통과(또는) 더부**

룩함: 우메보시 1/2개 이상을 먹거나 약간의 소금물을 마신다. 소금물은 소금을 갈색이 날 때까지 팬에 볶은 다음, 이렇게 볶은 소금 고봉 1티스푼을 따뜻한 물 1컵에 타서 만든다. 이 소금물 1/4컵 정도를 마시면 된다. 이 목적으로는 1시간당 수차례 우메보시 또는 소금물을 복용할 수 있다. **출혈, 잇몸 염증**: 1일 2회 고운 천일염으로 치아와 잇몸을 양치한다. 하지만 아예 소금으로 치약을 대체해서는 안 된다. 소금은 너무 거친 데다,《치주병학 저널(Journal of Periodontology)》(1987년 11월 호)에 실린 연구에 따르면 장기간 사용하면 잇몸에 부식성 병소를 초래할 수 있다. 이 책과 함께 많은 치과의사들이 권하는 더 나은 치분(齒粉)은 과산화수소와 베이킹소다를 혼합한 것이다. **인후염**: 매 시간 뜨거운 소금물로 목을 헹군다. **피부염증, 뾰루지, 가려움, 옻오름**: 소금물로 환부를 씻는다.

13장

콘디먼트, 카페인, 향신료

콘디먼트와 화학조미료

일부 강한 콘디먼트*와 화학첨가물—증류식초, 시판 후춧가루, MSG(글루탐산소다), 베이킹소다, 베이킹파우더—은 위장을 자극하며, 좋은 피로 전환되지 못한다. 하지만 질 좋은 식초와 흑후추와 베이킹소다에는 몇 가지 치유 용도가 있다.

식초

증류식초는 미네랄을 고갈시키는 성격이 매우 강하므로 내복해서는 안 된다. 내복용 고급 식초에는 자체에 미네랄이 많이 함유되어 있다. 그렇다고 해도 식초는 강력한 물질이므로 절제해서 조금씩 사용해야 한다. 가장 좋은 유형

---

* 조리가 끝난 음식 위에 뿌리거나 끼얹어 음식의 풍미를 강화하거나 새로운 풍미를 추가하기 위한 일체의 맛내기 재료를 일컫는다. 케첩, 마요네즈를 비롯한 각종 소스, 소금, 후추를 비롯한 향신료, 조미료, 각종 향신료를 섞은 혼합조미료, 감미료 등이 모두 콘디먼트로 이용될 수 있다. 서빙하기 전에 주방에서 요리 위에 첨가하거나 테이블 위에 올려놓고 입맛에 따라 선택할 수 있게 하기도 한다.—옮긴이

의 식초는 유기농 재료를 천연의 방법으로 띄우고, 여과하지 않고, 살균하지 않은 사과식초, 현미식초, 화이트와인식초, 우메보시다. 미국에서는 수많은 질환에 사과식초를 민간 약재로 사용해 왔다.[1] 하지만 대개 만성 병증에 식초를 단독으로 써서 차도가 있었다면 식초를 계속 써야 한다. 중단하면 재발하기 때문이다. 이렇게 되면 일종의 식초 의존증이 생기는데, 이러한 상태는 식단과 생활방식에서 관련 요인들을 개선하면 극복할 수 있다.

효능과 활용법:

- 식초는 덥히는 성질이 있다. 일시적인 에너지(기) 순환을 통해 온기를 만들며, 어혈을 풀어준다. 또 특히 어린아이에게서 나타나는 침울한 감정을 빠르게 바꿔준다. 식초를 먹으면 순식간에 우울한 기분이 사라진다.

- 식초의 신맛과 쓴맛은 기름진 식단으로 간과 복부에 쌓인 찌꺼기를 줄인다. 레몬즙은 이 점에서는 어느 정도 도움이 되지만, 식히는 성질이 있으며 효과도 다소 약하다. 정제 식품과 고기 위주의 식단에서 홀푸드 채식 식단으로 가는 전환기에 몸이 처지거나 독소에 찌든 느낌이 드는 사람들은 소량의 식초나 레몬을 마시면 도움이 된다. 이러한 목적을 위해서는 식초 1티스푼이나 레몬 1/4개를 짠 물을 마시면 된다. 이 약을 마시면 독소가 배출되는 동안 편안해진다.

- 식초는 인체 내의 독성 물질을 중화하며, 식중독에 좋다. 증상이 완화될 때까지 15분마다 1/4티스푼을 복용한다. 식초가 가장 잘 듣는 적응증은 오래된 음식, 과발효된 음식, 또는 너무 복잡하게 조합된 음식을 먹고 난 뒤 생기는 욕지기다. 이때는 아래의 섭취량을 따르면 된다.

- 식초는 부종, 과체중, 점액 과다, 무좀 같은 습증을 완화한다. 매일 식초에 발을 담그면 무좀 치료에 도움이 된다.

- 식초는 출혈을 멈춘다. 코피, 토혈, 출혈의 치료와 산후 혼절에 쓴다.

- 식초는 소화관에 사는 대부분의 기생충들을 제거한다. 기생충 예방을 위해서는 희석한 식초 용액에 샐러드용 생채소를 담가 두었다가 먹으면

된다(5부 '식물성 식품의 조리법과 효능'의 41장 〈샐러드〉를 참조하라).

- 식초는 곤충에 물리거나 쏘여 생긴 독과 통증을 낫게 한다. 증상이 누그러질 때까지 환부에 여러 차례 식초를 바르거나 식초를 적신 압박붕대로 꾹 눌러준다.

복용량: 위에서 별도로 제시하지 않은 경우에는 1일 2~3회 물 1/3컵에 사과식초 1티스푼을 타서 마신다. 욕지기가 있거나, 침울하거나, 식단을 전환하는 동안에는 식초 탄 물에 꿀 1티스푼을 함께 타면 더욱 효과가 좋아진다.

금기: 소화력이 약해 묽은 똥이나 물똥을 쌀 때, 전반적인 허증(쇠약)이거나 류머티즘을 포함한 근육 손상이나 약화가 있을 때는 사용하지 않는다.

흑후추

이 향신료는 일반적인 예방약으로 꼭 알맞다. 불행히도 대부분의 시판 후춧가루는 볶은 것이며, 따라서 북돋우기보다 괴롭히는 작용을 한다. 통후추 열매를 후추 그라인더로 갈아서 신선한 후춧가루를 만들어 쓰면 좋다.

효능과 활용법:

- 덥히는 성질이 있다. 인체 내 에너지 흐름을 자극해 온기를 만든다. 특히 복부를 따뜻하게 하므로 설사와 물똥 치료에 쓰인다.
- 발한 작용을 한다. 땀구멍을 열어 땀이 나게 하며, 감기 초기에 도움이 된다.
- 후추를 비롯해 매우 맵거나 얼얼한 맛을 지닌 음식은 폐에 이롭고, 감기와 독감 같은 단순한 바이러스 감염증을 예방하는 데 도움을 준다.
- 식중독과 소화불량을 물리친다.

활용: 급성일 때는 1일 몇 차례 사용한다. 신선한 검은 후춧가루를 국, 약초 차에 타거나 음식에 뿌려 먹는다.

겨자

효능과 활용법: 덥히는 성질이 매우 강하다. 맛은 맵고, 북돋우고, 이뇨 작용을 한다. 소화력을 좋게 하며, 특히 '찬 소화불량'(묽은 똥이나 물똥, 오한을 비롯한 한 징후)에 좋다. 희거나 맑은 폐담(肺痰)을 해소한다. 겨자씨를 달여 마시거나, 통씨앗 또는 씨앗가루(말린 겨자)를 음식에 넣어 먹는다.

베이킹파우더와 베이킹소다

대부분의 베이킹파우더에는 알루미늄염이 들어 있다. 이것이 쌓이면 뇌세포 쇠퇴의 원인이 된다. 건강식품점에는 알루미늄이 없는 베이킹파우더가 나와 있다. 그렇지만 베이킹파우더와 베이킹소다는 모두 빵에서 티아민과 엽산이라는 B계열 비타민을 파괴하는 화학물질이다. 또 이 화합물들이 인체 내에서 생성하는 알칼리는 비타민 C를 송두리째 없애버린다.[2] 5부 '식물성 식품의 조리법과 효능'에서 설명하는 천연 사워도우 발효가 반죽을 팽창시키기 위한 모든 발효 방법들 가운데 영양학적으로 가장 우월하다.

베이킹소다의 탁월한 용도는 치분이다. 베이킹소다의 높은 알칼리도는 치아의 플라크산을 중화하고, 충치의 원인균을 제거한다. 더 중요한 것은 베이킹소다가 치아 소실의 주된 원인인 치은염과 치조농루 같은 잇몸 감염증과 염증을 중단시키는 데 도움을 준다는 점이다. 이러한 효능이 있는 데다 깔끄럽지도 않아서 베이킹소다는 일상적으로도 사용할 수 있는 안전하고 효과적인 치분이다. 이 오래된 약은 현재 유럽산 치분에서는 널리 이용되고 있으며, 미국에서도 베이킹소다를 부각하는 여러 상표의 제품이 시판되고 있다.

베이킹소다는 무좀 치료에도 유용하다. 그냥 아침에 발에 편하게 뿌린 다음 면이나 모로 된 양말을 신으면 된다. 베이킹소다는 또 옻나무나 덩굴옻나무의 독이 올라 가렵거나 화끈거릴 때도 그 증상을 완화한다. 물에 이긴 베이킹소다 반죽을 환부에 톡톡 두드리거나, 욕조에 물을 받아 베이킹소다 1킬로그램을 탄 다음 1시간 30분 이상 몸을 담그고 있으면 된다. 벌에 쏘였을 때는 쏘인 자리에 물에 개서 만든 반죽을 대고 있으면 독이 빠져나와 통증이 가라앉는다.

혈류에 중탄산나트륨(베이킹소다)을 주사하는 것은 심근경색 환자들의 혈액에서 젖산을 줄일 목적으로 1920년대부터 표준적인 치료법으로 쓰여왔다. 그런데 《미국 의학 저널(The American Journal of Medicine)》 1989년 7월 호에 중탄산나트륨 혈액주사의 효과를 보여주는 인체 실험 결과에 관한 논문이 게재되었는데, 그에 따르면 오히려 혈류가 감소하고, 인체의 산소 이용률이 25% 감소하고, 혈액 속의 젖산 수치가 상승했다. 이러한 결과는 이미 그에 앞선 동물실험에서도 나타났던 결과다. 이러한 부정적 효과는 베이킹소다가 포함된 음식이 혈액 속으로 흡수되었을 때도 일정하게 일어난다.

글루탐산소다(MSG)

MSG는 소량만으로도 어린 실험용 동물들에게서 신경과 뇌 손상을 일으키는 것으로 나타났다.[3] 중식을 비롯한 아시아식 레스토랑에서 MSG를 지나치게 사용하는 것에 대해 계속 경고가 있어왔다. 다행히 이제 MSG를 아예 사용하지 않거나 손님의 요구에 따라 사용하지 않는 레스토랑이 늘어나고 있다.

카페인 식품

카페인은 명백히 세계에서 가장 널리 쓰이는 각성 물질이다. 커피, 차, 초콜릿, 코코아, 수많은 청량음료, 다이어트 약, 아스피린, 편두통과 순환계 통증에 쓰이는 각종 진통제, 심지어 일부 허브 제품에도 카페인이나 카페인과 매우 유사한 물질들이 들어 있다. 카페인 유사 물질의 예로는 초콜릿과 코코아의 테오브로민,* 차의 테오필린** 등이 있다. 카페인이나 그와 유사한 화합물을 과

---

* theobromine. 화학식은 $C_7H_8N_4O_2$. 코코아나 초콜릿의 원료인 카카오콩에 존재하는 알칼로이드. 각성 효과는 카페인에 비해 약하며, 쓴맛을 낸다.—옮긴이

하게 복용하면 다음과 같은 증상이 생길 수 있다. 불안과 신경과민, 불면증이나 얕은 수면, 여러 유형의 심장 질환, 위 또는 장 질환, 기분 저하. 자주 섭취하면 커피 두 잔 정도만으로도 이러한 증상이 나타날 수 있다. 과잉행동을 보이는 어린이들 가운데는 초콜릿과 콜라를 많이 섭취한 데 따른 결과일 때가 많다.

커 피

효능과 활용법: 커피는 덥히는 성질이 있으며, 북돋우고, 이뇨 작용을 한다. 쓴맛·단맛이 있고, 하제(下劑)로 작용한다. 커피의 각성 효과는 자고 난 뒤 정신을 차리거나, 알코올 의존증과 약물 과용으로 말미암은 혼미한 상태에서 깨어나게 하는 데 오랫동안 이용되어 왔다. 커피는 또한 정신적 자극제로도 간주되어 왔다. 민간에서는 뱀 물린 데, 천식, 황달, 현기증, 두통 치료에 약으로 쓰였다. 기름진 식사를 한 뒤 독소의 과부하로 활력이 저하되었을 때 커피는 각성 효과가 있다. 또 그러한 식단으로 자주 변비를 겪는 사람들의 장을 청소해 준다.

커피의 이상적인 용도 가운데 하나는 외용약으로 쓰는 것이다. 축축한 커피 찌꺼기 찜질은 타박상과 벌레 물린 데를 빨리 낫게 해준다. 이 강력한 하제 겸 각성제의 가장 안전한 내복 용도는 아마도 천식과 암에서 사용하는 커피 관장일 것이다(32장 〈암과 회복 식단〉에 자세한 설명이 있다).

커피 생산에는 위험한 화학물질이 사용된다. 재배할 때는 제초제와 살충제가, 카페인 제거 과정에서는 석유 기반의 용제가, 인스턴트 커피를 만드는 데는 또 온갖 화학물질이 첨가된다. 그뿐 아니라 일단 커피를 갈면 그 기름이 쉽게 산패된다. 따라서 유기농법으로 재배한 커피 원두를 사서 필요할 때 갈아

** theophilline. $C_7H_8O_2N_4$. 테오브로민의 이성체로, 흰색·부정형·결정 모양의 알칼로이드 유도체. 작용과 구조가 카페인과 유사하며, 평활근 이완 작용·심근 흥분 작용·이뇨 작용이 있다. 오심, 구토, 현기증 등의 부작용이 일어날 수 있다.—옮긴이

서 쓰는 것이 좋다. 굳이 무(無)카페인 커피를 원한다면 증기 가공한 제품을 골라야 한다.

커피 애호가들은 특정 질환의 발생 위험이 높다. 30가지 사례에 대한 메타분석 연구에 따르면, 커피 애호가들에게서 요도암과 방광암의 발생 위험이 20% 더 높다.[4] 임신부의 커피 섭취는 유산과 선천성 장애의 비율을 높인다.[5] 커피 섭취는 췌장암 및 심근경색과 직접 관계가 있는 것으로 드러났다. 커피를 많이 마실수록 이러한 질환의 발생률이 높아졌다.[6] 또 하루 2컵 정도의 심하지 않은 커피로도 콜레스테롤 수치가 올라간다.[7]

커피 속의 산은 소장의 융털*을 녹여 영양 흡수를 돕는 융털의 기능을 떨어뜨린다. 대부분의 심한 커피 애호가는 칼슘을 비롯한 미네랄이 부족하다. 이처럼 커피의 산 역시 카페인 못지않은 여러 가지 문제를 일으킨다. 커피에 유린된 소장의 회복을 돕기 위해서는 쐐기풀** 잎 차를 6주간 1일 2컵 이상 마신다. 산을 제거한 커피를 슈퍼마켓에서 아주 쉽게 구할 수 있으며, 주방용품점에는 냉수추출법***으로 유해한 산을 제거하는 커피메이커를 판다. 하지만 특별한 장비 없이도 쉽게 산이 거의 없는 커피를 만들 수 있다.

산 없는 커피 추출:

- 물 8컵을 유리그릇에 붓고 금방 간 유기농 커피 0.5킬로그램을 탄다.
- 이것을 서늘하고 어두운 구석에서 16시간가량 가만히 불린다.
- 커피 여과지나 거름천을 받치고 액체를 단단히 밀폐할 수 있는 유리 항

---

* 소장, 특히 십이지장 및 공장이나 태반과 자궁벽의 접촉면에서 볼 수 있는 손가락 모양 또는 나뭇가지 모양의 돌기. 표면적을 늘려 소화 흡수를 쉽게 한다.—옮긴이

** nettle. 학명은 *Urtica urens*. 잎과 줄기에 포름산이 든 가시가 있어 피부에 닿으면 쐐기나방의 애벌레인 쐐기에 물린 듯이 따끔거린다고 해서 이런 이름이 붙었다. 어린순을 나물로 먹기도 하며 한방에서는 포기 전체를 약재로 쓰기도 한다.—옮긴이

*** cold-water method. 커피 가루를 소량의 찬물에 약 15분간 담가 두었다가 커피 가루만 걸러내는 냉추출 방법.—옮긴이

아리에 따라낸다.

- 뚜껑을 덮은 유리 항아리를 냉장 온도에 보관한다. 2주일가량 보관할
  수 있다. 튼튼하고 건강한 사람이라면 하루 1컵의 무카페인 커피를 마
  시는 정도는 별 문제가 없다.

커피를 잘 끊지 못하는 사람이 많다. 다른 중독성 물질과 마찬가지로 아마
커피도 점진적으로 끊는 것이 가장 좋을 것이다. 갑자기 커피를 끊으면 두통
과 변비가 생기고 께느른해진다. 어떤 금단 프로그램에서나 보리순이나 밀순
즙 분말로 만든 음료가 해독에 도움이 된다. 변비가 심할 때는 완하 작용이
있는 약초와 음식을 며칠 먹어야 하지만, 이것들도 상당히 도움이 된다. 여기
에 더해 영양과 포만감을 함께 주는 곡물–뿌리 커피 대체재도 천연식품 가게
나 대부분의 식품점에서 구할 수 있다. 커피를 끊는 동안의 예민함을 누그러
뜨릴 약재로는 캐롭* 차가 있다. 캐롭 차를 하루에 2컵 정도 마시면 된다(뜨거
운 물 1컵에 캐롭 분말 1티스푼 이상을 탄다). 음식에 캐롭을 넣어 먹어도 효과를
볼 수 있다.

한 가지 덧붙이자면, 극소수 기업형 대지주들의 손에 대부분의 이윤이 돌
아가는 중남미 지역의 대규모 커피 플랜테이션이 정치적·도덕적 쟁점으로 떠
올라 있다는 점도 마음 깊이 새기기 바란다. 커피를 재배하는 땅은 절망적으
로 가난하고 배고픈 현지인들을 위한 건강한 식량 생산에 쓰이는 쪽이 훨씬
더 현명할 것이다. 똑같은 논리가 바나나를 비롯한 기타 작물을 생산하는 대
규모 플랜테이션에도 해당된다. 여기에서 생산된 작물은 모두 부유한 나라로
빠져나가 버리는 반면에 중남미의 토양은 황폐해지고 민중은 기아에 허덕이
고 있다.

---

* carob. 초콜릿 맛이 나는 암갈색 열매가 달리는 유럽산 나무.—옮긴이

차

중국 약초학의 고전인 《본초강목》*에 따르면 일반 홍차 또는 녹차에는 여러 가지 용도가 있는데, 그중 일부는 건강에 유익하다.

효능과 활용법: 눈을 밝게 하고, 목소리를 맑게 해주고, 체질을 활기차게 해주고, 속 부글거림을 없애주고, 경락을 열어주고, 영혼을 밝혀주고, 소화력을 개선해 주고, 갈증을 덜어준다. 차는 식히는 성질이 있으며, 이뇨 작용이 있고, 떫은맛이 난다. 소화 보조제로 기름진 식사에서 기인한 지방과 기름을 녹이는 특별한 용제 구실을 하기도 한다. 건강에 유익한 작용을 하려면 차를 너무 진하지 않게 가볍게 우려야 한다.[8] 한 가지 방법은 찻잎 위로 뜨거운 물을 부어 내리는 것이다(차 거름망을 이용하면 편리하다). 차가 너무 진하다 싶을 때 이를 조정하는 중국의 전통적인 방법은 찻잔에 뜨거운 물을 좀 더 붓는 것이다. 대개 찻잎을 두 번째 우린 차가 그 미묘함에서 가장 좋은데, 이것은 차의 타닌산이 차를 너무 무겁게 만들지 않기 때문이다. 이러한 연한 차에서는 차의 부정적 효과가 거의 나타나지 않는다.

치료 용도로 쓸 때는 대개 찻잎을 30분 이상 뭉근히 끓여 진하게 우린다. 차는 전통적으로 동서양을 막론하고 급성 또는 만성 염증(위염이나 장염)으로 말미암은 설사와 약한 소화력에 사용되어 왔다. 이때는 하루에 여러 차례 진하게 우린 차 1티스푼씩을 마시면 된다. 차는 또 이질 치료에도 보조적으로 쓰인다. 또 차의 떫은맛은 포진과 옻나무·덩굴옻나무의 독으로 말미암은 두드러기를 가라앉히는데, 이러한 피부 질환에는 농축한 차로 환부를 씻거나 뜨거운 물에 담근 찻잎을 환부에 붙인다. 카페인은 가장 적고 미네랄은 가장 많은 가장 순한 차를 만들고자 할 때는 일부 차나무의 가지를 이용하면 된다. 시중에서는 '반차 가지 차' 또는 '경차(莖茶)'라는 이름으로 팔리고 있다. 이러

---

* 중국 명나라 때의 본초학자(本草學者) 이시진(李時珍, 1518~1593)이 30년에 걸쳐 오롯이 혼자 힘으로 완성했다고 한다. 52권으로 구성되어 있으며, 총 1892종의 약재가 수록되어 있다.—옮긴이

한 차에는 카페인이 적기 때문에 자극이 약하고 곡물, 콩, 채소와 같은 복합 탄수화물 위주의 식단을 소화하는 데 도움을 준다.

향신료

- 계피, 정향, 고수, 생강, 육두구,* 카다멈(소두적〔小豆寇〕)**은 모두 단맛 음식의 팽창하는 성질은 더욱 강화하고 적시는 성질은 줄이는, 팽창시키고 말리고 덥히는 작용이 있다. 이러한 향신료를 첨가했을 때 대체로 소화가 더 잘되는 음식으로는 마, 고구마, 겨울호박 등 단맛이 강한 음식, 특히 디저트와 식히는 성질의 과일 요리들이 있다. 점액 생성 작용이 강한 음식—우유, 요구르트, 케피르,*** 사워크림, 기타 유제품—에 향신료 몇 자밤만 뿌리면 훨씬 소화가 잘되는데, 특히 한이나 습이 있는 사람의 경우 그런 현상이 뚜렷하다.
- 녹색 잎 향신료(오레가노, 바질, 타임, 월계수 잎 등)는 짙은 색의 콩과 무거운 소스를 가볍게 해주는 방향 효과가 있다.

---

* nutmeg. 인도네시아 몰루카제도가 원산지다. 씨앗 알갱이를 '육두구', 씨앗 껍질을 '메이스(mace)'라고 한다. 'nutmeg'란 '사향 향기가 나는 호두'라는 뜻이다. 육두구는 말려서 건위제, 강장제 등으로 쓴다. 서양에서는 메이스와 함께 향신료로 많이 사용한다. 최대 산지는 인도네시아이며, 메이스는 생선 요리·소스·절임·케첩 등에 많이 쓴다.—옮긴이

** cardamom. 열대 산악지대에서 널리 자생하며, 원산지는 인도, 주산지는 인도·스리랑카·과테말라·코스타리카·탄자니아 등지다. 열매를 향신료로 이용한다. 가장 품질이 좋고 대중적으로 쓰이는 것은 말라바르 지방에서 재배된 종류다. 카다멈은 향신료 가운데 사프란, 바닐라 다음으로 비싸다. '향기의 왕'이라고 불리며 카레 요리 외에 고기나 생선 요리, 소스, 드레싱, 절임, 파이, 빵, 케이크 등의 제과·제빵류 및 리큐어의 향을 더하는 데 쓰인다. 중동에서는 특별한 손님을 접대할 때 커피에 넣기도 한다. 몸을 덥혀주기 때문에 호흡기 질환에 좋고, 유제품 알레르기 증상을 중화하며, 신장에도 좋다.—옮긴이

*** kefir. 불가리아 등 동유럽의 산악 지대에서 양이나 산양의 젖을 사용하여 만든 발효주.—옮긴이

- 씨앗은 무리지어 달리기 마련인데, 그래서인지 어울림이 좋다. 캐러웨이와 딜의 씨앗은 빵, 수프, 양배추, 비트 요리에 묘미를 더한다.

- 고수, 커민,* 생강은 콩 요리와 잘 어우러져 속 부글거림을 줄인다. 이러한 뿌리-곡물 조합은 식단에 기운을 북돋우는 성질을 보태준다. 신선한 생강은 고기와 콩 같은 고단백 식품의 분해를 돕고, 이러한 음식들 때문에 생성된 인체 내 요산의 효과를 줄이기 위해 사용된다. 신선한 생강 또는 말린 생강은 그 밖에도 욕지기, 구토, 입덧, 생리통, 억제생리, 기관지염, 통증, 발작 등에 쓰인다. 말린 생강은 약초와 음식의 효능을 신체 하단—대장, 신장, 난소, 성기, 다리 등—까지 전달해 준다. 또한 멀미를 치료하는데, 이 용도로 편리하게 이용할 수 있는 캡슐이나 팅크제가 나와 있다. 열 징후가 있을 때는 생강을 쓰지 말아야 한다.

- 마늘과 홍고추는 감기와 같은 표증에 좋은 약이다. 예를 들면, 마늘-홍고추 수프는 초기 감기에서 항바이러스, 항생, 발한 작용을 한다. 홍고추는 최고의 식물성 비타민 C 원천 가운데 하나다. 마늘을 비롯한 양파 속 식물은 매운맛이 매우 강하며, 분산시키는 성질이 있다. 이것들은 기울체의 해소를 도우며, 고기의 과잉 섭취 등 극단적인 식단으로 생긴 폐색을 푸는 데도 도움을 준다. 또 동물성 식품 섭취, 과식, 현명하지 못한 음식 조합으로 인한 부패균의 증식을 억제한다. 하지만 이것들의 매운맛은 집중력을 흐트러뜨린다. 일단 건강한 채식 식단의 초기 단계를 넘어서면 이러한 재료에 대한 요구 자체가 자연스레 감소한다. 이 책에 실린 많은 조리법들 중에서 식단 전환 또는 병중에 필요한 사람들이 이용할 수 있도록 이것들을 선택 사양 품목으로 표시한 것은 그 때문이다. 양파속 채소의 또 다른 효능에 대해서는 5부 '식물성 식품의 조리법과 효능'의 39장 〈채소〉에 설명되어 있다.

---

* cumin. 미나리과의 식물로 원산지는 중동, 주산지는 인도·모로코·이집트다. 씨앗을 분쇄하여 향신료로 쓴다. 인도 카레에 반드시 들어가는 재료다.—옮긴이

- 인도의 향신료인 강황(터머릭)은 중요한 치유 효능이 있다. 강황의 독특한 노란색을 만드는 기본 물질인 쿠르쿠민은 항염증·항산화 작용을 하며, 독소로부터 간을 보호한다.[9] 또한 콜레스테롤을 낮추고, HIV-1 바이러스의 증식을 억제한다.[10] 류머티즘성 관절염이 있는 피험자들에게서 식사로 섭취한 쿠르쿠민(보충제로 구입할 수 있다)이 유연성을 개선하고 관절이 붓는 것을 완화하는 효과가 확인되었다.[11] 강황은 덥히는 성질이 있으며, 맛은 쓰다. 단백질 소화를 개선하고, 자궁의 종양을 줄이고, 간의 혼잡을 완화하고, 담석을 녹이고, 인대의 유연성을 높이고, 생리통을 줄이는 데 사용된다. 복용량: 향신료 또는 캡슐로 1일 1/4~1/2 티스푼.

13장 · 콘디먼트, 카페인, 향신료

14장

비타민과 보충제

비타민 보충제와 그 밖의 여러 영양 보충제들을 복용하고 싶은 충동은 현대인들의 생활방식에 대한 하나의 반응이다. 보충제는 대개 나쁜 식사와 무책임한 생활방식으로 잃어버린 것들을 보충하기 위해 복용한다. 대부분의 미국인이 가장 자주 던지는 질문 가운데 하나가 뭘 먹으면 당장 건강이 좋아지겠느냐는 것이다.

그런데 치유의 첫 번째 원리는 뭘 보태야 할지를 알아내는 것이 아니라 어떻게 병의 원인을 제거할 것인가에 있다. 식이요법에서 이것은 (중독성 물질이나 화학첨가물과 같은) 부정적인 음식들과 나쁜 식습관을 제거하는 것을 의미한다.

그다음으로 중요한 것은 나쁜 음식을 좋은 음식으로 교체하는 것이다. 예를 들면 정제 곡물 대신 통곡을 쓰고, 산패한 기름 대신 미정제 단일불포화기름을 쓰고, 농약을 뿌린 농산물 대신 유기농산물을 쓰는 것이다. 그다음으로 중요한 것은 어떻게 강화하고 강장하는 치료제로 현존하는 결핍을 보충할 것인지를 알아내는 것이다. 일반적으로 분리된 알약 형태의 영양소가 아니라 홀푸드를 먹을 때 장기적으로 그 결핍이 훨씬 더 성공적으로 보충된다. 과잉 상태에 있을 때는, 약해지거나 결핍된 부분을 보강한 뒤 반드시 그 과잉된 것을 줄여야 한다. 역설적인 것은, 나중에 보겠지만, 합성 비타민 '보충제들'이 실은 결핍을 보충하기보다는 과잉을 감소시키는 데 더 나은 효과를 보일 때가 적지 않다는 점이다. '식단 우선순위'의 첫 번째와 두 번째 원리에 따라 부정적이고 열등한 음식을 배제하고 나면 3단계와 4단계(보충하기와 줄이기)는 그 결과로서 자연스럽게 이루어지는 경향이 있으며, 비타민·미네랄·효소·개별 영양소들을 보충할 필요성은 크게 줄어든다.

보충제에 나름의 장점이 있는 것은 분명하지만, 식단이 훌륭한 상태에서도 구태여 그것들이 진짜로 필요한지는 의문이다. 보충제는 예방 목적과 불균형 및 질병의 치료 목적 모두에 쓰인다. 질병을 예방하고 건강을 유지하기 위한 수단으로 보충제를 선택하는 사람들은 흔히 음식의 적절한 영양분 결여, 극단적인 생활방식에서 오는 스트레스, 음식과 환경에서 오는 독소 따위를 이유로 댄다. 예방 효과는 면역계의 활성을 기준으로 점점 계량이 가능해지고 있다.

면역력을 강화하는 것으로 알려진 영양소로는 아연, 셀레늄, 비타민 A, C, E, 그리고 B 복합체들이 꼽힌다. 이것들을 비롯해서 온갖 영양소와 결부된 헤아릴 수 없이 다양한 접근법이 있다. 이 책에서는 갖가지 비타민과 영양 요법에 대해서는 일일이 세세하게 다루지 않는다.

하지만 음식과 관련해서 보충의 의미를 놓치지 않는 것은 중요하다. 예를 들면 다음과 같은 것들이다. 종종 합성 제품인 개별 영양소들이 홀푸드와 동일한 작용을 하는가? 음식 자체가 효과적인 보충제인 것은 아닌가?

식단 우선순위

1. 부정적인 음식을 제거한다.
2. 열등한 음식을 교체한다.
3. 결핍을 보충한다.
4. 과잉을 줄인다.

인체 내 영양소를 파괴하는 섭식

나쁜 식습관
과식
꼭꼭 씹지 않고 급하게 먹는 것
밤늦게 먹는 것

나쁜 음식
모든 중독성 물질:
  카페인—커피
  니코틴—담배
  마리화나
기름지고 양념이 진한 음식
정제 식품:
  정제 설탕
  백밀가루 식품
음식과 물속의 화학첨가제
항생제와 대부분의 합성 약물

합성 영양소들이 얼마나 효과가 있는지는 의문이다. '천연' 비타민 보충제라고 선전하는 제품들도 90% 이상 합성 물질이다.

식물과 살아 있는 생명체 속의 비타민은 수많은 상이한 영양소들이 지극히 미묘하고 복잡한 양상으로 조직되어 있다. 이러한 양상은 생명체라는 환경 바깥에서는 복제될 수가 없다. 그렇기 때문에 홀푸드에 들어 있는 비타민은 합성 비타민보다 수치화할 수 없을 만큼 훨씬 더 큰 효과를 발휘할 때가 많다. 더욱이 합성 비타민에는 홀푸드의 생명력이 빠져 있다.

계량될 수 있는 측면들만 보더라도, 음식물 속의 영양소가 훨씬 더 반응성이 좋다는 사실을 알 수 있다. 예컨대, 파슬리 또는 브로콜리(1컵)를 통해 섭취한 비타민 C 70밀리그램은 그 10배나 되는 합성 비타민 C 700밀리그램보다 더 큰 면역력 강화 효과가 있다. 연구들에 따르면, 합성 비타민은 10% 정도만이 흡수된다. 이에 반해 위와 같은 녹색 채소 속의 비타민 C의 흡수율과 활용률은 베타카로틴, 엽록소, 효소, 미네랄, 그 밖의 보조인자들과 조합되어 극대화된다.

합성 영양소만을 함유한 보충제는 홀푸드의 통합성도, 작용력도 가지고 있지 못하기 때문에 일부 보충제 제조업체에서는 현재 밀순, 약초, 효모, 스피룰리나와 같은 고도의 영양물질들을 이용해 비타민을 비롯한 각종 영양 보충제들의 베이스를 만든다. 그들은 홀푸드의 풍부한 영양소와 합성 영양소들이 만나 시너지 효과를 내고, 효율적인 대사에 필요한 보조인자들이 들어 있기를 기대한다. 식사와 함께 보충제를 복용하면 바로 이러한 이점 가운데 일부는 누릴 수 있다. 또 다른 보충제 제조법은 발효 공정을 통해 합성 비타민과 비생명체* 미네랄을 살아 있는 효모 기반에 통합하는 것이다. 이러한 방식으로 비타민과 미네랄이 살아 있는 음식의 일부가 되고, 따라서 좀 더 완전하게 대사될 수 있게 된다는 것이다. 우리가 관찰한 바에 따르면, 이러한 접근법은

---

* 여기서 '비생명체'는 살아 있는 식물이나 동물에 의해 합성되지 않았다는 뜻이다. 비생명체 미네랄은 보통 해당 미네랄이 포함된 암석으로부터 추출한다.—지은이

허하거나 비교적 균형을 유지하고 있는 사람들에게는 좀 더 효과가 있다.

건장한 체형과 온갖 기름진 식단이 합세해 만든 실증의 경우에 합성 비타민은 그 실을 줄이는 수단으로서 일시적으로 도움이 된다. 만약 너무 많은 고농축 음식(달걀과 고기 등)을 먹어온 사람이라면 그 실은 부분적으로 단백질, 지방, 미네랄, 비타민, 기타 각종 영양소의 형태로 간에 쌓여 있다. 합성 비타민 C를 다량으로 복용하면 이러한 상태를 바로잡는 데 도움을 줄 수 있다. 비타민 C는 수많은 다른 영양소가 활동을 개시하도록 하는데, 그 영양소 가운데 상당 부분이 간에 쌓여 있기 때문에 그곳의 실을 줄여주는 것이다. 비타민 C가 이처럼 과잉을 줄여준다는 이론은 이미 밝혀진 비타민 C의 혈중 지방 및 콜레스테롤 저감 작용으로도 일부 뒷받침된다.[1]

합성 물질들의 저감 작용은 합성 영양소에만 국한된 것이 아니다. 기본적인 예는 합성 감미료, 보존제, 풍미 강화제, 착색제 등 음식에 넣는 합성 첨가제들이다. 인체 내의 과잉은 알코올과 식초에 의해서도 줄어드는데, 이것들을 강한 용제로 보면 된다. 이것들이 흔히 고기를 분해하기 위한 매리네이드*로 사용되는 데서도 이 점을 알 수 있다. 사실 모든 정제 식품은 특정 영양소는 감소시키는 반면 또 다른 영양소는 불완전한 소화로 인체 내에 축적함으로써 결국 불균형을 초래하는 특성을 가지고 있다. 많은 사람이 정제 설탕과 백밀가루가 들어간 탄수화물 식품을 너무 많이 먹는 바람에 비만하면서도 동시에 미네랄 결핍 상태가 되는 것은 바로 이 때문이다.

불과 얼마 전까지만 해도 우리 인간은 오직 홀푸드만 알았다. 정제 식품 또는 합성 물질을 섭취하면 인체는 이러한 식품을 완전한 형태로 만들기 위해 그 자신으로부터 영양소를 뽑아 간다. 전부는 아닐지라도 대부분의 실증에서 이러한 저감 과정은 결국에는 허증으로 이어진다.

---

* marinade. 고기 등의 음식을 부드럽게 만들고 맛이 배도록 하기 위해 조리 전에 미리 양념을 한 산성 용액에 재우곤 하는데, 이렇게 재우는 것을 'marination,' 재우는 양념장을 'marinade'라고 한다. 불고기에서 미리 고기를 양념장에 재우는 것이 대표적인 예다.—옮긴이

합성 보충제는 다른 여러 방식으로도 인체의 균형을 무너뜨린다. 음식물의 수많은 개별 성분(예를 들면 복합비타민)을 복용하면 간은 그 대사 활동에 혼란을 겪게 되며, 사람마다 차이는 있지만 부조화한 결과가 초래된다. 간이 튼튼한 사람은 이러한 위험성이 덜하다. 또 정기적으로 보충제를 복용하는 사람이 적어도 일주일에 하루 정도만이라도 복용을 삼간다면 보충제들의 복잡하고 통합되지 않고 종종 합성된 본성에서 생길 수 있는 부작용을 줄일 수 있다. 이것은 모든 약과 강력한 영양소들에도 적용되는 원리다. 인체는 휴식을 통해 반응 능력을 회복하기 때문이다. (반드시 매일 약을 복용해야 하는 경우는 예외다. 만약 처방약을 복용하고 있다면, 이와 같은 계획을 실행에 옮기기 전에 먼저 담당 의사와 상의하기 바란다.)

비타민 C 보충제

비타민 C는 섭취량과 효과를 두고 극심한 논란의 주제가 되어왔기 때문에 우리는 이 영양소를 둘러싼 세 가지 주장을 살펴보기로 했다. 각각의 주장 뒤에는 타당한 관점을 담은 반론과 증거가 제시되어 있다. 비타민 C(아스코르브산) 옹호자들—현대인들은 비타민 C를 아무리 많이 섭취해도 부족하다고 주장하는 사람들—은 보통 다음과 같은 주장으로 자신들의 논리를 뒷받침한다.

주장: 인간은 다른 많은 포유류들과 달리 인체 내에서 비타민 C를 합성하는 능력을 잃어버렸다.[2]

반론: 일본 과학자들의 연구는 건강한 사람의 장 생태계에서 비타민 C가 생성된다는 것을 입증했다.[3]

주장: 이상적인 1일 비타민 C 복용량은 종종 그 비타민으로 설사가 나기 직전의 양으로 결정된다.[4]

반론: 많은 사람들의 경우, 이 정도의 비타민 C 섭취는 1만 밀리그램 이상에 해당한다. 1일 1250밀리그램 이상 섭취한 비타민 C는 크롬의 흡수율을 떨어뜨리고,[5] 눈의 콜라겐 조직 내에 있는 유리질 및 공막 복합체로부터 칼슘을 앗아간다—이렇게 되면 과잉 비타민 C가 칼슘 가용성을 떨어뜨리게 된다—

는 증거가 있다.[6] 1500밀리그램을 넘는 비타민 C 섭취는 장에서의 구리 흡수를 방해함으로써 구리 의존 효소로서 '프리 라디칼 소방관'으로 불리는, 적절한 면역력에 필수적인 슈퍼옥사이드 디스무타아제(과산화물 제거제)*를 감소시키는 것으로 보인다.[7]

주장: 옛날 사람들은 천연 원천로부터 엄청난 양의 비타민 C를 섭취했는데, 아마 1일 수천 밀리그램은 족히 되었을 것이다. 그러므로 현대인도 그와 비슷한 양이 필요하다.[8]

반론: 최근의 추정에 따르면 구석기인들의 1일 비타민 C 섭취량은 400밀리그램가량이었던 것으로 보인다.[9] 이 정도 양은 현대인들 중에서도 신선한 채소, 과일, 새싹을 식단에 충분히 포함시키고 있는 사람들이라면 쉽게 초과한다. 줄이고 청소하는 이러한 음식이 식단의 과반이 되면 1일 비타민 섭취량은 가볍게 1000밀리그램을 넘어선다. 오늘날의 식단에서 크게 부족한 미네랄인 크롬은 적정 비타민 C 복용의 한 가지 척도다. 비타민 C 섭취량이 1일 400~1250밀리그램일 때 크롬 흡수율이 증가한다.[10] 이 범위를 벗어나 올라가면 앞서 말했던 것처럼 크롬이 감소한다. 식사를 통해 고도로 활동적인 비타민 C를 그 대사에 필요한 물질들과 함께 충분히 확보할 수 있기 때문에, 만약 식단만 제대로 구성한다면 구태여 비타민 C 보충제를 따로 복용할 필요가 전혀 없을 듯하다. 그러나 아래의 조건에서는 식단만으로는 비타민 C를 충분히 확보할 수 없기 때문에 비타민 C 보충제 복용이 유익할 수 있다.

고도로 가공된 식품으로 이루어진 고기 위주의 식사를 하는 사람들에게는 1일 1000밀리그램가량의 아스코르브산(비타민 C)이 도움이 될 수 있다. 심각한 질병, 특히 실과 열 징후가 뚜렷한 사람들(고혈압과 심장병 환자들 가운데

---

* superoxide dismutase, 약어로는 SOD로 표기한다. 슈퍼옥사이드(과산화물)를 분해하는 효소로 망간, 구리, 아연을 함유하며 유해한 활성산소나 과산화물과 직접 반응하여 그 활성을 저지함으로써 세포를 산화에 의한 손상으로부터 보호하는 작용을 한다. 과산화물 제거 효소라고도 한다.—옮긴이

많다)은 엄청나게 많은 양, 심지어 10그램 이상의 비타민 C로부터 이득을 볼 수 있다. 그러나 이 정도의 양은 지속적인 관찰과 조정이 필요하다. 그뿐 아니라 과도한 비타민 C로 말미암아 감소되는 다른 영양소들도 보충해 주어야 한다. 다량의 비타민 C 복용은 그 항산화 효능 때문에 일부 암과 만성 면역계 질환에도 유익할 수 있다. 비타민 C의 항히스타민 효능은 일반적으로 감기나 독감에 걸렸을 때도 틀림없이 유익하다. 또 비타민 C는 감기나 독감 또는 그와 유사한 급성 표증의 증상을 완화해 준다는 것이 입증되었다.

우리 경험에 따르면, 웬만큼 건강하고 훌륭한 채식 식단을 먹는 사람들은 300~500밀리그램 정도의 아스코르브산만으로도 설사를 일으켰다. 이와 같은 합성 비타민 민감성은 다음과 같은 사실들을 시사한다.

1. 충분한 양의 비타민 C가 이미 식단에 포함되어 있다. 게다가 건강한 장에서 스스로 합성하고 있을 가능성이 크다.
2. 비타민 C의 감하는 작용, 특히 지방과 콜레스테롤을 감하는 작용이 이와 같은 생리적 유형의 사람들에게서는 활용되고 있지 않다.
3. 홀푸드를 통해 감각이 발달된, 반응성이 뛰어난 몸과 마음은 일체의 분리되고 합성된 영양소를 거부하려는 경향이 있다.

비타민 C 또는 그 밖의 영양 보충제들을 복용하기로 결정할 때는 고려해야 할 사항이 끝없이 많다. 또 각 영양소마다 복용량이나 적응증, 안전성 등과 관련해 유사한 의문들이 제기되고 있다. 예를 들면, 비타민 E는 혈전을 줄이고 면역력을 강화한다. 그러나 1일 1000I.U. 이상 섭취하면 오히려 혈전 형성을 촉진하고 면역력을 억제한다.[11] 바나듐과 아연 같은 면역력 강화 물질도 과용하면 오히려 면역력을 손상시킨다.[12]

의약으로서의 보충제

개별 비타민을 비롯한 각종 영양소들을 심각한 질환을 치료하기 위한 목적으로 이용할 때는 상당한 기술과 노련한 안내자가 필요하다. 아직 걸음마 단계일 뿐인데도 영양 보충 요법은 많은 사례에서 도움이 되었다. 특히 상당 기간 식이요법을 실시해 어느 정도 실질적인 개선이 나타날 때까지 첫 몇 달 동안 많은 도움이 된다. 종종 이례적일 정도로 많은 양을 복용하게 하기도 하는데, 이때에도 질 좋은 홀푸드와 결합해서 시행하는 경우에는 복용량이 줄어든다. 만약 식습관을 동시적으로 개선하지 않는다면 다량 복용을 유지해야 하며, 그러지 않으면 그러한 영양소로부터 얻은 성과가 모두 허사가 되고 만다.

그러나 불행히도 이와 같은 보충제 이용에는 유해한 측면이 있을 수 있다. 몇 달이 지나면 더 개선되지 않는 정체기에 도달하게 되며, 이때부터는 오히려 서서히 퇴보하면서 애초의 불균형이 다시 시작된다. 이러한 시나리오를 피하기 위해서는 식단과 생활방식을 개선해 나가면서 점진적으로 보충제를 끊을 계획을 세워야 한다. 오랫동안 보충제를 복용하다가 갑자기 끊어도 나쁜 결과를 초래할 수 있다. 인체가 다량의 특정 영양소에 적응되어 있을 때는 수 주에 걸쳐 서서히 끊는 것이 가장 좋다. 이렇게 하면 소화기관들이 분리된 영양소와 작별하고 식품을 통해 섭취한 영양소를 흡수하고 대사하는 쪽으로 차츰차츰 옮겨갈 수 있기 때문이다. 몇몇 영양소를 엄청난 양으로 복용하는 것이 단기적으로 약간의 긍정적인 효과를 발휘한다는 것만으로는 그것을 권장할 충분한 이유가 되지 못한다. 현재로서는 이러한 프로그램을 통해 차도를 본 사람들이 홀푸드로 구성된 이상적인 식단을 먹으면 그보다 훨씬 더 큰 효과를 보지 않을 거라는 증거가 없다.

예방을 위한 보충제

인간을 대상으로 한 연구에서 비타민 A, C, E, 베타카로틴 등 개별 비타민을 장기간 복용해도 암을 비롯한 심각한 질병을 예방하거나 치료하지 못한다는 것이 밝혀졌다.[13] 분명하게 말할 수 있는 것은, 가장 안전한 예방책은 영양상의 극단을 피하고 구할 수 있는 가장 질 좋은 음식을 먹는 것이라는 사실이다. 가공하지 않고, 농약을 사용하지 않고, 유기농법으로 기른 음식은 영양,

맛, 생명에너지 면에서 보충제(또는 화학농법으로 기른 음식)보다 월등히 우수하며, 구하기도 점점 더 수월해지고 있다. 음식을 넘어서서 더욱 근본적인 것은 5장과 53장에서 언급하고 있듯이 태도, 생활방식, 면역력이다.

살아 있는 대체재

아래의 매우 농축된 영양원들은 예방책으로서 시판 보충제의 대안이 될 수 있다.

1. 적절한 약초를 사용하라. 파슬리, 알팔파, 쐐기풀, 가시오갈피나무, 병풀* 등의 약초는 질병에 대한 저항력을 길러준다.

2. 야생식물을 채집하라. 민들레의 잎과 뿌리, 명아주, 흰명아주, 고사리, 우엉, 미나리 등의 야생식물은 매우 강력한 효능을 지니고 있다. 넉넉히 채집해서 제철이 아닌 때를 대비해 일부를 말려 보관한다.

3. 해초를 먹어라. 해초는 식물로서는 가장 풍부한 미네랄 원천이다. 해초의 미네랄(다른 식물의 미네랄도 마찬가지다)은 대개 비유기체 원천에서 뽑아낸 보충제 형태의 미네랄보다 훨씬 더 잘 흡수된다. 여러 가지 해초를 끼니별로 돌려 먹으면 미량미네랄을 포함해서 모든 미네랄들을 얻을 수 있다. 5부 '식물성 식품의 조리법과 효능'에 다양한 해초가 소개되어 있다.

4. 식단에 밀순이나 보리순 같은 고농축 비타민, 바이오플라보노이드, 엽록소 원천들을 포함하라. 곡물순은 쉽게 길러 먹을 수도 있고, 시판하는 즙

---

* 학명은 *Centella asiatica*. 아프리카 동부의 한 섬에서부터 퍼지기 시작해 인도, 스리랑카, 뱅골, 히말라야에까지 확산되었다. 우리나라에서는 제주도와 남부 도서 지방의 저습지에 군생한다. '고타콜라' 또는 '호랑이풀'로 불리기도 한다. 호랑이가 서로 싸우다 상처를 입으면 상처를 치유하기 위해 이 풀밭에서 뒹굴었다고 한다. 동양에서 수천 년간 약용되어 왔다. 상처 회복을 촉진하는 사포닌이 들어 있으며, 항산화 물질의 농도를 높이고 혈액 공급을 증가시켜 염증 조직을 빠르게 회복시켜 준다. 아토피, 여드름, 뾰루지, 모공 치료에도 쓰였다. 과다 복용하면 독성이 나타난다.—옮긴이

분말이나 정제를 이용해도 된다. (주의: 합성 비타민이 등장하기 전까지 밀순 정제는 수많은 과학 연구를 근거로 탁월한 보충제로 여겨졌으며, 실제로 1945년까지도 사실상 미국 내 모든 약국에서 판매했다). 그 밖의 원천으로는 벌의 화분과 꽃의 화분(꽃에서 직접 채취해도 되고 시판 제품을 이용해도 된다), 스피룰리나·아파니조메논·클로렐라 등의 미세조류가 있다. 이러한 미세조류와 앞에서 언급한 곡물순은 오메가-3, 감마리놀렌 지방산 등 부족해지기 쉬운 영양소들의 훌륭한 원천이다.

5. 수천 년 동안 동양에서 널리 이용해온 싹은 쉽게 흡수되는 비타민, 효소,* 킬레이트화 미네랄, 유리지방산, 아미노산의 뛰어난 원천이다. 이것들은 알칼리를 생성하고, 정화 작용을 하며, 대부분 식히는 성질이 있다(그러나 가볍게 찌면 식히는 성질이 완화된다). 새싹은 봄과 따뜻한 계절에 가장 적합하다. 그러나 과용하면 소화력을 약화할 수 있다. 겨울에는 양을 줄여야 하며, 한증과 허증에 좋다.

6. 신선한 채소나 과일즙도 또 다른 비타민과 효소 농축물이다. 그러나 이러한 즙을 다량으로 마시면 소화력이 약해질 수 있다. 체형이 건장한 사람이나 실 징후(강한 맥박, 불그레한 안색, 두터운 황태 등)가 두드러진 환자에게 매우 알맞다. 과일 전체 또는 채소 전체를 짠 즙에는 섬유질, 식용 가능한 껍질, 과육이 통째로 다 들어가므로 그 식물이 지닌 모든 생리활성물질과 모든 영양소들을 제공해 준다.[14] 그러한 '통' 즙은 전기믹서를 이용해서 만들 수도 있지만 그보다는 손으로 찧어서 만드는 쪽이 식품의 산화효소가 더 잘 보존되며, 즙의 질감도 묽지 않고 소스처럼 되므로 좋다. 분말,

---

* 효소는 비타민을 위한 단백질 기반과 더불어 미네랄들과의 자연적인 '킬레이트' 결합을 제공하는 단백질-비타민-미네랄 복합체로, 비타민과 미네랄의 흡수율을 크게 높여준다. 특히 킬레이트화는 미네랄과 아미노산 같은 단백질 구조 사이의 결합을 단적으로 보여준다. 이러한 결합은 미네랄이 소화관 속에서 다른 물질들과 결합해 활용성이 떨어지는 것을 억제해 준다. 하지만 이 결합이 너무 강하면 미네랄이 흡수되지 못한다. 새싹에 고도로 농축되어 있는 효소들이 가장 이상적으로 킬레이트화되어 있다.―지은이

캡슐, 정제 등 수분을 제거한 농축 통즙도 구할 수 있다. 낮은 온도에서 신중하게 가공하면 그 식물의 비타민과 효소들 가운데 가장 안정성이 떨어지는 것들도 일부 보존된다. 신선한 과일과 채소의 즙에 비해서는 생명력이 떨어지지만, 이러한 제품들도 나름 균형 잡힌 영양소의 원천이다. 곡물순, 미세조류, 해초, 약초 등을 이와 같은 방법으로 농축한 제품들도 시판되고 있다.

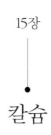

칼슘

전통 동양의학에서는 굴 껍데기, 형석(螢石), 석고, 방해석, 동물뼈 화석 등 칼슘과 미네랄이 풍부한 물질들을 식히고, 이완하고, 진정하고, 적시는 특성을 살려 약으로 써왔다. 그렇기 때문에 이러한 약재들이 쓰이는 전형적인 병증은 불면증, 갈증, 과민성 불안, 각종 과열 증상이다. 이로 보아 동양의 생리학에서는 영혼을 가라앉히고, 간을 쉬게 하고, 폐를 적시는 음액(陰液)에는 의심할 바 없이 칼슘을 비롯한 다양한 미네랄이 녹아 있다고 본 것이 틀림없으며, 이 점은 신경과 심장을 튼튼히 하기 위해 칼슘 음식을 먹게 하는 서양의 치료법과 일맥상통한다.

거의 모든 미국인의 머릿속에서 칼슘의 가장 기본적인 역할은 뼈를 만들고 강화하는 것이다. 반면에 중국인들은 뼈를 튼튼히 하기 위해서가 아니라 진정하고 식히는 작용을 목적으로 굴 껍데기—서구에서 쓰는 칼슘 보충제—를 썼다. 그 대신 골 병변은 정(精)의 차원에서 신장-부신을 좋게 하고, 몸의 구조를 조성하는 다양한 음식과 약초—이 가운데 일부는 칼슘을 거의 함유하고 있지 않다—를 써서 음액을 보충하는 방법으로 치료한다(28장 〈수〉를 참조하라). 사실, 신장을 자양하는 일부 치료제가 이 장에서는 뼈를 만들고 칼슘을 보강하는 물질로 소개되고 있다. 흥미로운 것은 현대 영양학의 최근 연구 결과들이 순수한 칼슘 화합물을 보충하는 쪽이 아니라 이 방향으로 가고 있다는 점이다. 이 장에서는 칼슘 결핍의 개념에 대한 더 확장된 개념을 제시하고, 이른바 칼슘 관련 질환 치료에 어떤 음식이 가장 효과적인지를 살펴본다.

미국에서는 오랫동안 칼슘이 중요한 영양소로 많이 홍보되었는데, 그것은 전반적으로 사람들에게 다른 어떤 미네랄보다 칼슘이 많이 부족한 상태라고 생각했기 때문이다. 하지만 칼슘의 중요성에 대해서는 온갖 말들이 무성했지만 정작 칼슘을 효과적으로 흡수하고 활용하기 위해 꼭 필요한 요인들에 대해서는 다들 입을 다물었다.

인체 내의 모든 미네랄은 미묘하면서도 역동적인 균형을 이루고 있다. 칼슘이 결핍되면 다른 미네랄들 역시 균형을 잃게 된다. 그러므로 이 장에 실린 '권고'들은 칼슘 흡수율을 높이는 것은 물론이고 인체 내의 다른 모든 미네랄들의 이용률도 함께 높여준다.

인체 내에서 미네랄들이 정확히 어떤 비율로 존재해야 하는지는 과학자들이 매년 새롭게 해석을 내리고 다시 의문을 제기하는 생화학의 수수께끼다. 예컨대 한때는 식단에서 칼슘과 마그네슘의 이상적인 비율이 2:1이라고 여겼지만, 최근에는 많은 연구자가 1:1이 이상적이라고 주장하고 있다. 심지어 마그네슘 섭취량이 칼슘의 2배는 되어야 한다고 단언하는 학자도 적지 않다.[1] 이 1:2 비율은 곡물과 채소 위주 식단의 자연스러운 비율에 가깝다. 사실, 칼슘 흡수를 위해 반드시 필요한 것으로 알려진 모든 영양소들의 이상적인 조합이 균형 잡힌 홀푸드 식단에 구현되어 있다.

미국인들의 식단에서 칼슘은 유제품 섭취와 거의 동의어로 취급된다. 불행히도 유제품은 대체로 질 좋은 식품으로 볼 수 없다. 다량의 유제품(평균적으로 식단의 25%를 차지한다)을 섭취하는데도 미국인들에게 관절염과 골다공증 같은 칼슘 결핍 문제가 만연한 데는 이것도 큰 이유 중의 하나다. 마치 유제품이 칼슘 관련 질환의 만병통치약처럼 통하게 된 것은 잘못이다. 오히려 유제품 섭취량이 매우 적은 동양에서는 부유한 서구 나라들과 달리 관절염과 골 퇴행이 큰 문제가 되지 않는다. 이와 관련된 증거들은 몇 가지 칼슘 대사 보조인자들에 주목하게 한다. 칼슘 흡수를 위해서는 식사를 통해 적당량의 마그네슘, 인, 비타민 A·C·D를 섭취해야 한다. 사실, 이 영양소들 가운데 하나라도 없으면 칼슘이 전혀 흡수되지 못한다.

마그네슘과의 관계

칼슘을 효율적으로 활용할 수 있으려면 반드시 비타민 D가 있어야 한다는 것은 상식이다. 이 점에 의거해 유제품 업체들은 시중에서 판매되는 거의 모든 유제품에 합성 비타민 D_3를 보강했다.

오랫동안 마그네슘 역시 칼슘 흡수에 없어서는 안 될 중요한 요소라는 점을 알고 있었지만, 최근에 이루어진 여러 인체 실험에서 그 절대적 필요성이 특별히 강조되고 있다. 한 실험에서 칼슘과 비타민 D는 충분히 공급하되 마그네슘은 제거해 보았다. 그러자 단 한 명을 제외한 모든 피험자가 칼슘 결핍 상태에 빠졌다. 그리고 다시 식단을 통해 마그네슘을 공급하자 칼슘 수치가 극적으로 상승했다.[2]

호르몬처럼 작용하는 마그네슘

칼시토닌*은 뼛속의 칼슘 농도를 높이고 칼슘이 연조직으로 흡수되지 않도록 막아주는 호르몬이다. 마그네슘은 칼시토닌 생성을 자극함으로써 뼛속의 칼슘 농도를 높이고, 연조직의 칼슘을 끄집어낸다. 여러 유형의 관절염에서 연조직에는 칼슘이 과잉되고, 뼈에는 칼슘이 부족한 특징을 보인다.

홀푸드로 구성된 마그네슘이 풍부한 식단은 대부분의 칼슘 결핍 질환과

---

* 혈중 칼슘 농도를 조절하는 갑상선 호르몬으로 갑상선 C세포에서 분비되는 32개의 아미노산으로 이루어진 폴리펩티드다. 혈중 칼슘 농도가 정상치보다 높을 때 그 양을 줄이는 작용을 함으로써 항상성을 유지하는 작용을 한다.—옮긴이

더불어 이러한 유형의 골다공증에도 치료제가 된다. 마그네슘 비중이 높은 식품군을 순서대로 나열하면 미역, 다시마, 켈프, 톳, 말린 해초, 대황, 기타 대부분의 해초를 포함하는 말린 해초, 대두와 대두 가공식품, 녹두, 팥, 서리태, 리마콩 등의 콩류, 메밀, 조, 밀, 옥수수, 보리, 호밀, 쌀 등의 통곡 등이다. 또 견과와 씨앗, 특히 아몬드, 캐슈너트, 개암, 참깨 등도 훌륭한 마그네슘 원천이다. 밀순이나 보리순 가공품과 스피룰리나, 아파니조메논, 클로렐라와 같은 미세조류 등의 고엽록소 식품에도 마그네슘이 많이 들어 있다. 일반적으로 엽록소 식품은 소량으로 섭취하지만 콩에 필적할 만큼 많은 마그네슘이 들어 있으며, 규칙적으로 섭취하면 인체 마그네슘 수치에 미치는 효과도 대단히 크다. 나중에 보겠지만, 이러한 음식들 속의 엽록소 자체도 칼슘 이용에 유익하게 작용한다. 유제품, 달걀, 고기 같은 동물성 식품과 과일은 흔한 식품들 가운데 마그네슘 함량이 가장 적다. 대부분의 정제 식품은 마그네슘이 결여되어 있다. 예컨대, 밀알을 백밀가루로 제분하고 나면 본래 있던 마그네슘의 8%만 남는다.

　해초를 제외한 음식들 가운데 마그네슘 함량이 가장 높은 또 한 가지 음식을 언급할 차례인데, 바로 초콜릿이다. '초콜릿 중독자'들은 대부분 마그네슘이 빈약한 식사를 하고, 그로 말미암아 신경과 뼈의 부족한 마그네슘 수치를 개선하기 위해 초콜릿에 탐닉하는 것 같다. 불행히도 건강한 초콜릿은 거의 찾아보기 어렵고 대개 사탕, 케이크, 그 밖에 정제 설탕, 수소 첨가 지방, 온갖 변성된 가짜 식품과 뒤범벅된 과자 형태로 판매된다. 최근 몇 해 사이에 홀푸드 재료로 만든 초콜릿 제품이 등장했다. 그렇다고 해도 여전히 초콜릿은 옥살산(수산) 함량이 대단히 많고, 카페인 유사 물질인 테오브로민을 함유하고 있다. 습관적으로 초콜릿을 먹으면 인체 전반의 건강한 미네랄 구성이 저해된다.

이완 효과

칼슘은 근육을 긴장시키는 반면에 마그네슘은 이완시킨다. 심장 질환과 두통에서 혈관 경련의 중지를 돕기 위해 칼슘 차단 약물을 처방하는 것은 이 때문이다. 하지만 일부 의사들은 이 목적을 위해 단순히 식단에 마그네슘을 늘릴 것을 권고한다. 마그네슘을 공급하는 것이 칼슘 차단제를 먹는 것과 동일한 효과를 내기 때문이다.[3] 더욱이 이 방법은 부작용이 없기 때문에 더 나은 방법임이 분명하다.

사람들이 흔히 사용하는 약물 가운데 절대다수는 스트레스와 신경—근육의 긴장을 극복하기 위한 것이다. 그 가운데서도 대표적인 것이 알코올인데, 역시 일시적으로나마 불안을 억제하고 근육을 이완시킨다. 중독 우려가 있는 진정제, 알코올, 심지어 초콜릿보다 훨씬 더 건강한 대안은 마그네슘이 풍부한 식단이다. 통곡, 콩, 채소, 해초, 견과, 씨앗 등이 바로 그러한 음식이다.

엽록소: 칼슘 조절자

우리는 인간이 햇볕으로부터 얻는 많은 혜택들 가운데 많은 것들을
녹색 식물로부터 얻을 수 있다. 도시에 사는 사람들은 누구라도
녹색 채소들을 인체에 햇살을 공급하는 수단으로 특별히 귀하게 여겨야 한다.
- 버나드 젠슨 박사, 《엽록소의 마술(Health Magic Through Chlorophyll)》

광합성 작용은 대단히 복잡하다. 우리는 아직도 그것을 완벽하게 이해하지 못하고 있다. 그러나 햇볕이 있을 때 식물에서 광합성 작용이 일어나며, 이는 엽록소의 형성으로 귀결된다는 것은 분명히 알고 있다. 햇볕을 받는 모든 식물이 엽록소를 가지고 있지만, 가장 밀도가 높은 것은 단연 녹색 식물들이다.

엽록소 분자 한가운데에는 마그네슘이 자리 잡고 있다. 대부분의 녹색 식물은 앞에서 언급했던 칼슘 흡수의 중요한 부조인자인 인, 비타민 A·C의 귀중한 원천이다. 적절한 칼슘 대사를 위해 꼭 필요한 또 한 가지 영양소는 흔히 '햇볕 비타민'이라 부르는 비타민 D다. 다행히도 비축된 태양에너지인 엽록소

식품이 인체 내에서 칼슘을 조절하는 비타민 D의 역할을 수행한다.

병약한 사람, 사무 노동자, 대도시의 도심 주민들은 대체로 햇빛을 제대로 보지 못하기 때문에 녹색 식품이 누구보다 절실히 필요하다.

사실, 유제품을 다량으로 섭취하면서도 건강한 상태를 유지하는 사람들은 거의 언제나 다량의 녹색 채소를 섭취한다. 이들이 건강을 유지할 수 있는 것은 바로 엽록소 식품의 인체 내 칼슘 조절 능력 덕분이다. 앞에서 우리는 엽록소가 가장 풍부한 식물—미세조류와 곡물순—을 훌륭한 마그네슘 원천으로 지목한 바 있다. 또 녹색 식물은 다른 어떤 음식보다도 높은 밀도로 칼슘을 함유하고 있다. 녹색 식물 섭취를 늘리는 것이 칼슘 관련 질환의 가장 단순한 해결책일 때가 많은 것은 이 마그네슘, 엽록소, 그 밖의 칼슘 보조인자들 덕분이다. 하지만 흔한 채소들 가운데서 시금치, 근대(차드), 비트 잎 세 가지는 칼슘 공급 능력을 떨어뜨리는 옥살산 함량이 높다.

세 가지 칼슘 수프

칼슘을 보강해 주는 유럽 전통 요리는 보리싹과 케일로 끓인 '채소-곡물' 수프다. 싹을 틔우려면 반드시 '정맥'*이 아닌 통보리를 써야 한다. 비타민 A와 C(이 칼슘 흡수 보조인자들은 싹을 틔우지 않은 씨앗에서는 함량이 적다) 함량은 발아 과정에서 크게 증가한다. 이 수프를 10분쯤 뭉근히 끓인다. 싹을 틔운 보리 대신 물에 불린 보리를 써도 된다. 그러나 이 경우에는 보리가 무를 때까지 좀 더 오래 끓여야 한다. 또 이때는 조리 막바지 즈음에 케일을 넣어야 한다 (통보리를 이용할 때는 적어도 8시간 동안 물에 불린 다음 불린 물은 버리고 쓴다). 이 수프는 만성질환으로 요양 중인 사람들에게도 좋다.

---

* 도정 과정을 통해 보리의 겉껍질과 기울의 상당 부분을 깎아낸 보리. 영어로 'pearled barley'라고 하며 식용으로 가장 널리 이용되는 보리의 형태다.—옮긴이

또 한 가지 칼슘 수프는 오행 가운데 '수(水)'의 장부인 신장이 뼈를 지배한다는 동양의학 원리에 바탕을 두고 있다. 예로부터 콩은 신장 조절에 일정한 구실을 하는 것으로 여겨져 왔다. 해초를 함께 넣고 끓인 콩 수프는 신장에 좋으며, 따라서 뼈에도 좋다고 여겨졌다(해초를 콩과 함께 먹는 방법은 5부 '식물성 식품의 조리법과 효능'의 37장 〈콩류〉를 참조하라). 이 독특한 동양식 처방은 현대 영양학과도 맞닿아 있다. 우리는 해초가 마그네슘과 칼슘 모두를 가장 많이 함유한 식품군이며, 또 콩에도 이 두 영양소가 대단히 고도로 농축되어 있다는 사실을 알고 있다.

세 번째 칼슘 수프는 '비슷한 것이 비슷한 것을 치유한다'[*]는 원리를 따른다. 유기농법으로 기른 동물의 뼈를 부스러뜨려 신맛의 채소와 함께 죽으로 끓여 골수와 각종 미네랄을 추출한다. 이 수프에 대해서는 21장 〈어린이를 위한 음식〉에서 좀 더 상세히 다룬다. 수프에 정어리나 멸치 같은 통생선을 넣는 것도 비슷한 생각이다. 이렇게 하는 것은 되도록 음식 전체를 이용한다는 원리와도 일맥상통한다. 물론 이 생선들을 다른 방식으로 조리해도 칼슘 보강을 위해 필요한 영양소를 취할 수 있다.

치료 목적으로 사용할 때 이 세 가지 수프의 효과는 앞엣것부터 뒤로 갈수록 더 강력하다. 다시 말해, 뼈나 통생선 수프가 심하게 허한(쇠하고 약하고 창백한) 사람에게 가장 효과가 좋다. 식단에서 동물성 식품을 최소화하고 싶다면 일단 허증을 해소한 다음에 이 수프를 다른 칼슘 수프로 대체하면 된다.

---

[*] 동종요법(同種療法)을 가리킨다. 생명체의 자연 치유력에 근거하여 질병의 증상과 유사한 반응을 나타내는 자연물을 이용하여 질병을 치료하는 방법이다. 히포크라테스는 건강한 사람도 질병과 유사한 증상을 일으킬 수 있으며, 질병의 원인과 같은 물질을 소량 사용하면 그 증상을 낫게 할 수 있다는 사실을 처음 발견했다. 이것을 1790년대에 독일인 의사 사무엘 하네만이 발전시켜 개발한 것이 동종요법이다. 동종의 물질을 써서 치료한다는 유사성의 법칙에 근본을 두고 있으므로 '유사요법'이라고도 한다. 이에 비해 환자의 증상 또는 원인을 억제하거나 증상과 반대되는 작용을 유발하여 치료하는 것을 '이종요법'이라고 한다. 이종요법은 역종요법과 함께 현대 서양의학의 주된 치료법이다.―옮긴이

나이 든 여성과 여성 운동선수의
칼슘 수요는 유사하다

나이 든 여성은 칼슘이 결핍될 우려가 매우 높다. 백인 여성들은 남성들보다 골다공증에 걸릴 위험이 8배나 높다. 여성들은 35세가 넘으면 골조직 소실 속도가 3배 이상 빨라진다.[4] 동양의학에서는 뼈로 공급되는 미네랄은 신장 – 부신 기능이 활발한 정도와 음액 생성 능력에 달려 있으며, 이러한 능력이 나이와 더불어 감소한다는 사실로 이것을 설명한다. 또 여성은 남성보다 음의 성질이 강하고 분만을 해야 하기 때문에, 이를 뒷받침하기 위해 칼슘과 여성호르몬 같은 적시고 식히고 자양하는 음 요소들이 더 절실히 필요하다.

나이와 더불어 생기는 영양흡수율 저하 문제에 더해 폐경기를 지난 여성은 종종 칼슘 보전 전망을 더 어둡게 하는 호르몬 불균형을 겪는다. 호르몬 불균형과 그와 연관된 칼슘 소실에 대처하기 위해 최근 의사들은 동물에게서 뽑은 프레마린™*(임신한 암말의 소변, 즉 PREgnant MAReurlNe에서 따온 말이다)이라는 에스트로겐 제품을 처방해 왔다. 에스트로겐은 다량으로 사용하면 유방암, 난소암, 방광암의 발병 위험을 높이는 것으로 밝혀졌다. 칼슘 소실을 지연하고 호르몬 균형을 잡기 위해 비교적 소량으로 사용하는 경우에도 뇌졸중, 심근경색, 유방암의 발병 위험이 급격히 증가한다는 사실이 여러 연구에서 드러났다.[5] 현재 수백만 명의 여성이 에스트로겐을 복용하고 있는데, 여기

---

* Premarin. 복합 에스트로겐으로 미국에서 가장 많이 처방되는 에스트로겐 제품이며, 가장 많이 팔리는 의약품 10개 품목 중 하나다. 임신한 암말의 소변으로 만들어지는데, 협소한 대량 사육 시설에 암말들을 가둬 놓고 요관에 카테터를 꽂아 소변을 채집하는 비인간적인 수집 방법 때문에 많은 도덕적·윤리적 반대가 있어왔다. 수많은 임상의들은 프레마린에 들어 있는 암말의 에퀼린(에스트로겐)이 사람의 에스트로겐은 물론 심지어 합성 에스트로겐보다 인체의 간에 더 많은 스트레스를 준다고 믿고 있다. 더욱이 많은 의사들이 불필요한 환자에게까지 프레마린을 처방하고 있으며, 에스트로겐 효과의 균형을 잡기 위한 프로게스테론 없이 처방하고 있다는 점도 큰 문제를 낳고 있다.―옮긴이

에는 에스트로겐이 심장병 예방 효과까지 있다는 잘못되고 낡은 지식에도 일단의 책임이 있다. 운동과 더불어 홀푸드 식단을 먹는 것이 에스트로겐 요법의 가장 안전하고 효과적인 대안이다.

오랫동안 운동선수 생활을 해온 여성들도 나이 든 여성과 비슷한 칼슘 문제를 안고 있는 경우가 많다. 적당한 운동은 칼슘 소실을 막아주지만, 여성의 경우 지나치게 격렬한 신체 활동은 폐경기 여성과 같은 속도로 칼슘 소실이 일어나도록 만든다.[6] 여성 운동선수의 급속한 칼슘 소실을 늦추려면 반드시 다른 사람들보다 훨씬 더 세심하게 칼슘 관련 지침을 따라야 한다.

호르몬 불균형을 개선하는 또 다른 방법도 있다. 그 가운데 하나는 식단을 보완하는 방법으로, 정기적으로 약초를 복용하는 것이다. 당귀 뿌리는 호르몬 불균형을 조절하는 데 워낙 효과가 좋아서 자주 얼굴이 화끈 달아오르는 증상을 비롯한 온갖 생리 증상을 완벽하게 없애준다. 동양에서는 여성들이 당귀를 마치 일상 음식처럼 먹으며, 죽에 넣어 끓여 먹곤 한다. 당귀를 물에 넣고 30분가량 뭉근히 삶으면 되는데, 말린 당귀 뿌리는 매우 단단해서 여러 차례 재탕할 수 있다. 또 뿌리가 완전히 물러지면 반찬으로 먹기도 한다. 당귀는 셀러리 향이 나며, 혈액순환이 나쁘고 한 징후가 있으면서 안색이 창백하고 허하고 빈혈이 있는 사람에게 특히 좋다. 염증, 고열, 홍조 같은 열 징후가 있을 때는 사용하지 말아야 한다. 담적(점액 과다)으로 말미암은 설사나 복부 팽만, 종양, 그 밖의 습사(濕瀉)*로 인한 질환이 있을 때도 사용이 금지된다. 당귀는 서구에서 가장 많이 쓰이는 대표적인 동양의 약제로, 대부분의 약재상이나 건강식품 가게에서 편리하게 복용할 수 있는 환을 비롯해 다양한 형태로 판매하고 있다. 호르몬 결핍으로 말미암은 칼슘 소실을 예방하기 위해

---

* 비(脾)는 건조함을 좋아하고 습기를 싫어하는데, 습이 심하면 비의 작용이 습으로 인해 막혀서 음식물을 정상적으로 소화시키고 영양 물질과 수분을 흡수하여 온 몸에 운반하는 본연의 기능을 수행하지 못하게 된다. 이렇게 습에 의해 비가 막혀 설사를 비롯한 여러 증상이 나타나는 것을 습사라고 한다.─옮긴이

서는 매주 3~5회 소량(차로는 1컵, 환으로는 500~700밀리그램)을 복용하면 된다.

브라질 원산의 약초인 '수마TM'**는 에스트로겐 생성을 직접 자극하는 것으로 알려진 식물이다. 수마는 인체의 천연 에스트로겐을 늘리면서도 과잉을 유발하지 않는 시토스테롤이라는 화합물을 가지고 있어서 안전한 에스트로겐 작용제다. 수마는 강장제의 범주에 포함된다. 면역력을 강화하고, 심한 스트레스를 잘 견딜 수 있게 해준다. 수마의 일반적인 강장 효능은 피로, 빈혈, 발기부전, 폐결핵, 기관지염, 당뇨, 암과 같은 질환에도 유효하다. 에스트로겐 생성이 목적일 때는 앞에서 제시했던 당귀와 같은 양으로 복용하면 된다.

대량 사육 시설에서 키운 보통의 육류에는 염증을 유발하는 프로스타글란딘인 PGE_2**의 전구물질인 아라키돈산이 과도하게 함유되어 있으므로 나이 든 여성들은 되도록 이런 고기를 먹지 말아야 한다. PGE_2는 여성호르몬계 전체를 망가뜨릴 수 있다(물론 방목으로 키운 고기도 너무 많이 섭취하면 곧 언급할 또 다른 이유들로 칼슘 소실을 일으킨다). 케일, 콜라드, 밀순과 보리순, 해초, 미세조류 등과 같은 짙은 녹색 채소는 모두 PGE_2 생성을 억제한다.

398쪽의 표에는 칼슘 함량 순으로 각종 채소가 나열되어 있다. 칼슘이 풍부한 식물군은 앞에서 언급했던 칼슘 대사 보조인자들의 훌륭한 보고이기도 하다. 그러므로 채식주의자들이 육식주의자들보다 뼈가 더 튼튼할 때가 많은 것은 전혀 놀라운 일이 아니다.[7]

다음은 전반적으로 채식주의자들이 뼈가 더 튼튼하고 칼슘 결핍이 적은 그 밖의 이유다.

a. 고기 섭취는 산 생성으로 이어지는데, 이 산은 칼슘을 비롯한 알칼리성

---

* 학명은 *Pfaffia paniculata*(*Martius*) *Kuntze*. 중남미 원산의 대형 덩굴식물로, '브라질 인삼'으로 불리기도 한다. 토착 인디언들은 '파라 토다(para toda)'라고 불렀는데, '만병통치약'이라는 의미다. 건강을 증진하기 위해서만이 아니라 거의 모든 질환에 이 약을 썼다.—옮긴이
** 311~315쪽의 '채식 식단과 지방산'을 참조하라.—옮긴이

미네랄을 섭취하면 중화된다.

b. 살코기의 단백질은 적정치보다 4배나 높은 미국인들의 인/칼슘 비율에 상당한 책임이 있다. 인체가 칼슘을 활용하기 위해서는 반드시 인이 필요하지만 과다한 인은 오히려 칼슘을 격감시킨다.

c. 고기에 다량 함유된 황은 칼슘의 흡수를 제한한다.

d. 고기에 다량 함유된 포화지방은 칼슘과 결합해 비누 모양의 화합물을 형성해서 인체 밖으로 배출된다.

다음 표의 오른쪽은 칼슘 가용성을 떨어뜨리는 경향이 있는 물질과 칼슘 수요를 높이는 질환이다.

대개 칼슘 보충제 과용으로 발생하는 과잉 칼슘은 인체 내 다른 미네랄들의 소실을 낳을 수 있는데, 특히 철·아연·망간 등이 표적이 될 위험이 크다. 칼슘과 비타민 D 보충제를 동시에 과용하면 뼈와 조직, 특히 신장 조직에 칼슘이 쌓인다. 이러한 과잉 상태는 임신 중인 여성의 경우 태아에게도 고스란히 전달된다. 칼슘 보충제를 적절히 복용했을 때 골밀도 향상에 얼마나 도움이 되는지는 정확히 밝혀진 바가 없다. 그러나 적어도 뼈를 간접적으로 보전하는 칼슘 절약 작용은 한다. 이러한 작용은 칼슘의 식히는 성질과 관련이 있는데, 칼슘의 식히는 성질이 서구식 식단의 주요 구성 요소인 뜨겁고 산성을 띤 물질들—커피, 알코올, 담배, (고기 섭취에서 비롯된) 요산—에 대항해 칼슘이 뼈에서 빠져나가는 것을 막아주기 때문이다.

칼슘 흡수를 늘리기 위한 권고

1. 비타민 D는 햇볕과 반응해 피부에서 자체 생성된다. 햇볕을 자주 쬐어 비타민 D를 충분하게 유지하라. 정상적인 칼슘 흡수에 필요한 적정량의 비타민 D를 확보하기 위해서는 해수면 고도인 경우 신체 피부의 20%를 매

칼슘 공급원, 흡수 방해 요인, 수요 증가 요인

식용 가능한 100g당 칼슘 함량(mg)

식품	칼슘 함량
톳•	1400
미역•	1300
켈프•	1099
다시마•	800
브릭 치즈	682
말린 밀순 또는 보리순	514
정어리	443
한천•	400
김•	260
아몬드	233
아마란스	222
개암	209
파슬리	203
순무(터닙)청	191
브라질너트	186
해바라기씨	174
미나리	151
병아리콩	150
퀴노아	141
검정콩	135
피스타치오	135
얼룩강낭콩(핀토빈)	135
케일	134
스피룰리나	131
요구르트	121
우유	119
콜라드 잎	117
참깨	110
배추	106
두부	100
호두	99
오크라	82
연어	79
코티지치즈	60
달걀	56
현미	33
블루피시	23
넙치	13
닭고기	11
간 소고기	10
고등어	5

칼슘 흡수 억제자

1. 커피, 청량음료, 각종 이뇨제
2. 단백질, 특히 고기의 과잉 섭취
3. 정제 설탕 또는 모든 농축 감미료 또는 단맛 식품의 과잉 섭취
4. 알코올, 마리화나, 담배, 기타 중독성 물질
5. 운동 부족과 과도한 운동
6. 소금 과잉 섭취
7. 가지속 채소, 특히 토마토. 그러나 감자, 가지, 후추에도 칼슘 흡수를 방해하는 솔라닌이 들어 있다.

칼슘 수요 증가 시기

- 성장기
— 아동기와 청소년기
— 임신과 수유기
— 급속한 정신적·영적 성장기
- 노화
— 나이가 들면 칼슘 흡수율이 떨어진다
— 특히 여성들은 폐경기 이후 칼슘 수요가 급증한다
- 다음 질환이 있을 때
— 고혈압을 비롯한 심장 및 순환계 질환
— 골 퇴행, 잦은 골절, 관절염, 치조농루를 비롯한 치아 및 잇몸 질환
— 대부분의 신경계 질환

'•' 표시된 해초는 현재 대부분의 건강식품 가게에서 판매하고 있다. 이 표에 실린 해초의 칼슘 함량은 건조물을 기준으로 한 것이다. (조리법은 5부 '식물성 식품의 조리법과 효능'의 42장 〈해초〉 참조).

일 최소 30분 이상 햇볕에 노출해야 한다. 겨울에는 대부분의 사람이 기껏 얼굴과 손만 내놓는데, 이것은 신체 표면의 5%에 지나지 않는다. 현대인의 대다수는 낮 시간의 대부분을 실내에서 보낸다. 이런 사람들이 햇빛으로부터 적정량의 비타민 D를 확보하기 위해서는 쉬는 날에 여러 시간을 실외에서 보내야 한다. 실내에서 전(全)파장 광선*을 쬐는 것도 도움이 된다. 앞에서 언급했듯이, 엽록소 식품도 햇볕 노출이 부족한 사람들에게 큰 도움이 된다. 흐린 날에도 비타민 D를 생성할 수 있지만, 시간을 좀 더 늘릴 필요가 있다. 다만 해로운 자외선에 과도하게 노출될 수 있으므로 햇볕이 강할 때 너무 오래 노출되는 것은 삼가야 한다.

2. 칼슘, 마그네슘, 엽록소, 미네랄이 풍부한 음식을 먹어라. 특히 곡물, 콩, (곡물순과 미세조류를 비롯한) 녹색 채소, 해초가 좋다. 칼슘 흡수를 방해하는 음식은 삼가야 한다.

3. 칼슘 소실을 늦추고 골밀도를 높이기 위해 규칙적이고 적당한 운동을 하라. 요양 중인 사람들도 산책을 하거나 최소한 매일 서 있기라도 해야 한다. 무중력 공간에서 우주비행사들을 대상으로 실시한 연구에서 밝혀졌듯이, 칼슘 소실을 예방하려면 뼈에 하중을 걸고 중력에 맞서 힘을 써야 한다.

4. 기본적인 식단의 질이 형편없을 때는 칼슘 보충제가 도움이 될 수 있다. 또 관절염, 뼈와 치아의 퇴행, 심장병 같은 심각한 칼슘 관련 질환의 발병을 지연하는 데도 칼슘 보충제가 도움이 될 수 있다. 그러나 칼슘 보충제를 통해 칼슘 흡수를 늘리고 칼슘의 조직 내 축적 위험을 최소화하기 위해서는 반드시 식단에 다량의 녹색 채소를 포함해야 한다. 덧붙이자면 칼슘 보충제는 알팔파(자주개자리)나 켈프 정제 같은 매우 고도의 미네랄 음식과 함께 복용하거나, 미네랄 보충제와 함께 복용할 때 가장 효과가 좋다. 미네랄 보충제는 최소한 칼슘, 마그네슘, 칼륨, 철, 아연, 구리, 셀레늄,

---

* 171쪽의 각주를 참조하라.—옮긴이

요오드, 크롬, 망간, 붕소, 각종 미량미네랄들이 포함된 것이어야 한다. '종합비타민제'에 들어 있는 정도의 미네랄은 이러한 목적으로 쓰기에 부족하다.

신장결석 병력이 있는 사람은 칼슘 보충제를 복용하기 전에 반드시 의사와 상의해야 한다. 보충제를 복용해도 식단을 개선하지 않으면 뚜렷한 차도를 기대하기 어렵다. 차도가 있더라도 매우 더뎌서 눈에 띄는 변화가 나타나기까지는 여러 해가 걸린다.[8] 그러나 이 장에 실린 식단 및 약초 요법을 따르면 몇 개월 안에 뚜렷한 효과가 나타난다.

5. 곡물과 콩에 함유된 피트산*을 중화하기 위해서는 미리 물에 불려 두었다가 조리하면 된다. 그러지 않으면 피트산이 이 음식 속의 아연, 마그네슘, 칼슘, 그 밖의 미네랄들과 결합하게 된다. 상세한 방법에 대해서는 5부 '식물성 식품의 조리법과 효능'을 참조하라.

6. 대황, 크랜베리(덩굴월귤),** 매실, 시금치, 근대, 비트 잎 등 옥살산이 함유된 식품은 삼가야 한다. 옥살산 역시 칼슘과 결합해 그 흡수를 방해하기 때문이다.

7. 유제품 가운데서는 요구르트, 코티지치즈, 버터밀크, 케피르 등 발효 유제품이 가장 소화가 잘된다. 특히 산양유 유제품이 좋다(9장 〈단백질과 비타

---

* phytic acid. 화학식은 $C_6H_{18}O_{24}P_6$. 콩, 나무 열매, 곡물 등의 외피에 주로 분포되어 있는 천연 식물 항산화제로, 각종 미네랄들의 흡수를 저해한다. 엷은 노란색의 시럽상 액체로, 냄새가 없고 강한 신맛이 있다. 인체 내에서 필수미네랄(Ca^{2+}, Fe^{2+}, Zn^{2+}, K 등)을 흡착하여 불용성인 피트염-미네랄 복합체를 형성함으로써 필수 미네랄 효용성 저하 및 단백질 흡수 저하와 같은 부작용이 있으나, 최근에는 지방산 및 대장암 억제, 항산화 및 항암 작용, 신장결석 치료제로서의 효용성이 보고되고 있기도 하다.—옮긴이

** cranberry. 학명은 *Vacciriam macrocarpon*. 우리나라 강원도 북부와 함경도의 습지에서 자생하는 들쭉나무(들쭉술로 유명한)는 크랜베리의 이종이다. 열매를 식용 및 약용으로 쓴다. 나쁜 콜레스테롤인 저밀도지단백(LDL)은 줄이고 유익한 고밀도지단백(HDL)의 농도는 높이는 역할을 할 뿐 아니라 강력한 항산화제로 심장 건강을 증진하는 것으로 알려져 있다. 암과 여성 요도염에 특히 효과가 있는 것으로도 알려져 있다.—옮긴이

민 B12〉 중 '유제품 이용 지침'을 참조하라). 탈지유는 피하는 것이 좋은데, 적절한 칼슘 흡수에 필요한 지방과 효소가 모두 부족하기 때문이다.

8. 약한 다리와 무릎, 하요통, 치아 흔들림, 이명, 비정상적인 탈모 등 신장-부신이 약한 징후가 있을 때는 특별히 신장 강장제가 필요하다(28장 〈수〉 중 신장의 음허, 양허, 정허에 대한 설명을 참조하라).

규소를 통한 칼슘 흡수 증가

칼슘 관련 질환은 주로 노년기에 발생한다. 이때가 생애 주기에서 영양흡수율이 떨어지는 시기이기 때문이다. 그런데 오늘날에는 젊은 사람들 가운데서도 관절염, 심장병, 심한 치아 퇴행을 비롯해 노화에 따른 전형적인 질환이 나타나는 경우가 많다. 보통은 마그네슘과 엽록소 식품을 비롯해 칼슘 보조인자가 풍부한 식사를 하는 것만으로도 칼슘 흡수가 훌륭하게 이루어진다. 하지만 칼슘 결핍증이 있을 때는 식사를 통해 규소를 섭취하는 것이 칼슘 흡수율을 높이는 데 큰 도움이 된다.

모든 식물의 섬유질 속에 이산화규소 형태로 존재하는 규소는 효율적인 칼슘 이용과 골밀도 향상에 꼭 필요하다. 규소는 혈관, 힘줄, 연골 등 인체의 모든 결합조직에 반드시 있어야 하며, 이러한 조직들의 건강과 재생에도 필수적이다.

프랑스의 화학자 루이 케브랑*도 규소를 늘리는 것이 칼슘 대사를 효과적으로 개선하는 방법이라고 믿었는데, 그 근거로 그는 뜻밖의 이유를 제시했

---

*   Louis Kevran. 1901~1983. 프랑스 출신의 과학자로, 상온 핵융합과 '생물학적' 원소 변환(biological transmutation)을 옹호했던 것으로 유명하며, 그래서 주류 과학계에서 소외되기도 했다. 제2차 세계대전 동안 프랑스의 레지스탕스로 활동했다. 그 후 프랑스 과학협회장, 뉴욕과학아카데미 회원을 지냈다.—옮긴이

다. 노벨상 후보로 거론되기도 했던 케브랑은 '생물학적 원소 변환'[9]이라는 이론을 내놓아 심한 논란을 불러일으켰다. 그는 이 이론에서 모든 생명체 속의 미네랄들이 효소의 작용을 통해 다른 미네랄로 변환될 수 있다고 주장했다. 이 이론은 입증하기가 매우 어렵다. 그 과정이 살아 있는 생명체 안에서만 일어나고 시험관 속에서는 일어나지 않기 때문이다.

만에 하나 생물학적 원소 변환이 사실로 확인된다면 그것은 영양학뿐 아니라 모든 생명과학 분야에서 엄청난, 어쩌면 상대성이론이 물리학에 미친 것보다도 더 큰 충격을 미치게 될 것이다. 왜냐하면 이 이론에 따르면 단순히 (균형 잡힌) 식사를 하는 것만으로 모든 영양소들을 다량으로 획득할 수 있는 생리학적 메커니즘이 구현될 수 있기 때문이다. 케브랑은 인체 내에서 모든 원소가 상호 변환될 수 있다고 주장한다. 예를 들면 망간이 철로, 규소가 칼슘으로 변할 수 있다는 것이다. 이것이 사실이라면 우리는 망간과 규소 함량이 높은 식사를 함으로써 실제로 철과 칼슘 보충제를 직접 복용하는 것보다 더 많은 잠재적 철과 칼슘을 섭취하게 된다.

생물학적 원소 변환의 과학적 입증 여부와 상관없이, 우리는 이 원리를 적용해 훌륭한 성과를 얻어왔다. 70대의 한 여성은 규소가 풍부하게 함유된 쇠뜨기*를 7개월간 복용한 후 치과에 갔더니, 담당 의사가 수없이 많았던 미세한 동공이 다 메워진 것을 보고 깜짝 놀라더라고 했다. 쇠뜨기는 실제로 마치 관절의 뼈처럼 보이는 외양을 가지고 있어서 골절을 비롯해 각종 골 질환과 결합조직 질환에 자주 처방되어 왔다. 쇠뜨기는 가장 원시적인 식물 가운데 하나로, 식물왕국과 미네랄왕국의 경계에 위치해 있다고 할 수 있다. 또 달이면 비축한 미네랄을 쉽게 내놓는다(티아미나아제라는 독성 효소가 들어 있지만,

---

* horsetail. 학명은 Equisetum arvense. 속새과의 여러해살이풀로 습지의 따뜻한 양지에서 흔히 볼 수 있으며, 포자로 증식한다. 속새처럼 봄이면 대가 쑥쑥 올라오면서 마디를 중심으로 마치 우산살 같은 모양으로 바늘 같은 잎이 돌려난다. 지역에 따라 '뱀밥,' '소풀,' '마초' 등으로 불리기도 한다.—옮긴이

이 효소는 물에 넣고 10분간만 끓이면 쉽게 중화된다). 환이나 캡슐 형태로 쇠뜨기를 복용할 때는 독성을 제거한 제품을 구입해야 한다. 쇠뜨기는 이뇨 작용이 있고 맛이 떫으며, 소량으로 복용해야 한다(다음의 조제법을 참조하라).

미네랄 보강 약제 조제법

치아, 뼈, 동맥, 모든 결합조직 개선과 인체 내 칼슘대사 개선을 위한 약제의 재료와 혼합 비율은 다음과 같다.

> 쇠뜨기(*Equisetum arvense*) 1
> 귀리(*Avena sativa*)짚 1
> 다시마 또는 켈프 분말 1
> 로벨리아(*Lobelia inflata*) 1/3

이 비율대로 혼합한 재료를 물 0.5리터에 넣고 25분간 달인 다음 1일 2~3회 1/2컵씩 마신다. 3주가 지날 때마다 1주일간 복용을 중단한다. 뼈와 결합조직이 약한 사람은 한 계절 동안 복용하면 뚜렷한 차도를 볼 수 있다. 가장 효과가 좋은 시기는 겨울이다. 그와 동시에 앞에서 언급했던 칼슘 보전 방책들을 함께 따르는 것도 중요하다.

알팔파도 미네랄이 고도로 함유된 식물로, 예로부터 관절염과 같은 뼈 질환 치료제로 사용되어 왔다. 다량의 규소가 매우 다양한 미량미네랄과 균형을 이루고 있으며, 그 효소들이 영양소의 흡수를 돕는다. 알팔파의 씨앗과 잎은 차로 마실 수도 있으며, 대부분의 식품점에서 그 싹과 정제도 판매한다. 알팔파 씨앗 달이는 방법과 싹 틔우는 방법에 대해서는 5부 '식물성 식품의 조리법과 효능'의 40장 〈새싹〉을 참조하라.

규소 함유 식품

곡물, 채소, 콩, 과일 등으로 구성된 홀푸드 식단을 먹으면 섬유소나 섬유소의 주성분인 규소가 부족해 질환이 생기는 경우는 드물다. 곡물에서 기울을 제거하면 규소의 90%가 깎여 나가며, 설탕의 정제 과정에서는 규소의 거의 100%가 제거된다. 그러므로 식사를 통해 규소를 섭취하려면 정제하지 않은 홀푸드 채식을 해야 한다. 앞에서도 설명했듯이, 온전한 상태에서 이 식품들은 칼슘과 칼슘 보조인자인 마그네슘의 훌륭한 공급원이기도 하다.

결합조직과 동맥과 골격의 재생이 필요한 사람들에게는 규소가 풍부한 식품이 대단히 중요하다. 모든 종류의 상추, 특히 보스턴과 비브 품종의 상추, 파스닙, 메밀, 조, 귀리, 현미, 민들레 잎, 딸기, 셀러리, 오이(껍질에 규소가 가장 많다), 살구, 당근 등이 대표적이다. 이 식품들을 식단에 포함시키면 앞의 '미네랄 보강 약제'가 더 큰 효력을 발휘한다.

단맛 음식의 균형 잡기와 칼슘 보전

다량의 엽록소를 함유하면서 규소가 풍부한 식품이 주는 또 한 가지 혜택은 그것들이 단맛 음식의 균형을 잡아준다는 점이다. 꿀, 쌀물엿, 대부분의 과일 등 질 좋은 식품까지 포함해서 고도의 단맛 식품은 과잉되면 칼슘 억제 요인으로 작용하며, 소화관에 칸디다균을 비롯한 병원균의 과잉 증식을 촉진한다(정제 설탕은 소량인 경우에도 이러한 결과를 초래한다). 엽록소 및 규소가 풍부한 식물성 식품은 고도의 단맛 음식을 섭취했을 때 그 균형을 잡는 데 도움을 줄 수 있다. 엽록소는 건강에 유해한 미생물의 증식을 억제하며, 규소는 칼슘 흡수를 북돋운다.

다량의 규소를 함유한 두 가지 대표적인 녹색 채소는 셀러리와 상추다. 이 채소들은 음식 조합 원리에 따르면 과일과 잘 어울린다. 셀러리와 상추의 중요한 특성 가운데 하나는 약간의 쓴맛인데, 이 쓴맛이 인체 내에서 점액 또는 효모균 같은 습 상태를 말리는 작용을 한다.

품종을 막론하고 이 두 가지 채소 모두 고도의 단맛 음식을 먹기 전이나 먹은 직후에 먹으면 특히 효과가 좋다. 디저트를 먹은 후 셀러리 줄기를 씹어 보라. 대부분의 사람은 단맛 효과에 훨씬 더 약한 반응을 보인다. 몸이 처지는 느낌이 덜해지며, 입안의 느낌이 찐득거리면서 달지 않고 깔끔하고 상쾌하다.

어떤 경우에도 단맛 음식을 과도하게 먹어서는 안 된다. 위의 권고는 특별한 경우에 질 좋은 단맛의 잔치음식을 먹었을 때 활용하라는 것이다.

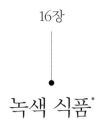

16장

녹색 식품*

엽록소, 베타카로틴, 단백질, 그 밖의 영양소가 가장 풍부한 식품

녹색 채소의 치유력은 역사 내내 인정되어 왔다. 많은 토착 부족과 오늘날의 호모사피엔스를 제외한 모든 포유류 동물이 질병에 걸리면 기본적으로 풀과 녹색 식물을 먹는다. 지난 30년 동안 수많은 녹색 식품 보충제가 인기를 끌었다. 이것들은 모두 한 가지 분명한 특징을 공유하고 있다. 바로 녹색 식물을 녹색으로 보이게끔 만드는 물질, 즉 엽록소다. 사실상 모든 식물, 심지어 감귤류조차 최소한 어느 정도는 엽록소를 함유하며, 엽록소의 양이 많을수록 그 식물의 녹색이 더 짙어진다. 녹색 식품을 이해하기 위해서는 먼저 엽록소의 성질과 녹색이라는 색깔의 성질을 이해하는 것이 중요하다.

색채 요법**에서 '색의 제왕'으로 일컬어지기도 하는 녹색은 모든 질환에 이

---

* 75쪽의 각주를 참조하라.—옮긴이
** color therapy. 색채 요법은 빛이나 물질의 색을 이용해 치유 효과를 높이는 방법이다. 다양한 치료법에서뿐만 아니라 심리학과 비즈니스에서도 특정한 행동을 유도하기 위해 이용

롭다. 특정한 질환을 고치는 데 어떤 색깔이 가장 좋은지 불확실할 때는 그냥 녹색을 선택하면 된다. 녹색은 과잉을 줄이고 진정하는 데 쓰일 수 있으며, 약함을 강화하는 데도 쓰일 수 있다. 봄의 색깔인 녹색의 기본적인 속성은 소생하는 힘이다. 동양의학의 원리에 따르면, 녹색은 간을 치유하는 작용을 한다. 고대 인도의 베다 경전들에서는 녹색 광선이 가슴 한복판에 자리 잡고 있는 심장의 차크라*와 연결된다.

녹색을 이용한 심장과 간의 진단과 치료는 서구에서 중요한 의미를 지닌다. 그것은 서구인들의 기름진 식사가 간에 과도한 부담을 지우고, 이것은 다시 심장과 동맥을 약화시키기 때문이다(심장과 간 사이의 관계에 대해서는 '오행'을 다룬 장들에서 살펴본다).

끼니에 포함된 녹색 채소는 생기를 북돋우고, 활력을 주고, 이완하는 존재다. 이러한 시각적 직관은 정확한데, 그것은 녹색이 엽록소의 근본적인 효능과 맞닿아 있기 때문이다. 다음의 표에 실린 것처럼 정화하고, 염증을 가라앉히고, 소생시키는 엽록소의 효능도 그 일부다.[1]

더욱이 엽록소는 빈혈성 질환에 이롭고, 고혈압을 낮추며, 장을 튼튼하게 해주고, 신경과민을 완화하며, 약한 이뇨제 구실도 한다.

조혈 작용을 통해 빈혈을 치료하는 엽록소의 능력은 헤모글로빈과 엽록소의 분자구조가 비슷한 것과 관련이 있을 가능성이 크다. 이 두 분자는 중앙의 원자를 제외하면 사실상 똑같다. 엽록소에서는 한가운데에 마그네슘이 있는 반면에 헤모글로빈에서는 그 자리를 철이 차지하고 있다. 엽록소를 '식물의 피'라고 일컫는 것은 이 때문이다.

액상의 순수한 엽록소 추출물이 시판되고 있으며, 앞에서 언급한 내외부의 병증에 두루 사용할 수 있다. 알팔파를 비롯한 식물에서 추출한 엽록소만 사용해야 하며, 화학 합성 제품은 피해야 한다. 내복할 때의 표준 섭취량은 1일 2회

한다.—지은이
*   353쪽의 각주를 참조하라.—옮긴이

엽록소의 효능과 작용		
정화	**항염증**	**재생**
상처의 박테리아 증식, 소화관 내 칸디다균 및 진균의 혐기성 증식을 중단시킨다.	아래의 염증에 대항 작용: 　인후염 　치조농루 　치은염	조혈 조직 재생 방사선에 대한 대항 작용 건강한 장 생태계 촉진
냄새 제거. 입 냄새와 나쁜 체취를 제거한다.	위와 장의 염증과 궤양 　모든 피부 염증 　관절염	간 기능 개선 비타민 E, A, K 생성 효소 활성화
인체 내 잔류 약물을 제거하고, 모든 독소를 중화하고, 수많은 발암물질의 활성을 제거한다.	췌장염	
충치와 잇몸 감염을 지연한다 (치분으로 사용했을 때).		

엽록소 1스푼을 탄 물 1/2컵이다. 다양한 녹색 채소와 곡물순, 조류를 섞어서 함께 마시면 엽록소 복용의 이점을 극대화할 수 있다. 그것은 이들에 함유된 풍부한 생엽록소가 저마다 별도의 효능을 보태주기 때문이다.

이제부터 살펴볼 엽록소 식품들은 이 책 곳곳에서 치료제로 거명된다. 지구적 관점에서 보자면 이것은 공격성, 적의, 소음을 비롯한 온갖 양 과잉 환경에서 이들이 식히고, 가라앉히고, 두루 평화롭게 하는 성질을 지니고 있기 때문이라고 볼 수 있다. 개인적 수준에서 보면 건강하지 않은 식단, 운동 부족, 스트레스가 심한 생활방식으로 말미암은 결과를 상쇄할 목적으로 이러한 음식을 먹는 사람이 꽤 많다. 그러나 이렇게 해서는 녹색 식품의 효과가 미미할 수밖에 없다. 완전한 치유 효과를 얻고자 한다면 반드시 나쁜 식단, 나쁜 습관과 결별해야 한다.

미세조류

일부 조류, 특히 미세조류인 스피룰리나, 클로렐라, 아파니조메논은 다른 어떤 식품보다 많은 엽록소를 함유하고 있으며, 성장 환경에 따라서는 그 엽록소 비중이 보통의 2배에 달하기도 한다. 이 수생식물들은 현재 가장 널리 이용되고 가장 잘 밝혀진 미세조류다. 에메랄드 색깔부터 남색에까지 이르는 나선 모양의 이 미세조류들은 마이크론(1미터의 100만 분의 1) 단위로 잴 만큼 크기가 아주 작다.

이 원시 생명체들은 최초의 생명체 가운데 일부다. 스피룰리나와 같은 남조류의 핵산(RNA/DNA)에는 35억 년에 걸친 이 행성의 생명의 역사가 고스란히 새겨져 있다.

그와 동시에 모든 미세조류는 생명이 탄생했던 아득한 태곳적의 생명의 기운을 우리에게 전해준다. 인간 종의 생존이 위태로워진 역사의 이 시점에 수많은 사람들이 본능적으로 영양학적 도움을 얻기 위해 이와 같은 원형의 생명체에 고개를 돌리기 시작했다.

미세조류는 식물과 동물을 가르는 경계에 있으며, 몇 가지 독특한 영양학적 이점을 준다. 건조 상태—시중에서 대개 이 형태로 판매한다—의 미세조류는 엽록소뿐 아니라, 모든 동물성 및 식물성 식품을 통틀어 최고의 단백질, 베타카로틴, 핵산 공급원이다. 이들에 매우 다량으로 비축되어 있는 핵산(DNA/RNA)은 세포의 재생과 노화 방지에 유익한 것으로 밝혀졌다. 하지만 핵산이 과도하면 인체 내 요산 수치가 높아져 칼슘 격감, 신장결석, 통풍이 생길 수 있다. 그러나 표준 섭취량에는 안전한 양의 핵산이 들어 있으므로 이와 같은 문제가 생기는 경우는 극히 드물다.

스피룰리나와 클로렐라는 통제된 배지에서 양식하는 경우가 많은데, 그 덕분에 미네랄 구성을 비롯한 여러 가지 역동적인 특성을 영양학적 효능을 극대화하는 쪽으로 변형시킬 수 있다. 이를테면, 배지에 미네랄을 첨가해 미세조류의 미네랄 비중을 높이는 식이다.

녹조류와 남조류에 속하는 모든 미세조류는 풍부한 엽록소를 함유하고 있기 때문에 앞에서 거론했던 엽록소가 필요한 질환들에 사용할 수 있다. 사실 생산자들이 주장하는 노화 방지와 해독 효과의 압도적 대부분이 높은 엽록소 비중 덕분이다. 모든 미세조류가 다량의 단백질, 베타카로틴, 오메가-3, 감마리놀렌 지방산을 함유하고 있다는 점에서 이들이 몇 가지 치유 효능을 공유하는 것은 쉽게 이해된다. 아래에서는 각각의 미세조류가 지닌 고유한 효능과 최선의 활용법을 살펴본다. 각각이 지닌 고유한 효능을 알고 나면 어떤 조류가 어떤 질환, 어떤 체질에 더 알맞은지도 분명히 알 수 있을 것이다. 미세조류 업자들은 이러한 생각을 별로 좋아하지 않는데, 그것은 이러한 생각이 자신들의 제품을 판매하는 데 방해가 된다고 여기기 때문이다. 이들뿐 아니라 대부분의 건강식품 업자들은 자신들의 제품이 모든 사람에게 이로운 '만병통치약'이라고 주장한다.

하지만 우리는 어떤 조류의 용도를 규정하고 제한하는 몇 가지 독특한 효능을 밝힌다. 그것들은 현대 영양학의 연구 성과, 동양의학의 지혜, 수많은 사용자의 복용 효과를 바탕으로 도출한 결론이다. 대부분의 사람들이 미세조류를 복용해 만족할 만한 효과를 보았지만 부정적 사례도 일부 있었는데, 이에 대해서도 알아볼 필요가 있다. 그것은 조금 후에 살펴볼 예정이다.

조류의 의학적 사용은 아직 미국 식품의약국(Food and Drug Administration, FDA)에서 승인하지 않고 있다. 그러나 일본을 비롯한 여러 지역의 의사들이 밝힌 미세조류의 이점은 명백히 이것들이 지닌 본질적이고 고유한 영양학적 효력을 보여준다.[2] 최근 미세조류를 연구하는 학자들이 늘고 있는데, 그것은 이것들이 다른 동식물에서는 발견되지 않는 항진균·항균 작용 물질을 함유하고 있기 때문이다.

미국 국립암연구소는 1989년 말에 《뉴욕타임스》에 보낸 보도자료에서 일단의 과학자들이 남조류에 속하는 한 해조류에서 에이즈 바이러스에 저항성이 있는 황지질 추출물을 발견했다고 공표했다(스피룰리나는 10그램당 거의 4밀리그램의 황지질을 함유하고 있으며, 아파니조메논 역시 이 화합물을 함유한 것으로 밝혀졌다). 그러나 우리가 그 연구팀과 접촉했을 때 연구자들 가운데 한 명은 우리에게 다음과 같이 말했다. "미가공 상태의 남조류 섭취가 어떤 특별한 치료 효과를 가져다줄 것 같지는 않다. 황지질이 소화계에 의해 급속하게 그 구성 성분들로 분해되어 버리기 때문이다. 앞으로 우리가 풀어야 할 숙제는 이 황지질을 목표 지점에 도달할 수 있는 형태로 재구성하는 것이다."[3]

스피룰리나

남조류에 속하는 미세조류인 스피룰리나는 일반적으로는 자양 및 강장 효과가 있어서 결핍 증상의 치료에 쓰이지만, 동시에 풍부한 엽록소 비중 덕분에 정화 작용도 한다. 스피룰리나는 그 영양소들이 쉽게 소화·흡수되기 때문에 허약하고 흡수력이 떨어지는 사람들에게 많이 쓰인다.[*] 예를 들면, 스피룰리나의 단백질은 대부분 담즙색소단백질[**]의 형태로 존재하는데, 이것은 조류에 의해 일차로 소화된 형태다. 또 탄수화물의 상당 부분 역시 람노오스[***]로 분해되어 있으며, 글리코겐 역시 적지만 중요한 부분이다. 이것들은 섭취한 직후부터 지속적으로 에너지를 공급한다.

스피룰리나에 함유된 독특한 형태의 단백질은, 잘 흡수되지 않을 뿐 아니라 부산물인 찌꺼기들로 말미암아 신체에 더 큰 부담을 안기는 동물성 단백질을 과잉 섭취해 온 데서 비롯된 병변을 가진 사람들에게 이롭다. 동물성 식품과 정제 식품을 과잉 섭취해 온 사람들—전형적으로는 과체중, 당뇨, 저혈당, 암, 관절염, 또는 유사한 퇴행성 질환을 가진 사람들—은 상대적으로 순수한 질의 스피룰리나 단백질에서 이득을 얻을 때가 많다. 물론 스피룰리나의 단백질은 다량의 베타카로틴, 엽록소, 감마리놀렌 지방산을 위시한 각종 영양

---

[*] 스피룰리나 단백질의 소화율은 85%인 데 비해 소고기는 20%에 불과하다.[4]—지은이

[**] biliprotein. 담즙 속에 포함되어 있는 녹색 색소인 빌리베르딘이나 오렌지색 색소인 빌리루빈 등이 담즙색소다.—옮긴이

[***] rhamnose. 다당류의 일종으로 설탕의 약 1/3에 해당하는 당도를 지닌다.—옮긴이

소들과 함께 존재한다.

이 형태의 단백질을 매일 10그램씩만 먹으면 대개 몸이 만족감을 느끼므로 동물성 지방에 대한 탐닉이 한결 덜해진다. 그뿐 아니라 영양실조, 알코올 의존증, 또는 영양소를 파괴하는 식품이나 약물 섭취로 말미암은 심각한 간 손상도 각종 영양소들에 의해 효과적으로 치료될 수 있다. 스피룰리나는 또한 강한 처방약으로 신장이 손상되는 것을 막아 준다.[5]

효능: 약간 짠맛이고, 식히는 성질이 있으며, 음액을 보하고, 영양이 풍부하며(신체를 자양한다), 신장과 간을 해독하고, 혈액을 만들고 보하며, 동맥을 청소하고, 장 생태계를 개선하고, 진균·세균·효모균 증식을 억제한다.

적응증: 빈혈, 간염, 위염을 비롯한 각종 염증, 당뇨, 저혈당, 비만, 식탐, 영양실조, 나쁜 피부톤, 대부분의 만성 피부 질환의 치료에 쓰인다. 이것은 베타카로틴, 엽록소, 감마리놀렌산과 같은 면역 강화 영양소들을 다량 함유하기 때문이다. 하복부에 수종 또는 기타 형태의 습(점액, 효모균, 낭종 등)이 동반되는 한 징후가 있을 때는 먹지 말아야 한다.

예방과 관련해서 반드시 기억해 두어야 할 점은 스피룰리나에는 푸른색 색소인 피코시아닌(남조소)이 풍부하게 들어 있다는 것이다. 피코시아닌은 암덩어리 형성을 억제하는 것으로 밝혀진 담즙색소 단백질이다.[6] 식품에서 푸른색 색소가 압도적인 경우는 드물다. 푸른색은 수렴성, 즉 한곳으로 집중시키는 성질을 높이는 경향이 있다. 스피룰리나가 지닌 푸른색의 화학적 실체는 그것이 뇌에 미치는 효과에서도 드러난다. 뇌에서 피코시아닌은 신경전달물질 생성에 필요한 아미노산을 끌어모으는 데 도움을 줌으로써 두뇌 능력을 높인다.[7]

불포화지방산인 감마리놀렌산과, 그와 연관된 프로스타글란딘인 PGE₁에 대해서는 특히 면역력 측면에서 최근 폭넓은 연구가 이루어져왔다. 대부분의 사람들이 PGE₁ 결핍 상태에 있는데, 그 가장 풍부한 원천 가운데 하나인 스피룰리나를 먹는 방법으로 (10장 〈기름과 지방〉에서 살펴보았던) 감마리놀렌산의 풍부한 효과를 싼 값에 얻을 수 있다.

스피룰리나의 세포벽은 특수한 성질을 가지고 있다. 오로지 뮤코다당류*만으로 구성되어 있다는 점이다. 이것은 아미노산과 단당, 그리고 경우에 따라 단백질이 교차로 짜인 복합당(MPs)이다. 이 복합당은 다른 미세조류, 식물, 씨앗에 전형적으로 나타나는, 소화가 쉽지 않은 셀룰로오스 세포벽 대신 완전히 소화되는 영양소들만 함유하고 있다.

이 복합당은 신체 조직, 특히 결합조직을 강화하고 탄력과 복원력을 높이는 것으로 알려져 있다. 이것들은 또한 강한 항염증 작용을 한다.[8] 이러한 속성은 모두 신체 활동을 대단히 왕성하게 하는 사람들과 나이 든 사람들에게 공통적으로 매우 중요하다. 심장병 발생률이 높은 서구에서는 이 복합당을 심장 조직을 강화하고 동맥의 퇴행을 예방할 목적으로 사용하기도 한다. 혈중 지방을 낮추기 때문에 순환계에 추가적인 도움을 준다.[9]

클로렐라

클로렐라 역시 잘 알려진 조류 식품으로 스피룰리나에 버금가는 높은 영양학적 가치를 지니고 있다. 다만 단백질 함량은 약간 적고 베타카로틴은 몇 분의 1에 불과한 반면에 핵산과 엽록소는 2배 이상이다. 대체로 스피룰리나보다 비싼데, 그것은 질긴 세포외벽이 쉽게 소화되도록 만들기 위해 별도의 가공 공정을 거치기 때문이다.

그런데 한때 소화 흡수를 방해하는 골칫거리로만 치부되었던 세포외벽이 중요한 역할을 한다는 사실이 밝혀졌다. 이 세포외벽은 중금속, 살충제, 그리고 PCBs(폴리염화바이페닐)** 같은 발암물질과 결합해 이 독소들을 안전하게 신체 밖으로 배출한다. 세포외벽에서 또 한 가지 특기할 것은 복합다당류

---

* mucopolysaccharide. 보통 MP로 표기된다. 생체의 운동을 원활하게 하여 환경에 대한 보호 작용을 나타내는 점성 분비액에서 얻어진 다당류. 거의 모든 뮤코다당류는 동물의 결합조직 세포에 의해서 만들어지는, 프로테오글리칸의 곁사슬 형태를 형성하고 있는 당 사슬 성분으로서 존재하고 있다.
** 296쪽의 각주를 참조하라.

를 함유한 한 가지 하위 구조다. 이 물질들은 남조류의 뮤코다당류와는 다르게 기능하는데, 인터페론* 생성과 아울러 항종양 및 면역 강화 활동을 촉진한다.[10] 세포외벽은 또한 박테리아에서 발견되는 면역력을 강화하고 돌연변이를 차단하는 화합물들과 유사한 화합물들을 함유하고 있다.[11] 동종요법의 원리(비슷한 것이 비슷한 것을 치료한다)는 클로렐라의 면역 강화 작용을 이해하기 위한 또 다른 접근법을 제공해 준다. 즉, 클로렐라처럼 질긴 세포외벽을 가진 생명체는 외부에서 침입해 들어오는 생명체와 독소를 방어하는 우리 인체의 세포 구조를 강화하는 근본적인 효능을 가지고 있을 가능성이 크다는 것이다.

클로렐라는 워낙 크기가 미세해서(6마이크론) 원심분리기를 이용해 수확해야 하는데, 이것도 가격을 높이는 요인이다. 이러한 기술적 문제 때문에 개인이나 소규모 업체는 클로렐라를 양식하기가 어렵다. 클로렐라에는 핵산과 엽록소가 많이 들어 있으니, 이 두 영양소를 기준으로 클로렐라와 다른 미세 녹조류의 가격을 비교해 보면 어떨까? 현실적으로는 클로렐라 대신 스피룰리나를 구입하는 쪽이 같은 돈으로 더 많은 엽록소와 핵산을 구할 수 있다.

많은 사람들이 1950년대에 분리해 낸, 다른 녹색 식품들에서는 얻을 수 없는 한 가지 영양인자를 얻기 위해 클로렐라를 이용한다. 그것은 바로 '클로렐라 성장인자**(CGF)'다. 이 성장인자는 클로렐라 핵산의 특수한 성질과 관련이 있다.

인체 내 핵산(RNA/DNA)은 세포의 재생·성장·회복을 이끄는 일을 맡고 있으며, 나이와 더불어 그 양이 감소한다. 사실, 핵산이 부족하면 조로 현상과 면역력 약화를 가져온다. 운동 부족, 스트레스, 오염, 나쁜 식단 등도 핵산을 감소시키는 요인이다. 그렇기 때문에 RNA/DNA를 보충하는 것은 건강과 장

수의 모든 측면에서 대단히 중요하다. 클로렐라는 진핵을 가지고 있으므로 다른 일반적인 녹색 미세조류에 비해 더 진화된 생명체이며, 따라서 질적으로 더 우수한 RNA/DNA를 제공한다. 성장인자를 기준으로 계량이 가능한 클로렐라 RNA/DNA의 이러한 특징은 바이러스와 외부에서 침입하는 미생물들로부터 인체를 보호하는 T-세포와 B-세포, 그리고 암과 세포 파편들을 두루 파괴하는 대식세포의 활동을 개선함으로써 면역력을 강화한다.[12]

클로렐라의 주된 용도는 스피룰리나와 비슷한데, 몇 가지 중요한 차이점이 있다. 클로렐라는 미세조류 가운데서 식히는 성질이 가장 약하고, 강장하는 성질이 가장 강하며, 세척 작용이 가장 완만하다. 그러므로 각종 허증에 가장 안전하게 사용할 수 있는 것이 클로렐라다. 성장인자 덕분에 클로렐라는 어린이의 성장을 개선하고, 노년의 건강을 유지하고, 상처를 치유하고, 질병이나 퇴행—알츠하이머병, 좌골신경통, 중풍, 발작, 복합경화, 신경과민, 그 밖의 신경계 질환—으로 발달이 저해된 부분의 성장을 재개하는 데 매우 효과가 좋다(미국인들에게 흔히 나타나는 위 질환을 동양의학에서는 풍습〔風濕〕*의 범주로 분류한다).

클로렐라의 성장인자는 정상적인 성장은 북돋우면서 종양과 같은 질병의 진행은 자극하지 않는다. 클로렐라는 엽록소 비중이 가장 높은 음식들 가운데 하나이므로, 엽록소가 지닌 해독·재생·항염증 효능이 필요한 각종 질환에도 쓸 수 있다. 칸디다균 과잉 증식, 엡스타인-바 바이러스, 만성피로면역결핍증후군, 에이즈 등 에너지를 훔쳐가는 바이러스와 진균 치료에서도 엽록소의 항바이러스 효과와 더불어 클로렐라 성장인자의 면역 강화 작용이 효력을 발휘한다. 또 스피룰리나의 단백질과 마찬가지로 클로렐라의 단백질 역시 일차적으로 소화된 것이어서 혈당의 심한 오르내림을 완만하게 하는 작용이 있으므로 모든 혈당 질환—당뇨, 저혈당증, 조울증—에도 큰 도움이 된다.

클로렐라는 스피룰리나나 아파니조메논보다 더 많이 지방산을 함유하고

---

* 풍과 습이 결합해 생기는 병증.—옮긴이

415

16장 · 녹색 식품

있다. 이 지방산의 약 20%가 동맥을 청소하는 오메가-3인 알파리놀렌 지방산이다. 아마도 클로렐라가 효과적으로 인체 내의 콜레스테롤을 줄이고 죽상동맥경화를 예방하는 것은 이 때문일 가능성이 크다.[13]

클로렐라는 스피룰리나나 아파니조메논 같은 남조류에서 발견되는 담즙색 소단백질, 즉 피코시아닌을 함유하지 않으며, 따라서 항암 효과는 없다. 클로렐라 성장인자의 면역 강화 작용의 혜택은 챙기면서 피코시아닌을 함께 원하는 사람들은 그냥 다른 남조류를 추가하면 된다. 미세조류는 종류를 막론하고 두세 가지를 섞어도 아주 잘 어우러지며, 그것들이 모두 필요할 때는 더욱 그러하다. 클로렐라의 다른 용도는 다른 녹색 식품의 용도와 대체로 같다고 보면 된다. 시판 중인 대부분의 클로렐라 제품은 칼로리 비중의 23% 이상이 지방이므로 비만 치료에는 그다지 도움이 되지 않는다.

야생 남조류

야생 남조류, 즉 아파니조메논*은 미국 오리건주의 클래머스 호수에서 야생으로 자라며, 세포를 온전히 보전하기 위한 다양한 저온 건조법을 이용해 가공된다. 참고로 대부분의 다른 시판 미세조류는 양식되며, 건조할 때 최소한 어느 정도는 가열된다. 현재 아파니조메논은 여러 상표명으로 출시되고 있으며, 주로 인터넷으로 판매된다. 아파니조메논 옹호자들은 청정한 서식 환경과 비가열 가공법 덕분에 아파니조메논에 최적의 영양소가 들어 있다고 주장한다. 이 조류가 야생이라는 사실 자체도 섭취를 권장하는 한 가지 이유다. 왜냐하면 누구나 최소한 어느 정도의 야생 음식을 식단에 포함시킬 필요가 있기 때문이다.

아파니조메논은 흔히 구할 수 있는 미세조류들 가운데서 현격하게 가장

---

* 학명은 *Aphanizomenon flos-aquae*. 미국인들은 흔히 'wild blue-green,' 즉 '야생 남조류'라고 부른다. 야생 남조류 가운데는 유독성을 띤 것들이 있으므로 일반인이 채취해서 섭취하는 것은 매우 위험하다.―옮긴이

극단적인 성질을 가지고 있기 때문에 섭취할 때 각별하게 주의해야 한다. 다른 많은 강력한 물질들과 마찬가지로 아파니조메논도 올바르게 섭취했을 때 가장 훌륭한 치유 작용을 한다. 이 야생 조류는 성장 패턴도 매우 특이하다. 아직 정확히 밝혀지지는 않았지만 일정한 환경—늦여름의 증가된 햇빛과 열에 의해 조성된—이 주어지면 아파니조메논은 독성 식물로 변하는데, 독성학자들이 '매우 급속한 사망 요인(very fast death factor, VFDF)' 등급을 매길 만큼 독성이 강하다. 실제로 이것을 먹은 동물은 5분 이내에 사망한다.[14] 아파니조메논의 독성을 언급한 대부분의 연구는 미국 북동부 지역의 호수에서 채취한 표본을 대상으로 한 것이다. 노스웨스트의 조류학자이자 육수(陸水)학자인 워싱턴주의 곤자가대학교 교수 윌리엄 T. 배리(William T. Barry)는 오리건주의 클래머스 호수에서는 독성을 띤 아파니조메논이 발견된 적이 한 번도 없었다고 한다.[15] 그 지역의 채취 업체들도 똑같은 주장을 펼치면서 자신들의 제품을 면밀히 검사해 보라고 요구한다. 독성을 띠지 않은 상태에 있는 보통의 아파니조메논의 안전성을 뒷받침하는 수많은 연구들 역시 현재 클래머스 호수에서 채취한 아파니조메논이 완벽하게 안전하다는 사실을 증명한다.[16]

그러나 만에 하나 독성을 띤 조류가 가공 과정에서 검출되지 않을 만큼 미량으로 섞여 들어간다면 어떻게 될까? 1950년대와 60년대의 연구에 따르면 이 호수에서는 아파니조메논에 독성이 생기는 경우는 없다고 한다.[17] 배리 교수에 따르면 냉동건조 공정으로 독소가 변성을 일으키는 것이 명백하기 때문에 이 미미한 위험의 가능성조차 사라진다고 한다. 아파니조메논의 독성을 알고 나면 그 강력한 성질에 대해 주의를 기울여야겠다는 마음이 든다. 또한 그 잠재적 독성이 현실화할 수도 있으므로 직접 신선한 아파니조메논을 채집하려는 사람들에게 미리 경고를 해두는 바다.

흥미롭게도 중남미와 아프리카의 토착민들도 수천 년까지는 아니더라도 수백 년 동안은 자생하는 남조류(스피룰리나)를 먹어왔다. 그러나 이들이 아파니조메논을 먹었다는 기록은 없다. 아마 아파니조메논이 독성 식물로 변할 수 있다는 것도 한 가지 이유였을 것이다. 또 한 가지 이유를 꼽자면 그 쓴맛이다.

전통 동양의학의 관점에서 보자면, 심장-마음으로 들어가 거기에 영향을 미치는 것은 바로 이 쓴맛이다. 쥐오줌풀 뿌리처럼 강력한 신경안정제로 쓰이는 약재는 대부분 쓴맛이 강하다.

쓴맛 물질은 정신을 모아주기 때문에 아파니조메논과 페요테 선인장*을 비롯한 몇몇 쓴맛 음식이 명상이나 기도를 할 때 집중력을 향상할 목적으로 복용되어 왔다. (둘 중에서는 페요테가 훨씬 더 강력한데, 종종 구토와 환각을 유발한다. 반면에 아파니조메논은 《21세기에 살아남기[Survival into the 21st Century]》의 저자 빅토라스 쿨빈스카스의 표현을 빌리면, "윙윙거리면서 황홀한 느낌"을 준다.[18] 우울증 또는 활력 저하의 심신 상태를 아파니조메논과 같은 정신 자극제로 극복하는 것은 음식을 약으로 이용하는 탁월한 사례다. 하지만 어떤 물질에 의존해서 영적 통찰을 얻는 것은 나중에 그 물질 없이는 집중력을 발휘하지 못하는 부작용을 초래할 수 있다. 아마도 이것이 인도의 초기 베다와 불교 경전에서 (홀푸드과 미정제 감미료의) 단맛을 강조한 이유일 것이다. 당은 완만하게 정신에 활력을 불어넣으며, 영적 자각을 얻고자 하는 이는 정신 수행을 해야만 한다. 일반적으로 이러한 '중용 노선'을 취하는 가르침에서는 의식에 강하게 영향을 미치는 음식은 삼갈 것을 권한다.

효능과 용도: 아파니조메논은 맛은 쓰고, 식히는 열성이 있으며, 말리고, 약한 이뇨 작용이 있고, 신경 자극 물질·항우울제·이완제다. 또 습을 줄이고, 간울(肝鬱)을 치료한다. 따라서 아파니조메논은 비만하고, 건장하고, 실증인 사람, 또는 습과 (또는) 열이 있는 사람에게 아주 좋다. 고기, 달걀, 유제품과 기름지고 정제되고 화학물질이 잔뜩 들어간 음식을 과도하게 먹고 살아온 우울하고 활력 없는 현대인들에게 아파니조메논은 두루 매우 뛰어난 효과를 발휘한다. 물론 미세조류는 크게 불균형한 상태는 아니지만 약간의 실 징후가

---

* 학명은 *Lophophora williamsii*. 멕시코 원산의 작은 선인장 종류로 줄기가 없는 것이 특징이다. 향정신성 알칼로이드인 메스칼린이 함유되어 있다. '페요테'라는 이름은 아즈텍의 언어였던 나후아틀어에서 나왔으며, '신의 전령'이라는 뜻을 담고 있다고 한다.—옮긴이

있는 사람에게도 좋다.

아파니조메논은 신경 경로를 자극하기 때문에 코카인, 암페타민, 그 밖의 신경자극물질 중독 올 치료하는 데 큰 효과가 있다. 또한 알츠하이머병의 치료에도 희망을 보여준다. 간장이나 미소를 과잉 섭취하는 등 짠맛 음식을 너무 많이 먹어서 신경계가 둔해진 사람들에게도 아파니조메논이 대체로 도움이 된다. 암, 관절염, 다발성 경화증, 칸디다균 과잉 증식, 또는 그와 유사한 퇴행성 질환이 있는 경우에도 아파니조메논을 치료 목적으로 쓸 수 있다. 아파니조메논은 이러한 질환의 배경인 습을 말림과 동시에 기분 향상제로 작용한다. 다만 기운이 없고 마른 체형에 조(燥)하고 '비현실적' 성향이 있으면서 한 체질인 사람은 아파니조메논을 복용할 때 신중을 기해야 한다.

슬림 씨의 아파니조메논 모험

우리가 '슬림 씨'라고 부르는 사람은 조증이 있고, 마른 체형에 정신이 산만하고, 예민하고, 한(寒) 체질인 사람이다. 그는 스피룰리나를 먹고 효과를 보았는데, 아파니조메논이 더 강력하다는 말을 듣고는 한번 먹어보기로 했다. 3일간 하루 한두 차례 1/4그램씩을 복용한 후 그는 정신 집중이 더 안 되고 몸이 더 차가워진다는 느낌을 받았다. 그는 이 문제 때문에 나에게 상담을 해왔다. 나는 그에게 당신과 같은 체질을 가진 사람은 쓴 것을 너무 많이 섭취하면 좋지 않은데, 그것은 일반적으로 쓴맛 음식이 체중을 줄이고, 건조하게 하고, 식히는 작용을 하며, 예민한 사람은 정신 집중력을 잃게 할 수 있다고 설명해 주었다. 슬림 씨는 내 말을 아파니조메논 업체 사장과 판매사원에게 전했다. 그 사람들은 모두 자신들의 제품은 절대 그런 효과를 내지 않는다고 주장했다. 그 판매사원은 슬림 씨에게 "당신은 일시적인 명현반응을 겪고 있는 것이 분명하다"며 한 달만 더 아파니조메논을 복용해 보라고 꼬드겼다. 더 튼튼하고 건강한 몸을 가질 수 있는 기회를 놓치고 싶지 않았던 슬림 씨는 한 달만 더 복용해 보기로 결정했다.

그는 다시 전과 같이 1/4그램씩을 복용하기 시작했는데, 이내 몸이 약해지고 더 차가워진다는 느낌이 들기 시작했다. 그다음 증상은 무감각과 비생산성이었다. 그는 여러 시간 동안 멍하니 허공만 응시하곤 했다(아유르베다에도 비슷한 기록이 있는데, 원래 좀 비현실적인 편인 바타 신*이 쓴 음식을 먹고는 그런 경향이 더 심해진다). 3주가 지나자 슬림 씨는 날이 따뜻한데도 한기를 느꼈으며, 그렇지 않아도 비쩍 마른 체형인데 체중이 급속히 줄었다. 그는 또 성욕이 사라졌다는 사실을 깨달았으며, 등 아래쪽에서 통증을 느끼기 시작했다. 마지막 주에는 '버림받았다'는 느낌, 자신이 무능하다는 느낌이 들었으며, 마치 천식에 걸린 것처럼 목에서 쌕쌕거리는 소리가 났다. 아파니조메논을 생각하거나 맛을 보는 것만으로도 욕지기가 났다.

그러다 복용을 중단하자 서서히 모든 증상이 사라지기 시작했다. 하지만 예전의 집중력과 체력을 회복하는 데는 무려 5개월이나 걸렸다. 목에서 쌕쌕거리는 소리는 그 이후로도 오랫동안 간헐적으로 반복되곤 했다.

슬림 씨의 경험은 아파니조메논이 다른 많은 강력한 물질들과 마찬가지로 만병통치약이 아니라는 것을 보여준다. 잘못 먹으면 큰일 날 수가 있다. 물론 이것은 한하거나 허한 사람이 쓴 것을 너무 많이 먹었을 때 나타나는 효과일 뿐이다. 이와 달리 실하거나 건장한 체형의 사람에게 아파니조메논은 에너지를 풀어주고(쓴맛 음식은 지방을 연소하여 에너지를 공급한다), 집중력과 신중함을 뒷받침하고, 생식력을 강화하며, 전반적으로 유익하다. 그렇다고 모든 사람이 언제까지나 그러한 효과를 얻지는 못한다. 그러므로 정기적으로 그 효과를 확인해 볼 필요가 있다. 과용의 조짐 가운데 하나는 냉정하고 융통성 없는 성격으로 변하는 것이며, 또 하나는 허약해지면서 집중력을 잃는 것이다. 하지만 대개의 경우 아파니조메논은 지속적으로 긍정적인 효과를 주므로 조금만 주의를 기울이면 별 문제가 없다.

우리는 미국 인구의 약 5%만이 아파니조메논에서 부정적인 결과를 얻는 것으로 보고 있다. 20%는 긍정적인 효과와 부정적인 효과가 뒤섞여 나타나거

---

* 바람을 관장하는 힌두교의 신.—옮긴이

나 단기적으로만 효과를 본다. 인구의 1/4에 해당하는 이 사람들은 대개 허하고 한하고 비현실적인 성향이 있는 사람들로 아파니조메논보다는 클로렐라나 스피룰리나가 더 효과적이다. 모든 미세조류를 먹지 말아야 하는 사람도 일부 있다. 아파니조메논이 가장 뛰어난 효과를 발휘하는 사람은 앞의 25%의 반대쪽에 있는, 실 징후가 뚜렷한 또 다른 25%다. 이들에게는 다른 미세조류 역시 좋지만 효과 면에서 아파니조메논에 필적하지는 못한다. 뒤섞인 결과나 부정적인 결과를 얻는 25%의 인구와 뛰어난 효과를 보는 25%가 이처럼 균형을 이루고 있다. 그 사이에 있는 50%는 명쾌하게 규정하기가 어렵다. 그러나 일반적으로는 이 범주에 속하는 대부분의 사람이 미세조류로부터 이익을 얻을 수 있는 한두 가지 건강상의 문제를 가지고 있다. 각 조류의 특징을 꼼꼼히 비교해 보면 자신에게 가장 알맞은 것을 고를 수 있을 것이다.

두날리엘라

최근에 두날리엘라 살리나스(*Dunaliella salinas*)라는 황금빛이 나는 미세조류가 영양학적 가치가 뛰어나다는 사실이 밝혀졌다. 엽록소 함량이 적고 단백질과 몇몇 영양소가 앞에서 언급한 미세조류들보다 떨어지지만, 이 미세조류는 베타카로틴 형태로 엄청난 양의 비타민 A를 함유하고 있다. 18%인 단백질 함량은 대부분의 채소에 비하면 높지만 60%에 달하는 다른 미세조류에 비하면 훨씬 낮다. 그러므로 두날리엘라는 과잉 단백질과 비타민 A/베타카로틴 결핍으로 말미암은 병증을 지닌 사람들에게 더 좋을 것이다. 두날리엘라는 종종 스피룰리나나 다른 미세조류들과 혼합해 암과 피부 질환 치료에 쓰인다 (섭취량에 대해서는 435쪽 이하의 '비타민 A와 베타카로틴'을 참조하라).

미세조류 섭취량

질병 치료를 위해 미세조류에 함유된 이례적인 양의 엽록소, 단백질, 그 밖의 영양소를 취하고자 할 때는 적정 섭취량이 천차만별이므로 필요에 따라 양을 조절해야 한다. 일반적인 식단 보완, 질병 예방, 면역 강화를 위해 복용할 때는 미세조류 제품마다 권장 섭취량을 한 가지로 명시해 놓고 있다. 하지만 최적 섭취량은 여러 가지 요인에 따라 달라진다. 각각의 미세조류는 저마다의 고유한 효능과 이점을 가지고 있기 때문에 우리는 사람들이 각자 자신의 활동량, 체중, 건강 상태 등을 토대로 자신에게 맞는 섭취량을 찾아낼 것을 권한다. 가장 좋은 방법은 최소한의 양으로 시작해서 필요에 따라 조금씩 늘려가는 것이다. 에너지가 넘치면서도 탐닉하지는 않는 수준이 가장 이상적이다.

미세조류를 복용한 뒤 배탈이 나거나 머리 앞쪽에서 미약한 두통이 나타날 수 있는데, 특별한 경우에는 이것이 섭취량이 너무 과하다는 신호일 수도 있지만 대개는 유익한 명현반응으로 보면 된다. 어느 쪽이든 간에 이런 반응이 있을 때는 몇 주간 (표준 섭취량의 1/5~1/10 정도로) 섭취량을 줄여야 한다. 그 뒤 다시 섭취량을 약간 늘려도 별 반응이 없으면 배탈이나 두통이 인체 내에 쌓인 독소가 배출되면서 나타난 것이었으며, 이제 배출이 끝났다는 징표다. 불균형이 심할수록, 그리고 독소가 많을수록 적은 양에서 시작해야 한다. 간의 재생이나 그에 필적하는 큰 '공사'라면, 적어도 1년 정도는 복용할 것을 계획해야 한다. 미세조류든 다른 보충제든 일주일에 최대 6일간만 복용하는 것이 일반 원칙이다. 에너지 수요가 있는 끼니 사이, 식사를 시작할 때, 놓친 끼니 대신 미세조류를 복용할 수 있다. 장세척에서 나온 증거를 바탕으로 정제 형태의 미세조류는 장에서 완전하게 흡수되지 못한다는 불만이 있어왔다. 미세조류는 물을 좋아하는 성질, 즉 호수성(好水性)이 있다. 수분을 제거하고 압착한 정제를 복용하는 경우 소화를 잘 시키기 위해서는 잘 씹어서 곱게 부수어야 하며, 삼킨 뒤 물을 충분히 마셔서 불려주어야 한다. 식사 중일 때는 국물을 마시면 되지만, 물과 함께 복용할 때는 소화액이 희석되지 않도록 식후 최소 30분이 지난 뒤에 복용하는 것이 좋다. 마른 정제를 씹는 것이 싫다면 정제를 물에 1시간 이상 불려 두었다가 먹거나 분말이나 과립을 국물 음식이나 수분이 자작한 음식에 타서 먹어도 된다.

스피룰리나 섭취량: 스피룰리나는 분말·캡슐·정제 형태로 나와 있으며, 액상 추출물이나 플레이크 형태로 된 것도 더러 있다. 예방 목적일 때는 대부

분의 사람들이 '표준적인' 10그램 복용으로 효과를 본다. 이것은 분말로는 고봉 1티스푼, 정제로는 5그램에 해당하는 것으로, 1일 2회 복용한다. 이 양의 2배인 20그램은 보통 당뇨, 저혈당, 백내장, 빈혈 등의 질환에 쓰는 유효 상한선이다. 그러나 이보다 더 많은 양을 복용해도 해롭지는 않다. 운동선수를 비롯해 에너지 수요가 많은 사람은 1일 2~3차례 각 20그램씩 복용하면 된다(그 밖의 용도와 섭취량에 대해서는 이 장의 '미세조류와 곡물순의 선택'〔428~435쪽〕을 참조하라). 임신과 수유기에는 평소보다 최소 20% 이상 더 많은 단백질이 필요하다. 어린이의 섭취량에 대해서는 21장 〈어린이를 위한 음식〉을 참조하라.

스피룰리나 분말을 맛과 질감 면에서 먹을 만하게 만드는 것도 중요하다. 어떤 사람들은 그 맛에 적응하는 데 1~2주가 걸리기도 한다. 분말은 물기가 자작한 음식이나 국물 음식에 잘 풀리며, 수프·소스·드레싱에 넣어도 대체로 잘 어우러진다. 스피룰리나를 물, 즙, 따뜻한 곡물 음료나 뿌리 차에 섞을 때는 믹서에 넣어 저속으로 잠깐 갈았다가 쓰면 거품이 생기는 것을 방지할 수 있다. 믹서를 이용할 수 없을 때는 분말에 레몬즙 몇 방울을 떨어뜨려도 액체와 더 쉽게 섞인다. 스피룰리나 분말을 스푼으로 떠서 액체에 넣는 것은 좋지 않은데, 분말이 스푼에 달라붙어 버리기 때문이다. 그냥 분말을 천천히 액체에 넣으면서 저어주면 된다.

스파룰리나 계량법				
분말을 이용할 때				**정제/캡슐을 이용할 때**
넉넉한 1티스푼	=	3g	=	3000mg
고봉 1티스푼	=	5g	=	5000mg
1스푼	=	7.5g	=	7500mg
넉넉한 1스푼	=	10g	=	10000mg

클로렐라와 아파니조메논 섭취량: 이 미세조류들의 쓰임새는 스피룰리나와 비슷하고, 양은 약간 적다. 클로렐라는 엽록소와 핵산이 고농도로 함유되어

있기 때문에 예방 목적일 때는 1일 2~3그램만으로도 충분하다. 스트레스가 심한 상태이거나 질병이 진행되고 있는 동안에는 통상 1일 6~12그램이 필요하다. 클로렐라는 정제 또는 정량 입자들이 들어 있는 곽으로 판매되고 있다.

아파니조메논은 야생 채취, 저온 가공, 높은 엽록소 비중, 쓴맛 때문에 작용이 매우 강하다. 1~2그램만으로도 '표준적인' 1일 섭취량을 충족한다. 스트레스나 질병이 있을 때는 1일 3~10그램이 효과적이다. 대개는 3등분해서 하루에 세 차례 나누어 먹는 것이 가장 좋다. 아파니조메논은 캡슐 또는 과립 형태가 가장 흔하다. 세척 작용이 강력하므로 적어도 수태하기 전에 1년 이상 계속 복용을 해와서 몸이 완전히 적응해 있는 상태가 아니라면 임신 중에는 복용하지 말아야 한다.

다른 식품들과 비교해 본 스피룰리나, 클로렐라, 아파니조메논의 탁월한 영양 가치				
100그램당	스피룰리나	클로렐라	아파니조메논	함량이 가장 많은 다른 식품들
단백질•	68%	55%	60%	맥주 효모 45%
비타민 A (카로틴으로부터 생성된)	250,000I.U.	55,000I.U.	70,000I.U.	당근 28,000I.U. 곡물순 10,000~50,000I.U. 두날리엘라 8,300,000I.U.
철	58mg	133mg	130mg	소 간 6.5mg
엽록소•	0.7~1.1%	2~3%	3~6%	알팔파 0.2% 곡물순 0.2~0.54%
DNA/RNA•	4.5%	13%	N/A	정어리 0.8%

• 총 중량의 백분율
주의: 미세조류, 알팔파, 밀순, 맥주효모는 건조물을 표본으로 삼았다.

밀순과 보리순*

곡물순 역시 엽록소 함량이 높은 대표적인 식품군이다. 시판되는 제품은 대부분 밀순이나 보리순이며, 이것들을 분말이나 정제로 만든 제품도 구할 수 있다. 밀순은 가정에서 길러 먹는 것도 어렵지 않다.

　밀순과 보리순의 주요 치료 효능은 거의 동일한데, 다만 보리순이 약간 더 소화가 잘된다. 밀이나 다른 곡물에 알레르기가 있는 사람도 그 순에는 거의 알레르기 반응을 보이지 않는다. 건조 곡물순은 엽록소와 비타민 A 함량이 미세조류 바로 다음으로 많다. 단백질 비중은 20%로 대부분의 육류와 엇비슷하다. 물론 아미노산/단백질 프로필은 전혀 다르다. 또 대부분의 곡물순은 미량의 비타민 B_{12}를 비롯해 여러 가지 다른 영양소들도 함유하고 있다. 특히 밀순에는 기름진 토양에서 발견되는 102가지 미네랄 가운데 90가지 이상이 들어 있다.

　곡물순은 높은 영양 비중에 더해서 다른 식품에서는 찾아볼 수 없는 높은 밀도로 독특한 효소들을 제공한다. 이들에 함유된 수백 가지 효소는 음식에 들어 있는 소화가 어렵거나 유독한 물질들의 분해를 돕는다. 또 항산화 효소인 슈퍼옥사이드 디스무타아제(SOD)와 그 파편인 P4D1도 들어 있다.[19] 이 두 가지 물질은 모두 세포의 퇴행과 돌연변이를 지연시키며, 따라서 퇴행성 질환의 치료와 노화 억제에 효과가 있다.

　여러 실험에 따르면 P4D1은 RNA/DNA의 재생을 촉진함으로써 효과를 발휘한다. 한 실험에서는 X선에 심하게 손상된 세포 DNA의 재생을 촉진하는 데 성공하기도 했다.[20] P4D1은 또한 이례적인 항염증 효능을 가지고 있는데, 코르티손** 같은 스테로이드 약물보다 더 강력하다.[21] 이것은 우리가 관절염과

---

* 　밀순과 보리순을 비롯한 곡물순은 이삭이 나오기 전의 어린 줄기와 잎을 수확해 쓴다.—옮긴이

** 　cortisone. 부신피질호르몬제로 화학식은 $C_{21}H_{28}O_5$. 백색의 결정성 분말로 물에 거의

425
16장·녹색 식품

염증성 질환에서 두루 눈으로 목격한 뛰어난 치유 작용을 어느 정도 설명해 준다. 그리고 스테로이드나 다른 진통제와 달리 P4D1에는 어떠한 부작용이나 독성도 없다.

슈퍼옥사이드 디스무타아제는 방사선, 나쁜 공기, 화학물질이 들어간 식품, 그 밖의 독소가 인체를 손상시킬 때 형성되는 파괴적인 프리 라디칼로부터 세포를 보호하는 효소로, 건강한 세포 속에 들어 있다. 슈퍼옥사이드 디스무타아제는 암세포에는 매우 적거나 전혀 없다.

곡물순의 탄수화물 구조에는 특별한 작용이 있다. 일부 미세조류의 탄수화물 구조와 마찬가지로 다량의 뮤코다당류(MPs)가 들어 있기 때문이다. 곡물순의 뮤코다당류 역시 스피룰리나의 그것과 비슷하게 행동하는데, 역시 (심장과 동맥 조직을 포함해) 모든 인체 조직을 강화하고, 혈중 지방을 낮추고, 염증을 줄이는 효력이 있다.

이처럼 곡물순은 적어도 생물학적으로 세 가지 차원(엽록소, P4D1, 뮤코다당류)에서 항염증 효능을 지닌다.

신선한 곡물순과 비교했을 때 느리게 자라고 건조한 곡물순의 작용과 관련해서는 약간의 논란이 있다. 미국의 메이저 곡물회사 가운데 적어도 한 업체는 가을이나 이른 봄에 밀을 파종하는데, 이 때문에 추운 날씨를 견뎌야 하고 여러 달 동안 성장이 지연된다. 그런 다음에 조심스럽게 건조시킨다. 이에 비해 7일 동안 따뜻한 날씨나 실내에서 기른 보통의 신선한 밀순은 엽록소, 비타민 A, 그 밖의 영양소가 추운 날씨에서 자란 밀순의 25%에 불과할 때도 많다. 그런데도 집에서 기른 곡물순은 그 신선한 상태 덕분에 건조 과정에서

녹지 않는다. 신경통, 류머티즘, 관절염, 기관지천식, 애디슨병과 그 밖에 눈, 피부, 점막의 급성 염증을 비롯하여 알레르기 질환이나 만성 피부병에 내복한다. 또 점안제나 연고제로도 쓰인다. 부종, 고혈압, 과민증, 무생리 등의 부작용이 있는 것으로 알려져 있다. 1949년 류머티즘 특효약으로 발표되었으며, 한 환자에게 필요한 1일분의 코르티손을 만들기 위해서는 소의 부신 40마리분이 필요해 엄청난 고가에 팔렸다. 지금은 합성제제가 판매되고 있다.—옮긴이

상실될 수도 있는 효소가 고스란히 보존되어 있어서 매우 유효하다. 이처럼 신선한 곡물순의 즙은 건조 곡물순 분말보다 식히는 성질이 더 강하다. 따라서 황태, 더위 혐오, 강한 맥박, 큰 목소리, 불그레한 안색, 외향적이거나 강압적인 태도 등 열 또는 실 징후가 있는 건장한 체형 사람들에게 특히 좋다.

밀순 재배법

실내에서 밀순을 기르는 방법은 다음과 같다. 기름진 흙과 이탄을 1:1 비율로 잘 섞어 1인치 두께로 편 다음 그 위에 밀알을 고루 뿌린다. 밀알을 1/2인치 두께로 흙으로 덮은 다음 순이 자라도록 매일 충분히 물을 준다. 순이 10센티미터 남짓 자라면 잘라서 주스기를 이용해 진액을 추출해 마시거나, 생으로 꼭꼭 씹어 먹는다(잘 씹히지 않는 섬유질은 뱉어도 된다). 순을 잘라낸 뿌리를 그대로 두면 두어 차례 더 순을 길러 먹을 수 있다.

효능과 용도: 곡물순은 스피룰리나와 클로렐라에 비해 식히는 성질이 더 강하고, 더 빠르게 인체 내 독소를 정화한다. 그러나 아파니조메논보다는 식히는 성질이 약하고, 정화 속도도 더디다. 그러나 곡물순에는 강력한 소화 촉진 작용이 있으므로 간실(肝實), 소화 부진, 위와 장 염증이 있는 사람에게 매우 좋다.

밀순을 비롯한 곡물순의 전통적인 적용 병증[22]은 예로부터 관절염, 타박상,* 화상,* 암, 변비, 폐기종, 괴저,* 옻나무로 말미암은 발진,* 류머티즘, 상처* 등이다.

이 가운데 외부 병증('*' 표시)에는 환부에 1) 곡물순 즙, 2) 즙에 적신 천, 3) 순을 다져 만든 습포제를 바르거나 붙인다. 곡물순 내복을 병행하면 더 빠르게 치유된다.

최근에 적용하기 시작한 질환[23]으로는 고혈압, 고혈중콜레스테롤, 빈혈, 간염, 비만, 당뇨, 위궤양, 저혈당증, 피로, 치질, 각종 전립선 질환, 생리전증후군, 근무력증, 납·수은 등의 중금속 중독 등이 있다.

몸이 약하거나 한한 편인 허하고 수동적인 사람들은 곡물순을 사용하는 데 신중해야 하며, 꼭 써야 하는 경우에도 양을 줄여 써야 한다. 이러한 사람들은 클로렐라나 스피룰리나를 복용하는 쪽이 더 현명하다.

섭취량: 곡물순 즙은 대단히 농축된 식품이므로 1회 30그램 정도만으로도 충분히 치료 효과를 발휘한다. 1회 50그램 이상 복용하는 것은 (유해하지는 않지만 더는 효과가 증가하지 않기 때문에) 무의미하다. 또 입안에서 침과 잘 섞어서 삼켜야 한다. 즙을 건조시켜 만든 분말도 나와 있는데, 이것 역시 마찬가지로 대단히 농축된 식품이다. 물 1/2컵에 즙 분말 고봉 1티스푼을 풀어서 마신다. 순을 통째로 정제나 분말로 만든 제품도 나와 있는데, 이것들은 즙 분말보다 좀 더 많은 양을 복용해도 된다. 정제는 10그램까지, 분말은 고봉 1스푼까지 복용할 수 있다. 일반적인 예방, 점진적인 재생, 영양 보충, 환경 및 음식 속 독소의 해독 용도로는 1일 1회 밀순 또는 기타 곡물순을 복용하고, 질환이 있을 때는 1일 2~3회 복용한다.

복용 시점, 반응, 계절: 과식 습관을 극복하거나 칸디다균을 제거하기 위해서는 식사를 시작하기 전에 먼저 곡물순 즙, 정제, 또는 물에 푼 분말을 복용한다(소화관의 과잉 칸디다균을 제거하는 데는 분말과 정제가 생즙보다 더 효과적이다). 이 밖에 예방, 보충제, 질병 치료 등의 목적으로 복용할 때는 최소한 식사 1시간 전에 공복에 복용하는 것이 좋다. 영양을 보충할 목적으로 복용할 때는 식사가 끝난 직후에 복용해도 된다.

일부 사람들은 곡물순에 설사, 두통, 더부룩함과 같은 반응을 보이기도 한다. 이러한 반응은 기껏해야 몇 차례만 마시고 나면 사라지며, 해독의 징표로 보면 된다. 반응이 지속되면 양이 너무 많거나 곡물순이 맞지 않는 것이다.

정화 작용이 강력한 엽록소 식품이 특히 중요한 계절은 봄이다. 이때 정화와 소생의 주기가 최고조에 달하기 때문이다.

미세조류와 곡물순의 선택

어떤 엽록소 식품이 자신에게 가장 맞는지를 결정하는 데 어려움을 느끼는 사람이 대단히 많다. 엽록소 식품에는 공통된 성질이 존재한다. 또 같은 종류라도 어떻게 키우고 거두고 가공했는지에 따라 큰 차이가 난다. 그렇지만 대체로 이러한 식품들이 지닌 본래의 기본적인 효능은 고스란히 유지된다. 자신의 필요를 고려해 설계된 프로그램에 따라 한 가지 이상의 미세조류와 곡물순을 조합해서 복용할 수도 있다.

일반적인 지침

다음의 지침은, 이 단원에서 특정해서 언급하지 않은 경우까지 포함해서, 곡물순과 미세조류를 이용하는 모든 경우에 적용된다. 예를 들어, 단식을 하면서 이러한 녹색 식품을 이용하고자 할 때도 허와 실, 한과 열, 조와 습의 징후를 바탕으로 선택을 달리할 수 있다. 곧이어 만나게 될 '고려 사항과 특수한 용도'를 참조하면 더 확실한 선택을 할 수 있다.

스피룰리나와 클로렐라는 식히고 사한다. 아파니조메논과 곡물순은 그러한 성질이 더 강하다. 따라서 체형이 건장하고 실한 사람(불그레한 안색, 강한 맥박과 큰 목소리, 두터운 설태, 정력적인 성격)에게는 이 네 가지가 모두 유익한데, 그 가운데서도 곡물순과(또는) 아파니조메논이 가장 균형을 잘 잡아준다.

허한 사람(창백하거나 누런 안색, 연약, 쇠약, 내성적 성격, 거의 없거나 엷은 설태)의 경우에는 대체로 스피룰리나와 클로렐라가 좋으며, 아파니조메논과 곡물순을 복용할 때는 신중을 기해야 한다.

한 체질인 사람(추위를 타고, 안색이 창백하고, 찬 것을 싫어함)에게는 클로렐라나 소량의 스피룰리나가 가장 좋은데, 이것은 클로렐라가 다른 미세조류나 곡물순에 비해 식히는 성질이 약하기 때문이다(스피룰리나 다음인데, 그 차이가 극히 미세하다). 한 징후가 있으면서 하복부에 부종, 점액, 낭종, 종양, 또는 유사한 습 병증이 있는 사람들은 스피룰리나를 삼가야 한다. 다만, 한이 없는 경우에는 이러한 병증에 스피룰리나가 효과가 있을 때가 많다. 한 체질인 사람들, 그 가운데서도 특히 조증, 마른 몸매, 허증, 현실감 결여(허황된)의 경향이 있는 사람들은 아파니조메논을 피해야 하며, 곡물순도 조심스럽게 써야 한다.

열 징후(더위를 많이 탐, 진홍색 혀, 두터운 황태, 뜨거운 것을 싫어함)가 있고, 관절염·위궤양·간염·위염·췌장염·구강궤양 등 염증성 질환이 있는 사람은 밀순이나 보리순 식품을 이용하면 그 속에 들어 있는 P4D1과 엽록소 덕분에 가장 효과적으로 치료할 수 있다. 이보다는 약간 효과가 떨어지지만 모든 미세조류들도 매우 유용하다. 스피룰리나와 클로렐라는 특히 염증과 기타 열 징후가 있는 허한 사람들에게 훌륭한 치료제다.

암, 에이즈, 엡스타인-바 증후군, 다발성 경화증, 류머티즘성 관절염, 종양, 칸디다균 과잉 증식, 점액 과다, 부종, 그 밖의 습 관련 질환에는 대체로 아파니조메논이 가장 효과가 좋다. 유난히 실한 정도가 아니라면 1.5~2그램의 소량 복용으로도 효과를 볼 것이다. 곡물순, 클로렐라(면역기능 저하와 관련된 질환에 탁월하다), 스피룰리나, 두날리엘라를 복용 상한선까지 추가하는 것도 좋다(스피룰리나와 두날리엘라는 함께 쓸 때가 많다). 이러한 녹색 식품들 가운데서 효능 면에서 자신에게 가장 잘 맞는 것 한두 가지를 선택해 복용하면 된다.

습 관련 질환이 있고 실 징후가 뚜렷하면서 체형이 건장한 사람들의 치료 목적 아파니조메논 섭취량은 1일 10그램이다. 여기에 곡물순을 1일 2~3회 복용하거나, 상황에 따라 다른 미세조류를 추가하는 것도 좋다.

쇠약하거나 심하게 힘이 없을 때는 클로렐라나 스피룰리나가 가장 좋은 선택이다. 여기에 하루 1~2회 아파니조메논 10그램을 추가 복용하면 습과 허약증에 따르는 무거운 기분과 우울증을 가볍게 해준다.

고려 사항과 특수한 용도

비용 측면: 식단을 통해 다량의 감마리놀렌 지방산, 베타카로틴, 쉽게 소화되는 단백질이 필요한 사람은 스피룰리나를 선택하는 것이 가장 경제적이다. 스피룰리나의 경제성은 수확과 가공 공정의 단순함에서 기인한다. 클로렐라와 아파니조메논의 가공 공정은 이보다 복잡하며, 필연적으로 식사 보충제일 수밖에 없다. 그러나 스피룰리나는 1차 식량이자 단백질원이 될 충분한 잠재력이 있다.

그러나 다른 영양소들까지 고려하면 비용에 대한 판단이 약간 달라진다. 아파니조메논과 스피룰리나의 그해 수확량에 따라서는 클로렐라가 가장 경제적인 엽록소 원천이 될 때도 많다. 덧붙이자면, 몇 가지 효능과 영양 인자들은 비교 자체가 불가능하다. 그것은 이것들이 오직 특정 미세조류에만 존재하기 때문이다. 예를 들면, 클로렐라 성장인자는 오직 클로렐라에만 있고, 피코시아닌은 오직 아파니조메논에만 있다. 그리고 같은 종류의 미세조류도 산지에 따라 가격이 크게 다르다. 가장 큰 차이가 나는 것은 스피룰리나인데, 그 차이가 무려 300%나 된다. 정제와 캡슐 제품은 언제나 더 비싸다.

비타민/미네랄 보충제: 아파니조메논과 비옥한 토양에서 추운 계절에 자란 밀순과 보리순이 가장 균형 잡힌 비타민/미네랄 내용물을 가지고 있다. 스피룰리나와 클로렐라는 양식 방법에 따라 영양소들의 비중이 달라진다. 그러나 대개는 이 두 가지 식품 역시 탁월한 비타민과 미네랄 구성을 보여준다.

운동: 격렬한 신체 활동을 하는 사람은 힘줄과 관절의 유연성을 유지하고 염증을 방지하려면 체액대사 능력이 월등해야 한다. 스피룰리나는 다른 미세조류와 곡물순에 비해 이러한 체액(음)을 더 잘 공급해 준다. 하지만 스피룰리나를 복용해도 염증이 지속되면 곡물순을 추가하는 것이 현명하다. 앞에서 언급했듯이, 곡물순은 특별한 항염증 효능을 지니고 있기 때문이다. 사실, 극도의 체열이 생성되는 격렬한 스포츠 경기나 운동을 할 때 염증을 예방하기 위한 목적으로도 곡물순을 복용하면 좋다.

스피룰리나의 독특한 다량영양소,[*] 즉 스피룰리나에 고유한 형태의 단백질, 탄수화물, 지방산은 15~20그램 정도만 복용해도 충분히 공급받을 수 있다. 예를 들면, 20그램의 스피룰리나에서 얻을 수 있는 단백질은 그보다 몇 배의 육류에서 얻을 수 있는 단백질 양에 해당한다. 이것은 스피룰리나의 단백질이 흡수율이 매우 높은 데다 상대적으로 독성의 대사 부산물이 적기 때문

---

* macro-nutrient. 미량영양소에 대응되는 말로 탄소·질소·산소·수소·황·인산 등이 대표적이며, 우리는 탄수화물·단백질·지방을 통해 이러한 원소들을 획득한다.—옮긴이

이다.

스피룰리나의 또 다른 특성으로는 다음과 같은 것들이 있다. 먼저 단백질이 선(先)대사된 상태이므로 섭취한 즉시 구조 물질을 제공하며, 고기의 단백질과 같은, 에너지를 고갈시키는 부작용이 없다. 뮤코다당류는 염증의 위험성을 줄이는 한편 결합조직을 이완시키고 강화해준다. 단순탄수화물은 즉각적이면서도 지속적인 에너지를 공급해 주며, 감마리놀렌 지방산은 호르몬 균형을 개선한다. 홀푸드에서 발견되는 것과 같은, 단백질에 결합된 비타민과 미네랄은 합성 비타민이나 미네랄보다 흡수가 잘된다. 수많은 세계적 운동선수들에 의해 이미 증명되었듯이, 스피룰리나는 격렬한 신체 활동을 하는 사람들에게 매우 알맞은 식품이라고 보면 된다.

곡물순과 모든 미세조류의 엽록소는 간과 신장, 격렬한 신체 활동에서 비롯한 불순한 혈액의 해독에 효과가 좋다.

스피룰리나에 들어 있는 단백질, 탄수화물, 그 밖의 여러 영양소는 클로렐라와 아파니조메논에도 거의 비슷한 형태로 들어 있는데, 다만 일반적인 섭취량만으로는 양이 조금 모자란다. 대개 이러한 미세조류들은 스피룰리나처럼 15그램씩 복용하지 않기 때문이다. 운동선수들이 클로렐라와 아파니조메논을 먹는 데는 다른 이유가 있다. 클로렐라 성장인자는 신경조직을 포함한 온갖 인체 조직의 성장과 수리를 촉진한다. 아파니조메논의 뇌 자극은 어마어마한 양의 비축된 신체 에너지를 해방한다. 또 체형이 건장한 사람의 정신 집중력을 향상하는데, 경쟁적인 스포츠 활동에서 이것은 매우 중요한 요소다.

우울증: 아파니조메논은 우울한 기분을 끌어올리는 데 탁월하다. 스피룰리나, 클로렐라, 곡물순 역시 유용하다.

빈혈: 여기서 살펴본 모든 곡물순과 미세조류는 훌륭한 보혈제다. 그 가운데서도 약한 소화흡수력과 빈약한 비장-췌장 기능으로 말미암은 혈액 부족을 보강하는 데는 스피룰리나와 클로렐라가 가장 좋다. 그것은 이 두 미세조류가 아파니조메논과 밀순이나 보리순에 비해 식히고 사하는 성질이 완만하기 때문이다(31장 〈혈액 질환〉 중 '혈허'를 참조하라).

영양실조: 클로렐라와 스피룰리나, 그중에서도 특히 스피룰리나는 오래전부터 모든 연령대의 허약증과 영양실조에 사용되었다는 기록이 있다. 이들은 또 어린이에게서 모든 소화 기능이 거의 중지되어 버리는 어린이 흡수장애증후군*도 치료해 준다. 이러한 질환과 영양실조 일반을 치료하고자 할 때는 이 두 가지 미세조류 가운데 어느 하나를 식단의 주요 요소로 삼을 수 있다.

노화와 면역 부족: 조로와 면역계 붕괴는 프리 라디칼에 의한 손상으로 말미암아 순식간에 초래될 수 있다. 그러한 손상을 훌륭하게 막아주는 것이 P4D1과, 베타카로틴과 슈퍼옥사이드 디스무타아제의 항산화 조합이다. 이것들은 모두 다른 여러 영양소들과 풍성하게 어우러진 상태로 곡물순에 들어 있다. P4D1은 이러한 보호 작용에 더해 손상된 핵산(RNA/DNA)의 재생을 활발하게 해준다. 곡물순에 들어 있는 소화효소 대부분이 소화흡수율을 개선해 면역력을 강화하고 노화를 지연시키는 영양소들의 가용성을 높여준다.

마찬가지로 미세조류 속의 핵산과 베타카로틴도 노화를 지연시키고 면역력을 강화하는 효과가 있다. 곡물순은 단독으로도 매우 뛰어난 보호 작용을 하지만, 여기에 미세조류를 추가하면 효과가 훨씬 더 좋아진다. 앞에서 살펴보았듯이 허하거나 한한 사람은 대개 스피룰리나나 클로렐라를 복용하는 것이 좋고, 곡물순을 쓸 때는 신중을 기해야 한다.

체중 감량: 체중 감량에서 가장 중요한 핵심 요소가 감마리놀렌 지방산인데, 스피룰리나는 이 영양소의 가장 풍부한 원천이다. 그다음으로 체중 감량에 좋은 것은 아파니조메논과 곡물순이다. 클로렐라는 소화력이 약한 사람(흡수율이 나쁘고, 식욕이 없고, 변이 무른 사람)의 경우에는 전반적으로 체중 조절에 도움이 되지만, 고기·유제품·달걀을 많이 먹어온 사람들에게는 그다지 효과적인 체중 감량제가 아니다.

---

* malabsorption syndrome. 어떤 원인에 의해 소장에서 영양소 흡수가 장애를 받아 여러 가지 증상을 나타내는 것. 일반적으로는 흡수장애에 의한 저(低)영양 상태를 가리킨다.— 옮긴이

저혈당과 당뇨: 세 가지 미세조류(스피룰리나, 클로렐라, 아파니조메논)는 모두 지속적으로 에너지를 공급하는 선(先)대사된 탄수화물을 충분히 함유하고 있기 때문에 저혈당 조절에 이상적인 식품이다. 또 이것들에 함유된 선대사된 단백질은 저혈당과 고혈당(당뇨) 모두에서 혈당의 요동을 진정시킨다. 단순히 당 탐닉을 억제할 목적이라면 당 탐닉이 있을 때만 이 미세조류들 가운데 하나를 택해 1/2그램 정도만 복용해도 효과가 있다. 부신, 간, 췌장의 당 조절 기능을 회복하기 위해 다량의 단백질이 필요할 때는 스피룰리나가 가장 좋은 선택이다. 스피룰리나를 표준 섭취량만큼 복용하면 이 목적에 필요한 단백질을 충분히 공급받을 수 있기 때문이다. 일반적으로 당뇨가 오면 인체 내에서의 감마리놀렌 지방산 합성 능력이 떨어지기 때문에[24] 이 경우 스피룰리나가 효과를 발휘해 왔다.[25]

간 재생: 앞의 '일반적인 지침'(429~430쪽)에서 제시한 지침에 따라 미세조류나 밀순을 선택하면 간 재생에 도움이 된다. 어떤 경우든 간의 완전한 재생을 위해서는 적어도 1년간 적절한 녹색 식품을 복용할 작정을 해야 한다(간 재생을 위한 권고와 간 질환에 대한 논의는 24장 〈목〉을 참조하라).

그 밖의 간 병변: 눈 충혈, 불그레한 안색, 잦은 분노 등과 같은 열 징후가 특징인 뜨겁고 과잉인 간은 제법 많은 양의 밀순 또는 아파니조메논을 복용하면 낫는다. 두날리엘라를 추가하면 더 효과가 좋은데, 그것은 두날리엘라의 식히고 해독하는 성질 때문이다.

장기간의 음주 또는 약물 복용으로 간이 심하게 손상되었을 때는 쉽게 소화되는 단백질이 바람직한데, 모든 미세조류가 이러한 필요를 충족한다. 이러한 간실(肝實)과 간 손상 사례에서는 아파니조메논과 클로렐라를 1일 10그램 정도로 복용하는 것이 좋은데, 이것은 일반적인 섭취량보다 훨씬 많은 양이다. 이러한 병변에서 스피룰리나 섭취량은 1일 20그램 정도다.

경련, 종창(특히 목구멍), 통증, 우울증 등과 같은 징후가 있는 간울(肝鬱)은 미세조류나 밀순을 표준 섭취량만큼 복용하면 효과를 볼 수 있다.

밥상 위의 녹색 채소

모든 녹색 식품에는 충분히 유효한 만큼의 엽록소가 들어 있으며, 조혈·청소·유해 미생물 증식 억제에 효과가 있다는 점을 기억하라. 시금치, 비트 줄기, 근대(차드)와 같은 옥살산 비중이 높은 녹색 채소는 미네랄 결핍 또는 무른 변이 있는 사람이라면 그 양을 제한해야 한다. 높은 옥살산 비중으로 말미암아 완하 효과와 칼슘 감소 효과가 나타나기 때문이다. 현대인들은 일반적인 녹색 채소로 이루어진 엽록소가 풍부한 적절한 식품들이 식단의 15~20%를 차지하는 것이 건강에 유익하다. 특히 오염이 심한 지역에 거주하는 사람은 이 범위 안에서 최대한 비율을 높이는 것이 좋다. 인류 역사상 새로운 시대가 시작되는 이 시대가 지닌 장점이 분명히 있지만, 환경과 식단에 침입한 수많은 독소들에 대해서만큼은 소생의 색깔인 녹색으로 단호히 맞서야 한다.

비타민 A와 베타카로틴

모든 엽록소 식물은 카로틴이라는 색소를 가지고 있다. 엽록소와 카로틴은 사실 여러 방식으로 시너지 효과를 낸다. 한 가지 결정적인 관계는 엽록소가 비타민 E와 K를 생성하고, 카로틴이 비타민 A로 전환되는 것을 돕는 효소들을 활성화할 때 형성된다. 이 때문에 녹색의 카로틴 식품은 노란색 식품에 비해 2배 이상의 카로틴을 비타민 A로 전환시킨다. 엽록소의 이러한 촉진 작용은 비타민 A 부족인 사람들에게 매우 이롭다. 그러나 전환되지 않은 카로틴도 나름의 독자적인 기능을 가지고 있기 때문에 이것이 언제나 더 좋다고 말할 수는 없다.

'베타'카로틴은 식물 카로틴의 대부분을 차지한다. 이는 오늘날 쏟아지는 연구들에 따르면 암, 종양, 그 밖의 면역력 약화와 관련 있는 질환들의 치료에 매우 유익하다. 다음의 논의를 보면 비타민 A와 베타카로틴이 거의 상호 대체될 수 있는 것으로 보이겠지만, 베타카로틴은 비타민 A의 유일한 원천이면서 동시에 면역 강화와 관련된 또 다른 영양학적 특징을 가지고 있다는 점도 기억해 두기 바란다.

오늘날 비타민 A 결핍이 만연한 까닭

오늘날 가장 흔한 영양 결핍 가운데 하나가 비타민 A 결핍이다. 그것은 비타민 A가 풍부한 녹황색 채소를 너무 적게 섭취할 뿐 아니라 동물왕국에서 비타민 A의 훌륭한 원천인 간을 외면할 수밖에 없기 때문이다. 예컨대 소간은 대략 100그램당 4만 4000I.U.의 비타민 A를 함유하지만, 일반적으로 폐기해버리는 편이 더 낫다. 물론 이 충직한 동물에 대한 연민 때문이기도 하지만, 상업적으로 사육한 소의 간에는 온갖 화학물질과 호르몬, 약물들이 잔뜩 쌓여 있기 때문이다.

식단에서 비타민 A 함유 식품이 부족하다는 것 자체가 비타민 A 결핍의 이유인 것은 명백하다. 그런데 비타민 A의 복합적인 기능을 가만히 들여다보면 또 다른 이유가 있음을 알 수 있다. 비타민 A는 간의 대사 과정에서 여러 가지 핵심적인 역할을 맡는다. 대부분의 사람에게서 간은 혹사를 당하고 있다. 기름지고, 독소로 가득하고, 고도로 가공된 음식을 무차별적으로 섭취할 뿐 아니라 전반적으로 과식을 하고 있기 때문이다. 이와 같은 식사를 해서는 도대체 얼마나 많은 비타민 A를 섭취해야 그 일을 감당할 수 있을지 알 수 없을 지경이다. 일부 영양학자들은 권장 섭취량의 5배에서 10배에 이르는 양을 권할 정도다.

과도한 식사를 하는 사람이 비타민 A 결핍을 보일 때 첫 번째 취해야 할 행동은 그 결핍이 단순히 절제를 하는 것만으로 해소될 수 있는지 여부를 알아보는 것이다. 견과, 씨앗, 기름 등의 형태로 과도한 지방을 섭취하고, 더불어 곡물과 콩을 통해 과도한 단백질을 섭취하는 많은 채식주의자들도 두피 각질, 피부 건조, 조로(불충분한 RNA로 인해. 아래 참조) 등과 같은 비타민 A 결핍 양상을 보인다.

일단 과도한 식사를 조정했다면, 비타민 A가 적절한 간 기능 회복에 도움을 줄 수 있다. 베타카로틴을 비타민 A 원천으로 이용할 때의 장점은 독성이 없다는 점이다. 남는 베타카로틴은 필요할 때까지 인체 내에 저장된다. 반면에 동물성 식품에서 얻은 비타민 A(레티놀*)는 다량 섭취하면 오히려 유해하다. 암 환자들을 대상으로 한 연구에 따르면, 베타카로틴에는 레티놀을 훨씬 능가하는 항종양 효과가 있다.[26]

비타민 A의 주요 효능

- 적절한 인체 내 단백질 대사에 반드시 필요하다.
- RNA 생성을 크게 강화하는데, RNA는 모든 세포에 기능과 재생에 관한 생명 정보를 전달해 준다.
- 피부, 조직, 세포 표면 수준에서 인체를 보호한다. 입, 코, 목구멍, 폐의 점막을 보호하고, 감염 위험을 줄인다. 이 부위에 대한 오염된 공기의 영향을 중화한다. 피부를 부드럽게 하고, 질병 저항성을 높인다. **위기**(衛氣)의 흐름을 자극한다. 세포 수준에서는 세포벽을 튼튼하게 해 바이러스의 침투를 억제한다.
- 뼈, 치아, 머리카락, 손발톱, 피부, 폐 점막, 소화관과 생식관 내부 점막의 형성과 재생을 돕는다. 조혈 작용을 돕고, 시력을 유지해 주고, 야맹증을 막아준다.
- 흉선과 면역계를 활성화한다.

베타카로틴 식품의 특수한 작용

25년 이상에 걸쳐 전 세계적으로 진행된 연구에 따르면, 베타카로틴을 평균보

---

* retinol. 비타민 A의 한 종류로, 순수비타민이라고도 한다. 피부 표피세포가 원래의 기능을 유지하는 데 중요한 역할을 한다. 동물의 장 점막 세포에 존재하며, 녹황색 식물에 많이 들어 있다. 콜라겐과 탄성섬유로 구성된 엘라스틴 등의 생합성을 촉진해 주름을 줄이고 피부 탄력을 높이는 효능이 있는 것으로 알려져 화장품 등에 많이 응용되고 있다.—옮긴이

다 많이 섭취하는 사람은 폐암, 위암, 대장암, 방광암, 자궁암, 난소암, 피부암의 발생 위험이 현저히 낮다고 한다. 국립연구협의회에서도 암 예방을 위해 비타민 A/베타카로틴 음식 섭취를 지지하고 있다.[27] 영국의 의학 저널《랜싯》에 19년에 걸친 연구의 보고서가 실렸다. 그에 따르면 심한 흡연자라도 베타카로틴을 비교적 많이 섭취한 사람은 그렇지 않은 사람에 비해 암 발생률이 1/7에 불과했다.[28]

《암과 영양(Cancer and Nutrition)》을 쓴 의학박사 찰스 시몬(Charles Simone)은 베타카로틴에 대해 다음과 같이 썼다. "지금까지 알려진 가장 강력한 프리 라디칼 중화제이자 사냥꾼이다. (…) 〔베타카로틴은〕 정상세포가 악성으로 바뀔 수 있는 과정을 차단한다."

주의: 베타카로틴의 암 예방 효과는 식품을 통해 섭취했을 때에 한한다. 보충제 형태의 분리된 베타카로틴은 효과가 증명된 적이 없다.[29]

카로틴에서 만들어지는 비타민 A의 음식 원천

100그램당 국제단위(I.U.)

두날리엘라	8,300,000	녹색 양파	5,000
스피룰리나	250,000	미나리	4,900
아파니조메논	70,000	겨울호박	4,200
밀/보리순	66,000	콜라드	3,300
클로렐라	55,000	근대(차드)	3,300
당근	28,000	배추	3,000
고구마	26,000	살구	2,700
케일	8,900	로메인상추	2,600
파슬리	8,500	감	1,800
시금치	8,100	칸탈루프	1800
순무청	7,600	복숭아	400
비트 잎	6,100		

참고: 두날리엘라, 스피룰리나, 아파니조메논, 클로렐라, 밀순/보리순은 건조물을 표본으로 했다.

비타민 A 결핍 징후

비타민 A 결핍은 보통 거칠고 건조하고 겉늙고 주름진 피부, 각종 피부 질환, 후각 상실, 비듬, 야맹증, 눈 염증, 구강 점막 건조, 호흡기 및 생식기 건조로 나타난다.

섭취량: 비타민 A 권장 섭취량은 성인은 1일 4000~5000I.U., 어린이는 1500~4000I.U.이다. 임신 또는 수유 중이거나 질병을 앓고 있는 사람은 대개 더 많은 양을 섭취해야 한다. 추운 계절에는 더 많은 비타민 A가 필요하며, 책을 읽거나 집중을 요하는 업무를 위해 눈을 많이 쓰는 사람도 더 많은 비타민 A가 필요하다.

결핍을 치유하기 위해서는 1년 이상 비타민 A/베타카로틴 음식에 중점을 두어야 할 때가 많다. 음식에서 얻은 비타민 A의 인체 내 효과는 합성 보충제를 복용했을 때보다 훨씬 더 강력하므로 비타민 A 결핍인 사람은 비교적 적은 양으로 시작하면 된다. 아마도 권장 섭취량의 수배인 1일 1만 5000~2만 5000I.U. 정도면 적당할 것이다.

다른 효능을 바탕으로 적절한 식품을 선택할 수도 있다. 예를 들면, 변비가 있는 사람은 청록색보다는 황색 식품을 택하는 것이 좋다(황색 식품은 장의 연동운동을 자극하는 반면에 푸른색은 식히고 수렴하기 때문이다). 또 염증이 있는 사람은 엽록소가 풍부한 청색 또는 녹색 식품이 더 잘 맞는다. 음식의 맛은 필요한 양을 가늠하는 데 도움을 주는데, 대개 미각을 통해 충분히 섭취한 시점을 판단할 수 있기 때문이다. 밀순 또는 미세조류 정제를 복용할 때는 잘 씹어서 삼키는 것이 중요하다. 씹는 행위는 흡수율을 높여줄 뿐 아니라 최적 섭취량에 대한 단서를 주기 때문이다.

적절한 양의 베타카로틴을 섭취하면 질환이 개선될 뿐 아니라 더 건강해지고 활력과 수명이 늘어난다. 윤기가 흐르고 주름이 없는 깨끗한 피부를 가진 중년은 예외 없이 베타카로틴이 풍부한 식사를 하며, 성장기에도 그랬던 경우가 많다.

최고의 비타민 A/베타카로틴 원천인 미세조류는 상대적으로 적은 양을 섭취해야 한다는 것을 기억해 두기 바란다. 예를 들면 스피룰리나의 표준 섭취량은 1티스푼(3그램)에서 1스푼(7.5그램) 또는 넉넉한 1스푼(10그램)이며, 이것은 각각 7500, 1만 8750, 2만 5000I.U.의 비타민 A를 제공한다. 케일 100그램은 8300I.U.의 비타민 A를, 같은 양의 당근은 2만 8000I.U.의 비타민 A를 제공한다. 따라서 채소나 미세조류의 일반적인 1회 섭취량으로도 충분한 양의 비타민 A를 얻을 수 있다.

치료 목적으로 가장 높은 수치의 비타민 A/베타카로틴을 얻고자 할 때 가장 좋은 선택은 두날리엘라일 것이다. 300밀리그램 정제 한 알(분말 1/10티스푼)이 2만 5000I.U. 이상을 제공하며, 1티스푼으로는 25만 I.U.의 비타민 A를 제공한다. 베타카로틴을 미세조류와 같은 홀푸드로 섭취하는 경우에는 이 수준의 섭취도 안전한 것으로 여겨지고 있다. 그러나 치료 목적이 아니라면 너무 많은 양을 복용하는 것은 종국적으로 불균형을 초래할 수 있다. 이 점은 어떤 영양소나 음식에도 똑같이 해당된다. 설령 완전히 무해한 물질일지라도 마찬가지다. 베타카로틴 과다 섭취를 알리는 좋은 지표는 피부가 누렇게 변하는 것(카로틴혈증*)이다.

시판되는 순수한 베타카로틴은 거의 합성 제품이다. 홀푸드를 통해 얻는 것이 장기적으로 더 효과가 좋다.

동일한 종류의 음식이라 할지라도 표본에 따라 베타카로틴 비중에 큰 차이가 날 수 있다. 당근 100그램 표본에서 비타민 A 양이 100I.U.에서 2만 I.U.까지 엄청난 차이가 나며, 하와이의 한 스피룰리나 양식업자가 생산한 스피룰리나에는 표본당 평균치를 2배 이상 웃도는 무려 50만 I.U. 이상의 비타민 A가 들어 있는 것으로 밝혀지기도 했다. 토양과 재배에 사용된 화학물질

---

* carotenemia. 혈중 카로틴 비중이 높아 생기는 질환. 카로틴이 풍부한 밀감이나 오렌지, 당근 같은 음식물을 많이 먹었을 때 특히 손발바닥 등의 피부가 노랗게 되는 현상이 나타나며, 간 질환이나 당뇨병이 있을 때, 또는 카로틴이 비타민 A로 전환하는 데 장애가 생겼을 때도 나타날 수 있다.—옮긴이

들의 엄청난 차이로 말미암아 육상 식품의 영양소 양은 미세조류에서보다 더 큰 차이가 난다. 식품의 생산지를 잘 알아보고 질 좋은 것을 골라야 더 많은 영양소를 보장받을 수 있다.

베타카로틴을 비롯한 카로티노이드가 인체 내에서 비타민 A로 잘 전환하지 못하게 하는 조건이 몇 가지 있다. 당뇨와 갑상선 기능저하도 거기에 포함된다. 이러한 질환이 있을 때는 동물성 식품의 비타민 A(레티놀)가 유용한 대체물이 될 수 있다. 그렇다고 해서 베타카로틴을 완전히 무시해도 된다는 뜻은 아니다. 왜냐하면 여러 가지 면역 기능이 비타민 A로 전환되지 않은 베타카로틴에서 연유할 수 있기 때문이다.

17장

아주 간단한 생존 전략

식량 공급의 붕괴로 이어질 수 있는 위기가 닥치면 사람들은 자신들이 좋아하는 음식이 담긴 냉동건조 비상식량을 사재기하기에 바쁘다. 식량 공급의 확보는 의식하지는 못하더라도 감정적 안정에 영향을 미치기 때문에 이것 자체가 나쁜 것은 아니다.

하지만 이러한 상업적 저장 식품보다 더 간단한 대안이 있다. 곡물, 콩, 해초, 소금처럼 쉽게 상하지 않는 식품은 잘 보관하면 1년 이상 가므로 충분한 양을 비축해 둘 수 있다. 어떤 사태가 벌어지더라도 이러한 품목을 구입하는 것이 가장 경제적일 뿐 아니라 가장 편리하다.

곡물과 콩, 그리고 그 가공식품은 헤아릴 수 없이 다양한 방식으로 조리할 수 있다. 그뿐 아니라 모든 씨앗들(곡물·콩·완두콩·렌즈콩 등)은 새싹을 틔워 신선한 고(高)영양식으로 만들 수도 있으며, 밀·호밀·보리·귀리 등의 순은 영양이 풍부한 채소가 되어준다. 방사능이나 전염병과 관련된 위기 상황에서는 이러한 식품이 뛰어난 면역 강화제가 되어주며, 곡물순·해초·짠맛 식품들은 방사능을 해독해 주기까지 한다. 또 굳이 언급할 필요도 없지만, 씨앗은 해마다 다시 심을 수도 있기 때문에 재생 가능한 식량 공급을 대표한다.

의학 통계에 따르면 제2차 세계대전 동안 노르웨이 국민들은 생애 최고의

442

건강 상태를 보였다고 한다. 심장병, 암, 정신분열 등의 발생률이 40%나 격감했다. 그들은 전통적인 식품(통곡·콩·채소·신선한 생선)을 더 많이 먹었으며, 전쟁 전 식단에서 주를 이루었던 고기·마가린(수소 첨가 기름)·정제 설탕·가공식품을 더 적게 먹었다.[1] 물론 현 세대 사람들은 당연히 위기가 아니라 자신의 선택을 통해 건강을 되찾기를 바란다.

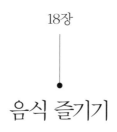

18장

음식 즐기기

음식의 질과 상관없이, 먹는 방식은 그 사람됨의 표현이다. 좋은 음식과 좋은 친구는 내면의 기쁨을 주므로, 가장 단순한 음식에서도 달디단 꿀맛을 느낄 수 있다. 이러한 기쁨이 없다면, 어떠한 축복도 없다면, 아무리 좋고 맛있는 음식도 아무런 맛이 없으며 영혼은 허기진다. 오로지 맛을 위해 먹거나 영양만을 따져 먹는다면, 자신에게 없는 뭔가를 향한 탐닉이 생길 수 있다. 이러한 탐닉은 인생과 가정에 혼돈을 불러오며, 거짓 허기를 채우기 위해 먹게 된다.

과식과 노화

부유한 나라에서 과식은 인기 있는 취미 생활이지만, 조로(早老)의 주범으로 지목되고 있기도 하다(28장 〈수〉에서 '노화'를 참조하라). 지난 50년 동안의 연구를 통해 영양이 풍부한 식단을 조금씩 먹을 때 노화가 지연된다는 것이 증명되었다. 또 원충부터 벌레, 곤충, 생선, 쥐, 그리고 인간에 이르기까지 지금까지 실험 대상이 되었던 모든 동물 종에서 그런 식사를 할 때 수명이 가장 길고 면역력이 가장 좋았다.[1] 실제로 기름지고 변성된 음식의 과도한 섭취는 비

444

만, 암, 당뇨 등 대부분의 문명세계 질병들에 책임이 있다. 과식은 채식주의자들 사이에서도 흔히 있는데, 반드시 비만으로 이어지지는 않지만 일관되게 허약·소화불량·조로를 초래한다.

감정적 차원에서 볼 때, 과식은 과도하고 무차별적인 욕망에서 비롯된다. 이러한 욕망은 또 불필요하게 많은 종류의 음식들을 선택하도록 이끈다. 각각의 음식은 시상하부에 위치한 식욕조절센터가 인식할 수 있는 독특한 맛을 가지고 있는데, 이 식욕조절센터는 그 각각의 맛을 일정한 양만큼 맛보아야 만족을 느낀다. 그러므로 한 끼니에 너무 많은 종류의 재료가 포함되면 과식을 피하기가 대단히 어렵다.

이례적으로 엄청난 식욕을 낳는 또 한 가지 원인은 기생충이다. 기생충의 종류와 제거 방법에 대해서는 7장 〈식단 전환〉의 '기생충'과 부록 A 〈기생충 제거 프로그램〉에서 설명한다.

미국농업연구소*에서 내놓은 연구 보고서(1999년 3월)에 따르면, 정제 식품도 과식을 부추기는 한 가지 요인이다. 인간은 수백만 년에 걸친 진화 과정을 통해 생물학적으로 홀푸드 섭취에 적응되어 있는데, 과식은 정제 과정에서 소실되어 버린 영양소들을 얻기 위한 본능적 노력의 일환이라는 것이다. 영양소들이 거세된 대표적인 식품으로는 하얗게 정제된 설탕, 파스타, 빵, 페이스트리, 쌀과 정제 기름, 저지방 유제품 등이 있다.

습관적 과식, 특히 고기와 풍미가 강한 음식의 과식은 위장 내벽에 염증을 일으킨다. 동양의학에 따르면, 위장의 과잉 열 자체가 과식의 원인이다. 그러나 이 열-과식의 악순환을 깨뜨린 뒤에도 반드시 그 기저에 깔린 습관을 고쳐야 하는데, 그 습관은 오랜 세월에 걸쳐 인체 내 세포와 기관에 깊이 뿌리박게 된다고 한다.

---

* U.S. Agricultural Research Service. 미국 농무부 산하의 연구기관으로 1862년에 설립되었다. 농업에 대한 연구와 정보 제공을 통해 미국 농업의 경쟁력을 높이는 것을 목적으로 삼는다.—옮긴이

균형 잡힌 식욕

1. 온갖 화려하고 복잡한 식단으로 나타나는 과도한 욕망을 극복하라. 그와 동시에 단순하게 먹기를 시작하라.

2. 과식이 습관화되었다면, 규칙적으로 생채소와 생과일을 먹어서 뜨거워진 위장을 식혀라. 특히 셀러리가 좋다. 식사를 중단하기가 어려울 때 셀러리를 먹으면 쉽게 식사를 끝낼 수 있다. 또한 홀푸드 과일이나 채소 또는 그 즙으로 구성된 식사를 더 많이 하도록 노력하라. 하지만 셀러리, 상추, 식물성 날음식과 같은 쓴맛 채소는 마른 체형에 건조하고 예민하고 허한 체질인 경우 상태를 더 악화시킬 수 있다. 이런 사람들은 채소나 과일을 익혀 먹는 쪽이 현명하다. 익힌 양배추와 느릅나무* 껍질 달인 물은 체질과 상관없이 모든 과식으로 말미암은 위염을 가라앉히는 데 대단히 유용하다.

3. 일반적으로 과식을 하는 사람은 식단에 수프나 스튜 같은 국물 음식을 늘릴 필요가 있다. 끼니 사이에 갈증이 있을 때도 약초 차 등의 물이 많은 음료를 마시면 좋다. 그뿐 아니라 밀순, 스피룰리나를 비롯한 미세조류, 짙은 녹색채소와 같은 엽록소 농도가 높은 식품도 위장을 식혀준다(자신에게 가장 적합한 엽록소 식품을 고르는 것과 관련해서는 16장 〈녹색 식품〉을 참조하라).

4. 고기, 튀기거나 기름기가 많은 음식, 견과, 씨앗, 짠맛이 강하거나 덥히는 성질이 강한 음식(마늘을 비롯한 양파속 채소, 계피, 생강, 커민, 회향, 캐러웨이,

---

* slippery elm. 학명은 *Ulmus fulva*. 'elm'은 느릅나무를 가리킨다. 북미 동부 원산의 느릅나무의 한 갈래다. 우리나라에서 나는 느릅나무는 학명이 *Ulmus davidiana var. japonica*로 약간 다르지만 서로 대체될 수 있다. 예로부터 느릅나무는 소변을 잘 보게 하고, 몸의 붓기를 낫게 하고, 종기나 종창을 치료하는 데 널리 쓰였다. 또 배고플 때 껍질을 벗겨서 말려 가루 내어 율뭇가루, 옥수숫가루와 섞어 떡이나 국수를 만들어 먹고, 잎은 쪄서 나물로 무쳐 먹었으며, 열매는 소금에 절여 장을 담갔다. 부스럼이나 종기가 난 곳에 송진과 느릅나무 뿌리의 껍질을 같은 양으로 넣고 짓찧어 붙이면 놀랄 만큼 잘 낫는다. 이 밖에 위궤양, 십이지장궤양, 장궤양, 부종, 수종, 위암, 직장암, 중이염, 축농증 등 온갖 염증성 질병과 궤양, 화농성 질병에 효험이 있는 것으로 알려져 있다.―옮긴이

매운 고추 등)처럼 위에 염증을 일으킬 수 있는 음식 섭취를 줄여라.

5. 배가 부를 때까지 먹지 말라. 오래도록 활기찬 생애를 살았던 고대 에세네파의 교리에 유용한 가르침이 있다. 그것은 배가 3분의 2 찼을 때 먹기를 중단하라는 것이다.[2]

6. 심호흡을 하고 꼭꼭 씹어라. 이 두 가지는 인내심을 기르고 욕망을 줄이는 데 도움을 준다.

씹기의 기술

먹기는 씹기라는 아주 간단한 기술로 시작된다. 음식물이 신체 시스템과 합일되도록, 그리고 부드럽게 소화가 이루어지도록 음식을 잘 씹어야 한다.

스트레스를 받는 상태에서 식사를 할 때는 씹으면서 스스로를 이완해 보라. 그러면 감사하는 마음이 들면서 그 식단을 구성하는 음식들의 맛과 향의 스펙트럼 전체를 즐길 수 있을 것이다.

탄수화물은 입안에서 소화가 시작된다. 꼭꼭 잘 씹으면 곡물과 기타 복합 탄수화물들이 기분을 좋게 하는 당으로 전환되며, 기름·단백질·미네랄이 가장 잘 흡수될 수 있는 형태로 준비된다. 홀푸드 채식 식품, 특히 통곡은 침과 고루 섞이고 거의 유동체가 될 정도로 잘 씹어서 삼켜야 그 영양학적 가치를 제대로 발휘한다. 제대로 씹지 않으면 무겁고 둔해지며, 가스가 차고, 제대로 영양분을 흡수하지 못한다. 고기·지방·단맛 음식·가공식품은 당장의 미각을 충족하지만, 혀의 맛봉오리*를 둔화시킨다. 이것들은 씹으면 씹을수록 맛이

---

* 미뢰라고도 한다. 혀의 끝부분, 옆쪽과 뒤쪽에 많이 분포되어 있고, 단맛·짠맛·쓴맛·신맛 등을 지각한다. 성인의 경우 약 1만여 개의 미뢰를 가지고 있는데, 미뢰의 수는 나이가 들면서 줄어들기 때문에 노인들은 대부분 미각이 둔화되거나 짠맛을 덜 느끼거나 식욕을 잃게 된다.—옮긴이

나빠진다. 더 온전한 탄수화물 식품은 씹으면 씹을수록 맛이 달아진다. 마른 빵과 대부분의 식품점에서 구할 수 있는 일반적인 마른 떡, 그리고 소스를 올리지 않은 통곡은 씹기를 유도한다. 또 소화가 굉장히 잘되기 때문에 몸이 가뿐해지는 느낌이 들기 시작한다.

올바른 씹기 습관을 들이려면 식사를 하면서 한 입 먹을 때마다 매번 30~50번 헤아려 가면서 씹는 것이 좋다. 또 씹을 때는 아예 포크나 숟가락, 젓가락 따위를 내려놓는 것도 도움이 된다.

미국의 영양학자 호러스 플레처*는 플레처리즘이라고 불리는 완전한 씹기 기술로 유명하다. 동양의 전통에서도 잘 씹는 것의 이점을 가르치고 있다. 현대인들이 홀푸드 식단으로 성공적으로 전환하기 위해서는 이 잊었던 기술을 다시 배울 필요가 있다.

식사와 영양 섭취에 관한 그 밖의 지침

- 다른 사람들을 짜증나게 할 정도로 자신의 식단에 대해 지나치게 경직되게 굴거나 올바름을 강조하지 말라. 나쁜 인간관계는 '할머니의 설탕 쿠키'보다 더 해롭다. 만약 그 쿠키가 너무 먹고 싶다면 욕망을 억누르려고 너무 애쓰지 말고 그냥 하나 먹는 편이 낫다. 억지로 참는 것은 괴로움 또는 교만의 원인이 되기 때문이다.

- 유쾌한 소리, 향, 색깔, 대화가 넘실거리는 깨끗한 환경에서 식사를 할

---

* Horace Fletcher, 1849~1919. 빅토리아시대의 미국 건강식 전문가로 반드시 음식을 삼키기 전에 32회 또는 1분에 100회 씹어야 한다고 주장함으로써 '위대한 씹는 자'라는 별명으로 불리기도 했다. 그는 자신의 주장을 정교한 이론으로 뒷받침했는데, 그의 추종자들은 그를 교주처럼 떠받들며, 심지어 국물도 씹어서 삼켜야 한다고 말하기도 했다. 플레처는 자신의 씹는 방법은 사람이 가지는 힘의 양을 늘리면서 먹어야 하는 음식의 양은 줄인다고 주장했다.—옮긴이

수 있는 특별한 시간과 장소를 준비하라. 감정적으로 민감할 수 있는 주제와 혼란스럽고 산만한 대화나 생각은 피하라. 피곤하거나, 너무 덥거나 춥거나, 근심이 있거나, 화가 난 상태에서, 또 서서, TV를 보면서, 독서를 하면서, 혹은 목욕을 하기 직전에 식사를 하는 것을 피하라. 자신의 상태에 대해 자세히 들여다보는 것도 도움이 된다. 먹는다는 것은 영양을 공급하고 활기를 불어넣기 위해 음식의 형태로 자신의 몸을 공양하는 것이다. 그와 더불어 생각도 자양해야 한다. 타인을 향한 자신의 태도에 대해서도 생각해 보아야 한다. 왜냐하면 그 태도는 타인을 향한 자신의 의도를 드러내기 때문이다. 음식 하나하나의 특별한 성질과 그 음식이 당신의 입으로 들어오기까지 기울여진 노고를 생각하라.

- 먹기 전과 먹은 후에 감사하는 마음을 가져라.

- 식단의 대부분을 지역에서 생산된 음식으로 채워라(이것은 건강에 도움이 될 뿐 아니라 지역 경제에도 도움을 주며, 운송과 보관에 들어가는 자원을 아끼는 길이다). 당신의 건강 상태와 체질에 맞게 먹어라.

- 너무 뜨겁거나 찬 음식은 피하라. 유아나 어린이에게 이 점은 특히 중요하다. 뜨거운 음식은 위장을 약화시키고 산을 생성한다. 찬 것은 위장을 마비시킨다.

- 식사 중에 물을 마시면 소화액이 희석된다. 하지만 반컵 이하의 따뜻한 물은 무방하다. 일반적으로 물이나 차는 식사 10~20분 이전, 식후에는 과일식을 했을 때는 최소 30분 이후, 곡물이나 콩 같은 전분과 식물성 단백질이 풍부한 식사를 했을 때는 2시간 이후, 고기·달걀·유제품이 포함된 식사를 했을 때는 4시간 이후에 마셔야 한다.

식사 시간표: 1일 1식, 2식, 3식의 특징

건강을 증진하는 식사 시간표를 짤 때는 중요한 생리적 요인을 고려해야 한다.

밤중이나 새벽 5시 이전의 이른 아침은 소화기관이 휴식을 취해야 하는, 하루 중에서 가장 소극적인 시간이다. 특히 간은 때 이른 소화 활동에 방해받지 않고 여러 가지 미묘한 대사 기능을 완수해야 한다. 이러한 간의 기능 가운데 하나가 혈액 정화인데, 늦은 시간에 식사를 하면 이 활동이 방해를 받고 왜곡된다. '중국 인체 시간표'에 따르면, 간이 가장 왕성하게 활동하는 시간은 새벽 1~3시이다. 중국 인체 시간표는 2시간 간격으로 어떤 인체 내부 기관이 활동의 정점에 오르는지를 관찰한 것이다. 이 이론은 또한 어떤 기관의 활동이 최소화되는 시점은 정점에서 12시간이 지났을 때라고 한다. 예를 들면 위장 활동이 가장 왕성한 시간은 오전 7~9시이며, 가장 위축된 시간은 12시간 후인 오후 7~9시다.

간 활동의 정점에서 먼 시간에 식사를 할수록 간은 수백 가지에 달하는 그 기능을 더 완벽하게 수행한다. 만약 마지막 식사를 오후 6시에 한다면 음식이 예비적인 소화 과정을 거치는 데 7시간을 쓸 수 있다. 곡물과 콩은 식후 3시간까지 위장에 머물기 때문에 흡수를 위해 장에서 보내는 3시간 남짓은 결코 길다고 할 수 없다. 그런 다음에 간에 의해 흡수의 산물이 처리되어야 한다. 동양의 많은 영적 스승들이 정오 이전에 하루 한 끼 식사만 한 것은 그 때문이다. 이렇게 하면 간이 활동의 정점에 이르기까지 최소 12시간이 확보된다.

한 끼 식사를 하면 소화를 완결하는 데 거의 24시간을 쓸 수 있기 때문에 먹는 음식의 유형이 크게 달라질 수 있다. 소화에 오랜 시간이 걸린다는 점이 단점이었던 음식들이 1일 1식 안을 따르는 사람들에게는 도리어 장점이 될 수도 있다. 예를 들면, 땅콩은 대사 속도를 크게 지연시키는데, 이것은 여러 끼니를 먹는 사람들에게는 문제가 될 수 있다. 하지만 하루에 한 끼만 먹는 사람들은 오랫동안 땅콩을 즐겨 먹었다. 하루 종일 절식으로 쉽게 몸이 수축되고 탈수될 수 있는 사람에게는 음액을 생성하는 감자와 같은 음식이 귀중하다.

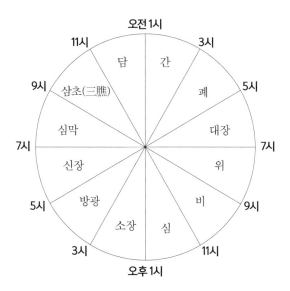

또 짙은 녹색 채소 역시 체액을 유지하는 데 도움을 주므로 강조된다.

정오를 중심으로 한 시간 전후에 하루 한 끼만 먹으면, 이 시간은 심(心)의 시간에 해당된다. 이때는 직관이 최고조에 달하기 때문에, 어떤 음식을 먹을지, 얼마나 먹을지를 뚜렷이 의식할 수 있다. 음식을 선택할 기회가 하루 한 번뿐이기 때문에 이것은 매우 중요한 사항이다.

중국의 선승들은 여전히 하루 한 끼 식사를 실천하고 있다. 이들은 (1일 1식 원칙과 수행 덕분에) 에너지로 충만한 상태에 있기 때문에 자정에서 새벽 3시까지 딱 3시간만 '수면'을 취한다. 이 '수면'조차 실은 앉은 채 명상에 들어 있는 것이다. 새벽 3시는 폐 활동의 정점이 시작되는 시간으로, 깨어나서 호흡 수련을 하기에 가장 좋은 시간이다. 많은 요가 수행자와 명상가가 3시에서 5시 사이에 자연스럽게 잠에서 깨어난다. 이 시간이 프라나*(기와 숨)가 최고조에 달

---

* prana. 힌두 철학에서 모든 생명체를 존재하게 하는 힘이며, 산스크리트어로 '생명력'을 뜻한다. 다섯 가지 생명력 또는 감각을 담당하는 기관 가운데 하나다. '프라나'는 '호흡', '바크'는 '언어', '샤크수스'는 '시각', '쉬로트라'는 '청각', '마나스'는 '생각'을 담당하는데, 결국 코, 입, 눈, 귀, 머리에 대응한다고 보면 된다.—옮긴이

하는 시간이기 때문이다. 게다가 인체가 소화의 부담에서 벗어나 있으므로 이 3시에서 유일한 끼니를 먹는 시간인 11시까지의 시간은 하루 가운데 심오한 영적 경험을 하기에 가장 이상적인 시간이다.

이와 같은 1일 1식—그리고 그것이 정신에 중심을 둔 생활방식을 뒷받침하는 방식—의 사례는 더 일반적인 식사 패턴들을 이해하기 위한 기초가 되어 준다는 점에서 매우 중요하다. 우리는 여기서 두 가지 핵심적인 아이디어를 얻게 된다. 하나는 밤늦은 식사가 간과 그 미묘한 대사 과정의 효율성을 떨어뜨리는 원인이 된다는 것이고, 다른 하나는 음식을 적게 먹을수록 일반적으로 더 많은 에너지를 갖게 되고, 더 명징해지며, 훨씬 더 적게 자도 된다는 것이다. 그러나 1일 1끼니는 강한 수련을 거치지 않은 사람에게는 적합하지 않다. 왜냐하면 그 한 끼 식사에서 두세 끼니분의 음식을 먹기 십상이기 때문이다. 그러나 일주일에 하루 정도 한 끼 식사만 하는 것은 거의 모든 사람에게 좋다. 그렇게 함으로써 그날 하루 소화기관에 휴식을 주는 것이다. 이로 말미암아 생길 수 있는 혈당 문제에 대해서는 나중에 따로 살펴본다.

1일 2식

1일 2식 안은 곡물-채소 식단에 적응된 대부분의 사람들에게 가장 알맞은 안이다. 아침에는 인체와 내부 기관이 휴면에서 좀 더 활동적인 에너지 상태로 점차 적응해 가기 위해 식사를 하기 전까지 한두 시간의 여유가 있어야 한다. 어떤 경우든 허기를 느낄 때까지 기다렸다가 식사를 해야 한다. 아침에는 일어나서 여러 시간이 지나야 허기를 느끼는 경우도 많다.

중국 인체 시계가 그리는 생체리듬에 따르면, 오전 7시부터 9시 사이의 시간은 식사를 하기에 가장 좋은 시간이다. 이 시간대야말로 위장이 가장 왕성하게 활동하는 시간이기 때문이다. 췌장 활동이 가장 왕성한 9~11시도 배가 고프다는 신호만 있다면 식사를 하기에 좋은 시간이다. 이 끼니는 아침의 탈수 상태를 해소하도록 수분이 넉넉해야 하며, 하루 중 가장 따뜻하고 활동적인 오후를 위해 칼로리, 단백질, 탄수화물도 충분히 포함해야 한다.

첫 번째 식사는 두 번째 식사보다 양을 많게 하고, 물을 넉넉히 넣고 조리해야 한다. 예를 들어, 콘지(미음)는 통상 빻지 않은 통곡보다 7배 정도의 물을 넣고 끓인다. 또 빻지 않은 곡물을 먹을 때도 물을 더 많이 넣고 끓인다. 일반적으로, 1일 2식 안의 첫 번째 식사에는 가볍게 익힌 음식이나 날음식을 포함한다. 다만 한이나 허 징후가 있는 사람은 예외다. 이들은 설령 이런 음식을 포함할 때도 그 양을 아주 적게 해야 한다.

두 번째 식사는 느지막한 오후 일몰 전에 하되 7시를 넘어서는 안 된다. 우리 몸은 일몰과 더불어 내부의 대사 및 호르몬 활동에 더 치중하라는 신호를 받아들이기 시작하는데, 위장은 (간이나 췌장에 비해 상대적으로) 외부적인 기관으로 간주된다. 오후 7시는 위장 활동이 가장 약한 시간대가 시작되는 시점이다. 우리가 경험한 바로는 오후 이른 시간, 즉 오후 3~4시에 마지막 식사를 했을 때 치료 효과가 가장 좋았다. 이렇게 하면 간이 왕성한 활동을 시작하기 전에 9시간이 확보된다. 일을 하는 사람은 부득이하게 두 번째 식사가 이보다 늦어질 수밖에 없는데, 이런 경우에는 그 양을 더 줄여야 한다. 늦은 식사를 할 때는 적어도 식후 4시간 이전에는 잠자리에 들지 말아야 한다.

하루 가운데 비활동적인 시간이 다가오고 있기 때문에 두 번째 식사는 양을 줄여야 한다. 또 비교적 서늘하고 내면적인 밤의 특성을 감안해 익힌 요리의 비중을 늘려야 한다. 이런 까닭에 두 번째 식사에서는 자연스럽게 뿌리채소, 단백질 비중이 높은 렌즈콩이나 템페 등 안으로 향하는 성질이 강한 음식이 강조된다. 물론 이러한 내용은 일반적인 경향에 대한 것이지 첫 번째 식사에 단백질과 뿌리채소를 포함시키지 말아야 한다는 뜻은 아니다.

1일 3식

아마도 대부분의 사람에게 가장 현실적인 것은 1일 3식 안일 것이다. 3끼 식사의 리듬을 가지면서 성장했다면 몸이 변화가 필요하다는 신호를 보내오기 전까지는 그대로 하는 것이 가장 좋다. 몸이 신호를 보내는 시점은 대개 췌장, 간, 부신, 그 밖의 신체 기관이 충분히 치유되어 혈당 수치가 안정되었을 때다.

일단 혈당이 안정되면 대개 하루에 두 차례만 배고픔을 느끼게 된다.

1일 3식 안은 대부분의 사람들에게 해당되는 저혈당 상태를 반영한 것으로, 하루 중의 세 시기를 선명하게 가름한다. 첫 번째 식사를 하기에 가장 적절한 때는 위장의 시간인 오전 7~9시 사이인데, 물론 이때도 배고픔을 느끼기 전에 먹어서는 안 된다. 1일 2식 안의 첫 번째 식사와 마찬가지로 1일 3식 안의 첫 번째 식사도 따뜻하고 수분이 많은 요리가 좋다. 그러나 이 식사는 하루 중 좀 서늘한 시간대만 책임지면 되므로 가볍게 익히거나 날것인 음식을 여럿 포함할 필요는 없다(정화 작용을 하는 날음식에 대해서는 뒤에 따로 설명한다). 이 식사는 단순해야 한다. 전형적인 예는 순한 미소생강국에 귀리죽이나 미음 같은 곡물 요리 한 가지를 더한 정도다.

두 번째 식사는 대개 정오에서 그보다 약간 늦은 시간에 먹게 되는데, 하루 중에 가장 푸짐하게 먹는다. 종류도 다양할 필요가 있으며, 한 또는 허의 징후가 없다면 (샐러드와 같은) 식히는 성질의 음식을 먹어서 하루 중 가장 덥고 활동적인 시간대의 균형을 잡기에 가장 좋은 시간이다. 오후 시간은 혈당이 가장 낮은 지점으로 내려가는 시간이기도 하다.

마지막 끼니는 가장 단출해야 한다. 익힌 요리를 먹어야 하고, 콩, 견과, 씨앗, 유제품, 그 밖의 동물성 식품(허의 징후가 있을 때) 등 고농도의 단백질 음식을 포함한다. 마지막 끼니는 두 번째 끼니를 먹고 나서 적어도 4시간 이후, 오후 7시 이전이어야 한다.

아침 보약

잠에서 깨어나면 사람들은 대개 허기보다는 갈증을 먼저 느낀다. 잠자는 동안의 탈수와 수면이 내부의 과정이라는 사실 때문에, 갈증을 충족하고 에너지를 끌어올리고 휴면 상태에서 벗어나기 위해 사람들은 다량의 액체를 원하게 되는 것이다. 잠에서 깬 뒤 몸이 뻣뻣하고 정신이 맑지 않은 것은 간이 혈액 정화라는 필수적인 임무를 제대로 완수하지 못했다는 것을 의미한다. 이러한 상태는 습관석이거나 또는 최근의 과식, 과도한 동물성 식품 섭취, 중독성 물질, 또는 질 낮은 음식, 부적절한 음식 조합과(또는) 늦은 식사를 반영한 것이다.

하지만 건강한 사람도 자고 일어나면 약간 목이 마르다. 높은 에너지와 맑은 정신으로 깨어났다면 약간의 갈증만 충족하면 된다. 이것은 약간의 약초차나 물이면 된다. 만약 그로기 상태라면 신체 시스템을 정화하기 위해 다량의 액체를 마시는 것도 좋다. 다음의 표는 아침에 마시는 전형적인 음료—몸을 깨우고 해독하는 성질 때문에 '아침 보약'이라고 부르기도 한다—로, 표에서 아래로 내려갈수록 정화하는 성질이 강하다. 팽창하는 성질을 부여하기 위해서는 적어도 미지근한 정도는 되어야 하며, 절대로 상온보다 차게 마셔서는 안 된다.

한하거나 허약한 사람이라면 다음의 표에서 위쪽에 있는 것들을 마시는 것이 안전하다. 실 징후(두터운 설태, 불그레한 안색, 큰 목소리, 강한 맥박, 건장한 체형과 적극적인 성격)가 뚜렷한 사람은 정화하는 성질이 강한 음료가 더 유익하다. 비만, 부종, 칸디다균 과잉 증식, 큰 종기 등의 습증이 있다면 우엉, 민들레, 치커리, 카밀러, 아파니조메논, 곡물순 등의 쓴맛 식물이 유익하다.

	아침 보약	예
정화력 약함 ↑ ↓ 정화력 강함	몸을 덥히는 차	생강, 호로파, 계피, 팔각회향, 회향, 스피어민트
	채소 국물	양배추, 파슬리
	미세조류 음료	스피룰리나 또는 클로렐라
	물	맹물 또는 레몬즙을 탄 물
	채소즙	당근, 셀러리
	과일즙	사과, 자두, 포도, 오렌지
	보리순/밀순 즙	직접 짠 것 또는 시판되는 밀순이나 보리순 분말을 물에 푼 것
	야생 미세조류 음료	냉동건조 아파니조메논
	뿌리 차	우엉, 민들레, 치커리(대개 커피 대용으로 볶은 보리와 함께)
	꽃 차	카밀러, 붉은토끼풀 꽃, 오렌지 꽃

정화하는 아침식사

아침은 가장 긴 시간 동안 음식을 먹지 않은 시점이기 때문에 정화를 위해 중요한 시간이다. 음료에 더해 어떤 이유로든 점진적인 정화 프로그램이 필요한 사람—특히 극단적으로 기름진 식단에서 빠져나오고 있는 중인 사람—은 기본적으로 정화하는 음식을 첫 끼니로 선택하는 것이 좋다. 정화식으로는 대개 채소 또는 과일만을 먹는 경우가 많다. 대체로 이러한 음식이 잘 듣는 사람은 체형이 건장하고, 힘이 세고, 실이나 열 징후가 있는 사람이다. 칸디다균 과잉 증식, 무른 변, 약한 소화관, 저혈당이 있는 사람에게는 과일이 적합하지 않다.

하루 중 이르고 서늘한 시간에 과일이나 채소를 먹을 때는 가볍게 익혀서 먹는 쪽이 균형을 잡기에 더 좋다. 첫 끼니를 오후 가까운 시간에 먹을 때는 일부 날음식의 식히는 효과를 감안해야 한다. 그러나 실이나 열 징후가 뚜렷한 사람은 때와 상관없이 날음식이 유리하다. 익힌 음식과 날음식 사이에서 결정을 할 때는 언제나 먼저 자신의 건강 징후를 고려하고, 그다음에 하루 중의 기온 변화를 고려해야 한다.

로컬푸드

균형이 잡혀갈수록 지역 내에서 자라는 음식이 더 입맛을 당기며, 그날과 계절, 그리고 기후가 미치는 영향에 맞춰 먹는 것이 점점 더 중요해진다. 현지에서 나는 식물과 동물에서 나온 음식은 비슷한 토양·물·공기에서 나왔으며, 동일한 기후 조건을 공유한다. 그렇기 때문에 이러한 음식은 그 지역 주민들의 삶을 뒷받침하기에 가장 알맞도록 적응되어 있다. 이러한 이유로 일부 사람들은 100% 자신이 사는 지역에서 생산된 산물만으로 식단을 채우는 것이 가장 좋다고 주장한다(여기서 '지역'이란 대체로 비슷한 환경을 가지고 있으면서 반경 500~700킬로미터 이내 지역을 말한다). 우리가 생각하는 가장 이상적인 비율은 90% 안팎이다. 대부분의 토양에는 일부 영양소가 누락되어 있는데 그 누락된 영양소를 다른 지역에서 생산된 음식에서 얻을 수 있고, 또한 음식이 그

것이 자란 지역에 고유한 여러 가지 성질을 지닌다고 볼 때, 우리는 식단의 일부를 지구촌의 다른 지역에서 온 것으로 채움으로써 그 지역과의 연결고리를 형성할 수 있기 때문이다.

저혈당에 알맞은 간식거리

새로운 식사안에 적응하기까지는 시간이 걸리는데, 아마 가장 큰 장애물은 저혈당일 것이다. 우리는 혈당이 떨어지면 금세 우울해지고 약해진다(29장 〈혈당 불균형〉을 참조하라). 간식을 먹는 것을 좋은 습관이라고 할 수는 없지만, 1일 3식만으로 불충분할 때 경우에 따라서는 필요하다. 간식으로 가장 좋은 것은 복합탄수화물과 단백질이다. 더러 이 두 가지는 동일한 음식이다. 예컨대 떡은 이 두 가지 모두를 상당한 비율로 가지고 있다. 전분채소, 특히 당근은 혈당을 빠르게 끌어올린다. 미세조류와 화분 역시 이러한 목적에 성공적으로 이용되어 왔다. 물론 가장 손쉬운 간식거리는 즉각적으로 만족감을 주는 농축 감미료와 과일이다. 그러나 이들은 나중에 도리어 저혈당의 원인이 되곤 한다. 과일과 감미료는 혈당을 안정시키는 능력이 천차만별이다(11장 〈감미료〉를 참조하라). 다음의 표는 1일 3식 안을 채택했을 때 필요한 권고들을 요약한 것이다.

모든 식사 안에 공통된 사항

A) 아침 보약: 잠에서 깨어난 직후에 물, 약초 차, 채소즙, 녹즙(밀순/보리순 또는 스피룰리나 음료)이나 과일즙으로 갈증을 해소하라. 이러한 음료는 최소한 미지근해야 한다.

B) 잠에서 깨어나 첫 식사를 하기까지의 시간: 첫 끼니를 먹기까지 한두 시간 이상이 경과되어야 한다. 배가 고플 때만 먹어라. 이것은 모든 끼니에 해당된다.

C) 아주 허약하거나 병중인 사람은 반드시 병증과 허기에 맞춰서 먹어야 한다. 6장 〈지나침과 모자람〉을 참조하라.

식사안 요약

1일 식사 횟수

	1일 3식	1일 2식	1일 1식
적합한 유형	심한 육체노동을 하거나, 혈당이 낮거나, 곡물-채소 식단으로 막 바꾸기 시작한 사람들.	곡물-채소 식단에 이미 적응된 사람들. 이 식사안은 이런 사람들의 육체적·정신적 향상을 돕는다.	엄격한 수행을 하는 사람. 이 안은 한층 더 높은 정신적·영적 수양을 가능케 한다.

최적 식사 시간

첫 식사	오전 7~9시	오전 7~11시	오전 11~오후 1시
두 번째 식사	오전 11~오후 1시	오후 3~6시	
세 번째 식사	오후 4~7시		

식사량과 특징

첫 식사	A) 단순하면서 중간 정도의 양으로 하되 조리할 때 물을 많이 쓰거나, B) 정화가 필요한 사람들은 채소 또는 과일로 구성된 정화식을 한다.	비교적 푸짐하고 종류도 다양하게 하되 가볍게 익힌 음식이나 날음식을 약간 포함한다.	종류는 다양하되 양은 적게 한다. 조리할 때 물을 많이 쓰고, 날음식이나 가볍게 익힌 음식을 약간 포함한다. 짙은 녹색 채소가 도움이 된다.
두 번째 식사	양과 종류 모두 가장 푸짐하게 하되, 가볍게 익힌 음식 또는 날음식을 약간 포함한다.	적게, 단순하게, 익혀서 먹는다. 가장 많은 단백질을 포함한다. 뿌리채소에 중점을 둔다.	
세 번째 식사	양을 가장 적게 하고 익혀서 먹는다. 가장 많은 단백질을 포함할 수도 있다. 뿌리채소에 중점을 둔다.		

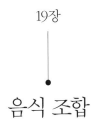

19장

음식 조합

음식 조합의 중요성

너무나 많은 화려한 음식이 거의 모든 사람들—심지어 대체로는 적절한 생활을 하는 사람들조차—을 탐닉으로 이끈다. 그 결과는 소화발효,[*] 오염된 혈액, 흐트러진 정신이다. 나쁜 음식 조합으로 말미암은 대표적인 소화 장애는 소화흡수율 저하, 장내 가스, 복통과 복부 팽만이다. 이러한 식습관이 오래 지속되면 퇴행성 질환이 초래된다.

음식 조합을 포함해 대부분의 훌륭한 식단 지침은 음식물의 완벽한 흡수는 소화효소들이 작용한 결과라는 생리학의 핵심 원리를 따른다. 음식의 유형이 달라지면 필요한 소화효소도 달라진다. 이것은 같은 식품군(예컨대 곡물)에 속하는 음식일지라도 마찬가지다.

한 끼니에 너무 여러 가지 재료를 먹으면 몸이 혼란에 빠져 필요한 효소들을 한꺼번에 다 만들어내지 못한다. 이때도 소화는 계속 진행되지만, 부분적

---

[*] digestive fermentation. 동양의학에서는 습과 산성 혈액을 유발하는 원인으로 본다.—옮긴이

으로 박테리아가 소화를 맡게 되기 때문에 언제나 소화발효나 앞에서 언급했던 병변들이 생긴다.

음식의 종류를 막론하고 단백질은 효소 작용으로 소화되어 인체를 고치고 유지하는 데 필요한 아미노산으로 분해된다. 박테리아에 의한 소화 역시 가용 아미노산을 만들지만, 프토마인*과 류코마인** 등 인체에 해로운 부산물을 함께 생성한다. 마찬가지로 박테리아에 의한 전분의 발효는 알코올, 초산, 젖산, 이산화탄소 같은 독성 산물을 낳는다. 이에 반해 전분이 효소에 의해 건강하게 소화되면 단당만 생성된다. 참고로 여기서 말한 소화발효를 사워도우 식품, 사워크라우트, 미소, 템페 등의 제조에 활용되는 건강하고 통제된 발효와 혼동하지 말기 바란다.

어떤 사람들은 다른 사람들은 견디지 못하는 음식 조합을 잘 견디기도 한다. 그러나 질환이 있거나 건강에 적신호가 올 때는 평소보다 엄격한 음식 조합 원리를 따르는 것이 중요하다. 어떤 경우든, 곡물-채소 식단을 따르는데도 좋은 결과를 얻지 못할 때는 그 원인이 부적절한 음식 조합에 있는 경우가 많다.

여기서 우리는 세 가지 음식 조합 안을 제시하고자 한다. A안은 정상적인 소화력을 가지고 있으면서 심각한 질환을 앓고 있지 않은 사람들만을 위한 것이다. B안은 소화가 잘되도록 하기 위한 가장 효율적인 프로그램으로, 소화력이 약하거나 심각한 건강 문제를 가진 사람들에게 가장 절실히 필요하다. C안은 일품식으로, 그 사람의 소화력에 따라 다소 엄격한 조합이 포함되기도 하는데, 음액이 부족한 사람들에게 가장 알맞다.

B안의 음식 조합 원리는 초기 인류 조상들의 섭식 형태를 반영한다. 그때

---

* ptomaine. 사독(死毒)이라고도 한다. 주로 아미노산에서 카르복시기가 이탈해 생기는 경우가 많다. 화학적으로는 그 가운데 가장 단순한 메틴아민, 오르니틴이 분해된 프토레신(테트라메틸렌디아민), 리신이 분해된 악취를 풍기는 카다베린(펜타메틸렌디아민), 쇼크독으로 알려진 히스티딘이 분해된 히스타민 등이 있다. 시체독이라는 뜻을 가진 그리스어 프토마(ptoma)에서 유래했다.—옮긴이

** leucomaine. 동물의 체내에 생기는 유독 질소화합물.—옮긴이

는 한 가지 음식만 먹거나 기껏해야 한두 가지 음식을 조합해서 먹었다. 이와 같은 원시적인 섭식 형태는 수만 년 동안 이어졌으며, 인간이 지닌 소화 능력의 바탕이 되었다. 허약해지거나 스트레스 상태에 있는 사람들에게는 이처럼 단순한 식단으로 돌아가는 것이 가장 이롭고 자연스럽다.

사실, 건강이 좋을 때도 단순한 식사는 활력을 보존하기 위한 방법이다. 몇 가지 음식만으로 이루어진 식사를 한다고 해서 반드시 영양부족으로 이어지지는 않는다. 왜냐하면 끼니마다 돌아가면서 다른 음식들을 포함하면 되기 때문이다.

아주 건강한 사람들 가운데는 단순하게 먹는 사람이 많다. 어린아이들은 대개 단순하게 먹는데, 그것은 어릴수록 좀 더 본능에 충실하기 때문이다. 몸이 아플 때는 본능이 더 강해진다. 그래서 아픈 사람은 자신에게 필요한 것을 직관적으로 아는 경향이 있다. 그리고 대개 그것은 가장 단순한 식사다. 대부분의 사람들은 약간의 탐색을 거친 뒤 다음의 안들 가운데서 자신에게 맞는 것을 선택해 따르면 최고의 건강을 누릴 수 있다.

A안의 원칙들은 만족스러운 소화를 위해서는 일정한 순서와 조합에 따라 음식을 먹을 필요가 있다는 점을 감안한 것이다.

A안: 소화가 잘되는 음식 조합

근본 원칙: 단순하게 먹을수록 소화가 잘된다

원칙1. 단백질 비중이 가장 높은 음식을 가장 먼저 먹어라

단백질 비중이 가장 높은 음식을 가장 먼저 먹는 이유는 단백질이 소화되는 데는 많은 위산이 필요하기 때문이다. 반면에 전분이나 그 밖의 음식은 위산이 거의 필요 없다. 일반적으로 콩, 견과, 씨앗, 동물성 식품은 고단백질 음식이다. 단백질 비중이 높은 음식을 전분이나 그 밖의 음식보다 나중에 먹으면 이것들을 소화하는 데 필요한 위산이 부족해진다.

원칙2. 짠맛 음식을 먼저 먹어라

적은 양의 수프 정도는 만약 거기에 미소나 간장—소화를 활성화하고 촉진한
다—처럼 고단백질에 효소가 풍부한 짠맛 재료가 들어갔다면 먼저 먹을 수도
있다. 이런 경우가 아니라면 수프는 단백질 분해에 필요한 최초의 소화액을 희
석하기 때문에 식사의 맨 나중으로 미뤄야 한다. 짠맛 음식을 먼저 먹어야 하
는 것은 소금이 강하게 하강하는(음) 성질을 가지고 있고, 위장의 맨 밑바닥으
로 가라앉아 다른 음식의 소화에 필요한 위액 분비를 자극하기 때문이다. 한
편 식사를 끝낼 때 절임이나 우메보시(매실 절임) 같은 짠맛 음식을 소량 먹어
주면 과식이나 너무 여러 가지 음식을 조합한 데 따른 위장의 혼란을 해소하
는 데 도움이 될 수 있다.

동양의학에서는 위장이 스트레스를 받으면 대개 위장의 하강하는 에너지
가 '상승'하는 경향이 있다고 가르친다. 트림, 구토, 속 쓰림이 그러한 징후다.
소금은 이러한 상태를 되돌리는 데 도움을 준다. 물론 과도한 염분은 오히려
상황을 더 악화시킨다. 가장 좋은 소금 사용법은 식사 초기에 다른 음식에 넣
어서 먹는 것이다. 만찬 후에 소화 보조제로 먹는 것은 특수한 용법이다. 콩은
곡물보다 먼저 먹는 것이 좋다. 그것은 단백질 비중이 더 높기 때문이기도 하
지만, 대개 콩 요리에는 맛을 좋게 하고 소화가 잘되도록 하기 위해 곡물보다
소금을 더 많이 넣기 때문이기도 하다.

원칙3. 단백질, 지방, 전분은 녹색 채소 및 비전분 채소들과 궁합이 가장 잘 맞는다

녹색 채소는 단백질 또는 전분과 같은 시점에 먹는 것이 가장 좋다. 하지만 정
상적인 소화력을 갖춘 사람이 단백질과 전분을 따로 분리해서 그것들만 먼저
녹색 채소 및 비전분 채소와 조합해 먹는 것은 일반적이지 않다. 그렇게 따로
따로 먹는 것이 좋은 것은 분명하지만, A안의 최소한의 의도는 단백질·전분·
녹색 채소가 한 끼니에 동시에 포함되어 있을 때 단백질 음식을 가장 먼저 먹
되 그 소화를 돕기 위해 넉넉한 양의 녹색 채소를 함께 먹도록 하는 데 있다.
녹색 채소와 단백질 소화 사이의 관계에 대해서는 9장 〈단백질과 비타민 B$_{12}$〉

에서 이미 살펴본 바 있다.

단백질 음식과 전분 사이의 관계도 감안해야 한다. 왜냐하면 단백질과 전분의 소화 정도는 이 두 가지가 차지하는 비율에 영향을 받기 때문이다. 고농축 단백질 비율이 낮을수록 소화가 훨씬 더 잘된다. 예를 들면, 많은 사람들의 경우 콩이 곡물의 1/2을 넘지 않을 때 콩과 곡물 모두 소화가 잘된다. 가장 일반적인 권고 비율은 1:7이다(나중에 설명할 B안은 단백질과 전분을 조합하지 말아야 하는 사람들을 위한 것이다).

어떻게 먹든 간에 단백질 음식은 완벽히 소화되기 어렵다. 과도한 단백질, 특히 과도한 동물성 단백질은 서구를 비롯해 육류 소비가 많은 여러 지역에서 소화불량과 질환의 주된 원인이다. 동물성 단백질의 문제점 가운데 하나는 거의 예외 없이 상당한 양의 포화지방이 함유되어 있다는 점이다. 포화지방과 기타 대부분의 지방 및 기름은 단백질의 소화를 크게 지연시킨다. 그렇지 않아도 지방이 많은 동물성 식품을 조리용 기름에 부치거나 튀기면 상황은 더욱 악화된다. 지방과 기름(버터, 크림, 조리용 기름, 샐러드용 기름 등)을 사용할 때 가장 중요한 것은 무조건 그 양을 최소화하는 것이다. 단백질이 많이 포함된 식사에서는 이 점이 특히 더 중요하다.

단백질, 지방, 기름과 마찬가지로 전분도 녹색 채소 및 저(低)전분 채소와 잘 어울리며, 다른 전분들과는 잘 어울리지 않는다. 이것은 전분의 유형에 따라 필요한 소화 환경이 약간씩 다르기 때문이다. 이상적인 것은 한 끼니에 한 가지 전분 식품만 포함하는 것이다. 물론 건강한 사람은 두어 가지 곡물, 또는 한 가지의 곡물과 채소 형태의 다른 전분 한 가지 정도는 견딜 수 있다. 예를 들면, 호밀빵과 비트가 포함된 식단에서 그 빵에 밀을 추가한다고 해서 그 끼니에서 공급받을 수 있는 영양분이 늘어나지는 않는다. 이것은 두 가지 곡물의 소화율이 나빠지면서 밀로 말미암아 추가된 영양분을 상쇄해 버리기 때문이다. 특히 소화력이 정상 이하인 사람들은 더욱 그러하다.

원칙 4. 과일과 감미료가 들어간 요리는 단독으로 먹거나 식사 끝에 소량으로 먹어야 한다

I **단백질**
미소국•
콩, 견과
치즈, 달걀
생선, 육류

II **전분**
쌀
빵
감자
겨울호박

녹색 채소 및 **비전분 채소**(익히거나 날 것)
케일
양배추
브로콜리
순무청
버섯
래디시

III **샐러드**
생채소
새싹

IV **디저트**
과일
과일, 말린 과일, 그리고/또는
당밀과 메이플시럽 같은 농축
감미료로 달게 만든 요리

A안의 위 네 단계의 모든 범주가 한 끼니에 한꺼번에 등장하는 것은 바람직하지 않다. 거의 언제나 한 끼니에 올라오는 음식의 종류가 단순할수록 소화가 더 잘된다.

• 수프는 미소나 간장을 넣어 효소가 많고 짠맛이 난다면 가장 먼저 먹는다. 가벼운 채소 수프는 식사 끝에 먹는다.
참고: 1) 이 장 뒤에는 단백질, 전분, 녹색 채소와 비전분성 식품의 더 많은 사례가 실려 있다. 2) 5부 '식물성 식품의 조리법과 효능'에는 아주 단순한 것에서 비교적 복잡한 것까지 매우 다양한 채식 요리가 실려 있다. 복잡한 요리는 소화력이 좋은 사람들을 위한 것이다. 특히 복잡한 식단에서 벗어나는 과정에 있는 사람들에게는 이런 요리가 알맞다. 왜냐하면 이들은 여전히 강한 풍미에 대한 욕구를 가지고 있을 것이기 때문이다. 그러니 이때에도 복잡한 요리는 가끔씩만 먹어야 한다.

상대적으로 단순한 탄수화물 구조 때문에 과일과 농축 감미료는 다른 식품과 조합되었을 때 특수한 문제점을 야기한다. 이것들은 식사 중에 먹게 되면 가장 먼저 소화되고, 모든 소화 기능을 독점해 버리는 경향이 있다. 그래서 다른 음식은 대기하다가 발효되고 만다. 과일과 감미료는 전분이나 단백질과의 어울림이 매우 나쁘다. 녹색 채소와 조합하는 것은 굳이 반대할 이유가 없다. 예컨대 많은 음식 조합 전문가들은 상추와 셀러리가 과일과 단당의 소화를 돕는 것으로 여긴다. 우리는 단백질이나 전분이 포함된 식사에서 과일이나 디저트는 반드시 다량의 녹색 상추 샐러드를 먼저 먹은 다음 맨 나중에 먹을 것을 권한다. 그것은 단맛의 팽창하고 상승하는 성질 때문이다. 그러나 전분이나 단백질 위주의 식사를 할 때 가장 좋은 것은 녹색 채소 샐러드에서 끝내는 것이다.

（날것이든 가볍게 익힌 것이든） 과일이나 감미료가 들어간 요리는 기분 전환을 위한 간식이나 활력을 얻기 위한 간단한 식사로서 단독으로 먹는 것이 이상적이다. 아마자케를 감미료로 써서 만든 귀리-건포도-아몬드 쿠키를 생각해 보자. 이와 같은 전분-과일-단백질-농축감미료 조합은 맛은 좋을지 모르지만 소화계에는 힘겨운 숙제다. 이 점은 특별히 복잡한 식사를 한 뒤가 아니라고 해도 마찬가지다.

B안: 소화가 가장 잘되는 음식 조합

B안은 기본적으로 A안과 몇 가지 특징을 공유하지만 그보다 더 엄격하다. 그렇기 때문에 소화계가 예민하거나 소화력이 떨어지는 사람, 질환을 앓고 있는 사람에게는 가장 좋은 안이다.

물론 건강한 사람도 B안을 따르면 더욱 활기찬 생활을 누릴 수 있다. 이 안은 또 고도의 집중력과 명징함을 기르고자 할 때도 효과적이다. 어떤 사람들은 일주일에 하루 정도 B안을 실행하는 것만으로도 효과를 보기도 한다.

B안의 기본 원칙은 다음 두 가지다.

첫째, 한 끼니에 단백질과 전분 음식을 동시에 먹지 않는다. 이 두 가지는 모두 녹색 채소 및 비전분 채소와 잘 어울린다.

둘째, 과일은 단독으로 먹는다.

하지만 이 규칙에는 몇 가지 예외가 있어 B안에 어느 정도 유연성을 준다.

B안의 음식 조합: 예외

고지질단백질, 지방, 기름을 위한 특수한 조합들

고지질단백질,[*] 즉 지방 비중이 매우 높은 단백질 음식으로는 치즈, 우유, 요구르트, 케피르, 견과, 기름 함량이 많은 씨앗 등이 있다. 이러한 음식 역시 비전분성 녹색 채소와 아주 잘 어울린다. 이것들에는 또 한 가지 특징이 있는데, 그것은 신맛(산성)의 과일과 아주 잘 어울린다는 점이다. 따라서 아몬드와 새콤한 사과, 통참깨버터와 레몬소스, 요구르트와 딸기, 코티지치즈와 자몽은 모두 고지질단백질과 신맛 과일의 훌륭한 조합이다.

산이 단백질 소화를 지연시키는 것은 사실이지만, 고지질단백질 음식 속에 들어 있는 다량의 지방만큼은 아니다. 그런데 산은 지방의 소화에 상당한 도움을 준다. 그리고 만약 먹기 전에 미리 단백질과 혼합해 놓으면 단백질 사슬을 분해하는 데도 도움을 준다. 다른 한편, 단백질이 소화되는 시점에 산을 먹으면 단백질 소화에 필요한 위산의 분비가 억제된다. 고기와 콩 등의 단백질을 식초를 비롯한 산에 미리 재워 두면, 위장 속으로 들어가기 전에 산이 먼저 단백질 사슬들과 결합해 그것들을 분해하기 때문에 소화되는 동안 위산의 분비를 억제하는 자유로운 상태의 산은 거의 남아 있지 않게 된다. 고기를 산에 재워 두었다가 익혀 먹어보면 이 점을 뚜렷이 알 수 있다(9장 〈단백질과 비타민 B12〉를 참조하라).

이 장에서 우리는 칼로리의 거의 전부가 지방산에서 나오는 음식을 '지방'

---

[*] high-fat protein. 지질과 결합된 단백질의 복합체.—옮긴이

또는 '기름'이라고 부를 것이다. 지방과 기름은 단백질 함량이 매우 적다는 점에서 앞서 말한 고지질단백질과는 다르다. 이러한 음식의 예로는 돈지(라드), 버터, 올리브, 아보카도, 크림, 사워크림, 각종 기름(아마씨유, 참기름, 올리브유, 코코넛유, 기 등)이 있다. 그러나 지방과 기름은 단백질이나 고지질단백질과 달리 전분의 소화를 그다지 지연시키지 않는다. 따라서 빵과 버터, 쌀과 올리브, 감자와 아보카도, 귀리죽과 크림 또는 신선한 아마씨유 등의 쌍은 매우 훌륭한 조합이다. 모든 단백질 음식과 마찬가지로 지방과 기름도 녹색 채소와 조합하면 소화가 훨씬 잘된다. 따라서 전분이 많은 식사에서는 녹색 잎채소를 넉넉히 곁들이는 것이 좋다.

지방과 기름 역시 신맛의 과일과 잘 어울린다. 레몬과 오일 샐러드 드레싱은 그 대표적인 예다. 물론 아무리 잘 조합하더라도 과도한 지방과 기름은 간에 큰 해악을 끼친다.

우유는 단독으로 마셔라

구약에 따르면, 우유는 고기와 함께 먹지 않도록 되어 있다. 본래 포유류들이 젖을 먹을 때는 젖만 먹는다. 젖을 떼는 도중에도 젖을 다른 음식과 함께 먹지 않는다. 다른 음식과 함께 젖을 먹으면 그 음식물에 분리된 젖이 엉겨 붙어 소화를 어렵게 만든다. 치즈, 요구르트, 버터밀크처럼 분리하거나 발효한 유제품은 이러한 문제를 야기하지 않으며, 다른 단백질과 마찬가지로 녹색 채소와 잘 어울린다.

예외적인 과일

멜론은 단독으로 먹는데, 그것은 매우 빠르게 소화되기 때문이다. 어떤 음식이든 멜론과 함께 먹으면 멜론의 소화를 지연시켜 발효를 유발한다.

레몬, 라임, 토마토는 녹색 채소 및 비전분 채소와 잘 어울리는 신맛 과일이다. 이것은 샐러드, 특히 고단백질 식품으로 구성된 샐러드를 만들 때 매우 유용한 정보다. 왜냐하면 우리는 신맛 과일이 고지질단백질과 잘 어울린다는 사실을 이미 알고 있기 때문이다. 예컨대 고단백질 샐러드에 레몬, 라임, 토마토와 조합한 녹색 채소 및 고지질단백질(견과, 씨앗, 아보카도, 또는 요구르트 등)을 포함할 수 있다.

앞에서도 썼듯이 셀러리와 상추는 과일 일반과 함께 먹을 수 있고, 더 나아가 과일과 단당의 소화를 촉진하는 유이한 채소다. 동양의학의 관점에서 보면, 상추와 셀러리는 단맛 음식을 자주 먹을 때 생기는 소화발효를 비롯한 습증에서 습을 말리는 작용을 한다(상추와 셀러리에 대해서는 404쪽 '단맛 음식의 균형 잡기와 칼슘 보전'에서 자세히 다룬 바 있다).

끼니 사이에 과일즙을 마시는 것은 전분 식사를 한 후 2시간, 고농축 단백질이 포함된 식사를 한 후 4시간이 경과되지 않은 한 소화를 방해할 수 있다. 대부분의 과일이 지닌 정화하고 식히는 작용이 필요한 사람—열이 많고, 중독되고, 오랫동안 육류를 비롯해 기름진 음식을 너무 많이 먹어온 탓에 실 징후를 보이는 사람—은 하루 한 끼(보통 첫 번째 식사)는 과일만 먹는 것이 좋다. 과일이나 과일즙을 곡물 및 채소 같은 음식과 검소하게 조합하거나 후자를 먹은 직후에 먹는다면 이것은 누구에게나 대단히 좋다. 물론 한 끼니를 과일 또는 과일즙만으로 먹는 것은 훨씬 더 좋다. 덥히거나 식히는 성질을 비롯해 대표적인 과일의 여러 작용을 알고 싶다면 5부 '식물성 식품의 조리법과 효능'의 50장 〈과일〉을 참조하라.

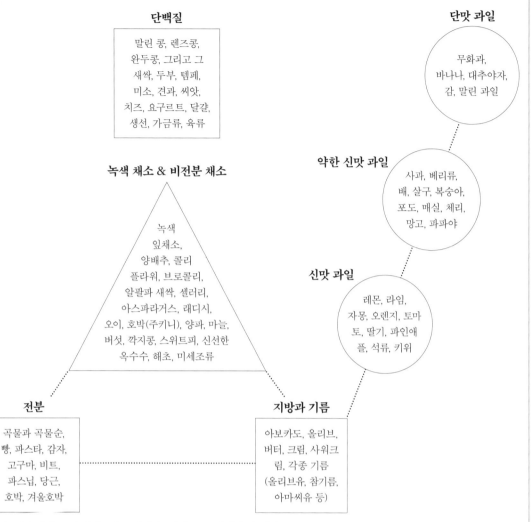

소화가 가장 잘되는 음식 조합(B안)

단백질

말린 콩, 렌즈콩, 완두콩, 그리고 그 새싹, 두부, 템페, 미소, 견과, 씨앗, 치즈, 요구르트, 달걀, 생선, 가금류, 육류

단맛 과일

무화과, 바나나, 대추야자, 감, 말린 과일

녹색 채소 & 비전분 채소

녹색 잎채소, 양배추, 콜리플라워, 브로콜리, 알팔파 새싹, 셀러리, 아스파라거스, 래디시, 오이, 호박(주키니), 양파, 마늘, 버섯, 깍지콩, 스위트피, 신선한 옥수수, 해초, 미세조류

약한 신맛 과일

사과, 베리류, 배, 살구, 복숭아, 포도, 매실, 체리, 망고, 파파야

신맛 과일

레몬, 라임, 자몽, 오렌지, 토마토, 딸기, 파인애플, 석류, 키위

전분

곡물과 곡물순, 빵, 파스타, 감자, 고구마, 비트, 파스닙, 당근, 호박, 겨울호박

지방과 기름

아보카도, 올리브, 버터, 크림, 사워크림, 각종 기름 (올리브유, 참기름, 아마씨유 등)

같은 끼니에서 조합할 수 있는 식품은 점선으로 연결되어 있다.

예외와 특수한 조합

한 끼니에는 한 가지 단백질 또는 한 가지 전분만 먹어라.

멜론은 단독으로 먹어라.

우유는 단독으로 먹어라.

(신맛 과일인) 레몬, 라임, 토마토는 녹색 및 비전분 채소와 잘 어울린다.

(녹색 채소인) 상추와 셀러리는 모든 과일과 잘 어울린다.

(고지질단백질인) 견과, 기름이 많은 씨앗, 치즈, 요구르트, 케피르, 그 밖의 발효 유제품은 신맛 과일들과 잘 어울린다.

사례: 단백질 또는 전분 가운데 하나를 녹색 및 비전분 채소들과 조합하면 좋다. 그러나 한 끼니에 단백질과 전분을 동시에 먹는 것은 좋지 않다(위 그림에서 전분과 단백질 사이에는 점선이 없다). 마찬가지로, 단맛 과일과 신맛 과일도 서로 잘 조합되지 않는다.

단백질 식사

- 참깨 요구르트를 올린 찐 케일 및 알팔파 새싹
- 아몬드-레몬 소스를 올린 브로콜리
- 렌즈콩-톳 수프와 사워크라우트
- (대두만으로 만든) 하초 미소*-해초 버섯수프
- 숙주-상추-파슬리 샐러드
- 두부, 양배추, 신선한 스위트피 스튜
- 템페-래디시-스피룰리나 소스를 올린 미나리
- 오렌지 슬라이스를 넣은 요구르트
- 염소치즈 가루를 올린 엔다이브-토마토 샐러드

전분 식사

- 거칠게 빻은 메밀가루와 양배추-버섯 수프
- 아보카도 버터를 바르고 파슬리로 고명한 고구마
- 잘게 썬 비트, 비트 잎, 래디시 새싹 샐러드
- 김밥(쌀-김 롤)
- 신선한 아마씨유를 뿌린 당근, 스위트콘, 그린빈
- 발아밀 빵
- 방울다다기양배추와 콜리플라워를 곁들인 퀴노아 밥
- 겨울호박과 순무청
- 감자와 사워크림
- 아보카도와 새싹 샌드위치
- 버터를 곁들인 귀리가루-덜스 시리얼

녹색 잎채소와 저전분 채소

이 집단은 모든 단백질 및 전분과 폭넓게 조합되며 그 소화를 촉진한다(단백질과 전분 식사의 사례 참조). 이 집단에 속하는 음식은 집단 내 다른 음식들과 잘 조합된다. 그렇다고 해도 한 끼니에 서너 가지를 넘지 않는 것이 소화에 좋다. 녹색 잎채소와 저전분 채소로만 구성된 식사는 대개 샐러드이거나 익힌 채소 요리로, 그 사례는 무수히 많다. 이 집단에서 상대적으로 고단백인 음식으로는 신선한 스위트콘, 신선한 완두콩, 그린빈 등을 꼽을 수 있다. 해초, 스피룰리나와 클로렐라 같은 미세조류도 거기에 포함된다. 이 집단에 속하는 음식으로만 구성된 식사를 하면 정화 작용이 매우 강력하다. 물론 과일은 이보다 더 강력하다.

과일 식사

- 말린 살구 및 건포도 스튜
- 사과-배 즙
- 토마토-상추 샐러드
- 깍둑 썬 사과와 셀러리
- 으깬 파인애플과 아몬드
- 허클베리
- 신선한 무화과
- 바나나와 복숭아

다음의 표는 B안을 요약한 것으로, 비교해 볼 수 있도록 A안과 나란히 실었다.

---

* 다른 미소와 달리 오직 대두와 소금만으로 만들며, 자연에서 생성되는 아스페르길루스 하초(Aspergillus hatcho) 곰팡이에 의해 발효된다.—옮긴이

식품군	예	A안: 소화가 잘되는 음식 조합	B안: 소화가 가장 잘되는 음식 조합

A안과 B안의 음식 조합

식품군	예	A안: 소화가 잘되는 음식 조합	B안: 소화가 가장 잘되는 음식 조합
단백질	콩류(콩, 렌즈콩, 완두콩), 콩 새싹, 두부, 템페, 미소, 간장, 모든 육류·생선·달걀	녹색 채소 및 비전분 채소와 매우 잘 어울린다. 단백질 음식은 전분 및 지방보다 먼저 먹는 것이 가장 좋다. 단백질은 끼니당 두 가지를 넘지 말아야 한다.	모든 단백질은 녹색 및 비전분 채소들과만 조합된다. 고지질단백질이 신맛 과일과 조합되는 것이 유일한 예외다. 한 끼니에 한 가지 단백질 음식만 먹는다.
고지질 단백질	견과, 기름이 많은 씨앗, 유제품		
지방과 기름	아보카도, 버터, 크림, 사워크림, 각종 기름(올리브유, 참기름, 아마씨유, 기, 등)	녹색 채소 및 비전분 채소와 잘 조합된다. 전분 및 신맛 과일과 꽤 잘 조합된다. 소량으로 먹어야 한다.	녹색 채소 및 비전분 채소, 전분, 신맛 과일과만 조합된다. 한 끼니에 한 가지 지방 또는 기름만을 먹는다.
전분	빵, 파스타, 발아 곡물을 비롯한 모든 곡물과 시리얼, 감자, 고구마, 비트, 당근, 파스닙, 겨울호박, 애호박	녹색 및 비전분 채소들과 매우 잘 조합되며, 단백질 음식 다음에 먹는 것이 가장 좋다. 한 끼니에 두 가지 이상의 전분을 먹어서는 안 된다.	녹색 채소 및 비전분 채소, 지방과 기름과만 조합된다. 한 끼니에 한 가지 전분 음식만 먹는다.

녹색 채소 및 비전분 채소—음식 조합의 중추

식품군	예	A안: 소화가 잘되는 음식 조합	B안: 소화가 가장 잘되는 음식 조합
녹색 잎채소	근대, 케일, 시금치, 파슬리, 미나리, 상추, 양배추, 배추, 순무, 겨자, 콜라드, 비트 잎, 알팔파, 양배추, 래디시, 겨자 등의 새싹. 해초와 미세조류(스피룰리나, 아파니조메논, 클로렐라). 밀순과 보리순	다른 모든 음식과 조합된다.	다른 모든 채소, 단백질, 전분, 지방, 기름, 그리고 세 가지 과일(레몬, 라임, 토마토)과 조합된다.
비전분 채소	오이, 브로콜리, 콜리플라워, 셀러리, 순무, 래디시, 양파, 깍지콩, 돼지호박(주키니), 리크, 마늘, 가지, 피망, 버섯, 아스파라거스, 애호박, 오크라	다른 모든 음식과 조합된다.	앞의 녹색 잎채소와 똑같이 조합된다.

식품군	예	A안: 소화가 잘되는 음식 조합	B안: 소화가 가장 잘되는 음식 조합
과일			
단맛:	바나나, 신선한 무화과, 건포도, 모든 말린 과일, 대추, 감	단독으로 먹는 것이 좋다. 그러나 식사 마지막에 먹을 수도 있으며, 이때 이상적인 것은 녹색 채소 샐러드 다음에 먹는 것이다.• 과일은 B안의 원칙에 따라 다른 과일과 조합된다.	단독으로 식사로 먹는다.
약한 신맛:	사과, 베리류, 살구, 복숭아, 포도, 매실, 배, 체리, 망고, 파파야, 천도복숭아		예외: 모든 과일은 상추 및 셀러리와 조합되며, 신맛 과일은 지방, 기름, 고지질단백질과 조합된다. 모든 과일은 다른 모든 과일과 조합되는데, 다만 신맛 과일과 단맛 과일은 서로 섞지 말아야 하며, 멜론은 단독으로 먹는 것이 가장 좋다. 한 번에 두세 가지 이상의 과일을 먹는 것은 안 된다.
신맛:	오렌지, 레몬, 라임, 자몽, 파인애플, 커런트,* 석류, 토마토, 풋사과, 딸기, 키위	녹색 채소 및 비전분 채소와 잘 조합된다. 전분 및 신맛 과일과 꽤 잘 조합된다. 소량으로 먹어야 한다.	
멜론:	수박, 칸탈루프,** 카사바*** 등		녹색 채소 및 비전분 채소, 전분 신맛 과일과만 조합된다. 한 끼에 한 가지 지방 또는 기름만을 먹는다.
농축 감미료			
	꿀, 메이플시럽, 엿기름, 쌀물엿, 아마자케, 건조 미정제 사탕수수즙, 과일의 시럽과 즙, 스테비아와 감초	꿀을 탄 약초 차나 디저트 같은 감미 식품은 단독으로 먹을 때 소화가 가장 잘된다. 끼니에 포함시킬 때는 식사 마지막에 소량으로 먹어야 한다. 이상적인 것은 녹색 채소 샐러드 다음에 먹는 것이다.	약초 차 또는 물 이외의 다른 음식과는 조합하지 않으며, 단독으로 먹어야 한다(예, 아마자케 음료).

• 이 샐러드의 추천 녹색 채소는 상추와 (또는) 셀러리다.

---

* 학명은 *Ribes sativum*. 유럽 북서부가 원산인 관목으로 추위에 강하다. 커런트에는 레드커런트와 블랙커런트가 있는데, 전자는 익으면 붉고 후자는 까만색을 띤다. 통상 커런트는

C안: 일품식

인도와 중국의 전통 의학에서는 복수의 재료를 한 번에 적절히 조리해 치유식으로 쓴다.

A안과 마찬가지로 C안도 한 끼니에 다수의 음식을 조합한다. 그러나 C안에서는 먹는 순서에 신경 쓰지 않고 모든 재료를 다량의 물을 부은 냄비에 넣고 끓인다. 일품식의 전형적인 예는 수프, 스튜, 콘지(5부 '식물성 식품의 조리법과 효능'에서 '콘지' 부분을 참조하라)다. 동양의 일품식에는 곡물, 채소, 콩, 씨앗, 약초, 고기 등의 재료가 들어간다. C안에서 여러 재료를 조합하는 데 따른 소화 문제를 어떤 식으로 최소화하는지에 대해서는 로버트 스보보다(Robert Svoboda)가 쓴 《프라크루티, 당신의 아유르베다 체질(Prakruti, Your Ayurvedic Constitution)》에 잘 설명되어 있다. 이 책에 따르면, 일품식에서는 "(…) 다양한 재료가 냄비 안에서 각각의 차이를 해소하고, 물리쳐야 할 모든 것을 물리치고, 어떤 종착점에 도달하는데, 우리는 이것을 먹게 된다"고 한다. 이 안은 매개체인 국물이 서서히 가열되면서 모든 재료의 화학물질이 완전하게 상호작용을 하도록 한다는 점에서 물이 없거나 적은 상태로 익히는 음식들과는 차이가 있다. 어떤 의미에서 이 재료들은 냄비에서 선(先)대사가 이루어진다고

레드커런트를 말한다. 둘 다 즙이 많고 신맛이 강해 잼이나 주스 또는 젤리를 만들어 먹는다. 블랙커런트는 약용하기도 한다. 비타민 C가 특히 많고, 칼슘·인·철 등도 다량 함유되어 있다. '씨 없는 작은 건포도'를 '커런트'로 부르기도 한다.—옮긴이

** cantaloupe. 대표적인 멜론 중 하나로 겉에 그물눈이 생기지 않고 껍질에 사마귀 혹 모양의 돌기가 거칠게 있으며, 세로 홈이 파여 있다. 오렌지색 과육은 달며, 익으면 달콤한 과일 향이 난다. 생식하거나 주스, 아이스크림, 셔벗, 파르페 등의 재료로 이용한다.—옮긴이

*** casaba. 서양계 멜론에는 그물멜론, 칸탈루프, 겨울멜론의 세 가지 계통이 있는데, 카사바 멜론은 이 가운데 겨울멜론에 속한다. 익으면 껍질이 노랗게 변한다. 수확 철이 늦고, 저장되는 수주일 동안 천천히 익기 때문에 '겨울멜론'이라고 불린다. 그렇게 달지는 않지만 익으면서 점차 부드러운 과육을 갖게 된다.—옮긴이

볼 수 있다.

C안은 허약하거나 만성질환을 앓고 있는 사람들에게 좋다. 만약 소화력도 약하다면 C안의 재료를 더 단순화하면 된다. 그러나 B안처럼 엄격할 필요는 없는데, 그것은 다량의 물 속에서 함께 서서히 가열되면서 서로 조화를 이루는 효과가 있기 때문이다. 국물이 넉넉하기 때문에 체액(음) 부족 증상이 있는 사람, 음식을 잘 씹을 수 없는 사람에게 권장된다.

상차림의 요령

음식 조합에서 핵심적인 사항 가운데 하나가 외양이다. 말하자면 질감, 크기, 색깔, 배치 등을 고려해 한 가지 음식을 다른 음식과 혼합하는 것이다. 세심함과 영양에 대한 고려 없이 아무렇게나 준비한 음식은 그렇게 보이고 그런 맛이 나며, 그것을 먹는 사람의 건강에도 그다지 좋은 영향을 미치지 못한다.

상차림을 의식하면 식사가 달라지며, 적게 먹으면서 더 많은 양분을 취할 수 있게 된다. 식사가 더 맛있어지며, 더 의식적으로 먹게 된다. 이것은 물리적으로 더 향상된 흡수율로 나타난다. 직관력이 고양되므로, 음식을 먹는 순서, 조합, 양과 관련해 더 나은 선택을 할 수 있다.

예술의 경지에 오른 최고의 상차림은 그 단순함이 우아하기 그지없다. 이 예술에 절대적인 원칙이란 없다. 다음은 단지 독자들의 창의성을 북돋우기 위한 몇 가지 제안일 뿐이다.

- 단순하게 조리하되 시각적 호소력을 갖추어야 하며, 식욕을 깨우고 몸을 자양할 만큼의 다양성이 있어야 한다.
- 한 끼니의 가짓수를 제한하고, 다른 것은 다른 끼니에 낸다.
- 각각의 요리는 독립적이면서도 전체 식사의 균형을 잡는 데 도움이 되어야 한다.

- 색깔, 모양, 질감의 대비를 살리고, 다섯 가지 맛 모두를 적절한 양으로 내라(23장 〈오미를 이용한 치료〉를 참조하라).
- 가벼운 음식은 무거운 음식과 함께, 단맛 음식은 신맛 음식과 함께 낸다. 아삭아삭한 음식으로 물렁물렁한 음식의 균형을 잡는다. 밋밋한 요리에는 화려한 색깔로 생기를 불어넣는다.

그러나 음식 조합과 상차림은 식사 계획의 두 가지 중요한 차원일 뿐이라는 점을 기억해야 한다. 특정 질환과 저마다의 체질을 고려해 음식을 선택하는 것 역시 결정적으로 중요하다. 예컨대 허하거나, 한하거나, 또는 칸디다균 과잉 증식을 겪고 있는 사람들에게 식히는 성질이 있는 과일은 좋지 않다.

알레르기와 음식 조합

알레르기에 대한 연구는 거의 모든 건강상의 문제를 이해하는 한 가지 방법이 되었다. 잦은 감기, 알레르기성 비염(화분 알레르기), 인후염, 점액성 질환부터 피부 질환, 피로, 우울증, 불면증, 두통, 소화불량에 이르기까지 음식과 그 밖의 물질에 대한 대표적인 알레르기 반응은 참으로 다양하다.

가장 근본적인 관점에서 보자면, 음식에 대한 알레르기 반응은 어떤 특정한 음식이 적절하지 않다는 몸의 신호에 불과하다. 변성되고, 정제되고, 균형을 잃은 음식에 대한 몸의 반응은 실제로 도움이 된다. 왜냐하면 그때부터 그 음식이 자신의 건강에 해롭다는 사실을 알게 되고, 따라서 그것을 피해 음식을 선택할 수 있기 때문이다. 하지만 통밀, 옥수수, 대두 등 얼핏 홀푸드 음식으로 보이는 수많은 미가공 식품에 대해서도 알레르기 반응이 흔히 나타나는 것을 보면, 왜 그러한 음식을 몸이 견디지 못하는가 하는 의문이 생긴다.

우리가 발견한 것은 특정 음식에 알레르기 반응을 보이는 사람이라고 해서 언제나 그 음식에 알레르기를 일으키는 것은 아니며, 음식 조합이 나빴을 때 반응이 나타난다는 사실이었다.

예컨대, 통밀의 경우에 사람들은 잎채소나 저전분 채소하고만 조합하는 경우가 매우 드물다. 대개는 빵 형태나 치즈, 고기, 땅콩버터 등 단백질이 들어간 샌드위치 형태로 조합한다. 아침에는 이것을 달걀이나 베이컨과 함께 토스트로 먹는다. 채식주의자들도 빵에 견과나 씨앗 버터를 발라 먹을 때가 많고, 콩과 함께 낼 때가 많다.

자신이 어떤 음식에 과민성이 있는지를 알아보려면 먼저 가장 단순한 음식 조합인 B안을 식단에 적용해 보면 된다. 여기서는 대부분의 알레르기가 중지된다. 만약 여기서 문제가 없다면 조금씩 조합의 영역을 넓혀가면서 어떤 음식 조합이 괜찮은지 탐색한다. 다른 한편, B안을 엄격히 따르는 데도 알레르기가 계속된다면 자신이 가장 탐닉하는 음식(이것들이 알레르기 반응을 일으키는 경우가 많다)부터 시작해서 의심스러운 음식을 하나씩 제거해 나간다. 자신이 먹은 음식과 반응의 변화를 매일 기록한다. 일단 알레르기 인자가 확인되면 그것을 제거할 수도, 제거하지 않을 수도 있다.

알레르기와 발아 식품

B안에서 배제되지 않는 밀이나 그 비슷한 식품에 대한 알레르기에 대해서는 또 다른 선택지가 있다. 바로 새싹 틔우기다. 밀은 발아되면 거의 알레르기 반응을 유발하지 않는다(모든 씨앗이 마찬가지다). 발아 밀은 빵으로 만들 수도 있고(5부 '식물성 식품의 조리법과 효능'을 참조하라), 익혀서 곡물 요리를 만들 수도 있다. 심지어 따뜻한 기후의 지역이나 계절에는 날로 먹을 수도 있으며, 내부에 열이 많은 사람에게 특히 좋다. 발아는 대두, 렌즈콩, 곡물, 그 밖의 여러 씨앗처럼 알레르기를 자주 일으키는 다른 음식에도 시도해 볼 수 있다. 5부 '식물성 식품의 조리법과 효능'에서 우리는 대부분의 통곡 또는 콩 요리를 만들 때 여러 시간 물에 담가 두었다가 쓸 것을 권한다. 물에 불려 두면 피트산*이

---

* 곡물과 콩에 함유된 피트산은 미네랄, 특히 아연의 흡수를 방해한다.—지은이

제거되고, 발아 과정이 시작된다.

새싹이 얼마나 자라느냐에 따라 단백질 또는 전분에서 잎채소 또는 저전분 채소로 발달하기도 한다. 음식 조합에 초점을 둘 때는 대부분의 발아 곡물은 전분으로, 발아 콩은 단백질로 분류하는데, 통상적인 발아로는 원래의 식품군에서 벗어날 만큼 그 특징이 확연히 달라지지는 않기 때문이다. 하지만 발아는 그 전분의 상당 부분을 단당으로, 단백질을 유리아미노산으로 전환한다. 한편 지방으로부터는 유리지방산이 만들어진다. 효소와 비타민이 증가하며, 여러 가지 미네랄이 아미노산에 결합된다(킬레이트화 형태로).

이러한 이유들 때문에 곡물과 콩, 기타 씨앗의 발아는 소화를 훨씬 쉽게 만든다. 곡물과 콩을 익히기 전에 물에 불리는 것만으로도 대부분의 알레르기는 사라지지만, 때에 따라서는 더 나아가 발아를 시킬 필요가 있을 수도 있다. 발아 방법은 5부 '식물성 식품의 조리법과 효능'의 40장 〈새싹〉에서 다룬다. 마지막으로 새싹의 식히고 정화하는 성질에도 주목해야 한다. 새싹은 성격이 급하고 체형이 건장한 사람들에게 확실히 이롭다. 그러나 과도하게 먹으면 소화력을 약화할 수 있으며, 허하고 한한 사람의 상태를 악화시킬 수 있다. 가볍게 익히면 새싹의 식히고 정화하는 성질이 약해진다.

4일 6주 계획

절대다수의 알레르기는 발아시킬 수 없는 음식들에서 나타난다. 가장 흔한 것은 유제품과 달걀 알레르기다. 단순한 음식 조합에도 불구하고 이러한 음식들에 대한 알레르기가 지속되면 당연히 해당 음식을 식단에서 배제해야 한다. 이 음식들뿐 아니라 어떤 알레르기 유발 인자도 문제가 생기면 일단 피하는 것 말고는 달리 방법이 없을 때가 많다. 알레르기를 겪고 있는 사람들 가운데 많은 사람이 그 음식이 4일에 한 번 이상 식단에 등장하지 않으면 더는 반응을 보이지 않는다. 또 어떤 사람들은 문제의 음식을 6주간 완전히 끊으면 그 음식에 대한 알레르기가 깨끗이 사라지기도 한다.

알레르기의 신체적·정신적 근원

지난 수십 년 동안 점점 더 많은 사람들이 상상할 수 있는 거의 모든 물질에 대해 과민반응을 보여왔다. 알레르기 반응은 음식을 넘어 동물의 털, 먼지, 물, 햇빛 등으로까지 넓혀졌다. 심리적 차원에서 이러한 신체적 공격은 고립, 단절, 심지어 오만의 감정—세계를 있는 그대로 받아들이지 못하는—으로 이어질 수 있다. 생리학적으로 이것들은 면역력 부족, 간의 항원 불활성화 능력의 심각한 기능부전을 뜻한다(동양의학에서는 오만함도 간의 기능부전과 연결하는데, 흥미롭게도 이 점에서는 동서양이 일치한다).

아마도 가장 중요한 알레르기 치료법은 고립감과 자기 중심의 감정을 줄이는 것이다. 그런 다음에 꾸준히 단순하고 질 좋은 식단을 따르면 간이 점차 회복되면서 알레르기 물질을 무력화하는 능력을 되찾을 것이다. 이 과정을 단축하려면 미세조류와 곡물순 같은 엽록소가 풍부한 음식에 역점을 두어야 한다. 이러한 음식은 (16장 〈녹색 식품〉에서 살펴보았듯이) 면역력을 강화하고 항염증 작용을 할 뿐 아니라 오메가-3와 감마리놀렌 지방산을 넉넉히 공급하기 때문에 알레르기를 없애는 데 도움을 준다.

광범한 알레르기라면 칸디다균 과잉 증식이 연루되어 있을 가능성이 크다. 칸디다균 치료가 적절한지 여부를 알아보기 위해서는 146쪽의 '칸디다균 과잉 증식 증상'을 참조하라.

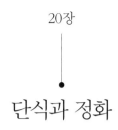

단식과 정화

단식과 정화는 왜, 어떻게 수행하느냐에 따라 건강과 삶의 태도를 향상시키는 훌륭한 경험이 될 수 있다. 단식에는 아무것도 먹지 않거나, 한 가지 음식만 먹거나, 한 가지 이상의 음식을 식단에서 배제하는 등의 여러 가지 방법이 있다. 또 그 기간도 하루에서 여러 날, 또는 여러 주 동안 할 수 있다. 사실 풍족한 생활을 누리는 거의 모든 현대인들은 평생에 걸쳐 1일 3식에 시시때때로 간식까지 즐겨온 탓에 단식을 해줄 필요가 있다. 실제로 모든 전통 종교와 의학은 치료상의 이점이나 영적 목적을 위해 단식을 권하고 있다.[1]

우리 원시 조상들 역시 대부분 단식을 했다. 겨울 식량이 바닥을 드러내는 봄이 되면 그들은 한두 주 정도는 물과 봄 새싹만으로 버티는 것이 다반사였다. 오늘날에는 대개 단식을 해도 풍부한 양의 과일과 채소 즙이 제공된다. 하지만 과도하게 즙에 의존하는 단식은 대사 속도와 소화력(동양의학에서 말하는 비장-췌장의 소화 불)을 심각하게 손상시키고, 몸을 식히고 약하게 만들며, 때로는 단식 후에 오히려 복부비만을 불러오는 수가 있다. 이러한 역작용을 피하기 위해서는 단식 유형이 그 사람과 맞아야 한다.

청소와 조성

'단식(fast)'이라는 단어 자체는 단식의 한 가지 중요한 특징을 보여준다. 그것은 통상적인 소화 공정을 지연시킴으로써 청소와 재생의 속도를 높인다는 의미를 담고 있다. '청소'는 상대적인 단어다. 이 단어는 일반적으로는 우리가 평소에 조성하는 음식(매우 빠르게 조직을 조성하는 지방과 단백질이 풍부한 음식)을 너무 많이 먹음으로써 인체 내에 쌓인 독소와 잔류물을 배출하는 것을 의미한다. 청소와 조성을 번갈아 하는 것이 가장 좋지만, 대부분의 사람들은 씻어내는 음식보다 조성하는 음식을 훨씬 더 많이 먹는다. 이 때문에 씻어내는 음식과 단식법은 흔히 과잉으로 말미암은 질환의 유용한 치료법으로 쓰인다. 여기서 공통된 전제는 청소는 빠를수록 좋다는 것이다. 또 빠른 결과를 보고 싶어 하는 사람들은 대개 과일과 채소 즙을 이용한 매우 급속한 청소법을 사용하려 한다. 치료 목적일 때는 빠른 방법이 귀중할 수 있지만, 우리는 선택된 홀푸드를 이용한 느리고 온건한 단식이 완만한 순환을 통해 인내심과 삶의 지혜에 대한 믿음을 더 굳건히 해준다는 사실을 깨달았다. 이러한 단식으로도 심한 스트레스에 시달리는 사람들에게 뚜렷한 치유 효과를 얻을 수 있다.

청소하는 주기와 조성하는 주기가 분리될 수도 있다. 예컨대 조성하는 음식인 기름진 음식을 과도하게 먹다가 돌연 단식을 할 때 사람들은 뚜렷이 구분되는 두 가지 양상을 경험하게 된다. 그러나 이 책의 원리들에 입각한 청소와 조성은 이 두 가지 주기를 통합한 것이다. 식단의 대부분은 이 두 가지 성질을 모두 가지고 있는 음식으로 구성되어야 한다. 예를 들어 채소는 청소하는 음식으로 여겨지지만, 상당한 양의 단백질·전분·미네랄·지방—우리 신체는 이러한 물질들로 조성되고 유지된다—을 함유하기 때문에 어느 정도는 조성하는 음식이기도 하다. 한편 곡물, 콩, 견과, 씨앗은 조성하는 음식이지만 황과 섬유, 그리고 그 밖의 청소하는 여러 성분들을 함유하고 있다. 그렇다고 해도 인체 내에서 청소와 조성이 동시에 진행되는 경우는 드물다. 이를테면 겨울철에는 조성이 주를 이루며, 따뜻한 계절에는 필연적으로 청소가 주를 이룬다.

일단 중용의 식단에 안착하게 되면, 예전과 같은 극단적인 청소에는 그다지 끌리지 않게 된다. 조성하는 쪽으로 심하게 편중된 음식 섭취를 한동안 제한하면 자동적으로 어느 정도 균형이 이루어지며, 단식은 하루 남짓 곡물만 먹거나 몇 가지 채소나 과일만 먹는 것만으로도 충분해진다.

단식과 산·점액 생성 음식

우리는 평생의 대부분을 특정한 유형의 음식을 먹고 살아왔기 때문에 단식을 할 때도 특정한 음식이 다른 음식들보다 더 효과가 있다. 물론 그 특정한 음식이 구체적으로 무엇인지는 제거해야 할 음식 잔류물이 무엇인지에 따라 달라진다. 음식 잔류물은 대개 산을 생성하거나 고지방이거나 점액을 생성하는 것들로 고기, 생선, 가금류, 달걀, 대부분의 유제품,* 대부분의 곡물과 콩,** 정제 설탕, 약물, 화학물질***이 대표적인 예다. 이러한 음식들 때문에 인체가 과도하게 산성화되면 질환과 감염이 급증한다. 관절염과 류머티즘을 앓고 있는 사람들은 특히 그러하다.

스트레스, 운동 부족, 나쁜 식습관 등의 산 생성 환경에 대비해 알칼리를 비축하도록 우리 인체는 약한 알칼리성을 띠어야 한다. 알칼리를 생성하는 음식은 대부분 과일, 채소, 새싹, 곡물순, 약초 등이다(489쪽의 표 '청소하는 음식, 조성하는 음식'을 참조하라). 산−알칼리 균형은 통곡과 콩 같은 온건한 산 생성 식품을 조리하기 전에 미리 물에 불려 두는(이 책에 실린 조리법에서 일관되게 권고하고 있다) 것과 같은 매우 간단한 방법만으로도 극적으로 달라진다. 물에 담가 두는 것은 발아 과정의 시작이기도 한데, 발아하는 동안 알칼리화가

---

* 대부분의 유제품은 산을 생성한다. 우유는 산/알칼리에서 중립적이지만, 지방처럼 점액을 생성하는 성질이 강하다.—지은이
** 조와 볶은 메밀은 약하게 알칼리화한다. 대두와 리마콩은 강하게 알칼리화한다.—지은이
*** 약물과 화학물질은 전부는 아닐지라도 대개 산을 생성한다.—지은이

진행된다. 또 한 가지 고도의 알칼리 생성 방법은 씹기다. 곡물, 채소, 콩 등의 복합탄수화물을 꼭꼭 씹으면 강한 알칼리성을 띤 침과 고루 섞이기 때문이다. 식단에서 산과 알칼리 음식의 정확한 비율을 파악하기는 매우 어렵다. 그것은 씹기, 조리 방법, 운동량과 생활방식, 더 나아가 삶의 태도에 따라 큰 차이가 나기 때문이다.

그러나 감염, 바이러스, 과잉 점액성 질환, 그 밖의 전반적으로 유해한 산성 조건들에 취약한 사람은 운동량을 늘리고, 좀 더 의식 수준을 높이고, 좀 더 가볍고 알칼리성인 식단을 먹어야 한다.

인체 내 점막을 덮고 있는 점액의 성질은 매우 중요하다. 동물성 식품은 짙은 점액을 생성해 호흡, 부비강, 요로, 소화 전반을 가로막는다. 많은 복합탄수화물(곡물, 콩, 렌즈콩, 씨앗) 역시 점액 생성을 촉진한다. 그러나 적당량을 잘 씹어서 먹고, 건강에 유익하고 점액 생성을 억제하는 습관—예컨대 밤늦게 먹지 않는 것—을 들이면 이것들은 건강에 해롭다기보다 대체로 유익하다. 곡물 역시 대체로 어느 정도 점액과 산을 생성하지만, 점액성 질환이 있는 상태만 아니라면, 뒤에 나오는 지침들을 따르기만 하면 단식 음식으로서 매우 유익할 수 있다.

많은 사람들이 단식하는 동안에는 물이나 기껏해야 즙만 먹어야 한다는 생각에 집착한다. 하지만 우리는 채소, 과일, 혹은 곡물을 먹는 단식이 매우 성공적이라는 사실을 발견했다. 그것은 단식 이후의 폭식을 최소화하는 온건한 실험이다. 기술적으로도 매우 기름진 식단을 먹어온 배경을 가진 사람에게는 강도 높은 단식보다 완만한 단식이 더 안전하고 스트레스가 적다.

마지막으로 고려해야 할 요소는 채소와 과일의 사하는 성질에 비해 곡물이 가지고 있는 대체로 강장하고 조성하는 성질이다. 열(더위를 많이 타거나, 찬 음료를 벌컥벌컥 마시거나, 안색이 불그레함) 또는 실(건장한 체형, 큰 목소리, 강한 맥박, 두터운 설태) 징후가 있는 사람은 생채소, 생과일, 또는 그 즙을 먹는 단식이 좋다. 한증(추위를 많이 탐, 창백한 안색, 찬 것을 싫어함, 따뜻한 것을 매우 좋아함)이 있는 사람은 익힌 음식이나 곡물을 먹는 단식이 좋으며, 여기에 이 장 뒤에서 제안하는 따뜻한 약초 차를 추가하면 좋다. 허(몸이 약하고 마른 체형—6킬로그램 이상의 체중 미달, 창백한 안색, 거의 없거나 엷은 설태) 징후가 뚜렷한 사람은 단식을 해서는 안 된다. 약한 허 징후가 있는 사람은 짧은 기간 곡물을 먹고 클로렐라나 스피룰리나 같은 미세조류를 선택적으로 추가하는 단식이 유익할 수 있다. 정확한 음식 선택을 위해서는 5부 '식물성 식품의 조리법과 효능'에서 35장 〈곡물〉, 39장 〈채소〉, 50장 〈과일〉에 실려 있는 치료 작용을 확인하기 바란다.

액체 단식을 할 때는, 둘째 날 또는 셋째 날에 허기가 찾아왔다가 사라진다. 그 후 다시 허기가 찾아오면 그것은 몸이 이미 충분히 오래 단식했다는 신호다. 현대인들의 몸속에 축적된 과도한 산, 지방, 점액, 독소, 감염, 약물, 중금속 때문에 우리는 경험 많은 지도자가 인도하지 않는 한 7일간의 액체 단식, 또는 14일간의 특정 고형 음식 단식 이상은 권하지 않는다. 그것은 자칫 배출 기관들이 감당할 수 있는 수준 이상으로 독소의 배출이 일어날 수 있기 때문이다. 더 짧은 하루 단식 또는 반나절 단식도 매주 시행한다면 매우 큰 도움이 될 수 있다.

다섯 가지 단식

1. 생과일, 생채소, 또는 액체 단식

동물성 식품 위주의 식단으로부터 홀푸드 채식으로 전환해 가는 중이면서 한 또는 허 징후가 없는 사람들은 당근, 양배추, 사과 등의 생채소 또는 생과일로 만든 샐러드 단식을 시도해 보라. 갈증이 생길 때는 약초 차, 물, 즙을 마셔도 된다. 다만 칸디다균 과잉 증식이 있는 사람은 과일과 과일즙은 절대로 피해야 한다.

주의: 대부분의 과일과 채소는 한 끼니 내에서 서로 잘 조합되지 않는다.

여기에 예외가 셀러리와 상추인데, 이것들은 과일과 함께 먹어도 된다. 19장 〈음식 조합〉을 참조하라.

실 징후가 있는 체형이 건장한 사람은 아래 가운데서 한두 가지를 시도해 보라.

A. 과일즙, 채소즙, 그리고/또는 곡물순 분말 또는 방금 눌러 짜서 만든 보리순 혹은 밀순 음료. 대표적인 채소즙으로는 당근즙, 비트즙, 셀러리즙, 양배추즙, 파슬리즙, 그 밖의 녹색 채소 즙이 있다. 당근은 가장 안전하게 사용할 수 있는 즙 가운데 하나다. 적은 양의 다른 채소들을 당근과 함께 즙을 내 변화를 주거나, 그 특정 작용을 활용할 수 있다. 단식 중에 이것들을 이용하면 물만 마실 때보다 정화와 치유 효과가 더 빠르게 나타난다.

B. 다음의 약제.

1) 혈액 불순, 피부 질환, 관절염, 과체중 등의 경우에는

    우엉 뿌리(*Arcitum lappa*) 2

    붉은토끼풀 꽃(*Trifolium pratense*) 1

2) 과잉 점액, 약한 폐, 위염과 장염, 간실, 단식 첫 며칠 간의 허기, 빠른 정화를 위해서는

    민들레 뿌리(*Taraxacum officinalis*) 2

    회향씨(*Foeniculum vulgare*) 1

    아마씨(*Linum usitatissimum*) 1

    호로파씨(*Trigonella foenumgraecum*) 1

    감초 뿌리(*Glycyrrhiza glabra*) 1/2

필요에 따라 다른 약초들을 선택할 수도 있다.

C. 순수한 물 또는 레몬즙을 짜 넣은 물.

액체 단식에서 즙, 차, 물의 1일 총 섭취량은 6~8컵이다. 그러나 갈증이 있다면 더 마셔도 된다. 대부분의 사람은 총 액체 섭취량의 1/2~2/3 정도를 과일, 채소, 곡물순 즙으로 충당하고 나머지를 차와 물로 해결하는 것이 가장 좋다. 액체는 상온으로 마셔야 하며, 차서는 안 된다. 즙은 단식 효과를 지연시키기 위해 물을 타서 1/2 농도로 희석하여 마셔야 한다.

II. 찐 채소 단식

꾸준히 과자·견과·콩·곡물·유제품 혹은 달걀을 과도하게 섭취하고, 과식을 해왔으며, 약간의 한과 허 기미가 있는 사람이라면 가볍게 찐 채소 단식을 고려해 보라. 한 번에 두세 가지 채소가 좋으며, 세 가지를 넘지 말아야 한다. 갈증에 맞춰 물 또는 약초 차를 마신다.

III. 통곡 단식

정신 집중력을 높이고자 하는 사람들 가운데 체질이 상당히 균형을 잘 이루고 있거나 살짝 허하고 날씬하거나 한한 정도의 범위에 속하는 사람들은 대개 최소 3일간의 통곡 단식이 좋다. 음식을 한 입 먹을 때마다 30~50번 씹어야 한다. 쌀을 비롯해 여러 가지 통곡을 이용할 수 있다. 해독 작용이 있고 알칼리성을 띤 조를 권한다. 밀을 비롯한 곡물순도 알칼리성이며, 찌면 식히는 성질이 약해진다. 끼니 중간에 갈증이 오면 물 혹은 곡물 음료를 마신다. 한 징후가 있는 사람은 계피, 생강 뿌리 같은 성질이 따뜻한 약초 차를 마셔도 좋다. 단식 중에 이용하기에 이상적인 빵은 미정제 곡물로 만든 전통적인 천연발효(사워도우) 빵과 발아 곡물로 만든 에세네파식 빵이다. 일주일에 하루이틀 동안의 빵과 물로 이루어진 곡물 단식은 유고슬라비아의 메주고레에서 있었던 '메주고레의 성모' 출현을 목격한 여러 아이를 통해 최근 세계에 알려졌다[2](메주고레에서 아이들에게 주어진 영성 회복의 메시지는 20세기 초에 프랑스의 루르드, 포르투갈의 파티마에서 계시된 메시지와 비슷하다).

요가 수행자들이 흔히 하는 녹두와 쌀 단식은 몸과 마음의 모든 측면에 미치는 균형 잡힌 효과 때문에 '신들의 음식'으로 일컬어진다. 녹두는 인체에서 독소를 몰아내는 작용을 하기 때문에 단식을 하는 동안 다른 콩들보다 더 귀하게 여겨진다. 녹두를 약간의 해초와 함께 익혀 먹으면 해독 작용이 더 강화된다. 여러 가지 곡물을 대신 쓸 수도 있다. 녹두와 곡물을 다른 끼니에 따로 먹으면 효과가 더 좋다. 이 경우에는 통상 하루의 마지막 끼니에 녹두 수프를 끓여 먹는다. 한한 사람은 조리의 마지막 20분 사이에 녹두에 덮히는 성질의 향신료를 첨가하면 그 식히는 성질을 누그러뜨릴 수 있다. 말린 통후추, 회향, 커민, 말린 생강 등을 이용하면 된다.

IV. 미세조류 단식

이것은 혈당 불균형과 그에 따른 당 탐닉이 있는 사람, 그리고 단식이 어려운 사람에게 좋은 단식법이다. 흔히 미세조류를 채소나 과일의 즙, 약초 차 또는 그 밖의 액체 단식과 조합한다. 미세조류를 익힌 곡물 또는 채소 단식에 포함하는 조합은 약간 몸이 허약하고 마른 체형인 사람에게 가장 안전한 단식법이다. 이 단식은 또 단식 중에도 바쁜 일과를 수행해야 하는 사람들에게도 적합하다. 이 단식법에서는 허기나 별다른 어려움을 겪지 않는다. 액체에 미세조류를 타서 하루 두세 차례 먹되, 매번 스피룰리나 5그램, 클로렐라 1.5그램, 아파니조메논 0.7그램 중 하나를 택해 먹는다. 기왕에 미세조류를 먹는 것이 습관화된 사람이 아니라면 단식 초기 3일 동안에는 이 양을 절반으로 줄여서 복용한다. 자신에게 가장 잘 맞는 미세조류가 어떤 것인지 확인하고 싶다면 16장 〈녹색 식품〉을 참조하라.

V. 완전 단식

아무것도 먹지 않는 완전 단식에서 오는 산소 충전은 수종, 칸디다균 과잉 증식, 과체중, 과잉 점액, 활력 저하 등 습 과잉인 사람에게 가장 알맞다. 완전 단식은 마른 체형이거나 열이 많은 사람에게는 적합하지 않다. 철저한 준비와 세심한 지도가 없는 상태에서 이러한 단식을 하루 반(36시간) 이상 지속하는 것은 대부분의 사람에게 위험하다. 이와 같은 단식은 대개 다른 단식이 여러 날 걸리는 일을 이 정도 시간에 완수한다. 36시간 동안 아무것도 먹거나 마시지 말아야 하며, 저녁 6시 또는 7시에 시작해 셋째 날 아침 일찍 끝낸다.

완전 단식은 방해 요인을 최소화한 가장 근본적인 단식이다. 일체의 고형 및 액상의 양분을 끊고 공기로만 버틴다. 따라서 이 단식은 실재의 궁극적이고 절대적인 본성에 대한 집중력을 최고로 높여주는 단식이다.

미국 원주민들은 4일간(96시간)의 완전 단식을 하는 관습이 있었다. 단식이 끝나면 3~4컵의 약초 차(페퍼민트가 좋다)를 마시고 구토를 한 뒤 땀굴*에서 땀을 뺐다. 구토는 위장 속의 독소를 배출하며, 땀 빼기는 피부 근처의 림프계에 쌓인 독소를 분비하는 데 도움을 준다. 여러 해에 걸쳐 우리는 캘리포니아 북부의 의례 장소들에서 수십 명도 넘는 사람들이 격리된 천막을 치고 이 4일간의 완전 기도단식을 성공적으로 수행하는 것을 보아왔다.

중동 지역의 한 고대 의례에는 고도로 훈련된 에세네파 사막 공동체의 최고위 인사들이 무려 40일간의 완전 단식을 수행하는 것이 포함되어 있었다. 이때 다른 에세네파 사람들도 40일 동안 단식을 했지만, 그들은 수분이 많은 과일(20일), 과일즙(10~17일), 물(3~10일)은 마실 수 있었다.[3] 단식 기간에 기도, 의례, 순수 채식으로 이루어진 생활이 모든 성원을 잘 준비시켰다. 에세네파는 예언자 엘리야에서 시작된 것으로 여겨지는데,[4] 그 성원들은 종종 120살이 넘을 정도로 장수를 누렸던 것으로 유명하다. 모세와 예수도 40일간의 완전 단식을 행했던 것으로 기록되어 있다.[5]

좋은 단식을 위해서는

A. 깨끗한 물과 음식을 먹어라. 병에 담긴 미정제 유기농 즙을 마셔도 되지만 더 좋은 것은 방금 짠 즙이다.

B. 음식을 아주 꼭꼭 씹어라. 침과 완전히 섞여 걸쭉해지도록 씹은 후에 삼켜야 한다.

C. 액체나 음식의 양은 단식 동안 뚜렷이 고양되는 직관에 따라 판단하면 된다. 그러나 홀푸드 과일, 채소 또는 곡물 단식을 할 때 만복감이 들 때까지 먹어서는 안 된다. 아주 심하게 배가 고프지 않은 한 하루에 2번 이상 먹지 않도록 하라.

---

* sweat lodge. 미국 원주민들이 종교적 이유로, 또는 머리를 맑게 하기 위해 뜨거운 돌에 물을 부어 땀을 빼는 데 썼던 통나무 구조물.—옮긴이

D. 정신적·육체적으로 충분한 휴식을 취하고, 몸을 따뜻하게 유지하라. 홀 푸드 채식 단식을 할 때는 춥다고 느껴지면 말린 통후추를 갈아 음식에 넣거나 말린 통후추, 말린 생강, 계피, 회향, 호로파, 로즈메리처럼 덥히는 성질이 있는 약초 차를 마셔라.

E. 예전에는 단식을 할 때 매일 관장을 했다. 관장은 소화가 느린 사람들에게 유익할 때가 많다. 그러나 곡물·채소·과일 단식을 하는 사람, 차·물 또는 즙 단식을 하는 사람에게는 더 유익하다. 단식을 하는 동안 생기는 두통은 장의 정체가 원인일 수 있다. 이때는 관장을 하면 빠르게 치유된다. 관장을 위해 깨끗한 물을 이용할 수 있다. 염소나 불소가 들어 있지 않은 물로 끓인 카밀러, 서양톱풀,* 개박하** 차를 이용하면 효과가 더 좋다. 그 밖에 정화에 도움을 주는 것으로는 목욕, 사우나 등이 있다. 대개 가벼운 업무는 해도 되지만 심한 노동은 피해야 한다. 액체 단식 또는 완전 단식을 하는 사람은 단식하는 동안 반응 속도가 느려지기 때문에 운전 등 정상적인 반사 반응이 필요한 업무나 기구 사용을 피해야 한다.

F. 장기 단식을 시도할 때는 반드시 먼저 짧은 단식을 여러 차례 수행해야 한다.

G. 단식 기간의 1/3(3일 단식이라면 1일)을 시작과 끝에 할애해 단식을 서서

---

* yarrow. 학명은 *Achilea milefolium.* 유럽이 원산지다. 속명인 'Achilea'는 그리스의 영웅 아킬레우스에서 나왔는데, 아킬레우스가 전투 중 부상을 당한 뒤 이 풀을 발라 상처를 치료했다고 한다. 관상용과 약용으로 재배되었으나 들로 퍼져 야생화했다. 동서양 모두에서 약재로 이용해 왔으며, 특히 동양의학에서는 생식·소화·해열·상처 치료 등의 약재로 쓰인다.—옮긴이

** catnip. 학명은 *Nepeta cataria.* 유럽·북미·서아시아·중국 원산의 박하류 허브로 다른 박하류와 달리 꽃이 아름다워 관상용으로도 많이 재배한다. 고양이가 물어뜯는다고 해서 이런 이름이 붙었다고 한다. 고대 로마에서 허브 차로 사용했다. 유럽에서도 홍차가 보급되기 이전에 차로 즐겨 마셨으며, 약초로도 이용해 왔다. 오늘날은 꽃과 잎으로 허브 차를 만들어 마시거나 다른 허브와 함께 입욕제 또는 포푸리(방향제 주머니)로 사용한다. 꽃은 최면 작용, 발한 작용, 해열 작용 등이 뛰어나다. 어린이 설사에 지사제로 사용하며, 불임증에도 효과가 있다.—옮긴이

청소하는 음식, 조성하는 음식	
단식 유형	**음식**
공기와 빛 ― 완전 단식	
액체	혈액을 정화하는 약초 차
	아파니조메논 음료
	보리순 또는 밀순 음료
	과일즙
	채소즙
	물 ― 정수한 물 또는 깨끗한 원천의 물
	스피룰리나 또는 클로렐라 음료
	채소육수
날음식 단식	과일
	새싹
	채소
익힌 음식 단식	찐 잎채소
	찐 뿌리채소
	곡물, 특히 쌀과 조
	콩, 특히 녹두
(단식을 하는 동안 금지되는 음식)	견과와 기름 많은 씨앗
	치즈
	생선
	붉은색 고기와 가금류
	달걀

↑

청소하는 작용이 강함
알칼리 생성

조성하는 작용이 강함
산 생성

↓

히 시작하고 서서히 마무리해야 한다. 말하자면, 이때는 자신이 시도한 단식법 바로 아래 수준의 단식에서 먹는 음식을 추가하는 것이다(위의 표 참조). 예컨대 채소즙 또는 과일즙 단식을 준비하거나 끝낼 때는 다른 음료, 생채소, 새싹, 익힌 채소를 선택할 수 있다. 또 생채소 단식을 시작하고 끝낼 때는 생채소와 익힌 채소, 새싹, 소량의 곡물을 포함할 수 있다. 곡물 단식은 곡물, 채소, 콩, 약간의 아몬드 등 전형적인 채식 음식과 (아마도)

요구르트와 같은 동물성 식품으로 시작하고 마무리할 수 있다. 모든 단식에서 마무리할 때의 가장 중요한 규칙은 과식하지 않는 것이다. 단식의 성패는 어떻게 마무리하느냐에 달려 있다. 왜냐하면 자칫 통제할 수 없는 식탐이 나타날 수 있기 때문이다. 단식을 하면서 배출된 과잉을 곧바로 다시 채워 넣는다면 당연히 효과를 기대하기 어렵다.

단식을 하는 이유

- 음식에 대한 감정적 집착을 극복하기 위해.
- 육체적·정신적 정체를 치유하기 위해. 그것들은 식욕부진, 무관심, 피로, 좌절감, 온갖 만성질환으로 나타난다.
- 건강해지기 위한 식단 전환을 하기 전에 몸을 정화하기 위해.
- 계절적 정화의 일환으로. 여름과 겨울 동안에 먹는 음식은 좀 극단적이다. 일부 사람들은 이 두 계절이 끝난 후에 단식을 하면 봄과 가을이라는 비교적 수월한 계절로 원만하게 이행할 수 있어서 좋다고 한다. 이를테면, 봄 단식은 몸에서 겨울의 무겁고 기름지고 짠 음식을 제거해 몸이 여름의 활동을 준비할 수 있도록 해준다. 가을 단식은 여름 동안에 먹은 과도하게 달고 식히는 성질의 음식 잔류물을 제거해 비축의 계절인 겨울을 맞을 준비를 해준다. 가을에 할 수 있는 적절한 치유 활동의 하나가 통곡 단식 또는 채소 단식이다. 섬유질이 많은 이러한 단식은 특히 대장에 이롭다(27장 〈금〉을 참조하라).
- 영적인 이유. 영적 수행, 기도, 명상의 강도를 높이기 위해. 결혼식이나 춘·추분절 등의 행사를 앞두거나 그 기간 동안. 또는 특정한 성일(聖日)을 기념하기 위해.
- 정신적 각성, 수면, 꿈을 개선하기 위해.

단식을 하지 말아야 할 때

- 추운 계절에 장기간의 단식은 해롭다.

- 심각한 신체적·정신적 퇴행이 있을 때는 의사나 그 밖의 자격 있는 건강 전문가의 도움 없이는 단식하지 말아야 한다.
- 굶주리거나 적절한 영양을 공급받지 못하고 있을 때.
- 임신 또는 수유 중일 때. 이때는 건강에 유익한 식단으로 자신의 몸에 영양분을 공급하는 것이 더 유익하다.

적절한 단식은 과잉으로 말미암은 모든 질환을 크게 치유하고 수명을 늘려준다는 사실이 밝혀졌다. 그러나 장기간의 단식은 경계해야 한다. 단식의 절차와 상관없이, 결정적으로 중요한 요소는 단식 동안의 태도와 깨달음, 그리고 깨달은 바를 일상의 일부로 삼겠다는 다짐이다.

영적 수행과 안거*를 위한 음식

어느 문화에서나 영적 수행을 뒷받침하기 위해 단식 또는 최소한 식단 제한을 이용해 왔다. 영적 훈련은 정신을 맑게 하고 몸에 에너지를 주기 때문에 단식과 모든 음식 선택이 훨씬 단순해진다. 한 가지 특별한 변화의 기회가 자신의 영적 본성의 구현에 집중하는 칩거 또는 그와 비슷한 행위다. 이럴 때 음식을 과도하게 강조해서는 안 된다. 그러나 그 전 과정에 도움을 줄 수 있는 음식 유형 또는 조리법이 있다. 다음의 지침은 동양의 전통을 바탕으로 한 것으로, 기본적으로 채식을 하는 모든 안거에 적용될 수 있다.

아마도 고대 인도철학의 세 가지 '구나'**는 음식을 의식과 연결할 때 사용

---

* 安居. 불교에서 승려들이 여름 3개월과 겨울 3개월 동안 한곳에 모여 외출을 금하고 수행하는 수행법. 남방의 상좌부 불교에서는 여름에 한 차례 안거를 행하는 반면에 북방의 대승불교에서는 여름과 겨울 각 3개월씩 하안거와 동안거를 행한다.—옮긴이
** guna. '성질'이라는 뜻으로, 한자로는 '덕' 또는 '공덕'으로 번역된다. 인도의 상키아 학파, 베단타 학파의 철학에서 프라크리티(근본 원리)를 구성하는 세 가지 요소인 라자스(동질), 타

하는 가장 중요한 지침일 것이다. 타마스는 어두운 성격 특징, 성급함, 퇴행성 질환으로 이어지는 감정 상태를 포함한다. 이러한 상태를 뒷받침하는 타마스 음식은 질이 나쁜 음식, 과도하게 익힌 음식, 심하게 가공된 음식, 상한 음식 등이다. 약물이나 호르몬 같은 비자연적 물질을 먹인 활력 없는 동물의 고기, 염장한 고기는 타마스 음식이다. 일반적으로 타마스 음식은 사람의 정신을 우울하게 한다.

라자스는 공격적이고 세속적인 사람들의 특징이다. 이들의 에너지는 영적 각성이 아니라 자극적인 음식에서 나온다. 라자스 음식은 반드시 그 질이 상당한 수준이어야 하고, 신선하게 준비해야 한다. 맛이 진하고, 풍부한 풍미 재료 및 향신료를 첨가해 잘 익힌 것이다. 하지만 라자스 음식은 극단적이지는 않다. 과도하게 자극적이고 심하게 익힌 음식은 타마스 음식이다. 라자스 고기는 방금 잡은 생선과 야생 짐승의 고기다.

사트바는 영적이고 학구적인 활동에 참여하고 있는 사람들의 필요를 표상한다. 이 범주에 속하는 음식은 북돋우는 쪽으로 의식에 특별한 영향을 미친다. 그러한 음식은 평형을 만들어낸다. 이것들은 몸의 에너지를 끌어내지도 않고, 정신에 과도하게 영향을 미치지도 않는다. 사트바 음식을 먹는 사람은 더 쉽게 내적인 인도에 따르게 되는데, 그것은 이러한 음식이 평화로운 정신을 고취하기 때문이다. 사트바 음식은 금방 다듬어 적절히 익히고 향신료와 소금을 과하게 사용하지 않은 음식이다. 방금 짠 우유, 과일, 곡물, 채소, 콩, 견과, 씨앗 등이 사트바 음식에 속한다. 어떻게 만들어졌는지도 중요하다. 예를 들면, 상업적으로 가공된 우유나 미리 익힌 통조림 식품은 결코 사트바 음식이 될 수 없다. 사트바에 대해서는 53장 〈요약〉을 참조하라.

오랜 명상과 긴 영적 수행이 결합되는 안거에서는 별도의 식단이 필요하다. 이때 우리 몸은 더 수축되고, 더 큰 내적 온기를 생성한다. 균형을 유지하고 집중력을 잃지 않기 위해서는 적절한 양의 액체와 식히는 음식을 섭취할 필

마스(암질), 사트바(명질)를 가리킨다.—옮긴이

요가 있다. 명상과 기도를 할 때는 소화흡수율이 크게 높아지므로 매우 단순한 음식만으로도 충분하다. 음식 조합의 계율을 글자 그대로 따르는 수행자는 많지 않을지 모르지만, 대개 단식이나 단순한 식사 계획을 실행하는 가운데 엇비슷한 원칙을 따르고 있다. 예컨대, 좌선을 할 때 선승들은 녹색 채소의 지상 부위를 최소량의 뿌리 및 콩과 함께 끓인 국과 곡물을 먹는다.

안거를 하면서 콩을 먹고 싶을 때 가장 유용한 것은 두부나 템페 형태의 대두 가공식품과 숙주다. 이것들은 몸에 다량의 체액(음)을 공급해 주며, 식히는 작용을 한다. 모든 곡물이 귀중한데, 특히 보리와 조는 몸의 수분을 유지하고 식히는 작용을 한다. 밀 역시 식히는 동시에 영혼을 고요하게 하고 굳세게 하며 심장과 마음을 튼튼하게 한다. 따라서 정신적 집중과 영적 각성을 뒷받침해 준다. 밀의 탁월한 형태는 익힌 발아 밀이다. 과일은 아침 또는 오후에 단독으로 끼니로 먹는 것이 가장 좋다. 우유 역시 단독으로 먹는 것이 이상적이다. 그러나 요구르트나 치즈와 같은 다른 유제품은 한 끼니에 감귤류와 함께 먹어도 좋다.

전통적인 승려들과 거의 모든 저명한 명상 스승들은 거의 전적으로 익힌 음식만 먹는다. 뜨겁고 건조한 지역에서 살았던 고대 에세네파 사람들조차 발아 밀을 햇볕에 가볍게 익혀서 먹었다. 날음식에 더 많은 영양소가 들어 있는 것은 사실이지만, 가볍게 익힌 음식에 비해 흡수되는 영양소는 적다. 동양의학에 따르면, 익힌 음식은 소화흡수와 영양소의 운반을 좋게 해준다. 영적구도자들에게 이것은 익힌 음식이 신경계와 호르몬 및 분비선 중추에 영양을 더 잘 공급해 준다는 것을 의미한다. 이러한 영양 공급이 없다면 의식이 쉽게 균형을 잃는다. 그러면 평화로운 마음이 깨지면서 자신의 진성(眞性)*(신)에 집중하기가 매우 어렵다. 고타마 붓다가《능엄경》에서 화를 피하기 위해 익

---

* 진리의 있는 그대로의 모습. 모든 현상세계의 존재는 끊임없이 변화하는 가운데 그 실상에는 항상 보편적이며 궁극적인 진리가 있으며, 그것을 진성이라고 한다. 또한 진성은 인간의 참된 근본 성품을 의미한다.—옮긴이

힌 음식을 먹도록 권한 것도 아마 이 때문일 것이다. 물론 이것은 날음식을 절대 먹지 말라는 뜻은 아니다. 익히지 않은 날음식은 그것이 필요한 과잉인 사람들에게 대단히 중요한 치료 작용을 한다. 고기와 가공 음식에 심하게 편중된 식사를 해온 사람은 대부분 이 범주에 속한다고 보면 된다. 따라서 안거에 참가한 미국인들과 유럽인들은 대개 약간의 날음식 또는 적어도 아주 가볍게 익힌 음식을 먹는 것이 균형을 찾는 데 도움이 된다.

추가로 고려해야 할 사항 가운데 하나는 소금, 기름, 독한 향신료와 같은 강한 식재료를 줄이거나 배제하는 것이다. 심하게 매운맛(양파, 파, 마늘, 리크, 스캘리언)과 더불어 심하게 익힌 음식은 과도한 욕구와 그에 따른 집중력 상실의 원인이 되므로 피하는 것이 좋다(5부 '식물성 식품의 조리법과 효능'에서 '양파 속 채소: 기본적인 치유 효능'(914쪽 이하)을 참조하라). 음식은 하루 한두 끼니만 먹는 것이 가장 좋다. 하지만 이따금 국물이나 약초 차가 끌릴 수는 있다. 원한다면 식사 중에 묵언하는 것도 좋다.

21장

어린이를 위한 음식

부모가 현명하고 성실한 사람이라면 아이를 채식주의자로 키울 수 있다. 그러면 정크푸드, 과도한 과자 섭취, 제멋대로 음식 고르기 등이 들어설 자리가 없다. 성장기 어린이에게는 장기를 튼튼하게 하고 신체의 건강과 정상적 발달을 유지하는 데 필요한 에너지를 얻기 위해 적절한 칼로리와 단백질이 필요하다.

좋은 식습관 길러주기

- 유아의 최초의 습관 가운데 상당수는 젖먹이 시절에 형성된다. 엄마가 평온하고 통곡을 먹으면 아기도 그 젖을 먹을 뿐 아니라 엄마와 엄마의 식단이 지닌 조화로움을 경험하게 된다. 중국 민간의학에서는 화난 엄마의 젖은 햇볕에 두면 자주색으로 마르고, 정상적인 젖은 흰색으로 마른다고 한다.
- 아기에게 준 최초의 고형 음식이 그 후 그 아이가 탐하는 것을 결정한다. 아기에게 맨 먼저 과자나 기름진 것, 또는 소금을 주면 그 아기는 평생 아주 달고, 기름지고, 짠 음식에 집착하게 된다.

- 젖을 뗀 후 엄마가 계속 좋은 식단을 먹으면, 아기도 엄마의 감각을 갖게 된다. 이런 아기는 장차 영양이 풍부한 홀푸드 쪽으로 쉽게 이끌린다.
- 아이들의 필요에 세심하게 관심을 기울이면서 스스로 식사 방식을 바꾸어라. 좀 더 자라면 바깥에서 직접 음식을 선택하도록 허용하고, 아이들이 자신이 먹는 음식 하나하나가 자신의 행동에 어떤 영향을 미치는지, 어떤 음식을 먹으면 아프고 어떤 음식을 먹으면 가뿐한지 스스로 확인하도록 도와주어라.
- 평화롭고 조화로운 환경 역시 아이의 식사에서 매우 중요한 요인일 때가 많다. 적어도 하루 한 끼는 정해진 시간에 함께 식사를 하면 가족이 안정된다. 저녁 식전에 손을 맞잡고 둥글게 모여 앉거나 적절한 노래를 골라 함께 부르며 주어진 음식에 감사하는 것도 아이의 인생에 커다란 의미를 더해주며, 음식에 대해 좋은 태도를 형성하는 데 큰 도움이 된다. 식사 시간에 우울한 분위기를 연출하거나, 언쟁이 생길 소지가 있는 화제나 분노를 식탁 위에 올려서는 안 된다.
- 아기 때부터 꼭꼭 씹어 먹도록 북돋우고, 최소한 음식이 침과 완전히 섞일 때까지 그 음식을 입에 넣고 있도록 해야 한다. 박자를 맞춰 함께 냠냠 씹으면서 놀이처럼 즐겨 보라.
- 흥분하거나 지쳐서 아이들에게 너무 많이 또는 너무 빨리 먹도록 다그치면 아이의 식성이 까다로워진다. 여유를 갖고 아이들이 배고픔을 느낄 때까지 쉬거나 놀도록 두어라. 이따금 끼니를 건너뛰어도 괜찮다. 걸음마 아기들은 위장이 작다. 조금씩 먹이고 필요하면 영양이 풍부한 간식을 먹이는 것이 가장 좋다.
- 때로는 음식이 너무 어설프거나 질척거리거나 밋밋한 경우가 있다. 음식을 더 매력 있고 맛있게 만들도록 애써 보라. 건강한 음식이라고 해서 아이들에게 먹기를 강요하지 말라. 아이들이 며칠씩 입맛을 잃곤 하는 것은 지극히 정상적이다.
- 음식에 대한 관심과 창의성을 자극하기 위해 아이들이 요리를 돕도록

하라(젓기, 재미난 모양으로 반죽 성형하기 등등). 중심이 되는 끼니를 가장 흥미롭고 의미 있게 만들어라.

- 접시에 조금씩 담고, 부족하면 더 달라고 하게 하거나 스스로 갖다 먹게 하라.

- 밥을 잘 먹었다거나 또는 어떤 행동에 대한 보상으로 아이들에게 과자를 주지 말라. 반대로 벌로 과자를 금지하는 것도 아이들이 과자는 특별하지만 금지된 음식이라는 생각을 갖게 만든다. 과자와 착한 행동을 연결하는 것은 아이들이 음식, 특히 단맛 음식을 생물학적인 발달이 아니라 감정적 자양으로 인식하게 만듦으로써 나중에 온갖 나쁜 식습관으로 이어지게 된다.

- 아이들에게 새로운 음식을 줄 때는 처음에는 조금씩 줘야 한다. 아이가 싫다고 떼를 쓰면 억지로 먹이려고 법석을 피우지 말고 조용히 다음에 더 적게 주어라(아마 당신은 어느 날 아이가 그 음식을 좋아하는 것을 보고 깜짝 놀라게 될 것이다).

- 친구나 가족이 아이에게 과자나 '정크 푸드'를 주게 하지 말고, 더 영양 많은 간식이나 디저트를 주도록 부탁해 두어라.

- 아이의 식사 방식이 바뀌는 것은 정상적인 발달 단계이거나 질환의 첫 징후다. 이때는 아이에게 단순한 음식을 주면서 그 시기가 지나갈 때까지 쉬게 하라. 전문가의 조언을 구하는 것도 좋다.

아기들을 위한 음식

갓 태어난 아기와 헤어져 있는 시간이 많은 '직장맘'이 등장하면서 아기의 건강을 위해 영양 공급을 소홀히 하지 않는 것이 무엇보다 중요해졌다. 유아의 영양과 관련해 잘못된 선택을 하게 되면, 건강하지 못한 아기로 인해 들여야 하는 추가 비용과 시간은 차치하고라도 그 아이가 평생 건강상의 문제를 안고 살 가능성이 커진다. 직장맘은 6개월에서 1년 정도는 일을 떠나 아기 옆에 있는 것이 현명하며, 재정적으로도 더 나은 선택일 수 있다. 다음은 아기를 먹이고 젖을 떼는 권장할 만한 방법이다.

생후 첫 6개월 동안 아기의 가장 이상적인 식단은 거의 언제나 엄마 젖이다. 6개월 되는 시점부터 채소나 그 밖의 음식을 퓌레로 만들어 먹이면 잘 받아먹는다. 식단에서 차지하는 모유의 비중이 점차 자연스럽게 줄어들어 돌 즈음에는 50%까지 떨어진다. 아기마다 차이가 있지만 생후 12~18개월 사이가 되면 젖은 여전히 중요하지만 그 비중이 식단의 25%까지 줄어든다. 18개월이 되면 대개 첫 어금니가 난다. 이것은 췌장의 효소들이 좀 더 효율적으로 생산되고 있다는 신호다. 그 후 6개월에 걸쳐 아기는 대개 젖을 덜 찾게 되면서 스스로 젖을 떼게 된다.

이 2년 시간표는 일반적인 것일 뿐이며, 그 과정은 아기의 발달 속도에 따라 크게 다르다. 어떤 아기들은 생후 6~8개월에 벌써 젖을 떼는가 하면, 어떤 아기들은 한사코 젖떼기를 거부하기도 한다. 오늘날에는 젖이 나오지 않는 엄마도 많고, 젖을 먹지 않으려는 아기도 많다. 아기가 젖을 거부하는 경우에는 엄마가 식단을 바꾸면 아기가 젖을 잘 먹을 때가 많다. 가장 간단한 변화는 식사에서 가짓수를 줄이고(19장 〈음식 조합〉을 참조하라), 정제 식품과 가공식품을 피하는 것이다.

아기의 젖 소화력을 높이기 위해 동양에서 쓰는 약재는 엿기름(발아 보리)으로, 이것을 이 장 뒤에서 설명하는 방법에 따라 준비한다(509쪽). 발아미를 대신 쓸 수도 있지만, 발아에 시간이 좀 더 오래 걸리며 효과도 약간 떨어진다(반드시 통보리를 써야 하며, 정맥, 즉 도정한 보리는 발아하지 않는다). 또 다른 약재는 볶은 쌀을 우린 곡차다. 냄비에 쌀을 넣고 짙은 갈색이 될 때까지 볶다가 그 3배 분량의 물을 붓고 20분간 끓인 뒤, 그 물을 하루 한두 차례 몇 십 그램씩 아기에게 먹인다.

모유를 먹일 수 없을 때

다음은 모유가 나오지 않거나 어떤 이유로 아기가 모유를 먹지 않을 때 선택할 수 있는 네 가지 방법이다.

1. 다른 엄마의 젖을 먹인다.
2. 산양유를 먹인다. 유기농으로 기른 염소젖이 좋다.
3. 최고 품질의 젖 대체물을 조제한다.
4. 미균질화 우유. 유기농으로 기른 소에게서 짠 우유가 좋다.

이 네 가지 선택지는 모두 대개 약간의 보완이 필요하다. 1번이 보완할 사항이 가장 적고, 2, 3, 4번으로 갈수록 보완할 것이 많아진다. 무엇을 보완해야 하는지는 아기의 나이에 따라 달라지며, 대두 가공식품·새싹·씨앗·견과·새싹 밀크·동물성 식품이 들어간다. 이에 대해서는 조금 뒤에 살펴볼 것이다. 위의 선택지들을 상호 보완적으로 이용할 수도 있다. 예컨대 유모의 젖이 모자랄 때 부족한 만큼 산양유로 보충할 수 있다. 동물의 젖을 이용할 때, 특히 우유를 이용할 때는 식단에 익힌 녹색 채소를 포함한다든가 하는 방법으로 엽록소를 보강하면 훨씬 좋다. 이 조합에 대해서는 15장 〈칼슘〉에서 설명한 바 있다(영아에게 먹일 때 채소는 반드시 즙을 짜서 먹여야 한다).

그러나 한 번에 여러 가지 음식을 섞어서 먹이는 것은 좋지 않다. 이것들을 돌려가며 먹이면 된다. 이를테면 모든 젖은 단독으로 먹여야 한다. 어린이, 특히 아기의 소화계는 매우 섬약하다. 영아들의 '발작'과 배앓이의 상당수는 나쁜 음식 조합에서 비롯된 것이다. 연령대와 상관없이 건강한 어린이들은 단순한 식사를 선호한다.

생유와 저온 살균* 우유

아유르베다에서는 신선한 우유를 사트바 음식으로 여기며, 의식의 발달을 돕는다고 한다. 이 고대 의술의 대가들에 따르면, 우유는 몸무게를 늘릴 필요가 있으면서 소화력이 튼튼한 사람들을 위한 음식이다. 더 나아가 몸에서 활용될 수 있으려면 그 질이 좋아야 한다. 가장 이상적인 것은 정성 들여 기른 소에게서 바로 짜서 균질 처리를 하지 않은 것을 적당량 먹는 것이다. 사람에 따라서는 우유를 소화하지 못하기도 하는데, 특히 아기들은 소화기관이 미성숙한 상태여서 그런 경우가 많다. 이 때문에 아유르베다에서는 흔히 우유를 끓인 뒤 카다멈, 생강, 강황, 육두구 같은 덥히는 성질의 향신료를 첨가해 소화 가능성을 높이도록 처방하곤 한다. 아기들에게 먹일 때 우유에 양파를 첨가해도 순하면서 비슷한 효과를 얻을 수 있다. 이렇게 하면 점액 생성이 줄고, 흡수율이 좋아진다.

영양학적 관점에서 보면 이로운 효소들이 다량 들어 있는 생유가 살균 우유보다 우월하다. 그러나 반드시 유해 미생물이 없는지 확인한 다음에 먹여야 한다. 약간이라도 의심스러울 때는 우유를 살짝 끓이는 것이 좋다. 이렇게 하면 살균이 될 뿐 아니라 저온 살균 처리를 견뎌낸 위험한 일부 미생물까지 제거할 수 있다. 얼른 끓였다가 식히면 영양소 손실을 최소화할 수 있다.

사람의 젖은 소젖에 비해 유장 단백질은 4배 이상, 카세인 단백질은 절반 정도가 함유되어 있다. 유장 단백질은 물에 녹으며, 소화가 매우 쉽다. 반면에 카세인 단백질은 물에 녹지 않으며, 따라서 잘 분해되지 않는다. 세계 여러 지역에서 깨끗한 우유까지도 재빨리 끓였다가 식혀서 먹는 데는 이것도 한 가지 이유일 것이다.

우유를 끓이면 단백질 사슬이 완전히 분해되어 흡수가 쉬워지고, 알레르

---

* 프랑스의 화학자이자 미생물학자인 루이 파스퇴르가 발견한 살균 처리 방법으로, 저온 살균법 혹은 파스퇴르법이라고 한다. 우유의 살균 처리에 주로 이용되는데, 60~70°C에서 30~40분간 가온하면 보통의 병원균은 모두 사멸된다.—옮긴이

기 반응이 줄어든다. 이런 우유는 모든 아기에게 안전하며, 소화력이 약한 어린이가 먹어도 탈이 없다. 저온 살균 처리는 끓는점 아래에서 하는데, 이렇게 하면 단백질 구조를 부분적으로만 파괴한다. 이렇게 단백질 사슬이 부분적으로 파괴된 우유는 오히려 소화하기가 더 어렵다.[1] 따라서 저온 살균 우유를 먹일 때는 재빨리 끓여서 단백질 사슬의 분해를 완결하는 것이 중요하다.

이에 반해 생산양유는 소화력이 약한 사람도 대부분 매우 쉽게 소화할 수 있는 형태를 띠고 있으며, 가열한다고 해서 더 좋아지지 않는다. 그러나 어떤 이유로 깨끗하지 않을 소지가 있다면 산양유도 끓여서 먹일 것을 권한다. 염소는 대개 건강하기 때문에 오염은 젖을 짠 뒤에 일어날 때가 많다.

균질화[*] 우유

한국전쟁 동안 군의관들은 일부 젊은 미군 병사들의 시신을 부검하면서 드러난 동맥 퇴적물과 퇴행을 보고 충격을 받았는데, 그것은 노인들에게서나 나타나는 현상으로 여겨졌기 때문이다.[2] 더 근래에는 세 살밖에 안 된 어린아이들의 동맥에서 다양한 정도의 지방성 퇴적물이 나타나고 있다. 일부 학자들은 균질화 우유가 이와 같은 혈관 퇴행에 모종의 역할을 할 가능성이 있는 것으로 본다.[3]

균질화는 밀크크림 속의 크산틴 옥시다아제라는 효소가 배설되지 않고 혈류 속으로 들어가게 한다. 이것은 일반적으로 일어나는 현상이다. 이 효소가 심장과 동맥으로 들어가면 혈관의 막을 손상시켜 흉터 조직을 만든다. 이 흉

---

[*] homogenization. 원래 우유 속의 지방구는 물보다 가벼워 그대로 두면 물 위로 떠올라 유장과 지방구가 분리된다. 이것은 우유의 유통기간을 떨어뜨리므로 시판되는 우유는 균질화 공정을 거친다. 균질화 공정은 지방구를 1μ 전후의 크기로 분쇄해 지방구가 우유 전체에 균질하게 분포하고 분리 현상이 일어나지 않도록 한다. 우유 가공 업체에서는 이 공정이 지방구의 크기를 줄임으로써 단백질의 소화를 용이하게 한다고 주장하지만, 이 책의 저자는 미세한 지방구가 소화되지 않은 채 혈관 속으로 흡수되면서 지방구 속에 들어 있는 크산틴 옥시다아제라는 효소가 혈관 벽을 손상시킬 위험성을 경고하고 있다.—옮긴이

터 위에 콜레스테롤이 쌓여 점차 동맥을 막아버리게 된다.[4]

아유르베다에는 균질화가 우유의 지방을 거의 소화가 되지 않도록 만든다는 통찰이 포함되어 있다. 이것을 먹으면 인체 내에 독성 잔류물인 아마(ama)가 형성된다는 것이다.[5]

유제품의 질

우유와 관련해서 고려해야 할 가장 중요한 쟁점 가운데 하나는 그 질이다. 오늘날의 동물 젖에는 대개 같은 양의 곡물이나 채소에 비해 400% 이상의 살충제 성분이 함유되어 있다. 사람의 젖, 특히 육식을 하는 사람의 젖에는 다른 동물의 젖보다 상당히 많은 잔류 살충제가 들어 있다.

고기, 달걀, 유제품을 목적으로 기르는 가축들에게는 농약을 뿌린 식물과 사료를 통해 섭취하는 살충제 외에도 날마다 성장과 우유 생산을 촉진하기 위한 많은 양의 호르몬과 질병을 예방하기 위한 항생제를 먹인다. 모유 검사를 마친 뒤 많은 어머니가 모유 속에 들어 있는 중금속, 스테로이드, 살충제, 항생제 수치를 안전한 수준까지 떨어뜨리기 위해 동물성 식품 섭취를 줄여야 한다는 조언을 의사들에게서 듣고 있다.[6]

동물의 젖 대 사람의 젖

약물이나 항생제를 쓰지 않고 농약을 사용하지 않은 사료와 먹이로 젖 생산 동물들을 기르고, 아이들이 알레르기 반응이나 점액성 반응이 없다면, 동물의 젖은 유익한 식단 보완재가 될 수 있다. 그러나 이것을 영아들을 위한 유일한 음식원으로 이용하는 것에 대해 우리는 약간의 유예를 두고 있다. 그것은 동물의 젖은 아기 동물의 골격과 몸집은 빠르게 성장시키는 대신 두뇌 발달은 비교적 느리게 성장시키도록 설계되어 있는 탓에 단백질 수치가 사람의 젖에 비해 현저히 높기 때문이다(송아지는 첫 6개월 동안 체중이 4배로 증가하는 반면에 영아의 체중은 2배 증가하는 데 그친다). 반면 모유에는 우유보다 4~5배의 리놀레산이 함유되어 있어서 신경계와 두뇌의 빠른 성장을 이끈다.*

우유

모유에 비해 우유는 젖당과 비타민 B_1, C, E, A가 부족하다. 또 미네랄이 3배나 되며, 각각의 비중에도 큰 차이가 난다. 예컨대 우유에는 인과 칼슘이 같은 양으로 들어 있지만, 모유에는 칼슘이 인보다 2.5배나 많다. 또 우유에 들어 있는 젖당의 유형인 알파-젖당은 아기의 장에 반드시 필요한 바실루스 비피두스균의 생태를 형성하지 못하게 만든다. 반면 모유에 들어 있는 베타-젖당은 바실루스 비피두스균의 증식을 촉진한다.

이 외에도 여러 차이점이 있는데, 그렇다고 해서 우유가 아무런 이점도 없다는 뜻은 아니다. 다만 완전한 대체재가 될 수 없다는 것은 명백하다. 그러므로 우유는 아기의 식단에서 부분적인 보완재 정도로 여겨야 한다는 것이다. 여러 동아시아 전통에 따르면 우유는 몸이 약하고 허할 때 그것을 보하는 음식으로 여겨졌으며, 마른 체형에 조 징후가 있는 사람들에게 유익한 것으로 여겨졌다. 하지만 이것들을 포함해 대부분의 목적에 우유보다 산양유가 우월하다.

산양유

산양유와 우유는 영양학적으로 몇 가지 유사한 특징이 있다. 그러나 맛, 미네랄 비중, 전반적인 화학적 특성에서 여러 가지 기본적인 질적 차이가 있다.

염소는 매우 깨끗한 동물이며, 기회만 있으면 대체로 현대인들의 몸에 부족한 미네랄과 그 밖의 영양소들이 풍부하게 들어 있는 온갖 넘불, 풀, 나무껍질 따위를 뜯어 먹는다. 예를 들면, 산양유는 최고의 불소 원천 가운데 하나로, 우유에 비해 무려 10배나 더 많다. 식단을 통해 섭취하는 불소는 면역 강화, 치아 보호, 뼈 강화 등을 돕는다. 그러나 저온 살균 처리를 하면 이 불소가 소실되어 버린다. 화학적으로 합성된 수돗물 속의 불화나트륨은 이와 같은 치유 효능이 없다.

여러 문화권에서 산양유는 몸이 약하거나 요양 중인 사람들을 위한 약으로 쓰여왔다. 특히 쇠약, 영양실조, 빈혈, 위궤양, 신경쇠약, 무력증의 치료에 쓰인다. 또 장 생태계를 비옥하게 함으로써 변비에 유익할 수 있다. 그리고 수렴하는 성질이 있어서 설사를 치료한다. 흔히 노소 모두에게 강장제로 쓰이며, 온전한 아기 음식으로 보편적으로 인정을 받아왔다.

모든 아기가 그런 것은 아니지만, 대부분의 아기는 산양유에 탈을 일으키지 않는다. 우유에 알레르기를 보이거나 심지어 모유를 먹고 탈이 나는 아이들도 대부분 산양유에는 문제를 보이지 않는다. 더러 정서적 혼란을 겪고 있거나, 화학 독소가 축적되어 있거나 또는 그 밖의 여러 이유로 균형을 잃은 상태에 있는 어머니의 젖보다 산양유를 더 잘 소화시키는 경우도 적지 않다. 우유에 비해 산양유가 갖는 한 가지 중요한 장점은 커드*가 더 말랑말랑하고, 지방 입자가 더 작다는 점이다. 산양유가 우유보다 소화가 훨씬 더 잘되는 것은 이 때문이다. 이 밖에도 다른 대부분의 측면에서도 산양유가 건강에 더 유익한 결과를 가져다준다. 얼굴색이 발그레하고 골격이 튼튼한 채식주의 아기들 가운데는 산양유와 그 가공품으로 식단을 보완한 경우가 많다. 산양유는 지방 구조의 특이성 때문에 자연 상태에서 이미 균질화되어 있다. 그런데도 시판 제품들은 저온 살균 처리를 하는 경우가 많다. 산양유의 이점을 극대화하기 위해서는 신선한 젖을 이용해야 한다. 치료 목적으로 쓸 때는 대개 젖을 짜서 식기 전에 바로 마시는 것이 가장 좋다.

모유

엄마 젖을 먹일 수 없거나 먹지 못하는 경우에 대개 산양유로 아기의 식단을 보완할 수 있다. 그러나 엄마의 젖에는 동물의 젖이나 모유 대체재에서는 찾을 수 없는 특별한 요소들이 있다. 적절한 모유를 먹은 아기들은 영아사망률이 더 낮으며, 면역력이 더 강하고, 전반적으로 병을 덜 앓는다는 것이 수많은 연구에서 밝혀졌다.[7]

---

* curd. 우유가 산이나 응유효소에 의해 응고된 것을 가리키는 말로 치즈를 만들 때 쓰이는 용어다.—옮긴이

엄마가 출산 후 첫 몇 개월 동안에도 일을 하기로 결정했다면, 아침에 손이나 젖 짜개를 이용해 젖을 짜서 서늘하게 보관해 두었다가 낮 동안에 먹이면 된다. 또 엄마가 여러 날 아기와 떨어져 있어야 할 때에도 매일 남는 젖을 모아 밀폐된 용기에 담아 얼려 두었다가 쓰면 된다. 냉동 온도 이상에서는 하루 남짓이면 젖이 상해 버린다. 모유를 짜서 병에 담아 두었다가 먹이면 엄마의 젖꼭지에서 직접 빨아먹는 것보다 효능이 떨어진다는 주장이 있긴 하지만,[8] 그럼에도 병으로 모유를 먹는 것이 병에 담긴 동물의 젖이나 모유 대체재를 먹는 것보다는 훨씬 나은 것이 분명하다.

발효 유제품

출생 직후부터 7세(여아) 또는 8세(남아)가 될 때까지 대부분의 어린이는 위장에서 레닌*이라는 효소가 분비된다. 이 효소는 젖을 응고시켜 소화 과정을 돕는다. 레닌이 분비되지 않으면 대부분의 사람이 젖에 알레르기 반응을 보인다. 하지만 버터밀크, 케피르, 요구르트, 코티지치즈 등 삭힌 유제품은 삭히는 과정에 참여하는 박테리아들의 작용으로 이미 사전 대사가 이루어진 상태이므로 레닌이 없거나 부족한 사람도 대부분 잘 소화한다. 그뿐 아니라 삭히는 동안 다른 성질들도 변화를 겪는다. 예컨대 젖당이 젖산으로 전환되며, 카세인 단백질**은 부분적으로 분해된다. 많은 사람, 특히 유제품이 흔하지 않은 문화권의 사람들은 젖당 과민증이 있는데, 이들도 발효시킨 우유는 잘 소화하는 경우가 많다(물론 알려지지 않은 과민증 인자가 존재할 수도 있다). 좀 더 자란 어린이나 성인이 유제품을 사용해야 하는 경우에는 우리는 거의 언제나 발효시키거나 삭힌 생유 제품을 권장한다. 북유럽을 비롯해 오랜 세월 우유가 식

---

* rennin. 유즙 속의 단백질(카세인)을 분해해 커드가 형성되게 하는 효소. 응유효소라고도 한다.—옮긴이
** cassein. 우유 속에 약 3% 함유되어 있으면서, 우유에 함유된 단백질의 약 80%를 차지한다.—옮긴이

단의 중요한 요소였던 지역 출신의 사람들은 대체로 유제품에 과민증이 없다.

유제품 요약

- 아기의 영양을 위해서는 모유가 거의 언제나 다른 동물의 젖이나 모유 대체재보다 우월하다.
- 과용하지만 않는다면 동물의 젖이나 그 가공품이 어린이와 아기에게 유익할 수 있다. 다만, 저지방 유제품은 피해야 한다. 전지 유제품이 지용성인 비타민 A와 D의 활용을 돕는다. 이 비타민들은 뼈의 발달과 유지를 돕는다.
- 우유는 같은 끼니 내에서는 다른 음식들과 잘 조합되지 않는다. 단독으로 먹는 것이 가장 좋으며, 차게 마셔서는 안 된다.
- 녹색 채소와 같은 엽록소 식품은 유제품의 효용성을 높인다.
- 유기농법으로 기른 동물에게서 짠 생유가 가장 좋다. 이 생유를 재빨리 끓였다가 식히면 흡수율이 높아지고, 영아들의 과민반응이 줄어들고 더 안전하며, 몸이 약하고 소화력이 약한 아이도 비교적 잘 마신다. 약간의 향신료(생강, 강황, 카다멈 등)를 첨가하거나, 혹은 영아들인 경우 양파를 넣고 낮은 온도에서 끓여도 소화흡수율이 좋아진다.
- 시판하는 가열살균 우유 역시 끓여야 하며, 균질화 우유는 피해야 한다.
- 우유 과민증을 보이는 어린이도 발효하거나 삭힌 유제품은 좀 더 쉽게 소화하며, 7세 이상의 모든 이도 마찬가지다.
- 산양유가 우유보다 대체로 훨씬 더 건강에 이롭다.
- 우유에 알레르기가 있거나 점액 문제가 있는 어린이는 유제품을 피해야 한다.

식품군과 비율

생후 6개월 무렵부터 대체로 젖 섭취량이 줄기 시작한다. 이때부터 18개월이될 때까지 젖과 함께 먹기에 가장 좋은 음식은 복합탄수화물 비중이 낮은 것들이다. 다음은 그 예다.

1. 곡물, 콩, 기타 씨앗의 새싹(이것들의 탄수화물은 당으로 전환된 상태다).

2. 새싹, 씨앗, 견과로 만든 밀크. 만드는 법은 아래의 '새싹 시리얼 또는 새싹 밀크'와 48장 〈곡물과 씨앗 밀크〉에 나와 있다.

3. 채소즙, 특히 당근즙(당근의 복합탄수화물은 섬유질에 있다), 저전분 채소, 소량의 해초.

4. 템페, 낫토, 두유를 비롯한 대두 가공식품.

5. 과일, 아보카도, 소량의 과일즙.

18개월 미만의 영아를 위해서는 채소, 새싹, 대두 가공식품, 과일 같은 고형 음식은 익혀서 퓌레를 만들어 먹이는 것이 가장 좋으며, 필요하면 물에 희석해도 좋다. 두부와 템페는 뭉근히 삶아서 아주 잘 익혀 먹어야 한다. 과일, 특히 감귤류 과일을 너무 많이 먹이면 소화력이 약해질 수 있다. 실 징후(발그레한 안색, 거센 울음, 두터운 설태)가 뚜렷할 때는 생즙을 규칙적으로 먹이는 것이 가장 좋다.

더러 발아시키지 않은 곡물이나 그 밖의 고(高)전분 식품에 집착할 때가 있는데, 이것들은 다음의 지침에 따라 준비하면 된다. 18개월 이하의 아기들에게는 이 음식들을 미리 씹어서 먹이는 것이 훨씬 효과적이다.

18개월이 지나면(첫 어금니가 나면) 미발아 곡물, 콩, 전분 채소를 슬슬 식단에 포함시킬 수 있다. 곡물이나 콩은 적어도 발아 과정이 시작되어 피트산이 제거될 때까지는 물에 미리 불려 두었다가 익히는 것이 중요하다. 피트산은 영아들의 몸에서 귀중한 미네랄들을 제거한다. 앞에서 설명한 점진적인 젖떼기 과정을 거치고 있는 18개월 이상의 아기들에게는 다음과 같은 음식들이 가장 좋다. 물론 이 음식들은 젖떼기를 하고 있는 다른 연령대의 아이들이나 또는 그런 음식들을 비교적 빠르게 원하는 아기들에게도 알맞다.

이유기의 아이들과 그 시기를 지난 아기들을 위한 음식

권장 섭취 비율

곡물과 시리얼 40~60%

채소 20~40%

콩류(콩, 완두콩, 렌즈콩, 발효 대두 가공식품), 유제품, 기타 동물성 식품 5~10%

과일 5~10%

해초, 견과, 씨앗 약간

채소, 콩, 씨앗, 해초는 반드시 아주 무를 때까지 익힌 뒤 으깨거나, 어른이 걸쭉하거나 유동체가 될 때까지 씹어서 먹여야 한다. 아기가 더 자라서 스스로 씹을 수 있게 되면 덜 익히거나 덜 으깨도 된다.

시리얼 또는 밀크 만드는 법

곡물 시리얼		곡물/씨앗/해초 시리얼	
각각 1/3:	현미	통귀리 그로트 또는	
	찹쌀현미	현미	90%
	귀리가루, 조, 카무트, 또는	참깨 또는 아몬드	5%
	퀴노아	미역	5%

둘 다 모든 재료를 6시간 이상 물에 불리고, 불린 물은 버린다. 미역이 들어가는 조리법에서는 미역은 따로 불려서 1인치 크기로 네 조각으로 자르고, 불린 물은 다른 요리의 맛을 내는 데 쓴다. 곡물 1컵당 물 6~7컵을 붓는다. 재료를 거의 끓기 직전까지 끓이다가 불을 낮추고 뚜껑을 닫은 상태에서 2~3시간 또는 아주 약한 불에서 밤새 뭉근히 끓인다. 이것을 크림이나 우유처럼 되도록 으깬다.

곡물 밀크: 우유처럼 된 액체를 면 보자기 위에 붓고 짠다(시리얼 찌꺼기를 버리지 말라). 필요하면 물을 추가한다.

변주: 가끔 쌀물엿이나 엿기름을 첨가한다.

새싹 시리얼 또는 새싹 밀크: 아기 식사용으로는 밀, 렌즈콩, 녹두, 또는 보리순을 물을 약간 붓고 섞어서 갈거나 퓌레로 만든다.

밀크로 만들 때는 물 또는 밀순 우린 물(48장 〈곡물과 씨앗 밀크〉에서 설명한다)에 새싹을 넣고 간 뒤 면 보자기로 거른다. 새싹 밀크를 만드는 또 한 가지 방법은 먼저 새싹으로 즙을 낸 뒤 원하는 농도로 물 또는 밀순 우린 물을 첨가하는 것이다. 새싹은 비타민·미네랄·효소의 비중이 높으며, 아기와 어린이의 빠른 성장을 두루 뒷받침한다. 봄과 여름에는 자주 먹이고 가을과 겨울에는 횟수를 줄인다. 또 몸이 약하고, 창백하고 수동적인 (허한) 어린이와 영아는 양을 줄여 먹인다. 특히 알팔파 새싹은 몸이 약한 아이가 먹기에는 식히고 정화하는 작용이 너무 강하다. 새싹 기르는 법에 대해서는 5부 '식물성 식품의 효능과 조리법'의 40장 〈새싹〉을 참조하라.

동물성 식품의 질

지난 20년 동안 수많은 연구에서 (앞에서 언급했듯이) 채식 음식이 대체로 유제품보다 살충제와 제초제 잔류물을 훨씬 적게 함유하고 있다는 사실이 드러났다. 그 양은 육류, 생선, 가금류의 1/10도 되지 않는다.[9] 또 식물성 식품에는 시판되는 동물성 식품에 넘쳐나는 호르몬, 항생제, 그 밖의 약물들이 사실상 전혀 없다고 봐도 된다.

어린이들은 매우 역동적인 성장 과정에 있으며, 따라서 앞으로의 인생 전체를 떠받칠 건강한 생물학적 토대를 조성하기 위해서는 가장 깨끗한 음식을 먹이는 것이 무엇보다 우선되어야 한다. 상대적으로 깨끗한 동물성 식품을 구할 수 있다손 치더라도 고기 섭취에 따른 점액 과다와 요산 같은 부산물이 문제가 될 수 있다. 따라서 식물왕국에서 얻은 홀푸드가 아이들 식단의 대부분을 차지하게 해야 한다.

채식하는 어린이

순수한 채식주의 식단만으로도 필요한 모든 영양소—단백질, 지방, 칼로리, 미네랄, 비타민, 효소 등등—를 넘치도록 얻을 수 있다. 그런데 딱 한 가지 예외가 있으니 바로 B_{12}다(9장 〈단백질과 비타민 B_{12}〉를 참조하라). 일주일에 50마이크로그램 비타민 B_{12} 정제 한 알만 먹이면 채식 아동의 비타민 B_{12} 결핍을 예방할 수 있다.

어린이의 식단에 흔히 포함되는 음식들 가운데 영양소 흡수를 억제하는 것이 여럿 있는데, 뒤에 나오는 '주의가 필요한 식품'(517~520쪽)에 그 목록이 실려 있다. 어린이의 식단과 관련해서는 나쁜 음식들 외에도 특별히 주의를 요하는 요소가 몇 가지 있다.

첫째, 어린이의 소화계는 24개월이 될 때까지 매우 미성숙한 상태여서 단백질이나 탄수화물을 성인만큼 효율적으로 흡수하지 못한다.

둘째, 어린이, 특히 영아는 곡물·콩·채소와 같은 기본적인 채식 음식을 원활하게 흡수할 수 있을 만큼 제대로 씹지 못한다.

셋째, 서구와 같이 고도로 발달한 나라에 사는 대부분의 어린이는 그 선조들이 동물성 식품을 다량 섭취한 내력을 가지고 있기 때문에 급속한 성장과 발달을 위해 엄청난 영양학적 연료가 필요한 시기에 완전한 채식 식단에 적응하는 데 생물학적으로 어려움을 겪을 수 있다. 그런데도 대부분의 어린이는 제대로 조리하기만 하면(이를테면, 매우 어린 아이를 위해서는 퓌레로 만든다든지 하는) 질 좋은 홀푸드로 구성된 채식 식단만으로도 잘 자란다.

이러한 세 가지 이유 때문에 거의 모든 채식 어린이는 젖을 뗀 뒤 얼마간 약간의 동물성 식품을 섭취할 필요가 있다. 산양유와 그 가공식품, 또는 질 좋은 유제품을 규칙적으로 섭취하는 정도면 채식 어린이의 발달을 완벽히 뒷받침하고자 하는 목적으로는 충분하다. 유제품에 과민반응을 보이는 어린이가 결핍증이 생기면 특별히 영양분이 풍부한 식물성 또는 동물성 식품이 필요할 수 있다.

결핍증의 예방과 치료를 위한 음식

아이가 결핍증(허증)을 보이면, 다시 말해 안색이 창백하고, 허약하고, 마른 체형이고, 활동적이지 않고, 성장이 더디면 식단을 바꾸는 것이 도움이 될 수 있다. 허증인 아기가 모유 수유를 하고 있다면, 엄마가 자신의 영양 상태를 비롯한 생활 속의 여러 요소를 개선해 전반적인 건강 상태를 개선해야 한다.

어린이의 허증은 보통 아유르베다에서 말하는 인체의 정수인 오자스의 부족과 관련이 있다. 오자스는 생명이 시작되는 시점부터 면역력, 힘, 지적 발달을 제공한다. 엄마의 오자스가 태내에서 보내는 마지막 2개월 동안 어린 태아에 의해 흡수되므로, 미숙아는 종종 오자스 결핍 상태가 된다. 출생 이후 가장 훌륭한 오자스 공급원은 엄마의 젖이다. 기(투명버터)와 아몬드도 이 정수를 강화한다. 오자스의 강화는 점진적으로 이루어진다. 면역력과 힘이 부족한 어린이를 위한 보충제로는, 일주일에 몇 차례 투명버터(기) 1티스푼가량 그리고/또는 아몬드밀크 몇 십 그램을 음식과 함께 먹으면 좋다('찾아보기'에서 '기'와 '아몬드밀크' 항목을 찾아 보면 그 조리법을 쉽게 찾을 수 있다). 오자스가 개선되면 인체 내에서 다른 강장 식품의 효용성도 좋아진다.

생선과 자연적인 방법으로 기른 가금류와 그 밖의 고기도 소량으로 섭취하면 허증을 극복하는 유용한 강장제가 될 수 있다. 하지만 이 장 전체에서 언급하고 있는 이유들 때문에 유제품, 식물, 그 밖의 풍부한 미생물 원천을 통해 기본적인 영양 공급이 이루어질 때 아이가 더 잘 자랄 수 있다.

다음에 실린 식물성 음식은 부적절한 식단과 관계 있는 전반적인 어린이(성인들에게도)의 허증 치료에 도움을 준다. 물론 다른 접근법도 많다. 이러한 음식들의 주된 용도 가운데 하나는 허증인 어린이들만이 아니라 모든 어린이들에게서 동물성 식품의 필요 자체를 줄이는 것이다.

다음의 음식은 어느 것도 영유아의 유일한 영양 공급원이어서는 안 된다. 이것들은 균형 잡힌 식단의 일부로 의도된 것이다. 결핍증에 쓸 때는 제시한 양을 규칙적으로 먹일 때 가장 효과가 좋다. 이 식품들에 대한 더 많은 정보는 9장 〈단백질과 비타민 B12〉와 5부 '식물성 식품의 조리법과 효능'에서 찾을 수 있다.

대두

대두 가공식품은 서구에서 영아 양양실조에 흔히 쓰이는데, 질이 떨어지는 두유나 영아용 혼합식의 형태가 주를 이룬다. 하지만 대두는 단백질과 칼슘의 훌륭한 공급원이며, 또 필수지방산인 알파리놀렌산의 몇 안 되는 중요하면서도 흔한 식물성 원천 가운데 하나다. 이 지방산은 대사되어 DHA로 전환되었을 때 뇌 구조의 발달에 매우 중요한 성분이며, 생애 첫 몇 년 동안 반드시 적절히 공급되어야 한다(이 지방산에 대해서는 10장 〈기름과 지방〉을 참조하라). 대두는 식히는 성질이 있으며, 반드시 다른 음식과 함께 먹어야 한다. 그렇지 않으면 신장-부신의 기능을 약화시키고, 더 나아가 정상적인 성장을 억제한다. 대두는 강한 알칼리성이며, 소화가 어려울 수 있다.

템페, 미소, 낫토* 등의 대두 발효 식품은 식히는 성질이 덜하며 소화도 더 잘된다. 미소는 대두의 다른 영양소에 더해 귀중한 효소들을 가지고 있다. 그러나 소금 비중이 높아 어린이에게는 특히 소량으로 써야 한다. 두유, 영아용 대두 혼합식, 대두 단백질 농축물 등과 같은 대표적인 대두 가공식품들 가운데 상당수는 홀푸드가 아니며, 변성된 단백질을 가지고 있다. 따라서 이것들은 어린이에게 건강한 음식이라고 볼 수 없다. 두부는 신장-부신을 차게 하는 성질이 있으므로, 반드시 조금씩 절제해서 써야 한다.

미세조류

멕시코의 대학과 정부에서 진행한 연구에서 스피룰리나가 영아 영양실조에 도움을 준다는 사실이 밝혀졌다. 마찬가지로 중국에서도 스피룰리나를 허증에 써서 효과를 보았다. 또 10장 〈기름과 지방〉에서 언급했던 존 맥밀린 박사

---

* 대두를 삶아 발효시킨 일본 전통 음식.—옮긴이

는 스피룰리나를 생선과 함께 써서 최악의 어린이 영양실조를 고치는 데 큰 성공을 거두었다.

결핍증의 치료와 관련해 영양 측면에서 스피룰리나의 가장 뚜렷한 특징은 이례적으로 높은 감마리놀렌산 수치다. 스피룰리나는 또한 상당한 양의 오메가−3 알파리놀렌산을 함유한다. 감마리놀렌산은 성장과 발달에 매우 중요하며, 모유에서 가장 풍부하게 발견된다. 스피룰리나는 모유 다음으로 감마리놀렌산 비중이 높은 홀푸드 원천이다. 우리는 영아기 때의 영양 부족으로 제대로 이루어지지 못한 호르몬계 및 두뇌 발달을 보강할 목적으로 가끔 모유를 먹은 적이 없는 사람들에게 스피룰리나를 권장하기도 한다.

미세조류인 클로렐라는 결핍증과 영아 영양실조에도 유용하다. 거기에는 스피룰리나와 똑같은 영양소들이 많이 들어 있지만, 식히고 정화하는 성질이 조금 덜하기 때문에 극도로 몸이 약하고 야윈 아이에게는 더 낫다.

아파니조메논은 맛이 쓰고 정화 작용이 강한 미세조류이며, 따라서 허증에 쓰기에는 적당하지 않다. 미세조류의 영양 가치에 대해서는 16장 〈녹색 식품〉을 참조하라.

미세조류와 대두의 섭취량: 돌 이전의 아기에게는 스피룰리나 1/2티스푼(1.2그램) 또는 클로렐라 1/4티스푼(0.6그램)을 1일 2회, 흰 미소 1/8티스푼을 1일 1회, 템페 또는 낫토 15그램을 1일 1회 먹일 수 있다. 아기가 18개월이 되면 이 양을 2배로 늘려도 된다. 심한 허증인 경우에는 1회 섭취량은 늘이지 않으면서 횟수를 늘리는 방식으로 전체 섭취량을 늘리면 된다. 7세 이상의 어린이에게는 스피룰리나는 최대량인 1스푼(7.5그램), 클로렐라는 1.5티스푼(4그램)을 1일 1회, 미소 1티스푼과 템페 또는 낫토 100그램을 1일 1회 먹일 수 있다.

템페와 낫토는 반드시 익혀서 먹여야 하는데, 뚜껑을 닫은 채로 20분간 낮은 불에서 익히는 것이 좋다. 영아를 위해서는 이렇게 끓인 것을 퓌레로 만들어 다른 음식 또는 액체와 섞어서 먹인다. 흡수율을 최대로 높이려면 먼저 미소와 미세조류를 약간의 따뜻한 물에 이긴 뒤 이것을 다른 음식이나 음료와 혼합한다. 이것들을 포함해서 모든 보충제는 1주일에 최대 6일만 사용한다.

아마란스와 퀴노아

말려서 분말로 만든 아마란스 새싹은 현재 멕시코에서 유아식에 이용되고 있다. 아마란스와 퀴노아 알곡은 둘 다 우유보다 칼슘과 단백질이 더 많이 들어 있다(5부 '식물성 식품의 조리법과 효능'의 35장 〈곡물〉에 아마란스와 퀴노아에 관한 자세한 설명이 있다). 이것들을 밀을 비롯한 다른 곡물들과 조합하면 고기보다 더 고도의 아미노산 프로필을 구성할 수 있다. 아마란스와 퀴노아를 이용해 시리얼이나 곡물 밀크를 만들면 높은 수준의 균형 잡힌 영양분을 얻을 수 있다. 새싹의 발아 속도는 품종과 씨앗이 묵은 정도에 따라 달라진다. 이 곡물들은 약간 쓴맛이 나며, 그래서 허증이 있는 사람에게 단독으로 쓰기에는 적합하지 않다. 하지만 발아가 되면 이 쓴맛이 줄어든다. 발아시킬 형편이 되지 못할 때에는 쌀이나 귀리, 찹쌀, 보리 등 단맛의 다른 곡물들과 항상 조합해서 쓸 것을 권한다. 만약 이렇게 조합해도 아이의 입에 너무 쓰다면 쌀물엿을 약간 넣을 수도 있다.

● ○ ●

어린이의 허증을 극복하는 데 결정적으로 중요한 몇 가지 행동이 있다. 예를 들면, 허증이 있는 어머니는 음식을 꼭꼭 씹어 먹는 것만으로도 건강이 크게 호전되는 경우가 종종 있다. 또 그 어머니가 미리 잘 씹어서 아기에게 먹이는 때가 있는데, 곱게 으깨지 않은 음식을 아기에게 먹일 때는 반드시 그렇게 해야 한다. 씹어서 먹이면 영양분 흡수가 크게 향상된다.

로열젤리와 그 밖의 동물성 식품

적절한 방법으로 먹였는데도 식물의 영양만으로 어린이의 허증을 고치는 데 실패했다면, 동물성 식품을 시도해 보게 된다. 이때 가장 먼저 떠오르는 것이 앞에서 언급했던 산양유를 비롯한 동물 젖을 이용한 유제품이다. 하지만 이것들을 이용할 수 없는 형편일 때는 다른 동물성 식품이 도움이 될 수 있다.

로열젤리는 보통의 일벌을 여왕벌로 변모시키는 음식으로, 로열젤리를 먹은 벌은 수명이 20배나 늘어난다. 로열젤리가 모든 음식들 가운데서 최고로 완전한 영양을 갖추고 있다고 여기는 것은 이 때문이다. 로열젤리는 성장과 발달을 촉진하며, 영아 영양실조를 포함해 영양실조 전반에 두루 쓰인다. 다양한 형태의 시판 제품이 나와 있는데, 영아에게는 1일 50밀리그램까지 먹일 수 있다. 이 정도 양이면 거의 모든 형태의 허증에 유익하다. 어린이의 경우, 섭취량은 체중 22.5킬로그램당 75밀리그램이다. 일부 로열젤리 제품 중에는 인삼을 넣은 것도 있는데, 이런 제품은 어린이가 먹기에는 너무 강하므로 피해야 한다.

옛 방식에 입각한 한 가지 아이디어가 영양학자들과 그 가치를 알고 있는 일부 사람들에 의해 지금도 통용되고 있다. 그것은 아기나 어린이에게 소화가 쉽지 않은 살코기를 주지 않고도 동물성 식품의 영양 진수를 뽑아내 활용하는 방법이다. 그것은 유기농법으로 기른 동물(가금류가 좋다)의 뼈를 부숴 끓는점 바로 아래에서 18시간 동안 고는 것이다. 물은 필요한 만큼 부으면 된다. 뿌리채소를 넣어도 된다. 당근, 셀러리, 호박, 비트처럼 살짝 신맛이 나는 채소는 뼈와 골수에서 국물 속으로 미네랄과 그 밖의 영양소들을 추출하는 데 도움을 준다. 사과식초나 레몬즙 1스푼을 넣어도 같은 효과가 있다. 푹 곤 뒤 뼈를 걸러낸 국물은 단독으로 먹어도 되고, 다른 음식을 만들 때 육수로 이용해도 된다.

이런 곰국의 이점은 골수에서 나온 독특한 영양분으로, 동양에서는 이것이 성장과 발달을 촉진하는 것으로 알려져 있다. 뼈와 채소로 만든 이 곰국을 '장수국'이라고 부르기도 한다. 이러한 관행의 역사적 선배들은 대부분의 전통문화에 두루 존재했다. 아메리카 원주민들 사이에도 그런 관행이 있었는데, 그들은 아이들에게 뼈를 줘 골수를 빨아먹게 했다. 윤리적인 이유로 채식을 하는 사람들도 이런 행위는 동물의 생명을 빼앗는 것과 직접 관련이 없는 것으로 받아들일 수 있는데, 왜냐하면 그렇지 않으면 버려졌을 뼈를 활용하는 것이기 때문이다. 한 가지 주의해야 할 점은 자동차 폐기물이나 그 밖의 오염원들로 말미암아 납이 축적되어 있는 지역에서 기른 동물은 절대로 피해야 한다는 것이다. 납은 뼈와 동물의 골수에 쌓이기 때문이다. 오늘날에는 그 어느 때보다도 아이에게 줄 음식의 생산지를 정확히 파악하는 것이 중요하다.

골수에서 가장 중요한 영양소 가운데 하나는 오메가-3 지방산인 DHA로, 이것은 영아의 두뇌, 눈, 기타 기관들의 발달에 필수적이다. 우리는 10장 〈기름과 지방〉에서 오늘날의 엄마와 아기들 가운데 오메가-3가 부족한 사례가 많다는 사실을 알았다. 일부 생선과 아마씨에서 추출한 기름은 이 지방산의 가장 대표적인 원천이다. 1940년대에 어린이들에게 처음 제공된 '비타민 보충제'가 바로 약 10방울 남짓 되는 대구 간 기름이었다. 오늘날에도 감기, 독감, 그 밖의 감염성 질환을 자주 앓는 허약한 영아와 어린이에게 흔히 이 기름을 먹인다. 또한 대구 간 기름은 소화계를 비롯한 여러 인체 조직의 과민증과 더불어 오래가는 배앓이를 치료한다. 이 기름 속의 오메가-3 지방산, 비타민 A와 D, 그 밖의 영양소는 신경, 두뇌, 골 조직 형성에 도움을 줄 뿐 아니라 모든 세포와 그 세포들의 면역력을 강화한다. 조산아와 혼합식을 먹이는 아기들에게는 필수적인 보충제로 간주되고 있다.

모유 수유 중이라면 엄마가 결핍증이 있는 아기를 위해 대구 간 기름을 섭취할 수도 있다. 태아와 신생아 시기의 뚜렷한 결핍증에 대해서는 생선 기름이 오메가-3 식물성 기름보다 더 좋은 것으로 여겨지고 있다. 오메가-3 식물성 기름만으로는 DHA를 충분히 공급받지 못할 수도 있기 때문이다. 마찬가지로 영아들도 생후 첫 몇 개월 동안에는 식물성 오메가-3 원천으로부터 충분한 양의 DHA를 얻지 못할 수 있다. 대구 간 기름을 비롯한 생선 기름이 더 효과적인 것으로 여겨지는 것은 이 때문이다. 최선의 결과를 얻기 위해서는 청정한 대양에서 잡은 생선의 기름을 이용해야 한다. 대구 간 기름의 1일 섭취량: 의료용 점적기나 유동식 용기로 약 8방울 정도를 아기의 구강으로 먹이면 된다. 모유를 먹을 수 없거나 면역력이 약한 조산아는 12방울까지 늘릴 수 있다. 임산부와 수유모는 1~2티스푼을 복용하고, 어린이는 체중에 맞춰 그 양을 조절한다. 유화액으로 만든 기름이 맛이 좀 나은데, 여기에는 대구 간 기름의 비중이 1/3이므로 위에 제시된 양의 3배를 복용하면 된다.

중국인들은 성장 지체 또는 두개골 불완전 폐쇄 같은 발달 장애를 정 결핍의 징표로 간주한다. 허증 치료를 위해 여기서 권장한 많은 음식이 정의 회복에도 사용될 수 있다. 이러한 음식들에 대해서는 정의 개념에 대한 설명과 더불어 28장 〈수〉에 실려 있다. 정 결핍(精虛)이 심한 경우, 정을 강화하는 음식을 적절히 선택하는 것은 뚜렷한 어린이 발달 지체를 치료하는 강력한 정 강장제의 영양학적 토대가 될 수 있다(627쪽의 '녹용', '귀갑' 참조).

(고기, 달걀, 닭고기, 생선을 포함한) 살코기는 성질이 강하기 때문에 일상 음식으로 여기기보다는 어린이를 위한 약재로 여기는 편이 가장 좋다. 이런 음식을 사용하기에 가장 적합한 시기는 겨울철이다. 이 시기에는 사람들의 상태가 전반적으로 약화되어 있기 때문이다. 아이가 먹기 좋게 잘게 저며서 수프나 스튜로 익혀 먹이는 쪽이 효과가 순하고, 대체로 몸에도 더 유익하다(이것은 모든 연령대에 해당된다). 수프에 넣은 고기가 아이가 먹기에 너무 크다면 끓인 수프 전체를 믹서에 넣고 갈아서 먹이면 된다. 동물성 식품의 효과를 완충하는 또 다른 방법들에 대해서는 9장 〈단백질과 비타민 B_{12}〉 끝부분에 언급되어 있다. 만약 어떤 육류 식품이 아이의 허증에 도움이 된다면 간헐적으로 먹이다가 허증이 나은 뒤 중단하면 된다. 그렇게 해야 독성 잔류물이 체내에 쌓이는 것을 피할 수 있다.

주의가 필요한 식품

- 곡물 분말(특히 밀가루)은 영아의 점액과 알레르기를 촉진하므로 생후 2년 동안은 피해야 한다. 2세 이후 밀가루에 과민반응을 보이는 어린이 가운데 카무트나 스펠트 밀로 만든 파스타와 빵은 괜찮은 경우가 종종 있다. 이 유서 깊은 곡물과 그 가공식품은 대부분의 어린이가 잘 받아들이며, 홀푸드를 취급하는 가게에서 구하기도 점점 쉬워지고 있다.
- 생양파와 생마늘은 어린이가 규칙적으로 먹기에는 너무 자극적이지만, 감기에 좋은 약이 된다. 일주일 동안 매일 마늘을 먹으면 어린이의 몸속 기생충을 제거할 수 있다. 마늘을 얇게 썰어서 얇게 썬 사과 편 사이에

끼워 사과—마늘 샌드위치를 만들어 먹이면 아이들도 잘 먹는다(사과가 마늘의 매운맛을 덮어 준다). 마늘을 갈아 미소를 푼 물에 섞거나 꿀에 섞어 주면 대부분의 아이가 잘 먹는다. 알약을 삼킬 수 있을 만큼 자란 아이들에게는 마늘 정제나 캡슐을 먹여도 된다. 엄마가 마늘(다른 약도 마찬가지다)을 먹으면 그 기본적인 효능이 젖으로 흘러 들어가므로 수유 기간에는 주의를 기울여야 한다.

- 생후 10개월 전에 소금을 먹여서는 안 된다. 그때부터 알갱이 하나에서 시작해 천천히 늘려간다. 곡물, 채소, 소량의 해초 등에는 아이에게 필요한 만큼 천연 소금이 충분히 들어 있다. 소금 과잉은 어린이의 신장에 부담을 주며, 성장을 억제하는 경향이 있다.

- 마가린, 쇼트닝, 수소 첨가 기름 등이 들어간 수많은 시판 과자, 흔히 쓰는 정제 기름, 산패한 조리용 기름은 피해야 한다. 이러한 지방과 기름은 모두 지방 대사를 차단해 신경계의 불완전한 발달, 정서 불안, 훗날의 퇴행성 질환 발병의 위험성을 높인다.

- 날음식을 과도하게 먹이면 어린이의 소화력이 약해져 어린이, 특히 영아들과 걸음마 아기들이 허약해질 수 있다. 또 기생충에 오염되었을 가능성이 큰 날채소를 먹이면 기생충에 감염되어 소화력과 전반적인 건강 상태가 나빠질 수 있다. 상추, 래디시, 당근, 감자는 기생충이 있을 위험이 큰 대표적인 채소다(955쪽에 샐러드용 채소에서 기생충을 제거하는 방법이 나와 있다). 아이가 허 징후(마른 체형, 기력 저하, 창백한 안색, 약한 목소리, 내성적인 성격 등)가 있거나, 추위를 심하게 타거나, 변이 묽을 때는 익히지 않은 음식은 금해야 한다. 실(공격성, 더러 비명을 지르거나 고함을 지르는 등의 큰 목소리, 두터운 설태)이나 열(발그레한 안색, 찬물을 찾거나 옷을 얇게 입으려고 하는 것 등)의 양상이 있을 때는 대개 샐러드, 과일, 생새싹 또는 가볍게 익힌 새싹을 더 많이 먹일 필요가 있다. 채소, 새싹, 또는 보리순 농축액 등으로 만든 즙도 도움이 된다.

- 과당과 백설탕 같은 정제 감미료를 피하라.

- 초콜릿에는 카페인과 유사한 물질(테오브로민)과 칼슘 흡수를 억제할 수 있는 옥살산이 들어 있다. 또 과자로 만들 때는 거의 예외 없이 점액을 생성하는 정제 설탕과 가공 우유가 들어간다.
- 가끔 생꿀에는 보툴린*이라는 독소가 미량 들어 있을 때가 있다. 미량의 보툴린은 성숙한 소화관에서는 쉽게 분해된다. 그러나 영아의 미발달된 소화계는 이러한 능력이 없기 때문에 생꿀의 보툴린이 영아 사망의 원인이 되는 것으로 밝혀졌다(이러한 급성 식중독을 보툴리누스 식중독이라고 한다). 보툴리누스균은 가열해도 완전히 파괴되지 않을 수 있다. 더구나 시판 꿀에는 날것인지 익힌 것인지 표시되어 있지 않은 경우도 있으므로, 18개월 미만의 아기에게는 아예 꿀을 먹이지 않는 것이 상책이다.
- 과일은 기본적으로 아기가 완전히 건강할 때 먹인다. 과일을 너무 많이 먹는 것은 감기, 콧물, 귓병, 전반적인 허약증의 원인이 될 수 있다. 추운 날씨에는 되도록 익혀서 먹는 것이 좋으며, 특히 몸이 약하거나 야윈 아이의 경우 더욱 그러하다.
- 과일즙은 항상 희석하고 따뜻하게 데우거나 최소한 상온인 것을 먹여야 한다. 즙은 통과일보다 더 농축되어 있으며, 그만큼 약화시킬 우려도 크다.
- 단맛의 즙, 젖, 당근즙 따위가 든 젖병을 하루에 여러 시간 물고 있는 아기는 충치로 앞니가 썩을 위험성이 크다.[10]
- 메밀은 대부분의 어린이에게 말리고 자극하는 성질이 지나치며, 정기적으로 먹으면 과잉행동과 신경과민의 원인이 될 수 있다.
- 기름에 부치거나 튀기거나 심하게 압력을 가해 익힌 음식은 어린이가 먹기에는 너무 농축되었을 수 있다. 기름을 쓰지 않는 조리법이 대체로 더 적합하다.

---

* 상한 소시지에서 많이 생겨 소시지를 의미하는 라틴어 '보툴린'이라는 이름이 붙었다. 보툴리누스균에 의해 생성되며, 1티스푼의 양으로 12억 명을 죽일 수 있을 만큼 독성이 강하다.—옮긴이

- 강한 향신료와 조미료는 제한하거나 피해야 한다.

어린이의 소화계는 약해서 지나치게 한쪽으로 치우친 음식을 섭취하면 급격히 변할 수 있다. 수많은 정신적 외상과 훗날 겪게 되는 장애가 어린 시절의 극단적인 경험에서 비롯된다. 우리는 건강상의 불행과 정신적 외상에는 으레 극단적인 섭식이 수반된다는 사실을 깨달았다. 어린이들은 쉽게 영향을 받는다. 만약 팽창하고 흩어지는 성질이 강한 음식(강한 향신료, 정제 설탕, 너무 많은 열대 과일)을 과도하게 먹은 어린이들은 급격히 산만해지고 약해진다. 다행인 것은 또 그만큼 빨리 정상으로 되돌아온다는 점이다. 같은 원리가 고도로 농축된 음식(고기, 달걀, 소금 등)에도 적용된다. 영양학적으로 양극단을 오가며 자란 아이들은 훗날 그런 경향에서 벗어나기가 더 어렵다. 하지만 앞에서도 언급했듯이, 허증을 치료하기 위해 소량의 동물성 식품을 먹는 정도를 극단이라고 할 수는 없다.

음식과 행동

음식이 행동에 아무런 영향을 미치지 않는다고 생각한다면 균형 잡힌 홀푸드 식단을 먹기 시작한 어린이들에게서 어떤 변화가 나타나는지 한번 보기 바란다. 성인에게 미치는 영향도 시간이 좀 더 오래 걸릴 뿐 마찬가지다. 성인에게 효과가 더디게 나타나는 까닭은 관성 효과와 인체 내에 누적되어 있는 독소들 때문이다. 그래서 성인의 경우에는 이것들을 먼저 배출해야 한다. 우리가 아는 한 과잉행동 아동은 여러 해 동안 늘 제멋대로 굴고 버릇이 없었다. 그 아이의 엄마는 아이에게 기본적으로 미정제 식물성 음식을 먹이기로 결심했는데, 불과 3주 만에 아이의 행동이 극적으로 달라지기 시작했다. 아이는 공손하고 밝아졌으며, 즐거움이 넘쳤다.

질 나쁜 육류를 과도하게 먹는 아이는 대개 공격적이고 정서적으로 스트레스를 받는다. 여기에는 최소한 한 가지 요인이 작용하는데, 그것은 대부분의 흔한 고기에는 아라키돈산이라는 지방산의 함량이 높다는 사실이다. (10

장 〈기름과 지방〉에서 살펴보았듯이) 아라키돈산은 인체 내에서 PGE2 아집단에 속하는 프로스타글란딘이라는 호르몬과 유사한 물질을 생성한다. 이 물질이 과도해지면 정신적·신체적 염증을 유발해 공격적이 되게 만든다. 공격성에서 비롯된 내면의 스트레스가 쌓일수록 훗날 (일시적이나마) 휴식을 얻기 위해 중독성 물질에 끌릴 가능성이 커진다.

식단에서 정제 설탕이 주인 노릇을 하게 되면 혈액과 뇌의 당 불균형으로 기분이 가라앉을 때가 많아진다.

가공 설탕과 그 밖의 정제 식품, 화학첨가물과 보존제가 들어간 식품을 배제하는 것만으로도 긍정적인 결과를 얻어왔다. 이와 같은 식단 개선이 미국과 캐나다의 여러 지역에서 지난 10년 동안 확산되어 왔는데, 지역 학교 행정 당국의 요청에 의한 경우도 많았다(주의력결핍과잉행동장애에 관한 더 자세한 논의는 미주를 참조하라[11]).

식단을 바꾸는 것만으로 아동기의 행동상의 문제를 모두 해결할 수 없다는 것은 분명하다. 성인들과 마찬가지로 아이들도 홀푸드를 거부하기도 한다. 식단의 변화가 너무 극단적인 경우도 있다. 천연 당분과 과일즙을 너무 많이 먹을 수도 있고, 짠맛 음식과 견과버터를 너무 많이 먹을 수도 있고, 음식의 조리법이 올바르지 않을 수도 있다.

몇 가지 아동 행동 문제는 빠른 식이 치유를 가로막는 체질의 문제일 수도 있다. 하지만 얼핏 구제불능인 것처럼 보이는 아이가 실은 단순히 좋은 식단을 넘어 또 다른 종류의 자양분, 다시 말해 정서적으로 균형 잡힌 삶을 사는 부모의 영향을 갈구하는 것일 때도 대단히 많다.

수태와 임신을 위한 권고

사람이 평생 살면서 드러내는 불균형 가운데 상당수는 엄마 뱃속에서의 결핍에 뿌리를 두고 있다. 이것들은 흔히 수태와 임신 동안 부모들의 식단과 전반적인 활력을 반영한다.[12] 근본적으로 건강이 향상되는 데는 여러 달이 걸린다. 그래서 우리는 남자와 여자 모두 아이를 갖기 전에 먼저 본인들을 충분히 튼튼하게 만들라고 조언한다.

수태 시 도교의 금기 사항[13]

도교는 2600년 전에 확립된 중국의 철학·종교 체계다. 도교 수행의 목적은 도, 즉 최상위의 '길'과 조화를 이루는 것이다. 다음의 금기 사항은 수천 년에 걸쳐 아이들의 생명 기운을 신중하게 관찰한 결과 확립된 것들이다. 그 가운데 일부는 서구에서도 널리 알려지고 받아들여지고 있는 반면에, 날씨 및 금욕과 관련된 다른 일부는 아마도 생소할 것이다. 이것들이 얼마나 널리 받아들여지느냐 하는 것은 그것들을 활용하는 서구인들의 경험에 따라 달라질 것이다.

'임신 중에 성행위를 피하면 아이가 훨씬 더 건강해진다.' 이것은 도교의 주장일 뿐 아니라 티베트와 인도의 요가 전통에서도 권장하는 바다. 서구인들은 이 금기를 거의 수용하지 않는다. 하지만 그 영향을 세심하게 관찰해 왔던 문화권들에서는 매우 중요하게 취급된다. 필자는 이 금기에 전적으로 동의하며, 부모가 금욕하지 않은 상태에서 발달한 아이들과 부모가 임신 동안 금욕을 선택한 아이들의 정서적 통합성과 의식에 뚜렷한 차이가 나는 것을 보아왔다. 성행위로 말미암은 호르몬과 그 밖의 생리적 변화가 자궁에 미치는 충격은 장차 과학적 조사가 이루어져야 할 영역이다. 대부분의 기혼 남녀에게 완전한 금욕은 생각조차 하기 어려운 것이므로, 아마도 이 금기는 임신 기간에 성행위를 자제하라는 권고로 작동했을 것으로 보인다.

남녀 어느 쪽도 일체의 중독성 물질의 영향 아래 있어서는 안 되며, 중독성 물질을 사용하는 습관을 가지고 있어서도 안 된다.

바람이 세거나 폭풍이 불 때 수태하지 말라.

어느 한 쪽이 허약하거나 아플 때 수태하지 말라.

수태가 잘 되지 않는다면 성행위를 피하는 것이 도움이 될 수도 있는데, 그사이에 몸이 튼튼해질 수 있기 때문이다. 무분별하고 잦은 성행위는 생식계를 약화하여 임신을 어렵게 만들 수 있다.

임신 중일 때

- 임신 중에는 의식이 매우 고양되어 있기 때문에 임신부는 자신의 직관에 따라 먹으면 된다. 대체로는 다양한 종류의 영양이 풍부한 음식을 포함시키는 것이 가장 좋다. 채식주의자들 가운데서도 이 시기에는 유독 유제품, 달걀, 생선, 혹은 그 밖의 동물성 식품에 끌릴 수 있다. 채식으로 전환한 지 얼마 되지 않은 사람들에게서 특히 이러한 경향이 뚜렷하다. 수백 년 동안 동물성 식품을 과잉 섭취해 온 문화권에서 자란 사람이 채식 식단에 완전히 적응하는 데는 10년 이상의 시간이 걸린다.

- 식단을 너무 급격히 바꾸지 말라. 심한 변화로 말미암아 배출된 독소가 자궁에 영향을 줄 수 있기 때문이다. 그러나 다음의 식단 권고는 그대로 따라도 안전하다.

- 담배, 알코올, 마리화나, 커피, 불필요한 의약 등 일체의 중독성 물질과 강력한 물질을 피하라.

- 치료 목적으로 처방된 것이 아닌 한 쓴맛의 약초는 피하라. 열과 실 징후(저돌적인 성격, 큰 목소리, 붉은 안색과 눈, 색깔이 짙고 양이 적은 소변, 두터운 황태, 세찬 맥박)를 치료할 때를 제외하면 임신 중에는 해초도 엄격히 금해야 한다.

- 정제 식품 대신 신선한 홀푸드를 이용하라. 예를 들면, 흰밀빵 대신 통밀빵을, 정제 설탕이나 합성 감미료 대신 쌀물엿이나 엿기름, 꿀이나 당밀을, 통조림 대신 신선한 채소를 이용하는 것이다.

- 녹색 채소를 충분히 먹어라. 녹색 채소에는 오메가-3 지방산(태아의 두뇌 발달에 필수적이다), 엽산(비타민 B_{12}와 함께 조혈 및 태아 성장 촉진 작용을 한다), 마그네슘(칼슘 섭취에 필수적이다)처럼 임신 중에 필요한 영양소가

다량 들어 있다. 임신 중에 가장 안전하게 먹을 수 있는 농축 엽록소 식품은 밀순과 보리순이다(섭취량은 16장 〈녹색 식품〉을 참조하라). 녹색 채소는 수유 중에도 똑같이 중요하며, 일본의 민간요법에서는 젖을 늘리는 약으로 쓰인다.

- 특별한 치료 목적 없이 비타민을 비롯한 그 밖의 영양소들을 대량으로 섭취하는 것은 피하라. 대부분의 태아 보충제에는 안전한 수준의 영양소가 들어 있으며, 식단이 그다지 질이 좋지 않을 때 도움이 된다. 완전 채식주의자들은 B_{12} 보충제를 복용해야 한다.
- 매일 조용한 사색, 명상, 기도와 같은 의식 수련을 하라.
- 규칙적으로 적절한 운동을 하되, 되도록 야외에서 햇볕과 신선한 공기를 쐬면서 하는 것이 좋다.

내면의 아기

생명의 본질은 무엇인가, 우리는 왜 그리고 어떻게 존재하게 되었는가, 태어남의 목적은 무엇인가 하는 질문은 부모들도 만족스러운 답을 구한 적이 없는 근본적인 질문들이다. 논리적이고 설명 가능한 현실과 똑같은 수준에서 생명의 수수께끼를 받아들일 수 있을 때 우리는 비로소 아기의 세계로 들어가기 시작하며, 우리 아이들과 함께 성장하기 시작할 수 있다.

아이들은 말 그대로 우리 안에서 나왔으며, 우리가 반드시 의식해야 하는 우리 안의 저 깊은 곳들과 끊임없이 연결된다. 놀랍고 때로는 충격적인 아이들의 행동은 우리가 마주하기를 거부한 우리 무의식의 영역들일 때가 많다. 우리가 완벽하게 차단막을 쳐서 시야에서 가려버린 정서적·신체적 모습들과 대면하는 것은 그야말로 '충격'이다.

치유와 유대

우리는 자식에게 만성적인 문제가 있는 사람들이 예외 없이 스스로에게는 아무런 조치도 취하지 않는 것을 보아왔다. 부모가 깊은 태도 변화를 통해 스스로를 치유할 때, 그리고 생활 속에서 적절한 행동으로 그러한 변화를 뒷받침할 때, 그 아이들은 언제나 스스로 부정적인 행동을 없애기 시작했다. 가족 사이에는 깊은 유대감이 있기 때문에 이와 같은 치유에 대해 구태여 말로 이야기할 필요가 없을 때도 있다. 서로 수천 킬로미터 떨어져 있을 때조차 가족끼리는 그냥 그것을 느낀다.

아이들이 부모의 변화에 따른 효과를 가장 강하게 느낄 때는 언제일까? 그것은 진실로 의미 있는 변화가 있을 때, 즉 정신적 조절 능력의 침체와 같은 매우 단단한 외피가 녹기 시작할 때다. 이것은 활력이 없는 정신 상태를 낳은 신체 독소의 배출로 확연히 드러난다. 더러 이 과정은 여러 달 혹은 여러 해가 걸리기도 한다. 그래서 흔히 우리가 변화하고 있다고 말하지만, 실은 어떤 근본적인 변화에 필요한 노력을 미처 다 기울이기 전인 때가 많다. 이를테면, 많은 사람이 새로운 식단을 시작하고 중독성 물질을 끊었는데도 여전히 나쁜 태도를 버리지 못한 채 그것을 드러낸다. 우리가 정말로 새로워지면 우리는 영적으로, 그리고 온몸으로 그것을 느끼게 된다.

우리는 아이로 하여금 변화를 주도하도록 해서 부모를 돕는 데 성공한 사례도 많다. 부모 자식 사이가 아니더라도 남편과 아내, 가까운 친구 사이처럼 친밀한 관계에서 이러한 방법이 효과가 있었다.

가족관계는 우리가 살아가는 데 필요한 폭넓은 경험과 교훈을 준다. 오늘날의 많은 가족은 어떤 문제가 생기면 인내심을 가지고 그것을 해결하기보다 관계를 파괴해 버리는 쪽을 선택한다. 거대한 사회적 변화가 일어나고 있는 이 시대에 건강한 가족을 만드는 데 성공하는 사람들은 무한한 인내심을 갖게 되며, 연민을 토대로 함께 사는 법을 배운다.

이러한 품성을 지닌 부모와 함께하는 삶이야말로 아이를 위한 궁극의 음식이다.

HEALING
WITH
WHOLE FOODS

3

오행과 장부

오행 상응표

	오행	목	화	토	금	수
인체	음 고형의 기관	간	심 (심장-마음)	비 (비장-췌장)	폐(허파)	신(신장)
	양 속이 빈 기관	담(쓸개)	소장	위장	대장	방광
	감각기관	눈/	혀/	입/	코/	귀/
	감각	시각	말	미각	후각	청각
	조직	힘줄	혈관	근육과 살	피부와 머리카락	뼈
	감정	분노와 조급증	기쁨	근심과 불안	슬픔과 비애	두려움과 놀람
	목소리	고함	웃음	노래	흐느낌	신음
	체액 배출	눈물	땀	침	점액	오줌
	바라밀•	인내심	지혜와 집중력	베풂	활력	도덕적 계율의 준수
자연	계절	봄	여름	늦여름	가을	겨울
	환경의 영향	풍	열	습	조	한
	발달	출생	성장	변화	수확	저장
	색깔	녹	적	황	백	흑
	맛	산(신맛)	고(쓴맛)	감(단맛)	신(매운맛)	함(짠맛)
	방위	동	남	중	서	북
	곡식	밀, 귀리	옥수수, 아마란스	조, 보리	쌀	콩

• 산스크리트어로 '파라미타(paramita)'라고 하며, 본래의 의미는 '건너다'라는 뜻이다. 흔히 고통과 번뇌의 바다를 건넌다는 의미로 쓰인다. 여기서 바라밀은 오행에서의 불균형을 바로잡는 길들을 의미한다. 예컨대, '나목'에서 분노는 인내심으로 극복할 수 있고, '토'에서 비와 위가 약한 것은 '베풂'으로써 낫는다. '도덕적 계율의 준수'는 죽이지 말고, 거짓말하지 말고, 훔치지 말고, 음행하지 말고, 술을 삼가라는 다섯 가지 전통적인 계율을 지키는 것을 의미한다. 하나의 훌륭한 도덕적 기반은 하나의 튼튼한 생물학적 토대를 뒷받침해 준다. 우리는 28장 〈수〉에서 왜 신장-부신의 기능이 몸의 뿌리이자 기반인지를 설명할 것이다.

22장

오행: 계절 순응, 그리고 장부의 조화와 질환

동양의 오행 원리는 생명의 모든 측면을 관통하는 무한한 상호 관련성을 이해하는 주춧돌 구실을 한다. 우리는 육강(六綱)과 육기(六氣)에서 어떤 사람의 체질과 상태를 기술하는 간단하면서도 효과적인 패턴을 찾아냈다. 오행은 내부의 장부, 정서, 인체 부위, 환경 등을 '상생'과 '상극'의 순환을 통해 서로를 돕거나 통제하는 다섯 가지 역동적인 범주에 연결함으로써 그 사람의 통합된 전체를 찾아내기 위한 또 하나의 진단 단계를 밟는다.

오행 원리는 가장 직접적인(그러면서도 쉽게 간과되는) 관계의 관점에서 실재를 바라본 중국의 현인들에 의해 전개되었다. 예를 들면, 그들은 신장의 불균형이 두려움 및 뼈 질환과 관련이 있다고 보았다. 이러한 원리가 얼마나 정확한지 한번 보자. 그로부터 수천 년이 흐른 지금까지도 그때 처음 개진되었던 그러한 관계가 여전히 그것들을 활용하는 사람들에게 일깨움을 주고 있다. 그 정확성은 동양의학의 헤아릴 수 없이 많은 성공적인 임상 사례로 입증되어 왔다.

전통적인 동양의학은 오행 아래에 나열된 한 단어로 된 설명으로 그치지 않는다. 오행은 그 자체가 엄밀한 원리라기보다 동양의 의(醫)철학이라는 전체 몸통의 배경 구실을 함으로써 특정한 원리들을 되새기게 만든다. 따라서 정확한 의학적 적용을 위해서는 오행도(五行圖) 속의 단어들을 동양의 전통적 생리학의 우아하면서도 정밀한 맥락에 맞게끔 해석하고 조정해야 한다. 그러나 음식 치유와 관련해서는 이 생리학 체계의 기본적이고 중요한 특징들에 대해 꼭 필요한 지식만 갖추면 된다. 뒤에 나올 오행을 다룬 장들에서 우리는 동양의 전통 생리학의 기초를 설명할 것이다. 오행을 설명하기 전에 먼저 계절의 순환에 대해 알아보자.

계절 순응

고대 중국인들은 계절이 인간의 성장과 안녕에 심오한 주기적 영향을 미친다고 생각했다. 말하자면 우리는 날씨의 변화에 영향을 받으며, 따라서 그 변화들과 조화를 이루며 살아야 한다는 것이다. 이를테면, 여름(양)이 끝나갈 무렵이면 가을과 겨울(음)이 저만치 와 있다는 것을 알고, 우리의 몸과 마음이 하루하루 점차 그에 맞춰 스스로를 조정해 가게 된다. 겨울이 추운 기후 지역에 사는 사람이라면 날씨가 점차 추워짐에 따라 혈액의 농도가 진해질 필요가 있다. 이러한 변화를 의식적으로 대비한다면 겨울이 혹독한 시기가 아니라 아름답고 안온한 시기가 될 수 있다. 계절에 맞춰 음식을 선택하고 조리할 줄 아는 것도 그러한 대비의 일부다.

계절과의 조화는 균형 잡힌 사람의 이차적 본성이다. 그러나 불행히도 대부분의 사람들은 그러한 본능적 앎이 무뎌져 있다. 우리는 우리를 대자연의 순환에 가까이 다가갈 수 있게 해주는 수련을 통해서만 우리 자신의 본성의 목소리를 선명하게 듣기 시작한다. 수련이 점차 내면화하면 비로소 스스로의 직관에 대한 더욱 완전한 믿음이 가능해진다. 동양(서양까지 포함해도)의 옛 고전들은 우리에게 자신의 영적 안내(양—하늘의 영역)를 따르는 동시에 자연(음—흙)에 순응하라고 가르친다.

사계절의 순환과 음양의 이치는 우주 만물의 토대다. 그래서 현인들은 법 중의 법을 따라 봄여름에 양을 기르고, 가을겨울에 음을 기르고, 그리하여 우주 만물과 일체가 되어 스스로를 명문(命門)*에 머물게 한다.

　—《내경》

　계절 순응을 위한 오미(五味)의 사용과 관련하여 흔히 한 가지 오해를 하곤 한다. 오행의 각 원소와 연관된 맛은 그 오행에 속하는 장부에 특수한 치료 효과를 발휘한다. 그러나 그 오행과 연관된 계절에 순응하기 위해 사용되지는 않는다.** 특수한 용도와 보편적 용도 사이의 차이가 이 점을 이해하기 위한 열쇠다. 예를 들어 쓴맛(苦)의 식히고 수축하고 음인 성질은 다양한 장부의 과열, 특히 심장의 과열로 말미암은 병증을 치료하는 데 특별한 가치가 있으며, 그 때문에 쓴맛은 화(火) 행에 배치된다. 하지만 일반적으로 여름에 순응하기 위해서는 따뜻한 향신료를 써서 여름이라는 계절이 그렇듯이 양과 팽창하려는 성질을 더 강화해야 한다. 다행히 이것들은 양을 극단까지 몰아 발한을 통해 식힘 작용을 일으킨다(음과 양은 그 극단에서 쉽게 상호 전이된다는 사실을 떠올려보라).

　몸의 표면이 뜨거워져서 더위를 심하게 느끼지 않고 또 필요할 때 땀을 흘릴 수 있어서 여름에 적응되어 있다면, 식히기 위해 쓴맛이 필요한 경우가 전혀 없다고 할 수는 없지만 매우 드물다. 따라서 다음의 오행을 다룬 장들에서는 계절 순응을 위한 맛의 사용과 치료를 위한 사용을 구분하고 있다.

---

*　명문에는 네 개의 뜻이 있는데, 첫 번째는 생명의 문 또는 생명의 근본이라는 뜻이다. 구체적으로는 두 개로 이루어진 신장 중 오른쪽 신장을 말한다. 옛 의학서에 따르면 남자는 명문에 정(精)을 간직하고, 여자는 명문에 자궁이 연관되어 있다고 했다. 명문은 원기의 기본이 되고 몸에 열이 생기게 하는 원천지이며, 비위(脾胃)를 따뜻하게 하여 음식물의 소화를 돕고, 삼초(三焦)의 기화(氣化) 작용을 도우며, 성기능과 생식기 계통·납기(納氣) 작용·호흡기 계통과 밀접한 관계가 있다고 본다. 명문은 그 외에 제2, 제3 요추 극상돌기 사이에 있는 혈의 이름, 석문혈(石門穴)의 다른 이름, 눈의 정명혈(睛明穴)을 가리키는 이름으로 쓰이기도 한다. 여기서는 첫 번째 의미로 쓰였다.—옮긴이

**　짠맛(鹹)은 예외인데, 이에 대해서는 28장 〈수〉에서 살펴본다.—지은이

장부의 조화와 질환

이 책의 오행을 설명하는 장들에서는 먼저 계절적인 고려 사항들을 살펴본 뒤에 인체 장부에 대한 동양 생리학의 기본적인 서술과 진단법으로 넘어간다. 또 각 장부의 가장 대표적인 질환들의 치료법도 함께 제시되어 있다. 오행의 여러 관련 내용은 이처럼 활용성이라는 관점에서 제시된다. 우리는 어떤 한 부분에서 변화가 일어나면 다른 부분들도 반드시 반응을 한다고 본다. 예컨 대, 만약 간 기능이 개선되면 목(木) 행에 속하는 다른 범주들도 개선된다. 그 사람은 의심할 바 없이 참을성이 좋아지고 화를 덜 내게 되며, 시력이 좋아지고, 힘줄과 인대가 더 튼튼하고 유연해지며, 담의 병변이 사라질 것이다. 거꾸로 참을성을 향상하고 힘줄과 인대를 튼튼히 하는 것이 간에 이로움을 준다. 증상과 장부 사이의 이와 같은 단순하고 쉽게 관찰되는 관계들은 진단에 귀중한 도움을 준다. 오행을 비롯해 이 책에 실려 있는 여러 진단법은 대개 의학적 차원의 위기가 발생하기 훨씬 이전의 미묘한 불균형을 알려주므로 당연히 예방에 역점이 주어진다.

상생 순환과 상극 순환

현자들은 자연의 법칙을 따르므로 그들의 몸은 낯선 병에 걸리지 않는다. 그들은 타고난 기능을 잃지 않으며, 그리하여 그들의 생명력은 다함이 없다. -《내경》

오행의 각 원소들 내에서의 상응도 중요하지만, 앞에서 언급했듯이 각 원소들 간에도 서로 영향을 미친다. 동양의 전통 생리학에서는 그것들이 서로 어떻게 영향을 미치는지에 대해 매우 정교하게 기술한다. 오행의 상생 순환과 상극 순환은 이러한 영향을 쉽게 기억하고 활용할 수 있게 해준다.

다음은《내경》에 실린 이 순환들에 대한 설명을 간단히 정리한 것이다.

상생 순환

나무가 타서 불이 되며
그 재가 삭아서 흙이 된다.
흙에서 쇠가 나고
쇠가 물을 기름지게 하고
물이 나무를 기른다.

상극 순환

나무는 쇠로 자르고
불은 물로 끄며
흙은 나무에 뚫린다.
쇠는 불에 녹고
물은 흙 속으로 흐르고 고인다.

상생 순환: 528쪽의 표에서 장부들이 오행의 여러 요소와 어떻게 상응하는지 한번 보기 바란다. 예를 들면 심장은 불과, 간은 나무와 연관되어 있다. 상생은 '어미'라고 불리기도 하는 하나의 장부가 어떻게 그 '자식'에 해당하는 장부들의 에너지 흐름을 튼튼히 함으로써 '생(生)하는지', 다시 말해서 '먹여 살리는지'를 보여준다. 예를 들어보자. 심(心)은 그 자식인 비장-췌장(脾)을 튼튼하게 하고, 비장-췌장은 그 자식인 폐(肺)를 튼튼하게 한다. 만약 한 장부가 허해지면 어미 장부로부터 너무 많이 가져가 버림으로써 그 어미를 쇠하게 만들

상생과 상극

화

목   토

상극
순환

수   금

상생 순환

뿐 아니라 그 자식인 다음 장부를 튼튼하게 하는 능력을 잃게 된다. 그러므로 심(火)을 튼튼하게 하는 최선의 방법은 먼저 그 어미인 간(木)을 튼튼하게 하는 것이다.

마찬가지로, 한 계절에서 얻은 약함은 다음 계절에서 드러난다. 예를 들어보자. 늦여름의 설사는 가을에 기관지염으로 이어질 수 있다. 이것은 늦여름이 흙과 상응하기 때문인데, 흙은 비장-췌장과 위의 영역이기도 하다. 가을은 쇠와 폐가 강조되는 계절이다.

상극 순환: 이 순환은 오행이 서로 '억제하고 균형 잡는' 과정을 보여준다. 그 균형이 정상적이고 건강할 때 이것을 상극 순환이라고 부를 수 있다. 그렇지 않다면 상극은 파괴가 된다. 한 장부가 지나치게 활성화되거나 과잉 상태

가 되어 상극 순환상의 다음 장부를 이로운 쪽으로 통제하지 못하고 그것을 공격할 때 이러한 일이 벌어진다. 앞의 그림에서 상극 순환을 다시 한번 보기 바란다.

상극 순환의 예: 균형 잡힌 신장은 심장을 보호하는데, 이것은 신장의 음액이 몸 전체에 고루 배분되어 심장을 염증으로부터 보호하기 때문이다.

파괴 순환의 예: 과잉 액체저류*를 유발하는 신장은 심장을 약화한다(물은 불을 끈다). 이러한 관계는 현대 의학에서도 확인되며, 현재 고혈압과 같은 심장과 순환계 질환을 가진 많은 사람이 과도한 수분을 제거하기 위해 이뇨제를 처방받고 있다.

상생과 상극 순환에서 우리는 오행과 그 장부들에 내재한 역동성을 본다. 그것들은 고립되고 고정된 것이 아니라 상호 관련된 에너지와 물질의 흐름으로, 모두 끊임없는 변화 속에 있다. 동양의 전통 생리학에서 보면 장부들 사이에는 기, 체액, 영양소, 감정, 그 밖의 수많은 요소들이 흐르며, 건강한 상태에 있을 때는 이 모든 것들이 질서 정연하고 조화로운 방식으로 작동한다.

이처럼 동양의 전통 생리학은 오행의 원리와 더불어 전체로서의 인간—신체의 기능, 조직, 장부와 함께 정신적·정서적 측면까지 포함하여—을 서로 영향을 주고받는 관계로 파악한다. 이러한 질서 정연한 체계는 만물의 상호 관계에 내재한 완전함을 드러내며, 그리하여 우리의 일체감을 강화한다. 세계를 바라보는 이러한 관점은 그렇지 않았으면 무작위적이고 혼란스럽게 보였을 우주에 희망을 불어넣고 질서를 부여한다.

---

* fluid retention. 체액이 과도하게 한곳에 몰려 고이는 것.—옮긴이

23장

오미를 이용한 치료

정확히 설명하기 어려울 때도 있지만, 음식의 맛은 그 음식이 지닌 치료 효과와 치료 작용을 엿볼 수 있게 해준다. 음식을 치유 목적으로 이용하려면 앞에서 설명한 오행과의 관련성뿐만 아니라 그 맛들이 지닌 열성(덥힘과 식힘), 여러 가지 치료 작용(적시고, 말리고, 수렴하고, 배출하고, 항생하고, 흩고, 보하는 등), 인체 내에서 에너지가 유도되는 방향, 다양한 장부—오행에서 직접 관련된 장부들뿐 아니라—에 치료 목적으로 사용하는 방법을 알아야 한다. 예를 들면 민들레의 쓴맛은 대체로 열과 습을 완화하는데, 특히 간·비장−췌장·폐·심장의 영향을 받는 부위에서 효과가 뚜렷하다. 또 민들레를 비롯한 쓴맛 음식은 에너지를 인체의 안쪽과 아래쪽으로 유도하는 경향이 있다.

우리가 사용할 오미 체계는 동양의 옛 의자(醫者)들이 발전시켰다. 이 체계에서는 가끔 우리 혀가 느끼는 맛과는 다른 맛을 어떤 음식에 배정할 때가 있다. 그 이유 가운데 하나는 그 음식의 효능을 반영해 맛을 배정했다는 것이다. 따라서 일부 배정된 맛들은 우리 혀가 느끼는 맛과 다를 수 있다.

많은 음식이 고려해야 할 두 가지 이상의 맛을 지니고 있다. 예컨대 식초는 쓰면서 시다. 이러한 음식은 두 가지 맛이 모두 필요할 때만 치료 목적으로 쓰인다.

매운맛과 단맛은 양으로 간주되며, 덥히는 성질이 있고, 인체 내에서 에너지를 바깥쪽과 위쪽으로 유도한다. 나머지 세 가지 맛, 즉 신맛·쓴맛·짠맛은 음이며, 식히는 성질이 있고, 에너지를 아래쪽과 안쪽으로 유도한다.

덧붙이자면, 오행과 동양 전통 생리학에서는 맛이 내부 장부로 '들어가는' 것으로 본다. 이에 따르면,

- 신맛은 간과 담으로 들어가고,
- 쓴맛은 심장과 소장으로 들어가고,
- 단맛은 비장–췌장과 위장으로 들어가고,
- 매운맛은 폐와 대장으로 들어가며,
- 짠맛은 신장과 방광으로 들어간다.

건강한 사람의 식단에서는 단맛이 우세한 가운데 이 맛들이 균형을 이루고 있어야 한다. 이것은 흙과 거기에 결부된 단맛을 인체와 인체 자양의 가장 중심적인 측면으로 여겼기 때문이다. 균형을 잡는 것은 아주 간단하다. 곡물, 채소, 콩, 견과, 씨앗, 과일 등 탄수화물 대부분의 기본 맛이 단맛이기 때문에 여기에 약간의 쓴맛, 짠맛, 매운맛, 신맛 음식을 곁들이면 된다. 기본적으로 단맛 음식인 탄수화물에는 대개 그 자체에 부차적인 맛이 충분히 들어 있다. 그렇지 않을 때는 조미료를 사용하면 된다. 건강이 좋지 않거나 급성질환을 앓고 있는 동안에는 대개 두 가지 맛에 변화를 주면 도움이 되는데, 하나는 명백히 중요한 맛을 강화하는 것이고 다른 하나는 금해야 할 맛을 억제하는 것이다.

오미는 균형을 창조할 뿐 아니라 계절의 영향과 조화를 이루도록 해준다. 여기서 한 가지 질문이 떠오른다. 그것은 바로 계절에는 맞지만 개인의 필요와는 어긋나는 맛들을 어떻게 바로잡아야 하느냐 하는 질문이다. 그에 대한 답은, 먼저 개인의 필요에 따라 균형을 잡은 다음에 개인의 내적 기후 상태를 위배하지 않는 범위 내에서 최대한 계절 순응을 고려하는 것이다. 예를 들면, 보통 부종이 있는 사람에게는 소금이 좋지 않다. 따라서 통상적으로는 겨울

에 더 많은 소금을 쓰지만 부종이 있는 사람은 소금 섭취량을 늘리지 말아야 한다. 그 대신 쓴맛을 강화할 수 있다. 쓴맛은 말리는 성질이 있으면서 추운 계절에 적응하는 데도 도움을 준다.

맛의 양도 중요하다. 한 가지 맛이 일반적으로는 어떤 장부의 기능에 도움이 되더라도 그 양이 지나치면 오히려 약화하는 결과가 초래된다. 이러한 현상은 단맛에서 자주 목격된다. 단맛은 비장–췌장과 소화 기능에 이롭다. 그러나 너무 많이 섭취하면 소화흡수율 저하, 담적, 당뇨 등의 혈당 불균형이 생긴다.

매운맛 (마늘 등의 아린 맛, 향신료의 매운맛, 고추의 매운맛, 강한 향 포함)

성질: 양의 맛. 팽창시키고 분산시킨다. 매운맛이 따뜻한 에너지를 가지고 있을 때(사례는 아래를 참조하라)는 에너지와 혈액의 순환을 자극하고 에너지를 몸의 외곽인 위쪽과 바깥쪽으로 유도하는 경향이 있다.

활용: 소화를 자극하고, 유제품이나 고기 같은 고도의 점액 생성 식품들로 말미암은 과도한 점액을 분산시키며, 감기와 같은 점액성 질환에 대한 저항력을 제공한다. 박하, 홍고추, 딱총나무꽃, 파, 마늘, 카밀러 등 발한 작용이 있는 매운맛은 감기를 비롯한 표증이 있을 때 땀을 내게 하는 데 쓰인다. 또 곡물, 콩, 견과, 씨앗처럼 약한 점액 생성 식품들의 효과를 낮춘다. 어혈을 풀고 기운을 북돋운다. 마늘, 쑥, 홍고추 등 일부 극단적인 매운맛 음식들은 기생충을 제거한다. 서구인들은 주로 술을 통해 매운맛을 섭취하는데, 불행히도 술은 단기적으로 약간의 이로운 효과가 있을지는 모르나 궁극적으로는 괴사,* 특히 뇌세포의 괴사를 초래한다.

---

* necrosis. 세포가 죽는 것을 말한다. 외상에 의한 것일 수도 있고, 혹은 동맥이 좁아져 피가 통하지 않아 죽는 것일 수도 있다. 어떤 경우든 괴사된 조직이 체내에 있으면 여러 가지 합병증을 야기하므로 반드시 제거해야 한다.—옮긴이

장부에의 작용:

1. 매운맛은 점액성 질환이 있는 폐로 들어가 그것을 청소한다(체내의 어디든 열이 있을 때는 덥히는 성질이 있는 매운맛 음식[사례는 아래를 참조하라]을 먹지 말아야 한다).

2. 비장-췌장의 지배를 받는 소화 활동을 개선하며, 장의 가스를 배출한다.

3. 《내경》에 따르면 매운맛은 "신장을 적시"는데, 신장은 온몸의 체액에 영향을 미친다. 생강과 같은 몇몇 매운맛 음식이 침과 땀을 증가시키는 작용을 하는 것은 그 한 가지 예다. 매운맛의 약초가 감기에 좋은 것도 같은 이치다. 감기는 신장이 수축하여 생기는 병인데, 매운맛의 약초가 신장을 덥혀 이완시키기 때문이다.

4. 매운맛은 혈액순환을 자극하며, 강심(强心)* 작용을 한다.

5. 폐색을 없애고 간 기능 부진을 개선하는 데 도움이 된다.

계절 순응: 매운맛은 (충분한 단맛과 손잡고) 봄에 적응하도록 해준다. 뜨거운 매운맛 음식은 인체 내부에 여름과 같은 환경을 만들어 인체를 거기에 적응시킨다. 이러한 음식으로는 홍고추, 후추, 청양고추와 고춧가루, 신선한 생강이 있다. 말린 생강과 계피 같은 일부 매운맛 음식은 한 징후를 극복하는 데도 쓸 수 있다. 그것은 이 약초들이 상대적으로 긴 시간 동안 깊이 덥히는 작용을 하기 때문이다. 홍고추를 비롯한 고추 역시 덥히는 작용을 하지만, 너무 극단적이어서 30분 정도가 지나면 오히려 식히는 효과로 변한다.

매운맛이 유익한 사람: 매운맛이 가장 유익한 사람은 활력이 없거나, 의욕이 없거나, 자주 졸리거나, 비만한 사람이다(쓴맛도 이들에게 가장 이롭다). 쇠(金)의 장부인 폐와 대장이 습한 사람은 예방과 치료를 위해 매운맛을 추가할 수 있다. 한 징후가 있는 사람도 덥히는 성질이 있는 매운맛을 이용하면 개선된다.

---

* 심장의 수축력을 증강하는 것을 말한다. 기본적으로 심근 수축력을 증강하여 심장 박출량을 늘린다. 강심 작용을 하는 약물을 강심제라고 한다.—옮긴이

일부 매운맛은 조하고 마른 체형인 사람이나 풍 기미가 있어 신경이 예민하고 행동이 불안정한 사람에게 이롭다. 신경계를 이완시키고 소화력을 개선하는 회향, 딜, 캐러웨이, 아니스, 고수, 커민 등 매운맛의 씨앗들이 그렇다. 매운맛을 가진 생강, (익힌) 양파, 고추냉이의 뿌리는 통후추와 더불어 자극제 구실을 하며, 또한 에너지의 전반적인 안정과 원활한 순환을 촉진하는 데 도움을 준다. 하지만 모든 매운맛이 조하거나 불안정한 사람에게 좋은 것은 아니다(아래를 참조하라).

주의할 점: 일부 매운맛은 조, 풍, 신경과민, 또는 마른 체형인 사람들의 상태를 악화시킨다. 세이지,* 생양파, 모든 매운 고추, 특히 홍고추가 여기에 포함된다.《내경》에는 "기 질환에 너무 매운 음식은 피하라"라고 씌어 있다. 이러한 지침은 허약함을 포함하는 기허(氣虛), 또는 폐색 및 압박과 관계있는 기울(氣鬱)에도 해당한다. 또 열 징후가 있을 때는 덥히는 성질의 매운맛을 피해야 한다. 과식으로 말미암아 과체중인 사람은 식히는 성질의 매운맛을 선택해야 한다.

예: 덥히는 성질의 매운맛. 스피어민트, 로즈메리, 스캘리언과 마늘을 포함한 양파속 채소, 계피와 가지, 정향, 신선한 생강과 말린 생강, 후추, 모든 매운 고추, 홍고추, 회향, 아니스, 딜, 겨자 잎, 고추냉이, 바질, 육두구(넛멕). 식히는 성질의 매운맛. 박하, 마저럼, 딱총나무꽃, 백후추, 래디시와 그 잎. 중립적인 매운맛. 타로, 순무, 콜라비.

일부 음식은 익히면 매운맛이 순해진다. 뭉근히 삶으면 매운맛이 덜해지는 현상은 순무, 양배추, 양파속, 고추냉이를 비롯해 흔히 쓰이는 많은 채소에서 쉽게 볼 수 있다. 약하게 찌면 약간의 매운맛을 보전할 수 있지만, 열에 민감한 매운맛 음식을 먹으며 효과를 완전하게 보려면 생으로 먹거나 절임을 해

---

* sage. 학명은 *Salvia officinalis*. 라틴어 이름인 샐비어로 불리기도 한다. 일상생활에서 흔히 쓰이는 방향성 허브로, salvia는 '구하다,' '치유하다' 등을 의미한다. 그리스·로마 시대부터 많은 사람들에게 만병통치약으로 여겨져왔다. 육류, 내장, 햄 등 동물성 식품을 이용한 요리에 세이지를 넣으면 느끼한 맛이 약해지고 소화도 잘된다. '소시지'라는 햄 요리도 여기서 유래했다.—옮긴이

서 먹어야 한다. 생강과 계피 같은 뿌리나 껍질은 삶을 수밖에 없지만 박하와 같은 매운맛의 잎 약재들은 그대로 우려서 먹어야 한다.

짠맛

성질: 음, 식히는 효과. 에너지를 아래쪽과 안쪽으로 유도한다. '한데 모으는' 흙의 성질. 조함을 적신다. 굳은 덩어리와 경직을 풀어준다. 소화력을 개선하고 몸을 해독한다. 변을 내리고, 구토를 촉진한다.

활용: 림프절 경화, 백내장, 근육이나 분비선 결절 등 뭉친 덩어리를 풀기 위해 식단에 짠맛을 늘릴 수 있다. 소금은 변비, 복부 팽만과 복통에 내복할 수 있으며, 외용으로는 대부분의 피부 진물, 인후염(뜨거운 물에 타서 헹군다), 치루(齒瘻, 고운 소금으로 칫솔질한다) 등 열 징후가 있는 혈액 불순에 쓸 수 있다. 소금은 인체 내의 독소를 물리치고 식욕을 개선하기 때문에 과용되는 경향이 있다. 더욱이 저급한 식탁용 소금 형태로 과용되고 있어서 더 큰 문제가 되고 있다(소금의 성질과 이용에 대한 좀 더 상세한 설명은 12장 〈소금〉을 참조하라).

장부에의 작용: 오행의 '수'에 해당하는 짠맛은 신장으로 '들어가며,' 비장-췌장에 '적합한' 맛으로 간주되는데, 거기서 소화 기능을 튼튼하게 해준다. 또 소금은 약한 심장-마음을 튼튼하게 하고, 집중력을 향상시킨다.

계절 순응: 짠맛의 하강하고 식히는 성질은 추운 계절이나 기후에 적응할 수 있게 해준다. 가을과 겨울 내내 점차 사용량을 늘려야 한다.

짠맛이 유익한 사람: 짠맛을 지닌 음식은 마른 체형에 조하고 신경이 예민한 사람을 적시고 진정시킨다.

주의할 점: 습, 과체중, 활력 저하, 또는 부종이 있거나 고혈압이 있는 사람은 소금 섭취를 매우 엄격하게 제한해야 한다. 다만 해초는 짠맛을 지니고 있지만 이러한 제한에서 예외다. 그것은 해초의 요오드와 미량미네랄들이 대사를 빠르게 해주기 때문이다. 아유르베다에 따르면, 소금은 음의 성질을 지니고 있지만 너무 과다하면 반대 효과가 나타나며, 공격적인 성격인 사람은 매우 절제해 사용해야 한다. 혈독(血毒)이 있는 사람도 짠맛을 이용할 때는 엄밀

하게 관찰해야 한다.《내경》에는 "혈병에 과다한 소금을 먹어서는 안 된다"라고 쓰여 있다.

예: 소금, 해초(켈프, 다시마, 블래더랙,* 덜스 등). 보리와 조는 기본적으로 단맛 음식이지만, 약간의 짠맛을 지니고 있다. 다량의 소금이 들어간 식품으로는 간장, 미소, 절임, 우메보시(매실 절임), 깨소금 등이 있다.

신맛

성질: 음, 식히는 성질. 수축을 일으키며, 모으고, 흡수하고, 수렴하는 효과가 있다. 그래서 체액과 에너지의 비정상적인 유출을 예방하거나 되돌리며, 조직을 말리고 탄탄하게 한다.

활용: 요실금, 과도한 땀, 출혈, 설사, 그리고 탄력 없는 피부, 치질, 자궁 탈출증처럼 약하고 늘어진 조직을 치료하는 데 쓰인다. 신맛은 온갖 산에서 비롯된다. 그 가운데서 가장 대표적인 것이 구연산, 타닌산, 아스코르브산(비타민 C)이다. 녹차와 홍차, 블랙베리 잎 등에서 발견되는 가장 강한 신맛은 '떫은 맛'으로 분류되기도 한다. 하지만 출혈, 설사, 그 밖의 '늘어지는' 병변들을 멈추게 하는 모든 치료약이 신맛이나 떫은맛을 지니고 있는 것은 아니다. 그러한 병증에 특효가 있는 약은 이어지는 장들에서 따로 제시할 예정이다.

장부에의 작용: 신맛은 간에서 가장 활발히 작용하는데, 간에서 마치 용제처럼 기능해 지방과 단백질을 분해함으로써 기름진 음식의 영향을 줄인다. 신맛은 미네랄을 용해해 흡수율을 높임으로써 소화를 돕고, 약해진 폐를 튼튼히 하는 데도 도움을 준다. 신맛 음식은 산만한 마음을 다잡는 역할을 하므로, 심장-마음(동양의학의 '심(心)'은 심장과 마음을 합친 개념이다)에 좋은 음식이기도 하다.

---

* bladderwrack. 학명은 *Fucus vesiculosus*. 다시마류의 대형 갈조. 마니톨, 카로틴, 요오드, 브로민 등이 풍부한 것으로 알려져 있다. 갑상선 장애와 과체중에 유익하다. 소화를 개선하고 변비를 완화하는 효과가 있다고 한다.—옮긴이

계절 순응: 신맛이 나는 음식은 모으는(수확하는) 시기이자 추위가 시작되는 수축의 시기인 가을과 조화를 이루도록 이끈다.

신맛이 유익한 사람들: 신맛은 흩어지고 변덕스러운 성격을 한곳으로 모으고 다잡아 준다. 현대인의 식단에서는 신맛 음식이 드물다.

주의할 점: 습이 있거나, 마음이나 몸이 활력이 없거나, 변비가 있거나, 협색(狹塞)이 있는 사람은 신맛의 사용을 절제해야 한다. 《내경》에서는 "건(腱, 힘줄과 인대)의 질환에 신맛 음식을 많이 먹어서는 안 된다"라고 했다.

예: 대부분의 신맛 음식은 다른 두드러진 맛을 추가로 가지고 있는데, 다음과 같다.

신맛	**신맛+단맛**
산사나무*	팥
레몬	사과
라임	블랙베리
각종 절임 음식	치즈
로즈힙(들장미 열매)	포도
사워크라우트	허클베리
야생 능금	망고
우메보시(매실 절임)	올리브
	산딸기
신맛+쓴맛	사워도우 빵
식초	귤
	토마토
신맛+매운맛	요구르트
리크	

---

* hawthorne berry. 학명은 *Crataegus oxycanthus*. 그 열매는 수백 년간 심장 강장제로서 특히 고혈압, 협심증 치료제로 사용되고 있으며, 혈관을 강화해 주는 것으로 알려져 있다.—옮긴이

쓴맛

성질: 음, 식히는 성질. 수축을 유발하며, 몸의 에너지를 하강하게 한다. 실(두 터운 설태, 큰 목소리, 불그레한 안색, 건장한 체형, 외향적인 성격)인 사람은 사해 준 다. 쓴맛은 해열제로 열을 내린다. 또 체액을 말리고 습을 배출한다. 일부 쓴맛 음식과 약초는 하제 효과가 있으며, 장운동을 유도한다.

활용: 염증과 감염증, 그리고 아래에 명시된, 과도하게 수분이 많아서 생기 는 습증에 도움을 준다. 변비에도 쓰인다. 아마 오미 가운데서 사람들이 가장 적게 먹고, 가장 달갑지 않게 여기는 맛일 것이다.

장부에의 작용: 쓴맛은 오행 가운데 화(불)와 밀접한 관련이 있다. 따라서 심장과 밀접한 관련이 있다. 심장의 열을 없애고, 동맥의 습이라고 할 수 있는 끈적끈적한 콜레스테롤과 지방 퇴적물을 제거해 대체로 혈압을 내리는 작용 을 한다(셀러리는 이 목적에 특효 음식이다). 또 쓴맛은 간의 울체를 해소하고 (대 개 기름진 음식을 과잉 섭취해 생긴) 열을 식힌다.

쓴맛 음식과 약초는 칸디다균 과잉 증식, 기생충, 담(痰), 종창, 피부 발진, 종기, 혹, 종양, 낭종, 비만, 그리고 비장-췌장이 관장하는 부위들에서 생기는 부종을 비롯한 각종 수분 축적 등 습 관련 질환을 말린다. 쓴맛은 또한 장 근 육의 수축 운동을 증가시킨다.

쓴맛은 신장과 폐를 튼튼하게 해주는 것으로 알려져 있다. 쓴맛은 폐의 점 액/열 병증을 제거하는 데 탁월하다. 이 점은 누른 가래가 배출되는 것에서 분명히 알 수 있다. 쓴맛은 심장으로 들어가는 맛이지만, 《내경》에 따르면 폐 에 '좋은' 맛이다.

계절 순응: 추운 계절에 대비해 에너지를 몸의 아래쪽으로 끌어모으기 위 해 가을과 겨울 내내 쓴맛 섭취를 점차 늘린다. 계절과 무관하게 생기는 열 증상도 쓴맛을 이용해 잡을 수 있다.

쓴맛이 유익한 사람들: 굼뜨고, 과체중이고, 활력이 없고, 땀이 많은(습한) 사람, 열이 많고 공격적인 사람은 쓴맛으로 식힌다.

주의할 점: 허하고 한하고, 몸이 약하고 마른 체형이고 신경이 예민하고 조

증인 사람은 쓴맛 섭취를 제한해야 한다. 내경에서는 "뼈 질환이 있는 사람은 쓴맛을 많이 먹어서는 안 된다"라고 한다.

예: 중증 질환에 쓸 강력한 쓴맛이 필요할 때는 쉽게 구할 수 있는 민들레 잎이나 뿌리, 우엉 잎이나 뿌리, 서양톱풀, 카밀러, 홉, 쥐오줌풀,* 차파랄, 에키나시아, 포다르코처럼 쉽게 구할 수 있는 쓴 약초를 써보라. 사용하기 전에 반드시 이들의 다양한 성질을 조사해 봐야 한다. 약간의 감초 뿌리, 스테비아 잎, 또는 그 밖의 감미료를 넣고 끓이면 쓴맛의 약초나 음식을 좀 더 쉽게 먹을 수 있다. 다음은 몇 가지 대표적인 쓴맛 음식이다. 대부분 몇 가지 다른 맛도 함께 지니고 있다.

쓴맛(苦)
알팔파
여주**
로메인상추
호밀

쓴맛+매운맛
귤껍질(진피)(단맛도 있음)
래디시청
스캘리언
순무(단맛도 있음)
백후추

쓴맛+단맛
아마란스
아스파라거스
셀러리
상추
파파야
퀴노아

쓴맛+신맛
식초

---

* valerian. 학명은 *Valeriana fauriei*. 한방에서는 뿌리를 약재로 쓰는데, 정신불안증·신경쇠약·심근염·산후심장병·심박쇠약·생리불순·위경련·관절염·타박상에 효과가 있다. 한국, 일본, 사할린, 타이완, 중국 동북부에 분포한다. 유럽에서는 서양쥐오줌풀(*Valerian officinalis*)의 뿌리를 기원전부터 이뇨제·진통제·통경제로 사용했으며, 현재는 히스테리와 노이로제 등에 사용한다.—옮긴이

** bitter melon. 학명은 *Momordica charantia*. 열대 아시아 원산으로, 박과의 덩굴식물. 익기 전에는 녹색에 쓴맛을 지니며, 익으면 노랗고 단맛이 난다. 원기 회복과 다양한 질병 치료를 위해 민간 약재로 이용되었으며, 당뇨와 체중 감량에 특효가 있는 것으로 알려졌다. 특히 당뇨와 관련해서는 경구용 당뇨 치료제 이상의 효능을 발휘하고 부작용이 없다고 한다. 우리나라에서도 많이 생산되고 있다.—옮긴이

단맛

성질: 양의 맛이며, 흔히 '충만한' 단맛*과 '텅 빈' 단맛**으로 구분한다. 단맛, 특히 덥히는 성질인 음식의 단맛은 에너지가 몸의 위쪽과 바깥쪽으로 팽창하는 것을 돕는다. 그것은 늦추고 쉬게 하는 효과가 있는, 조화롭게 하는 맛이다. 단맛 음식은 몸의 음—조직과 체액—을 조성하며, 따라서 마른 체형에 조증이 있는 사람을 강장한다. 그런 음식은 또한 대체로 약한 몸과 허를 보강하는 작용을 한다.

활용: 단맛 음식, 특히 복합탄수화물 형태의 단맛 음식은 대부분의 전통 식단에서 중심을 이루며, 몸과 뇌와 신경에 에너지와 휴식을 준다. 단맛은 쓴맛 음식의 거친 맛을 줄이고 급성질환의 증상을 지연시키는 데 쓰인다. 곡물, 채소, 콩 등 복합탄수화물 형태의 단맛 음식은 식히는 성질을 가진 것만 아니면 한과 허를 치료하는 데 적합하다. 대부분의 유제품과 동물성 식품도 단맛 음식으로 간주되며, 허증이 극심할 때 쓸 수 있다. 단맛에 대한 좀 더 상세한 정보는 11장 〈감미료〉를 보라.

장부에의 작용: 단맛은 비장-췌장에 '들어가' 그것을 튼튼하게 하며, 분노와 조급함 같은 공격적인 간의 감정을 가라앉히는 작용을 하는 까닭에 간에 좋은 음식으로 알려져 있다. 예로부터 급성 간 질환을 진정시키는 데 쓰였다. 단맛 음식은 또한 폐의 조함을 적시고, 지나치게 활동적인 심장과 마음을 느긋하게 만든다.

계절 순응: 단맛은 모든 계절에 적합한데, 특히 여름과 가을을 잇는 늦여름과 주야 평분시(平分時, 춘분과 추분)와 지점(至點, 하지와 동지) 시기에 쓰면 조화를 꾀할 수 있다.

---

* full sweet. 강장하고 강화하는 작용을 하며, 일반적으로 복합탄수화물을 가리킨다.—옮긴이

** empty sweet. 청소하고 식히는 작용을 하며, 대부분의 과일의 단맛이 여기에 해당한다.—옮긴이

덥히고 상승시키는 단맛 음식은 덥히는 성질의 매운맛 음식과 마찬가지로 돌연한 봄의 도래에 적응할 수 있게 해준다. 봄에 적응할 수 있게 해주는 덥히는 성질의 단맛 음식으로는 스피어민트(양박하)*(매운맛도 있다), 찹쌀, 고구마, 찹쌀떡, 아마자케, 쌀물엿, 당밀, 해바라기씨, 잣, 호두, 버찌(체리) 등이 있다. 상승하는 방향성과 중립적인 열성을 가진 단맛 음식으로는 당근, 표고버섯, 무화과, 마, 완두콩이 있다. 대부분의 온대기후 지역에서는 봄에 신선한 과일과 채소가 그다지 흔하지 않기 때문에 이것들을 말리거나, 통조림으로 만들거나, 즙을 짜서 보관했다가 쓰면 된다. 몇몇은 지하 저장고에서도 잘 보관된다. 다른 식품들과 마찬가지로 이러한 음식들도 치료 목적으로 사용할 때는 그 재료의 다른 성질들을 반드시 고려해야 한다.

단맛이 유익한 사람들: 조하고, 한하고, 신경이 예민하고, 마른 체형이고, 몸이 약하고, 산만한 사람은 단맛의 홀푸드를 더 많이 먹어야 한다. 공격적인 성향의 사람들에게도 단맛의 지연 효과가 유익하게 작용한다. 밀, 쌀, 귀리 등의 단맛 음식을 알곡 형태로 먹으면 이 두 부류 모두에게 유익할 때가 많다.

주의할 점: 활력이 없고 과체중인 사람, 점액성 질환을 비롯한 습 징후가 있는 사람은 단맛이 강한 식품은 매우 절제해서 써야 하며, 홀푸드 형태의 탄수화물이라고 하더라도 조금씩 먹어야 한다. 탄수화물을 잘 씹어 먹으면 점액이 덜 생성되며, 따라서 소화력에 미치는 습의 충격도 가볍고 덜해진다.

동양의학에서는 과도한 단맛 음식이 신장과 비장-췌장을 해친다고 본다. 《내경》에서는 살의 질병(비만, 종양, 부종)이 있을 때는 단맛 음식을 많이 먹지 말라고 경고한다.

예: 곡물은 종류를 막론하고 가장 중요한 단맛 음식이다. 호밀, 퀴노아, 아마란스 등 쓴맛이 강한 곡물도 마찬가지다. 일체의 콩류(콩, 완두콩, 렌즈콩)와

---

* spearmint. 학명은 *Mentha spicata*. 흔히 양박하라고 한다. 유럽 원산의 박하로 향신료로 주로 쓰인다. 양고기 요리에 필수적으로 들어간다. 기분 전환, 소화 촉진, 장내 가스 제거, 졸음 방지 등의 효과가 있으며, 페퍼민트(박하)에 비해 순하고 단맛이 난다.—옮긴이

대부분의 고기와 유제품도 단맛 음식으로 간주된다. 다음은 그 밖의 범주들에 속하는 단맛 음식이다.

과일	채소	견과와 씨앗	감미료
사과	비트	아몬드	감주
살구	양송이버섯	밤	엿기름
체리	양배추(p)	코코넛	꿀•
대추	당근	참깨와 참기름	당밀
무화과	셀러리(b)	해바라기씨	쌀물엿
포도(s)	근대	호두	통설탕(미정제
자몽(s)	오이		사탕수수즙 분말)
올리브(s)	가지		
파파야(b)	칡		
복숭아(s)	상추(b)		
배(ss)	감자		
딸기(s)	표고버섯		
토마토(s)	스피어민트(p)		
	호박		
	고구마		
	마		

괄호 속의 b는 쓴맛, p는 매운맛, s는 신맛, ss는 가벼운 신맛이 함께 난다는 것을 의미한다.

• 생꿀은 맛은 달지만, 소화된 뒤 몸에 매콤하면서 말리는 효과를 미친다. 그래서 생꿀은 습, 과체중, 점액을 말리지만 조하거나 허하거나 마른 체형이거나 신경이 예민하거나 열이 많은 사람에게는 쓰지 않는다. 가공하거나 조리 중에 열을 가한 꿀은 다른 농축 감미료와 마찬가지로 적시는 효과가 있다(조증에 좋고, 습·점액 병증은 악화시킨다).

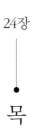

24장

목

봄

봄은 새로운 시작이며, '태양과 함께 일찍 일어나 상쾌한 나들이'를 나서는 시기다. 《내경》에서 말하듯이 이것은 양의 활동이며, 상승하고 활동적인 봄의 본성을 보여준다. 겨울잠에서 깨어나 대지를 뚫고 나오는 초목의 생명력과 마주치지 않을 도리가 없다. 어린 풀의 여린 초록 빛깔은 눈을 통해 들어오는 영혼의 자양분이다. 봄철에 식욕이 줄면서 몸이 자연스레 음식 찌꺼기뿐 아니라 스스로를 해독하는 것은 이 때문이다. 과도한 욕구와 불만, 조급함, 분노의 감정까지도 씻겨 나간다. 눈과 마음을 가리고 있던 흐릿함이 사라지고, 시야가 맑아진다. 모든 것이 새롭게 보인다.

　봄은 자신의 진정한 본성과 만나고, 자의식과 자기 표현에 관심을 보이는 시기다. 《내경》에서는 봄이 연출하는 생명들의 관계를 다음과 같이 규정한다.

　　봄의 초자연적 힘은 하늘에 바람을 낳고 땅 위에 나무를 낳는다.
　　몸에는 간(肝)과 힘줄(腱)을 낳는다. 초록을 낳고, (…) 목소리에 함성
　　을 지를 능력을 주고, (…) 눈과 신맛과 분노의 감정을 낳는다.

봄의 음식

봄은 간과 담(쓸개)에 신경 써야 하는 계절이다. 봄이 되면 우리는 저절로 먹는 것이 줄거나 심지어 단식을 하기도 하는데, 이것은 겨울 동안 몸에 쌓인 지방과 무거운 음식을 씻어내기 위해서다. 봄의 식단은 일 년 중에서 가장 가벼워야 하며, 봄의 상승하고 팽창하는 성질에 걸맞게 양의 성질이 뚜렷한 음식—어린 식물, 신선한 녹색 채소, 새싹, 밀순이나 기타 곡물순—이 포함되어야 한다. 간장, 미소, 소금 함량이 높은 고기 등의 짠맛 음식은 모두 강하게 하강하는 에너지를 가지고 있으므로 봄철에는 되도록 삼가는 것이 좋다. 기름진 음식을 너무 많이 먹으면 간이 막혀 봄철의 발작과 발열의 원인이 된다.

동양의학의 고전들*에서는 몸에 봄을 초대하기 위한 수단으로 달고 매운 음식의 상승하는 성질을 권한다. 이러한 효과를 위해서는 꿀을 탄 박하 차처럼 약간의 농축 감미료를 탄 매운맛의 약초 차가 좋다. 이 시기에는 바질, 회향, 마저럼, 로즈메리, 캐러웨이, 딜, 월계수 잎 같은 매운맛의 허브를 요리에 넣어 먹는 것도 권할 만하다. 곡물, 콩, 씨앗 등 대부분의 복합탄수화물은 기본적으로 단맛이 있는데, 새싹이 트면서 이 단맛이 더 강해진다. 봄철에 밭에서 솎아낸 어린 비트, 당근, 그 밖의 단맛 전분 채소는 기분을 상쾌하게 하는 단맛을 준다. 서구의 민간 치료사들도 봄철에는 몇몇 강한 매운맛 음식을 약으로 썼다. 생양파와 생마늘을 일주일간 매일 복용하면 몸에서 기생충을 제거할 수 있다. 일본에서는 예로부터 찹쌀과 쑥을 찧어서 구충제를 만들었는데, 찹쌀쑥떡은 바로 단맛과 매운맛의 조합이다.

재생과 날음식

봄에는 조리가 단순해진다. 날음식과 발아 식품이 주를 이루기 때문이다. 아유르베다에서는 이러한 음식을 '바타 신'**의 음식이라고 했는데, 이는 '바람

---

* 16세기 명나라 의학자로 《본초강목》을 집대성한 이시진이 꼽은 고전을 말한다.—지은이
** vata. 바타는 인도 신화의 '바람의 신'이다. '와타'라고도 한다.—옮긴이

같은' 음식이라는 뜻이다. 아유르베다에 따르면 이것은 빠름, 빠른 움직임, 전반적으로 바깥으로 향하는 활동을 북돋운다. 이것은 또 정화하고 식히는 성질이 있다.

한 해의 첫 계절인 봄은 젊음을 상징한다. 날음식은 인류 발전의 더 이르고 젊은 단계, 다시 말해 인간이 신체적으로 극히 활동적이어서 많은 열을 발생시켰던, 불을 사용하기 이전의 시기를 몸에게 상기시킴으로써 재생의 힘을 부여하는 것으로 여겨진다. 그 시기의 초기 인류는 날음식의 식히는 효과를 통해 균형을 유지했다. 여전히 우리 안에는 인류 진화의 모든 단계가 유전 부호로 새겨져 있다. 완전한 재생을 위해서는 이 진화의 층위들을 뚫고 들어가 좀 더 원시적인 생물학적 상태로 돌아가야 한다.

몸에 열 징후가 있을 때, 더울 때, 신체 활동이 늘어날 때는 날음식을 많이 먹는 것이 좋다. 대부분의 사람들은 매일 최소한 얼마간이라도 날음식을 먹는 것이 좋으며, 봄과 여름에는 그 양을 늘려야 한다. 그러나 여기에도 제한이 있다. 26장 〈토〉에서 살펴볼 터이지만, 익히지 않은 음식을 과도하게 섭취하면 소화력이 약해지고 청소 작용이 과도해질 수 있다. 또 장에 염증이 있을 때는 날음식을 아예 먹지 말아야 한다. 몸이 약하고 허 징후가 있는 사람도 날음식을 먹을 때 신중을 기해야 한다.

봄의 조리법

미국과 유럽을 포함해서 온대기후에 사는 사람들은 기후와 소화력의 균형을 유지하기 위해 대체로 대부분의 음식을 익혀 먹는 것이 좋다. 봄에는 높은 온도에서 짧게 익히는 것이 가장 좋다. 이렇게 하면 음식의 가운데 부분은 완전히 익지 않을 때가 많다. 봄철에 기름을 이용한 요리를 할 때는 고온에서 재빠르게 부치는 것이 좋다. 물을 쓰는 요리에서는 가볍게 찌거나 아주 짧게 삶는 정도가 가장 좋다.

간의 조화와 질환

오행 중 목(나무)에 해당하는 간은 아마 현대인의 모든 장부들 가운데서 가장 혼잡할 것이다. 너무나 많은 지방, 화학물질, 술, 변성된 식품들이 합작해서 간이 수행하는 수백 가지 내밀한 생화학적 기능을 교란한다. 동양의 전통 생리학에서는 건강한 간은 몸과 마음을 아우르는 그 사람의 전체 에너지 흐름을 원활하고 부드럽게 해준다고 본다. 간이 조화로울 때는 스트레스나 긴장이 없다. 간이 활발한 사람은 침착하다. 또 항상 정확한 판단력을 가지고 있어서 자연히 지도자나 의사 결정자로서 탁월한 능력을 발휘할 수 있다. 그러나 간이 막히거나 울체되거나 과열되면 간과 몸 전체의 에너지 흐름이 방해를 받아 온갖 신체적·감정적 문제를 낳게 된다.

간 불균형의 징후

감정: 간 부조화의 첫 번째 징후들 가운데 하나는 분노와 관련된 정서 장애로 조급증, 변덕, 원망, 폭력, 호전성, 무례함, 초조함, 오만, 완고함, 공격성, 충동적이고 폭발적인 성격 등이다. 이러한 감정이 변화의 계기를 갖지 못한 채 억제되면 우울증의 원인이 된다. 전반적인 감정 과잉과 더불어 기복이 큰 기분도 간과 관련이 있다.

신체: 표면적이고 약한 것에서 깊고 뚜렷한 온갖 징후가 나타난다. 각각의 징후와 그 징후가 드러내는 불균형을 파악하기 위해 이제 우리는 대표적인 간 증상과 그것을 고치기 위한 식단 원리를 살펴볼 것이다.

대표적인 간 질환

간울(肝鬱). 많은 간 병변에는 이런저런 종류의 실(과잉)이 관련되어 있다. 가장 흔한 실증은 과식할 때, 특히 기름진 음식을 너무 많이 먹을 때 생기며, 기를 몸 전체에 원활하게 순환시키려고 애쓰는 와중에 간이 붓고 활력이 떨어진다. 그러면 간에 기가 울체되어 적절히 배분되지 못한다.

체액과 영양분의 흐름을 인도하는 것이 기이기 때문에, 간이 붓고 기가 울체되면 몸의 특정 부위들이 붓게 된다(붓는 것은 과잉의 신호다). 가장 흔히 붓는 위치는 간과 담의 경락 또는 간과 관련된 부위들이다. 예를 들면, 갑상선은 인체가 지방을 태우는 속도를 관장한다. 서구의 생리학에서는 흔히 이것이 간과 관련이 있다고 여긴다. 간이 울체되면 물리적으로는 추적이 되지 않는데도 목구멍에 덩어리가 있는 것처럼 느껴지곤 한다. 갑상선종이 있을 때(목 앞부분에 혹이 불룩하게 보일 정도로 갑상선이 확대된다)는 이 역시 간이 혼잡하다는 징후다. 가슴 또는 복부가 빵빵해지거나 유방이 커질 수도 있다. 목, 사타구니, 양 옆구리, 허벅지 옆면에 종창이나 덩이가 생길 수도 있다. 이에 더해 종양과 암종(癌腫)도, 그 덩어리 자체는 일반적으로 비장-췌장의 불균형을 가리키는 병리적 습으로 간주되지만, 지방과 관련이 있다.

간은 힘줄과 눈을 지배한다. 인체 내에서의 기와 체액 흐름이 부족해지면 힘줄에 '수분 공급'이 되지 않는다. 그렇기 때문에 쉽게 찢어지거나 염증이 생기고, 비정상적인 수축 또는 관련 근육의 약화를 초래하기도 한다. 유연성이 없고 경직된 몸은 이러한 상태의 가장 대표적인 결과물이다.

마찬가지로 눈에도 염증이 생기고, 붓고, 눈을 제어하는 근육이 당겨져 초점이 잘 안 맞게 된다. 또 간 경락은 눈 주변을 감싸고 있는 조직을 관통하면서 거기에 영향을 미친다. 이처럼 눈은 여러 방식으로 간의 직접적인 영향을 받는다. 백내장, 녹내장, 염증이 있거나 충혈되거나 건조한 눈, 야맹증, 과도한 눈물, 근시 또는 원시, 그 밖의 시력 이상이 모두 기본적으로는 이러한 간의 상태에 영향을 받은 것이다.

시력 교정을 다룬 많은 책과 치료사들이 대부분의 서구인들에게 유익한 것으로 입증된 식단을 권하고 있는데, 적어도 그 효과의 일부는 간에 미치는 치료 작용 덕분이다. 거기에는 기본적으로 채식 음식이 포함되는데, 특히 신선한 생채소와 새싹을 강조한다. 또 먹는 양을 줄이고, 오후에 하루의 마지막 끼니를 먹으라고 권한다. 이 책 앞부분에서도 언급했듯이, 적게 먹고 늦은 식사를 피하면 간과 담이 '중국 인체 시간표'에 나와 있는 4시간 주기의 에너지 정점

(밤 11시에서 새벽 3시까지) 동안 회복에 필요한 시간을 충분히 가질 수 있다.

우리 관점에서 보면, 분명히 날음식의 기는 울체된 간의 에너지 흐름을 자극한다. 사실 일부 연구자들에 따르면, 엽산으로 불리기도 하는 비타민 B는 근시 교정에 필수적인 영양소이기도 하다.[1] 이 비타민은 또한 열에 대단히 민감해서 오로지 날음식에서만 얻을 수 있는데, 녹색 잎채소와 모든 새싹에 다량으로 들어 있다(각각에 맞는 식단 권고는 이 장 뒷부분에 한꺼번에 요약되어 있다).

간은 혈액을 저장하고 정화한다. 간은 혈액의 저장을 담당하며, 또 활동량이 많을 때 더 많은 혈액이 순환하도록 해준다. 혈액은 저장되어 있는 동안 일정한 처리를 거쳐 정화된다. 하지만 만약 간이 울체되면 혈액의 정화가 제대로 이루어지지 못해 온몸에 독소가 퍼지게 된다. 불순한 혈액은 여드름, 습진, 큰 종기, 종기, 산독증(酸毒症), 알레르기 등의 원인이다. 더 나아가 독소가 든 혈액은 암과 관절염을 비롯한 온갖 퇴행성 질환을 키운다.

혈액 저장이 제대로 되지 않으면 생리 양이 너무 많거나, 불규칙하거나, 부족하거나, 완전히 없거나 할 수 있다. 이 가운데 마지막 세 가지는 간의 혈액(간혈) 부족으로 말미암아 생긴 결과다. 간 혈액 결핍(간혈허) 증상의 또 다른 징후로는 빈혈, 몸의 전반적인 건조화, 인대·힘줄·근육의 경련 또는 저림(혈액은 조직에 영양분을 공급하고 윤활유 구실을 한다), 창백한 손톱 하부, 창백한 안색, 시야 반점 형성 등이 있다. 간 병변의 많은 사례에서 혈액과 음액이 부족하므로 그것을 보충할 필요가 있다. 비장-췌장과 신장 역시 혈액, 조혈, 생리 출혈 등과 관련된 문제를 일으킬 수 있다(이러한 개념들에 대해서는 다음 장들에서 살펴볼 예정이다).

간열(肝熱). 간울이 오래가면 시스템이 마모된다. 과도한 부담으로 말미암아 부은 간은 균형을 되찾기 위해 끊임없이 사투를 벌이는데, 이때 열이 발생한다. 사실, 기름진 식사를 하는 사람들에게서 나타나는 대부분의 열 징후는 간의 과잉과 관련이 있다. 과잉 섭취한 술, 지방, 고기, 치즈, 달걀은 간열의 연료라고 보면 된다. 이 고농축 음식물들이 모두 덥히는 성질을 지닌 것은 아니다. 그런데도 이것들이 열을 발생시키는 것은 이러한 음식이 정상적인 간 기능을 차단하기 때문이다. 식단에서 이러한 음식이 주가 되면 이와 같은 차단 또는 울체가 대단히 자주 발생한다. 간열은 눈 충혈, 분노, 두통(특히 편두통), 어지럼증, 고혈압 등 간열에 특유한 징후 외에 일반적인 열 징후(뜨거운 것을 싫어함, 황태가 낀 붉은 혀, 변비, 찬 음료를 심하게 찾음)를 함께 보인다.

울체 또는 열을 줄이려면 '간의 어미'인 신장이 더 많은 음액을 생성해야 한다. 이 경우에 음액은 냉각제와 충혈 완화제 구실을 한다. 만약 혼잡으로 간이 쉬지 못하고 그로 말미암아 신장도 쉬지 못하면, 결국에는 신장의 음 기능이 약해진다. 간의 음이 감소하고 신장이 음액 생성을 늘리기 위해 혹사당하면 간의 음 결핍(간음허) 증상과 그에 따른 미열 징후가 생긴다. 이러한 허열(虛熱)의 징후로는 선홍색 혀와 뺨, 약하지만 잦은 갈증, 뜨거운 손발바닥, 불면증 등 일반적인 음허 증상이 있다. 음 부족이 특정하게 간에 영향을 미칠 때 나타나는 추가적인 증상으로는 과민성, 건조한 눈, 신경질, 우울증 등이 있다.

가끔 간에 (실)열과 허열이 공존하기도 하는데, 이때 인체의 한 부위에는 열 징후가 나타나고 다른 부위에는 허열이 나타난다. 이러한 경우에는 식히는 음식과 더불어 신장의 음액 생성 능력을 뒷받침하는 음식도 함께 써야 한다.

실이 장부에 미치는 영향

간의 과잉은 혈액뿐 아니라 오행의 상극 원리(나무는 흙을 뚫는다)에 따라 소화기관들에 침투함으로써 비장-췌장과 위의 기능에도 깊은 영향을 미쳐 위궤양, 복부 염증, 당뇨, 가스, 전반적인 소화불량의 원인이 된다. 비장-췌장은 장에 직접 영향을 미치기 때문에 대장염과 장염 같은 염증성 질환도 스트레스가 심하고 과식하는 사람들의 간에 걸리는 과부하가 원인인 경우가 많다.

마지막으로, 심장 질환도 대부분 간의 울체와 관련이 있다. 간울은 간에서 심장으로 이어지는 상생 순환(나무가 불을 키운다)의 자연스러운 에너지 흐름을 가로막는다. 심장의 결핍(심허)*이 있는 거의 모든 사람이 간울 양상을 보이

---

* 심장에 기와 혈이 부족해서 생기는 증상.—옮긴이

는 것은 전혀 놀랄 일이 아니다. 시간이 흐르면 이것은 현대인들에게 만연한 온갖 순환계 질환의 원인이 된다.

간 질환을 호전시키는 가장 효과적인 방법 가운데 하나는 그 과잉에 갈 곳을 마련해 주는 것인데, 가장 분명한 장소는 자연적으로 흐르는 곳, 즉 그 자식인 심장이다. 오행의 관점에서 보면 과잉인 '탐욕스러운' 간은 그 어미인 신장으로부터는 빼앗고, 또 바로 앞에서 보았듯이 그 자식인 심장에게는 충분한 에너지를 주기를 거부한다. 따라서 심장을 튼튼하게 해 에너지를 받아들이도록 북돋우면 간이 그 과잉을 배출하도록 유도되며, 이것은 다시 신장에 걸리는 부담을 덜어준다. 이러한 교환이 이루어지면, 흔히 울체된 간의 노기와 억눌린 감정이 새롭게 열리고 집중력이 생긴 심장에서 기쁨과 연민으로 전환되는 정서적 변화가 일어난다. 심장을 개선하는 방법은 25장 〈화〉에 자세히 설명되어 있다.

간은 참으로 다양한 질환과 연관되어 있기 때문에 그 영향을 설명하고 통합하는 개념들을 알면 도움이 된다. 나무(목)의 기후인 '풍'도 그러한 개념 가운데 하나다.

풍과 간 부조화의 성질

풍은 간 및 목(나무) 행과 관련이 있는 양의 기후 세력으로, 동양 고전에서는 다른 기후들과 짝을 이루어 인체 속으로 가장 빈번하게 들어오는 외부 환경의 영향으로 본다. 따라서 풍은 흔히 열, 한, 습, 조 등의 환경과 결합되어 언급된다. 대표적인 예가 감기다. 감기는 보통 풍과 열 또는 풍과 한의 결합으로 규정된다. 그렇다고 해서 기후가 감기의 유일한 요인이라는 뜻은 아니다. 감기는 바이러스와의 접촉을 통해 촉발되는데, 이 바이러스는 바람과 그 밖의 나쁜 기후 조건에 과도하게 노출되는 등 여러 원인으로 위기(衛氣)가 약해졌을 때 기승을 부린다. 5장 〈속과 겉: 면역력 강화하기〉에서 설명한 발한 요법은 이와 같은 대체로 순한 병증을 치료할 때 흔히 쓰는 방법이다.

간에 영향을 미치는 좀 더 깊은 이풍(裏風)도 바람과의 접촉으로 몸속으로 들어갈 수 있지만, 가장 깊은 간의 바람, 즉 간풍은 바람으로 상징되는, 간의 울체와 열에서 비롯한 몸속의 혼란스러운 변화의 양상이다. 동양의학에서는 이 관계를 "열이 풍을 낳는다"라고 표현한다.

미국인들에게 나타나는 전형적인 양상은 기름지고 콜레스테롤이 많은 동물성 식품의 과다 섭취로 생기는, 열에서 비롯한 고혈압이다. 열이 생기면 뇌혈관에서 쉽게 혼란스러운 상태가 조성되며(어지럼증), 이것은 종종 뇌혈관 파열(뇌졸중)로 귀결된다. 올바른 식단을 따르기만 하면 동맥을 깨끗이 청소해서 이와 같은 고혈압을 줄이는 것은 어려운 일이 아니다(10장 〈기름과 지방〉에서 '심장과 동맥의 청소'를 참조하라).

이동성 통증, 경련, 떨림, 저림, 뇌졸중, 정서적 혼란, 신경질, 불안감, 발작, 가려움, 쥐, 현기증 등 풍 병증의 일반적인 징후는 변화와 변덕이라는 바람의 특징을 닮아 있다. 하지만 특정 장부를 손상시키는 풍 병증은 경직, 마비(뇌졸중과 그에 수반하는 현기증 후에 자주 일어난다), 혼수상태, 무감각 등과 같은 정지 상태로 귀결될 때가 많다. 이러한 사례에서는 극단적으로 강한 풍이 장부를 박살내 버린 것으로 보면 되는데, 아주 강력한 바람이 배의 돛대를 부러뜨린 것과 흡사하다(이것은 극단의 양은 음으로 전환되고, 극단의 음은 양으로 전환된다는 고대의 가르침을 단적으로 보여준다).

풍 증상은 어떤 계절에나 생길 수 있지만, 가장 빈도가 높은 것은 봄이다. 아마 독자들은 풍의 불안정함과 음허인 사람들의 예민하고 신경질적이고 짜증을 잘 내는 성격 사이의 유사성을 볼 수 있을 것이다. 자양하고 안정시키고 식히고 가라앉히는 음의 본성을 생각해 볼 때 충분한 음액이 간을 안정시키고 풍과 열 같은 양의 사기들이 발호하는 것을 억제하는 것은 명백하다. 이처럼 음액의 부족은 풍은 물론이고 흔히 풍의 원인이 되는 열을 불러온다.

담의 재생

간의 울체가 오래가면 담즙에서 침전물이 가라앉아 담에 독소나 모래 혹은 진흙 비슷한 퇴석물이 형성되는 경우가 많다. 담은 담즙의 저수조 구실을 하는데, 이와 같은 침전물이 생기면 효율성이 떨어지게 되며, 또 담에서 십이지장으로 이어지는 담도에 돌이 박히면 급성질환으로 이어진다.

담에 침전물이 생겼을 때의 증상: 소화불량, 속 부글거림, 흉곽 우측 전면의 주기적 통증, 목과 가까운 어깨 뒤쪽의 당김, 입맛이 씀, 흉통. 만성질환을 앓는 사람들은 대부분 담을 청소해야 완전히 회복될 수 있다. 늘 스트레스를 겪는 사람들도 마찬가지다.

점진적인 담 청소: 이 과정을 하는 동안 고기, 유제품, 달걀 등 포화지방과 콜레스테롤이 많은 음식을 피하라. 또 땅콩을 피하고, 견과와 씨앗은 절제해서 먹어야 한다. 미정제 곡물, 채소, 과일, 콩 위주로 먹는 것이 좋다. 이러한 식단을 먹으면 차츰차츰 담이 깨끗해진다. 배, 파스닙, 해초, 레몬, 라임, 그리고 향신료인 강황은 담석을 빠르게 제거해 주므로 세척 과정 내내 식단에서 역점을 두어야 한다. 래디시도 퇴적물과 담석을 제거하는 데 도움이 된다. 21일(3주) 동안 끼니 사이에 매일 한두 개의 래디시를 먹어보라. 여기에 갈퀴덩굴* 차 3컵 또는 카밀러(*Anthemis nobilis*) 차 5컵을 매일 마신다. 마지막으로 매일 한 끼니에 신선한 냉압착 아마씨유 5티스푼을 음식에 뿌리거나, 두 끼니에 각각 그 절반씩을 뿌려 복용한다. 섭취량은 체중에 비례해 달라질 수 있다(5티스푼은 체중 72킬로그램을 기준으로 한 것이다). 아마씨유는 2개월간 일주일에 6일 복용한다. 이 식단과 식단에 포함된 담석을 녹이는 특효 음식과 약초만으로도 대개 충분히 모든 침전물을 제거할 수 있다.

점진적인 방법이 성가시다면 다음에 나오는 '담 세척'** 법을 택할 수도 있다. 병원에서 검사해 보면 담석의 존재 여부를 확인할 수 있다. 그러나 담도를 통해 씻어낼 수 없는 큰 담석은 위의 점진적인 방법으로 녹여내는 쪽이 좋다.

---

* 학명은 *Galium aparine*. 봄에 어린 순을 나물로 해서 먹으며, 7~9월에 풀 전체를 채취하여 말린 것을 산완두(山豌豆)라 하여 약재로 쓴다. 유라시아의 온대와 냉대 기후 지역에 널리 분포하며, 우리나라의 산야에서도 흔히 볼 수 있다.—옮긴이

** Gallbladder Flush. 짧은 시간에 간과 담을 씻어내는 대안 요법으로 여러 가지 변형이 있다.—옮긴이

담 세척: 담에서 담석이나 기타 침전물을 흔히 '담 급속 청소'라고 부르는 단 하루의 의식으로 빠르게 배출할 수 있다. 여러 변형이 있는데, 가장 간단하면서도 효과가 가장 뛰어난 방법은 다음과 같다.

아침에 시작해서 하루 내내 사과(되도록 유기농으로)만 먹는데, 먹고 싶은 만큼 먹어도 되지만 최소한 4~5개는 먹어야 한다. 모든 종류의 사과가 다 담석을 말랑말랑하게 만드는 네 도움이 되지만, 특히 청사과 품종이 효과가 좋다. 물, 약초 차, 사과즙 등을 마시는 것도 도움이 된다. 잠자리에 들 시간에 올리브유 2/3컵을 체온까지 덥힌 뒤 신선한 레몬즙 1/3컵과 섞어서 천천히 들이마시고 곧장 잠자리에 들되, 오른쪽으로 모로 누운 상태에서 오른쪽 다리를 끌어당겨 웅크린 자세로 잔다. 다음 날 아침에 모든 담석이 변에 섞여 나와야 한다. 이 방법은 경험 많은 전문가의 지도를 받아서 해야 하지만, 담을 수술해야 할 처지의 수많은 환자에게 수술을 면하게 해주었다. 덤으로 얻는 한 가지 혜택은 담 청소를 통해 간의 잉여 찌꺼기까지 제거하는 효과를 얻는다는 것이다.

약간 순한 형태의 변형 담 청소: 5일 연속으로 빈속에 올리브유 2스푼을 마시고 이어서 레몬주스 2스푼을 마신다.

부조화의 근원

간 불균형의 뿌리를 찾아내는 것은 모든 질병의 근본 원인을 이해하는 문제다. (섹스, 명예, 권력, 안정, 돈, 맛난 음식 등을 향한) 지나친 욕망은 과식을 부추긴다. 설령 과식을 하지는 않더라도 욕망은 적절한 판단력을 마비시켜 부적절한 행동과 식단을 선택하게 만든다.

가장 중요한 것은 식단과 상관없이 탐욕, 분노, 원망이 뒤엉킨 욕망 덩어리에 추동된 감정 자체가 간 기능을 크게 훼손한다는 점이다. 해소되지 않은 감정은 간 속의 과잉 찌꺼기가 되어 몸에 쌓이는 반면에, 맑은 감정은 이러한 찌꺼기를 풀고 배출한다. 따라서 식단을 개선하는 것과 아울러 반드시 이러한 감성적 응어리를 해방시켜야 한다. 다양한 마음 수련이 도움이 되는 것은 그 동일한 제반 조건에서도 다양한 간 질환이 생기기 때문에, 아래에 나열된 증후군은 흔히 개인에 따라 정도를 달리하면서 동시에 나타난다.

주의: 같은 줄에 있는 신체적 징후와 감정적 징후가 서로 조응하는 것은 아니다.

I. 간울. 기 흐름의 막힘이 특징이다.

신체적 징후	감정적 징후
신경계 장애	억눌린 감정
알레르기	분노
덩이, 종창, 연주창, 유선염	좌절감
복부, 흉부, 가슴의 팽만	노기
만성 소화불량	조급
생리불순	조바심
스트레스, 목과 등 긴장	우울증
피로	침울함
몸이 경직되고 유연하지 못함	충동적
시력 장애	감정적 집착
탁한 피, 피부 트러블	흐린 판단력
손발톱 병변	의사 결정의 어려움
아침에 늦게 일어남	정신적 강직
근육통	부정적 사고
힘줄(腱) 질환	
철사처럼 가늘고 팽팽한 맥박	

• 혀는 울체의 정도에 따라 정상에서 선홍색, 어두운 색조까지 달라지며, 종종 푸른색, 녹색, 또는 자주색 기미가 돈다.

간울 증상을 위한 식단 권고(다음의 '간 치유를 위한 식단 원칙'(562쪽)을 참조하라): A(간을 울체시키는 식단을 피할 것), B(매운맛의 생항울체 음식), C(조화롭게 하는 음식), D(쓴맛과 신맛의 간실 제거 음식), E(해독하고 식히는 음식), H(간을 젊게 하는 음식). 주의: 한과 허의 징후가 있는 사람이 식히는 성질의 음식을 날것으로 먹을 때는 신중을 기해야 한다.

II. 간열. 열 징후가 특징이다.

신체 징후	감정 징후
붉은 안색	잦은 조급증과 분노
붉고 건조한 눈	과민함

대표적인 간 증상 요약

신체 징후	감정 징후
붉은색 혀	폭발하는 성격
머리가 깨지는 듯한 두통	소리 지름
불면증	의욕 과잉
생리 장애	오만함
하요통, 약한 하체	무례함
고혈압	공격적
소화불량, 변비	폭력적
빠른 맥박과 그 밖의 열 징후	

간열을 위한 식단 권고(다음의 '간 치유를 위한 식단 원칙'(562쪽)을 참조하라): A(간을 울체시키는 식단을 피할 것), B의 2(생항울체 음식), C(조화롭게 하는 음식), D(쓴맛과 신맛의 간실 제거 음식), E(해독하고 식히는 음식), H(간을 젊게 하는 음식).

III. 간음허(肝陰虛)와 간혈허(肝血虛)

신체 징후	감정 징후
간음허의 징후:	우울증
어지럼증	신경질
건조한 눈과 약한 시력	과민함
야맹증	
이명(耳鳴)	
생리통	
건조하고 잘 부러지는 손톱	
일반적인 음허의 징후:	
선홍색 뼈와 혀	
손발바닥의 열감	
도한과 오후 발열	
약하면서 잦은 갈증	
간혈허의 징후:	(위와 같음)
힘줄과 인대가 약함	
근육 경련과 가슴 두근거림	
시야 반점 형성	
건조한 눈과 뿌연 시야	
이명	
생리불순	

신체 징후   **감정 징후**

생리 부족 또는 건너뜀

일반적인 혈허의 징후:

저림, 현기증, 허연 혀와 창백한

안색, 건조한 피부, 불면증과 기

억 소실

간음허와 간혈허를 위한 식단 권고(다음의 '간 치유를 위한 식단 원칙'[562쪽]을 참조하라): A(간을 울체시키는 식단을 피할 것), C(조화롭게 하는 음식), F(간음과 간혈을 보하는 음식—간음허 또는 간혈허에 쓰는 약을 쓴다), H(간을 젊게 하는 음식).

IV. 간풍. 불안정함과 급한 움직임이 특징이다. 대개 열, 한, 습, 조와 결합해 온다. 간울, 열, 또는 음액 부족으로 초래될 수 있다.

신체 징후	감정 징후
간헐적인 통증 또는 이동성 통증	조울증
발작, 경련	신경질
어지러움, 현기증	발작
떨림, 마비, 단일(움찔) 수축	불안정한 성격
지끈거리는 두통	'역마살'
이명	격앙
마비	감정적 혼란
상체의 건조	몰두하지 못함
	근심

간풍을 위한 식단 권고(다음의 '간 치유를 위한 식단 원칙'[562쪽]을 참조하라): A(간울을 유발하는 식단을 피할 것), B의 2(생항울체 음식), E(해독하고 식히는 음식), G(풍을 줄이는 음식), H(간을 젊게 하는 음식). 주의: 한과 허의 징후가 있는 사람이 식히는 음식을 날로 먹을 때는 신중을 기해야 한다.

때문이다. 5장 〈속과 겉: 면역력 강화하기〉에서 살펴보았던, 감정적 장애물을 제거하는 수련이 여기서도 효과를 발휘한다. 의식의 문제를 도외시한다면 아무리 좋은 식사를 해도 정서적 장애가 기어이 의식을 왜곡해 현재의 혼란을 지속시킨다.

간 치유를 위한 식단 원칙

A. 울체되고 부은 간을 구하기 위한 식단 전략은 간과 관련된 열, 혈허와 음허, 풍을 포함한 거의 모든 간 불균형이 울체에서 비롯된다는 점에서 매우 중요하다. (영양실조를 제외한) 모든 사례에서 첫 번째 치료제는 덜 먹는 것이다. 또한 간을 차단하거나 손상시키는 음식들을 끊거나 크게 줄여야 하는데, 바로 포화지방 비중이 높은 음식(돈지, 포유류 고기, 크림, 치즈, 달걀. 10장 〈기름과 지방〉 참조), 수소 첨가한 질 나쁜 지방(쇼트닝, 마가린, 산패한 정제 기름), 과도한 견과와 씨앗, 음식과 물 속의 화학물질, 처방약(끊기 전에 의사와 상의하라), 모든 주류, 고도로 가공한 정제 식품 등이 그것이다.

B. 1) 간 울체 해소를 촉진하는 음식으로는 순하게 매운 음식, 향신료, 약초가 있다. 구체적으로 예를 들면 미나리, 양파속에 속하는 모든 채소, 겨자잎, 강황, 바질, 월계수 잎, 카다멈, 마저럼, 커민, 회향, 딜, 생강, 흑후추, 고추냉이, 로즈메리, 각종 박하 종류, 레몬밤,* 당귀(안젤리카) 뿌리,** 산초나무(prickly ash) 껍질*** 등이다. 그러나 매운 고추처럼 극도로 매운 음식을 너무 많이 섭취하면 간이 울체된 사람들 가운데서 특히 열 징후가 있는 사람에게는 도리

---

* 학명은 *Melisa officinalis.* '멜리사'라고도 한다. 예로부터 꿀을 따는 식물로 유명하다. 레몬밤이라는 이름은 레몬과 유사한 향이 나는 데서 비롯했다. 감정을 편안하게 하며, 심장박동수와 혈압을 낮춘다. 해독 작용이 있고, 설사를 완화하고, 항바이러스 작용이 있다. 그 차는 소화를 돕고 식욕을 촉진하며 위장 강장제로도 효과가 있다.—옮긴이

** 학명은 *Angelica archangelica.* 속명의 Angelica는 라틴어 'angelus(천사)'의 뜻으로 역병이 유행할 때 꿈속에 나타난 천사가 수도사에게 이 식물의 약효를 전했다고 하며, 이 속의 식물 중에 강심제 효과가 있는 것이 있어서 죽은 사람을 소생시킬 수 있다는 데서 유래했다. 참고로 우리나라에서는 참당귀(*Angelica gigas Nakai*), 중국에서는 중국당귀(*Angelica sinensis*), 일본에서는 왜당귀(*Angelica acutiloba*)를 주로 쓴다. 서로 대체해도 무방하다.—옮긴이

*** 학명은 *Xanthoxylum americanum.* 우리나라 산야에 널리 자생하는 산초나무의 아메리카 자생 품종. 추위에 강하고 건조한 곳, 습한 곳 어디에서나 생육한다. 한방에서 산초나무는 건위·온중·제습·정장·구충·해어성독(解魚腥毒) 등의 효능이 있다 하여 과피를 소화 불량·식저(食積)·위하수·구토·해소·치통·이질·설사·회충 등을 위한 치료제로 사용한다. 또, 어린잎은 식용하고 열매는 향신료로 쓴다.—옮긴이

어 해가 될 수 있다. 항울체 음식 가운데 일부는 맵지 않으며, 맵더라도 그 정도가 약하다. 비트, 타로 뿌리, 찹쌀, 아마자케, 딸기, 복숭아, 체리, 밤, 잣, 그리고 양배추, 순무, 콜라비, 콜리플라워, 브로콜리, 방울다다기양배추 등의 배추속 식물이 그러하다.

알코올성 음료도 톡 쏘는 맛이 있어서 간 울체 해소에 도움을 주지만, 어디까지나 일시적이며 궁극적으로는 세포 파괴를 유발하므로 절대 피해야 한다.

2) 날음식(발아 곡물, 콩, 씨앗, 신선한 채소와 과일)도 간의 에너지 흐름을 자극한다.

C. 간을 조화롭게 하는 음식을 써서 감정적·신체적 에너지의 흐름을 원활하게 할 필요가 있다. 이러한 음식은 대개 맛이 달다. 앞에서 봄철 음식과 관련해 언급했듯이 곡물, 채소, 콩, 기타 복합탄수화물은 간의 장기적인 조화를 위해 이상적인 단맛 음식이다. 우울증 또는 급성 간질환이 있을 때는 고농축 감미료에 탐닉하곤 한다. 꿀은 해독하는 성질이 있기 때문에 조금씩 쓴다면 매우 유용하다. 꿀을 사과식초에 타서 마시면 더 강력한 효과를 얻을 수 있다(아래의 '쓴맛과 신맛 음식은 간의 과잉을 줄인다'를 참조하라). 그 밖에 최소한으로 가공된 스테비아 분말, 미정제 사탕수수즙 분말, 통사탕수수, 감초 뿌리는 해독의 초기 단계에서 귀중하게 쓰인다. 엿기름, 대추야자설탕, 당밀, 쌀물엿은 덥히는 성질이 있으며, 기의 흐름을 자극한다. 이것들은 열 또는 열에 의해 유발된 풍이 없는 경우에 울체를 치료하는 데 유용하게 쓰인다.

D. 쓴맛과 신맛 음식은 간의 과잉을 줄인다. 간의 울체와 그에 따른 우울증과 소화불량을 빠르게 치료하기 위한 가장 강력하면서도 흔한 치료제는 식초일 것이다. 미정제 사과식초, 현미식초, 쌀식초, 그 밖의 질 좋은 식초를 선택한다. 식초의 풍미는 쓰고 시며, 해독하고 고도로 활성화하는 성질을 가지고 있다. 여기에 꿀을 타면 효과가 더욱 강력해지는데, 물 1컵에 식초와 꿀 1티스푼씩을 타서 마시면 된다. 무한정 식초에만 의존해서는 안 되며, 반드시 기본 식단을 개선해야 한다. 식초는 성질이 따뜻하므로 열 징후가 있는 경우 상태를 악화시킬 수 있다. 이때는 식초 대신 레몬, 라임, 포도를 쓰면 된다. 이

것들은 똑같이 쓴맛과 신맛이 있지만 식히는 성질이 있고, 그 효과는 비교적 점진적이다.

그 밖의 쓴맛 음식으로는 호밀, 로메인상추, 아스파라거스, 아마란스, 퀴노아, 알팔파, 래디시청, 귤껍질(진피)이 있다. 쓴맛을 지닌 여러 가지 약초, 특히 민들레 뿌리, 시호(柴胡),* 차파랄, 엉겅퀴씨,** 뿔남천 뿌리,*** 카밀러 꽃은 뛰어난 간 해독 효과가 있다. 쓴 약초들에 감초 뿌리를 넣으면 기친 맛을 가리고 완화할 수 있다.

주의: 전반적으로 야위고 허한 사람이 위의 쓴맛 약초들을 이용할 때는 절제해서 써야 한다. 시호를 735쪽에 실려 있는 동양의 항울체 약인 '시호 진정환'으로 복용하면 효과가 더 뛰어나면서 고갈시키는 작용은 약해진다. 이 환약의 효과를 뒷받침하는 한 가지 약재는 작약 뿌리(백작약[白芍藥])****다. 작약 뿌리는 쓴맛과 신맛을 모두 가지고 있으며, 각각의 주요한 간 증상을 치료하는 유일한 약초 가운데 하나다.

---

* 학명은 *Bupleurum falcatum*. 우리나라 산야에서 자생하며, 한방에서 주로 뿌리를 약재로 이용한다. 식히는 성질이 있고 맛은 쓰다. 일반 발열성 질환에 해열 작용이 있으므로 감기·인플루엔자·급성 기관지염 등에 해열·소염제로 이용된다. 또 만성간염의 협통·소화불량·욕지기·복통 등을 치료하며, 정신 장애로 말미암은 생리통·하복통에 진정·진통 효과가 있다. 원기가 허약하고 땀이 많이 나는 사람에게는 복용시키지 않는다. 한방에서 많이 쓰는 약재로, 대표적인 처방에는 소시호탕이 있다.—옮긴이

** 학명은 *Silybum marianum*. 종명인 marianum은 성모 마리아와 관련이 있는데, 전설에 따르면 엉겅퀴 잎의 대리석 문양이 성모 마리아가 떨어뜨린 젖에 의한 것이라고 한다. 옛날부터 젖이 잘 나오지 않을 때 잘 나오게 하기 위해 엉겅퀴 차를 마시게 했다. 영어 이름인 밀크 시슬(milk thistle)도 여기서 비롯했다. 시슬(thistle)은 '살짝 찌르다'라는 의미의 고대 게르만어다. 독일의 자연치료사인 라데마커가 엉겅퀴가 간과 담의 질환 및 황달 등에 뛰어난 약효가 있음을 발견했고, 그 이후로 약초로 더욱 유명해졌다.—옮긴이

*** 학명은 *Mahonia repens*. 영어 이름은 Oregon grape이다. 북미 로키산맥과 서부 지역 원산으로 이 지역의 톨로와족과 카로크족 인디언들은 보혈제와 기침약으로 이용했으며, 그 외 여러 부족이 약용 및 의식용으로 사용했다고 한다. 담즙 생성을 활성화해 독소를 배출한다.—옮긴이

**** 학명은 *Paeonia lactiflora*.—옮긴이

보음·보혈제인 작약은 부드럽고 여린 꽃이 상징적으로 보여주듯이 간의 울체를 완만하고 조화롭게 감소시킨다. 작약 뿌리는 또 쓴맛과 향이 강한 약초들(앞의 약초들을 포함해서)의 약효를 강화하면서 동시에 몸의 음과 혈을 덜 말리도록 한다. 예를 들면 민들레 뿌리와 작약 뿌리를 1:1로 섞고, 감초 뿌리와 강황을 각각 그 양의 1/3씩 섞어서 쓸 수 있다. 이 약제는 매운맛, 단맛, 신맛, 쓴맛을 작약 뿌리(작약 뿌리 대신 아래 F에서 소개하는 다른 보혈·보음 약재를 사용해도 된다) 같은 혈과 음을 보하는 약재와 함께 쓰는 앞의 원리들을 결합한 것이다. 매우 과민하거나 약골이라면 작약 2에 감초 1의 비율로 조합하면 이보다 훨씬 더 순하게 간울 또는 간열을 감소시킨다. 흔히 쓰는 약재인 레몬밤, 박하, 카밀러 역시 순하면서 일반적으로 알려진 것보다 효과가 뛰어나다. 다만, 이것들은 작약의 강장 작용은 없다.

E. 간을 해독하고 식히는 음식. 녹두와 그 새싹인 숙주, 셀러리, 해초(간 울체에는 켈프가 매우 좋다), 상추, 오이, 미나리, 두부, 조, 매실, 엽록소가 풍부한 음식(아래 'H' 참조), 버섯,* 대황(*Rheum palmatum*)의 뿌리 또는 줄기,* 래디시,* 무.*

'*' 표시된 마지막 네 가지는 고기를 너무 많이 먹어서 생긴 독성을 줄이는데 특히 효과가 좋다. 대황의 뿌리와 줄기는 이 약재들 가운데 가장 강력하며, 완하제이기도 하다.

F. 간의 음과 혈을 짓는 음식. 간음이 부족할(허열을 야기한다) 때는 음액 일반을 보하는 음식이 필요하다. 위 'E'에서 거론한 음식들 가운데 녹두, 숙주, 엽록소가 풍부한 음식, 오이, 두부, 조가 알맞다. 한편 해초, 미나리, 매실은 수분 대사를 개선한다. 신선한 냉압착 아마씨유와 서양지치·달맞이꽃·블랙커런트 열매에서 추출한 기름은 간의 음 상태를 크게 개선한다. 충분히 수분을 섭취하는 것도 도움이 된다. 아래에 '•' 표시된 보혈제 역시 간음을 조성한다. 신음(腎陰)의 기능을 개선하는 것은 간의 음이 부족한(간음허) 사람들에게는 언제나 이롭다. 알로에 베라 젤은 간음을 조성하기 위해 신음을 보하는 최고의 초본 약재다(614쪽의 '신장의 음 결핍'을 참조하라).

간혈(음의 한 양상이지만 별도로 언급할 필요가 있다)이 부족할 때는 스피룰리나와 그 밖의 엽록소가 풍부한 음식, 흑포도, 블랙베리, 월귤, 산딸기, 블랙스트랩 당밀 같은 일반적인 보혈제를 써서 보할 수 있다. 심각한 경우에는 아교(阿膠)••나 유기농 동물 간•을 쓸 수 있다. 도움이 되는 약초로는 당귀 뿌리, 지황,• 작약 뿌리,• 소리쟁이 뿌리가 있다. 당귀, 지황, 작약의 세 가지 약재는 단독으로도 쓸 수 있지만 함께 쓰면(같은 비율로) 훨씬 더 효과가 좋다. 이렇게 조제한 것은 특히 야위고 한하고 허한 사람에게 좋다. 혈액 조성에 관한 전반적인 내용은 663쪽의 '혈허'를 참조하라.

G. 간풍 증상을 완화하는 음식과 향신료. 셀러리(c), 바질(w), 세이지(n), 회향(w), 말리거나 신선한 생강(w), 아니스(w), 귀리(w), 검정콩(n), 흑임자(n), 칡(c), 잣(w), 코코넛(n), 신선한 냉압착 아마씨유(n), 새우(w). 흔히 쓰는 풍 진정 약초로는 카밀러(n), 작약 뿌리(c), 로벨리아(n), 황금(n),•• 쥐오줌풀(w)이 있다. 이러한 음식과 약초는 풍에 두루 효과가 있지만, 풍이 열(음허로 인한 열을 포함해서)과 함께 나타날 때는 덥히는 성질의 약재(w)를 피하고 대신 위 'E'에 있는 식히는 성질의 음식을 추가할 수 있다. 거꾸로 한이 뚜렷한 풍 병증에서는 식히는 성질의 약재(c)를 피해야 한다. 중립적인 약재(n)는 어느 경우에나 쓸 수 있다.

달걀, 게살, 메밀은 풍증을 특별히 악화시키는 음식이다.

H. 간을 젊게 해주는 음식. 곡물순과 그 가공품(밀순 또는 보리순 즙 분말 등), 스피룰리나, 아파니조메논, 클로렐라 등의 미세조류를 비롯한 엽록소가 풍부한 음식. 이 음식들은 대부분의 간 실증, 울체, 열, 풍에 매우 효과가 있다. 그 사용의 제한에 대해서는 16장 〈녹색 식품〉을 참조하라. 저온에서 처리한 곡물순과 미세조류 가공품이 선호되는데, 그것은 일부 영양소, 특히 오메가-3 및

---

* gellatin. 당나귀의 껍질을 고아 건조한 약재로, 대표적인 보혈제다.—옮긴이
** 黃芩. 학명은 *Scutellaria lateriflora*. 우리나라 각지에서 재배하며 약용으로 널리 쓰인다. 맛은 쓰고 식히는 성질이 있다. 해열, 갈증 해소 등의 효과가 있다. 혈압이 낮고 몸이 찬 사람과 설사에는 복용을 피한다.—옮긴이

감마리놀렌 지방산이 더 잘 보존되어 있기 때문이다. 파슬리, 케일, 미나리, 알팔파, 콜라드청 등 그 밖의 녹색 음식 역시 이롭다.

극심하게 부실한 식단이나 알코올 의존증으로 말미암은 심한 영양실조 때문에 간이 탈진해 있을 때는 몇 가지 효과가 입증된 약재가 있다. a) 염소, 소, 양의 신선한 젖, b) 생선죽과 조합한 스피룰리나, c) 유기농법으로 기른 양, 소, 닭 등의 가축의 간을 넣고 끓인 국이나 죽(알코올 의존증에 종종 동반되는 것과 같은 열 징후가 있을 때는 덥히는 성질이 있는 닭의 간은 피해야 한다). 이 약재들은 약한 맥박, 병색, 활력 저하, 약한 목소리와 호흡, 소심함 등 허의 징후가 뚜렷한 사람에게 특히 알맞다.

● ○ ●

일부 사람들의 간 기능부전은 영아기 때 모유를 먹지 못한 것과 관련이 있을 수 있다. 모유를 먹지 못한 사람들은 면역결핍, 알레르기, 그 밖의 간 관련 질환을 앓을 가능성이 커진다.[2] 스피룰리나와 그 밖의 엽록소 식품을 풍부하게 섭취하면 생후 내내 부족했던, 면역력을 강화하는 필수지방산, 특히 오메가-3와 감마리놀렌 지방산을 공급받게 된다. 필수지방산 결핍이 있는 사람의 식단에 이러한 음식을 포함시키면 연령과 상관없이 간 기능이 훨씬 좋아진다.

알코올 또는 약물에 찌든 간

간 재생과 관련해 이례적인 사례로 필립 래피얼(Phillip Raphael)이라는 뮤지션이 있다. 그는 18년 동안의 헤로인 중독, 그를 이은 12년간의 알코올 의존증과 그 밖의 약물 의존 등 30년에 걸친 약물 남용과 그로 말미암은 건강 악화로 마침내 중병에 걸리게 되었다. 그를 진단한 두 의사가 간부전으로 사망할 것이며, 생존 가능성은 제로라고 판정했다. 그때부터 그는 살아야겠다는 결심을 굳게 한다. 다음의 계획은 그가 실행한 해독 프로그램의 주요 특징을 단적으로 보여준다. 그는 이 계획에 포함된 여러 항목들을 1~3년간 실행했으며, 나머지 항목들도 최소 1년 이상 실행했다.

1. 밀순, 밀순즙, 스피룰리나, 당근즙을 비롯해 1일 최대 1리터에 달하는 신선한 채소즙이 포함된 식단. 그는 또 이보다 적은 양이지만 과일즙도 섭취했다. 그는 규칙적으로 소량의 현미를 먹었는데, 이것은 그가 먹은 음식 중 유일하게 익힌 것이었다.

2. 매달 7~10일간의 과일, 채소, 밀순 즙 단식.

3. 기를 자극하는 약초(회향, 아니스, 홍고추), 조화롭게 하고 자극을 완화하는 약초(감초와 호로파), 강한 정화 작용을 하는 쓴맛 약초(차파랄)가 들어간 약제 복용.

4. 매주 장세척 또는 관장.

5. 주기적인 (이 장 앞부분에서 설명한) 간·담 청소.

해독 프로그램을 시작하자마자 래피얼은 자신의 생명이 되돌아온다는 느낌이 들었다. 그로부터 몇 해에 걸쳐 그는 각종 새싹, 생채소, 두부, 템페, 더 많은 현미 등 다른 음식들을 추가했다. 1년간 고형 음식을 먹은 뒤, 우리는 그에게 가볍게 찐 채소를 추가해 익힌 음식의 섭취를 늘릴 것을 권했다. 그는 곧바로 소화가 더 잘되고 흡수도 더 잘된다는 사실을 깨달았다. 익힌 음식은 치유 과정을 빠르게 해주는 듯이 보이는데, 특히 대장이 그렇다. 그는 몸이 따뜻해졌고, 집중력이 높아졌다.

그 밖에 그의 회복에서 중요한 요소들은 올바른 음식 조합, 간식 중단, 간소한 하루의 마지막 끼니 등이다.

이처럼 극단적이고 장기간에 걸친 해독 프로그램은 절대적으로 필요한 경우가 아닌 한 권하지 않는다. 래피얼은 이 프로그램을 거치는 동안 여러 단계에서 죽을 고비를 넘겼다. 회복의 첫 5년 동안 가장 중요한 것은 해독이었으며, 그의 몸은 점차 정상 기능으로 되돌아왔다. 이어지는 몇 해에 걸쳐 그는 상당한 수준의 건강을 회복했으며, 세포들의 미묘한 리듬이 회복되고 있다고 느꼈다. (그는 대단히 건장한 체형인 데다 회복 과정 중에도 대체로 실과 열 징후를 보였기 때문에 익히지 않은 날음식으로 구성된 정화 식단이 그에게 이로웠다. 허와 한이 있는 사람에게는 익힌 음식이 더 좋다.)

이 사례를 제시한 것은 앞에서 언급했던, 기를 자극하고, 식히고, 조화롭게 하고, 정화하고, 엽록소가 풍부한 음식이 간의 회복에 얼마나 중요한지를 보여주기 위해서다. 단식과 장 청소는 대부분의 실증에 유익하다.

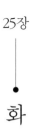

25장

화

여름

《내경》에서는 양의 계절인 여름에 순응하기 위해서는 팽창, 성장, 가벼움, 바깥 활동, 밝음, 독창성과 같은 양의 원리를 드러내야 한다고 했다. 생활방식과 식단에 관한 다음의 권고들은 이 원리를 담고 있다.

여름은 화려한 성장의 계절이다. 여름의 대기와 조화를 이루기 위해서는 정원의 화초들이 그러하듯이 아침 일찍 깨어나서 만개할 양분을 얻기 위해 햇살에 몸을 내밀어야 한다. 일하고, 놀고, 여행하고, 즐거워하고, 사심 없는 봉사 속에 성장해야 한다. 바깥 세계의 풍성함이 우리 안으로 들어와 우리를 생동하게 해야 한다.

여름 음식과 조리법

밝은 색채의 여름철 과일과 채소를 넉넉히 먹고, 즐거운 마음으로 식단을 아름답게 꾸며라. 음식의 색깔을 이용해 눈부시게 차리고, 식탁을 꽃으로 장식해 보라. 가볍게 익히고, 규칙적으로 향긋하거나 매콤하거나 또는 심지어 불 같은 풍미를 조금 첨가하라. 볶을 때는 고온에서 아주 짧게 볶고, 음식을 삶거나 찔 때도 되도록 짧게 하라. 소금을 적게 쓰고 물을 많이 써라.

여름은 넘치는 다양함을 주는데, 식단에도 그것이 반영되어야 한다. 미네랄과 기름이 땀에 섞여 몸 밖으로 배출되는데, 다양한 식단을 통해 이 손실분을 보충하지 않으면 자칫 몸이 허약해질 수 있다. 좀 더 편안하려면 따뜻한 물을 많이 마시고, 따뜻한 물로 몸을 씻어 땀이 확 나도록 유도해 몸을 식혀야 한다. 서기(暑氣)가 너무 많은 찬 음식과 결합되면 소화기관들을 약화시킨다. 냉기가 수축을 유발하고, 땀과 열을 가두어 소화를 방해하기 때문이다. 빙수나 아이스크림은 실제로 위장을 수축시켜 소화를 중단시킨다(이러한 음식은 먹지 않는 것이 최선이다).

폭염이 기승을 부릴 때는 시원한 분위기를 조성하고(나들이, 테라스에서의 식사 등) 샐러드, 새싹(특히 녹두·대두·알팔파 등의), 과일, 오이, 두부, 국화·박하·카밀러 등의 꽃이나 잎 차 같은 식히는 성질의 신선한 음식을 더 많이 섭취한다. 서기를 가장 효과적으로 식혀주는 흔한 과일로는 사과, 수박, 레몬, 라임이 있다. 녹두죽 또는 녹두차는 또 다른 특효약이다. 또 흐트러뜨리는 성질의 매운맛 향신료도 더운 날씨에 적합한 것으로 여겨진다. 이것들의 효과는 처음에는 더 덥게 만들지만 결국에는 체열을 표면으로 끄집어내 흩어버린다. 여름에는 인체 표면이 여름 날씨를 그대로 닮아 뜨거워져 있기 때문에 상대적으로 더운 날씨의 영향을 덜 받는다. 홍고추, 푸른 고추, (말리지 않은) 신선한 생강, 고추냉이, 흑후추 등은 모두 이러한 목적에 알맞은 재료다. 하지만 분산시키는 음식을 너무 많이 먹으면 양의 약화와 소실로 이어져 서늘한 계절에 온기와 활력을 유지할 능력을 잃게 된다.

그 반대쪽 극단으로, 더운 날씨에 너무 기름진 음식은 활력 저하를 낳는다. 고기, 달걀, 과도한 견과나 씨앗, 곡물이 그러한 음식이다. 덥고 맑은 날에는 덜 먹고 가볍게 먹는 것이 자연스럽고 건강에 좋은 섭식법이지만, 우리 내부의 리듬에 주의를 기울이거나 거기에 맞춰 변화를 주지 않을 때 우리는 이점을 쉽게 망각한다.

더운 날씨나 나쁜 식단, 또는 그 밖의 여러 요인으로 말미암아 우리 몸 안에 열증이 생겼을 때 나타나는 증상과 그 치유법은 육강(六綱) 중 '열'에 관해 설명한 4장 〈따뜻함과 차가움: 음식과 사람의 열성〉(121~137쪽)에 나와 있다. 더위에 과도하게 노출되어 생기는 음서(飮暑)에 대해서도 육강에 관해 설명한 장들의 끝부분(191쪽)에 요약되어 있다. 《내경》에서는 '불'의 주된 상응 관계를 다음과 같이 적었다.

여름의 초자연적인 힘들은 하늘에 열을 낳고 땅에 불을 낳는다. 몸 안에 심(心)과 맥(脈), (…) 붉은색, 혀, 크게 웃는 능력을 낳는다. (…) 쓴맛과 행복과 즐거움의 감정을 낳는다.

심장의 조화와 질환

불은 심장과 소장을 지배한다. 동양의 전통 의술에서 말하는 심은 심장이라는 장기만이 아니라 심장을 정신과 감정의 중심으로 여기는 관념까지 아우르는 개념이다. 이러한 관념은 서구인들도 가지고 있는데, "Have a heart!(마음을 내봐!)" "Put your heart into it!(정성을 기울여!)" "Learn by heart!(마음으로 배워!)" 등의 표현에서 잘 드러난다. 샌프란시스코 캘리포니아대학교의 심장 전문의 딘 오니시*는 자신의 경험을 통해 이와 유사한 깨달음을 얻었다. "내 생각에, 많은 사람의 경우 심장질환은 마음에서 시작된다."[1] 중국에서 심장을 가리키는 단어는 심(心)이다. 영어로는 흔히 'heart-mind'로 번역되는 단어다. 이처럼 동양의학의 정의에 따르면 심은 혈액순환을 관장할 뿐 아니라 의식·

---

* Dean Ornish. 1953~. 의학박사. 비영리단체인 예방의학연구소(Preventive Medicine Research Institute)의 설립자이자 대표다. 관상동맥 질환과 관련해 요가, 명상, 저지방 채식, 금연, 규칙적인 운동 등 생활방식을 중심으로 한 접근법이 질환을 치료할 뿐 아니라 실제로 원상태로 회복시켜 준다는 것을 설파함으로써 유명해졌다. 빌 클린턴 전 미국 대통령이 심장 수술을 받은 뒤 딘 오니시 등이 권고한 채식 위주 식단을 채택하기도 했다. ─옮긴이

영혼·수면·기억을 통제하며, 마음의 거소다. 그러므로 심은 간과 더불어 신경계와 뇌에 관계한다. 이처럼 심을 넓은 의미로 정의하는 것은 실제와도 잘 부합한다는 장점이 있다. 심 경락(心經絡)은 실제로 심장의 기능에 영향을 미치며, 이것은 맥박의 빠르기와 세기로 확인된다. 우리는 이 확장된 '심' 개념이 타당성을 갖는 여러 측면을 살펴볼 것이다.

조화로운 심장: 심장이 건강한 사람은 참으로 다정다감하다. 또 이들은 매우 겸손한데, 그것은 예의상 그런 것이 아니라 실제로 열린 가슴과 각성된 마음으로 경이로움을 인식하고, 그것들에 비하면 자신들이 진실로 작은 존재임을 느끼기 때문이다. 명징함은 조화로운 심장을 가진 사람들의 핵심적인 특징이다. 그들은 별 수고를 들이지 않고도 문제를 꿰뚫어보고 지혜로운 해결책을 찾아내는 것처럼 보인다.

심장 - 마음 불균형의 일반적 징후

- 산만하고 혼란스러운 마음
- 지나치게 웃거나 아예 웃지 않음
- 안색이 불그레하거나 매우 창백함
- 언어 문제(말을 더듬거나, 장황하거나, 산만함)
- 우울증
- 정신 질환
- 기억 소실
- 혈액순환이 나쁨
- 약한 정신력
- 더위 혐오

신체적 차원에 한정해서 보더라도 심장 질환은 현재 미국에서 가장 심각한 건강 문제다. 여기에 심의 정신적 측면까지 포함한다면 이 통계 수치는 엄청나게 증가한다. 동양의학에서는 암, 관절염, 정신이상—흔히 정신이 흐려진 데서 생긴다—과 같은 만성 퇴행성 질환을 치료할 때도 심을 강화하기 위한 처치를 우선적으로 시행한다.

수많은 영양학 연구에서 심장과 신경계 질환이 칼슘대사와 관계있음이 드러난다. 커피, 알코올, 정제 소금, 설탕, 정제 밀가루, 알루미늄, 살충제, 마리화나, 그 밖의 수많은 중독성 물질들이 모두 칼슘 흡수를 방해한다. 식단에 포함된 과도한 단백질 역시 이와 똑같은 정도로 손상을 입힌다. 고단백 식사를 하는 문화권에서는 심장 질환과 골다공증 발병률이 지속적으로 증가해 왔다. 칼슘의 가용성을 높이는 것과 관련된 더 많은 정보는 15장 〈칼슘〉을 참조하라.

우리 심장에 질환이 있음을 인식하는 신체적 양상은 잘 정의되어 있다. 이에 반해 정신적 양상은 확인하기가 쉽지 않다. 동양 사람들은 심장에 거하면서 의식을 담당하는 영적 존재를 가리키기 위해 신(神)이라는 개념을 쓴다.

간의 경우 실이 만연해 있는 데 반해 심장은 허해서 문제가 되는 경우가 대부분이다. 동양의학에서는 심장의 불균형을 치료할 때 심장 자체를 직접 치료하지 않는 경우가 많다. 심장은 다른 장기들에 의지해서 양분과 에너지를 얻는다. 따라서 심장 질환의 절대다수는 다른 장부의 불균형으로 초래되며, 또 그것들을 치료함으로써 낫는다. 다음은 현재 많은 비중을 차지하는 중요한 심장 부조화들을 간추린 것이다.

대표적인 심장-마음 질환

정신을 통제하면 기의 움직임이 좋아진다.
-《내경》

심장의 음과 혈의 결핍. 음과 혈은 모두 신(神)에 유사한 효과를 미친다. 양의 원리에 따르면, 신이 안정되기 위해서는 음과 혈이 필요하다. 이것들이 부족해지면 신이 심에서 '빠져나가' 버리므로 끊임없는 마음의 방황을 초래한다. 더 극단적인 경우에는 불안정한 신이 불면증, 기억상실, 불규칙하거나 급한 심장 박동, 과도한 꿈, 비이성적인 행동 또는 정신이상을 불러오기도 한다(신을 안정시키는 약재는 아래를 참조하라). 음허와 혈허를 구분하려면 음이 부족한 사람에게서 보이는 몇 가지 징후를 눈여겨보면 된다. 선홍색 혀와 뺨, 빠르고 가는 맥, 뜨거운 손발바닥, 갑작스럽고 신경질적인 태도 등이 음허의 일반적인 징후다. 이에 반해 혈이 부족한 사람은 혀·안색·손톱 밑바닥이 희고, 맥이 가늘고 약하다.

고혈압과 갑상선 기능항진은 음의 부족에 일부 원인이 있는 것으로 생각될 때가 많다. 음의 식히는 작용은 심장을 염증으로부터 보호한다. 심의 음허는 간이 실증으로 말미암아 인체의 음을 과도하게 소모함으로써 생기는 경우가 매우 많다. 또 다른 원인은 신장의 결핍일 수 있다. 왜냐하면 신장은 음과 양 모두의 근원이기 때문이다. 음을 보할 때는 먼저 간의 실을 사하는 것이 중요하다(551~567쪽). 그다음으로 커피, 알코올, 담배 그리고 614쪽의 '신장의 음 결핍'에 실린 것들과 같은 덥히는 물질을 피해야 하는데, 이것들은 음을 감소시키기 때문이다. 신장의 음을 보하는 약은 심장의 음을 개선하는 데도 잘 듣는다. 특히 신선한 밀 배아, 밀알(음식으로 먹을 수도 있고, 차를 끓여 마실 수도 있다), 녹두가 손꼽힌다. 신장의 음 결핍에 쓰는 약에 백합 뿌리나 생지황을 추가해도 좋다. 나중에 27장 〈금〉에서 언급하겠지만, 참나리 뿌리와 다른 백합 종류의 뿌리는 얼마든지 대신 사용할 수 있다.

혈액의 결핍은 비장-췌장 그리고(또는) 신장이 약한 것이 가장 주된 원인이다(이 두 장기는 모두 조혈에 간여한다). 663~666쪽에 혈액을 보강하기 위한 방책이 실려 있다. 당귀, 숙지황, 단삼(丹蔘)*은 특별히 혈액을 보하고 심장으로 운반하는 세 가지 약재다. 이 약재들은 단독으로 쓸 수도 있다. 당귀는 덥히는 성질이 있는 숙지황과 함께 쓰면 한(寒) 징후가 있는 병증에 특히 효과가 좋다. 쓴맛의 단삼 뿌리는 몸에 습이나 과잉 점액이 있을 때 더 효과가 좋다.

지난 100년 동안, 우리 성격 가운데서 신경이 날카로운 과잉행동적인 측면이 지배적이 되면서 수용적이고 여유롭고 여성적인, 지구 자체인 음의 측면들은 훼손되어 왔다. 그 반작용으로 인체 내 음의 작용들을 반영하고 심지어 북돋우는 수많은 관용구가 자연발생적으로 등장했다. 토속 음악에서 시작되어 일반 대중 사이에까지 퍼진 "Keep your cool(냉정을 유지해)" 같은 표현에 등장하는 'cool(서늘한, 냉정한)'이라는 단어는 바로 평정심, 집중력, 편안함 따위

---

* 학명은 *Salvia miltorrhiza*. 서양의 세이지와 유사한 중국 고유 종으로 심혈관계 질환과 각종 간 병변에 효과가 있는 것으로 밝혀졌다.—옮긴이

를 의미한다. 이것은 음액(陰液)이 마음과 영혼의 기능에 영향을 미치는 방식과 정확히 일치한다.

심장의 기와 양의 결핍. 이 두 가지 결핍은 모두 가슴 두근거림, 불규칙하고 약한 맥, 창백한 혀, 기면증 같은 심장의 불균형 징후들과 더불어 정신의 혼미함을 가져온다. 양(덥히는 성질)이 부족하면 한의 징후도 보인다. 현대인에게는 일반적으로 심장의 기(心氣)가 크게 부족하거나, 또는 원활하게 배분되지 않는다. 기는 심장을 통해 체액과 혈액의 흐름을 인도하기 때문에 기의 흐름이 약해도 위에서 언급한 음과 혈액의 결핍 증상이 생길 수 있다.

현대 의학에서 규정한 질환 가운데 심장동맥의 경화 및 비후화, 심한 흉통, 신경 질환, 전반적인 신체 허약증, 우울증 등이 심장의 기와 양의 결핍 증상과 일치할 때가 많다.

심장의 양(心陽)은 대체로 신장에 의해 공급되며, 따라서 심장의 양이 결핍된 것은 신장의 양(腎陽)이 결핍된 것과 관련이 있다. 심장의 기는 폐와 비장-췌장에서 나오므로 이 장부들이 약하면 언제나 심장의 기 결핍으로 이어진다. 이와 같은 문제들은 간울 증상의 일부일 수도 있는데, 간이 울체되면 기가 심장으로 원활히 공급되지 못하기 때문이다.

기의 흐름이 나쁜 좀 더 근본적인 원인은 앞서 대강 살펴본 장부들의 불균형보다 정신의 부실함에 있다. 동양의학에서는 정신이 기를 지배한다고 본다. 말하자면 정신의 상태가 기 흐름의 원활함과 강도에 영향을 미친다는 것이다.

심장박동을 비롯한 생명 기능을 상당한 정도로까지 조절할 수 있는 요가 수행자나 기공 고수들에게서 강한 기 흐름이 관찰될 때가 종종 있는데, 이것은 수행을 통해 정신이 자율권을 가지게 되었기 때문이다. 실제로 기공에서는 '정신을 따르는 것'을 '제1의 원칙'으로 삼고 있다.

요컨대, 심장의 기 결핍(心氣虛)을 치료할 때는 반드시 비장-췌장의 기 결핍(脾氣虛)(587쪽), 폐의 기 결핍(肺氣虛)(604쪽), 간의 기울(551쪽)의 가능성을 염두에 두어야 한다(정신을 튼튼히 하기 위한 권고는 이 장 뒤에 나오는 '심장의 치유' 〔578~579쪽〕를 참조하라).

심장의 혈액 울체. 이 병증은 혈액을 움직이는 데 쓸 수 있는 심장의 기나 양이 너무 적을 때 흔히 생긴다. 칼로 찌르는 듯한 통증, 자주색 안색 또는 혀, 피로, 가슴 두근거림, 호흡곤란이 전형적인 증상이다. 점액이 혈액 정체의 원인일 수도 있다. 이 경우에는 두텁고 번들거리는 설태가 낀다. 점액이 문제일 때는 제대로 소화되지 못한 음식과 점액 생성 음식의 과잉 섭취 등 그 근원을 따져 보아야 한다. 점액은 습한 물질이므로, 식단에서 습을 보태는 요소들(591쪽)을 피해야 한다. 관상동맥 질환, 심장 염증, 협심증이 있을 때도 심장의 혈액 울체가 자주 생긴다.

혈액 울체 일반과 심장의 혈액 울체에 대해서는 672~676쪽의 '어혈: 부인과 질환과 기타 질환'에서 설명한다. 앞에서 심장의 혈액 결핍 치료제로 권했던 당귀와 단삼은 뛰어난 항울혈 약이기도 하다.

차거나 뜨거운 점액-거품. 이 물질들은 일종의 가벼운 '점액'이다. 이것들이 심장에 '침투'하면 정신/의식을 교란한다. 정신 질환은 흔히 '눈에 보이지 않는 끈적끈적한 거품'에 의해 정신이 흐려진 것과 관련이 있다. 이러한 점액은 두터운 설태, 비정상적인 행동, 때로는 유연(流涎)*의 원인이 되기도 한다.

뜨거운 점액의 경우에는 거품이 신경계를 막아 뇌염,** 중풍, 간질 등의 질환을 불러온다. 이러한 병증에는 황태, 빠른 맥, 돌발적이고 거세고 폭력적인 행동 등 열과 양에 보편적인 징후들이 뒤따른다. 차가운 점액은 좀 더 무겁고, 더 밀도가 높으며, 소극성·자기 집착·분별없음·느리고 굼뜬 태도·혼잣말 등 음의 행동 징후를 더 강하게 보인다. 맥도 느리며, 백태가 낀다.

우유와 유제품, 아이스크림, 달걀, 고기, 설탕, 땅콩, 백밀가루를 비롯한 정

---

* drooling. 타액선의 분비 기능이 항진되어 침을 질질 흘리게 되는 증상이다. 정상적인 경우의 타액 분비량은 1일 1~1.5리터이나 이 경우에는 3~4리터까지도 분비된다.—옮긴이
** encephalitis. 뇌의 염증성 질환. 뇌실 질뿐 아니라 뇌막-척수, 때로는 말초신경에도 일어날 수 있다. 바이러스성 뇌염과 출혈성 뇌염으로 크게 나뉜다. 전자는 바이러스 감염에 의한 진성 뇌염으로 대부분의 뇌염이 이에 포함되고 종류도 많다. 여기서는 후자를 말한다.—옮긴이

제 식품 등 강한 점액 생성 식품의 섭취를 줄이면 대부분의 점액 병증이 개선된다. 뜨거운 점액 사례에서는 담배, 커피, 알코올, 육류 등 덥히는 물질을 반드시 피해야 한다. 차가운 점액인 경우, 덥히는 음식과 향신료 섭취를 늘려야 하며, 유제품·달걀·정제 밀가루 등 차가운 점액을 생성하는 식품은 절대로 피해야 한다. 또 너무 복잡한 식사를 하는 것, 음식을 꼭꼭 씹어 먹지 않는 것, 식사와 함께 찬 음료를 마시는 것 등과 같은 과도한 점액 생성을 야기하는 습관에도 주의를 기울여야 한다(두 가지 점액 거품 모두에 대한 좀 더 자세한 정보는 591쪽의 '습을 부르는 식단 요소'에 있다).

심장의 치유

심장이 고요해지면 고통이 찾아든다.
-《내경》

앞에서 살펴보았듯이 심장의 기, 양, 혈, 액의 부족은 신장, 비장-췌장, 폐, 간의 균형을 회복시켜야 치유된다. 더 나아가 점액 생성 식품을 덜 먹으면 근본적으로 점액 문제를 끊을 수 있다. 그러나 심장과 동맥에 지방이나 점액성 퇴적물이 남는 경우가 드물지 않다. 이러한 퇴적물이 심장의 질환이나 증상의 양상에 어떻게 영향을 미치는지는 사람에 따라 다르다. 10장 〈기름과 지방〉에서 제시한 순환계를 젊게 만드는 방법들이 이 장에 실린 심장 증상들의 치료와 개선을 위한 바탕이 된다.

다른 장부나 순환계의 정화법을 통해 심장의 균형을 잡는 것 외에 특별히 정신을 맑게 하는 방법이 있다. 그런 방법들 가운데 하나는 말을 이용하는 것인데, 말은 심장에서 나온다고 한다. 사람이 자신의 입에서 나오는 단어들을 의식하는 정도는 그 사람의 심장의 상태를 반영한다. 거꾸로, 말을 더 뚜렷이 의식하면서 사용하면 할수록 심장이 튼튼해진다. 언어 사용을 신중히 함으로써 흐트러진 마음과 정신을 모으고 정돈할 수 있는 것이다.

이와 유사한 전통적인 정신 집중 수행법으로는 기도, 명상, 찬송, 만다라,

긍정 기도,* 행복한 이미지를 떠올리며 하는 묵상 등이 있다.

그러한 수행이 효과가 있으려면 단지 기계적으로 해서는 안 되고, 거기에 집중해야 한다. 튼튼하고 평온하고 맑은 마음이 확립되면 모든 장부의 치유 효과가 좋아진다. 그런 마음을 가지면 또 다른 이점이 있는데, 그것은 치료를 하는 동안 고통을 더 잘 견뎌낼 수 있게 해준다는 것이다.

어떤 치료 과정을 시작할 때는 무엇보다 먼저 마음을 편안히 하고 정신의 균형을 잡는 것이 현명하다. 예를 들면 몇몇 침술·지압 학파에서는 등 상부에 있는 심장 관련 경혈(Bl 15)에서 치료를 시작한다. 이것은 심장과 정신을 편안하게 하는 것으로 알려진 혈이다. 이와 같은 치료법은 이 주제와 관련해 "모든 적절한 침(그리고 치유)은 먼저 정신을 치료한다"라는 《내경》의 기술과도 부합한다. 대부분의 전통적인 치유 의식에서도 먼저 영적 각성을 고양하기 위한 기도를 올리는 것이 관례다. 식사 전에 하는 감사 기도에도 이러한 효과가 있다.

마음을 편안하게 하고 집중하기

'정보화시대'에 사는 우리는 대체로 정신적으로 과잉 활동 상태에 있다. 심장이 침체되어 있을 때는 과도한 사고 활동과 근심에서 나온 에너지가 우리 머릿속을 마구 헤집는다. 심할 때는 심장의 양의 측면인 열(熱), 기(氣), 신(神)이 머릿속으로 넘쳐 들어간다. 이러한 성질들이 과도해지면 발열, 두통, 과민, 불면증, 정신 질환이 일어날 수 있다. 일반적으로, 식이요법으로 이러한 상태를 치료하고자 할 때는 심장의 음(心陰)을 개선함으로써 정신이 음의 보호벽에 의해 심장에 머물도록 한다. 열과 기도 비슷한 방법으로 억제할 수 있다.

정신이 심장에 충분히 응집되면 피상적인 생각이 중지되고 통합적인 사고가 시작된다. 존재감이 충만해지며, '현실'에 대해 생각하기보다 생각이 현실

---

* 찰스 필모어(Charles Fillmore)가 1924년에 창간한 《오늘의 말씀(Daily Word)》이라는 월간지를 통해 전파한 긍정적인 연상 기도. 마치 마음속에 품은 소망이 이미 이루어진 듯이 연상함으로써 그 소망에 더 가까이 다가갈 수 있다고 여긴다.―옮긴이

이 된다. 궁극적으로는 생각이 현실을 창조하는 경험을 하게 되며, 직접적이고 단순한 삶에서 (건강한 심장의 감정인) 행복감을 느끼게 된다. 완전한 합일에 이르기까지는 명백히 무수히 많은 의식의 단계가 있다. 널리 쓰이는 말로 표현하자면, 정신 건강은 그 사람이 제대로 기능을 하고, 이성적이고, '정신 질환'이 없을 때 가능하다. 그런데 기본적인 의식 수련과 약간의 섭식 원칙을 따르는 것만으로도 정신 건강이 이러한 중립적인 단계를 넘어 무한히 확장될 수 있다는 사실을 쉽게 깨닫게 된다.

마음을 편안하게 하고 집중하기 위한 식단 권고: 이따금 가벼운 단식을 병행하는 단순한 식단은 심오하고 평화로운 사고를 향해 큰 걸음을 내딛게 해준다. 여기에 더해 마음을 산만하게 하거나 몸을 과도하게 덥혀 음액을 감소시키는 식습관을 피해야 한다. 한 끼니에 너무 다양한 재료가 동원되는 식사, 너무 자극적이고 기름진 식품, 정제 설탕, 알코올, 커피, 밤늦은 식사, 너무 풍성한 저녁식사 등은 낮 동안의 정신적 소란을 들쑤실 뿐 아니라 불면증을 가져온다. 다음의 음식은 정신을 가라앉혀 심장에 머물게 함으로써 신경과민을 줄이고, 불면증을 치료하며, 정신 집중력을 향상한다.

- 굴 껍데기: 심장의 음을 조성하는 데 탁월하다. 또한 앞에서 썼던 것처럼 들뜬 양을 가라앉힌다. 영양보충제 가게에서 판매하는 '굴 껍데기 칼슘' 형태로 복용할 수 있다.
- 버섯: 거의 모든 버섯이 뇌에 효과가 있다. 복령(茯苓)*은 동양의학에서 매우 흔히 쓰는 약재로, 신경을 가라앉히고 액의 균형을 개선하는 데 쓰인다. 영지버섯(靈芝)은 면역 강화제로 서구에서도 널리 구할 수 있게

---

* poria cocos. 학명은 *Wolfiporia extensa*. 솔뿌리혹버섯이라고도 한다. 흰 것을 백복령, 붉은 것을 적복령이라 하며, 소나무 뿌리가 관통한 것을 복신이라고도 한다. 한약재로 강장, 이뇨, 진정 등에 효능이 있어 신장병, 방광염, 요도염에 이용한다. 한국, 중국, 일본, 북미 등에 분포한다.—옮긴이

되었는데, 직접적으로 심장을 자양하고, 정신을 가라앉히고, 마음을 편안하게 한다.

- 규소 식품: 귀리짚 차, 보리죽, 귀리 차, 오이, 셀러리, 상추, 셀러리·상추 즙. 규소 식품은 칼슘대사를 개선하며, 신경과 심장 조직을 튼튼하게 한다.
- 과일: 오디와 레몬은 마음을 편안하게 한다(둘 중에서 오디가 더 효과가 뛰어나다). 오미자(五味子)는 정신을 편안하게 하는데, 동양의학에서는 불면증에 처방하며, 기억력과 집중력을 향상시키는 데도 쓴다. 수렴하는 성질 덕분에 잦은 배뇨, 몽정, 설사, 과도한 발한을 치료하는 데도 쓴다.
- 씨앗: 대추씨(산조인〔酸棗仁〕)는 정신을 편안하게 하는 약재로 널리 쓰인다. 직접적으로 심장을 자양하는 것으로 여겨진다. 치아씨도 진정 작용이 있다.
- 향신료: 딜과 바질은 음식에 넣어 먹거나 차로 마실 수 있으며, 진정 효과가 있다.
- 약초: 카밀러, 개박하, 황금, 쥐오줌풀을 규칙적으로 복용하면 더 이상 이러한 약재들이 필요 없을 정도로 식단이 개선되기 전까지는 신경이 과민하거나 불면증인 사람에게 도움이 된다.
- 동물성 식품: 질 좋은 우유와 산양유, 기(투명버터)는 이러한 음식에 알레르기가 없는 사람의 경우 심장의 정신을 자양한다. 불면증이 있을 때는 잠자리에 들기 직전에 우유를 데워서 마시면 좋은데, 이것은 예로부터 불면증을 치료하는 민간 처방이었다.

홀푸드의 진정 효과

오행의 원리에 따르면 모든 음식의 쓴맛은 심장으로 '들어가며,' 심장에 영향을 미친다. 쓴맛은 심장에서 복합적인 작용을 하는데, 예를 들면 심장과 심장에 연결된 동맥의 퇴적물을 청소하는 것, 머리에서 양의 성질을 진정시키고 하강시켜 심장으로 끌어모으는 것(쓴맛은 내리고 모으는 성질이 있다), 과열된 심장을 식히는 것, 울체된 간을 북돋우고, 그리하여 상생 순환에 따라 심장이 더 많은 에너지를 쓸 수 있도록 하는 것 등이다. 밀과 쌀 같은 곡물의 쓴맛은 눈과 기울에 있다. 그런데 정제 밀가루와 백미는 도정 과정에서 이것들이 제거된 상태다. 또 곡물의 눈에 들어 있는 필수지방산과 주로 눈과 기울에 들어 있는 비타민 B군은 신경을 치유하고 유지하는 분명한 효과를 가지고 있다.

음식 속에 들어 있는 마그네슘도 심장에 치유 작용을 하는데, 곡물의 도정을 비롯한 대부분의 식품 가공 공정에서 사실상 소실된다. 마그네슘은 칼슘이 심장과 신경조직 내에서 적절히 기능하게 해주며, '불안 펩티드'—뇌에서 불안에 기여하는 것으로 보이는 아미노산 복합체를 가리키는 별명—를 억제한다.[2] 모든 엽록소 분자의 한가운데에는 마그네슘이 자리 잡고 있기 때문에 녹색 식품에는 자연히 마그네슘이 풍부하다. 흥미롭게도 컬러 요법에서도 녹색은 평화와 조화를 가져오는 것으로 간주된다.

최근에 L-트립토판이라는 아미노산이 마음을 가라앉히고, 편안한 수면을 촉진하고, 우울증을 완화하는 보충제로 널리 복용되어 왔다. 이러한 치유 효과는 L-트립토판이 있어야만 생성되는 신경전달물질인 세로토닌에서 기인한다. 그런데 이렇게 보충제 형태로 L-트립토판을 복용한 사람들 사이에서 1989년에 잘못된 L-트립토판 합성에서 비롯된 것으로 여겨지는 호산구증가근육통증후군(Eosinophilia-myalgia syndrome, EMS)이라는 상당히 고통이 심한 혈액 질환이 발견되었다.[3] L-트립토판을 얻는 가장 안전한 방법은 음식을 통해 섭취하는 것이다. 음식 속의 L-트립토판은 적절한 기능에 필요한 모든 협력 인자들을 고려하여 자연이 만든 것으로, 인류 진화의 새벽에 우리 조상들이 마그네슘을 얻었던 바로 그 방식이다. 대부분의 음식에는 L-트립토판이 들어 있지만, 고단백 식사를 하면 세로토닌을 생성하는 과정에서 다른 아미노산들과 경쟁을 하게 된다. 연구에 따르면 고탄수화물 식사를 할 때 뇌 속의 L-트립토판 수치가 가장 높다. 질 좋은 홀푸드로 구성된 탄수화물 위주의 식사를 하는 사람들은 일관되게 차분하고, 우울증이 드물며, 잠을 잘 잔다.

우울증. 우리 시대에는 비애, 좌절, 기타 우울증의 여러 측면이 과거 그 어느 때보다 흔하나. 펜실베이니아대학교 심리학과 교수이자《낙관성 학습

(Learned Optimism)》의 저자 마틴 셀리그먼*에 따르면, 실제로 제2차 세계대전 이후 태어난 사람들은 우울증 발병 비율이 부모와 조부모 세대의 거의 10배에 이른다고 한다. 특히 여성들은 우울증을 앓을 확률이 남성의 2배나 된다. 과도한 경쟁과 스트레스가 모든 사람에게서 섬세하고 여성적인 음을 쉽게 손상하는 것이 분명하다. 그런데 여성들은 대개 음이 우세하며 외부에서 접근하기가 쉽다. 그렇기 때문에 특히 여성들(그리고 민감한 남성들 역시)은 다양한 형태의 거친 외부로부터 자신을 잘 보호해야 한다.

우울증은 마음에서 생기지만 대개 그 뿌리는 울체된 간에 있다. 24장 〈목〉에서 간울 해소제로 제시했던 치료제가 여기에도 효과가 있다. 그와 동시에 간이 회복되는 동안 단기적으로 우울증을 완화하기 위해 동서양 모두에서 사용했던 음식들을 섭취할 수도 있다. 누구나 가끔씩은 겪는 가벼운 우울증을 치료할 때는 이 음식들도 잘 듣는다. 현미, 오이, 사과, 양배추, 신선한 밀 배아, 칡뿌리, 아파니조메논, 사과식초 등이 그러한 음식이다. 끼니마다 이것들 가운데 한 가지씩을 식단에 포함하면 적당하다. 아파니조메논과 식초는 다른 음식보다 조금 더 특효가 있다. 섭취량: 우울증을 겪는 동안 약간의 물에 식초 1티스푼을 타서 하루에 세 번까지 마시거나, 아파니조메논 1.5그램을 하루에 한 번에서 세 번 복용한다. 심한 만성 우울증에는 또 다른 더 깊은 불균형들이 동반될 때가 많으므로 반드시 전문가의 진단을 구해야 한다.

---

* Martin Seligman. 미국인 심리학자, 교육자, 자기계발서 저자. 그의 '학습된 무력감'은 심리학자들 사이에서 폭넓은 존중을 받았다. 해그블룸(Haggbloom) 등이 20세기의 가장 저명한 심리학자들을 대상으로 조사한 바에 따르면, 그는 심리학 개론서에서 13번째로 인용 빈도가 높은 심리학자이며, 전체 교재들에서는 31번째로 빈도가 높았다. '긍정의 심리학'을 설파했으며, 1998년 회기 동안 역사상 가장 큰 표차로 미국심리학협회 회장에 피선되기도 했다. 《낙관적인 아이(Optimistic Child)》, 《아이의 놀이(Child's Play)》, 《낙관성 학습》 등의 책을 썼다. 《낙관성 학습》은 2012년 물푸레출판사에서 '마틴 셀리그만의 낙관성 학습'이라는 제목으로 번역·출간되었다.—옮긴이

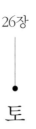

26장

토

늦여름: 계절의 교체

흙은 비(脾)로 표상되며 중심을 관장한다. 중심은 항상적이며, 거기서부터
사계절의 영향을 조화롭게 한다.
—《내경》

짧고 상대적으로 주목을 덜 받는 '계절'인 늦여름은 여름의 마지막 달 또는
음력으로 1년의 한가운데와 거의 일치한다. 이 시기는 봄과 여름의 팽창하는
성장 단계와 안으로 향하고 서늘하고 신비한 가을과 겨울 사이에 끼어 있는,
양에서 음으로 넘어가는 시점이다. 유쾌하고 고요하고 풍성한 이 계절은 마치
시간이 멈추고, 꿈처럼 활동에 수고가 들지 않는 듯하다. 두 극단 사이에서 합
일, 조화, 중용이 자리를 차지한다.
　늦여름에 적응하기 위해서는 시계추의 흔들림이 방향을 바꾸는 그 찰나
에 사는 것처럼 그 미묘한 흐름에 주의를 기울여야 한다. 삶을 단순하고 조화
롭게 만드는 리듬과 순환을 찾아라. 우리를 모든 질환 너머로 데려다주는 집
중력 수행을 통해 경직되거나 조화롭지 못한 정신적·신체적 상태를 변화시킬

수 있다. 아기처럼 우리 몸의 중심인 복부로 숨을 쉬는 참선도 그러한 수행의 좋은 예다.

계절의 교체

오행의 토(흙)는 평분시(춘분과 추분)와 지점(동지와 하지)을 기준으로 그 전후 15일간(전후 각 7.5일)에 걸쳐 강한 영향을 미친다.[*] 이 절기들은 계절 사이에 끼어 있는 중립적인 완충지대이며, 이 절기를 기점으로 계절이 바뀐다. 이 계절 교체기는 우리 태양계의 중심인 태양으로부터 오는 빛의 양상이 바뀌는 짧은 휴지기라고 할 수 있다.

늦여름과 계절 교체 : 음식과 그 조리법

이 계절에 적응하기 위해서는 끼니마다 조화롭게 하고 중심을 표상하는 몇 가지 음식, 즉 약간 단 음식, 노란색 또는 황금색 음식, 둥근 음식 등 중심을 조화롭게 하는 것으로 알려진 음식을 포함해야 한다. 조, 옥수수, 당근, 양배추, 병아리콩,[**] 대두, 호박, 감자, 스트링빈, 마, 두부, 고구마, 찹쌀, 쌀, 아마란스, 완두콩, 밤, 개암, 살구, 칸탈루프 등이 그것이다.

음식은 조미료를 최소한으로 쓰고 순한 맛이 나도록 단순하게 조리해야 한다. 복잡한 요리와 조합은 피해야 한다. 조리 시간, 방법, 온도, 물과 기름의 사용 등 조리의 다른 측면에서도 절제를 지침으로 삼아야 한다. 물론 어느 때든 이러한 원칙을 따르면 균형과 중용을 유지하는 데 도움이 된다.

여러 문화권들에서 전통적으로 계절 교체기를 정화의 시기로 삼았다. 가을과 겨울 교체기 동안의 (약 3일 동안의) 짧은 단일 곡물 단식, 봄과 여름 교

---

[*] 평분시(平分時)와 지점(至點) 전후의 15일을 모두 합치면 60일이다. 여기에 여름 마지막 달에 해당하는 늦여름 한 달을 보내면 결국 오행의 흙이 다스리는 날짜 수는 다른 행들의 그것과 같다.—지은이

[**] garbanzo. 인도에서 많이 생산된다. 중동에서 7500년 전 것으로 추정되는 이 콩이 발견됨으로써 가장 오래된 재배 식물 가운데 하나로 꼽힌다.—옮긴이

체기의 채소 또는 과일 단식은 계절이 바뀌는 시기에 '중심'으로 회귀하도록 해준다.

《내경》에서는 토의 주된 관계들을 다음과 같이 밝혔다.

> 흙의 신비한 힘들은 하늘에 물기를, 땅에는 비옥한 토양을 낳는다. 몸속의 살과 위(와 비)를 낳는다. 노란색을 낳고 (…) 목소리에 노래할 능력을 준다. (…) 입(과 미각), 단맛, 불안과 근심의 감정을 낳는다.

비장-췌장의 조화와 질환

토와 관련된 장부는 비장-췌장*과 위장인데, 이것들은 일차적으로 음식과 영양소의 소화와 배분을 맡고 있는 장부다. 우리 몸은 소화를 통해 뽑아낸 기와 그 밖의 정수를 써서 위기(衛氣, 면역력), 생명력, 온기, 조직 형성, 정신 기능을 만들어낸다.

균형 잡힌 비장-췌장을 가진 사람들은 일반적으로 일에 열심이고, 실천적이며, 책임감이 강하다. 그들은 자신과 타인을 돌보고, 강하고 활동적이고, 안정되어 있다. 인내심이 강하고, 식욕이 좋고, 소화력이 왕성하다. 사지는 힘이 있다. 질서가 있고 신중하며, 흔히 창의적인 활동에 탁월하다. 그들의 상상력은 결실로 이어질 때가 많다.

---

* 비(脾)를 '비장(spleen)'으로 옮긴 것은 초기 번역자들의 오류다. '비장-췌장(spleen-pancreas)'이라는 단어를 사용할 때, 이 단어는 오로지 동서양의 생리학 모두에서 췌장과 그 일단의 활동을 가리킨다. 여기서 '비장'과 '췌장'을 하이픈으로 연결해 쓴 것은 초기 번역부터 '비장(spleen)'이라는 단어를 고수해 온 여타의 많은 책과의 연속성을 위해서다. 현대 생리학에서 말하는 비장의 혈액 저장 기능을 동양의학에서는 간 기능의 일부로 본다. 따라서 비장을 분리된 간엽(肝葉)의 하나로 볼 수도 있다. 동양에서는 전통적으로 간이 몸 양 옆구리에 있다고 생각해 왔다.─지은이

전반적인 비장-췌장 불균형 징후가 있는 사람들은 만성피로, 신체적·정신적 정체, 그리고 개성을 창의적으로 드러내지 못하게 하는 강박적이고 '집착적인' 행동이 특징이다. 그들은 대체로 소화력이 약하며 욕지기, 식욕부진, 둔한 미각, 더부룩함, 복부의 단단한 덩어리, 묽은 변이 동반될 때가 많다. 혈당 불균형도 이 전체 그림의 일부다. 체중 문제와 관련해서는 과식을 하지 않는데도 과체중이거나, 또는 마른 몸매이면서 체중이 늘지 않는 경향이 있다. 얼굴에 병색이 있고, 겉모습이 엉성하고, 생활이 무질서하고, 쓸데없는 물건에 집착해 쌓아 놓을 때가 많다.

비장-췌장의 특수한 증상

비장-췌장의 기 결핍은 정제 고도 가공식품으로 이루어진 식단으로 말미암아 영양실조에 걸린 사람들을 포함해 영양이 부실한 사람들 사이에 흔하다. 비장-췌장은 소화관에 들어온 음식물로부터 기 에너지와 그 밖의 영양분을 추출하는 일을 관장한다. 동양의학에서 쓰이는 대부분의 장 치료제가 비장-췌장을 과녁으로 삼는 것은 그 때문이다. 비장-췌장과 장 사이의 이러한 관계를 이해하려면 소장에 췌장 효소를 분비하는 췌장의 실제 기능을 생각해 보면 된다. 췌장의 건강 상태에 따라 이 효소들의 양과 힘이 달라지며, 또 그에 따라 소장에서 영양분을 얼마나 잘 흡수하는지가 대체적으로 결정된다.

비장-췌장의 기 결핍 증상. 묽은 변, 전반적인 허약, 피로, 옅고 흰 설태, 약한 맥박, 그 밖에 위에서 언급한 일반적인 비장-췌장의 불균형 징후. 비장-췌장의 기 결핍으로 흔히 초래되는 불균형으로는 음식 과민증, 신경성 소화불량, 빈혈, 만성 설사 또는 이질, 위궤양, 윗배 통증이 있다.

비장-췌장의 기 결핍이 있는 사람들은 또 다른 병증들을 가지고 있다. 흔히 '중기(中氣)'라고 부르는 비장-췌장의 기는 몸의 주변부에 생기를 불어넣는다. 팔다리의 힘이 비장-췌장의 기에 달려 있으므로, 팔다리가 부실한 것은 비장-췌장의 기가 부족하다는 방증이다. 중기의 또 다른 기능은 내부 장부들을 제자리에 유지시키는 것이다. 치핵, 자궁, 신장, 위장, 창자 등의 탈출증은 대개 중기가 부족한 데 따른 결과다.

비장-췌장의 기 결핍을 위한 식단 권고는 다음과 같다. 음식으로 기의 결핍을 치료할 때는 덥히는 열성이 있거나(아래에서 '•' 표시된 것들) 적어도 중립적인 음식이 포함된다. 식히는 성질이 있는 음식은 소화력을 약화시킨다. 마찬가지로 온도가 낮은 음식도 '소화 불'을 꺼뜨린다. 실제로 찬 음식을 덥히는 과정에서 상당한 양의 인체 소화 에너지가 소모된다.

대부분의 복합탄수화물과 일부 동물성 식품을 포함하는, 허를 고치는 음식들도 권장된다. 그러한 음식들은 기본적으로 단맛 또는 매운맛이다. 푹 익힌 쌀은 점진적으로 작용하는 최고의 비장-췌장 강장제 가운데 하나다(5부 '식물성 식품의 조리법과 효능'의 '콘지'를 참조하라). 귀리,• 스펠트,• 찹쌀,• 빻은 찹쌀(찹쌀떡)•도 뛰어나다. 그 밖의 유익한 음식은 다음과 같다.

1. 탄수화물이 풍부한 채소: 겨울호박,• 당근, 루타바가, 파스닙, 순무, 병아리콩, 검정콩,• 완두콩, 고구마,• 마, 호박

2. 매운맛 채소와 향신료: 양파,• 리크,• 흑후추,• 생강,• 계피,• 회향,• 마늘,• 육두구•

3. 소량의 일부 감미료와 익힌 과일: 쌀물엿,• 엿기름,• 당밀,• 체리•와 대추야자•

4. 결핍이 심할 때는 탕이나 죽 형태로 일부 동물성 식품을 소량 먹는 것도 도움이 될 수 있다. 고등어, 참치, 넙치, 멸치,• 소고기,• 소의 간이나 콩팥,• 닭고기,• 칠면조,• 또는 양고기•가 좋다. 버터•는 유일하게 추천할 수 있는 유제품이다.

음식은 소화가 잘되도록 조리해서 꼭꼭 씹어 먹어야 한다. 치유 과정의 초기에는 조금씩 여러 차례 끼니를 나누어 먹을 필요가 있으며, 모든 음식을 최소한 웬만큼은 익혀서 먹이야 한다. 비장-췌장이 약하다는 것은 음식과 관련

해서 토 행을 무시했거나 알지 못했음을 가리킨다. 자양하는 마음으로 적절히 조리한 음식은 치유의 정수를 나누어 준다.

소화 불의 결핍. 비장-췌장의 기가 결핍된 상태를 방치하면 이른바 '소화 불의 결핍'으로 이어질 수 있다. 불, 즉 덥히는 성질의 양이 결핍되면 언제나 온갖 기 결핍 증상이 나타나지만, 소화 불의 결핍은 그와는 뚜렷이 구분되는 한(寒)의 소화 징후를 보인다. 미처 소화되지 못한 음식 찌꺼기가 섞인 물똥(묽은 똥이 아니라)을 싸는 것이 대표적이다. 그 밖의 한 징후로는 추위 혐오, 차가운 손발, 맑은 소변, 허옇고 부풀고 젖은 혀, 옆면이 움푹 파인 치아 등이 있다.

이러한 소화 불의 결핍을 바로잡기 위해서는 비장-췌장의 기 결핍을 위한 권고를 따라야 하는데, 단 한 가지 예외는 찹쌀이다. 찹쌀은 소화 불이 부족한 상태에서는 금해야 한다. 덧붙이자면, 위의 '식단 권고'에서 '•' 표시된 덥히는 성질의 치료제와 음식의 섭취를 늘려야 한다. 소화 불을 개선하기 위해 생강을 사용할 때는 말린 것이 신선한 것보다 낫다.

비장-췌장의 기 결핍 또는 소화 불의 결핍에서 금하는 식품: 과도한 생채소, 과일(특히 감귤류), 새싹, 곡물순, 토마토, 시금치, 근대, 두부, 조, 아마란스, 해초, 아파니조메논, 소금 등 식히는 열성이 있는 음식, 지나치게 많은 강한 단맛 음식, 음료, 유제품 그리고 식초. 간을 과잉 상태로 몰아가지 않도록 주의를 기울여야 한다. 과식이나 기름진 식사는 피해야 한다. 견과, 씨앗, 기름도 간실(肝實)이 비장-췌장에 미치는 상극 작용을 무마하기 위해 조금씩만 먹어야 한다. 간실은 비장-췌장이 약해지는 주요한 원인이다.

습, 점액, 그리고 미생물

소화관과 몸 전체에 걸쳐 있는 습의 양과 질은 비장-췌장의 건강 상태를 보여주는 또 다른 척도이며, 따라서 전반적인 소화력의 척도이기도 하다. 습 개념은 인체 내에 별도로 존재하는 수많은 점액, 박테리아, 바이러스, 효모 등에 의한 불균형을 몇 가지 단순한 식이요법 아래 통합할 수 있게 해준다.

비정상적 음인 습은 일체의 과도하게 축축하거나 물기가 많은 인체 상태들을 포괄하는 개념이다. 그것은 외부 환경 때문에 생길 수도 있고, 나쁜 식단이나 약한 내부 장기 때문에 생길 수도 있다. 소화관, 폐, 방광, 생식기, 그 밖의 모든 부위의 습 과잉은 대체로 1) 부종, 낭종, 종양, 암 등 다양한 형태의 담적 또는 축축한 축적물, 2) 효모균, 바이러스, 부패균, 아메바, 기생충 등의 과잉 증식으로 나타나는 경우가 대부분이다. 이 두 범주는 서로 관련되어 있는데, 그것은 거의 모든 만성적인 점액성 질환이 미생물의 과잉 증식이라는 맥락 속에서 나타나기 때문이다.[1]

습의 증상: 습이 관절과 경락에 침투할 수 있다. 그렇게 되면 움직이기가 어렵고 저림이 나타날 수 있으며, 통증이 있는 경우에는 그 통증이 한곳에 고정된다. 인체의 일부 또는 전부가 습에 의해 붓는 증상, 즉 부종의 영향을 받을 수 있다. 점액 형태의 습은 심장과 폐에도 영향을 미칠 수 있으며, 이 장기들에서 생기는 대부분의 흔한 질환의 원인이다(그 증상에 대해서는 25장 〈화〉와 27장 〈금〉에 설명되어 있다). 습이 비장-췌장—소장과 소화계 전반—에 영향을 미칠 때의 증상으로는 특히 머리가 묵직한 느낌, 식욕부진, 복부 팽만, 물똥 등이 있다. 설태는 두터우며 대개 지저분하거나 번들거린다. 많은 경우, 소화계 습의 원인은 앞에서 살펴본 기의 결핍 또는 소화 불 결핍의 양상이다. 습 질환은 대개 느리고 정체되는 특징이 있으며, 보통은 낫는 데도 시간이 오래 걸린다.

습과 퇴행성 질환

많은 만성 질환이 습과 관련 있다. 전형적인 미국식 식단에서 2/3가 동물성 식품인데, 이 동물성 식품은 앞에서 언급한 여러 유형의 습을 불러온다. 더욱이 습은 흔히 열, 풍, 한과 결합하기 때문에 식단 계획을 짤 때는 반드시 이 요소들을 함께 고려해야 한다. 암, 다발성 경화증, 에이즈, 만성피로증후군, 류머티즘성 관절염, 그 밖의 겉보기에는 바이러스나 미생물과 관련된 퇴행성 질환에도 대개 다른 여러 가지 기여 요인과 결합된 병원성 습이 관련되어 있다.

이와 같은 실환은 몸속 깊숙한 곳에 지리 잡는 습의 본성 탓에 전통 의술이나 현대 의학으로는 쉽게 낫지 않는다. 사례마다 별도의 진단과 치료가 필요하다. 하지만 그러한 불균형 전체를 관통하는 공통의 실마리가 있는 것도 분명해 보이는데, 우선 이러한 질환은 대부분 소화관에서 효모균 과잉 증식으로 시작되며, 대부분 습을 유발하지 않는 식단, 다시 말해 지방과 점액 생성 음식의 비중이 낮고 미가공 홀푸드 채식의 비중이 높은 식단에 잘 반응한다는 점이다.

이러한 질환을 앓는 거의 모든 환자가 습을 줄이는 음식을 늘릴 때 차도를 보인다. 덧붙여, 각 개인에 따라 특정 약제, 침술, 운동, 의식 수련, 그 밖의 치료법을 이용해 맞춤식 치료법을 짜는 것도 가능하다.

운동은 필수적이다. 젖은 옷도 바람이 잘 통하는 곳에 널어 두면 곰팡이가 슬지 않듯이 적절한 운동은 몸에 바람을 통하게 한다(산소화 요법에 대해서는 5장 〈속과 겉: 면역력 강화하기〉에서 이미 살펴본 바 있다). 습 병증인 비만에 미치는 운동의 유익한 효과는 이미 잘 알려져 있다. 아래에는 먼저 습인 경우에 식단에서 피해야 할 요소들이 나오며, 뒤이어 권장 식품들이 실려 있다. 이 권장 식품들은 습이 핵심적 특징인 다수의 병증을 치료하기 위한 식단의 토대를 이룬다.

습을 부르는 식단 요소

- 날것이거나 차거나 달거나 점액을 생성하는 음식을 너무 많이 먹는 것.

생과일, 생채소, 새싹, 즙 등 날음식을 과도하게 먹으면 비장-췌장의 소화불이 꺼져 버린다. 이것들은 묽은 점액 또는 습의 원인이다. (온도가) 찬 음식을 너무 많이 먹어도 비슷한 결과가 나타난다. 음식은 상온 또는 상온보다 따뜻하게 해서 먹어야 한다. 식단에서 차지하는 날음식의 적정량은 개인의 체형과 병증, 기후, 활동 정도에 따라 달라진다. 체형이 건장하고 열이 많은 사람은 대개 날음식 섭취를 늘리는 것이 유리하다. 따뜻한 기후와 왕성한 신체 활동도 날음식을 감당할 수 있는 능력을 높인다.

과도한 날음식 섭취의 징후로는 몸이 약해지고, 차가워지고, 물똥을 싸는 것 등이 있다. 많은 생채식주의자들이 익힌 음식을 먹어야 할 시기를 알지 못해 건강을 심하게 해치곤 한다. 그와 동시에 전반적인 실(체형이 건장하고 외향적인 성격, 불그레한 안색, 두터운 설태, 강한 맥박)이 포함된 수많은 병증이 생식의 정화 작용과 치료 효과 덕분에 극복되었다는 사실도 강조해 둘 필요가 있다.

단맛이 매우 강한 음식과 그 밖의 점액 생성 음식의 섭취를 제한할 필요가 있다. 고기, 달걀, 유제품, 라드와 버터 등의 지방(마가린과 같은 수소 첨가 지방은 절대로 피해야 한다), 기름, 견과와 씨앗 등의 기름이 많은 음식, 고농축 감미료가 포함된 음식이 그것이다. 감미료와 과일의 단당도 과도하게 섭취하면 감염과 효모균 증식을 부추긴다. 칸디다 알비칸스 효모균과 관련된 습 병증이 있는 사람은 반드시 더욱 특화된 '칸디다균 억제 식단'(148쪽)을 따라야 한다.

그런데 약간의 점액은 소화관을 비롯한 모든 점막에 반드시 필요하다. 식단에 포함된 적정량의 복합탄수화물(알곡, 채소, 콩)은 가벼우면서 이로운 피막을 제공해 준다. 물론 이것도 지나치면 과도한 침착물을 형성한다. 유제품, 달걀, 고기 등을 과잉 섭취하면 너무 짙고 찐득찐득한 점액이 생성된다. 그 밖에 습에 기여하는 요인은 다음과 같다.

- 정제 또는 고도로 가공되거나, 부패하거나, 상하거나, 기생충에 오염되었거나, 화학처리된 음식.
- 한 끼니에 너무 많은 식재료를 사용하는 것(나쁜 음식 조합).
- 밤늦은 식사.
- 과식.

습을 유발하는 다수의 식품은 그 식품이 지닌 긍정적 효능을 상쇄하고도 남을 만큼의 나쁜 결과를 초래하는 것으로 보인다. 예를 들면, 아이스크림은 매우 달고, 차며, 점액 생성력이 매우 강하고, 흔히 화학첨가물이 다량 투입된다. 그뿐 아니라 아이스크림에 들어가는 고농축 감미료와 흔히 첨가되는 과일은 고지단백인 유제품과의 음식 궁합이 좋지 않다. 필자의 경험으로 보건대, 잦은 아이스크림 섭취는 복부 덩어리(복중적괴), 낭종, 종양, 그 밖의 습 병증 일반에 크게 기여한다. 질 좋은 재료로 만든 아이스크림 대체 음식 역시 단맛이 매우 강하고 차서 과도한 습에 기여하는 것은 마찬가지이므로 습이 의심되는 사람은 절대로 피해야 한다.

습을 말리는 음식: 호밀, 아마란스, 옥수수, 팥, 셀러리, 상추, 호박, 스캘리언, 알팔파, 순무, 콜라비, 백후추, 생꿀. 차파랄, 카밀러, 포다르코 등의 쓴맛 약초. 미세조류인 두날리엘라와 아파니조메논. 생산양유는 보통 인체 내의 습 병증에 기여하지 않는 유일한 유제품이다.

외부의 습. 습 병증이 식단과만 관계 있는 것은 아니다. 환경 중의 습기에 과도하게 노출되는 것도 내부의 습 병증을 악화시킬 수 있다. '습한 환경'이란 날씨에만 국한된 것이 아니라 차고 습한 땅에 오래 앉아 있는 것과 같은 그 밖의 습한 상황까지 포함하는 개념이다.

쓰레기와 흙

토 행은 생명을 기르고 수용하는 음의 성질을 대변한다. 이러한 관점에서 볼 때, 걷잡을 수 없이 퍼지는 저혈당증, 암, 변비, 그 밖의 잘못된 영양 섭취와 관련 있는 질환은 대지와 대지가 주는 음식, 대지를 재료로 빚어진 우리 몸에 대한 폭넓은 존중심을 갖게 되면 서서히 건강한 상태로 변하기 시작한다. 땅의 너그러움을 존중하는 사람들은 음식은 물론이고 일체의 유용한 것들을 낭비하지 않는다. 그들은 꼭 필요한 만큼만 소비함으로써 기업농과 식품 생산에 따르는 독소의 배출과 토양의 황폐화를 최소화한다. 자신의 몸에 대한 존중과 깨어 있는 의식 역시 변성되고 정제된 음식의 섭취를 중단하도록 영향을 미치며, 연민은 의학적으로 필요한 양 이상의 고기 섭취를 제한한다.

우리가 땅 위에서 살아가는 온 여정이 곧 땅이 우리에게 주는 건강과 안락함에 달려 있음을 안다면, 우리는 마땅히 여성적인 음의 자질을 더 이상 파괴해서는 안 된다. 환경론자를 자처하는 수많은 사람들이 윤기 나는 기름진 백밀가루 도넛을 먹어대면서 하천과 땅을 깨끗이 하는 데만 오로지하는 것이 무엇이 잘못되었는지조차 모르는 것을 보면 참으로 놀랍다. 총체적이고 통합적인 변화를 가져오기 위해서는 우리 몸속의 피의 하천, 몸의 대지마저 정화해야 한다. 그러한 변화만이 저마다의 정신과 땅의 영혼 사이에 깨어 있는 합일을 이룰 수 있다.

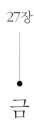

27장

금

가을

가을은 수확의 계절이다. 모든 측면에서 안으로 끌어당기고 한데 끌어모으는 시기이며, 땔감과 음식과 따뜻한 의복을 마련해 두는 시기이며, 다가올 적막한 겨울에 대비해 궁리하고 계획하는 시기다. 자연 속의 모든 것이 움츠러들고 그 정수를 안으로 또 아래로 내려보낸다. 잎과 열매가 떨어지고, 씨앗이 마르고, 수액이 뿌리로 내려간다. 지상의 풀은 초록을 잃기 시작하며, 이내 가볍고 건조해진다.

> 가을의 세력들은 하늘에 건조함을 낳고, 땅 위에 쇠를 낳는다. 폐를 낳고 몸에 거죽을 낳고 (…) 코와 흰색과 매운맛 (…) 비애의 감정과 울음소리를 낼 능력을 낳는다.
> —《내경》

가을 음식

가을의 특성을 반영한 음식을 준비하려면 가을의 넉넉하면서도 수렴하는 본

595

성을 알아야 한다. 든든하면서 동시에 수렴하는* 맛과 음식을 선택하는 것은 바로 그것을 안다는 것이다. 또 익히는 방법에서도 추운 계절에 대비해 더 많은 에너지를 공급할 수 있도록 더 집중적인 조리가 포함되어야 한다.

음식의 정수는 후각을 통해 수용되는데, 후각은 쇠(金)와 폐와 관련이 있다. 굽거나 부친 음식의 따뜻한 향은 식욕을 자극한다. 농축된 음식과 뿌리는 추위에 대비해 피를 짙게 해준다.

가을은 지난 따뜻한 계절들의 열리고 흩어진 양상을 다잡는 시기다. 몸속에서 이러한 작용을 자극하고, 정신적으로 집중하고, 수렴 과정을 시작하기 위해서는 신맛 음식의 비중을 늘려야 한다. 그러한 음식으로는 사워도우 빵, 사워크라우트, 올리브, 절임, 리크, 팥, 우메보시, 로즈힙(들장미 열매), 차, 식초, 치즈, 요구르트, 레몬, 라임, 자몽, 신맛 품종의 사과, 자두, 포도 등이 있다. 극도로 신맛이 강한 음식은 주의해야 하는데, 소량으로도 강한 효과를 미치기 때문이다.

일반적으로는 물을 적게 넣고 낮은 불에서 오래 익히는 것이 좋다. 이렇게 하면 시선의 중심을 내면으로 돌릴 수 있다. 마찬가지로 쓴맛과 짠맛도 에너지를 안쪽과 아래쪽으로 강하게 이동시킨다. 이상적인 것은 가을이 겨울로 나아감에 맞춰 차츰차츰 이러한 요소를 식단에 포함해 가는 것이다. 짠맛이나 신맛을 낸 음식에 대해서는 28장 〈수〉에서 다룰 예정이다.

조 (건 조 함)

기후가 건조할 때 그 영향을 상쇄할 방법을 알아두면 좋다. 조(燥)는 대개 폐와 관련이 있으며, 그 원인으로는 불균형한 식단, 지나친 활동, 나쁜 기후 조건, 장기의 기능부전 등이 있다. 인체 내의 주된 조 증상은 갈증, 피부·코·입·목의 건조함, 가려움증이다. 또 만성적으로 조한 사람은 마른 체형인 경향이 있다.

---

* 수렴을 뜻하는 영어 단어는 'astringency'이다. 수렴은 팽창의 반대말이다. 신맛의 음식을 먹으면 자기도 모르게 온몸이 오그라드는데, 이것이 바로 수렴이다. 신맛이 수렴과 연결되는 이유가 여기에 있다.─옮긴이

건조한 날씨에 대처하고 계절과 상관없이 조 증상을 치료하려면 적시는 음식에 역점을 두어야 한다. 두부, 템페, 두유 등의 대두 가공식품, 그리고 시금치 보리, 조, 배, 사과, 감, 비파,* 해초, 흑목이버섯과 백목이버섯, 아몬드, 잣, 땅콩, 참깨, (익힌) 꿀, 엿기름, 쌀물엿, 젖과 유제품, 달걀, 조개, 게, 굴, 홍합, 청어, 돼지고기 등이 그러한 음식들이다. 요리를 할 때 약간의 소금을 넣는 것도 조함을 적시는 방법이다.

유제품과 그 밖의 동물성 식품은 병약, 야윔, 그 밖의 허 징후가 동반되는 조 증상에 더 적합하다. 조한 사람의 병증은 몸에 음액이 부족한 결과일 때가 많으며, 따라서 음을 보하는 약 가운데 조증에도 듣는 약이 많다. 조한 사람들이 쓰거나, 향이 짙거나, 덥히는 성질이 있는 음식을 쓸 때는 신중을 기해야 한다. 많은 향신료와 약초가 이 범주에 포함되는데, 이러한 식품은 몸을 건조하게 만들기 때문이다.

폐의 조화와 질환

폐는 공기 중의 기를 빨아들여 이것을 음식에서 추출한 기와 섞는다. 이렇게 섞은 기와 거기에 결부된 영양소는 몸 전체에 배분되며, 바이러스와 박테리아를 비롯한 외부의 병원체들로부터 몸의 표면(폐의 점막과 내부 표면을 포함해서)을 보호하는 데 매우 중요한 역할을 한다. 폐의 튼튼함은 그 기에 달려 있다.

건강한 폐의 기 에너지는 굳건히 하고, 한데 그러모으고, 힘을 유지시킬 뿐 아니라 세포의 면역력을 포함한 모든 차원에서 질병에 맞서 통합하는 능력을 가지고 있다. 튼튼한 폐를 가진 사람들의 성격은 이러한 기의 영향을 받는다.

---

* 학명은 *Eriobotrya japonica*. 중국·일본 등지에서 나는 작은 오렌지 비슷한 과일. 열매는 식용하거나 통조림을 만든다. 잎을 진해(鎭咳)·건위(健胃)·이뇨(利尿)에 사용한다. 종자는 행인(杏仁) 대용으로 쓴다.—옮긴이

그래서 통합되고, 지향이 일정하고, 정돈되고, 효율적으로 일한다. 얼마나 잘 '지키고' 잘 '버리는지'는 정서적 집착으로 표현할 수 있다. 대장(결장)은 양의 장부로 폐와 쌍을 이루며, 그 분명한 기능은 더는 필요 없는 것을 내보내는 것이다. 동양의 전통 의술에서 '내보낸다'는 것은 신체적인 차원뿐 아니라 정서적·정신적 차원까지 포함한 개념이다.

집착, 폐 활력의 지표

폐가 건강한 사람은 원칙을 고수하고 약속을 잘 지키는 경향이 있다. 반면에 어떤 사물이나 관계를 놓아 주어야 할 때를 잘 알아서 감정의 억압을 겪지 않고 그렇게 한다. 물론 그에 따른 비통함과 슬픔을 느끼지만 곧 풀 줄 안다. 이에 반해 폐가 약한 사람들은 혼란과 상실감을 겪고, 슬픔을 억누르려 하며, 결코 완전히 놓아 주지 못한다. 그와 동시에 잘 무너지고, 쉽게 소유물을 잃어 버리는가 하면 반대로 이해할 수 없을 정도로 집요하게 집착한다.

비애와 슬픔의 해소

비애는 폐 및 대장과 관련된 감정이다. 비애와 슬픔은 드러내거나 해소되면 건강의 내적 기반을 강화하지만, 억눌리면 장기적인 폐 수축의 원인이 된다. 이렇게 되면 영양분과 기의 분산 기능이 방해를 받는다. 궁극적으로는 폐가 분산되지 못한 물질들로 말미암아 혼잡해진다. 실제로 폐와 대장에 문제가 있는 사람은 그 문제의 근원은 다를지라도 거의 예외 없이 깨끗이 없애야 할 해소되지 못한 슬픔을 가지고 있다. 이처럼 감정이 안으로 향하는 성질을 이해하면 그것을 해소할 수 있는 단서를 얻을 수 있다.

비애의 수축하는 힘을 건설적으로 이용하면 억압을 없앨 수 있다. 그것은 시선을 내면으로 돌려 풀리지 않은 슬픔을 찾아낼 수 있게 해준다. 슬픔은 그 슬픔을 아는 것만으로도 변화될 수 있다. 타인과 슬픔을 공유하는 것도 그 슬픔을 소멸시키는 데 도움이 된다. 우리는 내면을 응시함으로써 자칫 깊은 병이 될 수도 있는 것들을 치유한다. 혼탁한 감정과 생각은 깊고 긴 호흡으로 정화될 수 있다. 가장 먼저 폐로 '들어가는' 매운맛 음식의 팽창하는 성질도 슬픔을 걷어내는 데 도움이 된다.

폐 활력의 신체적 지표

폐의 활력을 판단하기 전에 다음 세 가지 추가적인 관계를 고려할 필요가 있다.

1. 폐는 코를 향해 '열려' 있다는 말이 있다. 이것은 부비강,* 기관지, 기도, 코 자체가 모두 폐의 영향을 받는다는 것을 의미한다.
2. 점막과 거기에 내재된 면역력을 포함해 피부의 건강은 폐의 건강을 반영한다.
3. 점액의 양과 질은 폐와 관련이 있다.

폐가 건강한 사람들은 점막이 가볍고 촉촉한 보호막으로 덮여 있다. 이것은 영양분을 잘 공급받은 생기 넘치는 피부와 힘을 합쳐 바이러스를 비롯한 온갖 병원체들뿐 아니라 극단적인 날씨의 영향도 차단해 준다. 이들은 감기나 독감 같은 감염성 질환에 잘 걸리지 않으며, 전반적으로 면역력이 좋다.

이에 반해 점막의 건조 또는 과도한 점액, 부비강 질환, 코막힘, 폐와 기관지 질환, 잦은 감기, 전염병에 취약함 등은 모두 폐의 불균형을 가리키는 지표다.

균형 잡힌 폐는 신체 주변부로 기와 영양소들을 인도하기 때문에 폐가 튼튼한 사람들은 매끈하고 생기 있는 피부와 윤기 있는 머리카락을 가지고 있다. 건조하고 푸석푸석하고 매끈하지 않은 피부는 폐 불균형의 징후다.

폐 질환의 흔한 원인들

해소되지 않은 슬픔 외에 앉아만 있는 생활방식도 수많은 폐(와 대장) 질환의 원인 노릇을 한다. 신체 활동이 부족하면 호흡과 배설이 나빠진다. 과식, 섬유

---

* 副鼻腔. 두개골 속의, 코 안쪽으로 이어지는 구멍.―옮긴이

질 섭취 부족, 고기와 유제품과 그 밖의 혼잡을 유발하는 식품의 과도한 섭취, 약물·담배·가공식품 섭취 등 그릇된 식습관도 폐와 대장 질환을 부른다. 나쁜 식습관은 폐에 점액이 쌓이는 원인이다. 이렇게 되면 폐가 제대로 기능할 수 없게 된다. 감기, 알레르기, 부비강 질환, 기관지염, 천식 등이 여기서 비롯된 문제다. 더 나아가 폐와 대장에 쌓인 독소는 긴장, 탈진, 머리카락 및 피부 질환, 창백한 안색을 초래한다. 다음의 증상들은 어떻게 이처럼 다양한 병증이 폐에서 나타나는지를 더 자세히 보여줌으로써 그 치유의 단초를 제시한다(대장과 장/소화 질환 일반에 대해서는 26장 〈토〉, 4부 '질병과 식이요법'의 장들에 설명되어 있다).

대표적인 폐 질환

폐 증후군 가운데 첫손에 꼽히는 감기, 독감 등의 병에 대해서는 이미 풍(風)이 표(表)로 침입해 온 것으로 설명한 바 있다(139쪽과 555쪽을 참조하라). 그러한 표증이 낫지 않으면 폐열(肺熱)로 발달할 수 있다.

폐를 울체시키는 열은 대개 오한이 동반되는 발열, 건조하고 누런 설태가 낀 붉은 혀 등과 같은 겉으로 드러나는 증상을 가지고 있다. 그 밖에 마른기침, 가쁜 호흡, 고통스러운 인후염이 나타나고, 고름이 섞인 짙은 황록색 가래가 나온다. 이때 고름은 악취가 심하게 나며, 심하면 피고름이 나오기도 한다. 또 누런 콧물이 나오기도 한다. 이것을 치료할 때는 열을 식히고 폐의 담을 변화시키는 음식과 약초를 추가해야 한다.

유용한 음식과 약초: 미나리, 칸탈루프, 사과, 감, 복숭아, 배, 딸기, 감귤, 해초(김·켈프·한천 등), 버섯, 무, 래디시, 당근, 호박, 칡, 양배추, 배추, 콜리플라워, 근대, 파파야, 백목이버섯. 약초로는 쓴박하* 잎과 별꽃 등이 있다.

---

* horehound. 학명은 *Marrubium vulgare*. 중앙아시아와 서아시아, 유럽 중부, 아프리카 남부 등이 원산으로 고대 이집트와 로마 때부터 약용했다고 한다. '야생쓴박하'라고도 한다. 고대 이집트와 로마 사람들은 과자의 향료, 감기 치료제 등으로 이용했고 고대 그리스 사람들

식단의 대부분이 국물 요리여야 한다. 조, 보리, 쌀 등을 넣고 끓인 국물 요리나 죽은 폐열을 식히고 완화하는 작용을 한다. 위의 음식들 가운데 가장 효과가 뛰어난 것은 미나리와 백목이버섯이다.

쓴박하나 별꽃 차를 재량껏 마시는 것도 도움이 된다.

피해야 할 음식: 커피, 알코올, 양고기, 닭고기, 소고기를 비롯해 덥히거나 울체시키는 음식, 덥히는 성질의 생선(송어·연어·멸치 등), 계피, 생강, 회향, 그 밖의 덥히는 성질의 음식과 향신료.

폐의 가래(痰)는 대개 점액의 원인인 약한 소화력(약한 비장-췌장의 기)에 의해 초래된다. 또 점액 생성 식품을 과도하게 섭취하여 생기기도 한다. 어느 경우든 폐에 점액이 쌓이게 되는데, 그 증상으로는 기침·호흡곤란·천명(喘鳴)*· 찐득찐득한 가래가 동반되는 천식이 있다. 가래가 차가우면 설태가 번들거리고 희다. 번들거리는 황태는 뜨거운 가래를 가리키는 지표다. 치료할 때는 가래를 변화시키거나 줄이거나 밀어내는 음식을 포함한다.

유용한 음식, 향신료, 약초: 회향(w), 호로파(w), 아마씨(n), 홍고추(w), 미나리(c), 마늘을 비롯한 양파속 채소(w), 고추냉이(w), 순무(n), 신선한 생강(w), 래디시(c), 무(c), 버섯(n), 곡물순(c), 해초(c), 쐐기풀(c), 관동(款冬)(n),** 목향*** 뿌

은 해독 작용이 있다 하여 뱀이나 개에 물렸을 때 썼다고 한다. 그 뒤에도 유럽에서는 감기와 천식 등 호흡기 질환에 효능이 있다고 해서 시럽으로 만들어 가정 상비약으로 이용해 왔다.—옮긴이

* 숨을 쉴 때 좁아진 기관지를 따라 공기가 통과할 때 들리는 쌕쌕거리는 숨소리.—옮긴이

** 학명은 *Tussilago farfara* L. 관동속(Tussilago) 식물은 전 세계에 오직 1종만이 존재하며, 약으로 사용된다. 주로 유라시아 온대 지역에 분포한다. 플라보노이드, 트리테르페노이드류, 알칼로이드류, 세스퀴테르펜류 등의 성분이 주요 활성 성분으로 함유되어 있는데, 주로 꽃봉오리를 말려서 약으로 쓴다. 관동의 꽃봉오리에는 진해(鎭咳), 거담(祛痰), 평천(平喘), 호흡흥분, 항염, 항혈소판 응집 등의 작용이 있는 것으로 알려져 있다. 한의학에서 관동화는 윤폐하기(潤肺下氣, 폐를 윤택하게 하고 기운을 아래로 내림), 화담지해(化痰止咳, 가래를 삭이고 기침을 멎게 함)의 작용이 있는 것으로 본다.—옮긴이

*** 학명은 *Inula helenium*. 직물 사이에 넣으면 방충 효과가 있고, 중요한 향료의 원료로도 쓰인다. 뿌리를 약재로 쓰며, 약재명은 토목향(土木香)이다. 향이 좋아 신라 시대 귀부인들

리(w), 모예화 잎(c)* 등의 약초. 'c'는 식히는 성질, 'w'는 덥히는 성질, 'n'은 중립적인 성질을 가진 것이다.

식단은 대체로 소화가 쉬우면서 점액 생성의 우려가 없는 음식으로 구성되어야 한다. 채소, 과일, 새싹이 그러한 음식이다. 소량의 콩, 알곡, 아몬드는 대체로 무방하다. 단순한 식단으로 소식하는 것이 최선이다. 위에서 언급한 식히는 성질의 약초는 열담(熱痰)을 치료하는 데 유용하다. 또 덥히는 성질의 약은 냉담(冷痰)을 치료한다. 중립적인 약재는 열담과 냉담 모두에 쓸 수 있다. 약초, 향신료, 씨앗을 섞어 차로 만들면 잘 어우러진다. 예컨대, 열담에는 모예화 잎, 관동, 쐐기풀, 아마씨를 섞으면 되고, 냉담에는 목향 뿌리·신선한 생강·호로파를 섞으면 된다.

피해야 할 음식: 모든 유제품, 포유류 고기, 땅콩, 두부, 템페, 미소, 간장, 두유와 기타 대두 가공식품, 감주와 그 밖의 모든 감미료. 단, 스테비아는 예외다.

폐의 음 결핍(肺陰虛)은 폐를 식히고 자양할 음이 만성적으로 부족할 때 생긴다. 이와 같은 병증은 대개 만성적인 폐 감염증, 염증, 또는 그 밖의 몸의 음을 말리는 오랜 폐 질환의 결과일 때가 많다. 폐(또는 어떤 장부든)의 음 결핍은 신장의 음 결핍(腎陰虛)을 시사하는데, 그것은 신음이 몸 전체의 음을 책임지

이 휴대하고 다녔는데, 나무처럼 생긴 것이 향이 좋아 목향이라고 불렀다고 한다. 이눌린 함량이 무려 44%나 되며, 이눌린이라는 명칭이 여기서 나왔다. 방향성 건위제로 설사를 멎게 하고 소화에 효과가 있어 식상, 토사, 복통에 쓰인다. 민간요법으로 잘게 가루로 만들어 따뜻한 약주와 함께 마시거나 또는 술에 우려서 내복하면 위경련에 좋다고 한다. 또 이뇨 및 거담 작용을 하고 결핵성 질환에 강장약으로 쓰며, 주성분인 아란트락톤의 강한 살균력으로 회충 구제에도 효력이 있다.—옮긴이

* 학명은 *Verbascum thapsus*. 몸 전체가 잔털로 덮여 있는 까닭에 '모예화'라고 불린다. '우단담배풀'이라고도 한다. 사포닌 성분 덕분에 거담 작용과 점액에 의한 진정 효과가 있다. 쉰 목소리, 지속적인 기침, 기관지염, 천식, 백일해 치료에 효과가 있으며, 차로 마셔도 진정 효과가 있어서 불면증에 도움이 된다. 이뇨 작용도 있어 비뇨기계의 염증을 가라앉히는 것을 돕고 요산에 의한 자극도 억제한다. 생잎을 우유에 삶아서 거즈로 싸서 얼굴에 대면 피부에 생기를 준다. 말린 꽃 두 움큼 정도를 올리브유에 1주일 정도 담가 놓으면 도포제를 만들 수 있다. 습진의 염증을 완화하고 외상을 치유하는 효과도 있다고 한다.—옮긴이

기 때문이다. 전형적인 증상으로는 가래가 없거나 거의 없는 마른기침(가끔 피가 섞여 나오기도 한다), 잦은 발열, 잦은 갈증, 선홍색 뺨과 혀, 뜨거운 손발바닥, 도한, 가늘고 빠른 요골동맥 맥박이 있다. 치료에는 몸 전체 음의 뿌리인 신장의 음(腎陰)과 더불어 폐의 음(肺陰)을 보하는 음식이 들어간다.

유용한 음식과 약초: 아이리시 모스와 그 밖의 해초, 미세조류인 스피룰리나와 클로렐라, 오렌지, 복숭아, 배, 사과, 수박, 토마토, 바나나, 스트링빈, 두유, 두부, 템페, 사탕수수(또는 미정제 사탕수수즙 분말), 쌀물엿, 아마씨, 버터와 그 밖의 유제품, 달걀, 굴, 조개, 돼지고기. 약초로는 마시멜로(양아욱) 뿌리, 느릅나무, 참나리를 비롯한 백합속의 구근, 생지황 뿌리, 둥굴레 뿌리가 있다.

폐의 음허를 완벽하게 치료하려면 끈기 있는 노력이 필요하다. 기본 식단에서 '폐를 울체시키는 열'에서 삼가야 할 것으로 꼽은 모든 덥히는 음식과 향신료를 배제해야 한다. 과도한 쓴맛도 말리는 작용이 있으므로 사용이 금지된다. 히드라스티스,* 민들레, 에키나시아, 우엉 등의 매우 쓴 약초는 매우 신중을 기해 써야 한다. 유제품과 달걀은 과민하지 않다면 매우 질이 좋은 것으로 소량씩 섭취해야 한다.

마시멜로(양아욱) 뿌리는 대부분의 폐의 음 결핍 사례에 유익한 약재이며, 완하제이기도 하다. 느릅나무는 영양가가 뛰어나며, 심각한 소모성 질환에 권장된다. 둥굴레는 가장 탁월한 보음제 가운데 하나로, 전통적으로 동서양 모두에서 활용되어 왔다.《세계의 약초(Planetary Herbology)》의 저자인 마이클 티에라**에 따르면 대부분의 백합속 구근은 식용할 수 있다고 한다. 꼭 한 가지 예외가 '칼라' 백합인데, 이것은 실제로는 백합이 아니다. 쉽게 구할 수 있는 동양 약초인 백합 구근은 진정 작용이 있어서, 신경과민 또는 불면증이 동

---

* 175쪽의 옮긴이 주를 참조하라.—옮긴이

** Michael Tierra. 미국인으로 서구에서 동양의학과 아유르베다 의학을 연구하고 소개한 개척자. 북미 자연건강운동의 선구자 가운데 한 명이기도 하다. 30여 년 동안 북미, 중국, 인도를 오가며 동양의학과 아유르베다 의학을 연구하고 임상에 적용해 왔다.—옮긴이

반되는 음 결핍 사례들에 유용하게 쓰인다. 또 다른 대표적인 동양의 약초인 생지황은 열에 의해 유발된 출혈, 음 결핍에서 비롯된 변비와(또는) 인후염, 구강궤양과 혓바늘 돋은 데도 쓸 수 있다. 한(寒)이 있거나 소화력이 약한(비장-췌장의 기 결핍(脾氣虛)) 사례 또는 빈혈이 동반된 임산부에게는 생지황을 써서는 안 된다.

폐의 기 결핍(肺氣虛)은 만성적이고 종종 심신을 약화하는 폐 양상이다. 증상으로는 허약, 피로, 약한 목소리와 어눌한 말투, 기침, 호흡곤란이 있다. 위기(衛氣)까지 약화되었다면 조금만 몸을 움직여도 바로 땀이 나며, 감기와 독감 같은 전염병에 대한 면역력이 약하다. 폐의 기 결핍은 오랜 폐 질환, 특히 열 징후(앞에서 살펴본 폐의 음 결핍에 따른 미약한 열 징후를 포함하여)가 있는 질환에서 비롯될 수 있다. 몸의 전반적인 기 부족 역시 이러한 증후군을 가져올 수 있다. 몸의 기 에너지는 신장에 뿌리를 두고 있으며, 신장은 다시 그 기를 음식으로부터 얻는다. 그리고 이 일을 하는 것이 비장-췌장의 기능이다.

치료법은 폐의 기를 강장하고 음식으로부터의 기 흡수를 개선하는 음식과 조리법으로 폐의 기 에너지를 보하는 것이다.

유용한 음식과 약초: 쌀, 찹쌀, 귀리, 당근, 겨자 잎, 고구마, 마, 감자, 생강, 마늘, 당밀, 쌀물엿, 엿기름, 청어. 약초로는 목향 뿌리, 스파이크나드* 뿌리, 감초 뿌리가 있다.

기본적으로 식단에 익힌 음식을 포함시켜야 한다. 반대로 감귤류 과일, 소금, 우유를 비롯한 유제품, 곡물순, 시금치, 근대, 해초, 미세조류(클로렐라는 무방하다) 등 식히는 성질이거나 점액을 생성하는 음식은 제한해야 한다. 목향, 스파이크나드, 감초 등은 따로 써도 효과가 있고 함께 써도 효과가 있다. 대표적인 약제는 목향 또는 스파이크나드 1에 감초 1/2을 섞은 것이다.

---

* 학명은 *Aralia racemosa*. 미국과 캐나다 원산으로 두릅나무속 식물이다. 미국 동부 대부분의 지역에 분포한다. 키 1~2미터 정도의 관상용 및 약용 식물로 주로 음지에서 자란다.—옮긴이

폐와 대장의 보호

대부분의 사람은 폐와 대장이 약한 징후를 보인다. 이들은 피부에 생기가 없고, 오랜 슬픔이 깃들어 있으며, 사물과 사람에게 건강하지 못한 집착을 드러내고, 점액 관련 질환을 앓는 경향이 있다. 그러나 그들의 병증은 겉으로는 그다지 심각해 보이지 않으며, 또 앞에서 살펴보았던 증상들 가운데 어느 하나와 정확히 맞아떨어지지 않을 수도 있다.

지금까지 겪어본 바에 따르면, 많은 사람들이 처음 암 선고를 받고는 친구들에게 이렇게 말하곤 한다. "난 평생 하루도 아파본 적이 없어. 감기에도 걸린 적이 없었단 말일세!" 미국에서 감기에 걸린 적이 없는 사람은 정말 예외적으로 건강하거나 또는, 이 경우가 더 많은데, 훗날 심각한 질병에 기여할 독소들을 붙들고 있거나 둘 중 하나다. 한 해에 한두 차례 감기에 걸리는 것을 구태여 몸이 건강하지 않은 신호로 받아들일 필요는 없다. 그 사람이 일하고 생활하는 환경의 독소 수치가 높은 경우에는 더욱 그렇다. 하지만 1년에 한 차례 정도 온건한 방법으로 폐와 대장을 청소하고, 보호 식품의 섭취를 병행하면 감기와 독감에 걸릴 가능성이 현저히 떨어진다. 기와 영양소의 배분이 좋아지며, 건강하지 못한 감정적 집착도 훨씬 덜해진다. 무엇보다 중요한 것은 이것이 훗날 더 심각한 질병에 걸리는 것을 막아준다는 점이다.

보호하고 정화하는 음식

매운맛 음식: 정화와 보호 모두를 위해 폐와 대장에 특효가 있는 음식을 선택하라. 매운맛 음식은 점액에 찌든 채 갇혀 있는 이 장부들의 기를 분산시키는 데 도움을 준다. 이러한 전통적인 지혜는 최근의 발견과도 일치한다. 로스앤젤레스에 있는 캘리포니아대학교 의과대학 교수인 어윈 지멘 박사*에 따르면, 로

---

* Irwin Ziment. 영국 태생의 의학자로 1964년 이후 미국에서 살고 있다. 현재 캘리포니아대학교 의과대학 교수이자 부학장이다. 폐 질환, 감기, 점액 등이 그의 주된 관심 분야이며, 대체의학, 특히 동종요법을 포함한 약초요법에 특별한 관심을 가지고 있다. 현재 캄보디아와

스앤젤레스 지역의 히스패닉들은 흡연자들도 호흡계 질환 발병률이 놀랍도록 낮다. 이러한 발견을 토대로 그는 지난 10년간 폐 질환에 고추를 처방해 왔다.[1]

고추와 후추 같은 매운맛 음식들은 모두 폐를 보호하는 목적으로 사용할 수 있다. 그런데 여기에는 반드시 최소한 약간의 흰색 매운맛 음식을 포함해야 하는데, 이것은 흰색이 특별히 오행 중 금(쇠)에 영향을 미치기 때문이다. 이러한 음식으로는 양파속 채소, 특히 마늘·순무·생강·고추냉이·양배추*·래디시*·무*·흰 페퍼콘* 등이 있다. '*' 표시한 것은 식히는 성질의 음식으로 열 징후 또는 음 결핍 징후(소량의 누런 점액, 더위를 많이 탐, 붉은 안색, 인후염, 뜨거운 손발바닥, 도한, 주기적인 발열)가 있을 때 쓴다. 그렇지 않을 때는 이 음식들 가운데 어떤 것을 써도 좋다. 매운맛 음식은 모두 날것으로 먹을 때 분산 효과가 극대화된다. 그런데 살짝 익혀서 먹어도 여전히 효과가 강력하다. 특히 허한 사람들에게는 이렇게 하는 것이 더 나은 조리법이다.

점액을 분비하는 음식물은 폐와 대장의 점막을 재생하는 데 중요한 역할을 한다. 이러한 식물은 오래된 짙은 점액 침착물을 제거하고, 깨끗하고 촉촉한 막으로 그것들을 대체한다. 해초와 몇몇 약초, 그리고 씨앗이 특히 좋은데, 구체적으로 예를 들면 다시마·마시멜로 뿌리·아마씨·호로파다.

짙은 녹색 및 주황색 채소는 베타카로틴(비타민 A 전구물질)이 풍부해 보호 효과를 준다. 16장 〈녹색 식품〉에서 살펴보았듯이, 베타카로틴은 몸의 표면과 점막을 보호한다. 이러한 보호 효과는 신체 외곽 부분에서의 기의 면역 활동을 강화한다. 최근의 다양한 연구에 따르면, 베타카로틴은 폐와 대장의 암 발생을 막아주는 것으로 나타났다.[2] 이 장부들에 대한 보호 작용이 특히 뛰어난 베타카로틴 음식으로는 당근, 겨울호박, 펌킨*, 브로콜리, 파슬리, 케일, 순

베트남에서 의료 개선 프로그램에 참여하고 있다.—옮긴이

* 겨울호박의 일종으로, 멕시코와 미국의 겨울호박 재배 품종 명칭이라고 보면 된다. 표면이 매끈하고 세로로 골이 나 있으며, 색깔은 대개 노란색부터 주황색까지 걸쳐 있다. 크기는 단호박 크기부터 미국에서 부활절 놀이용으로 쓰이는 대형 호박까지 다양하다.—옮긴이

무청, 겨자 잎, 미나리, 보리순과 밀순, 보통의 녹조·남조·황조 계열의 미세조류, 헤바 산타 잎,* 모예화 잎, 쐐기풀이 있다.

이 가운데서도 녹색 식품이 특히 중요한데, 그 엽록소가 바이러스를 억제하고 화학물질이 가득한 매연, 석탄가루, 담배 연기 등에서 온 잔류물을 폐에서 내보내는 것을 도와주기 때문이다(헤바 산타는 이 목적에 특효약이다). 녹색 식품 역시 과도하게 섭취했을 때 대장암과 연루되는 단백질과 지방의 소화를 돕는다.[3]

섬유질: 폐와 대장을 깨끗이 하기 위해서는 섬유질 식품을 중시해야 한다. 식단에 섬유질이 풍부하면 일부 암의 발병률이 60%까지 감소한다. 그에 따라 현재 미국 암협회에서는 식단에서 섬유질 비중을 30% 이상으로 늘릴 것을 권고한다(대장과 폐는 미국에서 암 발병률이 가장 높은 부위다). 섬유질은 인체가 소화하지 못하는 음식 성분으로 곡물의 기울, 과일 껍질, 채소의 세포벽 등에 많다. 동물성 식품에는 사실상 식용할 수 있는 섬유질이 없다. 모든 섬유질이 장 기능을 향상시키지만, 그렇다고 모든 섬유질이 똑같지는 않다. 밀기울은 콜레스테롤에 아무런 영향도 미치지 못하는 반면에 사과, 버찌, 당근, 기타 청과물의 섬유소인 펙틴은 소화관에서 콜레스테롤을 제거한다. 귀리의 섬유소도 이러한 작용을 한다.

대장 건강에 관한 연구에 따르면, 섬유소가 맹장염, 대장암,** 게실증(대장에 주머니가 생기는 병), 변비, 치질을 예방하고 치료하는 데 유익하다는 사실이 입증되었다.[4] 섬유소는 대장 내 유익한 박테리아의 증식을 촉진하는데, 이 박테리아들은 영양분의 흡수와 암을 억제하는 장 내 산 생성을 돕는다. 섬유소

---

* yerba santa 또는 hierba santa. 학명으로는 *Eriodictyon californicum*과 *Eriodictyon crassifolium*의 두 가지 종이 있다. 스페인어 발음으로는 '헤바 산타'이며, '신성한 풀'이라는 의미를 담고 있다.―옮긴이

** 연구에 따르면 식사를 통해 섭취한 섬유소는 유방암, 위암, 난소암, 자궁내막암, 직장암, 구강암, 인두암을 예방하기도 한다.[5]―지은이

는 또한 항암 인자인 펜토오스*의 원천이다. 심한 경우에는 정제 섬유소를 복용하는 것도 치료 효과가 있지만 가장 균형 잡힌 방법은 다양한 형태의 섬유소를 홀푸드 채식 형태로 섭취하는 것이다(5부 '식물성 식품의 조리법과 효능'에 실려 있는 모든 조리법은 섬유소 비중이 높다). 섬유질이 풍부한 음식은 모두 예방 목적에도 유용하다. 며칠 정도의 효과적인 정화 단식을 위해서는 점액 생성이 가장 적은 섬유질 음식인 채소와 과일을 선택하는 것이 좋다.

일상적인 식사를 통해 앞에서 거론한 여러 음식을 섭취하면 면역력과 폐/대장 기능 전반을 두루 강화할 수 있다. 과거에 기름진 식사를 해왔으면서 폐와 대장이 약한 징후가 있다면 계절마다 단 며칠이라도 채소와 과일 단식을 하는 것이 좋다. 이때는 흰색의 매운맛 음식과 주황색과 녹색 식품에서 선택하는 것이 가장 좋으며, 점액 분비 식품과 약초로 보완해도 좋다. 식단 예: 브로콜리-당근-무-켈프 수프. 사과와 배(둘 다 껍질만 제외하면 흰색 음식이다). 끼니 중간에 허기가 지면 스피룰리나 또는 보리순 음료, 또는 아마씨-마시멜로 뿌리 차를 시도해 보라.

이러한 일반적인 유형의 단기 단식은 극적인 효과를 가져다주지는 못한다. 이러한 단식은 점액성 질환, 나쁜 피부 톤, 적어도 약간의 설태의 경향이 있으면서 야위거나 허하지 않은 사람들에게 알맞다(그 밖의 권고에 대해서는 20장 〈단식과 정화〉를 참조하라). 다시 말하지만, 특정한 폐와 대장 질환에 대해서는 별도로 접근할 필요가 있다.

---

* pentose. 탄소 원자 5개로 구성된 단당류. $C_5H_{10}O_5$의 분자식을 갖는 단당. 흔히 오탄당이라고도 호칭하지만 정당한 명칭이 아니다. 탄소가 5개여도 $C_5H_{10}O_4$는 펜토오스가 아니고 메틸테트로오스이기 때문이다. 자연 상태에서 유리된 형태로 존재하는 경우는 없고, 섬유소 내에 펜토산이나 배당체와 같은 다당류의 형태로 분포한다. 항암 작용을 하는 것으로 알려져 있다.—옮긴이

●　○　●

금 행은 현대인에게서 오행 가운데 가장 약한 지점으로 보인다. 보호 작용을 하는 홀푸드 음식과 활동적인 생활방식으로 앞에서 개관한 대표적인 폐와 대장 질환들의 원인을 대체하면 폐와 대장이 점차 회복된다. 이 장부들이 급성 질환에 걸린 경우가 아니라면 완만하고 꾸준하게 개선해 가는 것이 더 나은 결과를 가져다준다. 폐 또는 대장과 관련되는 끈적끈적한 감정적 집착은 쉽게 벗어나지지 않는다. 극단적인 단식이나 반복적인 대장 관장 같은 강력한 세척 방법을 써서 그러한 집착을 뒷받침하는 음식을 갑작스럽게 배제해 버리면 금방 그보다 훨씬 더 심하고 과도한, 기름지고 점액을 생성하고 집착을 뒷받침하는 음식이 식단을 도로 장악해 버리곤 한다.

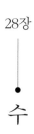

28장

수

겨울

겨울은 모든 계절의 끝이다. 겨울에 순응하려면 더욱 수용적이고, 성찰적이고, 비축 지향적이도록 해주는 음을 중시해야 한다. 몸의 표면은 차게 하고, 중심은 따뜻하게 해야 한다. 추위와 어둠은 내부의 온기를 추구하게끔 한다. 겨울은 추위에 대비해 휴식하고, 깊이 사색하고, 영적 본질을 가다듬고, 신체 에너지를 비축할(약간 체중이 느는 식으로) 시기다. 전체적으로는 느긋한 음의 과정이 우세하지만, 척추와 관절의 유연성을 유지할 만큼은 활동성을 유지해야 한다.

겨울의 세력들은 하늘에 추위를, 땅에 물을 낳는다. 몸 안에 신장과 뼈 (…) 두려움의 감정을 낳으며, 신음하는 소리를 만드는 능력을 낳는다.

―《내경》

겨울 음식과 조리법

신장은 '귀로 열려' 있다고 한다. 이것은 듣는 것이 신장의 건강 상태와 관계가 있다는 뜻이다. 그런데 신장은 동절기의 영향을 가장 많이 받는 장부다. 또렷하게 듣는 능력은 춥고 고요한 계절에 최고조에 이른다. 부엌에서 들리는 말소리와 요리하는 소리는 식욕을 돋운다. 추운 날에 정성을 들인 따뜻한 국, 통곡, 볶은 견과는 생각만 해도 군침이 돈다. 말린 음식, 짙은 색깔의 작은 콩, 해초, 겨울 채소 찜은 겨울철에 신장을 튼튼하게 해준다. 음식을 약한 불에서 물을 적게 넣고 오래 익혀야 한다.

짠맛과 쓴맛 : 추운 계절의 맛

짠맛과 쓴맛 음식은 모두 겨울철에 알맞다. 그것은 이러한 음식이 비축 능력을 높이는, 가라앉히고 가운데로 모으는 성질을 북돋우기 때문이다. 그러한 음식은 또한 몸의 바깥을 차게 하고, 몸의 열을 더 깊이, 더 아래로 인도한다. 몸의 표면이 찰수록 우리는 추위를 덜 탄다. 하지만 소금은 절제해서 써야 한다. 과도하면 물의 장부들(신장과 방광)을 쥐어짜 한기와 과도한 수분 섭취를 가져오며, 이것은 다시 이 장부들을 약화시키고 심장에도 영향을 미친다. 겨울에는 심장-마음을 보호하는 것이 중요한데, 이를 위해서는 몇 가지 쓴맛 음식을 추가하면 된다. 쓴맛은 '심장으로 들어가기' 때문이다.

대부분의 쓴맛 음식에는 오로지 쓴맛만 있는 것이 아니라 다른 맛이 섞여 있다. 이러한 음식으로는 상추, 미나리, 엔다이브, 에스카롤,* 순무, 셀러리, 아스파라거스, 알팔파, 당근청, 호밀, 귀리, 퀴노아, 아마란스 등이 있다. 쓴맛은 몇 가지 식품의 겉껍질 맛이기도 하다. 예를 들면 진피(귤껍질), 양배추 겉잎(가게에서 구입한 양배추에는 대개 없다) 등이다. 겉껍질은 이 식품들에서 보호막

---

* escarole. 엔다이브의 일종으로 잎이 넓으며, 이눌린 성분 때문에 약간 쓴맛이 난다. 맛은 상추와 비슷하다. 주로 샐러드로 먹거나 장식용으로 쓰이며, 종종 수프나 스튜의 부재료로 사용되기도 한다. 비타민 A와 카로틴, 철분이 풍부하게 들어 있다.—옮긴이

구실을 한다. 가장 쓴맛은 약초에서 찾을 수 있다. 흔한 예로는 치커리 뿌리, 우엉 뿌리, 쇠뜨기, 차파랄 등이 있다. 치커리 뿌리를 구하기가 어려우면 볶아서 빻은 치커리 뿌리를 주재료로 한 커피 대체품이 많은데, 이것을 이용하면 된다.

짠맛 음식으로는 미소, 간장, 해초, 소금, 조, 보리, 그 밖에 소금을 첨가해 짜게 만든 모든 식품들이 있다. 소금은 우리 일상 식단에서 과용되지만 그 쓴맛에 대해서는 별로 언급되지 않는다. 사실 특정한 불균형 사례가 아닌 다음에는 구태여 강한 쓴맛을 쫓을 필요도 없다. 그러나 겨울철에는 쓴맛 음식을 조금씩 자주 포함시키면 깊은 내면의 경험을 기르고, 심장에 기쁨을 머물게 한다.

알맞은 조리법과 조금 더 많은 짠맛과 쓴맛 음식으로 겨울에 몸을 순응시킨 이후에도 한이 있는 사람들은 몸·안에 덥히는 힘(양)이 부족해 여전히 추위를 탄다. 이런 경우에는 이 장에서 다음에 나올 '신장의 양 결핍(腎陽虛)'에 실려 있는 덥히는 성질의 음식을 더 늘려야 한다. 신체가 건강할 때 약간의 추위에 노출되는 것은 신장의 기능을 길러주지만, 과도한 노출은 도리어 그것을 약화시킨다.

신장의 조화와 질환

물의 장부는 신장과 방광이다. 동양의 생리학에서 이 장부들은 수분대사를 관장하고, 방광을 통제한다. 더 나아가 신장은 몸의 뿌리이자 토대로 간주된다. 이것들은 생식기관과 그 생식기능을 포함한 신체의 하부를 다스린다. 이것들은 또 에너지와 온기를 공급한다. 신장에 대한 이러한 관념은 서구 생리학의 개념을 넘어서는 것이다. 우리는 이러한 추가적인 기능들을 신장 기능의 일부로 보는 것이 합당한 까닭을 설명하기 위해 부신의 활동 전반을 동양의 신(腎) 개념에 복속시킨다. 부신은 에너지, 온기, 성욕, 그 밖의 신체 속성에 기여한다. 부신은 신장 바로 위에 붙어 있으면서 신장 활동을 가능케 하는 분비물을 생산하기 때문에 신장과 부신 사이의 관련성은 명백하다.

몸의 뿌리로 표상되는 신장은 몸속의 모든 음과 양의 토대다. 따라서 신장의 음(腎陰)은 몸 전체의 음을 뒷받침하고 거기에 영향을 미친다. 또 신장의 양(腎陽)은 우리 몸의 모든 양의 토대 구실을 한다. 따라서 동양의학에서는 신장을 '불과 물의 궁전'으로 묘사하며, 신장이 관련된 일체의 진단에서 반드시 신장의 양과 음 측면을 모두 고려한다. 예를 들면, 신장이 건강하고 활기찬 사람은 적극적이면서도 조용하고, 용감하면서도 부드럽고, 스트레스를 받지 않고도 많은 것을 이루며, 확신에 찬 행동과 자기 성장 사이에 균형이 잡혀 있다.

신장과 관련된 모든 문제는 몸, 몸의 감정, 신체 발달 양상의 한두 군데 지점에서 모습을 드러낸다. 이 지점들을 알아두면 신장의 활력 상태를 판단하는 데 더없이 큰 도움이 된다.

신장 불균형의 일반적인 징후

- 모든 뼈 질환, 특히 무릎, 하배부(下背部), 치아 등의 질환.
- 청력 소실, 귀 감염증과 귓병.
- 머리카락 이상. 탈모, 머리카락 끝이 갈라짐, 때 이른 흰 머리.
- 소변, 섹스, 생식 관련 질환.
- 지나친 두려움과 불안감.

물의 감정은 두려움이다. 신장과 마찬가지로 두려움 역시 워낙 뿌리가 깊은 탓에 우리는 두려움과 불안감의 주된 영역들조차 의식하지 못할 때가 많다. 약간의 건강한 두려움은 우리를 무모함으로부터 보호하고 그것을 멀리하게 해준다. 그러나 과도한 두려움은 삶에 대한 전반적인 불안을 강화하며, 신장을 상하게 한다. 다른 한편으로 약한 신장이 두려운 감정이 생기게 하는데, 이것은 다시 사랑의 경험을 차단한다. 이것을 오행 상극의 관점에서 다음과 같이 설명할 수 있다. 스트레스를 받고 두려움에 찌든 신장(물)은 과잉의 물을 제거하지 못하며, 그리하여 그 과잉된 물이 심장에 깃든 정신(불)을 꺼트리고 그 정상적인 표현인 사랑과 기쁨도 꺼트려버린다. 많은 사람이 내면의 깊은 불안감의 정체를 밝혀내고 그것을 해체하기 위해 정신과 치료를 받지만, 성공하는 경우는 매우 드물다. 그것은 신장이 회복되지 못했기 때문이다. 신장을 의미 있는 수준까지 회복시키면, 대개 두려움의 짙은 먹구름이 걷히면서 엄청난 상승감을 느낀다.

대표적인 신장 질환

신장의 불균형은 주로 결핍으로 나타난다. 가장 흔한 유형은 양의 결핍(陽虛)과 음의 결핍(陰虛)이다. 기의 결핍(氣虛) 역시 중요하다. 정 결핍(精虛)은 현대인들 사이에 매우 흔한데도 아직도 적절히 대처하는 경우가 드물다.

신장의 음 결핍(腎陰虛)은 신장이 음액을 적절히 공급하지 못하고 있음을 가리킨다. 모든 신체 부위가 영향을 받지만, 특히 음이 필수적인 간, 심장, 폐가 큰 영향을 받는다. 거꾸로 이 장부들이 그 자체에 음이 부족할 때 신장의 음을 끌어다 씀으로써 신장의 음을 고갈시킬 수도 있다. 이와 같은 양상은 서구인의 간 실증 사례에서 너무나 자주 보인다. 간 실증은 음액의 가라앉히고 식히는 성질에 기대어 과열되고 울체된 상태를 바로잡으려 한다. 신장의 음은 열을 내리고 진정시키는 효과 외에도 음의 일반적 특징인 기르고, 적시고, 뒷받침하고, 안정시키고, 조직을 조성하는 속성을 가지고 있다.

신장의 음 결핍 증상: 어지럼증, 이명, 건조한 목, 입마름, 하요통, 약한 다리, 불수의적(의도하지 않은) 사정, 저절로 일어나는 발한, 가늘고 빠른 요골동맥 맥박, 유난히 붉은 혀 등이 있다. 수척하면서 혀가 진홍색이고 번들거리는 것은 극단적인 음 결핍 징후다.

감정과 기타 특징: 가라앉히고 수용적이고 아래로 향하는 음이 부족하면 동요, 짜증, 신경과민, 불안감, 두려움 등이 나타난다. 성격은 뿌리가 얕고 안정되지 못하며, 신뢰하기가 어렵다. 종종 알 수 없는 깊은 불안감으로 말미암아 어떤 것에도 깊이 천착하지 못하고 하나의 문제, 장소, 인간관계에서 다른 문

제, 장소, 인간관계로 널뛰듯이 옮겨 다니는 경향이 있다.

신장의 음을 길러주는 음식: 조, 보리, 두부, 스트링빈, 검정콩, 흑대두, 녹두와 그 새싹인 숙주, 강낭콩을 비롯한 대부분의 콩, 칡뿌리, 수박과 기타 멜론 종류, 블랙베리, 오디, 블루베리, 허클베리, 마름,* 밀 배아, 감자, 해초, 스피룰리나, 클로렐라, 흑임자, 정어리, 게, 조개, 달걀, 돼지고기, 치즈가 있다. 권장 약초로는 마시멜로 뿌리, 숙지황, 천문동,** 알로에 베라 젤, 은 콜로이드***가 있다.

주의: 마른 똥을 누거나 변비가 있는 사람에게는 흑임자가 가장 알맞다. 흑임자는 음 결핍이 뚜렷한, 심신을 약화시키는 질환이 있는 사람들과, 이러한 질환이 있는 노인들에게 매우 좋은 약이다. 음이 결핍된 수척함은 기생충이나 세균 감염으로 말미암을 때가 많다. 이 경우에는 알로에 베라 젤과 은 콜로이드가 특효약이다(742~743, 1096~1097쪽을 참조하라).

위에서 언급한 천문동 대신 보통의 아스파라거스 뿌리를 써도 된다. 아스파라거스 뿌리와 마시멜로 뿌리는 모두 신장의 음 결핍으로 말미암아 폐의 음이 고갈되었을 때 특히 유익하다. 숙지황은 육미지황탕(六味地黃湯)의 주 약

---

* 학명은 *Trapa japonica Flerow.* 영어로는 'water chestnut,' 즉 '물밤'이라고 부른다. 흔히 이것을 직역해 '물밤'이라고 부르기도 하나 정확한 우리말 이름은 '마름'이다. 우리나라의 연못이나 소택지에서도 흔히 자생하며, 그 열매는 녹말이 많아 구황 식량으로도 이용되었다. 뿌리, 잎, 줄기가 모두 약용으로 쓰이기도 한다. 잎은 어린아이의 머리가 헐었을 때, 열매의 껍질은 이질·설사·탈항·치질 등에, 줄기는 위궤양 치료제로 쓰였다.—옮긴이

** 학명은 *Asparagus cochinchinensis.* 동아시아 지역에서 자라는 아스파라거스속 식물 뿌리의 약재명이다. 천문동이라는 이름은 하늘의 문을 열어주는 겨울 약초란 뜻이다. 몸이 가벼워지고 정신이 맑아져서, 곧 신선처럼 되어 하늘에 오를 수 있게 한다고 전해진다. 한방에서 기침을 멎게 하고, 가래를 배출하며 자양강장제로 간 기능 장해, 임신중독, 고암모니아 혈증 등 모든 중독의 해독과 피로 회복에 사용한다.—옮긴이

*** silver colloid. 콜로이드 상태의 미세한 은 입자. 세포 속에 침투할 수 있으며 이 은 입자가 세포 속의 바이러스, 박테리아, 곰팡이 균류들이 산소대사를 할 때 필요한 효소의 기능을 정지시키는 촉매 역할을 하여 병원체를 죽이는 작용을 한다. 일반 항생제가 많게는 12종류의 박테리아나 균류에만 효력을 가지며 내성이 생기는 반면, 은 콜로이드는 항생제가 전혀 듣지 않는 바이러스까지 약 650여 종의 각종 병원체에 광범위한 살균 효력이 있으며 내성이 없는 것으로 알려져 있다.—옮긴이

초다. 육미지황탕은 동의(東醫) 약재상이나 약초 가게에서 쉽게 찾을 수 있다. 이것은 아마도 가장 널리 쓰이는 신음 강장제일 것이다. 여기에는 신장과 비장의 기를 튼튼하게 하는 약초도 들어간다. 이 장에서 언급된 약초는 별도의 표시가 없는 한 7장 〈식단 전환〉에 나오는 '표준적인 약초 조제법'(204쪽)에 따라 쓰인다.

동물성 식품, 특히 딜갈, 돼지고기, 치즈는 신장의 음을 고갈시키는 간열이나 간울을 초래하지 않도록 소량씩 먹어야 한다. 비슷한 이유로, 간을 돌쑤시는 감정(조급증, 분노, 스트레스, 속상함)에 빠지는 것도 되도록 피해야 한다.

신장의 음은 신체의 모든 음에 영향을 미치기 때문에 위의 약재 대부분이 앞의 '육강(六綱)'(119쪽)에서 전반적인 음의 결핍을 위해 제시했던 치료제와 거의 겹친다.

삼갈 것: 커피, 알코올, 담배, 양고기, 계피, 정향, 생강, 그 밖의 매운 향신료 등 덥히는 성질의 음식을 과도하게 섭취하거나 과식하는 것을 피해야 한다.

신장의 양 결핍(腎陽虛)은 신장의 덥히고, 활기를 주고, 통제하는 기능이 적절하지 않다는 것을 가리킨다. 흔히 신장의 양(腎陽)은 종종 정신을 타오르게 하고 모든 생명 과정에 활기를 불어넣는 불에 비유된다.

전형적인 증상: 추위 혐오, 손발 참, 창백한 안색, 약한 무릎과 하배부, 정신적 활력 저하와 빈약한 정신력, 성욕 부족, 생리불순, 맑은 질 분비물, 불임, 잦은 소변, 맑은 오줌, 배뇨 장애, 부종, 천식, 의지력과 지향성 결핍, 부풀고 창백한 혀. 이런 사람은 활동성이 떨어지고, 우유부단하며, 생산성이 떨어지는 경향이 있다.

비장-췌장은 신장에 양을 공급한다. 말하자면 신장의 양을 기르는 양의 영양분을 효율적으로 소화·흡수할 수 있게 하는 것이다. 그러므로 신장의 양 결핍 대부분은 26장 〈토〉에서 설명한 '소화 불'의 개선 없이는 치유될 수 없다. 신장은 자체의 양과 기에 의해 활력을 띨 때 폐를 통해 퍼뜨려진 기를 '붙잡아' 흡수할 수 있다. 신장의 양 또는 기가 부족하면 깊이 숨을 들이마시지 못하거나, '신장에 의해 유발된' 천식이나 호흡곤란이 생기게 된다.

신장의 양을 덥히는 음식과 향신료: 정향, 호로파씨, 회향씨, 아니스씨, 흑후추, 생강(말린 것이 좋다), 계피, 호두, 검정콩, 양파속 채소(마늘, 양파, 파, 스캘리언, 리크), 퀴노아, 닭고기, 양고기, 송어, 연어.

주의: 호두는 양과 '기를 붙잡는' 신장의 능력을 개선하는 데 특효가 있으며, 따라서 만성적인 기침, 천명, 그 밖의 한(寒)과 신장의 결핍으로 인한 천식에 좋은 약이다. 섭취량: 1일 10~30그램. 경고: 과용하면 구강궤양(입안이 허는 것)이 생길 수 있다.

신장의 양을 효과적으로 보하는 채식 식단: 검정콩-해초 수프에 말린 생강, 양파, 회향씨 등 위에서 언급한 덥히는 성질의 향신료와 음식 몇 가지를 첨가한다. 신장의 양을 덥힐 때, 음을 보호하기 위해 해초와 같은 보음제를 넣는 것은 좋은 방법이다.

삼갈 것: 식히는 성질이 있는 음식과 과일, 날음식, 과도한 소금. 해초도 주의해서 써야 한다.

신장의 기 결핍(腎氣虛)은 신장에 오줌과 정액을 조절하는 데 필요한 에너지가 부족하다는 것을 가리킨다. 이것은 선천적인 결함, 과도한 섹스 탐닉, 너무 이른 나이의 성행위, 노화로 인한 조절 능력 상실 등으로 인해 생긴다.

전형적인 증상: 하요통, 약한 무릎, 허연 혀, 약하고 가는 요골동맥 맥박, 사소한 한 징후, 잦은 소변, 요실금, 배뇨 장애, 불수의적 사정, 그 밖의 소변·정액 조절과 관련된 문제.

권장 음식과 약초: 파슬리, 밀알, 찹쌀, 로즈힙, 굴 껍데기, 조개껍데기, 오미자, 산딸기와 블랙베리 잎, 등골나물 뿌리.*

주의: 찹쌀은 작용이 약한 치료제다. 수렴 작용을 하는 성분은 대부분

---

* 학명은 *Eupatorium purpureum*. Joe-Pye라는 원주민계 미국인 약초학자의 이름을 따서 Joe-Pye weed로 불리기도 한다. 길가에 흔히 자라며 번식력이 뛰어나다. 새와 나비를 끌어들이기 위한 목적으로 관상용으로도 많이 기른다. 예로부터 신장과 요로결석 치료를 위해 북미 인디언들이 사용해 왔던 약초. 건강보조식품 등의 재료로 흔히 쓰인다.―옮긴이

찹쌀 벼의 뿌리에 있다. 밀알은 찹쌀보다는 약간 작용이 강하다. 그러나 역시 다른 권장 식품들에 비해 효과가 떨어진다. 사워도우 빵, 삶은 밀알 등 미정제 식품의 형태로 먹으면 된다. 이것들을 차로 끓여 마셔도 된다. 동의 약재상에서 파는 굴 껍데기(모려[牡蠣])나 조개껍데기(패각[貝殼])— 분말과 온전한 형태가 모두 있다—를 구입해서 써도 되고, 깨끗한 바닷가에서 채집해서 써도 된다. 통 껍데기는 빻아서 우려야 한다. 영양보충제 가게에서 파는 굴 껍데기 칼슘 보충제를 복용해도 된다. 로즈힙(장미 속의 종들), 오미자(五味子), 등골나물 뿌리, 산딸기(*Rubus ideaus*)와 블랙베리(*Rubus villosus*)의 잎은 차로 마셔도 좋다. 파슬리는 생으로 먹어도 좋고, 차로 마셔도 좋다.

신장의 기 결핍은 신장의 양 결핍과 관련이 있지만(기는 양에 속한다), 그만큼 깊은 질환은 아니다.

방광의 습열(濕熱, 방광 감염)은 방광의 습이 열과 결합된 것을 가리킨다. 일반적으로 감염증 형태로 나타나며 여성들에게 자주 생기는데, 그것은 여성이 남성에 비해 요도가 짧고 감염되기 쉽기 때문이다. 또 관절염과 통풍을 비롯해 산성 조건인 사람들에게서 흔히 나타난다. 성행위를 통해 옮는 성병도 습열의 특징을 보일 때가 대단히 많다.

증상: 소변이 잦고, 소변을 볼 때 따끔거리거나 통증이 따른다. 소변을 본 뒤에도 잔뇨감이 있다. 발열, 식욕 저하, 심한 갈증, 탁하거나 심지어 피가 섞인 오줌.

권고: 감염은 과도한 산 생성 음식—정제 설탕과 농축 감미료, 과도한 고기, 기름지거나 기름이 많은 음식, 과도한 전분—으로 야기된 습 환경에서 성하다.

쓰고, 정화하고, 알칼리화하는 음식이 감염(습열)을 없애준다. 따라서 채소를 비롯해 습과 열을 제거하는 음식으로 식단의 대부분을 구성해야 한다. 이러한 음식은 식히는 성질이 있으며, 대개 약간의 쓴맛이 있다. 과식 역시 습열을 증가시키므로, 통증이 심한 급성 단계에는 국물 음식과 약초 차로 가볍게 먹는 것이 좋다. 국물 음식의 재료는 다음 중에서 고르면 된다. 팥(습열에 특히 효과가 뛰어나다), 리마콩, 셀러리, 당근, 겨울호박, 감자(껍질째), 아스파라거스, 버섯, 그 밖의 식히는 성질이거나 중립인 채소. 권장 과일: 레몬(물에 희석한 즙), 크랜베리(즙 또는 정제), 허클베리. 유익한 약초: 우바우르시나무,* 민들레 잎, 왕질경이 잎(*Plantago major*), 큰매화노루발(*Chimaphila umbellata*), 아마씨, 수박씨.

주의: 약초 가운데서 효과가 가장 뛰어난 것은 우바우르시나무와 큰매화노루발이다. 그런데 우바우르시나무는 장기적으로 사용하면 요도에 사극을 줄 수 있다. 그렇기 때문에 만성적인 방광염, 신장염이 있거나 장기 복용해야 할 때는 큰매화노루발을 쓰는 것이 더 낫다. 우바우르시나무 대신 가까운 친척종인 미국 동부 해안지역의 만자니타** 잎을 써도 된다. 민들레와 왕질경이 잎 역시 죽에 넣어 먹으면 좋다. 잔디밭에 자라는 흔한 잡초쯤으로 여기는 사람이 많지만 이 둘은 요로 감염증 치료 효과 면에서 거의 우바우르시나무에 필적한다. 대부분의 시판 크랜베리즙은 감미료를 첨가한 것이다. 당분을 첨가하지 않은 제품을 찾아보거나 정제를 복용하는 편이 낫다.

방광과 신장의 만성 염증은 신장의 음 또는 양이 결핍되어 있음을 가리킨다. 성병일 때는 변형 포진 치료 프로그램을 따라야 한다(747쪽 '음부포진'을 참조하라).

---

* 학명은 *Arctostaphylos uvaurse*. 악토스타필로스속(*Arctostaphylos*)에 속하는 60여 종의 식물 가운데 하나로, 약용으로 쓰이는 4종 가운데 하나다. '우바우르시'는 '곰의 열매'라는 뜻이라고 한다. 북미, 유럽 및 아시아의 고산지대에 분포한다. 잎은 수세기 동안 요도의 소독제와 이뇨제로 사용되어 왔고 제약 재료로도 쓰인다. 약리학 연구에 의해 우바우르시 잎에 항균·항염증 및 항산화 효과가 있음이 확인된 바 있다.—옮긴이

** 학명은 *Arctostaphylos manzanita*. 캘리포니아 토착 식물로, 코스트산맥과 시에라네바다산맥 발치에서 자란다. 끝이 뾰족한 녹색 잎과 적갈색으로 익는 작은 열매들이 달린다. 열매는 식용이며, 기분 좋은 상큼한 신맛이 난다.—옮긴이

정: 신장 활력의 원천

신장의 기, 음 또는 양을 개선하면 저절로 더 깊은 본질인 정(精)이 개선된다. 정은 신장에 비축되며, 그 사람의 활력·질병 저항력·수명을 결정한다. 정은 뇌, 난자, 정액, 골수에도 집중되어 있다. 정은 '타고나며', 그 사람의 체질과 발달에 영향을 미친다. 타고난 정의 양은 그 부모의 건강 상태 및 체질에 상응한다. 정은 대체할 수 없는 것으로 평생 그 사람의 생명의 밑천이 된다. 이것이 다 소진되면 생명이 다한다. 하지만 음식으로부터 정을 '획득'할 수 있는데, 획득된 정은 타고난 정의 양이 적더라도 그것을 증폭할 수 있다. 정은 기, 혈액, 또는 그 밖의 인체의 어떤 물질보다 더 근본적인 자질이다. 정의 부족(정허[精虛])은 뚜렷한 열 또는 한의 증상을 보이지 않는다.

정의 결핍(精虛)은 성장과 발달을 저해하고, 자녀의 선천성 결함, 신체적·정신적 성장의 지체, 부진하거나 불완전한 성숙, 뇌 기능 장애, 약한 하체와 뼈, 발기부전과 그 밖의 생식 장애, 조로의 원인이 될 수 있다. 정은 아무리 많아도 과하지 않다.

그 밖의 정 결핍 증상으로는 어지럼증, 치아 흔들림, 탈모, 이명, 무릎과 허리 아래쪽이 약하고 아픈 것 등이 있다.

정을 보강하는 약을 추가하는 것보다 더 중요한 것은 나쁜 습관을 버림으로써 타고난 정과 신장의 건강을 보전하는 것이다.

정을 고갈시키는 요인

1. 스트레스, 두려움, 불안감, 과로.

2. a). 남성의 경우, 과도한 정액 배출은 정을 크게 감소시키며, 노년에는 그 정도가 더욱 심하다.

   b). '너무 많은' 아이를 수태한 여성들. 특히 적절한 산후조리 없이 곧바로 수태하는 것. '너무 많다'는 것은 그 개인의 특정한 체질상 건강한 상태에서 감당할 수 있는 것보다 많은 것을 의미한다.

3. 음식과 물 속의 독소, 알코올, 마리화나, 코카인, 커피, 담배와 같은 중독성

물질, 수은과 납 같은 중금속, 알루미늄(대개 주방 용기에서 나온다).

4. 지나치게 단맛을 낸 음식.

5. 단백질 과잉 섭취.

정을 기르는 방법

누구에게나 더 많은 정이 필요하다. 거기에는 상한선이 없다. 따라서 누구나 정을 자양해야 한다. 근본 본질인 정이 모자라면 몸의 어느 곳도 제대로 기능하지 못한다. 모든 온전한 음식은 획득되는 정에 기여하는데, 문제는 어떤 음식이 고갈된 정을 보충하는 데 가장 효과적인가 하는 것이다.

아무리 좋은 정 강장제라도 효과가 있으려면 적절히 소화되고, 흡수되고, 대사되어야 한다. 따라서 먼저 소화력(기와 소화 불)과 관련하여 비장 – 췌장의 건강 상태를 평가해야 한다. 간은 소화에 도움을 준다. 그런데 대부분의 사람이 간이 약화된 상태에 있기 때문에 정을 효과적으로 강화하려면 먼저 간부터 회복시켜야 한다. 간과 신장 사이의 기본적인 관계는 '간과 신은 한 뿌리에서 나온다'는 동양의 지혜로 잘 설명된다. 많은 신장 강장제가 간 강장제이기도 한 것은 바로 이 때문이다.

아무도 어떤 한 가지 음식이 정을 최대로 회복시키는 데 필요한 모든 영양소를 가지고 있다고 말할 수 없다. 다양한 음식에서 얻을 수 있는 참으로 다양한 영양소들이 필요한 것은 자명하다. 그러나 동양의학에서는 심하게 정이 결핍되어 있을 때 그것을 빠르게 보충해 주는 몇 가지 음식을 특별히 지목하고 있다. 다른 음식들도 정을 강화하는 효능을 가지고 있지만, 그 작용이 상대적으로 더디다.

체질과 상태에 따라 일부 사람들에게는 특정한 음식이 정을 보강하는 데 꼭 필요한 반면에 또 어떤 음식은 부적절할 수 있다. 예컨대 서구에서는 많은 사람들이 60대가 되어도 상당한 정도로 활력을 가지고 있다. 이들에게는 실쪽으로 치우친 증상이 나타난다. 목소리가 크고, 맥이 세차며, 안색이 밝고 불그레하며, 성격이 외향적이고, 일반적으로 체형이 건장하다. 반면에 치아와 머리카락이 일찍부터 빠지며, 성적 충동이 줄고, 만성 요통이 나타난다. 이것들은 모두 정 결핍의 징후다.

이러한 실의 땔감은 대개 기름진 식사와 과로다. 이제 곧 보게 될 테지만, 일부 기름진 고기는 소량으로 먹으면 정을 튼튼하게 만들어주기도 한다. 하지만 이들은 대체로 다량의 고기를 섭취하며, 게다가 커피·정제 설탕 같은 자극성 물질들이 동반된다. 이러한 생활방식으로는 피상적인 에너지를 얻을 수 있을지는 몰라도, 스트레스와 자극성 물질이 깊은 곳에 비축되어 있는 정을 지속적으로 갉아먹는다. 한 가지 덧붙이자면, 신장은 이와 같은 높은 에너지 수요를 감당하기가 벅차며, 정을 비축할 수가 없다. 기름진 음식이라는 고질적인 식단 문제를 가지고 있는 사람에게 정을 자양한답시고 더 많은 고기, 유제품, 그 밖의 동물성 식품을 먹이는 것은 심각한 실수다. 실 징후가 있으면서 체형이 건장한 사람들은 식물성 정 강장제를 쓰는 것이 가장 좋다. 급격한 식단 변화로 몸이 과격하게 반응하지 않도록 소량의 동물성 식품을 쓸 수는 있다.

자신에게 맞는 정 강장제 찾기

식단을 통해 정을 보강하기 위해서는 몸과 마음의 성장과 발달을 촉진하는 음식이 필요하다. 그러한 음식은 회복과 장수, 생식능력 강화, 조로 예방에도 도움을 준다. 다음은 정도의 차이는 있지만 그러한 자질을 가지고 있는 음식들이다.

1. 미세조류(클로렐라, 스피룰리나, 아파니조메논), 생선, 간, 콩팥, 뇌, 뼈, 골수, 사람의 태반, 곡물순. 이 음식들은 핵산(RNA/DNA)이 풍부한데, 핵산은 인체의 퇴행을 막아준다. 핵산에는 세포 재생을 위한 청사진이 들어 있으며, 회춘을 이끄는 것으로 밝혀졌다.[1] 이 음식들 가운데 동물성 식품은 B12도 풍부하다. 서구 영양학에서는 B12가 핵산 생산에 영향을 미친다는 사실을 밝혀냈다.[2] B12는 성장과 발달을 이끄는 비타민이기도 하다.

   위의 동물성·식물성 음식에 풍부한 비타민 A는 성적 발달과 생식력을 강화하고, 선천성 장애를 방지한다.[3] 이것은 모두 정의 활동 영역에 속하는 자질이다. 또 이 음식들 대부분은 다량의 오메가−3 지방산을 함유하고 있는데, 오메가−3 지방산은 정이 비축되어 있는 인체 내 모든 곳(정자, 뇌, 간, 신장, 골수, 태반)에서 높은 밀도로 발견된다. 오메가−3는 신경계를 발달시키고 유지하며, 동맥을 청소하고, 세포 건강을 지탱한다.

> **주의**: 9장 〈단백질과 비타민 B12〉에서 살펴보았듯이, 실험 결과 미세조류는 모든 음식들 가운데 최고의 B12 원천이다. 하지만 이 B12 가운데 상당 부분이 효력이 없는 유사 물질일 가능성이 있으며, 따라서 식단에 미세조류 외에 다른 B12 원천이 포함되어 있지 않다면 B12 보충제를 복용해야 한다. 이 비타민이 더 절실히 필요한 노인들에게는 이 점이 특히 중요하다.

곡물순에도 귀중한 핵산이 웬만큼은 들어 있지만, 미세조류에는 비할 바가 못 된다. 여기에 곡물순이 포함되어 있는 까닭은 16장 〈녹색 식품〉에서 살펴보았던 'P4D1' 성분 때문이다. 이것은 인체 내에서 손상된 핵산을 수리하는 것으로 여겨지고 있다. 곡물순은 오메가−3 기름의 원천이기도 하며, 비타민 A 전구물질도 풍부하게 함유되어 있다. 정을 북돋우기 위해 보리순과 밀순을 쓰는 가장 큰 영양학적 이유 가운데 하나는 '곡물순 즙'의 성장 촉진, 생식력 강화 효과다. 그러나 이에 대해서는 학자들이 추정만 할 뿐 아직 완전히 밝혀내지는 못했다.[4]

클로렐라의 '클로렐라 성장인자'도 비슷한 현상으로, 정이라는 개념으로 설명한 활력을 북돋운다(414쪽을 참조하라).

위에 언급한 동물성 식품은 동서양을 막론하고 강력한 성장 발달 촉진 음식으로 여겨진다. 동양에서는 인간의 태반(동양의학에서는 자하거(紫河車)라고 한다)은 소모성 질환과 쇠약에 유효한 최고의 일반 강장제 가운데 하나로 여겨진다. 동의 약재상에서는 말려서 가루를 낸 형태로 파는데, 신선한 태반을 써야 할 때는 물에 잘 씻은 뒤 국으로 끓여 먹는다. 얇게 썰어서 냉동 보관해 두면 규칙적으로 이용할 수 있다. 태반은 습관성 유산, 불임, 발기부전, 젖 부족 같은 생식 관련 질환에도 쓰인다.[5] 태반은 세계적으로 쓰이는 민간 산후조리 약이다. 출산 직후는 가임기 여성의 정 결핍이 가장 흔한 시점이다. 태반은 죽음이 아니라 삶에서 나오는 유일한 고기로 일컬어진다.

콩팥, 간, 그 밖의 동물 부위를 쓸 때는 유기농법으로 기른 동물의 부위를 이용하는 것이 중요하다. 뼈와 골수라면 이 점이 특히 중요하다('장수국(곰국)' 조리법은 515쪽을 참조하라).

동양의학에서는 혈액과 정이 밀접한 관련이 있다고 본다. 실제로 위에 언급한 B12, 미세조류, 밀순, 간, 콩팥, 태반 등 일부 정 강장제는 혈액 강장제이기도 하다. 동양의학에서는 혈액/정 관계를 한 발짝 더 진전시켜 머리카락 건강을 혈액의 질과 정이 풍부한 활기찬 신장 둘 모두에 연결한다.

2. 둥굴레, 아몬드, 젖, 투명버터(기). 뼈를 조성하는 음식도 정 강장제에 포함될 수 있으며, 보약 구실을 한다. 서구에서 쓰는 대표적인 약초 가운데 하나가 둥굴레, 즉 옥죽(玉竹)이다. 동양에서 광범위하게 쓰이는 둥굴레는 중국의 산중 도인들이 개발한 약제에서 중요한 위치를 점하고 있다. 산중 도인들은 공중 부양을 익히는 데 도움을 얻기 위해 반복적으로 둥굴레를 먹었다. 공중 부양을 하려면 엄청난 활력이 필요한데, 이 활력을 중국식으로 표현하면 바로 정이다. 정이 몸의 다른 물질과 에너지로 전환되는 정도가 바로 활력의 척도인 것이다.

아몬드, 젖, 기는 오자스를 뒷받침한다. 오자스는 정 개념과 대체로 합치되는 것으로, 아유르베다의 설명에 따르면 몸의 정수를 일컫는다. 모든 동물의 젖은 혈액의 미묘한 변형이다. 아기들은 대개 생후 첫 몇 개월 동안 모든 정 자양분을 엄마의 젖에서 얻는다. 모든 유제품은 질이 좋고 과민성만 없다면 정을 보충해 준다. 기를 조리용 기름으로 써도 정 형성에 매우 중요한 요소인 영양소의 흡수를 좋게 해준다.

3. 쐐기풀. 서구에서 신장 강장제로 쓰이는 쐐기풀의 잎도 머리카락을 짙게 하고, 피를 좋게 한다. 이것은 정을 보강하는 쐐기풀의 효용을 보여주는

지표다. 고대 티베트의 현자인 밀라레파*는 피부가 옅은 녹색을 띨 때까지 쐐기풀만 먹고 단식을 했다고 한다. 그는 결국 전설적인 경지의 정신적·신체적 힘을 길렀다. 쐐기풀은 유럽에서도 활력을 늘릴 목적으로 널리 쓰였다. 익혀서 나물처럼 먹을 수도 있고(살짝 찌면 톡 쏘는 성질이 없어진다), 약으로 먹을 수도 있다.

4. 로열젤리와 화분. 이 꿀벌의 생산물은 모든 음식 가운데 가장 완전하게 균형 잡힌 영양소들이 들어 있는 것으로 여겨진다. 로열젤리가 화분보다 영양 밀도가 더 높다. 둘 다 기를 튼튼하게 하는 약제로 온갖 허증에 두루 쓰인다. 여왕벌의 놀라운 체구, 생식력, 장수는 로열젤리 덕분이다. 로열젤리는 사람에게서도 성욕을 강하게 자극하며, 수명을 늘리는 데도 도움을 준다.[6] 화분에도 로열젤리와 똑같은 독특한 영양 성분들이 들어 있다. 그러나 그 양이 훨씬 못 미치며, 정의 유지와 미약한 정 결핍 사례에 적합하다.

5. 실새삼씨(免絲子), 숙지황, 녹용(鹿茸), 귀갑(龜甲), 닭고기, 홍합. 실새삼씨와 녹용은 정이 심하게 고갈된 사람에게 쓰는 강력한 정 강장제다. 숙지황은 닭고기, 홍합과 더불어 이보다 천천히 작용하는 치료제다.

6. 위에서 든 강력한 정 강장제를 쓰기 위한 토대를 마련하기 위해 일반적으로 먼저 에너지를 보강하고 신장으로 이끄는 음식을 섭취해야 한다. 오

---

* Milarepa. 1040~1123년. 티베트의 승려로, 티베트 불교의 일파인 카규파의 시조 마르파(Marpa, 1012~1109)의 제자다. 아버지가 장사로 큰돈을 벌었으나 그가 일곱 살 때 아버지가 죽자 백부가 재산을 빼앗고 그의 어머니를 강제로 아내로 삼고자 했다. 어머니는 이를 거부하고 밀라레파에게 흑주술(黑呪術)을 배우게 했다. 흑주술을 배운 밀라레파의 주문으로 백부의 집이 무너지고 가족이 몰살당했다. 그러나 원수를 갚은 밀라레파는 자신의 죄업을 뉘우치고 불문에 들어섰다. 서른여덟 살에 마르파를 만나 6년간 고행한 끝에 그의 제자가 되어 차크라(Cakra)라는 기공과 운행에 중심을 둔 수신법을 전수받았다. 다시 고향으로 돌아와 동굴에서 풀로 연명하며 9년간 수행하여 깨달음을 얻었으며, 마하무드라 경지를 《십만가요》에 읊었다. 신통력을 겸비하여 많은 사람을 교화하던 중 여든세 살 때 그를 질투하던 승려가 준 독이 든 우유를 마시고 열반했다고 한다.—옮긴이

행 원리에 따르면 콩과 짠맛이 있는 매우 짙은 색깔의 음식이 좋다. 검정 콩에 약간의 해초와 미정제 천일염 한 자밤을 넣고 끓인 것이 좋은 예다. 흔한 음식 가운데서 동양의 본초학이 권하는 신장에 유익한 음식으로는 조, 밀, 흑임자, 흑대두, 밤, 오디, 산딸기, 딸기, 호두 등이 있다.

검거나 짙은 색깔의 옷과 음식이 신장을 자양하고 정을 보존한다.

7. 정을 이상적으로 보강하려면 반드시 영적 수행을 병행해야 한다. 영적 수행은 정을 움직이게 하고, 정에 에너지와 혼을 붙어넣고, 정을 기와 신(神)으로 전환한다.

성행위를 하면 정이 소모되므로(특히 남성이 사정할 때) 고금을 통틀어 일부 영적 구도자 집단에서 강조한 독신주의는 남녀 모두에서 정을 보전하는 데 상당한 구실을 해왔다. 그러나 기왕에 정이 넘치도록 많은 사람은 그 정을 영적 본질로 전환하지 않으면 성욕으로 말미암아 도리어 동요될 수 있다. 독신주의를 고수하는 요가 수행자, 승려, 비구니들은 이타적 봉사, 헌신, 영적 수행 등 다양한 방법으로 이러한 전환을 이루려 한다.

고도의 경지에 오른 위대한 영적 스승들의 몸에는 사리가 형성되는데, 사람들은 이 사리를 정의 응결체로 여겼다. 한 가지 설에 따르면, 사리는 영적 집중의 정도를 보여준다고 한다. 사리는 살아 있는 육체 안에 응결되었을 때 심오한 예지력과 영적 인도에의 순응을 가져다주는 고도로 합일된 물질일 가능성이 크다. 현대의 스승들 가운데서는 고도의 경지에 오른 이라야 기껏해야 하나 또는 몇 개의 사리가 화장된 재에서 발견된다(예외적인 사례가 한 번 있었다7). 그러나 역사상 최고의 존경을 받았던 스승들에게서는 다량의 사리가 나왔다. 예를 들면 붓다의 몸에서는 1만 개의 사리가 나왔다고 한다. 사리는 워낙 기적적인 현상으로 받아들여졌기 때문에 마치 서구에서 성인의 유골을 숭배하듯이 그것을 숭배하는 것이 오랜 관습이었다. (뼈에는 골수가 들어 있으며, 따라서 그 사람의 독특한 정이 들어 있다고 볼 수 있다.)

적합한 정 강장제의 선택

열 징후(더위 혐오, 심한 갈증, 붉은색 혀, 황태, 붉은 안색, 충혈된 눈) 또는 음허에 따른 사소한 열 징후(뜨거운 손발바닥, 오후 또는 주기적 발열, 약하지만 잦은 갈증, 도한, 선홍색 뺨과 혀)가 있는 사람은 녹용, 닭고기, 소나 양의 간과 신장(콩팥), 호두, 홍합, 송어, 연어, 그 밖의 덥히는 성질의 생선 등 덥히는 성질이 있는 정 강장제는 피하거나 절제해서 써야 한다. 음허의 징후가 있는 사람에게 가장 적합한 정 강장제는 숙지황, 둥굴레, 사골국, 태반(특히 도한, 수척, 쇠약이 있는 경우), 클로렐라, 스피룰리나, 해초와 함께 조리한 검정콩이다. 이 정 강장제들은 숙지황만 빼면 열 징후가 있는 사람에게도 좋다. 이 밖에 열 징후가 있을 때 좋은 것은 밀순과 아파니조메논이다.

실 징후(건장한 체형, 불그레한 안색, 세찬 요골동맥 맥박, 큰 목소리, 두터운 설태)가 있는 사람은 다음 약들 가운데서 선택해야 한다. 밀순이나 보리순 식품, 미세조류(스피룰리나, 클로렐라, 아파니조메논), 쐐기풀, 해초, 화분, 아몬드, 둥굴레, 사골국, 생선, 콩팥. 실새삼씨, 녹용, 태반은 실증이 있을 때 쓰기에는 너무 세다.

허 징후(야윔, 창백하거나 누런 안색, 약한 요골동맥 맥박, 내성적 성격, 설태가 적거나 없음)가 있는 사람은 실새삼씨(특히 유산 위험이 크거나 변이 무른 경향이 있는 경우), 숙지황, 로열젤리, 화분, 젖, 투명버터, 태반(특히 소모성 질환이 있거나 수척한 경우), 녹용이 가장 좋다. 곡물순 식품과 아파니조메논은 피해야 한다.

한 징후(잦은 오한, 추위 혐오, 창백한 안색, 따뜻한 음식과 음료에 끌림)가 있는 사람은 실새삼씨, 투명버터(기), 녹용, 따뜻한 성질의 해산물(특히 홍합. 연어, 멸치, 송어도 좋다), 태반, 닭고기, 간(특히 닭과 양의 간), 콩팥(특히 양의 콩팥)이 가장 좋다. 곡물순 식품, 아파니조메논, 해초, 쐐기풀, 둥굴레는 피해야 한다.

어린아이의 경우 심한 정 결핍은 성장 지체, 지적장애, 학습 장애, 굼뜬 움직임, 약한 골격, 기형, 정문(頂門)이 닫히지 않는 것 등으로 나타난다. 이러한 병증에는 녹용이 특효약이다. 정문이 닫히지 않는 경우에는 귀갑이 우선적으로 쓰이는데, 귀갑은 골격 발달이 더딜 때도 효과가 있다.

주의: 종류를 막론하고 고기를 정 강장제로 먹을 때는 9장 〈단백질과 비

타민 B12)에 제시된 조리법, 섭취량, 질, 윤리의식과 관련된 지침을 반드시 따라야 한다. 권장 약초는 작용력을 강화한 약제들에 흔히 들어 있다. 예를 들면, 숙지황은 소화를 시키지 못하는 경우가 더러 있기 때문에 앞(616쪽)에서 권장한 육미지황탕 환으로 복용할 때가 많다. 이 환에 들어 있는 산약(山藥)*은 소화력을 강화하는 약이다.

노화 과정

미국에서 노화는 흔히 퇴행의 과정으로만 여겨진다. 나이가 들면 신체적으로 쇠퇴하는 것이 일반적이지만, 노후에도 상대적으로 완벽한 신체적·정신적 건강 상태를 유지하는 사람이 꽤 많다. 주된 이유는 본인의 타고난 체질일 가능성이 크지만, 몇몇 수행도 노년의 활력에 크게 기여하는 것으로 보인다.

우아하게 나이를 먹으면 신체적 쇠퇴는 지혜의 발달로 상쇄되고도 남는다. 늙은 무술인들이 자기보다 훨씬 더 젊고 근력이 좋은 상대를 쉽게 제압하는 것을 보면 그들의 실력이 더 힘이 세거나 더 빠른 데서 나온 것이 아니라 더 밝게 '보는' 능력에서 나온다는 것을 알 수 있다. 이들은 어떤 상황이 벌어지는 즉시, 아니 그전에 미리 '안다.'

노년의 활력을 높이는 가장 중요한 요인은 영적 자각을 깊게 하는 수행과 더불어, 그것을 일관되게 일상에 적용하는 태도일 것이다.

나이가 들면 영양 흡수율이 떨어지기 때문에 노인들에게는 식단 요인도 중요하다. 노소를 불문하고 생명력의 정수인 신장의 생명 본질, 즉 정(精)을 생성하기 위해서는 좋은 영양 상태가 필수적이다. 정이 떨어지면 급속히 노화가 진행된다.

---

* 마. 학명으로는 *Dioscorea japonica* 또는 *Disocorea batatas*가 여기에 속한다. 마과에 속한 덩굴성 참마 또는 마의 덩이뿌리.—옮긴이

아유르베다에서는 노화를 바타*의 증가로 설명한다. 그로 말미암아 점점 더 건조해지고, 여위고, 과민해지고, 불안해하고, 식욕이 떨어지고, 두려움이 증가하고, 잠이 옅어지는 경향이 생긴다는 것이다. 건조함으로 말미암아 변비가 생기기 쉬워진다. 이와 같은 노화의 증상을 동양의학 용어로 옮기면 음허(陰虛)다. 음만큼 빠르게 줄지는 않지만 덥히고, 에너지를 주고, 통제하는 양도 줄어든다. 그래서 노인들은 감기에 잘 걸리고, 신체 에너지가 부족하며, 더러 소변과 대변을 통제하는 데 어려움을 겪는다.

이 모든 노화 과정은 위에서 말했듯이 사람마다 차이가 난다. 가장 이상적인 것은 서서히 완만하게 노화의 징후를 겪는 것이다. 정과 체질적인 음과 양의 소실을 지연시키는 것을 기본으로 하는 다음 계획은 우아하고 격조 있는 노화에 도움이 될 것이다. 그리고 그렇게 함으로써 노년기에 고려해야 할 중요한 사항들을 분명하게 보여준다.

활기찬 노년을 위한 식단

1. 과식을 피하라. 과식은 선진국에서 노화의 주된 원인이다(444쪽). 절대로 배가 꽉 차도록 먹어서는 안 된다. 이 권고는 첫 번째 사항일 뿐 아니라 가장 중요한 사항이기도 하다.

2. 밤늦게 먹지 말라. 되도록 이른 시간에 하루의 마지막 끼니를 먹되, 그 차림과 양분 또한 소박해야 한다.

3. 갑작스럽고 극단적인 식단 전환은 피하라. 몸은 점진적인 변화를 가장 잘 감당한다.

4. 쉽게 소화되는 음식을 먹어라. 꼭꼭 씹을 수 없는 조건일 때는 콘지나 퓌레가 좋다.

5. 약화시키는 음식은 피하고, 식히는 음식은 제한하라. 약화시키는 음식의 예는 다음과 같다. 정제 설탕과 그 식품, 커피, 술 등의 중독성 물질, 과도

---

* 420쪽의 각주를 참조하라.—옮긴이

한 소금, 고도 가공식품. 식히는 음식의 예로는 생채소, 과일과 과일즙이 있다. 다만, 열이나 실 증상이 있으면 날음식과 과일을 폭넓게 섭취하는 것이 좋다.

노인들은 음식에 소금과 설탕을 많이 넣는 경향이 있다. 그것은 이 두 가지 모두 몸을 적셔주는, 쉽게 구할 수 있는 물질이기 때문이라는 설이 있다. 그러나 실은 나이가 들면서 미각이 둔화되므로 더 많은 소금과 설탕을 넣어야 기억하고 있는 그 맛을 재현할 수 있기 때문이다. 과도한 소금은 혈압을 높이고, 다른 음식물에서 흡수하는 미네랄들을 감소시키고, 정신을 침체시켜 오히려 노화를 촉진한다. 약간의 꿀이나 그 밖의 질 좋은 감미료는 몸과 마음을 촉촉하게 하고, 강화하고, 조화롭게 한다. 그러나 역시 과도한 감미료, 특히 과도한 정제 설탕은 모든 장부를 약화시킨다(11장 〈감미료〉를 참조하라). 노인들은 이러한 강력한 물질들에 의존하기보다 아래 9번 항목에서 권하는 적시는 음식을 사용하는 것이 현명하다.

6. 육류 위주의 고단백 식단은 노인의 뼈를 약화시키며, 소화·호흡·순환계 장부에 과중한 부담을 지운다. 젊은 사람들은 상대적으로 비장-췌장의 소화 에너지가 많기 때문에 비교적 쉽게 고기를 소화한다. 몸이 약하고 허해서 고기가 필요한 사람들도 조금씩 먹어야 한다. 대개 장부 고기, 생선, 사골국(앞에서 언급했던 정 강장제)이 고기들 가운데서는 소화가 가장 잘된다.

7. 유기 미네랄(살아 있는 식물에 의해 조직된 미네랄)은 가장 근본적인 영양소다. 먹이에서 해초와 그 밖의 조류에서 발견되는 광범한 미네랄들의 비중이 매우 높은 해양 동물들은 눈에 띄는 세포 노화 징후를 보이지 않으며, 대개 사고로 죽는다. 예컨대, 어른 고래의 세포 구조는 사실상 갓 태어난 새끼 고래의 그것과 동일하다.[8] 이에 반해 인간 어른은 일반적으로 영아에 비해 세포가 심하게 퇴화되어 있다. 켈프, 다시마, 미역 등의 해초, 아파니조메논, 보리순 또는 밀순 식품은 가장 풍부하고 완전한 유기 미네랄 원천으로 꼽힌다(마른 체형에 쇠약하고 한한 사람은 아파니조메논은 피하고 대

630

신 곡물순을 쓰되 절제해서 써야 한다). 정제 설탕은 다른 어떤 음식보다도 심하게 몸의 미네랄 균형을 깨뜨린다.

8. 위 3번 항목의 권고에 따라 점진적으로 식단을 바꾸되, 식단의 대부분을 통곡, 채소, 콩, 견과, 씨앗, 해초, 지역에서 생산된 과일 등의 탄수화물로 구성해야 한다. 이처럼 섬유질이 풍부한 탄수화물 음식은 심장과 동맥을 깨끗이 청소하고, 원활한 소화 기능을 유지해 준다. 동물성 식품, 약초, 그 밖의 음식 또는 영양소를 섭취할 때도 복합탄수화물은 훌륭한 영양학적 밑받침이 되어준다.

곡물, 콩, 씨앗의 새싹은 노인들이 이러한 음식들을 섭취하는 최상의 방법인데, 그것은 발아 과정에서 지방·단백질·전분이 쉽게 소화되는 형태로 분해되기 때문이다. 또 발아 과정에서 핵산(RNA와 DNA)이 10배나 증가한다. 열 또는 실 증상이 있는 사람이 아니라면 새싹을 가볍게 익혀서 먹어야 한다. 새싹, 곡물순, 아기당근 같은 어린 채소를 비롯한 미성숙한 음식물을 먹는 것은 동양의 전통 의학과 유럽과 미국의 건강 클리닉에서 따르고 있는, 어린 음식이 젊음을 유지시켜 준다는 원리에 입각한 것이다. 비슷한 원리로 젊은 사람들과 어울리는 것, 신체적·정신적·사회적 활동을 적극적으로 하는 것도 평생의 활력에 기여한다.

9. 건조하고 가냘픈 몸매의 사람들은 수분(음)과 체액 대사를 개선하는 음식을 먹어야 한다. 조, 보리(죽), 두부, 흑대두, 녹두, 해초(아주 효과적이다), 스피룰리나 또는 클로렐라, 밀 배아, 감자 등이 그러한 음식이다. 또 흑임자와 아마씨는 건조해서 생기는 변비가 있을 때 특히 좋다. 호두 역시 장을 적셔주며, 중국에서는 노인 변비의 대표적인 치료제로 꼽힌다. 바나나는 건조한 유형의 변비를 치료하며, 아몬드·아보카도·코코넛과 더불어 바타 상태(마른 체형에 건조하고, 불안하고, 과민한 경향이 있는)인 노인들에게 좋다. 심할 때는 앞에서 들었던 정어리, 달걀 등 음을 보하는 동물성 식품을 쓸 수도 있다. 강한 향신료를 장기적으로 쓰는 것은 피해야 한다.

10. 정을 자양하는 음식을 포함하라. 최선의 결과를 얻고 싶으면 앞의 '자신

에게 맞는 정 강장제 찾기'(622쪽 이하)에 제시된 지침을 따라야 한다. 이 정 강장제 가운데 일부는 음을 보하는 식품이기도 하다. 동물성 식품이 필요한 사람은 특별히 정을 보강하는 음식을 선택할 수도 있다. 고기와 달리 꿀벌이 생산한 식품인 로열젤리와 화분은 소화 과정에서 유해한 점액 부산물을 만들지 않기 때문에 매우 좋은 선택이다. 특별히 정 강장제 라고는 할 수 없지만 꿀은 화분과 로열젤리에서 발견되는 고유한 미량 영양소들을 함유하고 있기 때문에 최고의 감미료들 가운데 하나이며, 또 장에서 윤활제 구실을 한다. 과민증이 없다면 질 좋은 유제품도 노년기에 유익하다(9장 〈단백질과 비타민 B12〉에 실린 지침을 참조하라). 젖당 과민증은 나이와 더불어 증가하기 때문에 대개 요구르트, 버터밀크, 사워밀크, 케피르, 코티지치즈 등 발효 유제품이 좋다. 체형이 건장하고 고지방 식사 배경을 가진 노인들은 유제품을 쓸 때 신중해야 한다.

11. 노쇠와 그 밖의 난치성 노인병에는 녹용, 실새삼씨, 숙지황, 사골국, 홍합, 닭고기 같은 정 강장제가 더러 도움이 되기도 한다. 이 음식들은 치료 효과는 없을지라도 다른 치료제를 위한 훌륭한 영양학적 토대가 되어준다. 그런 치료제들 가운데 하나가 은행나무 잎이다. 임상연구에 따르면, 은행나무 잎은 혈류와 뇌의 신경전달을 증가시키는 것으로 나타났다.[9] 세상에서 가장 오래된 나무 종인 은행나무의 잎 추출물은 기억 소실, 현기증, 이명, 우울증, 주의력 부족 같은 치매 증상을 완화하는 효과가 있다.[10] 아파니조메논과 클로렐라 역시 일부 치매 사례에서 효과를 보여왔다. 영양보충제는 여전히 식단 개선이 이루어지지 않고 있을 때 가끔 도움이 되기도 하는데, 반드시 전문가의 진단과 조언을 토대로 복용해야 한다.

12. 전립선비대증은 40~60대 남성의 60%에서 나타난다. 70대에는 이 비율이 거의 90%까지 증가한다. 양성 전립선비대증 또는 비후증(BPH)으로 불리는 이 병은 호르몬 균형이 깨져 전립선 세포가 과잉 증식됨으로써 나타나는 경우가 많다. 증상으로는 붓기, 소변을 보기 어렵거나 잦음, 오줌 지림 등이 있다. 동양의학에서는 대개 전립선비대증을 '아래쪽 화덕의 습

열'과 신장의 결핍 증상으로 본다(이 장 614~619쪽의 신장 증상, 특히 신장의 양 결핍과 기 결핍을 참조하라).

알코올, 스트레스, 콜레스테롤 수치 증가가 전립선비대증에 크게 기여한다. 전립선비대증은 콜레스테롤 수치를 낮추고, 필수지방산이 풍부한 기름이 들어 있으면서 적절한 미네랄, 특히 아연을 공급하고, 위에서 말한 노화를 위한 권장 음식이 포함된 균형 잡힌 식단을 통해 통제할 수 있다. 삼갈 것: 알코올, 정제 소금, 과도한 소금(종류 불문), 갑각류, 튀긴 음식, 과도한 지방, 습 생성 음식(591~593쪽을 참조하라), 비유기농 음식(살충제는 전립선비대증을 악화시킨다).

연구에 따르면, 파이게움 아프리카눔* 추출물이 전립선비대증 치료에 효과가 뛰어나다고 한다.11 이 나무의 껍질은 유럽에서 부작용 없이 수십 년간 사용되어 왔다. 이 추출물의 표준적인 섭취량은 수개월간 1일 100~200밀리그램이다. 톱야자나무**는 발기부전과 불임에 쓰이는 회춘 강장제다. 맛은 달고 덥히는 성질이 있으며, 종종 파이게움과 함께 조제된다. 전통적으로 전립선비대증 약으로 쓰이는 그 밖의 약초로는 차파랄, 등골나물 뿌리, 미국수국***이 있다. 살짝 볶은 호박씨를 매일 먹으면 상당한 양의 필수지방산과 아연을 섭취할 수 있다.

---

* *Pygeum africanum.* '아프리카 살구나무'라고 불린다. 아프리카의 해발 900~3000미터에서 자라는 살구나무속의 식물. 살구나무속 식물들 가운데 가장 키가 큰 나무로 30~40미터까지 자란다. 아프리카에서는 이 나무의 껍질을 하제, 상처 소독제, 말라리아 치료제, 신장 질환 치료제 등으로 주로 이용해 왔다. 현재 유럽에서는 이 나무의 추출물을 전립선 치료와 남성형 탈모 치료에 활용하고 있다.—옮긴이

** saw palmetto. 학명은 *Serenoa repens.* '소팔메토'라고도 한다. 서인도제도와 미국 동남부 해안에서 자생하는 야생초로, 그 열매에서 추출한 물질을 전립선비대증 치료제로 이용한다.—옮긴이

*** '애나벨'이라고도 한다. 학명은 *Hydrangea arborescens.* 수국과 비슷한데, 목질이 더 발달하고 추위에 강하다.—옮긴이

HEALING
WITH
WHOLE FOODS

4

질병과 식이요법

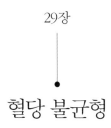

혈당 불균형

당뇨

진성 당뇨('당 당뇨')는 인체에서 당을 적절히 대사하지 못하는 병이다. 이 질환의 가장 뚜렷한 증상은 심한 갈증과 잦은 소변이다(그 밖의 징후는 아래에서 설명할 것이다). 당뇨의 흔한 합병증으로는 실명, 심장병, 신부전, 신체 말단 혈액 순환 장애 등이 있다. 당뇨인 사람은 췌장에서 혈당 수치를 조절하는 호르몬인 인슐린을 충분히 생산하지 못하거나 또는 생산해도 효과를 발휘하지 못한다. 그 결과 고혈당, 즉 혈류 속에 당이 과도하게 많은 상태가 된다.

당뇨는 대부분 두 가지 기본 양상을 따라 발생한다. 소아기에 발생하는 당뇨는 췌장의 인슐린 생산 부위가 손상되어 인슐린이 부족한 경우다. 이 유형의 당뇨는 치료하기가 어렵다. 그렇지만 적절한 전분과 섬유질이 포함된 훌륭한 식단을 따르면 인슐린 주사량을 1/3까지 줄일 수 있으며, 당뇨병 합병증의 발생률과 심각한 정도를 줄일 수 있다.[1]

이보다 더 흔한 유형의 당뇨—성인기에 발병하며, 이후 우리가 '당뇨병'이라고 일컫는 것은 주로 이 유형의 당뇨다—는 인슐린 자체는 충분히 생산되는데, 기름진 식단의 영향으로 말미암아 인체 세포에서 그것을 활용하지 못해 생긴다[2](정제 백설탕과 기타 단당의 섭취 역시 남는 당은 인체 내에서 지방으로 전환되어 저장되기 때문에 당뇨병에 기여한다). 몇 주 동안만 미정제 곡물, 채소, 콩 등 복합탄수화물 위주의 저지방 식단을 따르면, 당뇨병 환자의 거의 80% 정도가 인슐린 주사 또는 당뇨병 약 복용을 완전히 중단할 수 있으며, 나머지 20%도 섭취량을 줄일 수 있다.[3]

소아 당뇨든 싱인 당뇨든 너무 많은 양의 당이 혈액 속으로 들어가며, 신장에서 다른 체액과 함께 당을 배출하기 때문에 소변이 잦아지고 그 양이 과도해지는 것이다. 체액이 줄면 당연히 갈증과 염증, 감염, 야윔, 붉은색 혀, 그리고 유사한 징후들(동양의학에서 말하는 음허와 일치한다)이 동반된다.

당뇨의 원인이 되는 고지방 식단은 간 울체의 원인이기도 하다. 간 울체는 오행의 상극 원리에 따라 비장-췌장의 균형을 깨뜨리고, 그로 말미암아 인슐린과 같은 췌장 분비물의 효율성을 떨어뜨리는 실증의 하나다.

분명한 치료법은 덜 먹는 것, 특히 간에 부담을 주고 비장-췌장을 약화시키는 음식을 덜 먹는 것이다. 따라서 반드시 기름지고 지방이 많은 음식(고기, 달걀, 치즈, 버터, 과도한 기름, 견과, 씨앗)을 줄이고, 변성된 음식(정제 '백'밀가루와 백설탕, 마가린과 쇼트닝 같은 수소 첨가 처리 제품 또는 합성지방, 술, 화학 재료들)과 심하게 달고 짜고 자극적인 음식을 피해야 한다. 또 늦은 식사와 복잡한 음식 조합을 피해야 한다. 여러 차례 소식하는 것(하루 4~5차례)이 인슐린 생산을 자극하는 데 도움이 된다.

영양학자들은 크롬, 아연, 마그네슘이 혈당 조절 인자임을 밝혀냈다. 이 미네랄들은 백설탕, 백밀가루, 정제 소금, 그 밖의 고도 가공식품을 생산하는 정제 과정에서 깡그리 제거된다. 통곡에서는 이 미네랄들이 기울에 그대로 남는다. 기본적으로 도정한 곡물을 먹는 중국에서 혁신적인 당뇨병 치료법이 등장했는데, 이 방법은 크게 알려지지는 않았지만 미국의 민간 치료법과도 일치한다.[4] 그것은 식단에 밀기울을 추가하는 것으로, 이렇게 하면 혈당 수치가 낮아진다는 사실이 밝혀졌다. 그것은 아마도 밀기울에 들어 있는 고농도의 혈당 조절 미네랄 덕분일 가능성이 크다.[5] 기울은 또한 풍부한 규소의 원천이기도

한데, 일부 영양학자들에 따르면 규소는 췌장 기능을 향상시키는 미네랄이다[6] (그 밖의 규소 음식은 제15장 〈칼슘〉을 참조하라).

식물왕국의 위대한 촉매인 엽록소를 끌어들이면 미네랄 흡수를 극대화할 수 있다. 엽록소는 인체 안에서 모든 영양소들의 가용성을 높이며,[7] 따라서 당뇨병 치료 효과를 크게 개선한다.[8] 엽록소는 세포 재생을 촉진하기 때문에[9] 당뇨병의 장기적 전망을 밝히며, 손상된 췌장의 복원에도 도움을 준다. 당뇨는 혈액의 산성화, 전반적인 독성화, 온갖 염증을 수반하기 때문에,[10] 엽록소의 알칼리화, 해독, 항염증 효과도 마찬가지로 도움이 된다. 고농축 엽록소 식품, 특히 밀순과 보리순, 스피룰리나, 클로렐라 등에는 엽록소 외에도 중요한 미네랄, 효소, 기타 영양소들이 들어 있다. 그러나 액상의 순수한 엽록소 추출물도 당뇨 치료에 효과를 보여왔다.[11] 당뇨병 치료를 위해 엽록소 식품을 이용할 때는 16장 〈녹색 식품〉에 설명된 1일 복용 상한선만큼 복용하면 된다.

영양 흡수를 개선하기 위한 가장 기본적인 행위는 잘 씹는 것이다. 특히 타액에 의해 소화가 개시되는 복합탄수화물의 경우, 잘 씹는 것은 충분한 양의 미네랄과 그 밖의 영양소들을 흡수하기 위한 철저한 분해에 필수적이다. 잘 씹어 먹으면 적게 먹어도 만복감을 느끼므로 아무래도 과식의 위험이 줄며, 당뇨를 악화시키는 거한 식사를 피하기가 쉬워진다.

허 유형 당뇨: 거의 모든 당뇨 사례에서 한 가지 이상의 음 결핍(음허) 징후가 뚜렷이 나타난다. 이 책에서는 여기서 한 발 더 나아가 비장-췌장의 결핍 징후—식욕부진, 피로, 무른 변이나 물똥, 약한 맥박, 창백함, 내성적 성격—가 있는 것을 '결핍성 당뇨'라고 규정한다. 이러한 징후는 선진국 당뇨 환자들에게서 보이는 전형적인 증상과는 차이가 있지만, 꽤 많다. 개인마다 나타나는 당뇨병 증상의 차이는 고유한 체질과 그 개인의 식습관 차이에서 비롯된다. 제3세계 국가에서는 당뇨가 흔치는 않지만, 백미·정제 설탕 식품 같은 변성 식품이나 늘 몇 가지 과일과 채소만 먹는 식단 패턴으로 말미암아 발병하는 경우가 있다. 당뇨가 있는 엄마들이 더러 '결핍성 당뇨' 증상을 보이는데, 이것은 임신이 비장-췌장의 생산 능력에 부담을 주기 때문이다. 실제로 엄마들이

다른 여성들보다 당뇨에 잘 걸린다. 예를 들면, 세 자녀를 둔 여성은 아이가 없는 여성보다 당뇨에 걸릴 확률이 2배나 높다. 또 여섯 자녀를 둔 여성은 그 위험이 6배나 된다.[12] 이러한 요인으로 말미암아 당뇨 환자 셋 가운데 둘은 여성이다.

결핍성 당뇨를 극복하기 위해서는 모든 채소와 과일을 익혀 먹어야 하며, 약한 기를 극복하기 위한 비장‑췌장 강화 식단을 따라야 한다(588쪽). '유익한 기름'을 비롯해 이 단원에 실려 있는 식단 권고 사항들에도 주의를 기울여야 하며, 또 여기에 실려 있는 동물성 식품을 규칙적으로 조금씩 섭취하는 것도 초기 회복 단계에서는 도움이 될 수 있다. 전반적인 허 징후(마른 체형, 야윔, 허약, 쇠진)가 있을 때는 질 좋은 유제품이 특히 효과가 좋다. 하지만 무른 변 또는 과잉 점액이 있을 때는 우유 유제품을 피해야 하며, 그 대신 구할 수 있고 또 과민증이 없다면 생산양유 유제품을 써야 한다. 권장 약초들 가운데서는 민들레 뿌리와 잎을 제외하고는 모두 유익하다. 민들레 뿌리와 잎은 결핍성 당뇨에 쓰기에는 쓴맛이 너무 강해 사하는 성질이 너무 세다.

실 유형 당뇨: 정제 식품으로 가득한, 극단적으로 고기와 지방 위주인 식단에 탐닉해 온 건장한 체형의 사람들에게서는 이와는 판이한 양상의 당뇨가 나타난다. 이런 사람들 역시 한 가지 이상의 음허 증상을 보이지만, 그에 더해 과체중이고 변비가 있으며 불그레한 혈색, 두터운(십중팔구 누런) 설태와 강한 맥박, 외향적 성격 등의 일반적인 실 징후를 보인다.

실 유형 당뇨에서는 생채소와 생과일 등 사하는 음식의 비중이 높은 식단을 따라야 한다. 탁월한 해독 작용을 하는 바나나를 빼고는 시거나 새콤한 과일을 먹어야 하는데, 그것은 신맛이 혈당을 낮춰주기 때문이다(예는 아래에 실려 있다). 레몬과 자몽은 실제로 혈당을 너무나 급속히 떨어뜨리기 때문에 인슐린을 동시에 투여하지 않도록 주의해야 할 정도다. 적합한 동물성 식품으로는 약간의 산양유와 산양유 요구르트가 있으며, 증상이 심한 경우에는 조갯국이나 조개죽, 또는 소·돼지·양·닭의 췌장을 끓인 국이나 죽이 유용하다. 표에 실려 있는 그 밖의 동물성 식품은 실 유형 당뇨에서는 반드시 삼가야 하는데, 다만 심하게 기름진 식단을 바꾸는 과정에서 국으로 끓여 먹는 정도는 허용될 수 있다. 마찬가지로 실 유형 당뇨에서는 모든 감미료를 피해야 한다. 예외적으로 스테비아 잎과 감초 뿌리 분말 또는 탕은 허용된다. 당뇨 환자가 합성 감미료를 사용하면 훗날 십중팔구 간 울체로 이어진다.

유익한 기름

과도한 지방 또는 질 나쁜 지방은 당뇨병 발병의 전형적인 주범인 반면에 소량의 일부 질 좋은 기름은 회복을 촉진한다. 치유 과정의 초기 단계에서는 기름이 조금만 과해져도 회복시켜야 할 간에 되레 부담을 주기 때문에 매우 신중해야 한다. 10장 〈기름과 지방〉에서 감마리놀렌산이 인슐린을 조절하며, 당뇨 환자의 심장·눈·신장을 손상되지 않도록 보호한다는 사실, 또 감마리놀렌산이 오메가-3 지방산과 더불어 심장과 동맥을 청소하는 데 도움을 준다는 사실을 이미 알았다. 또 다른 기름인 일반 리놀레산은 인슐린을 예치하는 작용이 있어서 인슐린 효율성을 높여준다.[13]

신선한 아마씨유는 최고의 질 좋은 리놀레산 및 오메가-3 지방산 원천들 가운데 하나다. 감마리놀렌 지방산은 나팔꽃, 서양지치, 블랙커런트 열매 기름과 스피룰리나에서 얻을 수 있다(감마리놀렌산 복용과 관련해서는 310~311쪽, 아마씨유 복용과 관련해서는 298쪽을 참조하라). 주의: 오메가-3 지방산이 풍부한 추출 생선 기름은 이미 형성된 상태인 EPA와 DHA 오메가-3 지방산이 대량으로 함유되어 있으므로 당뇨병 환자는 매우 절제해서 써야 명현반응을 피할 수 있다. 첫 한 달 남짓 동안에는 1일 1그램 정도면 대개 안전하다. '오메가-3 생선'을 먹는 것으로는 명현반응을 야기하지 않는데, 이것은 명현반응을 무디게 하고 지방산 흡수를 돕는 생선 속의 미네랄, 아미노산, 그 밖의 다양한 영양소들을 함께 섭취하기 때문이다.

치유에서 고려해야 할 사항

증상의 정도에 따라 다르지만 조화롭게 먹고 살고자 결심한 당뇨 환자들 대부분은 늦어도 몇 달 안에 뚜렷한 차도를 보인다. 인슐린을 투여 중인 사람들은 보통 (의사의 관리하에) 투여량을 점차 줄여갈 수 있다. 앞에서 언급했듯이 최종적으로 인슐린이 불필요해지는 경우도 그리 드물지 않다.

허 유형과 실 유형은 당뇨의 유이한 유형이다. 그런데 이 두 가지 유형이 결합되어 나타나면서 한 가지 유형이 우위를 점하는 경우도 매우 많다. 덧붙이자면, 실 유형 당뇨가 허 유형 당뇨로 변하기도 한다. 특히 심장이나 다른 장부에 심한 질환이 있는 경우라면 다른 징후들에도 주의를 기울여야 한다. 음허 또는 신장의 음허 증상이 있을 때는 음을 보하는 음식과 약초를 첨가해야 한다(133~134, 615~616쪽).

당뇨 치료에 흔히 쓰이는 음식

곡물과 콩
조
쌀
찹쌀
귀리
신선한 옥수수
통밀과 그 기울
두부와 대두 가공식품
녹두
병아리콩

엽록소 식품
밀순 또는 보리순
스피룰리나
클로렐라
액상 클로로필

채소와 과일
깍지콩
당근
래디시
예루살렘 아티초크
순무
아스파라거스
마
시금치
아보카도
배
매실
레몬
자몽
라임
블루베리
허클베리

약초
민들레 뿌리와 잎
삼나무 열매
서양톱풀 꽃
블루베리/허클베리 잎

감미료
감초 분말 또는 차
스테비아 분말 또는 추출물

동물성 식품
조개, 전복
우유, 요구르트
양, 돼지, 소, 가금류의 췌장
양의 콩팥
닭고기 또는 오리고기
소고기

위 표에 실린 음식을 폭넓게 섭취하면 혈당이 조절되며, 그와 동시에 체액 대사가 개선된다(이 음식들 가운데 상당수의 개별적 효능은 5부 '식물성 식품의 조리법과 효능'을 비롯해 이 책 곳곳에서 설명한다). 당뇨 환자들은 이 음식들 가운데 한두 가지를 통곡, 채소, 콩, 과일, 약초, 소량의 견과 및 씨앗으로 구성된 채식 위주의 식단에 포함해야 한다.

활동: 식단만큼이나 중요한 것이 신체 활동이다. 운동은 혈당을 낮추어 인슐린 수요를 줄인다. 운동은 또한 순환계를 개선해 주는데, 당뇨 환자의 경우 대개 혈액순환이 나쁜 경향이 있다.

저혈당

저혈당증, 즉 낮은 혈당은 당뇨를 야기하는 것과 동일한 극단적인 식사가 원인인 경우가 많다. 다만 당뇨에서는 인슐린이 부족한 반면에 저혈당증에서는 인슐린이 과잉 생산된다는 점이 다르다. 그러나 오랫동안 인슐린 과잉 생산이 지속되면 췌장이 과로하게 되고, 그로 말미암아 충분하고 유효한 인슐린을 생산하는 능력을 잃게 되어 결국 당뇨로 전환된다. 흔히 저혈당이 당뇨의 전조인 까닭이 여기에 있다.

저혈당증을 해결하려면 반드시 인슐린 생산을 조절해야 한다. 변성 식품과 정제 식품을 피하는 것이 답이다. 왜냐하면 이러한 음식에는 인슐린 생산을 비롯해 모든 대사 활동을 조절하는 데 필수적인 미네랄과 그 밖의 영양소들이 빠져 있기 때문이다. 예를 들면, 정제 밀가루나 정제 설탕은 기본적으로 에너지와 온기(양)를 전하는 탄수화물로만 구성되어 있다. 정제 과정에서 제거되어 버린 미네랄들은 그렇지 않았다면 혈액, 호르몬, 기타 다양한 체액(음) 속으로 들어가 낭이 에너지로 순식간에 연소하지 않도록 식히고, 적시고, 가라앉혔을 것이다. 저혈당 상태의 인체는 자체 조직으로부터 필요한 미네랄들을 빼앗아 가며, 그리하여 나쁜 식단과 전반적인 스트레스 상황에 있을 때 인체의 안정성을 유지하는 데 필요한 밑천이 바닥나게 된다. 그러므로 저혈당인 사람들은 최종 끼니에 무엇을 먹었느냐에 따라 혈당이 요동치게 된다.

저혈당 증상은 대단히 많다. 다음은 불완전하지만, 혈당 장애를 다룬 여러 의학 책에서 흔히 꼽는 대표적인 증상이다. 왼쪽의 증상은 더러 음허와 관련되기도 하는 증상이다.

저혈당의 증상

불면증	창백한 피부
발한	두통
빠른 맥박	저혈압
일과성 열감	단것 탐닉
소음 또는 빛 민감성	차고 축축한 피부
이명	정신장애
짜증	호흡곤란
입마름 또는 타는 느낌	식욕부진 또는 상시적 허기
근심, 불안	시야 흐림
현기증	우울증
안절부절	울음이 터짐
집중력 결여	무감각, 특히 입안의 무감각
과잉행동	찬 손발
과민성(잦은 화)	기면
성욕 상실	발 부종
발기부전	안통
하체 약화	왜곡된 판단
근육통 또는 근육 경련	가슴 답답함
가슴 벌렁거림	피로감

과거에는(더러는 지금도) 고단백 식단을 저혈당 치료법으로 여겨왔다. 단백질은 서서히 소화되고, 점진적으로 에너지를 공급하며, 인슐린 과잉 생산을 촉발하지 않는다는 것이 이유였다. 그러나 9장 〈단백질과 비타민 B12〉에서 보았듯이, 고단백 식단은 다른 심각한 질환들을 부른다. 장기적으로 가장 효과가 있는 것으로 보이는 고단백 식품은 당뇨에서 권고했던 엽록소가 풍부한 유형으로, 대표적인 것을 꼽으면 스피룰리나·클로렐라·아파니조메논·곡물순 식품 등이다(지침은 16장 〈녹색 식품〉을 참조하라).

가장 기본적인 저혈당 치유 음식은 통곡 형태의 복합탄수화물이다. 알곡, 채소, 콩은 동물성 단백질과 마찬가지로 분해 및 대사에 시간이 소요되며, 또한 인슐린 생산을 조절하는 영양소가 함유되어 있다. 성공적으로 당뇨를 치료하는 것과 똑같은 식습관이 저혈당 치료에도 적용될 수 있다. 꼭꼭 씹어 먹기, 식사를 조금씩 여러 차례 하기(1일 6~7회), 소박한 음식 조합 등이 그것이다. 식단 자체에서의 주된 차이는 비만만 아니라면 약간 더 많은 지방질 식품을 첨가한다는 점이다. 소량의 치즈, 견과, 씨앗은 훌륭한 간식거리가 될 수 있다. 버터와 아보카도 같은 그 밖의 지방성 식품도 규칙적으로 섭취할 수 있다. 조금씩 섭취한 이 음식들은 오랜 시간에 걸쳐 서서히 작용하는 에너지를 제공하며, 일반적으로 작용 항진을 지연시키는 작용을 한다.

소금은 혈당을 줄이므로 반드시 섭취량을 줄여야 한다. 그러나 해초는 짠맛이 있는데도 풍부한 단백질과 미네랄 함량 덕분에 유용한 작용을 한다.

과일은 반드시 통째로 먹는 것이 좋고 즙은 피해야 한다. 즙은 단당 농도가 너무 높고, 본래 과일에 있던 섬유질과 일부 미네랄이 누락되기 때문이다. 통과일도 과용하면 극단적인 혈당 요동을 촉발할 수 있으므로 양을 제한해야 한다. 감귤류 과일은 급속히 혈당을 낮추는 경향이 있으므로 피해야 한다.

온전한 농축 감미료는 가끔씩 그리고 조금씩 먹기만 한다면 대부분의 저혈당 환자에게 괜찮다. 가장 좋은 것은 대사가 서서히 이루어지고, 최소한으로 가공되고, 따라서 가장 완전한 영양분을 함유한 당밀, 쌀물엿, 엿기름, 꿀이다.

앞에서 언급했던 당뇨 치료에 흔히 이용되는 음식은 모두 저혈당에도 유용한데, 몇 가지 예외가 있다. 감귤류 과일, 매실, 래디시, 순무, 시금치, 찹쌀, 서양톱풀 꽃, 민들레 잎(뿌리는 유용하다)은 저혈당인 사람은 피해야 한다.

저혈당인 사람들은 미네랄이 부족할 뿐 아니라 대개 필수지방산도 기준량에 미달한다. 이 점은 종종 다음과 같은 징후들 가운데 한 가지 이상이 나타나는 것으로 드러난다. 머리카락과 피부 건조, 저체중, 빈약한 분비선 기능(특히 췌장과 부신의), 짜증·우울증·신경과민·통증·발작 등 (동양의학의 간 기능에 해당하는) 간/담 관련 질환 등이다. 적정량의 필수지방산은 대개 미정제 채소, 알곡, 콩, 견과와 씨앗 위주의 식단을 통해 얻을 수 있다. 그러나 저혈당 치유의 초기 단계에는 신선한 냉압착 아마씨유에 들어 있는 것과 같은 대단히 질 높은 필수지방산을 추가로 첨가하는 것이 도움이 된다.

당뇨에서와 마찬가지로 저혈당일 때도 음허 증상이 보편적으로 나타난다. 그런 경우에는 음을 보하는 음식을 추가해야 한다.

저 혈 당 인 사 람 의 성 격

저혈당인 사람은 대개 당 남용의 오랜 역사를 가지고 있으며, 흔히 밑바닥 깊숙한 곳의 감정적 부조화를 달래려는 본능적 시도로 단것에 끌리게 된다. 저혈당은 순서에 따라 결국에는 그에 따르는 온갖 질환을 부른다. 뇌가 적절히 기능하기 위해서는 항상적으로 적정한 수준의 혈당을 유지할 필요가 있다. 그러므로 저혈당은 당연히 정신 기능에 영향을 미치기 마련이다. 저혈당인 사람은 뇌세포에 당이 부족하기 때문에 생각이 흐리멍텅해지고, 비뚤어진 도덕관념을 갖게 될 수 있다.[14] 또 아이들의 경우에 혈당 부족은 발달 지체를 낳을 수 있으며, 청소년 비행으로 이어지는 경우도 많다.[15] 알코올 중독인 사람은 음주를 통해 설탕을 과다 섭취하므로 거의 예외 없이 저혈당 증상을 보인다.[16]

낮은 혈당은 조현병,* 약물중독, 비만 등의 질환을 앓는 사람들에게서도 보

---

* 조현병 환자는 나중에 다시 살펴보겠지만 복부 질환(글루텐 과민증)을 앓는 경우가 많다.—지은이

편적으로 나타난다.[17] 보건 교육자인 버나드 젠슨(Bernard Jensen)에 따르면, 미국 인구의 적어도 절반에서 저혈당 증상이 나타난다.[18] 그 가운데 증상이 심한 일부 사람들—예를 들면 일부 알코올 의존증자와 정신질환자들—은 변화를 시작하기가 어렵다. 치유의 성공은 무엇보다도 먼저 그들의 치료를 맡은 사람들의 지혜로움에 달려 있다. 최근 들어 중독과 정신질환 가운데 상당수가 장기간에 걸친 그릇된 영양 상태와 관련 있다는 사실을 깨달은 치료사들이 크게 늘고 있다는 것은 참으로 다행스럽다.

과도한 당 섭취의 주된 요인들 가운데 하나가 과도한 고기 섭취라는 것은 분명하다. 우리는 앞 장들에서 과도한 고기 섭취가 어떻게 당 탐닉을 유발하는지를 이미 살펴보았다. 당 탐닉은 단백질—탄수화물 균형을 확보하려는 본능적인 시도다. 우리는 또한 과도한 고기 섭취가 통증·염증·우울증을 일으키는 프로스타글란딘 PGE$_2$ 아집단을 생성하며, 당과 알코올이 일시적으로 이러한 부담을 경감시켜 준다는 사실도 알고 있다.

이와 같은 악순환의 고리를 끊기 위해서는 변화를 위한 새로운 통찰과 영감이 필요하다. 아마도 저혈당과 그 뿌리인 식단을 고치고자 할 때 무엇보다 중요한 것은 이 지상에서 어떻게 살 것인가라는 도덕적 의식일 것이다(593쪽 '쓰레기와 흙'에서 다루었던 내용을 참조하라).

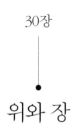

30장

위와 장

전통 동양의학에 따르면, 위와 비장-췌장은 쌍을 이루는 장부로 함께 일한다. 위는 음식을 받아들이고 입안에서 시작된 분쇄 작업을 계속한다. 고대 중국인들은 위에서 하는 일을 '순수한 정수'*를 추출하는 것으로 기술했다. 또 이 '정수'는 위에서 비장-췌장으로 보내져 혈과 기로 만들어지는 것으로 보았다.

위는 절반쯤 변형된 음식을 장으로 보내 추가적인 흡수가 이루어지도록 하는데, 흡수율은 비장-췌장의 튼튼함에 영향을 받는다. '비장-췌장의 튼튼함'을 오늘날의 용어로 바꾸면 소장으로 분비되는 췌장 효소의 질과 양이다. 따라서 대부분의 소장 질환은 비장-췌장을 좋게 하는 식사법으로 치료할 수 있다.

균형이 흐트러진 위는 동양의학 용어로 표현하자면 '과열'되는 경향이 있으며, 차가운 음료와 수분이 많은 음식으로 달랠 수 있다. 하지만 이러한 음식은 습에 특히 민감한 음의 장부인 비장-췌장을 약화할 수 있다. 일반적으로 비장-췌장에는 따뜻하고 건조한 음식이 이롭다. 균형을 되찾기 위한 가장 현명한 선택은 위의 과열을 피하고, 그렇게 함으로써 다량의 물과 찬 음료가 필

---

* '정수'는 비교적 최근의 생리학 지식에서 위 점막을 통해 흡수되는 소량의 물, 염분, 당, 그 밖의 영양소들에 해당할 수 있다.[1]—지은이

요하지 않도록 하는 것이다.

'위화'와 열에 의해 유발된 궤양

증상: '위화(胃火)'*는 위 속이 타는 듯한 느낌, 잇몸 출혈, 식욕 과다, 호흡곤란, 변비 등이 따르는 통증이 심한 병증이다. 혀는 이례적으로 붉고, 설태는 두텁고 누렇다. 위화는 흔히 위장, 십이지장, 구강에 궤양을 야기한다. 다만, 위의 한(寒)이나 기타 원인에 의해서도 염증이 생길 수 있으므로 주의가 필요하다.

위화와 궤양을 위한 식단 권고: 튀긴 음식, 가열하거나 질이 나쁜 식물성 기름, 붉은색 고기, 커피, 자극적인 향신료(계피·고추·후추·겨자 등), 알코올, 과도한 소금, 식초, 감귤류 과일, 매실, 씹는 담배를 피하라. 위 내벽의 염증을 치유하기 위해서는 진정 작용이 있는 점액질의 식품과 요리를 먹는 것이 좋다. 물, 국, 귀리·보리·쌀죽, 꿀물, 바나나, 아보카도, 두부, 두유, 산양유와 산양유로 만든 사워밀크·요구르트, 시금치, 오이, 양배추, 감자, 상추, 곡물순·미세조류·액상 클로로필 등 엽록소가 풍부한 식품, 감초 뿌리, 느릅나무, 마시멜로 뿌리, 산딸기 잎, 아마씨, 카밀러 차 등이 그러한 음식이다.

생양배추즙을 짜서 바로 빈속에 복용하면 익힌 양배추보다 궤양 치유 효과가 더 좋다. 하지만 날음식은 자극을 유발할 수 있으므로 식단의 나머지 음식—알곡, 채소, 단맛 과일—은 잘 익혀 물렁물렁하고 소화되기 쉽도록 해서 먹어야 한다(필요하다면 퓌레로 만드는 것도 좋다). 염증이 심한 동안에는 이러한 치료제만 먹어도 된다. 그러나 보통은 쌀-배추 죽, 산양유, 감초-마시멜로-아마 차, 스피룰리나 등을 같이 먹는다. 일단 급성 단계에서 벗어나면 한두 가지 정도의 치유 음식으로 계속 식단을 보완하는 것도 좋다.

---

* 여기서 '화(火)'는 위장의 과도한 열을 의미한다. '위화'라는 용어는 다른 곳에서는 소화를 돕는 데 쓰이는 양 에너지의 척도로 쓰인다.—지은이

설태와 소화력

혀 위의 이끼, 즉 설태는 비장-췌장과 소화계 전반의 상태를 정확히 반영한다. 고대 동양에서는 설태에 주목해 다음과 같은 지침에 도달했는데, 이것들은 현재도 널리 쓰인다.

- 엷은 백태가 약간 촉촉하면서 고루 퍼져 있으면 정상이다. 그러나 질환이 있을 때 이러한 설태는 허함을 가리킬 수 있다. 백태에 물기가 아주 많으면 한, 습, 부족한 위화, 또는 양의 결핍을 가리킨다. 만약 물기가 없이 건조하다면 열 또는 체액 부족을 의미한다.
- 두터운 설태는 실을 가리킨다.
- 황태는 열 징후다.
- 흑태 또는 회태는 극단적인 열(설태는 건조하고 혀는 붉다) 또는 극단적인 한(설태는 물기가 많고 혀는 흰색이다) 양자 가운데 하나의 징후다.
- 두텁고 번들거리는 설태는 담적 또는 기타 습의 축적을 가리킨다.
- '벗겨진' 혀—설태가 없고 혀에 윤기가 있다—는 음의 결핍 또는 약한 소화력(비장-췌장의 기 결핍)을 가리킨다.
- 혀 표면 위에 태가 떠 있는 것처럼 보이는 설태는 약한 소화력(비장-췌장의 기 결핍)을 가리킨다. 정상적인 설태는 깊이 박혀 있는 것처럼 보인다.

대장염과 장염

대장과 소장의 염증은 감정적인 억눌림 및 그와 관련된 간의 기울(氣鬱)에 의해 생길 수 있다. 이러한 염증은 보통 오랫동안 과도하게 고기를 섭취해 온 식생활과, 그에 따른 인체 내 아라키돈산 과잉과 관계가 있다(10장 〈기름과 지방〉, 24장 〈목〉 중 '간 울체'를 참조하라). 장 염증의 전형적인 증상으로는 복통과 경련,

설사, 심한 경우에는 직장 출혈 등이 있다. 음식을 제대로 흡수하지 못하기 때문에 흔히 체중이 줄고 쇠약해진다.

황태 등의 열 징후가 있는 경우의 장염 치료제는 앞의 위화에 쓰는 약과 동일하다. 곡물순, 미세조류, 액상 클로로필 등의 엽록소 식품이 특히 효과가 좋다. 하지만 열 징후가 없는 불균형으로 말미암아 장염(소장과 대장의 염증)이 생길 수도 있는데, 대개 비장-췌장의 소화 불 부족이나 기 결핍, 또는 습 과잉이 원인이다. 이러한 상황에서는 앞에서 이러한 불균형을 위해 제시한 권고(588~589쪽)를 따르는 동시에 위화 식단을 준수해야 한다. 이런 경우라 하더라도 상추, 바나나, 대두 가공식품, 시금치, 오이, 곡물순, 미세조류, 마시멜로, 요구르트처럼 식히는 성질이 매우 강한 치료제는 식단에서 배제해야 한다.

어떤 유형이든 간에 염증이 있을 때는 음식을 꼭꼭 씹어 먹으면 음식물이 잘 분쇄되어 자극이 완화되며, 적절한 췌장액 분비를 촉진한다. 또 타액과 잘 섞인 복합탄수화물은 장 내벽에서 마치 연고처럼 작용한다. 날음식은 염증이 있는 장의 약한 표면을 자극하므로 견디기가 어렵다. 상당수 장염과 대장염 증상이 유제품 과민증에 의해 야기될 수 있는데, 이러한 과민증 가운데는 질 나쁜 유제품에서만 나타나는 경우가 적지 않다(272쪽의 '유제품 이용 지침'을 참조하라).

위화에 쓸 수 있는 치료제 가운데 아마씨는 거기에 함유된 풍부한 양의 리놀렌산을 보전하기 위해 특별한 조치가 필요하다. 참고로 리놀렌산은 앞에서 언급한 과잉 아라키돈산의 염증 유발 효과를 중화하는 작용을 한다.

아마씨 온수 추출: 따뜻한 정화수 1/4컵에 아마씨 1/4컵을 8시간 동안 담가 두었다가 거른다.

아마씨 차는 일반적인 위와 장의 궤양, 염증, 출혈에 쓰여 온 유럽의 민간 약재로 효과가 매우 뛰어났다(출혈일 때는 반드시 의사와 상의하라). 아마씨는 또한 이러한 병증에서 순한 관장제 구실을 한다. 아마씨 차는 통상적인 방식으로 삶아서 우려도 도움이 되지만, 효과는 온수 추출에 비해 떨어진다.

그 밖에 모든 유형의 장염에 두루 쓰이는 유용한 두 가지 치료법도 언급할 가치가 있다. 첫째, 1일 몇 개의 신선한 무화과(말린 무화과를 물에 불려서 써도 좋다), 둘째, 진하게 우린 홍차 또는 녹차 1티스푼을 1일 4회 복용(372쪽의 '차'를 참조하라).

게실증과 과민성대장증후군

이 두 가지 흔한 대장증후군은 모두 더부룩함, 경련, 통증, 변비와 뒤이은 설사 등의 증상을 보인다. 게실, 경련 등의 근육 문제가 나타나는 질환은 대개 간과 관련이 있다.

아직도 일부 의사들은 이러한 질환에 유제품, 고기, 백밀가루, 무른 채소로 이루어진 담백하고 찌꺼기가 적고(섬유질이 적고) 정제 식품으로 구성된 식단을 처방한다. 그러나 인류학적 연구조사는 고섬유질 식단을 가진 문화권에서는 이와 같은 위장 질환이 드물다는 사실을 보여줌으로써,[2] 부드럽고 섬유질이 적은 식단이야말로 이러한 질환의 원인이지 결코 치료제가 아니라는 이론을 뒷받침한다.

지난 수십 년간의 연구로 미정제 고섬유질 식단이 이러한 유형의 질환에 효과가 있음이 밝혀졌다.[3] 역학적인 관점에서 보더라도 통곡, 채소, 콩, 새싹 등의 고섬유질 음식은 장을 훨씬 더 원활하게 통과하므로 경련이나 게실이 생길 가능성을 줄인다. 또한 이러한 음식은 다른 음식 찌꺼기도 함께 끌고 내려가기 때문에 게실이 생긴 부위 주변을 깨끗이 청소해 감염이나 염증이 생길 가능성을 줄인다. 고섬유질 식단에 더해 술이나 과도한 또는 질 나쁜 지방과 기름으로 간을 자극하지 않도록 주의해야 한다(간의 진단과 재생을 위한 더 자세한 정보는 551~554쪽의 '대표적인 간 질환'을 참조하라).

복강 질환[*]

이 병은 찰기가 있는 곡물에서 발견되는 단백질의 일종인 글루텐을 소화하지 못하는 것과 관련이 있다. 흔히 진단되는 병은 아니지만, 복강 질환은 기록에 나타나는 것보다는 훨씬 더 널리 퍼져 있는 병일 가능성이 크다. 설사, 복통, 더부룩함, 체중 감소, 빈혈, 근육 경련과 발작 등 그 증상이 다른 만성 장 질환들과 유사해서 오진하기가 매우 쉽다.

글루텐은 밀, 호밀, 보리 등에 들어 있는 단백질로 질기고 탄성이 있다. 귀리에도 상당한 양의 글루텐이 들어 있지만, 아직 밝혀지지 않은 이유로 글루텐 과민증이 있는 사람들에게도 별 말썽을 일으키지 않는다.[4] 복강 질환이 있으면 위 곡물들(귀리를 제외하고)의 글루텐을 소화하지 못하는데, 그 까닭은 소화에 필요한 췌장 효소가 없기 때문일 가능성이 크다. 하지만 단순히 소화를 하지 못하는 것만이 문제가 아니다. 질환이 진행되는 동안 소장의 융모가 파괴되어 다른 식품에서 나온 영양소 흡수까지 나빠진다. 기왕의 장 손상으로 말미암아 복강 질환이 초래되는 사례도 많은데, 대개 이러한 손상은 정신적 스트레스, 장기간에 걸친 완하제 사용, 장 감염증, 기생충, 과도한 커피, 신경성 식욕부진 또는 일부 체중 감량 프로그램으로 말미암은 단백질 부족 등으로 인해 발생한다.

동양의학의 관점에서 보면, 그 종류가 무엇이든 건강에 유익한 음식을 소화하지 못하는 것은 비장-췌장이 약해 기 또는 소화 불이 심하게 부족한 것이 원인이다. 설사, 복통, 더부룩함, 체중 감소, 빈혈 등 위에서 언급한 복강 질환의 징후들 가운데 일부는 비장-췌장의 기 결핍 징후이기도 하다. 이러한 증상이 있는 복강 질환자들은 비장-췌장을 튼튼하게 하는 치료법을 따라야 한다. 구체적으로는 식히고 점액을 생성하는 음식들을 억제하고(일부 복강 질환자

---

[*] 한의학에서는 '담적복통(痰積腹痛)', 즉 담적에 의한 복통이라고 본다. 비와 위가 제대로 운화되지 않아 중초(中焦)에 담적이 몰려 생기는 복통이라고 보는 것이다.—옮긴이

들은 글루텐과 유제품을 끊지 않으면 낫지 않는다), 덥히는 음식의 비중을 늘리는 것이다(이에 맞는 식단에 관해서는 588쪽의 '비장-췌장의 기 결핍을 위한 식단 권고'를 참조하라).

복강 질환자들 가운데는 통곡에서 얻을 수 있는 비타민 B군과 그 밖의 영양소가 부족한 경우가 많다. 이것을 반드시 질환이라고 할 수는 없다. 항상 쌀, 옥수수, 조, 메밀, 퀴노아, 아마란스 등 글루텐이 없는 곡류나 귀리를 선택하면 그만이다. 찹쌀은 복강 질환자들이 항상 탈 없이 먹을 수 있는 것은 아니지만, 비장-췌장의 기 결핍(위)과 혈액 결핍(아래) 치료제에 속한다. 분명히 말하지만, 이러한 결핍증이 있으면서 찹쌀에 과민한 복강 질환자들은 찹쌀 대신 다른 권장 치료제를 써야 한다.

복강 질환을 치료할 때는 반드시 이러한 영양 흡수 부진을 감안해서 빈혈과 영양실조 가능성에 주의를 기울여야 하며, 따라서 조혈 작용을 하는 치료제(663쪽 이하의 '혈허'를 참조하라)를 포함시킬 수 있다. 소장과 소화계 전반을 회복하기 위한 식이요법에서는 반드시 간 울체(551쪽 이하) 여부를 확인해야 하며, 아마씨 차를 쓰는 것을 검토해야 한다. 쐐기풀 잎 차는 장 융모의 재생에 특효가 있다. 그러나 한 징후가 있을 때는 쓰지 말아야 한다.

조현병 환자들 가운데 복강 질환자가 많다.[5] 이들은 유사한 소화계 증상을 보일 때가 많은데, 엄격한 통제연구에 따르면 조현병 환자들이 일반적으로 글루텐 없는 식단을 먹을 때 상대적으로 더 빠른 차도를 보인다.[6]

밀에 과민증을 보이는 수백만 명 가운데서 상당수가 글루텐 소화 능력 부재를 겪고 있을 가능성이 아주 높다. 복강 질환 증상은 나타났다 사라졌다 하기 때문에 그 사람의 식습관과 정서적 건강 상태에 따라 정도의 차이는 있지만, 일반인들 사이에서도 이 질환이 만연해 있을 가능성이 크다. 글루텐 과민증이 의심되는 사람은 최소한 2개월 동안 글루텐이 들어간 모든 식품을 배제한 상태에서 증상이 완화되는지를 확인해 보기 바란다. 심한 복강 질환자도 1년 이상 지속적인 노력을 기울이면 뚜렷이 회복된다.

이질

이질은 급성질환으로, 박테리아와 아메바에 의한 소화계 오염이 특징이다. 이 질에서는 습이 열과 결합하며, 급한 물똥을 싼다. 혀는 붉고 황태가 낀다. 예방을 위해 여행 중에는 소식을 해야 한다. 과식을 하면 소화계가 이질에 걸리기 딱 좋은 상태가 된다. 특히 과도한 날음식 섭취는 소화 불을 습하게 해, 이질을 일으키는 미생물이 터를 잡고 증식하기 좋은 토양을 제공한다. 음식에 이질균 오염이 의심될 때는 식사 전에 마늘 한 쪽씩을 먹으면 뛰어난 예방 효과가 있다. 빈속에 신선한 레몬이나 라임 즙을 마셔도 예방 효과가 있다.

다음의 치료제를 1일 3~5회 복용한다.

- 이질 치료제: a) 대개 생마늘은 세균성 이질의 초기 단계와 아메바성 이질의 모든 단계에서 치료 효과가 있다. b) 급성 이질 증상에 두루 치료 효과가 있는 음식과 약초로는 무화과, 근대국, 래디시, 가지, 마, 히드라스티스, 쐐기풀 잎, 박하 등의 캡슐이나 차가 있다. 진하게 우린 홍차나 녹차도 매우 유용하다(372쪽의 '차'를 참조하라). 만성 이질 치료에는 끓인 두부 또는 석류 껍질 우린 것이 도움이 된다. 허 징후, 오한, 소화되지 않은 음식 찌꺼기가 섞인 변, 벗겨진 설태 등이 있을 때는 말린 생강차를 추가한다. 귀리 물을 마시면 이질을 앓는 동안 기력을 유지할 수 있으며, 묽은 귀리죽이나 두부도 탈 없이 먹을 수 있다.

설사[*]

설사는 몸이 과잉이거나 또는 건강하지 못한 음식을 씻어내는 정상적인 반응이다. 산패하거나, 독성이 있거나, 세균에 오염된 음식이 급성 설사의 원인일 때가 많다. 만성적인 설사는 대부분 소화계가 허약한 데서 비롯하는데, 이에 대해서는 26장 〈토〉에서 비장-췌장의 기 또는 소화 불 부족과 과도한 습으로 설명한 바 있다.

- 모든 유형의 설사에 두루 쓰이는 치료제: 쌀 또는 보리 죽, 블랙커런트 열매 즙, 마늘(특히 세균성 설사에 좋다), 리크,* 깍지콩, 가지,* 해바라기씨, 우메보시, 야생 능금,* 올리브,* 팥, 찹쌀, 양송이버섯, 마. 당근과 메밀은 만성 설사 치료에 유익하다.

  설사는 흔히 열 또는 한의 징후와 함께 나타나는데, 그에 따라 치료법이 달라진다.
- '차가운' 설사(물똥, 엄청난 양의 맑은 오줌, 오한, 축축한 백태)에 쓰는 치료제: 홍고추, 검은 고추, 계피, 인삼(한국산 또는 중국산), 말린 생강, 육두구(너트메그), 밤, 달걀.
- '뜨거운' 설사(항문에 작열감이 있는 똥, 황태, 누런 오줌, 뜨거운 것을 싫어함, 자꾸 찬 음료를 찾음)에 쓰이는 치료제: 조죽, 두부, 녹두, 감,* 파인애플, 산딸기 잎, 마저럼, 박하, 쐐기풀 잎 등의 차 또는 캡슐.

설사를 하는 동안의 기본 섭식은 소식이어야 하고, 잘 씹어 먹어야 한다. 특히 쌀·보리·귀리 등을 끓인 죽이 좋으며, 여기에 위에 나열한 다른 적합한 재료를 추가해도 좋다. 탈수를 방지하기 위해 다량의 물을 마셔야 한다. 피해

---

[*] '•' 표시된 음식은 '막는' 음식으로, 인체 내의 흐름과 운동을 지연시키는 경향이 있다.— 지은이

야 할 것으로는 꿀, 시금치, 우유, 살구, 매실(우메보시는 이롭다), 참깨, 기름, 그 밖의 소화하기 어려운 음식이 있다.

변비

장운동이 원활하지 못한 것은 대개 몸에 다음 두 가지 불균형 가운데 하나가 있기 때문이다.

1) 실 유형(實形) 변비. 가장 흔한 유형의 변비로 열 또는 울체가 동반된 간실(肝實)에서 비롯된다. 간열이 체액 일반을 말리며, 변이 건조하고 딱딱해서 몸에서 쉽게 빠져나가지 못한다. 장에 영향을 미치는 열 징후는 황태가 낀 붉고 건조한 혀다.

간울은 원활한 기 흐름을 차단하며, 이것은 다시 물결처럼 장 근육이 수축·이완하는 장의 연동운동을 감소시킨다. 울체일 때, 설태는 두껍고 혀 자체는 정상(연홍색)에서 보라색 또는 보라색 기가 있는 진홍색까지 다양할 수 있다.

간실을 줄이기 위한 식단 지침의 핵심은 고기, 지방, 그 밖의 기름진 음식을 억제하고, 정화 및 자극 작용을 하는 다양한 치료제(562쪽)를 첨가하는 것이다. 열을 식히고 연동운동을 개선하는 완하제로는 유럽매자나무 뿌리*, 대황 뿌리,** 카스카라사그라다나무 껍질,*** 민들레 뿌리—매우 순한 완하제—등을 달인 차 등 쓴맛의 설사제가 있다(이 단원 끝에 변비에 유용한 약초와 그 밖

---

* 학명은 *Berberis vulgaris*. 우리나라 매자나무인 *Berberis koreana PALIBIN*과는 약간 다르다. 그러나 예로부터 우리나라의 매자나무 뿌리는 건위·해열·살균·조습(燥濕)·사화(瀉火)의 효능이 있어 급성 장염·이질·소화불량·간염·황달·결핵염·림프선염·옹종·음낭습 등의 치료제로 써왔다. 나무껍질은 명반을 매염제로 하여 대황갈색을 내는 천연염료로 사용하기도 했다.—옮긴이

** 학명은 *Rheum palmatum*. 우리나라에서 자라는 장엽대황이 이 종이다.—옮긴이

*** 학명은 *Rhamnus purshiana*. 북미 인디언들이 나무껍질을 완하제로 이용했다.—옮긴이

의 권장 치료제를 요약해 두었으니 참조하기 바란다). 이와 같은 약초를 자극을 완화하는 약초와 함께 쓰면 좋다. 그것들은 장 내벽을 보호하고 변비가 있을 때의 짙은 점막을 더욱 가볍고 깨끗한 점막으로 대체해 준다. 자극 완화제인 감초 뿌리는 그 외의 추가적인 효능도 가지고 있는데, 우선 쓴 약초의 거슬리는 맛을 순화하면서 그 자체가 순한 완하제 구실을 한다. 전형적인 약제는 카스카라사그라다와 같은 완하제와 아마, 감초 뿌리 등의 자극 완화제를 1:1 비율로 넣고 달인 것으로, 이것을 1일 2~3회 1컵씩 마시면 된다. 위의 네 가지 완화제는 모두 식히는 작용이 있는데, 열 징후가 뚜렷할 때는 대황 뿌리가 가장 좋다(동양의학에서 대황은 가장 흔히 쓰이는 맹장염 치료약이기도 하다). 권장 완하제는 모두 대체로 안전하며, 섭취량만 줄이면 어린아이에게도 쓸 수 있다.

실 유형의 변비를 치료하기 위한 그 밖의 중요한 음식 범주들은 다음과 같다. a) 장에서 윤활제 구실을 하는 음식, b) 장 생태계를 보완하고 회복시키는 음식, c) 장운동 전반을 북돋우는 음식. 변비가 심한 경우에는 위험한 단계를 지날 때까지 이 음식들 가운데 몇 가지를 집중적으로 먹을 수 있다. 만성 변비일 때는 매일 이 가운데 한두 가지를 통곡, 채소, 그 밖의 간실을 없애는 음식으로 짜인 식단과 함께 먹으면 된다.

2) 허 유형(虛形) 변비. 인체 내의 음액이나 혈 부족이 원인이다. 둘 중 어느 하나라도 부족해지면 소장으로 들어온 음식으로부터 너무 많은 수분이 빠져나가 버림으로써 그것들이 건조해지면서 변비가 생기게 된다. 물을 많이 마시는 것도 더러 도움이 되기는 하지만, 근본적인 해결책이 될 수는 없다. 한 세기 반도 더 전에 제스로 클로스*는 지금은 고전이 된 치유 지침서《다시 에덴으로(Back to Eden)》에서 변비가 있을 때는 (물을 최소한만 넣고 익힌) 마른 곡

---

* Jethro Kloss. 자연 약초 요법의 선구자.《다시 에덴으로》라는 1000여 쪽에 달하는 방대한 분량의 책에서 약초의 효능을 정리했다. 그는 11명의 형제 중 아홉 번째로 태어났다. 그의 가족은 백인으로서 농사도 지었지만, 아메리카 원주민들 사이에 섞여 먹을 것과 약초를 채집하면서 건강한 생활을 꾸렸다. 훗날 약물의 위험성을 깨달으면서 어린 시절의 경험과 요양원에서 일한 경험 등을 토대로 위의 저작을 집필하게 된다.—옮긴이

물을 철저히 씹어 먹고 식사 도중에 어떤 액체도 먹지 않는 방법으로 장에 윤활제를 공급할 것을 권고했다.

음식을 꼭꼭 씹어 먹고 물에 희석되지 않도록 하면 침과 잘 섞인 음식이 장벽에 발라져 윤활제 구실을 할 뿐 아니라 비장–췌장을 튼튼하게 만드는데, 이렇게 되면 비장–췌장에서 더 많은 췌장 효소를 장으로 분비할 수 있게 된다. 이 효소들은 추가적인 윤활제 구실을 하며, 소화를 개선해 더 많고 비옥한 혈액을 만드는 데 동원할 수 있는 영양소들을 증가시킨다. 또 다른 효과는 체액을 분산시키는 데 필요한 기 에너지의 증가다. 음식을 이와 같은 방법으로 먹으면 자연스레 꼭꼭 씹어 먹는 법을 터득하게 되는데, 건조한 음식은 그렇게 하지 않고는 먹기가 어렵기 때문이다. 식단에 통곡 크래커나 쌀떡 같은 대단히 건조한 음식을 포함하는 것도 도움이 된다.

허 유형의 변비는 실 유형의 변비보다 치료하기가 더 어렵다. 그것은 음액이나 혈액을 조성하는 데는 단순히 실을 배출하는 것보다 더 오랜 과정이 필요하기 때문이다. 허 유형의 변비에서는 선홍색 또는 흰색의 혀, 더러 붉은 뺨과 동반된 창백한 안색과 입술, 엷거나 없는 설태, 마른 체형 등 혈허와 음허 징후가 섞여서 나타난다. 이 유형의 변비는 여성들에게서 자주 나타난다. 음액을 증가시키기 위한 권장 식품으로는 조, 쌀, 해초, 검정콩, 비트, 감자, 치즈, 돼지고기 등이 있다(132~133쪽의 '음허와 혈당 불균형'을 참조하라). 혈허의 치료 방법은 뒤(663쪽 이하)에 나온다.

661쪽의 표에 실린 완하제는 쓴맛 약초여서 허한 사람을 더 허약하게 만들 수 있으므로 절제해서 써야 한다. 다른 범주의 음식들 가운데서 허 유형의 변비에 가장 중요한 것은 장을 습윤하게 하는 음식이다. 자극 완화 약초는 이러한 음식들과 기능이 비슷해서 앞에서 언급했던 점막으로 장을 덮어준다. 아마·호로파·차전자*는 영양분이 뛰어난 자극 완화 씨앗으로, 복용하면 부풀

---

* psyllium. 질경이 씨앗의 약재명. 잘 여문 씨앗을 갈무리해 말려서 쓴다. 우마차의 바퀴가 지나가 움푹 팬 홈에서 잘 자란다고 해서 '차전'이라는 이름이 붙었다고 한다. '자'는 씨앗

려져서 장을 청소하고 운동시키는 데 필요한 부피를 제공한다. 이 씨앗들은 물에 불렸다가 먹거나, 먼저 우려서 차로 마시고 남은 것을 먹기도 한다. 세 가지 씨앗을 같은 비율로 한꺼번에 먹으면 가장 효과가 좋다. 섭취량은 1일 1~2회 섞은 것 3스푼씩이다. 어느 한 가지만 먹어도 효과가 있는데, 특히 아마씨가 그렇다. 한 가지만 먹을 때도 1일 1~2회 3스푼씩이다.

변비가 고질적일 때는 흑임자가 탁월하다. 1일 2회 흑임자 1스푼을 음식에 넣어 익히거나 뿌려서 먹는다. 동양 식재료상이나 약재상에서 쉽게 구할 수 있다. 최악의 상황에서는 잠들 시간에 피마자유 1스푼을 먹으면 좋다. 그러나 다른 씨앗 약재들과 달리 이것은 허 유형 변비의 근인을 치료하지는 못한다. 임신 중일 때는 유산 위험이 있으므로 피마자유를 써서는 안 된다.

기울과 관장: 다양한 곡물의 기울은 흔히 변비 치료제로 쓰인다. 증상이 있을 때 기울이 효과가 있는 것은 분명하지만, 장기적인 예방을 위해서는 통곡을 먹는 편이 더 나은 방법이다. 곡물 중의 피트산은 기울에 있다. 따라서 적은 양의 기울도 아연과 그 밖의 미네랄을 격감시키는 인체 내 피트산 수치를 상당한 정도로 높일 수 있다. 피트산은 사워도우 빵 제조 공정과 조리 전 통곡을 물에 불리는 과정에서 중화된다(이 두 공정에 대해서는 5부 '식물성 식품의 조리법과 효능'에서 설명한다).

관장과 장세척은 장의 지나친 열(實熱)에서 비롯한 변비(징후는 두터운 황태다)가 있을 때 유용하다. 이런 물 세척법은 (창백함, 약한 맥박, 엷거나 벗겨진 설태 등이 있는) 심하게 허한 사람은 삼가거나, 최악의 상황에서만 제한적으로 써야 한다. 습관적으로 쓰면 누구라도 허약해진다. 관장이나 장세척을 한 뒤에는 여러 날 동안 장 생태계를 보강하는 음식을 섭취하는 것이 중요하다(옆의 표를 참조하라).

운동: 주로 앉아서 지내는 생활방식은 소화 부진과 전반적인 신체 부진으로 이어진다. 규칙적인 신체 활동은 근육과 반사 반응에 활력을 주고 연동운

이라는 뜻이다.—옮긴이

변비를 치료하는 음식

장을 윤활케 하는 음식	장운동을 북돋우는 음식	자극 완화 약초	장 생태계 보강 식품
시금치	양배추	마시멜로 뿌리	미소
바나나	파파야	아마씨	사워크라우트◆
참깨/참기름	완두콩	호로파씨	유제품 요구르트
꿀	흑임자	차전자(질경이씨)	씨앗류 요구르트
배	코코넛	감초 뿌리	레주블랑(엿기름 물)*
말린 자두	고구마		유산균†
복숭아	아스파라거스		케피르
사과	무화과	**완하제**	엽록소가 풍부한
살구	귀리, 밀, 쌀의 기울	민들레 뿌리	음식. 예) 밀순,
호두	피마자유	대황 뿌리	짙은 녹색 채소,
잣		카스카라사그라다	미세조류(아파니조메논
아몬드		나무 껍질	과 스피룰리나), 알팔파
알팔파 새싹		매자나무 껍질	잎
대두 가공식품			
당근			
콜리플라워			
비트			
오크라			
신선한 전유◆			
해초			

◆ 익히지 않은 사워크라우트와 가열살균 처리하지 않은 절임(피클)은 장 생태계를 개선하는 데 유익하다(5부 '식물성 식품의 조리법과 효능'의 47장 〈절임〉을 참조하라).

† 유산균 외에도 장 생태 회복에 도움을 주는 미생물들이 있다. 예를 들면 *L. bifidus, L. bulgaricus, S. faecium, L. rhamnosus, L. sporogenes, B. laterosporus* 등이다. 종종 시판 '유산균' 배양액에는 이 중 한 가지 이상의 미생물이 들어 있다. *L. sporogenes*와 *B. laterosporus*는 보충제 가게에서 구비해 두는 경우가 늘어나고 있는데, 위 박테리아들 가운데서 변비 치료 효과가 가장 좋다.

◆ 질 나쁜 유제품의 과잉 섭취는 변비의 일차 원인이다. 하지만 가열살균, 균질화, 탈지, 또는 그 밖의 방법으로 변성시키지 않은 유제품을 적정량 섭취하는 것은 건조로 인한 변비를 겪는 사람들에게, 유제품 알레르기만 없다면, 유익할 수 있다.

---

* rejuvelac. 음식물의 소화를 좋게 해주기 위한 액체로, 곡식 새싹을 틔운 물을 발효시켜서 만든다. 만드는 방법은 1019~1020쪽을 참조하라.—옮긴이

동을 활발하게 해준다. 운동은 간실(肝實)을 태워 없애고 체액 대사를 좋게 해준다.

모든 유형의 변비에서 피해야 할 음식: 베이킹소다·파우더, 알코올, 차, 이스트 빵(사워도우 또는 발아 '에세네파' 빵으로 대체하라), 그리고 모든 백밀가루 식품, 백설탕, 백미 등 정제된 '흰색' 식품.

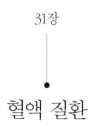

31장

혈액 질환

혈허

동양의학에서 말하는 혈은 혈액에 내재된 에너지까지 아우르는 개념이다. 부분적으로 혈액은 비장-췌장의 작용에 의해 소화계에서 추출된 영양소들로 만들어진다. 이 추출된 영양소들이 정(精)이라는 신장의 정수와 결합될 때 혈액이 형성되는 것이다. 정의 대부분은 골수에 비축되어 있는데, 이것은 혈액이 골수에서 생성된다는 오늘날 서양의학 지식에 부합된다.

혈허(血虛)의 징후: 입술, 손톱 밑, 혀, 안색 등이 전반적으로 창백함, 마른 체형, 시야 반점 형성, 갑작스러운 탈모, 때 이른 백발과 가늘고 부스스한 머리카락, 건조한 피부, 팔 또는 손의 떨림이나 저림. 혈허와 관련된 질환으로는 빈혈, 신경질, 하요통, 두통이 있다. 그리고 통증이 있거나 생리혈이 부족한 생리도 혈허의 결과일 때가 많다.

혈허는 부적절한 영양 섭취, 영양 흡수 능력 부족, 위와 장의 출혈이나 과도한 생리혈로 말미암은 혈액 부족으로 야기된다. 새로운 피의 조성을 억제하는 만성질환과 어혈(瘀血)*도 원인이 될 수 있다.

영양을 통해 피를 만들고 좋게 하는 데는 통상 두 가지 방법이 있는데, 하나는 영양분의 소화흡수율을 높이는 것이고, 다른 하나는 건강한 피의 조성에 필요한 특정한 영양소들을 보태는 것이다. 소화흡수를 향상시키려면 비장-췌장의 기(脾氣)를 보하고 습·점액을 줄여야 한다(588, 591쪽). 혈허 치료에 가장 빈번하게 필요한 영양소는 철, 엽산, 비타민 B_{12}이다. 적절한 단백질 역시 필수적이다. 그 가운데서도 철 부족은 빈혈의 가장 흔한 원인이다. 그러나 단순히 철을 보충한다고 해서 반드시 빈혈이 치료되지는 않는다. 철을 흡수하기 위해서는 구리와 비타민 B군, 비타민 C가 적절히 있어야 하기 때문이다.

채소, 콩, 곡물, 견과, 씨앗 등 다양한 식물성 식품은 훌륭한 철 공급원이다. 더욱이 이 다양한 음식들을 정제하지 않은 상태로 섭취하면 풍부한 단백질과 더불어 철 흡수에 필요한 구리, 비타민 B군까지 함께 얻을 수 있다. 이 음식들 가운데 일부에서는 비타민 C도 충분히 얻을 수 있다(677쪽 참조). 혈허 치료의 초기 단계에는 당연히 식단에 풍부한 철 공급원을 추가하고 싶을 것이다. 그러한 음식으로는 해초와 스피룰리나 등의 미세조류를 포함한 해조류가 첫손으로 꼽힌다.

엽산**은 미세조류, 새싹, 잎채소, 엽록소가 풍부한 식품들 일반에서 풍부하게 발견된다. 그러나 엽산은 오래 익히면 쉽게 소실되므로 주의해야 한다. 가볍게 찐 녹색 채소나 새싹을 규칙적으로 섭취하면 식단을 통해 충분한 양

---

* 체내의 혈액이 일정한 자리에 정체되어 노폐물이 많아져 생기는 한의학상의 병증. 그중 경맥 밖으로 넘쳐 조직의 틈에 괴어 괴사된 혈액을 악혈(惡血)이라 하고, 혈행의 운행이 저해되어 경맥관 내 또는 기관 내에 정체된 것은 축혈(蓄血)이라 하는데, 이것들이 모두 어혈에 속한다. 즉, 체내에서 음식물이 소화되어 노폐물이 되면 여러 기관을 통해 몸 밖으로 배설되는데, 이 기관에 장애가 있거나 또는 노화 등으로 배설이 원만하지 못하면 이 노폐물들이 혈액이나 림프 등에 정체하여 병의 원인이 된다. 이처럼 고인 찌꺼기를 많이 함유한 혈액이 어혈이다.—옮긴이

** 엽산(folate)은 비타민 B군에 속하는 수용성 비타민이다. 엽산은 녹색 식물에 널리 분포되어 있어 '잎'을 뜻하는 라틴어 'folium'에서 그 이름이 유래했다. 아미노산과 핵산의 합성에 필수적인 영양소이며, 특히 유전자를 만드는 핵산인 DNA 복제에 관여하는 효소의 조효소로 세포 분열과 성장에 중요하다. 엽산은 비타민 B_{12}와 결합해 성장 발달과 적혈구 생산에 주력하는 비타민이며, 뇌에서 신경전달물질인 노르아드레날린의 분비를 촉진한다.—옮긴이

의 엽산을 얻을 수 있다.

높은 수치의 B12를 얻는 한 가지 방법은 박테리아에서 뽑아낸 B12 정제를 이용하는 것이다(258쪽을 참조하라). 대부분의 혈허는 위에서 언급한 조혈 작용에 핵심적인 역할을 하는 음식물들(곡물, 콩, 새싹, 녹색 식품, 채소)을 적절히 추가하는 것만으로도 금방 좋아진다.

특히 곡물과 녹색 식품이 중요한 보혈제인 데는 또 다른 까닭이 있다. 첫째, 이 둘은 훌륭한 망간 공급원인데, 망간은 혈액 생성에 유익한 작용을 한다. 그뿐 아니라 만약 생물학적 원소 변환 이론이 옳다면, 망간은 철로 전환된다. 논란이 분분하기는 하지만 이러한 개념들은 어느 정도는 일리가 있어 보인다. 이에 대해서는 15장의 '규소를 통한 칼슘 흡수 증가'(401쪽 이하)에서 이미 살펴본 적이 있다. 둘째, 엽록소가 풍부한 녹색 식품은 빈혈 치료와 조혈에 이미 수백 년 동안 효과를 발휘해 왔다. 이러한 치유 효과는 엽록소의 분자구조 때문일 가능성이 큰데, 엽록소 분자는 단백질과 결합해 헤모글로빈을 형성하는 헤민이라는 색소와 거의 동일한 구조를 가지고 있다. 엽록소와 헤민의 주된 차이는 가운데 자리 잡고 있는 원자다. 엽록소는 한가운데에 마그네슘이 자리 잡고 있는 반면에 헤민에서는 철이 자리 잡고 있다. 빈혈의 특징적인 양상은 혈류 속의 총 헤모글로빈 수의 감소 또는 적혈구 세포 자체의 감소다. 엽록소 식품은 상당한 양의 철과 망간을 함유하고 있으므로 조혈에 필요한 영양소들의 탁월한 원천임이 틀림없다.

일부 녹색 식품과 곡물은 오랫동안 조혈에 이용되어 온 역사를 가지고 있다. 일본인들은 찹쌀떡(모찌)을 쑥과 혼합해 조혈제로 사용해 왔다. 이 조합은 혈허의 또 다른 흔한 원인인 기생충도 제거해 준다. '쑥찹쌀떡'은 미국의 여러 지역에서도 이미 판매되고 있다. 또 찧은 쑥을 찹쌀떡에 넣는 방법으로 쉽게 만들 수도 있다(5부 '식물성 식품의 조리법과 효능' 중 '찹쌀떡'[806쪽]을 참조하라). 일본 쑥은 미국 쑥에 비해 쓴맛이 훨씬 덜하며, 보혈 작용은 더 뛰어나다. 다만 기생충 제거 효과는 조금 떨어진다(쑥을 구할 수 없을 때는 흔히 구할 수 있는 쐐기풀로 대체해도 좋다).

심한 혈허에는 동물성 식품이 필요할 수도 있다. 로열젤리, 아교, 잉어 곰국, 홍합, 굴, 소·양·닭의 간, 닭 모래주머니(닭똥집) 등을 써 보라. 피로, 한(寒), 하요통 등 신허의 징후가 있을 때는 양이나 소의 콩팥이 유익할 수도 있다. 아교의 1일 섭취량은 10~15그램이다. (280~285쪽에 실려 있는 '생선과 고기의 효능과 대표적인 사용법'을 참조하라.) 그 밖의 효과적인 보혈제로는 565쪽에 실려 있는 간혈(肝血)을 보하는 음식과 약초가 있다.

머리카락과 혈액의 질

머리카락은 혈액의 질을 드러내는 한 가지 지표다. 동양의학에서 머리카락은 혈의 연장으로 간주되며, 따라서 비장-췌장과 신장의 건강 상태에 영향을 받는다. 더욱이 머리카락은, 28장 〈수〉에서 살펴보았듯이, 또 다른 경로를 통해 직접 신장의 영향을 받는다. 건강한 머리카락은 윤기가 나고 굵다. 탈모와 새치는 혈액의 질을 개선하고 비장-췌장과 신장을 튼튼히 하면 치료할 수 있다.

전통적으로 몇 가지 식품이 흰머리를 예방하기 위해 쓰여왔다. 톳, 블랙스트랩 당밀(과도하면 부작용을 낳을 수 있다), 쐐기풀, 밀순 등이 그것이다. 이 네 가지 음식은 혈액을 만드는 영양소인 철이 매우 풍부하며, 쐐기풀과 밀순은 엽록소 농도도 매우 높다. 쐐기풀, 톳, 밀순을 먹으면 탈모를 예방하는 데도 도움이 되는 것으로 여겨진다. 동양의학의 유명한 보혈제인 하수오(何首烏)*는 흰머리를 검게 하는 데 쓰여왔다. 그러나 이 검은색의 뿌리는 대부분의 서구인들이 쓰기에는 간을 보하고 덥히는 성질이 너무 강해 많은 사례에서 오히려

---

* 학명은 *Polygonum multiflorum*. 중국 원산의 덩굴식물로 주로 약용을 위해 재배한다. 붉은빛을 띤 갈색 덩이줄기를 한방에서 하수오라고 한다. 잎을 나물로 먹기도 하며 생잎을 곪은 데 붙이면 고름을 빨아들인다. 간과 신을 보하고, 혈(血)을 자양하며, 풍(風)을 제거하는 효능이 있다.―옮긴이

우울감과 분노감을 일으켰다. 따라서 저(低)육미, 저지방 식단을 먹고 간실의 징후가 없는 사람들이 아닌 한 권장하지 않는다. 동양의학에서 쓰는 또 다른 백발 치료제는 흑임자다. 그런데 흑임자 역시 완하하는 성질이 강하므로 이것을 먹고 무른 변이 나오면 먹지 말아야 한다.

미국인들은 어느 나라 사람들보다 대머리 발생률이 높다. 탈모가 고지방, 고단백 식단과 관련이 있다는 점에서 이것은 충분히 이해가 된다. 이러한 식단은 신장을 손상시키고, 산성 혈액을 만들기 때문이다. 고기와 유제품은 지방과 단백질 비중이 높을 뿐 아니라 동양의학에서는 대체로 '단맛' 음식으로 간주된다. 여기에 더해 미국인들이 탐닉하는 과자, 디저트, 설탕 뿌린 음식, 청량음료 등을 감안할 때 미국인의 전형적인 식단을 장악하고 있는 것은 단연 단맛이다. 《내경》에서는 단맛 음식을 과도하게 먹으면 머리카락이 빠진다고 경고한다. 이 고전에서는 또 "과도한 소금은 혈(과 따라서 머리카락)을 해친다"라고 경고한다. 12장 〈소금〉에서 살펴보았듯이, 미국인들은 소금을 과잉 섭취할뿐더러 그 거의 전부가 고도 정제 소금이다.

불안의 시대

근심과 불안은 과도한 잡념의 예로, 비장-췌장과 그 조혈 및 영양 흡수 기능을 크게 해친다(과도한 근심의 감정이 비장-췌장과 토(土)에 해롭다는 사실을 상기해보라). 근심이 흰머리를 낳는다는 것은 동양에서는 상식이다. "번잡한 길에는 풀이 자라지 않는다"라는 서양 속담도 머리카락과 관련해 대동소이한 의미를 담고 있다.

하지만 흰머리와 탈모는 근심이 초래하는 최악의 결과가 아니다. 근심은 세포 재생에 필수적인 영양소들을 실어 나르는 혈을 약화시킴으로써 전반적인 노화를 부추긴다. 또 근심은 췌장과 췌장의 효소 생산을 손상시키기 때문에 온갖 영양 관련 질환이 생기기 쉽다.

근심을 비롯한 과도한 생각이 심약함의 증상인 집중력 상실과 반드시 같다고 할 수는 없다. 근심은 집중력을 유지할 수는 있지만, 그럼에도 반복적이고 강박적인 생각이다. 근심의 뒤편에는 의심과 불안감으로 말미암아 모든 각도에서 '사태를 파악하려는' 시도가 자리 잡고 있다. 그러나 합일된 삶의 도정에 대한 믿음—예컨대, 삶은 그 자체의 완성을 향해 나아간다는 믿음—이 있다면 삶의 '그러함'을 진정으로 받아들일 수 있으며, 번다한 마음이 쉴 수 있다. 편안한 의식 속에서 비로소 더 큰 이해가 가능하며, 더 나아가 지혜가 생긴다. 그리하여, 근심을 통해 집요하게 좇았던 앎이 근심을 멈출 때 비로소 얻어진다. 소박하게 차린 식단은 더 깊고 덜 번다한 생각의 주춧돌이다.

출혈

서양의학의 관점에서 보면 출혈과 관련된 질환은 대개 약한 혈관과 잘 응고되지 않는 피 때문에 생긴다. 반면에 동양의학에서는 '피를 혈관에 가두어 두는 것'을 비장-췌장의 핵심 기능 가운데 하나라고 단언한다. 이 두 가지 관점을 합치시키는 것은 어렵지 않다. 말하자면, 비장-췌장은 음식물로부터 피와 혈관의 건강에 필수적인 영양소를 추출하는 데 영향을 미친다. 예를 들어, 영양학자들은 비타민 C, K, 바이오플라보노이드가 출혈을 저지하는 데 도움을 주는 세 가지 핵심 영양소임을 밝혀냈다.

출혈을 저지하는 일부 음식(지혈제라고 불리는)은 이 세 가지 영양소들을 다량 함유하고 있다. 그 가운데서도 특히 돋보이는 음식은 홍고추다. 지혈 음식의 섭취는 위 세 가지 영양소들을 분리된 형태로 복용하는 것보다 훨씬 더 큰 효과를 발휘하는 것으로 보이는데, 그것은 지혈 식물의 작용력을 거드는 또 다른 원리들과 영양소들이 결합되어 상호 상승작용을 일으키기 때문이다.

다음은 대표적인 출혈 관련 질환으로, 대체로 열에 의해 유발된다. 1) 위와 장의 출혈(위 출혈은 똥에 검붉은 색깔의 끈적끈적한 피가 섞여 나오는 반면에, 장 출혈은 출혈 지점이 항문에 가까울수록 점차 그 색깔이 덜 짙고 더 선홍색이 된다), 2) 요도 출혈(혈뇨), 3) 잇몸 출혈, 4) 코피(비 출혈), 5) 폐 또는 기관지에서 피를 토하거나 기침으로 피를 뱉어내는 것(객혈), 6) 피를 토하는 것(토혈), 7) 자궁의 출혈(자궁 출혈), 8) 생리 출혈(생리 과다). 자궁 출혈은 신체 하부의 다른 출혈과 더불어 열에 의해 유발되기도 하지만 허증(虛症) 또는 한증(寒症)에 의해 유발되는 경우도 그에 못지않게 많다.

출혈의 주된 원인

혈열(血熱)*은 인체 깊숙이 침투한 열에 의해 야기되며, 혈액을 동요시켜 출혈 위험을 높인다. 혈열의 징후로는 진홍색 혀, 피부의 뾰루지나 붉은색 발진, 발열, 갈증, 빠른 맥박 등이 있다. 혈열로 말미암은 출혈이 만성적일 때는 식단에 식히는 음식을 늘리고, 열을 거드는 음식(고기, 술, 담배, 커피, 향신료, 그 밖의 덥히는 음식)을 줄여야 한다.

혈열은 음허에 의해 야기될 수도 있다. 이때는 선홍색 혀, 도한, 빠르고 가는 맥박이 나타난다. 이 경우에는 조, 녹두, 해초, 두부, 보리 등 음을 보하는 음식을 식단에 추가해야 한다(더 많은 예는 133쪽을 참조하라).

허 유형 출혈일 때는 피가 맑거나 짙은 색이며, 환자는 전반적인 허약·한·허의 징후를 보인다. 기 또는 온기가 부족할 때 생기는데, 비장－췌장의 기 또는 소화 불 부족을 고치면 좋아진다. 이 유형의 출혈에서는 영양부족으로 혈과 혈관이 약하며, 그렇기 때문에 피가 쉽게 새어 나간다. 결핍성 출혈에는 따뜻하거나 적어도 중립적인 성질의 지혈제가 우선시된다.

(뒤에 살펴볼) 어혈도 출혈을 일으킬 수 있다. 그럴 때는 다음의 지혈제들이 유용하다.

지혈제의 사용: 별도로 표시된 것들을 제외하면 다음의 치료제들은 모든 신체 부위의 출혈을 지연시킨다. 그러나 많은 치료제들이 표시가 있는 특정한 유형의 출혈에 특히 효과를 발휘한다. 만성 출혈일 때는 1일 2~3회 지혈제를 복용한다. 위험한 국면에서는 필요한 만큼 자주 복용할 수도 있다. 대개 30분

---

* 혈에 사혈이 있는 것을 말한다.―옮긴이

마다 소량씩 먹으면 적당하다. 혈열로 말미암은 출혈일 때는 삶거나 쪄서 가볍게 익힌 음식이나 날음식을 먹어도 좋다. 허 유형 출혈의 경우에는 중간 정도로 익힌다. 특별한 표시가 없으면 204쪽의 '표준적인 약초 조제법'에 따라 약초를 조리하면 된다.

출혈 치료제

혈열 출혈에 쓰는 식히는 치료제는 다음과 같다.

- 시금치는 보편적인 지혈 효능이 있다.
- 차로 마시는 쐐기풀 잎과(또는) 뿌리. 폐, 코, 위장 – 장, 신장의 출혈에 특히 효과가 있다. 끓인 잎을 상처 부위에 직접 대면 출혈을 멈추게 할 수 있다.
- 산딸기 잎은 범용 지혈제이면서, 과도한 생리 출혈에 특효약이기도 하다.
- 가지는 항문과 요도 출혈에 매우 효과가 뛰어나다.
- 근대는 보편적인 지혈 효능이 있다.
- 감은 요도 출혈, 토혈, 목구멍 부위 출혈로 말미암은 객혈에 특히 효과가 있다.
- 고운 소금으로 양치하면 잇몸 출혈을 멈출 수 있다.
- 레몬즙을 2배 희석해 최대한 차게 해서 마시면 보편적인 지혈 효능이 있다.
- 셀러리와 상추는 둘 다 혈뇨를 치료하지만, 그 밖에는 지혈 효능이 없다.

허 유형 출혈에 쓰이는 중립적이거나 덥히는 성질의 치료제는 다음과 같다.
주의: 중립적인 치료제는 '•'로 표시되어 있으며, 혈열 출혈에도 쓸 수 있다.

- 냉이•는 북반구 전체에 두루 야생하는 흔한 풀로 위, 장, 신장, 폐의 출

혈에 가장 탁월한 범용 치료제 가운데 하나다. 냉이는 또 토혈, 혈담,[*] 자궁 출혈, 질 출혈 치료에도 유용하다.

- 올리브[•]는 객혈 치료에 이롭다.
- 젤라틴[•]은 허 유형 출혈, 특히 생리 출혈과 자궁 출혈에 가장 효과적인 약으로 여겨진다. 아교는 섬유종으로 말미암은 자궁 출혈과 같은 잘 낫지 않는 사례에 흔히 쓰인다. 쑥차(아래 참조)와 함께 복용하면 훨씬 더 나은 효과를 얻을 수 있다. 젤라틴 3~15그램을 따뜻한 물에 풀어서 조제하면 된다. 젤라틴은 대부분의 식품점에 구비되어 있다. 중국의 본초학에서 말하는, 수탕나귀 껍질을 고아 만든 '젤라틴'인 아교(阿膠)는 지혈 효능이 더 뛰어나다.
- 리크는 보편적인 지혈 효능이 있다.
- 홍고추는 상처로 말미암은 내외부의 출혈을 치료하는 탁월한 내복용 응급 치료제로 자궁 출혈, 생리 과다, 폐 출혈에도 쓰인다. 또 뇌졸중 예방약으로도 쓰이며, 각종 출혈에 두루 쓸 수 있다. 상처에서 피가 흐를 때는 홍고추를 직접 상처에 대는 것과 아울러 내복한다. 내복할 때는 비교적 적은 양을 복용해야 하는데, 홍고추 차 30밀리리터(홍고추 1티스푼에 끓인 물 1컵을 부어서 만든다), 캡슐로는 400~500밀리그램, 팅크제로는 10~15방울이면 적당하다.
- 쑥은 한과 허 징후가 있을 때의 자궁 출혈에 특효약이다.
- 밤은 토혈, 코피, 혈변에 매우 유용하다.
- 구아바는 보편적인 지혈 효능이 있다.
- 식초는 항문 출혈, 토혈, 코피 치료에 매우 효과가 좋다. 섭취량은 물 1컵에 식초 1티스푼이다.

---

[*] 피가 섞여 나오는 가래. 담혈이라고도 한다.—옮긴이

어혈: 부인과 질환과 그 밖의 질환

어혈은 피가 응고되거나 엉긴 것으로, 인체 조직에 가해진 상처 때문에 생기거나 혈관 속에서 피를 밀어 보내는 기가 부족해서 생긴다. 어혈의 징후로는 한곳에 고정된 찌르는 듯한 통증, 잦은 출혈, 짙은 자주색 핏덩어리가 섞인 출혈, 붉은 반점이 있는 짙은 자주색 혀, 부자연스럽게 어두운 안색 등이 있다. 어혈이 있으면 혈전이 발달하는 경향이 있다. 또 만성이 되면 종양, 낭종, 결절, 고정된 단단한 덩어리가 생긴다.

여성들은 특히 하복부(생식기 주변) 부위에 어혈이 생기는 경우가 많다. 사실 부인과 질환, 특히 통증을 동반하는 부인과 질환의 상당수가 어혈과 관련 있다. 어혈로 말미암은 여성 질환의 대표적인 예로는 무생리(생리를 하지 않는 것), 생리불순(생리통이 심한 것), 자궁 출혈, 섬유종과 암을 비롯한 자궁 종양, 난소 낭종이 있다(무생리와 생리불순은 676쪽 이하의 '생리 이상'에서 살펴본다).

어혈은 덩어리가 생기기 전의 초기 단계에 가장 제거하기 쉽다. 모든 경우에 기 순환 개선이 필수적이다. 간이 어혈의 원인일 때는 앞에서 제시했던 간의 기 울체 치료제가 적합하다(559쪽을 참조하라).

또 다른 어혈 치료법은 피 자체의 질을 개선하는 것이다. 독소, 잔류 물질, 지방 등으로 범벅된 피는 고이거나 엉길 가능성이 훨씬 더 커진다. 피가 건강하고 활기차기 위해서는 비장-췌장이 최적의 기능을 유지해야 하는데, 그것은 비장-췌장의 기능이 혈액 조성에 큰 영향을 미치기 때문이다.

서구에서는 습과 점액이 소화력과 비장-췌장을 약화시키고, 그로 말미암아 피를 탁하게 만드는 두 가지 주된 요인이다. 습·점액 병증에서는 (온도가) 찬 것, 매우 단 것, 고기·유제품·달걀·아이스크림, 그 밖에 26장 〈토〉에서 언급했던 음식들을 삼가야 한다.

원인이 무엇이든 모든 어혈에서 꼭꼭 씹어 먹기와 소박한 식사 같은 적절한 식습관이 필수적이다. 더욱이 어혈을 풀어주는 음식과 향신료를 반드시 식단에 포함해야 한다(아래 참조). 끼니마다 그런 식재료 한 가지씩을 첨가하면 약초, 침술, 그 밖의 치료법들과 더불어 치료 효과를 높여준다. 증세가 심하지 않을 때는 식이요법만으로도 충분할 수 있다.

주의 사항과 참고 사항은 다음과 같다.

1. 아래 목록에 실린 각각의 음식과 향신료는 가지(식힘), 백후추(식힘), 팥(중립), 복숭아씨(중립)를 제외하고는 모두 덥히는 성질을 가지고 있다. 열 징후(뜨거운 것을 싫어함, 더위를 많이 탐, 안면 홍조, 눈 충혈, 〔많은 경우〕황태가 낀 진홍색 혀, 심한 갈증과 찬물을 찾음)나 음허의 징후(반복적인 발열, 뜨거운 손발바닥, 선홍색 뺨과 혀, 잦고 가벼운 갈증, 도한)가 있는 경우에는 마늘, 생강 같은 덥히는 성질의 치료제는 삼가야 하며, 혹시 쓸 때는 신중을 기해야 한다.

2. 가지는 특별히 자궁의 어혈을 풀어주지만, 어혈이 없을 때는 도리어 자궁을 약화시킬 수 있다.

3. 버터는 수척하고, 허약하고, 동물성 식품 비중이 낮은 식단을 먹어온 경우에 매우 유용하다. 간실, 습, 점액성 질환이 있을 때는 금하며, 따라서 기름진 식단이 일반적인 나라에서는 어혈에 처방하는 경우가 극히 드물다.

4. 식초와 찹쌀은 '소화 불' 부족 양상(물똥, 창백하고 부풀고 축축한 혀, 오한)을 보일 때는 금지된다.

어혈을 푸는 음식과 향신료

강황	스캘리언	육두구	스피어민트(양박하)
파	리크	콜라비	버터
마늘	생강	가지	
식초	밤	백후추	
바질	로즈메리	팥	
복숭아씨	홍고추	찹쌀	

대표적인 어혈 질환

어떤 질환이 어혈과 관련이 있는지 여부를 판단할 때는 먼저 진단상의 특징적 양상을 점검해 보아야 한다. 통증이 있는 경우, 그 통증은 일관되게 한곳에 고정되어 있다. 돌아다니는 통증은 어혈로 말미암은 것이 아니다.

- 일반적으로 흉통과 심장 질환은 어혈 증상을 보일 때가 많으며, 혈전이 있는 경우에는 특히 그렇다. 팥, 복숭아씨 차, 스캘리언, 파는 혈관 관련 어혈에 특효약이며, 이 목적으로 식단에 재량껏 첨가할 수 있다. 홍고추와 피망 종류도 매우 효과가 있다. 위장에서 고추를 거부할 때는 생강으로 대체해도 좋다.

- 자궁의 섬유종과 암을 비롯한 자궁 종양은 어혈과 관련이 있을 때가 대단히 많다. 난소 낭종 역시 이 범주에 포함될 수 있다. 강황을 식단에 첨가하면 이 혹들을 녹이는 데 도움이 된다. 자궁과 난소는 혈액순환이 원활한 부위가 아닌 데다 또 이 부위의 혹은 치료가 어렵기 때문에 다음의 약제들은 하복부 주변에 생긴 종양, 암, 그 밖의 그와 유사한 혹들의 재흡수를 빠르게 하는 데 더 없이 귀중하다.

  강황•(鬱金) 1

  감초 뿌리•(甘草) 1과 1/2

  계피•(肉桂) 4

  복숭아씨(桃仁) 5

  주의: 여기에 실린 모든 약초의 조제와 섭취량은 7장 〈식단 전환〉(204쪽)의 지침을 따른다. '•' 표시된 약초는 약재상에서 쉽게 구할 수 있다. 복숭아씨는 동의학 약재상에서만 구할 수 있다. 복숭아를 먹고 남은 씨를 모아 햇볕에 말려 쓸 수도 있다. 목이버섯은 식재상과 약재상에서 두루 구할 수 있다.

  목이버섯과 해조류는 섬유종을 비롯한 자궁 종양을 녹이는 데 매우 효과가 있으며, 이러한 목적으로 식단에 포함할 수도 있다. 한 가지 덧붙이면, 열 또는 음허 징후가 있을 때는 위의 약제에 목이버섯을 추가(강황 1에 4의 양으로 쓴다)하는 대신 덥히는 성질의 계피는 빼야 한다. 여성 생식기관의 암을 포함한 모든 종양에 대해서는 뒤에 나오는 전체 암 프로그램을 따라야 한다.

- 어혈 징후와 더불어 나타나는 장 폐색에는 위의 약제에서 강황을 빼고 대황 뿌리*를 3의 양으로 추가하면 잘 듣는다.
- 타박상, 좌상, 골절, 염좌(인대나 힘줄 찢어진 것) 등의 부상도 종종 어혈을 야기한다. 이런 유형의 질환은 보통 컴프리(감부리)*와 식초로 만든 습포제를 붙이면 놀라운 속도로 낫는다. 만드는 법은 신선하거나 말린 컴프리 잎을 그것이 푹 잠길 정도로 충분한 양의 사과식초 또는 희석하지 않은 그 밖의 식초가 든 사발에 넣고 막자로 그냥 으깨기만 하면 된다. 막자사발이 없을 때는 그냥 그릇에 넣고 숟갈로 으깨도 상관없다. 으깬 컴프리-식초를 환부에 최소 4센티미터 두께로 직접 바른 뒤 면으로 된 깨끗한 천으로 싸매 고정해 둔다. 컴프리의 효능은 피부를 뚫고 들어가 환부의 치유를 돕고, 식초는 어혈을 풀어준다. 이 습포제를 매일 하루 3시간 이상 붙인다. 잠자는 동안 밤새 붙이고 있으면 편리하다. 컴프리만큼 효과적이지는 않지만, 컴프리를 구하기가 어려울 때는 질경이, 양배추, 시금치, 근대 등 대부분의 다른 녹색 채소를 써도 된다.

  파와 홍고추도 어혈 징후가 있는 부상에 뛰어난 효과가 있다. 이것들을 넉넉히 식단에 포함하면 내부에서도 효과를 발휘한다. 외용할 때는 파 줄기와 뿌리를 곱게 썬 뒤 면 보자기 등에 넣고 비틀거나 주스기를 이용해 즙을 짠다. 면 보자기를 이 즙에 담갔다가 환부에 대고 꾹꾹 눌러주거나 바르는 약처럼 슬슬 문지른다.

  홍고추-식초 연고도 효과가 매우 좋다. 만드는 법은, 홍고추 1스푼을

---

* 잎과 뿌리를 보혈, 강장, 청간, 지혈 등의 목적으로 사용한다. 250쪽의 옮긴이주를 참고하라.—옮긴이

사과식초 또는 쌀식초 0.5리터에 넣고 뚜껑을 덮은 뒤 10분간 뭉근히 끓인다. 뜨거울 때 거르지 않고 병에 담아 둔다. 너무 세게 문지르지 말고 환부에 가볍게 바른다. 이 연고는 폐 울혈과 관절염, 류머티즘 통증에도 효과가 있다.

생리 이상

예방과 좋은 습관

균형 잡힌 식사를 하고, 적절한 운동과 해바라기를 하고, 수행을 통해 투명한 감정을 유지하는 여성은 생리 이상을 겪는 일이 거의 없다. 생리 시기에는 깊은 곳에 있는 호르몬과 감정적 특질이 표면화되면서 그 신체적 결과물—자연스러운 정화의 결과물인, 열을 담고 있는 피—이 방출된다. 이때는 취약한 상태다. 내부 깊숙이 자리 잡고 있는 음인 호르몬 부분으로부터 표면화되는 측면들은 여리고 예민하기 때문에 음의 기후(추위와 습기)와 신체적·감정적 극단들로부터 보호해야 한다. 따라서 생리 동안에는 심한 육체노동, 감정적 스트레스, 추위와 습기에 지나치게 노출되는 일을 피하는 것이 중요하다. 예를 들면 다리와 발을 따뜻하게 유지하고, 추운 장소나 추운 계절 동안에는 몸을 따뜻하게 감싸고, 찬물에 손을 담그는 일 등을 피해야 한다. 또 변비가 생기지 않도록 하고, 충분한 휴식을 취하고, 섹스를 삼가야 한다.

먹지 말아야 할 것: 생리 주기 내내 건강을 유지하려면 알코올, 담배, 커피, (온도가) 찬 음식, 정제 설탕, 쇼트닝과 마가린 등의 수소 첨가 지방, 다가불포화 조리용 기름(선택지를 위해서는 10장 〈기름과 지방〉을 참조하라), 과일 또는 날음식의 과잉 섭취를 삼가야 한다. 불소 첨가 수돗물은 갑상선 활동을 억제하는데, 그로 말미암아 호르몬계 전체가 교란된다. 염소 처리한 물은 생리를 순하게 만드는 데 필수적인 비타민 E를 파괴한다. 시판 육류와 가금류 고기에는 암컷 동물의 성호르몬으로 구성된 스테로이드 잔류물이 들어 있는데, 이것은

인간의 생리에 간섭하는 물질이다. 장기적으로는 경구 피임약과 자궁 피임기구도 생리불순을 일으킨다.

전반적인 영양 공급

- 생리로 소실된 피를 보충하려면 식사를 통해 철과 요오드를 충분히 섭취해야 한다. 콩, 대부분의 채소와 통곡, 스피룰리나 등의 미세조류에는 다량의 철이 함유되어 있다. 켈프, 덜스, 미역, 톳 등의 해초는 철과 요오드 모두의 훌륭한 원천이다. 소화 기가 약한 사람들(묽은 똥, 만성피로)은 해초를 쓸 때 조심해야 한다. 더 완벽한 보혈 방법에 대해서는 663쪽의 '혈허'에 실린 권고를 따르기 바란다.

- 비타민 C는 철의 흡수율을 높인다. 양배추, 피망과 파프리카, 브로콜리, 새싹, 파슬리, 로즈힙 차는 뛰어난 비타민 C 원천이다. 그 밖에도 거의 모든 신선한 과일과 채소가 비타민 C 공급원이다. 이와 같은 홀푸드를 통해 비타민 C를 섭취하면 바이오플라보노이드까지 함께 섭취할 수 있다. 바이오플라보노이드와 비타민 C의 조합은 생리 동안의 과도한 출혈과 폐경기의 타박상과 정맥류에 좋다. 토마토, 감귤류 과일, 그 밖의 대부분의 과일은 식히는 성질이 매우 강하고 정화 능력이 강한 비타민 C의 원천이므로 한하거나(차가운 것을 싫어함, 추위를 많이 탐, 파리한 안색) 전반적으로 허한(허약, 쇠약, 설태가 얇거나 매우 적음) 사람들은 쓰더라도 절제해서 써야 한다.

- 인체 내 칼슘과 아연 수치는 생리 주기가 시작되기 열흘 전부터 감소하기 시작한다. 아연과 마그네슘(마그네슘 수치가 적당해야 칼슘을 흡수할 수 있다. 이에 대해서는 15장 〈칼슘〉을 참조하라)은 통곡, 콩, 씨앗을 통해 섭취할 수 있다. 해초, 녹색 채소, 콩은 쉽게 이용할 수 있는 훌륭한 칼슘 공급원이다.

- 충분한 비타민 B군, 비타민 A, 그리고 단백질 역시 조화로운 생리 주기를 위해 필수적이다. 이 영양소들은 간이 생리 전에 존재하는 강력한

호르몬들을 덜 자극적인 물질로 전환시키는 데 도움을 준다. 비타민 B_6와 엽산은 특히 중요하다. 비타민 B_6는 통곡에 풍부하게 함유되어 있으며, 엽산은 비타민 A(비타민 A 전구물질 형태로)와 함께 녹색 채소에 고농도로 들어 있다. 프로비타민(비타민 전구물질) A 역시 진황색 채소에 풍부하게 들어 있다. 그 가운데서도 특히 당근이 호르몬 조절에 유익하다. 충분한 양의 비타민 B_{12}는 건강한 생리에 필수적이다(이 비타민의 결핍 징후와 더 필요한 정보는 250~260쪽을 참조하라). 적정량의 단백질은 과도한 단맛 음식, 알코올, 변성 식품을 섭취하지 않는다면 미정제 곡물-채소 식단을 통해 얻을 수 있다. 몸이 약하고 마른 체형이고 혈허이면서 점액성 질환이 없는 사람들에게는 대체로 질 좋은 유제품이 유익할 수 있다. 그 가운데 요구르트, 사워밀크, 케피르 등 발효 식품이 소화가 가장 잘된다. 극단적인 허증일 때는 소량의 다른 질 좋은 유기농 동물성 식품이 필요할 수도 있다(동물성 식품의 효능과 조리법에 대해서는 274~285쪽을 참조하라).

• 알파리놀렌 및 감마리놀렌 지방산은 호르몬과 유사한 프로스타글란딘—PGE_1과 PGE_3—을 생성하는 데 중요하다. 이 물질들은 과도한 아라키돈산 및 프로스타글란딘 PGE_2와 관련된 경련과 통증을 이기는 데 도움을 준다. 통상 과도하게 고기를 섭취해 온 사람들은 PGE_2 과잉인 경우가 많다. 오메가-3 지방산인 알파리놀렌산은 녹색 채소와 엽록소 식품인 클로렐라와 밀순이나 보리순 농축액, 아마씨, 냉압착 아마씨유 등에 많다. 오메가-3 지방산인 EPA와 DHA는 알파리놀렌산 대사산물로 유사한 효과가 있으며, 몇몇 생선(연어, 참치, 정어리, 장어, 송어, 고등어, 멸치, 은대구 등)에 많다. 감마리놀렌산의 주요 원천으로는 나팔꽃 기름, 블랙커런트 열매 기름, 서양지치(보리지) 기름, 스피룰리나 등이 있다. 더 많은 예와 용도는 10장 〈기름과 지방〉을 참조하라.

• 꿀은 감마리놀렌산과 동일한 PGE_1 프로스타글란딘의 생성을 촉진하는 것으로 밝혀졌다. 이것은 꿀을 보편적인 생리 질환에 두루 사용하는 민

간요법이 일리가 있음을 보여준다. 하지만 감마리놀렌산에 비하면 꿀의 작용은 미미하다. 1일 섭취량은 뜨거운 물 또는 약초 차 1컵에 꿀 1스푼을 타서 마시는 것이다.

• 비타민 E는 혈액의 '미끌미끌함'과 유동성을 유지하는 데 필수적이며, 따라서 혈전과 어혈 예방에 도움을 준다. 이 비타민은 통증이 심한 염증과, 아라키돈산으로부터 생성되는 류코트리엔*에 의해 야기되는 흔한 유방 응어리들을 진압한다. 이 점에서 비타민 E는 위에 언급한 두 가지 지방산과 유사한 효과를 발휘한다. 비타민 E는 여러 가지 생리 질환, 즉 생리 양 과다 또는 부족, 폐경기에 일시적으로 얼굴이 달아오르는 열감, 불규칙한 생리 주기 등의 치료에 도움을 준다.

비타민 E의 원천으로는 통곡, 특히 밀, 쌀, 귀리, 퀴노아 등의 통곡과 양배추·브로콜리·콜리플라워의 겉잎(버리는 경우가 많다), 새싹, 시금치, 민들레 잎, 당근청, 박하 등이 있다. 아몬드, 개암(헤이즐넛), 해바라기씨 등의 견과류와 씨앗류 역시 탁월한 비타민 E 공급원이다. 다만, 이것들은 지방이 많아 간에 부담을 줄 수 있으므로 절제해서 사용해야 한다. 비타민 E의 가장 풍부한 식품 원천은 밀 배아와 밀 배아 기름이다. 그런데 이것들은 급속히 산패하므로 반드시 개봉한 뒤에는 불투명한 밀폐용기에 담아 냉장 보관해야 한다. 완전한 비타민 E 복합체는 이러한 형태로 존재한다. 밀 배아 기름의 표준적인 1일 섭취량은 1스푼으로, 30I.U.를 제공한다. 이것은 같은 양의 보충제에 비해 훨씬 더 큰 효과를 발휘한다. 대부분의 비타민 E 보충제는 음식에서 추출한 것일지라도 완전한 복합체보다 훨씬 함량이 적다.

그럼에도 천연 원천에서 추출한 비타민 E 보충제도 생리 질환이 심할 때는 도움이 될 수 있다. 보충제를 통한 통상적인 1일 섭취량은 50~150I.U.이며, 특정 조건에서는 이보다 훨씬 더 많은 양을 복용하기

---

* leukotriene. 아라키돈산으로부터 생성되며, 염증을 유발한다.—옮긴이

도 한다.

인체 내의 비타민 E는 염소 처리한 수돗물, 산패한 기름(대부분의 다가불포화 기름), 경구 피임약(에스트로겐 합성물), 오염 물질 등에 의해 파괴된다. 오염이 심한 지역에 거주하거나 비타민 E를 파괴하는 식품을 많이 섭취하는 사람들은 통상적인 양보다 더 많은 양의 비타민 E가 필요하다. 유해한 환경과 나쁜 습관에서 벗어나 인체가 균형을 회복하면 통곡에서 섭취한 비타민 E만으로도 충분하다.

• 약초와 향신료는 지금도 전 세계 여성들이 생리 이상에 쓰고 있다. 뒤에 나오는 '특정한 생리 이상'에서 언급한 질환들에 딜, 마저럼, 생강 등 다양한 향신료와 조미료를 권한다. 이것들은 음식에 넣어서 먹어도 되고, 차·캡슐·팅크로 만들어 이용할 수도 있다. 여기에 나오는 모든 약초는 별도의 지침이 없는 한 7장 〈식단 전환〉에 실려 있는 표준적인 조제 및 섭취량에 따라 복용해야 한다. 약초는 전체 호르몬 주기의 균형을 잡기 위해 한 달 내내 규칙적으로 복용할 수 있지만, 불편하다면 주기가 시작되기 6일 전부터 좀 강하게 복용해도 도움이 된다.

사물탕(四物湯)은 온갖 생리 및 기타 통증에 쓰이는 귀중한 동의 약제다. 여기에 들어가는 약초는 다음과 같다.

당귀 3
숙지황 3
백작약 3
천궁 1.5

사물탕에 들어가는 위 약재들은 가장 쉽게 구할 수 있는 동의 약재다. 또 이 약제는 다양한 동서양 약초들의 일부이기도 하다(당귀를 이용한 실험은 1920년대 유럽에서 시작되었다). 이것은 허약, 창백함, 허증이 있을 때 특히 효과가 좋으며, 실 징후(건장한 체형, 외향적 성격, 불그레한 안색,

두터운 설태, 강한 목소리와 맥박)가 있을 때는 권장하지 않는다. 이 약제의 적용증은 불규칙한 생리, 생리 곤란, 무생리, 늦거나 부족한 생리, 어혈 징후가 있는 외상 상처, 어혈로 말미암은 복통, 간의 기 울체, 비정상적인 자궁 출혈(이때는 쑥과 아교를 추가한다), 어혈 일반이다(아교 제조법은 '출혈'(671쪽)을 참고하라).

당귀는 혈허 징후(빈혈, 창백함, 불면증, 신경과민, 수척함)가 있는 생리불순에 종종 단독으로 쓰기도 한다. 동양의 여인들은 흔히 죽을 쑬 때 당귀를 넣는다. 당귀는 워낙 단단해서 (빻거나 썰거나 압착하지 않고) 통뿌리를 쓰면 여러 차례 반복해서 삶아도 괜찮다. 물렁물렁해지면 밥에 넣어 먹는다. 서양에서 많이 쓰이는 안젤리카(*Angelica archangelica*) 뿌리는 당귀의 친척으로, 당귀 대신 쓸 수 있다. 그러나 혈허 징후가 있을 때는 효과가 떨어진다.

특정한 생리 이상

통증과 경련(생리통). 음식과 관련된 앞서의 제한과 권고는 생리 주기에 아무 때고 발생하는 통증과 경련을 예방하는 데 도움이 된다. 영양소들 가운데 칼슘, 마그네슘, 필수지방산은 급성 생리통의 치료에 도움을 준다. 통증은 다음과 같은 여러 가지 원인으로 발생한다.

한/허 유형의 생리통. 인체의 한과 허가 어혈을 야기하고, 이것이 통증으로 이어질 수 있다. 한의 증상은 다음과 같다. 양이 적고 검보라색인 생리혈, 뜨거운 것으로 꾹 누르면 완화되는 경련, 많은 양의 맑은 오줌, 온기 또는 따뜻한 음식이나 음료에 끌림. 허의 증상은 다음과 같다. 양이 적고 옅은 색깔의 생리혈, 허약, 약한 맥박, 설태가 없고 옅은 색깔의 혀, 창백한 안색. 통증의 원인이 한에 있든 허에 있든 간에 (온도가) 차가운 날음식과 식히는 성질의 과일(특히 감귤류)을 피하고 귀리, 찹쌀, 흑후추, 딜, 캐러웨이, 바질, 검정콩, 버터 등과 같은 덥히는 성질의 음식과 향신료를 선택하라. 소량의 유제품이나 그 밖의 동물성 식품이 필요할 수도 있다. 도움이 되는 약초로는 안젤리카 뿌리, 쑥,

스피어민트, 당귀가 있다. 사물탕 역시 이 유형의 생리통에 효과가 있다.

한과 허로 말미암은 생리통에서는 신체와 신체 말단 부위를 따뜻하고 건조하게 유지하는 것이 중요하다.

열/실 유형의 생리통. 열 증상: 때 이르고 찐득찐득한 선홍색 또는 암적색 생리혈, 짙고 양이 적은 소변, 황태가 긴 붉은색 혀, 갈증, 변비, 찬 것을 찾고 뜨거운 것을 싫어함. 실 증상: 검보라색 혈전이 섞인 적은 양의 생리혈, 푸르스름한 혀, 아프고 팽만한 유방, 세차고 팽팽한 맥박, 두터운 설태. 열이나 실 증상이 있는 여성은 육류, 유제품, 달걀, 단맛 음식, 그 밖의 실과 열을 강화하는 음식을 줄여야 한다.

이 유형의 생리통에는 시금치, 상추, 셀러리, 근대, 케일, 콜라드청, 파슬리, 당근, 녹두, 두부, 스피룰리나, 조 등 식히는 성질의 식물성 음식을 먹어야 한다. 유익한 약초로는 아마씨, 코호시(총상승마),* 로벨리아, 익모초, 개사철쑥(菁蒿, *Artemisia apiacea*) 등이 있다. 승마, 익모초, 개사철쑥은 단독으로도 쓸 수 있지만 함께 쓰면 더 효과가 좋다. 아마씨, 승마, 익모초 각 1과 로벨리아 1/2을 넣고 우리면 된다. 생리통에 변비가 동반될 때는 꿀이 매우 효과가 좋다(꿀이 장을 윤활케 한다).

무생리. 〔이 부분은 생리가 억제되거나 부족하거나 지연되는 여성들에게도 적용된다.〕 무생리는 저지방 식단과 관련이 있을 때가 많다.[1] 엄격한 채식주의자들은 인체 시스템이 식물성 음식으로부터 영양분을 흡수하는 데 완전히 적응할 때까지 무생리 주기를 겪는 일이 잦다. 과도한 운동, 스트레스가 심하고 경쟁이 심한 업무, 그 밖의 과도한 양의 활동 역시 여성호르몬을 손상시켜 무생리를 야기할 수 있다.[2] 많은 여성 운동선수가 이 범주에 속한다. 그뿐 아니라

---

* 학명은 *Cimicifuga racemosa*. 승마속에 속하는 식물로 총상승마로 불린다. 영어권에서는 흔히 '블랙 코호시'라고 부른다. 생리와 가임기 동안 통증을 완화하고 류머티즘, 말라리아, 신장 질환, 인후통, 전반적인 불편함과 뱀에 물린 상처를 치료하기 위해 북미 원주민들에 의해 약용되었다. 현재 폐경기 증상과 생리불순을 치료하기 위해 널리 사용되고 있고, 생리전증후군, 생리통, 골관절염, 류머티즘 관절염 치료에도 사용된다.—옮긴이

너무 마른 여성들(혈허 징후)도 생리가 거의 없거나 건너뛸 때가 많다. 이 경우 대개 체중이 불면 생리 주기가 정상화된다. 다음은 무생리의 두 가지 주된 양상이다.

허 유형의 무생리는 대체로 혈액 부족과 전반적인 허증에 의해 야기되는데, 뜨거운 손발바닥, 신경질, 창백하거나 누른 안색, 건조함, 저체중, 간헐적인 발열, 약한 맥박, 없거나 적은 설태, 현기증, 시야 반점, 약한 팔다리 등의 증상이 나타난다.

이 유형의 허증이 있는 여성을 튼튼하게 하기 위해서는 혈과 기를 보해야 한다. 적절한 음식으로는 찹쌀, 현미, 귀리, 쑥떡, 그리고 과민증이 없는 경우 질 좋은 유제품이 있으며, 심한 경우에는 아교(젤라틴)와 소량의 달걀, 생선, 동물성 고기가 필요할 수 있다('혈허'(666쪽)에서 언급한 권장 동물성 식품을 참조하라). 심하게 쓰거나, 시거나, 짠 음식은 삼가야 한다. 쓴맛이 강한 음식은 카로틴이 너무 많아 무생리를 유발할 수 있다.[3] 허 유형의 무생리가 있는 여성은 당근, 짙은 녹색 잎채소, 흔한 미세조류 등을 다량 섭취하는 것도 삼가야 한다.

다음은 허 유형의 무생리에 쓰는 약제로, 모든 약초를 동량으로 쓴다. 첫째, 당귀 또는 안젤리카 뿌리와 익모초. 둘째, 쑥과 감초 뿌리 또는 당밀. 이 두 약제는 함께 쓰면 효과가 훨씬 더 좋아진다. 셋째, 앞에서 설명한 사물탕 역시 이 증상에 매우 유익하다. 아울러 다음의 실 유형 무생리에 딸린 '주의'를 읽어보라.

실 유형의 무생리는 혈액의 흐름이 막히는, 기와 혈의 울체에 의한 병증이다. 증상으로는 하복부에 통증과 팽만감이 있고, 욕지기가 솟고, 혀가 자줏빛이며, 입이 쓰고, 우울감이 나타난다. 이러한 병증은 흔히 동물성 식품을 오랫동안 과잉 섭취하여 나타난다. 육류와 모든 유제품을 피하고, 식히는 성질의 과일, 특히 감귤류 과일과 생채소를 피해야 한다. 베타카로틴이 풍부한 녹황색 채소와 미세조류는 앞의 허 유형의 무생리에서는 금지되지만, 실 유형의 무생리에는 크게 도움이 된다.

실로 말미암은 무생리증에서는 기를 순환시키고 울체를 풀어주는 음식,

향신료, 약초를 추가할 수 있다. 음식과 향신료 중에서는 파, 가지, 강황(울금), 육두구, 마늘, 로즈메리, 오레가노 또는 마저럼, 생강이 특히 좋다. 유익한 약초로는 페니로열,* 대황 뿌리, 익모초, 블랙 코호시, 카밀러, 쑥국화가 있다. 가지를 제외한 나머지 약재는 모두 뜨거운 차로 마실 때 생리 촉진 효과가 가장 좋다. 물론 음식 재료와 조미료는 요리에 넣어 먹어도 좋다. 위의 여섯 가지 약초는 대개 좀 더 강력하며, 따라서 좀 더 심하고 오래가는 병증에 쓰면 좋다. 다만 쑥국화는 과용하면 독성이 있으므로 한 번에 며칠 정도 먹는 것으로 제한해야 한다. 대황 뿌리는 변비가 동반되는 무생리증에 유용하다. 무생리의 증상이 미약할 때는 대개 뜨거운 생강차나 강황 또는 마저럼 차만으로도 충분하다.

주의: 실 유형과 허 유형 무생리 모두 뜨거운 물에 좌욕이나 족탕을 하면 도움이 된다. 또 다리와 발을 따뜻하게 유지해야 한다.

불규칙한 주기. 불규칙한 생리 주기는 다음의 사항들이 원인이 될 수 있다. a) 식단의 변화, b) 신체적·정서적 활동의 급변, c) 월 주기 동안의 계절 변화, 이를테면 추운 계절로 접어들 때 보름달에 하던 생리가 초승달에 하는 것으로 바뀌거나 또는 그 반대로 될 수 있다. 하지만 뚜렷한 이유 없이 주기가 불규칙한 것은 대개 무질서하거나 나쁜 식단이 간 울체와 그에 따른 영양 결핍을 야기하고 있음을 가리킨다.

간 울체일 때는 갑상선 약화와 요오드 결핍이 나타날 때가 많다. 이러한 사례에서는 켈프를 비롯한 해초들과 더불어 울체된 간에 기운을 불어넣기 위한 일반적인 프로그램이 도움이 된다. 불규칙한 주기를 치료하기 위해 흔히 비타민 B_6, B_{12}, 아연을 사용한다. 이것들은 간 울체 해소에 도움이 되는 영양소로, 홀푸드로 구성된 다양한 식단에 풍부하게 들어 있다(677쪽의 '전반적인 영양 공

---

* 학명은 *Hedeoma pulegioides*. 아메리카가 원산인 박하의 일종. 19세기에 벼룩을 막는 방충제로 쓰였고, 20세기에는 민간에서 발한 및 생리 촉진제로 이용되었다. 최근에는 화장품·목욕재·포푸리 등 향료로 많이 쓰인다.—옮긴이

급'을 참조하라).

통증과 짙은 자주색 혈전을 야기하는 어혈이 불규칙한 생리의 원인일 때도 있다(기본적인 치료제에 대해서는 672쪽의 '어혈: 부인과 질환과 그 밖의 질환'을 참고하라). 원인이 어혈이든 간 울체든, 불규칙한 주기의 특효약은 장미꽃잎 차다. 사물탕도 약하고 허한 여성의 불규칙한 생리에 매우 뛰어난 효과가 있다.

엽록소 식품은 생리 주기의 조절자 구실을 하는데, 말할 것도 없이 그 이유는 이것들이 간에 미치는 항울체 효과 때문이다. 녹색 채소, 스피룰리나, 클로렐라, 또는 액상 엽록소 추출물이 모두 효과가 있다. 이것들은 또 혈액을 조성하고, 모든 영양소들의 변형과 흡수에 필요한 적절한 장 생태계를 확립한다.

검정콩은 보혈제이며, 음을 보하는 성질—뒷받침하고 안정시키는 성질—이 강하기 때문에 불규칙한 주기를 바로잡는 데 효과가 있다. 이러한 목적을 위해서는 10주 정도 동안 이것들을 소량씩 일정한 양으로 식사에 포함시키면 좋다. 검정콩즙을 1일 2회 1컵씩 복용하면 비슷한 효과를 얻을 수 있다. 만드는 법은, 물과 콩을 6:1의 비율로 넣고 1~1.5시간 뭉근히 끓인 뒤 거르면 된다(콩은 버리지 말고 물을 더 넣고 재탕한다).

생리 과다. 동양의학에 따르면 과도한 생리 출혈은 흔히 간이 혈을 저장하지 못하거나, 비장-췌장이 혈을 혈관 내에 가두지 못하는 것과 관련 있다. 이제 우리는 이 장부들이 왜 제대로 기능하지 못하는지 그 이유를 살펴볼 예정이다.

생리 과다의 특정 원인은 다음과 같다.

1) 간의 기 울체(肝氣鬱)는 생리 과다의 가장 흔한 원인으로, 칙칙하면서 푸른색이나 자주색이 도는 혀, 종창과 덩어리, 복부 팽만, 경직되고 유연하지 못한 몸, 철사처럼 팽팽한 맥박, 그 밖의 여러 가지 신체적·정신적 징후가 나타난다. 더 자세한 증상에 대한 설명과 일반적인 식단 권고는 551~553, 559쪽의 '간울'을 참고하라. 켈프를 비롯한 해초, 기를 자극하는 음식을 섭취하고, 간을 해치는 음식이나 습관(질 나쁜 기름과 지방, 과식, 과도한 고기와 기름진 음식, 과도한 향신료, 술, 약물, 화학첨가물 등)을 버리면 도움이 된다.

이 유형뿐 아니라 모든 유형의 생리 과다에 냉이와 산딸기 잎 같은 보편적인 지혈제를 사용할 수 있다(그 밖의 특용 지혈제에 대해서는 668쪽 이하의 '출혈'을 참고하라).

2) 허와 한도 생리 과다의 원인이 될 수 있다. 허약, 오한과 추위, 창백함, 약하고 느린 맥박, 맑은 소변이 그 징후다. 이 유형의 생리 과다는 보통 비장-췌장이 '혈을 혈관에 가두어 두지 못하는' 것과 관련 있다. 이때는 소화력을 높이기 위해 단순하고 강장하고 덥히는 식단을 먹어야 한다. 그래야 동맥을 튼튼하게 해 출혈을 멈추게 만드는 영양소들이 흡수되고 변형(대사)될 수 있다. 식히는 성질이 있거나 차가운 음식, 쓰거나 너무 짜거나 신 음식, 감귤류를 비롯한 식히는 성질의 과일, 날음식은 피해야 한다. 덥히는 성질의 음식이 적합한데, 예를 들면 귀리·퀴노아·잣·파스닙·버터·검정콩·계피·아니스·회향·말린 생강·흑후추·당밀 등이 그러하다. 증세가 심할 때는 동물성 식품을 쓸 수도 있다. 더 많은 예를 위해서는 588~589쪽의 '비장-췌장의 기 결핍을 위한 식단 권고'와 '소화 불의 결핍'을 참고하라. 허-한 유형의 생리 과다에 가장 좋은 치료제는 쑥차와 아교의 조합이다(쑥차와 아교는 단독으로 써도 효과가 있다). 앞서 '전반적인 영양 공급'(677~681쪽)에서 제시한 아교, 사물탕, 쑥의 조합은 이보다 훨씬 더 효과가 뛰어나다.

팥은 비장-췌장을 보하는 음식으로 역시 치료 효과가 있다. 약초학자로 일본의 민간 치료제를 두루 활용하는 나보루 무라모토는 심하고 오래가는 생리의 치료제로 팥 다섯 알씩을 먹을 것을 권한다. 이 목적으로 팥을 먹을 때는 반드시 아주 꼭꼭 잘 씹어서 먹어야 한다.

3) 어혈이 생리 과다의 원인이 될 수도 있다. 어혈로 말미암은 자궁 종양이나 암이 있는 경우 특히나 그렇다. 이처럼 심한 사례에서는 앞서 제시했던 어혈을 푸는 방법(672쪽 이하)과 더불어 아교가 출혈을 멈추는 데 대체로 효과를 발휘한다. 어혈로 말미암은 생리 과다 징후는 칼로 찌르는 듯한 하복부의 한 곳에 고정된 통증, 자주색의 엉긴 생리혈, 붉은 반점이 있는 짙은 자주색 혀다.

4) 열과 실이 때 이르고 심한 생리를 가져올 수 있는데, 많은 양의 선홍색

생리혈이 특징이다. 이때는 시금치, 근대, 해초, 셀러리, 오이, 빨간 산딸기잎 차 등 식히는 성질의 음식 섭취는 늘리고 육류, 술, 커피, 그 밖의 덥히는 성질의 음식 섭취는 제한해야 한다.

생리전증후군(PMS). 변덕스러운 기분, 피로, 긴장, 요통, 복부 경련, 그 밖의 배란기나 생리 주기에 앞서 아무 때고 일어날 수 있는 불균형은 불균형한 호르몬 요동으로 말미암은 것이다. 10장 〈기름과 지방〉에서 살펴보았듯이, 동물성 식품을 과잉 섭취하여 나타나는 PGE$_2$ 프로스타글란딘 과잉은 호르몬 균형을 교란해 생리전증후군을 유발하는 한 가지 요인이다. 호르몬 불균형의 또 한 가지 원인은 간이 탈이 나 어혈, 혈전, 그리고 고통이 심한 신체적·심리적 생리전증후군 증상을 유발할 때 일어나는 기울(氣鬱)이다. PGE$_2$를 억제하는 치료제로는 오메가-3 및 감마리놀렌산 기름이 있다(이것들의 원천에 대해서는 295~299, 308쪽을 참조하라).

간의 기 울체에 대해서는 앞의 '생리 과다'에서 살펴보았다. 서양순비기나무*는 대부분의 생리전증후군에 특효약이다. 이 약초는 일부 여성들에게서 나타나는 성욕을 둘러싼 불안감을 완화하는 데도 효과가 있는 것으로 여겨진다.

균형 잡힌 영양은 생리전증후군을 극복하는 데 결정적인 요소다. 장기적인 결과를 얻기 위해서는 676쪽 이하의 '먹지 말아야 할 것'과 '전반적인 영양 공급'의 지침을 따라야 한다.

폐경 장애. 폐경은 생리 주기와 가임기가 끝나는 자연스러운 현상으로, 대개 42~52세 사이에 일어난다. 이때가 되면 난소에서 주로 생산하던 에스트로겐이라는 여성호르몬이 점차 줄어들고, 부신에서 그것을 대체할 에스트로겐

---

* 학명은 *Vitex agnus-castus*. 약재명으로는 이탈리아목형, 또는 수화목형이라고 한다. 순비기나무속(Vitex) 식물은 열대지방과 온대 지역에 걸쳐 전 세계에 250종 이상이 분포하는데, 우리나라에서도 중부 이남의 바닷가 지역에서 자라고 있다. 순비기나무는 적어도 2000년 동안 약으로 사용되어 왔다. 유럽에서는 성욕을 억제하고 숙취, 헛배부름, 발열 및 변비를 치료하고 자궁 경련을 완화하는 데 사용되었다. 19세기 미국에서는 생리·수유 촉진제로 이용했으며, 현재에도 여성 생식기관 질환 개선에 이용되고 있다.

과 안드로겐을 만들기 시작한다. 건강한 여성들은 이 과정이 원활하고 수월하게 진행된다. 그러나 폐경기의 변화가 순조롭지 못하면 다양한 증상이 나타나게 된다. 대표적인 것이 안면 열감, 두통, 짜증, 우울감, 불면증, 신경과민, 다리 경련, 도한, 코피, 잦은 멍, 정맥류 등이다. 충분한 운동, 훌륭한 식단과 더불어 느긋하고 스트레스 없는 생활은 이러한 증상을 이겨내는 데 큰 도움을 준다. 이러한 증상은 몇 달, 길어야 1년 정도면 대체로 지나간다는 것을 안다면 폐경기 문제가 있는 많은 여성에게 위안이 될 것이다.

폐경 장애에 대한 표준적인 의학적 처방은 동물들에서 뽑은 에스트로겐이었다. 에스트로겐이 증상을 완화하는 것은 사실이다. 또 에스트로겐 요법은 폐경기의 칼슘 흡수율 저하에도 도움이 될 때가 많다. 그러나 에스트로겐 투여가 담(쓸개) 질환과 유방암·자궁암·간암 발병 위험을 높인다는 사실이 밝혀졌다.[4] 더구나 에스트로겐 복용은 부신의 에스트로겐 생성 능력의 정상적인 발달을 가로막는다. 다행히도 이제 곧 보겠지만 부신의 천연 호르몬 생산을 촉진하는 좀 더 안전한 치료법이 있다.

동양의학에서는 폐경기에 나타나는 증상들을 음액, 특히 간을 진정시키고 쉬게 하는 음액의 부족으로 이해한다. 그렇다면 여기에 도움이 되는 식이요법은 구체적으로는 '음을 보하는' 음식을 추가하는 것이다. 밀 배아와 그 기름, 녹두, 숙주, 깍지콩, 해초, 스피룰리나, 조, 검정콩, 두부, 강낭콩, 보리, 흑임자가 그 대표적인 음식이다. 이와 동시에 술, 담배, 커피, 과도하거나 질 낮은 고기 따위를 금지하는, 앞서 제시했던 식단 제한에도 주의를 기울여야 한다.

'전반적인 영양 공급'(677쪽)에서 권고한, 식품에서 얻는 영양소들 가운데서 폐경기의 불편을 치료하는 데 가장 중요한 것은 비타민 E, B 복합체, C, A, 그리고 칼슘이다. 폐경기 초기 단계에 일어나는 칼슘 흡수율 감소 때문에 칼슘 흡수를 극대화하는 요소들을 추구해야 한다. 적절한 마그네슘과 비타민 D(햇볕으로부터 합성하는)는 칼슘 대사에 필수적인 공동 인자들이다. 비타민 E 역시 핵심 영양소인데, 에스트로겐 생산을 자극한다. 밀 배아와 그 기름은 훌륭한 비타민 E 원천으로, 음을 보하는 영양소이기도 하다. 통밀은 이 밖에도 여러 가지 방식으로 도움을 주는데, 정신을 가라앉히고(신경과민을 진정시키고) 신장 기능을 튼튼히 하는 효능도 그 가운데 하나다. 다량의 비타민 E가 포함된 훌륭한 식단을 먹는데도 폐경 장애가 지속된다면, 다량의 비타민 E 보충제를 복용하면 안면 열감을 비롯한 큰 문제들은 대체로 해소된다. 이러한 효과를 위해서는 300I.U. 가까이를 1일 3회 복용해야 하며, 식사 시간에 함께 복용하는 것이 좋다.

약초 요법도 큰 도움이 된다. 우리는 증상이 심한 사례에서도 당귀가 갖가지 증상을 완화하는 것을 여러 차례 목격했다. 당귀를 쓸 때 주의할 점과 더 많은 정보가 395쪽에 있으니 참고하기 바란다. 그 밖에 유익한 약초로는 익모초와, 저 비싸기로 유명한 사프란이라는 향신료가 있다. 이 둘은 당귀와 함께 쓸 때 폐경기의 고통을 완화하는 힘이 뚜렷하지만, 단독으로 써도 효과가 있다. 사프란은 아주 소량씩 복용해야 한다. 약 300밀리그램(약 1/10티스푼 또는 약 1/3그램)이 통상적인 1일 섭취량이다. 사프란은 다량 복용하면 매우 독성이 강하며, 더러 죽음에 이를 수도 있다. 인도에서는 전통적으로 이 밝은 노란색 향신료를 덥힌 우유와 꿀, 또는 투명버터(기)와 함께 쌀이나 채소에 섞어 먹었다. 사프란은 음에 해당하는 수용적인 태도, 연민의 감정, 헌신적인 기질을 북돋우는 데 탁월한 효과가 있는 향신료로, 폐경기에 신경이 극도로 예민한 사람에게 귀하게 쓰이는 치료제다. 사프란의 효능을 보전하기 위해서는 차나 음식과 함께 가열해서는 안 되며, 먼저 그것들을 끓인 뒤 아직 뜨끈뜨끈할 때 사프란을 뿌린 다음 저어서 마시면 된다.

인도와 중남미에서는 오랫동안 알로에 베라 젤의 식히고 완화하고 보음하는 효과를 폐경 장애에 활용해 왔다. 그러나 이것은 식히는 성질이 매우 강하기 때문에 한이 있거나 변이 무른 사람에게는 적당하지 않다. 섭취량: 물 1컵에 젤 2스푼 탄 것을 1일 2~3회 마신다.

여왕벌의 식량인 로열젤리는 여성호르몬계를 크게 강화한다. 동양의학의 본초학에서는 로열젤리를 음(몸, 조직, 체액)을 보하고 기를 좋게 하는 음식으로 분류한다. 로열젤리는 여왕벌의 수명을 다른 벌의 30배까지 늘리며, 또 여왕벌의 가임 능력과 다산 능력을 극단까지 발달시킨다. 이러한 로열젤리의 효능은 여성의 호르몬 및 생식능력을 향상시키는 데도 쓰여왔다.

많은 학자들이 최적의 영양과 그 밖의 건강 수련을 통해 폐경 시점을 10~20년까지 지연할 수 있다고 주장한다.[5] 이러한 생각은 사람들이 대체로 너무 짧은 수명을 살고 있으며, 호르몬 분비를 비롯한 몸의 기능들이 너무 빨리 소진되어 버린다는 수명 이론의 일부다. 장수 식단에 로열젤리를 보태면 호르몬이 부족한 대부분의 사람들이 안녕과 활력이라는 관점에서 호르몬 활동의 뚜렷한 향상을 경험한다.

로열젤리의 섭취량과 더 자세한 정보는 276쪽에 있다.

32장

암과 회복 식단

예전에는 암이 지금처럼 만연해 있지 않았으며, 노인병 정도로 치부되었다. 그러던 암이 이제 전 인구의 25% 이상에게 고통을 주고 있으며, 영아들까지 포함해 전 연령대에서 발견되고 있다. 증거에 따르면 최근 암이 인구의 1/4에 퍼져 있는 것은 주로 앉아서 지내는 생활방식, 기름진 음식의 과도한 섭취, 토양의 황폐화, 현대적인 식품 가공 방식, 어디나 존재하는 저준위 방사선, 감염증에 대한 저항력 약화, 환경 독소들로 말미암았다. 진단법의 발달이 통계상의 암 환자 증가에 일조한 것도 사실이다.

음식을 통한 암 치유법은 수세기에 걸쳐 온갖 형태를 띠어 왔지만, 21세기 초에 들어서야 특정 화학물질, 흡연, 과도한 지방질 음식, 채소·과일·통곡·콩류의 섭취 부족이 암에 기여한다는 데 의학계 내에서 동의가 이루어졌다.[1]

현대적인 암 식이요법을 연구하는 사람들은 누구나 맥스 거슨(1881~1959)의 노력을 떠올린다. 이 책에서도 우리는 그의 발견을 반복해서 참고한다. 그것은 그가 30년 이상 식단만을 이용해 진행암 치료에 성공한 광범한 임상 경험을 가지고 있기 때문이다. 의사이자 노벨상 수상자이며 박애주의자였던 저 유명한 앨버트 슈바이처(Albert Schweitzer)는 맥스 거슨을 일컬어 "의학 역사상 가장 뛰어난 천재 가운데 한 명"이라고 했다. 거슨의 완전한 암 이론과 단계별 권고 사항은 그의 책《식이요법을 통한 암 치료법과 진행암의 치유: 50개 사례의 결과(A Cancer Therapy and The Cure of Advanced Cancer: Results of Fifty Cases)》2에 기록되어 있다. 거슨의 치료법은 자신의 경험을 토대로 개발되었다. 그는 고대와 현대의 치료법을 모두 활용했지만, 오로지 임상을 통해 내부 장기들의 회복을 이끄는 것으로 입증된 방법들만 적용했다. 이런 방법으로 암의 원인이 된 퇴행이 제거되면, 그다음에는 몸이 스스로를 치유한다.

거슨은 최대의 효과를 보려면 자신의 치료법의 모든 세부 사항들을 엄격히 따를 것을 권했다. 물론 이 책에 실린 수많은 치료 옵션들—토착 또는 외래의 약초, 발아 씨앗류, 곡물류, 콩류, 해초, 미세조류, 곡물순, 단순한 음식 조합의 원리, 산소화법 등—은 거슨이 개발한 애초의 치료법을 뛰어넘어 확장한 것들이다. 거슨의 치료법과 우리 치료법 사이의 가장 놀라운 차이는 음식과 그 조리법을 개인의 상태 및 체질과 긴밀하게 연결하기 위해 동양의학의 진단 방법을 이용한다는 점일 것이다. 또 이 책에서는 동양의학과 아유르베다 의학에서 기술하는 특정 항암 효능을 근거로 몇몇 식품들에 특별히 방점을 찍었다. 이처럼 이 책에 실려 있는 권고 사항들이 거슨 요법과 상당히 다르다는 것은 분명하다. 그러나 그럼에도 이 책에 등장하는 치료법들 가운데 상당 부분이 거슨의 발견에 바탕을 둔 것임을 밝혀 둔다.

거슨의 발견 가운데 하나는 비(非)특정 치료법의 가치다. 그의 요법은 인간의 몸 전체를 소생시킨다. 그러므로 온갖 부위에서 발생한 암이 모두 이 방법으로 치료된다. 그는 또 임상 경험을 통해 사소한 수정만 거치면 이러한 접근법이 대부분의 다른 퇴행성 질환도 치유한다는 것을 발견했다. 전체론적 이론을 바탕으로 퇴행성 질환과 싸우는 다른 이들도 온갖 병증에 기본적으로 동일한 회복 원리들을 적용해 왔다. 마찬가지로 개인의 필요에 부응하기 위해 다양한 옵션을 선택하는 우리의 암 치료 프로그램도 약간만 수정하면 다른 심각한 퇴행성 질환에 적용할 수 있다. 이 프로그램은 또한 침술, 동종요법, 약초 치료, 또는 주류 서양의학 치료법 등 다른 치료법들을 쓸 때도 그것을 뒷받침하는 탁월한 식단 안내자 구실을 할 수 있다. 오행을 다룬 장들에서 기술했던, 분명하게 정의된 어떤 장부의 증상들과 꼭 일치하는 사람들은 이 단원에 실려 있는 범용 프로그램들과 그 장들에서 설명했던 특정 치료법들을 통합하면 더 큰 효과를 볼 수 있을 것이다.

여전히 활동적이고 활력이 있는 사람들은 암이 꽤 쉽게 치유되는 사례도 더러 있다. 하지만 퇴행이 심각하고 활력이 무너진 사람들은 어떤 수단을 동원해도 좀체 암이 치유되지 않는다. 거슨과 마찬가지로, 진행암의 식이치료에 성공을 거둔 다른 선구자들(미국의 제스로 클로스가 가장 유명하고, 그 밖에도 일단의 유럽 연구자들이 있다)도 신선한 채소와 과일—특히 즙 형태의 과일—로 구성된 정화 식단을 열렬히 옹호했다. 또 대개 귀리와 그 밖의 통곡을 포함했다. 고기를 비롯한 동물성 식품은 극도로 허약한 경우가 아닌 한 금지했다. 다만, 거슨의 식단에는 송아지 간 추출물과 즙이 모두 포함되어 있다. 그들은 또 다른 정화 요법, 특히 관장을 활용했다. 거슨의 시대 이후, 암 발생 조건에 영향을 미치는 여러 요소에 변화가 있었다. 1960년대 이후 부유한 나라들에서 육류 소비가 지속적으로 증가하다가 지난 15년 사이에는 25%나 곤두박질쳤다. 그와 동시에 음식에 들어가는 화학물질, 호르몬, 항생제의 양과 더불어 식물성 기름의 소비가 크게 늘었다. 토양은 한층 더 황폐해져 동물성, 식물성을 불문하고 음식물의 질이 더욱 나빠지는 원인이 되었다. 불소 처리를 비롯해 의심스러운 수돗물을 공급하는 도시의 수가 급증했다. 인구 전체에 기생충 감염이 급증했다. 또 텔레비전과 컴퓨터 단말기(초저주파 방사선), 이동통신 장비, 그 밖의 여러 전자 장비가 몇 배나 증가하면서 온갖 형태의 방사선이 환경을 가득 채우고 있다. 또 모든 어른들이 집 밖에서 일을 함으로써 홀푸드로 세심하게 식사를 준비해 줄 사람이 아무도 없는 가정이 점점 늘어나고 있다.

이러한 변화들 가운데서 우리가 가장 의식하지 못하는 문제는 산패하고 질 나쁜 다가불포화 식물성 기름 소비의 증가일 것이다. 이 기름들 가운데 일부는 수소 첨가 공정을 통해 마가린, 쇼트닝, 합성지방 등 애초의 기름보다 더욱 나쁜 상태로 가공된다(10장 〈기름과 지방〉을 참조하라).

암 진단을 받은 사람은 누구나 저마다의 방식으로 건강상의 심각한 도전을 맞게 된다. 국립암연구소에서 마침내 식단이 암 발생에서 주된 역할을 한다는 점을 인정한 뒤로 많은 사람들이 식단 개선을 시도해 왔다. 화학요법을 비롯해 극단적인 치료법을 사용하는 암 전문의들조차 식단 개선을 함께 권고하기 시작했다. 때로는 이러한 치료법을 식단 개선을 비롯한 그 밖의 전체론적·생물학적 요법들과 결합하여 성공을 거두기도 한다. 분명한 것은, 극단적인 치료법은 실 징후(건장한 체형, 불그레한 안색, 강한 맥박, 적극적이고 외향적인 성격)가 있는 튼튼한 사람들—이런 사람들은 암세포도 빠르게 증식한다—에게서 가장 좋은 효과를 본다는 점이다. 거슨을 비롯한 많은 사람들이 방사선요법, 화학요법, 외과적 수술이 인체를 더욱 약화시킨다는 사실과 실증이 있는 사람들에게 이러한 치료법이 가장 잘 듣는다는 사실을 목격해 왔다.

동양의 전통적인 접근법은 먼저 몸을 만들어 몸이 스스로 암을 이기게 하는 것이다. 하지만 미국인들은 이미 지나치리만큼 몸이 만들어져 있고, 실이 층층이 쌓여 있기 때문에 실의 심장부—암의 증식—를 파괴함과 동시에 인체 전반을 허무는 극단적인 요법이 더러 성공을 거두기도 한다. 과일과 채소 즙 요법이 실을 줄이는 작용을 하는 것은 분명하다. 여기에 산소요법과 사하는 약초를 보태면, 그 결과물은 암세포를 혈액 속으로 점차 재흡수(비경구적 소화) 함으로써 진행 중인 암을 파괴하는, 독성 없는 화학요법이 된다. 소화관에서 생긴 종양은 그냥 파괴되어 배설되어 버리기도 한다. 따라서 암 치료법을 '자연' 대 '비자연'이라는 이원론의 관점에서만 보아서는 안 된다. 더 정확한 관점은 가장 순하고 점진적인 것에서 가장 극단적으로 사하는 것에 이르는 치료법의 연속성이다. 다음의 식단과 치료법은 이러한 연속적 과정을 따른다.

암과 퇴행성 질환을 위한 회복 식단

다음의 세 가지 식단은 개괄적인 것이다. 곡물, 채소, 콩, 과일, 약초, 곡물순, 동물성 식품, 그 밖의 적절한 요소들을 정확히 선택하고자 할 때는 이 단원의 뒷부분에 나오는 특정한 권고들을 활용해야 한다.

A형 식단: 기본적으로 곡물, 채소, 해초, 콩, 새싹, 약초, 미세조류, 오메가-3 지방산 및 감마리놀렌산 식품과 기름, 소량의 향신료로 구성된다. 이 식단에서는 환자가 원할 경우 몇 가지 날채소 또는 새싹을 포함시킬 수 있지만, 대부분의 음식은 심한 한 또는 허 징후가 있는 사람들을 위해서는 중간 정도로, 그 밖의 모든 사람들을 위해서는 가볍게 익혀야 한다. 여기서 권장한 약초(뒤에서 구체적으로 명기한다)는 정화하는 성질은 순하지만, 보하고 면역력을 강화하는 것들이다. 해초는 설사가 없을 때 먹는다. 통과일(즙이 아닌)은 조금씩 먹는다. 극단적으로 허약하다면 끓여서 스튜로 만들어 먹고, 칸디다균 증상이 악화되거나 무른 변을 볼 때는 피해야 한다. 생선이나 그 밖의 동물성 식품으로 보완할 필요가 있을 수도 있다. 일상 식단에서 식품군별 비중은 곡물 45%, 채소 35%, 과일 10%, 콩 5%, 그 밖의 권장 식품 5%다.

작용: 이 식단은 허약, 부실, 빈혈, 한 또는 허가 있는 사람들에게서 암, 병원성 미생물, 그 밖의 퇴행성 질환을 키우는 유해한 실을 완만하게 감소시킨다. A형 식단은 좀 더 강력한 치료법(아래의 D, E, F)을 쓸 때 균형을 잡아준다.

B형 식단: 과일과 채소, 그 즙, 밀순즙, 해초, 씨앗·곡물·콩의 새싹, 오메가-3 및 감마리놀렌 지방산 식품과 기름, 적절한 미세조류, 향신료, 독소를 제거하고 면역력을 강화하는 약초. 1일 1회 익힌 곡물을 먹고, 생새싹 샐러드와 더불어 가볍게 익힌 채소와 새싹을 일상 메뉴에 포함시킨다. 과도한 독소로 말미암은 통증이 있을 때는 관장을 실시한다. 즙 섭취량은, 과일과 채소 즙을 1일 최대 6컵까지 마신다. 밀순은 밀순즙 30그램, 또는 밀순이나 보리순 분말 1티스푼을 고봉으로 1일 3회 먹는다. 일상 식단에서 식품군별 비중은 발아한 곡물·콩·씨앗 35%, 채소와 과일 및 그 즙 45%, 익힌 곡물 10%, 그 밖의 권장 식품 10%다.

작용: 이 식단은 질환을 유발하는 독소를 A형 식단보다 빠르게 제거한다. 강한 힘, 강한 맥박을 보이면서 무른 변이나 한의 징후(오한, 찬 것을 싫어함, 창백함, 따뜻한 것에 심하게 끌림)가 없는 사람들에게 적당하다.

C형 식단: 모든 곡물은 발아시킨 것을 쓰고, 일상적인 채소 국 외에 모든 식품을 날것으로 먹는다는 점, 정화 작용이 강한 사하는 약초들과 관장을 빈번하게 활용한다는 점을 제외하면 B형 식단과 동일하다. 즙 섭취량: 과일과 채소 즙을 1일 최대 10컵까지 마신다. 밀순: 밀순 60그램씩, 또는 밀순이나 보리순 즙 분말 2 고봉 티스푼을 1일 3회 먹는다.

작용: 이 식단은 실과 독을 매우 빠르게 감소시키며, 자주 변비가 있으면서 두터운 설태, 큰 목소리, 강한 맥박, 외향적 성격 등 실 징후를 보이거나 더러 열 징후—더위 혐오, 붉은 안색, 심한 갈증, 진홍색 혀, 황태—가 있는 비교적 건장한 체형의 사람들에게 가장 알맞다.

회복 식단의 요소

1. 위 A, B, C 식단은 엄격한 기준을 제공하기 위한 것이 아니다. 개별적 필요에 맞춰 각 식단의 다양한 부분들을 조합할 수도 있다. 암을 비롯한 퇴행성 질환은 대개 실과 허의 복잡한 혼합이며, 따라서 그 환자에게 가장 적합한 해독 수준이 최상의 선택이 될 공산이 크다. 환자가 처음 몇 주간 더 극단적인 해독 과정을 잘 견디는 경향이 매우 흔하므로, 그 뒤에 A형 식단을 시행할 때가 많다. 진행암의 치료 성공 사례에서 차도를 보이기 시작해 회복하기까지 총 기간이 2년에 달하기도 한다. 물론 식단과 그 밖의 치유 요인들이 최적에서 벗어나게 되면 회복에 이보다 훨씬 더 오랜 시간이 걸린다.

   변비가 있을 때는 그것이 실 유형이든 허 유형이든 간에 변비를 치료하기 위한 특정 음식과 약초를 복용해야 한다(657~662쪽 참조).

2. 변비나 그 밖의 퇴행성 질환에 동반될 수 있는 아래 병증들에 대한 치료제를 선택할 때는 뒤에 나오는 회복 식단의 범위에서 벗어나지 않는 음식을 선택하는 것이 가장 좋다.

3. 장기간 병을 앓고 있는 사람들은 음허증(선홍색 뺨과 혀, 불면증, 뜨거운 손발바닥, 간헐적인 발열, 도한)이 생길 때가 많다. 이러한 사례에서는 조, 보

리, 해초, 검정콩, 녹두와 숙주, 증세가 심할 때는 718쪽에서 추천한 동물성 식품 등 음을 보하는 음식에 역점을 두어야 한다(그 밖의 음식 예는 133~134쪽의 '음을 튼튼하게 해주는 식품'을 참조하라).

4. 어혈의 징후(붉은 점이 있는 자주색 혀, 한곳에 고정된 찌르는 듯한 통증, 잦은 출혈[여성 기관이 영향을 받을 때 빈번하게 발생한다], 푸르스름하거나 자줏빛이 도는 입술 또는 그 밖의 피부 부위들)가 있는 사람들은 어혈을 풀기 위한 음식과 약초를 추가해야 한다(672쪽 '어혈: 부인과 질환과 그 밖의 질환'을 참고하라). 아래에도 몇 가지 어혈 치료제가 등장하며, 또 울체 전반을 다양한 각도에서 살펴보고 있으니 관심을 기울이기 바란다.

5. 온갖 병원체를 몰아내기 위한 기생충 제거 프로그램(1084쪽 이하)을 반드시 이행해야 한다. 이 프로그램은 독소와 과잉의 습을 인체 밖으로 씻어내기 위한 회복 식단과 함께 작용한다.

6. 5장에서 면역계의 가장 활기찬 측면들, 특히 정신적·영적 측면에 대한 의식을 고양하기 위해 면역력을 높이는 모든 물질들을 권한 바 있다. 화 행의 원리들을 기억한다면, 퇴행성 질환을 가진 사람들은 신(神), 즉 심장-마음의 혼을 튼튼히 할 필요가 있다는 사실을 알 수 있다. 치유에 성공하기 위해서는 반드시 신체적·정신적 불편이 따른다는 것을 알면 회복의 전 과정을 완수하는 데 필요한 인내심을 가질 수 있다(197쪽의 '명현반응'을 참조하라).

7. 매우 심하게 허한 상태(쇠약, 의기소침, 얕은 호흡, 창백하거나 병색이 도는 누런 안색)에서는 반드시 180쪽에서 시작되는 '심한 허증의 치료 지침'을 따라야 한다.

8. 회복 식단에 동물성 식품이 포함되어 있지 않은 사람들은 반드시 1주에 3일 식사와 함께 약 25마이크로그램씩의 B_{12}를 복용해야 한다. 정량의 정제를 구하기가 쉽지 않을 때는 더 큰 용량의 정제를 구입해 나눠 복용하면 된다. B_{12}는 다량 복용하더라도 독성이 있지는 않지만 지나치면 기관에 부담을 줄 수 있다. 보충제 형태의 비타민 B_{12}는 미생물에서 추출한 것

으로, 정제 형태로 된 몇 안 되는 흔한 홀푸드 보충제 가운데 하나다. 적당한 양의 B_{12}는 암, 노화, 부상, 퇴행성 질환으로 말미암아 발생하는 세포 구조의 변형을 방지한다.

9. 별도 표시가 없는 한 모든 약초는 표준적인 섭취량과 조제법에 따라 사용한다(204쪽 참조).

그 밖의 치료법들

치료법 D: 경구 혹은 정맥주사를 통해 과산화수소(H_2O_2)와 오존을 투여하는 산소화 요법. 산소화 요법은 예를 들면 비타민 A(베타카로틴), C, E가 풍부한 음식, 항암 물질이자 현재까지 알려진 가장 강력한 항산화 물질이면서 퇴행성 질환의 진행으로 생기는 종창과 염증을 줄여주는 포도씨 추출물과 피크노게놀* 같은 플라보노이드, 항산화 물질인 슈퍼옥사이드 디스무타아제(SOD) 등 안전장치 구실을 할 항산화 물질들과 함께 실시하는 것이 좋다(산소화 요법에 대한 더 자세한 정보는 155쪽의 '산소화 요법'을 참조하라).

치료법 E: 화학요법과 방사선요법. 켈프를 비롯한 해초에 함유된 미네랄과 알긴산은 이 치료법의 혹독한 후유 효과 가운데 일부를 막아준다. 밀순 또는 보리순 즙 분말도 방사선요법의 후유 효과를 차단하고 화학요법에 따른 잔류 물질을 해독하는 효과가 있다. 알로에 젤은 방사선요법으로 말미암은 피부 염증의 치유를 돕는다. 회향씨 차 또는 몇 가지 씨앗도 꼭꼭 씹어서 먹으면 이러한 치료법들로 말미암아 메스꺼운 위장을 진정시키는 효과가 있다. 중국의 연구들에 따르면, 황기가 화학요법과 방사선요법 이후의 회복 기간을 단축한다

---

* pycnogenol. 캐나다의 퀘백 해안과 프랑스 남부 해안에서 자라는 소나무 껍질에서 추출한 플라보노이드 복합체다. 강력한 항산화제로 피부 노화를 방지하고, 혈소판 응집을 억제하여 심혈관계 질환 예방에 효과가 있다.—옮긴이

고 한다. 이러한 목적을 위해서는 단독으로 쓸 수도 있지만, 이 장 뒤에 나오는 약제로 복용하면 좀 더 큰 효과를 기대할 수 있다. 비타민 C에 관한 적절한 정보는 702쪽을 참조하기 바란다.

치료법 F: 수술. A형 식단은 수술 후의 회복 기간을 단축하는 데 필요한 영양소들을 충분히 담고 있으며, 항산화 물질과 종양의 재발을 억제하는 데 필요한 그 밖의 영양소들 또한 다량 포함하고 있다(수술 과정에서 악성 세포들이 혈류 속으로 들어가는 경우가 빈번하다[3]). 알로에 젤은 수술 흉터가 아무는 데 걸리는 시간을 단축한다.

별도의 식단 개선 없이도 치료법 D, E, F가 성공을 거둘 때가 더러 있다. 그러나 장기적으로 건강을 담보하기 위해서는 좋은 식습관을 들이는 것이 필수적이다.

전통적인 관점과 오늘날의 관점

다음의 관점들은 동양의학, 현대 영양학, 거슨 식이요법의 핵심적인 특징 사이의 몇 가지 놀라운 일치점과 차이점을 뚜렷이 보여준다.

- 진행암을 비롯한 심각한 퇴행성 질환은 환자에게 총체적으로 영향을 미치며, 모든 기관이 영향을 받는다. 우리가 목격해 온 사례들에서 치료에 성공한 사람들은 흔들림 없이 일관되게 식단, 감정, 의식에 정신을 집중했다. 또 가족과 친구들이 얼마나 잘 뒷받침해 주는지가 결정적인 요소로 작용할 때가 많았는데, 특히 환자가 의사나 친구들이 받아들이기 어려운 비표준적인 치료법을 선택할 때 이 점은 더욱 중요했다. 늘 자신을 응원해 주었던 사람들에 반하는 결정을 내리는 부담이 그렇지 않았다면 유용할 수도 있었던 치료법의 장점을 압도해 버릴 때도 있다. 이러한 문제점은 전체론적 태도를 지닌 의사를 선택하고 아울러 다른 건강

전문가들—예를 들면 경험 많은 약초 전문가, 자연요법 전문가, 정서 조절에 뛰어난 치료사 등—에게서 도움과 조언을 구하면 어느 정도 피할 수 있다.

- 암은 영양, 특히 고기, 지방, 유제품, 과자, 기름진 음식 등 성장을 자극하는 음식을 과도하게 섭취하여 발생할 수 있다. 이러한 음식을 과잉 섭취하는 것은 어찌 보면 우리 삶 전반에서의 지나침을 상징하는 것인지도 모른다. 몸이 건강하게 감당할 수 있는 것보다 더 많은 성장이 이루어질 조건이 되면 비정상적인 성장(암)이 생길 수밖에 없다. 퇴행성 질환에서 실은 대체로 허를 동반하지만, 다양한 형태의 습—비만, 점액, 부종—과 연결될 때가 많다.

  동양의학 고전들은 암을 수분의 정체, 즉 습의 한 형태로 설명한다. 이와 관련 있는 추가적인 암의 원인은 어혈·기울·담적인데, 이것들은 모두 정체의 한 형태라고 보면 된다. 24장 〈목〉에서 살펴보았듯이, 고여 있는 해묵은 분노와 억눌린 감정을 해소하는 것이 중요하다. 스트레스와 극단적인 감정은 내부 장기의 기능에 역작용을 일으킨다.

- 세포로 공급된 산소는 습 상태를 말리게 되는데, 이것은 암을 비롯한 많은 퇴행성 질환의 치료에서 가장 중요한 생물학적 요소일 가능성이 크다. 악성 세포들은 무산소 상태에서 생존하므로, 산소 공급은 암세포를 죽이고 기의 흐름을 유도하게 된다(산소는 인체의 기를 자극한다). 거슨에 따르면, "암환자는 산화효소의 기능이 낮은 수준에 머문다." 적당한 운동을 하고, 공기가 깨끗한 곳에서 살고, 방금 준비한 가볍게 익히거나 익히지 않은 음식을 먹고, 엽록소와 게르마늄이 풍부한 음식을 먹으면 조직 내에 산소가 극대화된다. 밀가루 등 빻은 곡물을 쓸 때는 방금 빻은 것을 쓰는 것이 가장 좋으며, 과식은 절대로 피해야 한다(155쪽의 '산소화 요법'을 참고하라).

- 암과 같은 내부의 습 병증은 지하방과 같은 습한 공간에서 살면 더 악화된다. 주거 공간은 건조해야 하며, 건조한 기후 지대에 사는 것도 도

움이 된다.

- 더러 채식 식단이 암을 비롯한 심각한 퇴행성 질환의 원인이 되기도 한다. 특히 달걀과 유제품을 섭취하는 오보락토베지테리언 식단에서 질 나쁜 재료, 정제 설탕, 백밀가루, 산패한 기름, 화학첨가물 등 변성된 채식 음식을 이용할 때 그럴 소지가 크다.

- 퇴행성 질환은 기름지고 변성된 음식을 과잉 섭취한다고만 생기는 것이 아니며, 종종 이러한 음식들이 포함된 끔찍한 음식 조합에 의해서도 초래된다. 많은 가정에서 모든 끼니에 다섯 가지 이상의 식품군—예를 들면 고기, 우유·치즈, 설탕, 빵·페이스트리, 커피 또는 알코올—이 포함된다. 아무리 소화계가 튼튼한 사람이라도 이처럼 복잡한 조합을 지속한다면 언젠가는 심각한 질환을 앓게 된다. 그에 따른 장 발효가 바이러스, 효모균, 균류, 더 나아가 발암물질을 키우기 때문이다(건강한 소화는 효소에 의한 것이지 발효에 의한 것이 아니다). 퇴행성 질환에서는 일주일에 여러 차례 과일이나 채소, 또는 새싹만 먹는 단품 끼니로 휴식을 부여하는 것이 중요하다. 그 외의 끼니에서는 19장에 제시된 엄격한 'B안'의 음식 조합(465쪽)을 따라야 한다. 허한 사람들 역시 'C안(일품식)'(473쪽) 식단을 먹을 수 있는데, 이것은 고기나 생선을 먹을 때 매우 알맞다.

- 거슨은 진행암 사례에서 대부분의 비타민 및 미네랄 보충제가 불필요하거나 심지어 유해하다는 사실을 발견했다. 그러나 여기에 예외가 있으니 바로 나이아신과 비타민 B_{12}, 그리고 한 가지 특수한 칼륨 화합물 조합이다. 그는 음식을 통해 섭취한 영양소는 치유에 반드시 필요하지만, 알약 형태의 고농축 영양소는 심각한 상태의 환자에게 불필요한 자극을 줄 수 있음을 알아냈다. 더 특정해서 말하자면 비타민 A, E, D 및 몇몇 칼슘 보충제가 부작용을 일으킨다. 바로 이 영양소들을 함유한 특정 음식들이 면역력을 강화하고 암을 예방하는 것이 연구에서 드러났다. 그런데 비타민 알약을 이용한 유사한 연구들은 거슨의 발견을 뒷받침한다. 분리 추출된 비타민은 암에 효과가 없을 때가 많으며, 심지어 오히

려 암을 부추긴다는 것이다.[4]

거슨은 비타민 C가 위 원리의 또 한 가지 예외임을 발견했으며, 치료 첫 며칠 동안 통증을 완화할 필요가 있을 때 1일 4회 소량씩(100밀리그램) 복용할 것을 권고했다. 비타민 C는 엄밀한 의미에서 비타민이 아닌데, 가끔 콜레스테롤을 낮추고 간의 단백질 및 지방 대사를 돕는 간 대사 물질로 여겨진다. 비타민 C 보충제는 암 치료에 효과가 있음이 입증되었으며,[5] 산소화와 유사한 효과가 있어서 시스템 내의 과산화수소 양을 늘리고 혈액을 정화한다. 일부 암 치료법에서는 다량의 합성 비타민 C를 사용하는데, 통상 하루 동안 5그램 남짓을 복용하게 한다.

일반적인 형태의 합성 비타민 C는 좀 더 새로운 형태인 '에스테르화' 비타민에 비해 효과가 1/5밖에 되지 않는다는 사실이 밝혀졌다. 하지만 뭐니 뭐니 해도 비타민 C의 이상적인 형태는 홀푸드에서 발견된다. 이 형태는 앞서 14장 〈비타민과 보충제〉에서 평가했던 대로 일반적인 합성 비타민 C보다 최소한 10배 이상 더 강력하다. 따라서 합성 비타민 C 5그램은 효과 면에서 홀푸드에서 섭취한 비타민 C 500밀리그램(0.5그램)보다도 못하다. 그런데 이 양의 3~4배 정도를 우리는 새싹, 신선한 과일, 채소, 이것들의 즙이 풍성하게 포함된 식단에서 매일 쉽게 얻을 수 있다.[6] 비타민 C를 얻자고 모든 음식을 날것으로 먹을 필요는 없다. 대부분의 비타민은 찌거나 삶는 과정에서 10분 이상 버틴다.

어떤 환자가 비타민과 미네랄 보충제로 위의 세 가지 항암 식단을 보강할 필요가 있는지 여부를 결정하려면 경험 많은 영양 전문가의 조언이 필요하다. (진행암에서 일부 보충제와 관련된 거슨의 경험을 명심할 필요가 있다). 하지만 암을 비롯한 퇴행성 질환이 있는 사람들 가운데서 다음과 같은 사람들에게 비타민 C 보충제가 가장 절실히 필요하다는 사실은 말할 수 있다. 여전히 변성된 식품과 상당한 양의 고기, 달걀, 치즈, 가금류를 먹는 사람. 동물성 식품 섭취는 줄었지만 아직도 신선한 채소, 즙, 새싹, 그 밖의 비타민 C 원천을 충분히 먹지 않는 실 혹은 열 징후가 있는 건장한 체형의 사람. 화학요법과 방사선요법을 받고 있는 사람. 다량의 비타민 C는 간이 이러한 치료에서 생기는 엄청난 양의 독성 부산물들을 중화하는 데 도움을 준다.

베타카로틴과 그 밖의 카로티노이드들이 암의 진행을 지연시키는 데 핵심적인 역할을 한다는 사실이 밝혀졌다.[7] 치료 목적에 필요한 섭취량은 다양한 녹황색 채소들로부터 얻을 수 있다(16장 〈녹색 식품〉을 참고하라).

어떤 퇴행성 질환이든 그것을 치유하려면 모든 영양 인자들을 균형 있게 섭취해야 한다. 다만 그 질환에 기여한 특정 영양소들의 섭취는 제한되어야 한다. 따라서 동물성 단백질, 지방, 정제 식품의 비중은 낮고 비타민, 미네랄, 섬유질, 효소가 풍부한 식단이 대체로 성공 확률이 가장 높다.

- 단맛을 지닌 것으로 분류되는 음식(23장 〈화〉를 참고하라)의 과도한 섭취는 축축한 성질이 있어서 습과 점액을 촉진하므로 암에 기여할 수 있다. 노벨 의학상을 받은 오토 바르부르크*는 "암의 제1 원인은 정상 세포들에서 산소호흡이 당 발효로 대체된 것"이라고 했다. 티베트 의술은 암에서 달고 흰 음식, 특히 백설탕을 경계한다.[8]
- 거슨에 따르면 소금을 비롯해 과도한 나트륨 전체가 암의 주된 원인이다. 그의 이론은 모든 만성질환이 세포의 칼륨 소실과 그에 따른 나트륨 및 수분의 침투(부종)로 말미암은 전위(electrical potential) 상실,** 부적

---

* Otto Warburg(1883~1970). 독일의 프라이부르크에서 유명 물리학자인 E. G. 바르부르크의 아들로 태어났다. 1906년에 화학으로, 1911년에는 의학으로 박사 학위를 받았다. 훗날 막스플랑크생물학연구소가 되는 카이저빌헬름생물학연구소에서 연구 생활을 했으며, 1930년에 이 연구소의 소장이 되었다. 그의 지도 아래 이 연구소는 생화학 연구에서 세계 최고의 중심지가 되었다. 세포의 호흡에 관해 많은 연구 업적을 남겼으며, 암세포의 해당 작용계 연구와 광합성의 구조, 즉 광양자 수량의 결정에 관한 연구로 유명하다. 1931년에 세포호흡에 관한 연구로 노벨 의학상을 받았으며, 그의 제자 가운데서도 무려 3명이 노벨 의학상을 받았다.—옮긴이

** 세포대사는 세포 내액과 세포 외액 사이의 전위차에 의해 이루어지는데, 이 전위차를 만드는 데 핵심적인 요소가 세포 내액에서는 칼륨, 세포 외액에서는 나트륨이다. 세포 내액

절한 효소 생성, 세포 산화 감소가 야기됨으로써 시작된다고 주장한다. 동양의학의 관점에서 볼 때 소금은 축축하게 만드는 성질이 있어서 결국 수분(습)이 적체되게 만드는데, 앞에서 살펴보았듯이 이것이 암에 기여한다. 저염 또는 무염 식단은 세포에서 물을 끌어내므로 암 예방—특히 습한 사람의—에 도움이 된다.

- 수분 배출을 가속하기 위해 칼륨 식품을 추가할 수 있다. 이것들은 소금을, 따라서 수분을 인체 세포 밖으로 밀어낸다. 이것은 거슨이 가장 풍부한 칼륨 원천인 과일과 채소를 권고한 또 다른 이유다. 그는 인체 내부의 건조화를 더욱 진전시키기 위해 요오드와 동물 갑상선 추출물을 처방했는데, 이것들은 세포대사를 증가시켜 세포들이 더 많은 칼륨과 산화효소를 집적할 수 있게 한다.

- 거슨에 따르면 금방 눌러 짠 송아지 간 즙은 최고의 산화효소 원천이며, 풍부한 오메가-3 기름의 원천이기도 하다. 하지만 깨끗한 동물의 간을 구하기가 쉽지 않은 까닭에 그의 시대 이후에는 식물성 산화효소 원천을 주로 이용해 왔는데 새싹, 곡물순 식품, 무염 생사워크라우트 등이 그것들이다.

- 거슨은 간이 치유의 핵심 장기라고 여겼다. 간이 지닌 한 가지 뚜렷한 특질은 거의 완벽한 재생 능력이다. 거슨은 1.5~2년 동안 간 재생을 지켜보았는데, 간세포가 4~5주마다 재생된다는 사실을 감안하면, 이것은 간세포들이 열다섯 차례 새로 생성되는 기간에 해당한다.

- 대부분의 현대인에게 간은 심하게 균형을 잃은 장기다. 거슨이 동물 간 추출물과 함께 요오드를 이용한 것은 전반적인 간 울체에 대한 동서양의 치료법들과 맞아떨어진다. 그런데 동양의학에서는 암 치료에 요오드

에 칼륨이 부족해지면 나트륨이 세포 내로 들어와 내액과 외액의 전위차가 없어지고, 따라서 세포대사가 정상적으로 이루어질 수 없게 된다. 거슨은 암의 근본 원인을 이와 같은 세포대사 부진에서 찾았다.—옮긴이

보충제 대신 켈프를 비롯한 해초(풍부한 천연 요오드 원천)를 쓴다(해초의 이용에 대해서는 이 단원 뒷부분에 다시 나온다).

- 동물성 포화지방, 수소 첨가 지방(마가린 등), 과도한 단백질은 간 대사에 부담을 주며, 퇴행성 질환이 있는 사람들은 이것들을 완전히 분해하지 못하는 경우가 많다. 이처럼 부분 소화된 물질이 혈류 속으로 들어가 암과 같은 비정상 조직을 만들어낸다. 이런 비정상 조직은 주로 이미 약해져 있거나 상처를 입은 부위에서 자주 생긴다. 동물성 지방에는 아라키돈산이 함유되어 있는데, 이것은 인체 내에서 PGE_2로 전환된다. 이 물질은 세포분열을 자극하며, 따라서 과잉되면 암 증식을 부추긴다. 암이란 기본적으로 통제되지 않은 세포 증식이기 때문이다. PGE_2는 오메가−3 및 감마리놀렌 지방산이 풍부한 기름으로 억제할 수 있다.

- 기름이 풍부한 식품: 10장 〈기름과 지방〉에서 설명했듯이, 암을 비롯한 모든 퇴행성 질환의 예방과 치료에 결정적인 요소는 마가린, 쇼트닝, 홍화·해바라기씨·옥수수·목화씨·대두 등에서 뽑은 다가불포화 상태의 식용유와 샐러드용 기름 등 대량의 활성산소(프리 라디칼)를 생성하는 지방을 피하는 것이다. 가장 질 좋은 기름은 홀푸드에 함유된 기름이다. 그러나 암에 걸렸다면 엑스트라 버진 올리브유 또는 미정제 참기름과 같은 올레산이 풍부한 기름을 1일 1티스푼씩 먹는 것은 하나의 선택지로 용인된다. 다만 115℃ 이상으로 가열해서는 안 된다. 766쪽의 '물−기름 볶음'을 참고하라. 《국립암연구소 저널(Journal of National Cancer Institute)》에서 인용한 연구들에 따르면, 올레산은 감마리놀렌과 오메가−3 지방산 원천들(아래에서 추천된)만큼은 아니지만 종양 억제 효과가 있는 것으로 보인다.[9]

  견과와 기름 함량이 높은 씨앗들은 기름 및 단백질 비중이 높아 절제해서 써야 한다. 아유르베다와 나란히 거슨 역시 암 환자들은 대체로 기름이나 지방이 많은 음식은 먹지 않는 편이 더 낫다고 한다. 굳이 견과를 먹고 싶다면 오로지 아몬드만이 암에 약간의 효과가 있는 것으로 여겨지고 있으며, 이마저도 너무 많이 먹지는 말아야 한다. 일반적으로 안전한 선은 1일 아몬드 6알이다. 땅콩에는 보통 발암성 화합물인 아플라톡신이 들어 있는 데다 전체적인 대사를 지연시키기 때문에 절대로 피해야 한다. 동양의학에서는 울이나 습이 있을 때는 항상 땅콩을 금한다.

하지만 기름이 많은 씨앗과 관련해 몇 가지 중요한 예외가 있다. 그 가운데서 가장 중요한 것은 면역력을 강화하는 오메가-3 지방산 비중이 높은 아마씨다. 아마씨는 가장 훌륭한 식물성 리그닌의 원천이기도 한데, 이 화합물들은 항종양·항에스트로겐·항산화 효능이 있다.[10] 따라서 아마씨는 모든 암에 치료 효과가 있는 것으로 보인다. 특히 대장암과 유방암에 효과가 큰데, 그것은 에스트로겐 수용체를 가진 이 암들의 암세포가 리그닌 속의 항에스트로겐 화합물에 의해 억제되기 때문이다.[11]

아마씨는 약초나 홀푸드 가게에서 구할 수 있으며, 유기농 제품은 특별히 요청해야 한다. 섭취량: 물에 불리거나 으깬 씨앗을 1일 3~4스푼 꼭꼭 씹어 먹거나, 최근에 냉압착한 미정제 기름을 1일 2회 1스푼씩 복용한다. 아마씨유를 조리용 기름으로 사용하는 것은 의미가 없고, 그대로 음식에 뿌려 먹는 것이 좋다. 아마씨는 변비, 특히 건조한 허 유형의 변비에 효과가 있으며, 그에 따른 통증을 완화한다. 거슨은 말년에 아마씨유를 추가하면 환자의 종양을 해체하는 시간이 크게 단축된다는 것을 알아냈다. 생선의 체조직에서 뽑은 오메가-3 기름—간 기름보다 덜 오염되어 있을 때가 많다—에 항종양 효능이 있다는 것이 여러 연구에서 드러났다. 그러나 임상에서 가장 많은 성공 사례를 가지고 있고, 따라서 가장 확실한 오메가-3 지방산 치료제는 아마씨유다.

오메가-3 지방산이 풍부한 기름과 몇 가지 점에서 유사한 감마리놀렌산 기름 역시 (10장 〈기름과 지방〉에서 인용했던 증거들에 따르면) 면역력을 강화하고 항암 효과가 있는 것으로 보인다. 감마리놀렌산 원천들과 섭취량은 10장의 310쪽에 실려 있다. 감마리놀렌산과 오메가-3 기름은 몇 가지 효과를 공유하지만, 인체 내에서의 작용은 다르다. 암 치료를 위해서는 두 가지 기름을 모두 식단에 포함시키는 것이 가장 현명하며, 다른 퇴행성 질환 치료에서도 지시가 있을 때는 그렇게 하는 것이 좋다. 일단 어느 정도 회복되면 간이 스스로 흔한 리놀레산으로부터 충분한 양의 감마리놀렌산을 생성할 수 있을 만큼 치유가 이루어진 상태이므로 굳이 별도로 감마리놀렌산을 복용할 필요는 없다. 하지만 아마씨와 신선한 아마씨유는 면역력 보호를 위해 위에 제시된 양의 절반 정도를 계속 복용하는 것이 좋다. 아마씨에 많은 오메가-3 지방산인 알파리놀렌 지방산은 현재 우리가 먹고 있는 대부분의 음식에 부족한 필수지방산으로, 인체 내에서 다른 지방산으로부터 합성되지 않는다.

- 시판 육류에 들어 있는 합성 호르몬은 미량이라고 해도 나쁜 영향을 미친다. 거슨도 암 치료에 강력하게 권장되던 성호르몬 요법을 시도한 적이 있다. 그러나 처음에는 눈에 띄는 진전이 있는 듯했지만, 결국에는 오히려 호르몬이 암 전이를 초래하는 것으로 드러났다. 그 뒤 그는 로열젤리가 부작용 없이 호르몬 균형과 보강에 효과를 발휘한다는 사실을 알아냈다. 최근의 연구는 과도한 성호르몬, 특히 에스트로겐이 일부 암에 책임이 있을 가능성을 보여준다. 국립암연구소의 루이스 브린턴(Louise Brinton) 박사는 "유방암은 직접적인 원인은 아닐지라도 분명히 여성호르몬 에스트로겐과 관련이 있다"라고 했다. 에스트로겐은 대부분의 피임약에 들어 있으며, 또 지난 50년 동안 폐경기 여성의 호르몬 대체 요법에서 중추적인 역할을 해왔다. 켈프는 피임약을 비롯해 에스트로겐 화합물을 복용하는 여성들에게 암 예방을 위해 제공되는 경우가 더러 있다.

- 거슨의 과일 및 채소 즙 요법은 해독 작용이 매우 강력하므로, 관장을 하지 않으면 생명을 앗아갈 수도 있다. 치유 과정에서 너무 많은 독소가 혈액 속으로 흘러들어가 간을 막고 중독시키며, 신체 부위 곳곳에 통증을 유발한다(건강한 간은 몸 전체의 원활한 기 흐름을 뒷받침하며, 기 흐름이 막히면 경련과 발작이 일어난다). 거슨은 간을 자극하기 위해(그렇게 해서 기

흐름을 뚫기 위해) 밤낮을 가리지 않고 하루 종일 6시간마다, 통증이 심할 때는 2시간마다 커피 관장을 실시했다. 그때부터 커피 관장은 표준적인 암 치료법으로 자리 잡았는데, 이것은 담관을 열어 독소가 간에서 흘러나오도록 해주고 더 나아가 혈액에서 나온 독소가 대장 벽을 통해 빠져나가는 것을 촉진한다. 커피 관장 지침: 보통의 커피 가루 3스푼을 깨끗한 물 1리터에 넣고 20분 동안 뭉근히 끓인다. 그런 뒤 찌꺼기를 걸러내고 상온으로 식힌다. 오른쪽이 바닥에 닿게 누워 무릎이 복부에 닿는 자세(새우잠을 자듯이)로 관장제를 투여하되, 최소 15분간 커피액이 몸속에 머물도록 참았다가 화장실에 간다.

- 서구에서 활동하는 동양의학 치료사들은 대개 익힌 곡물과 채소를 위주로 하고 생식, 과일과 그 즙은 적은 비교적 순한 식단을 처방하고 약초와(또는) 침술로 이를 보완한다. 이 때문에 독소가 완만하게 배출되며, 관장은 거의 또는 아예 하지 않는다. 이 치료법은 A형 식단과 유사하므로 심신이 크게 약해진 사람들에게 매우 유용하다.

- 스웨텐식 마사지는 암 환자에게는 시술하지 말아야 하는데, 도리어 암을 퍼뜨릴 수 있기 때문이다. 그러나 지압이나 침술은 종종 효과가 있다. 거슨은 매일 와인식초로 피부 표면을 문지르고, 알코올로 닦을 것을 권했다(둘 다 물 1컵에 2스푼을 타서 쓴다). 이것은 피부의 독소 배출을 돕는다.

권장 식품군

가급적 모든 채소, 과일, 곡물, 기타 식품을 기름진 토양에서 유기농으로 기른 것으로 선택하라. 또 깨끗한 물만 마시고 요리에 써야 한다(8장 〈물〉을 참조하라). 물은 갈증이 날 때 마시면 된다. 그러나 즙, 차, 국물로 갈증을 푸는 것은 그 이상의 치료 작용이 있다.

새싹: 새싹의 영약학적 프로필보다 훨씬 더 중요한 것은 그 영양소들의 생물학적 이용 가능성이다. 발아 과정에서 지방과 단백질이 쉽게 소화되는 형태로 바뀌는데, 이것이 퇴행성 질환에 특징적인 불완전한 소화력을 상쇄해 준다. 새싹은 울체된 간에서 기 흐름을 출발시키며, 또한 인체 내에서 암세포만을 선택적으로 파괴하는 화학물질(벤즈알데히드)로 분해되는 니트릴로사이드(비타민 B17)라는 물질을 다량 함유하고 있다.12

이용할 수 있는 새싹의 예로는 숙주(녹두 새싹), 알팔파, 팥, 기타 콩 등의 새싹, 그리고 모든 곡물순, 양배추, 토끼풀이 있으며, 메밀순과 해바라기 잎도 새싹과 더불어 시장에서 점점 자주 눈에 띄는데 역시 도움이 된다(직접 새싹을 기르는 방법에 대해서는 5부 '식물성 식품의 조리법과 효능'의 40장 〈새싹〉을 참고하라). 병아리콩과 그 밖의 대형 새싹들은 익혀 먹는 것이 가장 좋으며, 한 또는 심한 허의 징후가 있는 사람은 모든 새싹을 최소한 가볍게라도 익혀서 먹어야 한다.

콩: 대두를 제외하면 모두 쓸 수 있지만, 콩은 단백질 비중이 높고 소화가 쉽지 않으므로 반드시 소량씩 먹어야 한다. 가장 소화가 잘되는 콩은 녹두와 팥인데, 이것들은 규칙적으로 먹어도 된다. 대두는 단백질 비중이 극도로 높고 성장 촉진 작용이 있으므로 콩나물을 제외하고는 암에 권하지 않는다.

해조류는 동서양의 여러 문화권에서 암 치료에 귀중한 약재로 쓰여 왔으며, 많은 학자들이 그러한 전통의 타당성을 입증하고 있다.13 동양에서는 켈프(다시마)를 비롯한 해초를 체내의 단단한 덩어리를 풀거나 줄이는 데 이용해 왔다. 해초에는 퇴행성 질환을 앓는 사람들에게 부족하기 쉬운 미량미네랄을 비롯한 온갖 미네랄들이 들어 있다. 미네랄이 없으면 인체 내의 비타민과 효소가 아무런 기능도 할 수 없다.

또 해초에는 앞서 살펴보았던, 거슨이 갑상선 활동과 세포의 산화를 촉진하기 위해 사용했던 치료제 가운데 하나인 요오드가 다량 함유되어 있다. 그러나 해초에는 나트륨이 많기 때문에 자주 먹되 조금씩 먹어야 한다. 켈프는 정제나 캡슐 형태로는 1일 3그램, 과립으로 복용할 때는 1일 고봉 1티스푼씩 먹으면 된다. 그 밖의 해초에 대해서는 5부 '식물성 식품의 조리법과 효능'에 실려 있다. 비장-췌장의 기가 약하거나 소화 불이 부족할 때(무른 변이나 물똥이 징후다)는 해초를 금한다.

암 치료에서 소금은 해초를 비롯한 음식들을 통해서만 섭취하는 것이 가장 안전하다. 음식에 별도로 소금을 첨가해서는 안 된다. 미소와 간장 같은 매우 짠 식품도 피해야 한다. 이것은 별도의 언급이 없는 한 회복 식단이 필요한 다른 중증 질환에서도 마찬가지다.

밀순과 보리순 농축물은 퇴행성 질환에서 이례적인 해독 작용을 한다. 암 환자가 이 중 하나를 복용하면 명현반응(호전반응)이 줄고, 해독 과정이 더 완만하게 진행된다. 엽록소는 조직에 산소를 공급하는 것을 돕고, 건강한 장 생태계 구축을 돕는다. 또 엽록소에는 퇴행성 질환을 유발하는 활성산소의 가장 뛰어난 방패 가운데 하나인 SOD(슈퍼옥사이드 디스무타아제)라는 항산화효소가 풍부하게 들어 있다. 곡물순은 식히는 성질이 있고 사하는 작용을 하므로 무른 변이 나오거나 한 또는 전반적인 허의 징후가 있는 사람들은 절제해서 사용해야 한다. 곡물순은 칸디다균 과잉 증식의 치료와 불그레한 안색, 빠른 맥박, 붉은색 혀, 더위 혐오, 발열, 관절염과 같은 염증성 퇴행 등 열 징후가 있는 사람들에게 매우 좋다.

밀순 또는 보리순 즙 분말은 물이나 채소즙에 타서 신선한 즙 대신 마실 수 있다(칸디다균 과잉 증식 증상이 있는 사람들은 분말을 써야 한다).

섭취량과 투여: 1일 즙 30그램(또는 즙 분말 고봉 1티스푼)으로 시작해서 점차 즙 30~60그램(또는 즙 분말 고봉 1~2티스푼)까지 늘려 간다. 1일 3회 식사 1시간 전 또는 식사 3시간 후에 복용한다. 천천히 조금씩 입에 넣고 침과 섞어 삼킨다. 밀순 기르는 법은 16장 〈녹색 식품〉에 실려 있다.

일부 **미세조류**들은 암과 면역계 치료에 매우 유익한 영양학적 프로필을 가지고 있다. 스피룰리나, 클로렐라, 아파니조메논은 이례적인 양의 베타카로틴(프로비타민 A)과 엽록소로 세포를 보호한다. 두날리엘라는 현재까지 알려진 최고의 천연 베타카로틴 원천이다. 심하게 허한 사람들에게 특히 유익한 클로렐라는 '엽록소 성장인자(CGF)'를 이용한 모든 퇴행성 질환 치료에서 면역계를 자극한다. 스피룰리나는 항암 효능이 있는 피코시아닌이라는 색소가 풍부하다. 스피룰리나는 또 최고의 식물성 감마리놀렌산 원천이기도 하다. 감마리놀렌산은 면역력을 강화하고 과도한 세포분열을 억제하는 지방산이다. 아파니조메논은 쓴맛이 약한데 반해 두날리엘라는 쓴맛이 매우 강하다. 이러한 쓴맛 덕분에 이들은 바이러스, 박테리아, 균류의 증식을 부추기는 조직 내 습기를 말리는 데 뛰어나다. 이 두 가지 미세조류는 클로렐라나 스피룰리나와 함께 써도 잘 듣는다(자신에게 맞는 미세조류를 선택하는 데 도움이 필요하면 423쪽의 '미세조류 섭취량'과 429쪽의 '일반적인 지침'을 참조하라).

채소는 보편적으로 암 치료에 유익하다. 채소는 지방과 단백질은 적은 반면에 미네랄, 비타민, 피토뉴트리언트(생리활성영양소)는 풍부하다. 아마도 암 치료에 가장 자주 쓰이는 채소는 당근일 것이다. 질 좋은 당근은 항산화물질인 베타카로틴이 매우 풍부하며, 기생충과 장내의 유해 박테리아를 죽이는 중요한 기름이 함유되어 있다. 또 동양의학에 따르면, (종양과 같은) 적(積)을 줄이는 효능이 있다. 말기암 환자였던 유타주 솔트레이크시티의 메리 C. 호겔(Mary C. Hogel)은 당근즙만으로 암을 고친 최초의 사람들 가운데 한 명이다.[14] 이것은 주스기가 발명되기 전의 일로, 최소 1일 1리터나 되는 주스를 전부 강판에 당근을 간 뒤 천에 넣고 짜서 만들었다.

당근은 베이스용 즙으로도 훌륭하다. 흔히 다른 채소—파슬리, 셀러리, 비트, 양배추, 파프리카, 콜라드, 비트청과 순무청, 로메인상추, 새싹, 래디시, 마늘 등등—를 그보다 적은 양으로 함께 넣어 즙을 만들곤 한다. 산화효소를 극대화하기 위해서는 즙을 짠 뒤 3시간 이내에 신선할 때 마셔야 한다. 2~3시간 이상 보관해야 할 때는 밀폐용기에 넣어 냉장 보관해야 한다. 또 마시기 전에 미리 꺼내 상온으로 덥혀서 마시는 것이 좋다.

원심분리기나 액화기 형태의 주스기로 짠 즙에는 산화효소가 치료 효과가 있을 만큼 충분히 들어 있지 않을 수도 있다. 흔히 볼 수 있는 고속 전기주스기에 달려 있는 빠르게 회전하는 금속 날이 즙 속으로 공기를 끌어들일 뿐 아니라, 즙의 효능을 떨어뜨리는 정전기를 발생시키기도 한다. 거슨의 환자들도 강판이나 독립형 압착기 대신 전기 주스기를 이용하자 효과가 떨어졌다. 비금속제 날을 이용해 음식물을 가는 전기 주스기는 쓸 만하다. 그러나 무엇보다 가장 좋은 방법은 손이나 압착기로 짜는 것이다.

버섯: 암과 유사한 성질─기생하고, 균류와 비슷하고, 빠르게 성장한다는 점─을 가진 탓에 초기 연구자들은 버섯에 회의적이었다. 지금은 이러한 성질을 오히려 버섯의 암 치료 효과의 징표로 여기는 듯하다. 대개 버섯에는 산소 배달부인 게르마늄이라는 원소가 풍부하게 함유되어 있다. 영지버섯, 표고버섯, 잎새버섯*은 암을 비롯한 중증 면역계 질환의 치료에 가장 자주 쓰이는 버섯이다. 학자들은 버섯의 전통적인 쓰임새를 면밀히 조사한 끝에 버섯의 다당류가 항종양 효능을 보인다는 사실을 밝혀냈다.[15] 버섯은 보편적으로 육식으로 인체에 쌓인 독성 잔류물을 중화한다.

중국계 약초학자인 마오싱니(MaoShing Ni)는 노상 보는 양송이버섯에도 항종양 효능이 있다고 한다. 우리에게 친숙한 운지버섯은 썩어가는 나무에 붙어 자라는데, 최근에 암 치료 효능이 있다는 사실이 입증되었다. 이 버섯들은 말려서 가루 내어 보관했다가 1일 2회 30그램씩 복용해도 된다. 약용으로 쓸 때는 그냥 먹어도 되고, 약초처럼 차로 마셔도 된다.

비트는 뿌리와 청 모두 간과 혈액을 정화하는 효능이 있으며, 암에도 종종 처방된다. 그뿐 아니라 비트 뿌리는 심장을 튼튼하게 하고 정신을 진정시키는 능력이 있는 것으로 평가받고 있다. 비트 즙은 농도가 매우 진해서 당근즙에 1:3 비율로 타서 마시기도 한다. 사과식초나 와인식초에 재운 비트 절임도 효과가 뛰어나다. 비트는 장에서 윤활제 구실을 하므로 흔히 암에 동반되는 변

---

* 학명은 *Grifola frondosa*. 서구에서는 일본식 이름인 '마이타케'로 알려져 있는데, '춤추는 버섯'이라는 뜻이다. 봉건시대 일본에서는 같은 무게의 은으로 거래될 만큼 귀한 대접을 받았다. 나무 밑동, 특히 참나무 밑동에서 은행잎처럼 생긴 버섯균사체가 다복하게 송이를 이루어 자라며, 여름에서 초가을에 난다. 다양한 요리에 쓰이며 항암 등의 약재로도 점점 쓰임새가 넓어지고 있다.─옮긴이

비에도 권장된다.

양파와 마늘에는 강력한 항암 작용을 하는 퀘르세틴이라는 바이오플라보노이드가 풍부하게 들어 있다.[16] 하루에 양파 한 개를 먹으면 악성세포의 증식을 억제하며, 익혀도 퀘르세틴의 효능이 파괴되지 않는다. 마늘 역시 알리신과 같은 항바이러스, 항생, 항균·항효모 화합물을 다량 함유하고 있다.[17] 따라서 마늘은 칸디다균 과잉 증식이 동반되는 암 치료에 매우 유용하다. 마늘의 화합물들은 백혈병에도 효과가 있다는 사실이 밝혀졌다.[18]

그러나 마늘은 매운맛이 워낙 강해 과용하면 위와 간에 손상을 입힐 수 있다. 마늘의 효능을 극대화하려면 생으로 먹어야 한다. 식사를 하면서 먹으면 대부분의 사람들이 마늘의 얼얼한 매운맛을 잘 견뎌낸다. 1일 2회 마늘 1.5쪽 정도면 효과도 있고, 장기 복용해도 안전한 수준이다. 마늘을 먹고 나서 회향씨 몇 알을 씹거나 밀순이나 파슬리와 같은 엽록소 식품을 먹으면 냄새를 줄일 수 있다. 생마늘을 도저히 견디지 못하는 사람은 가볍게 익힌 마늘을 국이나 차에 넣어 마셔도 어느 정도 효과를 볼 수 있다. 묵은 마늘이나 발효 마늘, 질 좋은 마늘 분말, 마늘 추출물, 마늘 캡슐 등은 신선한 마늘만큼 효과를 발휘하지 못할 때가 많다.[19] 마늘은 손꼽히는 게르마늄 원천이다. 마늘을 과용했을 때의 부작용을 꼭 명심해야 한다(374쪽).

무는 서양 무든 동양 무든 모두 종양과 암을 키우는 동물성 식품의 끈적끈적한 독성 잔류 물질을 씻어 준다.

아스파라거스도 암 치료에 이용되어 왔다. 아스파라거스는 해독 작용을 하며, 세포의 부종과 습을 제거하는 이뇨 작용을 하고, 혈액순환을 개선한다. 무에는 항산화 물질인 비타민 E가 다량 함유되어 있다. 1일 60그램이 효과적인 섭취량이다.

가짓과 채소는 각각 서로 다른 지점에서 효과를 발휘한다. 거슨은 칼륨 비중이 높다는 이유로 감자를 중요하게 여겼다. 일반적으로 감자는 육류 섭취의 균형을 잡고, 육식에서 비롯된 독소를 끌어내는 것으로 여겨진다. 감자 껍질에는 장 생태계 재건에 유익한 아시도필루스 종균이 들어 있는 것으로 유명하다.

토마토는 식히는 성질이 매우 강하고, 비타민 C가 풍부하다. 토마토의 신맛은 간실에 의해 야기된 과열된 병증을 지닌 사람들(겉으로 드러나는 징후는 붉은 안색, 혀, 눈)에게 이롭다. 토마토는 해독 작용이 있으며, 위산 분비 부족으로 인한 식적(食積)*을 풀어준다.

가지는 자궁 종양과 같은 자궁의 어혈 병증을 치료한다.

벨페퍼(파프리카와 피망)는 식욕을 돋우고, 소화력이 매우 부족한 암 환자들의 식적을 풀어준다. 또 종창을 줄이고, 혈액순환을 촉진하며, 비타민 C가 풍부하다.

위 마지막 세 가지 가짓과 채소 즉 토마토, 가지, 벨페퍼는 무른 변을 누는 사람(비장-췌장의 기가 허하거나 소화 불이 부족한 사람)에게 쓰기에는 식히는 성질이 너무 강해, 그들이 먹으면 허약해질 수 있다.

국립암연구소는 암 예방을 위해 일반적으로 배추속 채소—양배추, 순무, 케일, 콜리플라워, 브로콜리, 방울다다기양배추—를 권장해 왔다. 이 채소들에는 항암·항산화 효능이 있는 일단의 화합물인 디티올티온(dithiolthione), 유방암과 대장암을 막아주는 물질인 인돌, 항생·항바이러스 성질이 있는 황 등이 들어 있다. 배추속 채소는 간과 기타 조직을 부드럽게 자극해 울체를 풀어준다. 양배추와 그 즙은 정신적 우울감을 없애기 때문에 특히 유용하다. 치료 목적으로 사용되는 양배추의 또 다른 형태는 무염 생사워크라우트(5부 '식물성 식품의 조리법과 효능'의 47장 〈절임〉을 참고하라)이다. 이것은 건강한 장 생태계(아시도필루스) 구축과 영양 흡수를 촉진한다. 이와 같은 유익한 발효는 위-장의 회복을 빠르게 해줄 뿐 아니라 양배추의 다른 효능이 더 잘 발휘되도록 한다.

오이는 습을 부추기는 경향이 있으므로 암 환자, 특히 심하게 쇠약해진 암 환자에게는 쓰지 말아야 한다.

그 밖의 모든 채소는 개별 환자에게 잘 맞는지만 감안하면 암 치료에 쓸

---

* 과식을 하거나 음식을 급하게 먹고 난 후 속이 갑갑하고 배가 아파지는 증상. 음식물이 완전히 소화되지 못하고 위장의 연동운동 저하로 정체됨으로써 생긴다.—옮긴이

수 있다. 예컨대 마, 고구마같이 단맛이 매우 강한 채소는 칸디다균 증상이 심할 때는 피해야 한다.

샐러드 드레싱으로 약간(많아야 1스푼 정도)의 와인식초를 쓰는 것은 무방하다. 식초는 기 흐름을 빠르게 자극하므로, 울증 해소에 도움이 된다.

과일은 채소보다도 정화 작용이 훨씬 더 강하다. 반면에 효모균 감염을 일으켜 소화 에너지를 약화시킬 수 있다. 그럼에도 예로부터 암과 그 밖의 퇴행성 질환자들에게 과일과 과일즙을 충분히 먹으라고 권고해 왔다. 그것은 아마도 과거에 이러한 질환을 지닌 사람들 대다수가 그러한 정화 작용이 필요했던 데서 비롯했을 것이다. 그들은 대개 변비가 있고, 과열되고, 체형이 건장하고, 실한 체질이었다. 지금은 이와는 전혀 다른 신체 조건 즉 부실, 허약, 무른 변을 누는 약한 소화력 등 허한 징후를 보이는데도 암을 비롯한 중증 질환(에이즈 등)을 앓는 사람이 많다. 이러한 사례에서는 과일, 특히 과일즙은 좋지 않으며, 먹더라도 절제해서 먹어야 한다. 칸디다균 증상이 뚜렷할 때는 과일을 아예 먹지 말아야 한다. 또 습이 뚜렷한 암과 그 밖의 퇴행성 질환을 앓는 사람들은 수분이 너무 많거나 습을 유도하는 성질이 있는 일부 과일(모든 멜론, 파인애플〔엄격히 금지한다〕, 배, 복숭아, 신선한 무화과, 모든 감귤류), 너무 지방이 많은 과일(아보카도와 코코넛), 단맛이 너무 강한 과일(건포도를 비롯한 모든 말린 과일〔말린 무화과는 예외다〕)을 제한해야 하며, 자극적인 산을 가진 과일(장과들과 자두)도 제한해야 한다.

특별히 권장되는 과일: 사과는 점액을 제거하고, 우울감을 완화하며, 심장-마음을 튼튼하게 한다. 퇴행성 질환자는 대체로 심장-마음이 침체되어 있거나 약하다. 과일을 견딜 수 있는 사람들에게는 유기농 사과를 암을 비롯한 퇴행성 질환의 치료에서 주된 과일 또는 과일즙으로 권장할 수 있다(농약을 마구 살포하는 '딜리셔스'〔사과의 한 품종〕 품종은 절대 피해야 한다). 오디는 두 가지 중요한 효능이 있다. 첫째는 정신을 편안하게 하는 것이고, 둘째는 몸을 해독하는 것이다. 파파야는 소화되지 않은 단백질의 분해를 돕는 효소가 있다. 또 파파야는 기생충을 박멸하고, 습 일반을 말린다. 그 밖에 대체로 유익한 과일로는 크랜베리, 석류, 감, 체리, 무화과(말린 것), 포도, 망고가 있다.

무엇보다 과일과 과일즙 자체를 식사로 먹는 것이 이상적이다. 과일은 다른 음식의 소화를 방해하는 경우가 많다. 온종일 과일 및 채소 즙 요법을 하고 있는 사람이라면, 과일즙은 아침에 먹고 점심과 저녁에는 채소즙을 먹어야 한다. 탄수화물 식사를 한다면 최소한 식사 1시간 전 또는 3시간 후에 즙을 마셔야 한다.

통곡은 대체로 암과 그 밖의 심각한 퇴행성 질환의 치료에 유익하다. 통곡은 앞에서 언급했듯이, 항종양·항산화 효능이 있는 일단의 화합물인 식물성 리그닌(아마씨에서도 발견되는)의 중요한 원천이다. 통곡의 풍부한 섬유질은 부티르산(낙산), 아세트산(초산), 프로피온산 등 짧은 사슬의 지방산을 생성하는데, 이것들은 모두 효모균의 증식을 억제한다. 특히 부티르산은 동물에서는 암 일반, 인체에서는 대장암의 증식을 억제하는 것으로 밝혀졌다.[20]

미국의 약초학자 제스로 클로스는 암 환자와 전반적으로 쇠약한 사람들에게 귀리를 권장했으며, 유럽에서는 많은 건강클리닉에서 일상적인 조찬용 곡물로 귀리를 권장한다. 맥스 거슨 역시 귀리를 권했다. 귀리의 유익한 작용 가운데 하나는 신경 진정 작용인데, 환자를 편안하게 해준다. 귀리의 높은 섬유질 비중은 동맥과 그 밖의 인체 부위들에서 점액성 퇴적물을 청소해 준다. 또 기를 튼튼히 하고 조절하는데, 암 환자는 기가 울체되어 있는 사례가 많다. 귀리는 21세기 초부터 질병에 대한 저항력을 높이기 위해 사용되었다. 클로스는 이러한 작용을 귀리의 살균 소독 효능에서 기인한 것으로 여겼는데, 이러한 효능 덕분에 미생물의 침입을 차단한다고 보았다. 귀리는 점착성이 있어서 해독의 초기 단계에 귀리 물 또는 묽은 귀리죽을 먹으면 염증이 있거나 과도하게 민감해진 소화관을 달랠 수 있다.

귀리에 이어 호밀이 쓴맛과 습을 말리는 효능 덕분에 암 치료에 가장 좋은 곡물 가운데 하나로 각광받고 있다. 소화가 가장 잘되는 호밀의 형태는 사워도우 빵이다. (이런 용도로 쓸 때는 5부 '식물성 식품의 조리법과 효능'에 실려 있는 호밀빵 재료에서 소금을 빼야 한다. 덜스 분말로 대체하는 것은 무방하다.) 효모 발효 빵은 먹지 말아야 한다.

밀은 알레르기 반응을 일으키는 경우가 많고, 또 조직의 성장을 촉진한다는 이유로 암 치료에서 대체로 중요하게 여기지 않는다. 그러나 밀은 심장을 자양하고 정신을 진정시키는 작용이 있기 때문에 불안정하고 초조해하고 잠을 이루지 못하는 사람들에게 좋다. 밀은 또 허로 말미암은 도한을 비롯해 각종 발한 증상을 치료해 준다. 이런 병증이 있을 때는 설령 밀 알레르기가 있어도 저자극성 형태—신선한 밀 배아, 미리 물에 불렸다가 익힌 카무트 또는 스펠트, 익힌 밀순, 에세네파식 발아밀 빵—를 이용하면 효과를 볼 수 있다. 레주블랑(1019쪽)은 건강한 장 생태계 구축을 촉진한다.

옥수수는 수적(水積)*을 완화하는 이뇨 효과가 있다. 아유르베다 의학에서는 옥수수가 대사와 산화를 자극한다고 여긴다.

조와 볶은 메밀가루(카샤)는 곡물로서는 유이하게 알칼리를 생성한다.

암을 비롯한 퇴행성 질환은 산 생성 음식을 과잉 섭취하여 생기는 경우가 많기 때문에 이 두 가지 곡물은 특히 권장된다. 또 둘 다 섬유질과 규소가 풍부한데, 이것들은 장을 해독하고 부티르산을 생성한다.

현미는 몸과 마음을 튼튼하게 하며, 허증·무른 변·야윔·수척·우울감이 있는 사람들에게 유익하다.

보리는 종양을 줄이기 위해 이따금 사용된다. 대체로 보리는 소화력을 강화하며, 설사를 치료한다. 그러나 변비가 있을 때는 좋지 않다. 보리는 죽으로 끓여도 좋다. 암(그리고 류머티즘성 관절염) 치료에 보리와 비슷하지만 더 효과가 좋은 식물[21]은 동양의학에서 의이인(薏苡仁)이라고 부르는 율무다. 보리와 율무는 모든 동의 약재상과 일부 서양 허브가게에서 판매하고 있는데, 더러 '정맥보리(pearl barley)'라는 잘못된 이름이 붙어 있을 때도 있으며, 모두 차로

---

* 물 또는 수분이 너무 많은 음식을 지나치게 섭취함으로써 수분이 한곳에 정체되어 고이는 병증. 증상으로는 가슴과 옆구리가 땅기고 아프며, 배가 빵빵하게 부풀어 오르고 꼬르륵거리는 물소리가 나며, 숨이 가빠지고 발과 다리가 붓는다.—옮긴이

끓여 마시도록 가공되어 있다. (벼순 및 조순과 더불어) 보리순은 식적과 칸디다균 증상이 있는 약한 소화력을 치료하는 데 매우 좋다. 이것들은 또 간울 양상이 있을 때 기의 흐름을 북돋운다.

아마란스는 곡물처럼 생긴 씨앗으로 매우 쓰며, 퇴행성 질환과 관련 있는 실을 제거하는 데 최고의 '곡물'이다. 그 친척인 퀴노아는 지방과 단백질 비중이 높으며, 적당량 쓰면 좋다.

곡물의 치유 효능을 활성화하기 위해서는 반드시 꼭꼭 씹어 먹어야 한다.

동물성 식품은 심하게 허한 경우가 아닌 한 치료의 정화 단계에서는 권장되지 않는다. 심하게 허한 경우에는 산양유를 쓰는 것이 좋은데, 산양유는 동물성 식품 가운데 소화가 가장 잘되는 편이다. 산양유의 지방은 우유의 지방보다 잘 소화된다. 산양유는 또 약간 떫은맛이 있는데, 그래서 다른 유제품이나 고기와 달리 점액을 생성하지 않는다. 물론 그렇다고 해서 산양유가 암과 그 밖의 심한 퇴행성 질환에 특별히 효과가 있는 음식이라는 뜻은 아니다. 다만 동물성 식품 가운데 가장 덜 해로운 식품이므로 고려해 볼 수 있다는 것이고, 어느 정도 회복되었지만 여전히 약하고 허한 사람들, 또는 음허증이 있는 사람들을 위해 선택할 수 있는 동물성 식품이라는 뜻이다. 심하게 허약해서 동물의 고기가 필요해 보이면 신선한 '오메가-3' 생선을 먹으면 된다. 그런 생선으로는 정어리, 멸치, 송어, 청어, 연어, 대구, 은대구, 장어가 있다(조리법과 섭취량에 대해서는 284쪽을 참고하라).

감미료: 감미료는 반드시 절제해서 써야 한다. 그렇지 않으면 감염증과 종양이 퍼질 수 있기 때문이다. 암을 치료하는 동안 쓸 수 있는 최고의 감미료는 스테비아 잎과 그 가공품이다. 이것은 칸디다균 과잉 증식 증상이 있는 사람들이 써도 괜찮은 유일한 감미료다. 몹시 뚱뚱하고 실한 사람들(C형 식단)은 스테비아와 (가열 살균처리 하지 않은) 생꿀만 써야 한다.

허하거나 약한 사람들(A형 식단)이나 어느 정도 힘이 남아 있어 보이는 사람들(B형 식단)은 신중을 기하되 여기에 메이플시럽, 엿기름, 쌀물엿, 당밀 등 몇 가지 다른 감미료를 추가할 수 있다. 되도록 유기농법으로 기른 가장 질 좋은 것을 선택해야 한다.

향신료: 일부 방향성 향신료는 간울을 없애고, 바이러스를 키우는 습을 말리고, 식단을 다채롭게 만드는 데 도움을 준다. 그러나 향신료, 특히 얼얼한 느낌의 향신료를 너무 많이 쓰면 오히려 간을 자극해 암을 비롯한 심각한 질병이 퍼지게 할 수 있다. 비교적 순한 향신료는 소량을 복용하면 간의 기를 좋은 방향으로 자극해 울을 제거한다. 아니스, 딜, 회향, 고수, 마저럼, 세이지, 사프란, 타임(백리향), 로즈메리, 월계수 잎, 수영(소렐), 강황, 메이스,* 올스파이스** 등이 그것들이다. 파슬리와 파도 적당량을 향신료처럼 쓸 수 있다. 이것들은 황을 비롯해 항바이러스 화합물이 함유되어 있다.

약초: 암, 심각한 바이러스성 질환과 대부분의 퇴행성 질환 치료에 효과적인 약초에는 항바이러스와 항균 작용이 있고, 산소를 공급하고, 면역력을 강화하고, 혈·담·수·기의 적체를 푸는 약초들이 포함된다. 본래 이러한 약초는 대체로 쓰고 향이 짙은데, 그러한 물질들이 축축함을 제거한다. 20년도 더 전에 아이다호의 라바핫스프링스 출신의 아메리카 원주민 치료사가 로키산맥을 여행하면서 차파랄을 기본 약재로 삼아 암 환자들을 치료하는 데 성공한 적이 있다. 차파랄은 극도로 쓰며, NDGA(노르디하이드로구아이아레트산)라는 항암 물질을 함유하고 있다. 또 차파랄은 항산화 효소인 슈퍼옥사이드 디스무타아제를 다른 어떤 식물보다 많이 함유한 것으로 알려져 있다.

남미에서 암을 치료하는 데 가장 널리 쓰는 약초는 포다르코와 수마(*Pfaffia paniculata*)인데, 전문의들도 자주 사용한다. 이 약초들은 차파랄보다 쓴맛이 덜한데, 면역력을 강화하는 방식으로 효과를 발휘한다. 수마는 전통적

---

* mace. 육두구 씨앗의 속껍질을 말린 것.—옮긴이
** 자메이카 원산으로 도금양과에 딸린 올스파이스나무의 열매를 덜 익었을 때 수확하여 햇볕에서 붉은 갈색이 될 때까지 말려 향신료로 이용한다. 말린 열매에서 후추·계피·육두구·정향을 섞어 놓은 것 같은 향이 난다고 해서 영국인 식물학자 존 레이(John Ray)가 올스파이스라는 이름을 붙였다. 올스파이스에서 추출한 정유는 소화를 돕고 정신 계통의 건강에 도움을 준다고 알려져 있다.—옮긴이

으로 거의 모든 만성질환에 쓰였다. 주의: '수마'는 파피아 파니쿨라타를 가리키는 상표명이면서 또 가장 일반적으로 쓰이는 이름이기도 하다. 더러 '파피아'라고 부르기도 하는데, 이 이름이 더 적절하다. 다음의 재료를 같은 양으로 넣고 달이면 가장 보편적인 면역 강화 약제가 된다.

- 차파랄 잎
- 포다르코(속껍질)
- 수마 뿌리
- 영지버섯, 잎새버섯, 또는 표고버섯 말린 것
- 복숭아씨

이 약제에 들어가는 각각의 약재는 암과 바이러스성 질환에 단독으로 써도 효과가 있으며, 함께 쓰면 그 효과가 한층 강해진다. 이것은 에이즈, 칸디다, 암, 류머티즘성 관절염, 다발성 경화증, 잦은 감기와 독감의 치료에 흔히 쓰이는 약초로 구성되어 있다. 복숭아씨 안에 들어 있는 알맹이(도인〔桃仁〕)는 어혈 징후가 있을 때 매우 효과가 뛰어나다. 이것은 또 동양에서 항암 약재로도 흔히 쓰인다. 버섯의 적응증별 효과는 다음과 같다. 영지버섯은 간과 심장-마음에 좋고, 정화 작용이 가장 뛰어난 잎새버섯은 간과 폐에 작용하며, 강장 작용이 가장 뛰어난 표고버섯은 약한 소화흡수력에 매우 효과가 있다. 이 세 가지 버섯 모두 위기(衛氣)라고 하는 면역 기능을 자극한다.

차파랄은 극단적인 쓴맛 때문에 정제나 캡슐로 복용하는 것이 상책이다. 포다르코와 수마는 시장에서 주로 추출물·정제·캡슐 등의 형태로 판매되고 있으며, 버섯은 신선한 것과 이러한 형태로 가공된 것을 모두 구할 수 있다. 약의 선택과 관련해 결정을 내릴 때 한 가지 중요하게 고려해야 할 사항은 시너지 효과를 얻기 위해서는 이것들을 한꺼번에 복용하는 것이 가장 좋다는 점이다. 이 약제는 B형 식단, 또는 그 비슷한 식단 프로그램을 따르는 사람들에게 적합하다. 강장이 시급한 사람과 치료식으로 더 강력한 강장을 필요로 하면서 A형 식단을 따르고 있는 사람들을 위해서는 다음의 더 강한 강장 약재들에 수마와 버섯을 추가하면 된다. 약재는 모두 같은 양으로 쓴다.

- 수마 뿌리
- 말린 영지버섯, 잎새버섯, 또는 표고버섯
- 율무
- 미국 인삼 뿌리
- 황기 뿌리

황기는 기를 보하고, 소화력과 질병 저항력을 강화하며, 소모성 질환에 효과가 있다. 미국 인삼(*Panax quinquefolium*) 역시 몸을 젊게 하고 기를 보한다. 미국 인삼은 인체의 체액과 조직이 고갈된 음허증을 치료한다. 강장 약재들로 조제한 이 약제는 국이나 쌀죽 같은 콘지에 넣어 익혀 먹을 때 쇠약한 사람들이 가장 잘 받아들인다(국이나 죽에 표준 섭취량만큼의 약초를 넣으면 된다). 아래는 C형 식단과 같은 강력한 정화 프로그램에 추가로 복용하면 좋은 약제다.

흔한 약초인 민들레 뿌리는 항바이러스 및 항균 효능이 있으며, 종종 암에도 효과를 입증해 왔다. 또 다른 중요한 항암 약초인 상륙(자리공 뿌리)*은 사하는 작용이 있지만, 과용하면 독이 된다. 이 약초는 동양과 미국 모두에서 암 치료와 더불어 림프종과 선종을 치료하는 데 사용되어 왔다. 고인이 된 약초학자 존 크리스토퍼(John Christopher) 박사는 상륙 2에 민들레 뿌리와 용담 뿌리 각 1을 배합한 약제를 중요한 암 치료 약제로 권장했다.[22] 상륙 뿌리는 워낙 강력하고 또 독성이 있기 때문에 1일 3회 1스푼씩만 복용해야 한다. 과용하면 발열과 구토, 심할 때는 섬망(譫妄)**이 생길 수도 있다. 이러한 증상은

---

* 우리나라 산야에서도 흔히 볼 수 있다. 잎이 마른 뒤 뿌리를 캐내 잔뿌리를 제거하고 썰어서 말려 두었다가 약으로 쓴다. 약재명은 상륙(商陸)이다.—옮긴이

** delirium. 섬망은 혼돈과 비슷하지만 심한 과다 행동(예를 들어 안절부절못하고, 잠을 안

녹두나 그 새싹인 숙주를 먹으면 완화된다. 감초 차 역시 이러한 증상을 완화한다.

크리스토퍼에 따르면 용담(龍膽)*은 조직에 산소를 공급한다. 이 약제는 실유형 변비(마르고 딱딱한 변, 황태가 낀 붉고 건조한 혀와 같은 열 징후)가 있는 사람들이 해독 과정의 첫 몇 주 동안 쓸 때 효과가 가장 뛰어나다. 전반적으로 실과 열 징후(붉은 안색, 큰 목소리, 변비, 꽐꽐한 성격, 두터운 황태, 강한 맥박 등)가 지속되는 사람들은 복용 기간을 더 늘려도 된다. 맛이 도무지 입에 맞지 않으면 1컵당 스테비아 1/4티스푼을 타서 마시거나, 약제에 감초 뿌리를 1/2만큼 첨가해도 된다.

건강 유지하기

암이나 그 밖의 퇴행성 질환이 잡힌 뒤에도 깨끗하지 않은 물, 질 나쁜 기름, 정제 식품, 과도한 동물성 식품 등을 경계하는, 이 단원에 실려 있는 갖가지 권고와 질 좋은 식단을 지속하는 것이 중요하다. 퇴행성 질환은 나쁜 식단이나 극단적인 생활방식으로 말미암아 다시 스트레스가 가해지면 언제든 재발하는 경향이 있다. 물론 회복 후에는 마늘, 파파야, 토마토, 버섯, 무, 사하(瀉下) 약초 등과 같은 강력하거나 정화하는 음식을 특별히 강조할 필요는 없다. 만약 생식 위주의 정화 식단을 먹어왔다면 조금씩 익힌 음식을 늘려가면서 식단의 균형을 맞춰가는 것이 좋다.

자고, 소리를 지르고, 주사기를 빼내는 행위)과 생생한 환각, 초조함과 떨림 등이 자주 나타나는 것을 말한다. 하지만 일부에서는 섬망이 과소 활동으로 나타나기도 한다. 보통 중독성 질환, 대사성 질환, 전신 감염, 신경계 감염, 뇌 외상, 뇌졸중, 전신마취, 대수술 등에서 흔히 나타난다.—옮긴이

* 학명은 *Gentiana scabra*. 전국의 산야에서 흔히 자라는 다년생 풀이다. 뿌리를 소화불량, 간과 관련된 다양한 질환을 치료하기 위한 약제로 쓴다.—옮긴이

33장

그 밖의 퇴행성 질환

선진국에 만연한 퇴행성 질환 리스트는 참으로 길다. 그 가운데 암을 제외하고 비교적 흔한 것을 꼽아 보면 에이즈, 다발성 경화증, 관절 질환 및 류머티즘성 질환, 만성피로(면역 기능 이상)증후군(CFS 또는 CFIDS), 엡스타인-바 바이러스, 알츠하이머병, 알코올 의존증 및 기타 약물 남용, 천식, 조현병, 심한 피부 질환, 신부전 등이다. 암과 유사하지만 위험성이 덜한 것이 낭종(물혹)과 양성 종양이다. 이것들은 암과 같은 방식으로 치료하는데, 사라지기까지 더 오랜 시간이 걸린다. 자궁 섬유종은 특히 그렇다.

앞에서 살펴보았듯이, 각각 질환에 완전히 특화된 별도의 식단 프로그램이 필요한 것은 아니다. 오히려 크게 세 범주로 나눈 퇴행성 질환 식단, 즉 A형, B형, C형 식단(695~696쪽)을 적절히 조합해 개별적 차이들에 대응하는 것이 더 현실적이다. 식단만으로 완전히 잡히지 않는 일부 질환을 치료하기 위해서는 다른 수단으로 보완할 수도 있다. 이 세 가지 유형의 식단은 수많은 퇴행성 질환에 공통된 주요한 문제점들에 대처하기 위해 설계된 것이다.

1. 전반적인 시스템 퇴행
2. 고장 난 면역계

3. 흔히 심한 허와 공존하는 실 징후

4. 모든 장부와 계통의 치료를 요하는 더디고 어려운 치유

5. 바이러스, 효모균, 균류, 기생충 감염, 부종, 담, 기울, 어혈 등이 관련된 적체 등의 습 관련 증상('다형성' 미생물과 인체 환경 사이의 상호작용에 대한 귀중한 시각을 위해서는 26장의 1번 미주를 참조하라).

6. 산소 부채*

이러한 조건에서 식단 프로그램이 성공하기 위해서는 대개 일정 수준의 정화 요법, 구충, 신선한 채식 음식, 동물성 식품의 거의 또는 전적인 배제, 알맞은 약초들이 포함되는 면역력 강화 치료, 오메가−3 및 감마리놀렌산 기름, 엽록소가 풍부한 음식, 규칙적인 적당한 운동, 소식, 단순한 음식 조합 등 한마디로 A, B, C형 식단을 위한 종합적인 프로그램이 필요하다. 따라서 어떤 식단, 어떤 약초를 선택할지는 퇴행성 질환 식단 단원에서 실, 허, 기타 진단 요소들과 관련하여 대강 설명했듯이, 환자의 튼튼하거나 허약한 정도에 달려 있다. 다음은 퇴행성 질환 식단들을 각각의 퇴행성 질환에 적용할 때 특별히 강조할 필요가 있는 양상이다.

---

* oxygen debt. 운동 등으로 근육이 활동하면 근육 중의 글리코겐이 젖산으로 분해된다. 이때 생성된 젖산은 산화되어 이산화탄소와 물로 분해된다. $C_3H_6O_3+3O_2 \rightarrow 3CO_2+3H_2O$. 가벼운 운동으로 산소가 충분히 공급되면 젖산이 완전히 산화되어 축적되지 않지만 격렬한 운동을 하게 되면 산소가 부족해져 산화되지 못한 젖산이 축적된다. 이때 부족한 산소량을 산소부채라고 한다. 대개 섭취된 산소 1리터는 6.7그램 정도의 젖산을 산화한다. 인간에게는 축적되는 젖산에 견뎌내는 한도가 있다. 보통 사람은 8~9리터, 일류 선수는 15리터 정도라고 하는데, 이것을 최대 산소 부채라고 한다.—옮긴이

류머티즘과 관절염

류머티즘은 뼈·관절·근육·인대 또는 신경의 통증이 특징이며, 보통 류머티즘성 관절염·통풍·활액낭염·신경염·좌골신경통 등의 질환을 포함하는 것으로 간주된다(반면에 관절염은 관절의 염증으로 더 좁게 정의된다). 이 질환들에서는 모두 해당 조직의 미네랄 불균형이 뚜렷한데, 칼슘 수준은 전반적인 무기화(mineralization) 정도를 보여주는 훌륭한 지표다.

따라서 이 질환들에서는 구체적인 형태를 불문하고 칼슘 억제 물질을 피해야 한다. 과도한 고기 또는 단백질(원천을 불문하고), 중독성 물질(알코올·담배·커피·마리화나 등), 정제 설탕과 과도한 단맛 음식 또는 소금 등이 그것이다. 또한 대황(루바브), 덩굴월귤(크랜베리), 자두, 근대, 비트 잎, 시금치 등 옥살산 함량이 높은 음식도 제한해야 한다.

가짓과 채소—특히 토마토, 가지, 벨페퍼(파프리카와 피망 등), 감자—도 빈번하게 문제를 일으킨다. 이것들이 알레르기 유발 물질인지를 확인하려면 일단 6주 동안 이것들을 모두 제외했다가 한 번에 한 가지씩 차례로 며칠간 식단에 포함해 보면 된다. 만약 통증과 붓는 증상이 증가하면 해당 채소를 피해야 한다. 만약 어떤 뚜렷한 문제를 일으키지 않는다면 계속 먹어도 되는데, 어쨌든 칼슘 억제자인 솔라닌이 함유되어 있기 때문에 절제해서 조금씩 먹어야 한다.

15장 〈칼슘〉에서 우리는 칼슘 결핍 질환을 치료하기 위해서는 모든 미네랄의 균형을 회복해야 하며, 그 가운데서도 마그네슘과 규소가 핵심 역할을 한다는 것을 알았다. 또 유제품은 높은 지방 비중(전유는 총 칼로리의 49%가 지방이다)으로 말미암아 칼슘 질환을 치료하기는커녕 오히려 원인이 되는 경우가 많다는 것도 알았다. 우리는 상대적으로 건강한 식단을 먹는데도 유제품 섭취를 중단하기 전까지 결코 류머티즘 또는 관절염에서 벗어나지 못하는 환자를 여러 차례 보았다. 그런데 많은 사례에서 신선한 산양유는 그 지방이 소화가 잘되고, 불소가 풍부하고, 미네랄 구성이 다양한 덕분에 이롭게 작용했다.

또 중요한 것이 엽록소가 풍부한 음식, 적당한 햇볕, 적절한 운동이다. 보리순과 밀순 식품은 여러 가지 항염증 및 해독 효능 덕분에 거의 모든 류머티즘 및 관절염 치료에 탁월한 효과를 발휘한다. 알팔파 차와 정제 역시 대부분의 경우에 이례적인 효과가 있다. 알팔파는 열성이 중립적이므로 한과 열 징후의 존재 여부와 상관없이 효과를 발휘한다.

앞에서 설명했던 A, B, C형 회복 식단(695쪽 이하)도 적절히 선택하면 손상된 조직의 치유에 유용하다. 이 식단들은 위에서 권장한 미네랄과 엽록소 식품의 훌륭한 원천이기도 하다. 다만 이 식단에 포함된 특정 식품(708쪽 이하의 '권장 식품군' 참조) 가운데 위에서 언급한 옥살산 함량이 높은 채소와 과일은 피하고 가짓과 채소의 섭취는 제한하는 것이 좋다. 그 외의 모든 권장 채소와 과일, 새싹, 해조류와 미세조류, 곡물순, 곡물, 감미료, 동물성 식품은 대체로 이롭다(개인의 특정 증상에 따라 금지되어야 할 것만 아니라면). 모든 견과, 기름 함량이 높은 씨앗, 견과버터, 그리고 그 비슷한 식품들의 섭취는 제한해야 한다. 이것들은 습의 적체를 부추기는 경향이 있기 때문이다. 아몬드(1일 최대 5~6알)와 오메가-3 및 감마리놀렌산이 풍부한 씨앗류는 예외다.

그 밖의 원인과 치료제:

1) 풍과 습은 통상적으로 류머티즘 또는 관절염으로 진단되는 그림의 일부다. 내부에서 생긴 풍은 기가 원활하게 분산되지 못하는 간울의 한 양상일 때가 많으며, 신경과민과 변덕스러운 증상을 유발한다. 습은 대개 완전히 소화되지 못한 유제품, 고기, 정제 설탕(알코올 포함), 질 나쁜 지방과 기름에서 나온 유독한 점액질 찌꺼기에 의해 생긴다(이 음식들 가운데 다수가 위에서 언급한 칼슘 억제 물질이라는 사실에 주목하기 바란다). 습과 풍은 신경과 경락을 비롯한 에너지의 이동 경로를 막아버린다. 이러한 상태가 만성화되면 신경, 뼈, 인대의 통증과 염증으로 이어진다.

많은 사례에서 습, 풍, 또는 기타 사기(邪氣)들이 특별히 어느 하나가 두드러지지 않은 채 결합되어 나타나며, 또 다른 사례들에서는 한 가지 사기가 월등하게 두드러지게 나타난다. 예를 들어 습사가 가장 두드러진 경우라면 종창과 부종, 비만, 팔다리가 무거운 느낌, 활력 저하, 둔중한 통증이 있을 것이다.

과도한 습은 회복 식단을 따르면 줄어든다. 729쪽의 '허 유형'에 실려 있는 매운맛 음식이 특히 효과가 있다.

풍사가 주를 이룬다면 몸 여기저기를 돌아다니거나 또는 나타났다 사라졌다 하는 통증이 있으며, 어지럼증이 동반되는 경우도 많다. 풍 역시 회복 식단을 따르면 줄어드는데, 다만 메밀은 풍을 가중시키는 경향이 있으므로 배제해야 한다. 풍을 잠재우는 특정 음식들과 향신료들, 약초들은 24장 〈목〉(566쪽)에 실려 있다.

열 징후(발열 또는 붓고 염증이 있는 관절)가 두드러질 때는 B형 또는 C형 식단을 먹다가 열이 가라앉으면 A형 식단으로 바꾸는 것이 가장 좋다. 관절염이나 류머티즘이 있는 사람은 그 반대의 기후에 매우 민감하며, 따라서 풍, 습 또는 그 밖에 몸속에 잠복해 있는 것과 상응하는 사기들에 과도하게 노출되는 것을 피해야 한다. 외풍은 습을 비롯한 모든 외부의 사기를 몸속으로 집어넣는다.

2) 앞에서 언급했듯이, 동물성 지방 비중이 높은 식단은 풍과 습에 의한 폐색을 부추길 뿐 아니라 또 다른 방식으로 조직의 통증과 염증을 직접적으로 가중시킨다. 동물성 지방은 아라키돈산의 일차적인 원천으로, 아라키돈산은 인체 내의 다양한 대사 경로를 통해 통증과 염증을 유발하는 프로스타글란딘(PGE_2)과 (10장 〈기름과 지방〉에서 살펴보았던) 류코트리엔 생성을 주도한다. 류코트리엔은 지금까지 인체에서 발견된 가장 강력한 염증 유발 물질이다. 그런데 회복 식단에서 권장한 오메가-3 및 감마리놀렌 지방산을 섭취하면 이 류코트리엔 생성을 억제할 수 있다. 치료 과정에서 오메가-3 및 오메가-6 지방산 조합을 이용한 환자들 대다수가 복용하고 있던 항염증 약을 완전히 끊거나 절반으로 줄였다.[1] 아마씨유(53%가 오메가-3)와 감마리놀렌산 함량이 높은 기름(80%가 오메가-6)이 흔히 이 목적을 위해 함께 이용된다. 모든 형태의 관절염과 류머티즘은 항염증 및 면역 강화 작용이 있는 '오메가-3' 생선 또는 식물성 기름들과 '감마리놀렌산' 기름들로부터 이득을 보는 것 같다.[2] 다른 기름은 미정제 단일불포화 기름에 한해 절제하며 조금씩 쓰는 정도는

괜찮다(위 기름들의 사용 지침은 705~707쪽의 '기름이 풍부한 식품'을 참조하라).

3) 몸속에서 생긴 습한 독소가 더러 '구멍 난 내장'을 통해 혈류 속으로 들어가기도 한다. '장 누수'란 완전하게 소화되지 못한 음식물이 장의 약화된 부위를 통과해 피로 흡수되는 상태를 말한다. 면역계가 이에 반응해 음식에서 비롯된 항원들에 대적하기 위해 염증을 촉발한다. 장누수증후군은 비스테로이드계 항염증 약물(NSAID)의 잦은 사용에 의해 악화되는 것으로 보이는데,[3] 많은 관절염 환자가 이러한 약을 복용하고 있다. 섬유질이 부족한 식단은 장 상태를 악화시키는 일차적인 원인이다.

약초요법. 심하게 허하지 않다는 전제하에 풍과 습, 기타 독소를 식단에만 의존하는 것보다 빠르게 줄이고 싶다면 특정한 '항류머티즘' 약초들을 쓰면 회복 식단의 약제들보다 효과가 좋다. 그런 약제들에는 습을 말리는 약초(예를 들면 차파랄과 우엉), 염증을 줄이는 약초(예를 들면 악마의 발톱,* 우엉, 승마), 인대와 관절에 자리 잡고 있는 표(表)의 독소를 배출해 줄 땀 내는 약초(예를 들면 사사프라스와 승마), 경련을 막는 진경(鎭痙) 효능이 있어 풍을 잠재우는 약초(예를 들면 승마와 생강), 폐색을 뚫도록 혈액순환을 자극하는 약초(예를 들면 산초와 생강) 등이 반드시 포함되어야 한다.

이렇게 만든 약제는 서구에서 전통적으로 관절염과 류머티즘 질환에 사용해 온 약초들로 구성된다.

차파랄 잎 4

악마의 발톱 2

사사프라스 뿌리 껍질 2

---

* 학명은 *Harpagophytum procumbens*. 남아프리카 원산의 참깻과 식물. 불가사리에 긴 발톱이 달린 것과 같은 독특한 열매의 생김새 때문에 이런 이름이 붙었다. 남부 아프리카의 민간요법에서 뿌리를 관절염 등의 진통제 및 항염증제로 써왔으며, 같은 목적으로 20세기 초에 유럽으로 유입되었다.—옮긴이

말린 생강 뿌리 2

승마 뿌리 1

우엉 뿌리 1

산초 껍질 1

주의: 이 약제의 쓴맛 때문에 도저히 못 먹겠거든 감초 뿌리를 1만큼 추가하거나 (그 가운데서도 쓴맛이 가장 강한) 차파랄을 정제나 캡슐로 먹으면 된다. 또 다른 방법은 이 약제 전체를 캡슐로 만드는 것이다(이 단원에 나오는 약제들의 섭취량과 조제법은 모두 204쪽의 '표준적인 약초 조제법'을 따르면 된다).

위 약제는 습, 열, 또는 전반적인 실(건장한 체형, 큰 목소리와 두터운 설태)이 뚜렷한 사람들에게 가장 좋으며, 이러한 징후가 있을 때에만 복용해야 한다.

허 유형. 그런데 위 약제는 대체로 허한(허약하고 마른 체형, 창백한 안색, 없거나 적은 설태, 내성적인 성격) 사람이나, 한 징후(뜨거운 것을 대면 좋아지는 꾸준하고 날카로운 통증, 창백한 안색, 추위와 차가운 음식을 싫어하는 것)가 뚜렷한 사람에게는 맞지 않다. 이러한 사례에게는 A형 식단이 최선의 선택이며, 음식은 반드시 중간 이상으로 익혀 먹어야 한다. 강조해야 할 음식: 습 또는 한에 의한 폐색을 풀어줄 (금방 간) 후추, 딜, 회향, 고수, 마저럼, 세이지, 사프란, 타임, 로즈메리, 월계수 잎, 양파, 파, 마늘, 고추냉이(식초에 절인 것이 가장 좋다), 생강 뿌리 등의 매운맛 음식. 귀리, 스펠트, 퀴노아, 쌀, 옥수수, 겨자 잎, 파슬리, 파스닙, 검정콩을 비롯한 덥히거나 중립적인 열성을 지닌 알곡, 채소, 콩. 이 음식들 가운데 마늘과 고추냉이는 몇 주간 (1일 2회) 꾸준히 복용한 후에 큰 효과를 발휘하곤 한다. 양파와 마늘에 많은 케르세틴이라는 바이오플라보노이드는 앞에서 언급했던 염증을 유발하는 프로스타글란딘과 류코트리엔 생성을 감소시킨다.[4]

소나무나 전나무의 송진은 류머티즘 질환에 유용한 민간 치료제다. 1일 2회 완두콩만 하게 만든 송진 조각 1개를 먹으면 되는데, 5주 이상 먹어서는 안 된다(장복하면 약한 독성을 야기한다). 열성이 덥힘이거나 중립이면서 오메가 -3 기름을 함유한 생선—송어, 멸치, 정어리, 연어, 참치, 은대구—도 한하거나 허한 환자의 치료에 쓸 수 있다. 닭고기가 도움이 되기도 한다. 곡물순과 해초는 식히는 성질이지만 소량 복용하면 이롭다. 단, 변이 무르거나 물똥이 나오면 쓰지 말아야 한다. 맞는 약초는 온기와 혈액순환을 유도하고(신선초, 세피, 산초), 습을 말리며(익모초와 수마), 풍을 줄이고(오샤/천궁과 신선초), 발한을 촉진하고(오샤/천궁과 신선초), 면역력을 강화한다(수마와 가시오갈피).

수마 뿌리 4
익모초 4
산초 껍질 4
오샤/천궁 뿌리 4
신선초 뿌리 2
가시오갈피 1/2

일반적으로 위와 같은 약제로 쓰는 것이 가장 효과적이지만 수마, 천궁, 신선초, 익모초, 가시오갈피는 단독으로 써도 효과가 있다. 심하게 허할 때는 미국 인삼을 넣은 약제를 쓸 수도 있다(721쪽). 오샤(*Ligusticum porteri*)는 그 사촌인 천궁(*Ligusticum wallichii*)보다 더 강력하게 작용한다. 그렇지만 천궁도 효과가 있으며, 동의학 약재상이나 많은 서양 허브 가게에서 구할 수 있어 야생초인 오샤를 구하기 어려울 때 대신 쓸 수 있다.

장뇌, 박하 기름, 유칼립투스 기름, 노루발톱 기름, 계피 기름, 동백유(동백나무[*Oleum camelliae*] 씨앗에서 뽑은), 홍고추, 쑥, 로벨리아 등의 재료로 만든 다양한 연고, 바르는 약, 기타 외용약들도 류머티즘 및 관절염의 증상을 완화할 뿐 아니라 치유 속도를 높인다(홍고추에 대해서는 675~676쪽을 참고하라).

다른 퇴행성 질환과 마찬가지로 류머티즘성 관절염에도 인체 내에 다양한 유해 미생물의 증식이 동반되는 경우가 많은 것으로 알려져 있다.[5] 일부 사례에서는 처방약(예를 들면, 하이드록시클로로퀸 설페이트와 클로트리마졸[6])에 의해 이 미생물들이 억제되기도 한다. 그러나 모든 약물에는 부작용이 따르기 때문에 우리는 이러한 약은 최종적인 수단으로만 이용하고, 우선적으로 약초를 재료로 조제한 위의 약제와 회복 식단에 따른 권고, 특히 산소화요법과 마늘을 써볼 것을 권한다. 산소화요법과 마늘은 모두 폭넓은 병원성 미생물을 박멸한다.

베타카로틴은 류머티즘성 관절염에서의 조직 파괴를 예방하는 데 도움을 준다.[7] 항염증 효능이 있는 베타카로틴이 풍부한 음식으로는 곡물순과 아파니조메논 및 스피룰리나가 있다. 주기적으로 완전 채식 식단을 먹는 것도 유익한 치료법이다.[8] (사실, 우리는 여태 A형 식단과 질 높은 곡물과 채식 위주 식사를 시작한 지 몇 개월이 지나도 통증이 지속되는 관절염 환자를 한 번도 본 적이 없다). 알팔파 씨앗과 새싹은 피해야 한다. 이것들에는 카나바닌이라는 아미노산이 들어 있는데, 이 아미노산은 (홍반성 낭창을 포함해) 류머티즘 질환의 염증 반응을 촉진할 수 있다.[9] 그러나 알팔파 잎과 기타 새싹들은 대체로 유익하다.

알코올 중독과 그 밖의 약물 남용

중독으로 이어지는 강력한 물질에 대한 욕구는 불균형과 함께 시작된다. 또 그 불균형은 대개 정신적·육체적·영적 정체와 차단의 형태를 띤다. 이러한 정체를 부추기는 식단은 대체로 무겁고 음(陰)의 성질을 띠며 소금, 고기, 지방, 질 나쁜 합성 수소 첨가 기름, 화학첨가물 등이 과도하게 함유되어 있다. 이것들은 열·풍·습의 축적을 가져오며, 이로 말미암아 우울증·분노·통증·염증이 뒤따른다. 대부분의 중독성 물질은 일시적으로 이러한 심신 장애의 침체 증상을 완화해 준다. 분명한 것은 중독성 물질에 끌리게 만드는 마구잡이식 생활과 생활방식에서 탈피해야 한다는 사실이다.

중독성 물질은 당연히 중독으로 이어진다. 대표적인 것이 알코올, 마리화나, 코카인, LSD, 암페타민, 헤로인, 메타돈이다. 담배, 커피, 정제 설탕처럼 가장 흔하게 남용되는 자극물도 더 위험한 약물들과 대동소이한 금단현상을 초래한다. 일단 중독에 빠지면 존재 전체가 퇴행을 겪으며, 온갖 질환이 찾아온다. 다음은 특히 대표적인 것들이다.[10]

- 간의 기 울체(종창, 응어리, 복부와 가슴 팽만, 긴장, 갑상선 질환, 억압된 감정, 욕구불만, 분노, 조바심). 이것은 시간이 흐르면 간열(붉은 안색과 눈·혀, 불면증, 머리가 쪼개지는 듯한 두통, 변비, 공격성, 폭력성), 간풍(이동하거나 요동하는 통증, 고동치는 두통, 경련, 발작, 어지럼증, 조증·우울증), 간음허(건조한 눈, 시력 약화, 야맹증, 건조하고 잘 부서지는 손발톱, 기타 전반적인 음허 징후들)로 이어진다. 치료제는 559~561쪽의 '대표적인 간 증상 요약'을 참고하라.
- 신(신장-부신) 스트레스. 신음허(이명, 목마름, 어지럼증, 하요통, 약한 다리, 붉은 혀, 불안정, 초조), 신양허(손발 참, 찬 것을 싫어함, 약한 무릎과 허리, 잦은 소변, 부종, 부풀고 창백한 혀, 의지력 결핍), 정허(精虛. 신체적·정신적 발달 지체, 부적절한 뇌 기능, 조로, 발기불능, 어지럼증, 치아 흔들림, 탈모)로 이어진다. 약물에 취하면 엄청난 양의 정을 소모시킨다. 치료제는 614쪽 이하의 '대표적인 신장 질환'을 참고하라.
- 폐의 음 결핍(마른기침, 주기적인 발열, 잦은 갈증, 선홍색 뺨, 도한, 뜨거운 손발바닥). 특히 담배와 마리화나 같은 연기를 들이마시는 중독에서 비롯될 때가 많다. 치료제는 602쪽 이하의 '폐의 음 결핍'을 참고하라.
- 심신(心神)장애(주의집중력 결핍, 건망증, 얕은 수면, 정신질환, 언어장애, 해독 중의 초조감). 치료제는 579쪽 이하의 '마음을 편안하게 하고 집중하기'를 참조하라.

- 전반적인 허증(수척, 허약, 희미한 목소리와 얕은 호흡, 거의 없거나 전혀 없는 설태, 동기 결핍)과 혈액 결핍(창백한 입술·손톱 밑·혀·안색, 마른 체형, 가늘 고 건조한 머리카락, 시야의 반점 형성, 불규칙한 생리). 전반적인 허증을 치료 하기 위해서는 178쪽을, 혈허를 치료하기 위해서는 663쪽을 참고하라.

위 증상 가운데 두 가지 이상이 나타나면 해당 증상에 금지한 모든 치료제 를 피해야 한다. 모든 치료제는 692쪽에서 시작되는 회복 식단에 통합할 수 있다.

심한 독성과 울체로 이어지는 강력한 물질 또는 약물 중독은 적절한 회복 식단을 통해 치료할 수 있다. 주된 고려 사항은 식단 및 약초 프로그램과 그 개인의 특정 조건이 부합되도록 하는 것이다. 중독성 물질은 가끔 인체 내에 서 동시적으로 세게도 나타나고 약하게도 나타나는 특이한 양상을 보이기 때 문에 식단에서 유연성이 중요하다. 처방약을 복용하는 사람들은 의사의 조언 이 있을 때만 약의 복용을 중단해야 한다.

중독 치료에서 일차적인 목표 가운데 하나는 중독 물질에 더 이상 탐닉하 지 않도록 몸과 마음 전체에 기가 원활하게 돌게 하는 것이다. 이렇게 되면 간 이 깨끗해지면서 기 흐름 전체가 원활해지게 된다. 간에는 중독성 물질로 가 려진 해소되지 못한 문제들, 부정, 분노, 감정적 억압의 인생사를 대변하는 화 학 잔류 물질이 침전되어 있다.

곡물순, 해초, 새싹, 햇볕, 대사를 증진하는 감마리놀렌산·오메가-3 기름, 엽록소 식품을 위주로 하고 무겁고, 기름지고, 정체를 야기하는 식품을 제한 하는 회복 식단들은 간울과 그에 따른 감정적·신체적 문제를 제거하는 데 최 적이다.

회복 식단의 '권장 식품군'에는 중독을 극복해야 하는 사람들이 제한해야 할 식품은 포함되어 있지 않다. 따라서 어떤 곡물, 채소, 과일, 콩이든 개인의 체질 조건과 관련 증상에 적합하기만 하다면 먹을 수 있다. 다만 '기름이 풍부 한 식품'(705쪽)과 관련한 권고는 엄격히 따라야 한다. 지방, 견과, 기름이 많은 씨앗의 과도한 섭취, 혹은 오메가-3 및 감마리놀렌산 기름의 불충분한 섭취는 회복에 현저하게 부정적인 영향을 미치기 때문이다. 허증을 극복하기 위해 필요하다면 오메가-3가 풍부한 생선(718쪽)과 생산양유 제품이 울체를 제거하는 데 가장 좋은 동물성 식품이다.

이 책의 다른 곳에서 살펴보았듯이 심하게 중독된 많은 사람이 저혈당 증상을 보이며(644~646쪽), 전반적으로 극단적인 영양 결핍 상태를 보인다. 회복 식단들은 비타민, 미네랄, 효소, 아미노산, 기타 필수 영양소들을 가장 신선하고 흡수가 잘되는 형태로 풍족하게 공급한다. 이 식단 또는 이와 유사한 식단을 따르는 사람이라면 지금 먹고 있는 식단에 미세조류, 켈프를 비롯한 해초, 곡물순, 약초, 신선한 아마씨유 같은 영양이 풍부한 식품을 추가하기만 해도 큰 도움이 된다. 여전히 형편없는 식단을 먹고 있다면 개별 영양소들이 포함된 보충제를 복용하는 것도 도움이 될 수 있다.

약초요법. 회복 식단에서 권장한 첫 두 가지 약제(719쪽 이하)는 대부분의 약물중독에도 매우 잘 듣는다. 차파랄이 포함된 약제는 대부분의 중독자에게 적합하다. 차파랄은 해독 효과가 대단히 뛰어나며, 마리화나·LSD·코카인을 비롯한 모든 중독성 물질의 잔류물을 끌어내는 것으로 여겨진다. 심하게 쇠약해진 사람들은 미국 인삼이 포함된 약제를 선택하는 것이 좋다. 실 징후(굵고 건장한 체형, 두터운 설태, 불그레한 안색)가 뚜렷하고 변비가 있는 사람들에게는 히드라스티스가 들어간 아래의 약제가 좋다.

두 가지 치료제가 히드라스티스 뿌리를 기반으로 하는데, 히드라스티스는 굉장히 쓰면서 항염증·항생·완하·식힘 작용이 강한 약초다. 이 히드라스티스는 비교적 체형이 건장하면서 감염증, 소화장애, 간울, 전반적인 열 징후(붉은 안색, 황태, 변비, 뜨거운 것을 싫어함, 공격성) 등 실증이 있는 사람들에게 가장 알맞다. 첫 번째 치료제는 히드라스티스와 홍고추를 동량으로 조제한 것으로, 알코올 의존증 치료에 쓰인다. 이 약은 막힌 기 흐름을 뚫고, 간실(肝實)을 줄이고, 점액·비만·부종·기생충·동맥 플라크 등 온갖 형태의 습을 말린다.

히드라스티스를 기반으로 하는 두 번째 약제는 코카인·헤로인·메타돈 중독 치료제로, 간을 해독하고 울과 습을 제거하는 약초(히드라스티스와 스피어민트) 그리고 축축한 폐와 신음(腎陰)에 의한 스트레스를 줄이고(마시멜로 뿌리), 막힌 것을 뚫고(오렌지 껍질 또는 기타 귤껍질), 폐와 림프계를 청소하고(모예화 잎), 향으로 마음을 편안하게 하고, 소화계를 달래고, 의식을 맑게 해주는(스피어민트 잎) 약재가 들어간다. 이 약제의 혼합 비율은 히드라스티스, 모예화, 마시멜로 뿌리 각 2, 진피와 스피어민트 각 1이다. 이 두 가지 약제는 모두 쓴맛을 피하기 위해 가루 내어 캡슐 형태로 만들어 복용해도 좋다. 낮 동안에 신경을 안정시키고, 소화계를 진정시키고, 간울을 완만하게 줄일 목적으로 맛이 있으면서 단순하고 약간의 치료 효과가 있는 차를 원한다면 레몬밤, 스피어민트(양박하), 페퍼민트(박하), 캐트닙(개박하) 등 박하 친척들 가운데 하나를 선택하면 좋다.

히드라스티스나 차파랄이 들어간 약제에 비해 점진적으로 작용하는 약초로 시호(柴胡)가 있다. 시호는 전반적인 실을 줄이는 효과가 있지만, 히드라스티스나 차파랄만큼 급하게 씻어내지는 않는다. 시호는 또 히드라스티스와 차파랄에 있는 완하 작용이 없다. 따라서 시호는 실이 그리 심하지 않거나, 1차 정화를 통해 변비가 사라지고 실 징후가 상당히 감소된 사람들에게 알맞다.

시호는 간울, 열, 풍 병증에 특효약이다. 시호는 간의 감정적·물리적 불균형 전체를 조절하기 때문에 잦은 분노, 어긋난 간의 감정들을 조화롭게 하는 동안 스트레스를 받은 신체 조직을 쉬게 해준다. 시호는 에너지를 몸의 위쪽으로 이끌며, 따라서 정신적 억압과 더불어 장부의 탈출증도 치료한다.

많은 약물 중독자에게 중요한 한 가지 약제는 소요환(逍遙丸)이라고 부르기도 하는 '시호 진정환'이다. 이 약제에 들어가는 약초들의 용도는 간에 의해 유발된 스트레스를 극복하고, 신경을 쉬게 하고, 감정을 진정시키고, 독을 해독하고(시호, 작약, 감초, 박하), 혈액순환을 개선하고(생강과 당귀), 혈액을 조성하고(당귀와 작약 뿌리), 소화력을 강화하고 저혈당증을 완화하고(삽주 뿌리), 기를 보하고(감초와 삽주 뿌리), 마음을 편안하게 하는(복령과 박하) 것이다. 이 환약은 동의 약재들을 구비한 약초가게에서 흔히 구할 수 있다. 차나 캡슐로 만들기 위해 약초들을 따로따로 구하고자 하는 사람들을 위해 소요환의 약초별 비율을 제시하면 다음과 같다.

시호 뿌리 5

당귀 뿌리 5

작약 뿌리(白芍) 5

복령(茯苓) 5

삽주 뿌리(白朮) 5

생강 뿌리(乾薑) 5

감초 뿌리(甘草) 4

박하 잎(薄荷) 1

운동과 활동. 규칙적인 운동은 기 순환을 자극해 폐색을 제거하며, 독소를 태우고, 음식물의 소화를 돕고, 우울증을 완화한다. 높은 수준의 생의 목적을 추구하는 수행 단체(예를 들어 요가, 기도와 명상 단체)에 참여하는 것도 약물에 중독되고 소모적인 생활방식을 바꾸는 데 필요한 새로운 삶의 태도와 영감을 발전시키는 데 도움이 된다.

알코올 의존증: 알코올 의존증의 신체적인 증상에는 앞에서 나열했던 약물 중독에 공통된 일체의 장애가 모두 포함된다. 이에 더해 알코올 의존증에서는 거의 언제나 유해한 습과 결합된 열이 특징적으로 나타난다. 따라서 습을 말리는 식히는 성질의 음식에 역점을 두어야 한다. A형 식단이 효과가 있지만, 환자가 실 징후를 보일 때는 식히고 정화하는 성질이 있는 B형 식단 또는 C형 식단이 더 나은 경우도 종종 있다. 이상적인 것은 열 징후가 감소할 때까지 B형 식단이나 C형 식단을 이용하는 것으로, 대개 해독 과정의 첫 몇 주 동안에 해당한다.

동양의학에서는 흔히 알코올 의존증 치료에 몇 가지 식히고 해독하는 음식을 처방하는데 두부, 숙주, 녹두, 신선한 밀 배아, 로메인상추, 바나나, 사탕수수 또는 말린 미정제 사탕수수즙(예를 들면 라파두라*™), 배, 시금치 등이다. 숙취 동안 만족할 때까지 꿀을 한 스푼씩 먹으면 알코올을 더 마시고 싶은 욕구를 줄여준다. (10장 〈기름과 지방〉에서 살펴보았던) 감마리놀렌 지방산도 알코올에 대한 욕구를 줄이는 데 도움이 된다. 수프는 자체로도 도움이 되며 두부, 녹두, 로메인상추, 시금치를 식단에 포함할 때 좋은 매개가 되어준다. 미국 인삼(*Panax quinquefolium*)은 동양에서 최고의 알코올 의존증 치료제로 꼽히는 약초로, 앞에서 언급했던 히드라스티스 또는 차파랄 약제에 추가해 쓸 수도 있다. 극단적으로 허약한 경우에는 미국 인삼이 들어간 약제를 회복 식단의 일부로 포함할 수도 있다(721쪽)(한국 또는 중국 인삼은 덥히는 성질이 있으므로 쓰지 않는다). 생강, 계피, 흑후추 등 덥히는 성질의 향신료는 피해야 한다.

열과 기타 실 징후를 사하는 정화 프로그램 후에는 간을 재생하기 위해 1~2년간 고단백 식품을 추가할 수 있다. 특히 스피룰리나를 비롯한 미세녹조류의 효과가 좋다. 몸이 허약한 경우에는 매주 3~4회 정어리, 고등어, 참치, 돼지 간, 돼지 또는 소의 콩팥 등 오메가−3가 풍부한 동물성 식품을 소량 먹을 수도 있다.

담배 중독: 로벨리아가 특효가 있다. 로벨리아에서 발견되는 로벨린 (lobeline)이라는 화학물질은 니코틴과 매우 유사해서 니코틴에 대한 욕구를 줄여준다. 1일 여러 차례, 또 니코틴이 당길 때마다 로벨리아 차 1/4컵 또는 팅

---

* rapadura. 사탕수수로 만든 가장 초보적인 감미료 제품 중 하나다. 브라질에서 처음 사탕수수를 재배하기 시작했던 1500년대 후반에 포르투갈 식민 지배자들이 노예들을 동원해 처음 만들기 시작했으며, 지금도 노예 대신 기계를 사용한다는 점만 제외하면 그때와 제조 방법에서 큰 차이가 없다. 현재도 브라질 농촌 지역에서 감미료이자 디저트로 애용하고 있다. 사탕수수를 압착하여 녹색의 뿌연 액체를 짜낸 다음 대형 난로 위에서 졸이고 찐득찐득해진 당밀을 커다란 나무틀에 부어 굳히면 라파두라가 된다. 라파두라가 굳기 전에 계피, 정향, 회향 씨 등을 첨가해 향미를 내거나 오렌지, 파인애플, 파파야, 구아바, 바나나, 코코넛 등 과일 조각을 넣어 디저트로 만들기도 한다.—옮긴이

크제로 10~20방울을 마시면 된다.

귀리도 규칙적으로 섭취하면 흡연 욕구를 억제하는 것으로 밝혀졌다.[11] 이것은 귀리의 진정 작용에서 기인하는 것으로 보인다. 니코틴은 온 신체 조직에 두루 퍼져 다른 강력한 약물들과 마찬가지로 그 조직들에 손상을 입힌다. 회복 식단의 깨끗한 음식과 약초의 영양 성분을 통해 세포들을 재생할 것을 권고한다.

천식

동서양 모두의 진단 수단에 따르면 천식은 하나 이상의 장기 시스템에서의 부조화와 관련이 있다. 첫째는 소화계의 중심(비장-췌장·위·장), 둘째는 신장-부신과 간담, 셋째는 심장과 폐다. 가장 빈번한 경우는 이 가운데 어느 하나가 매우 심하게 균형을 잃은 상태에서 모든 시스템이 제대로 기능하지 못하는 것이다. 장기 불균형은 아래에 나오는 천식의 주요 유형들을 치료하기 위한 특정 지침들을 따르면 고쳐진다. 주의: A, B, C형 회복 식단이 695쪽에서부터 소개되어 있다. 모든 약초는 표준적인 약초 조제법(204쪽)에 따라 써야 한다.

한 유형의 천식: 희거나 맑거나 거품이 낀 점액, 찬 손발, 창백한 안색, 추위를 많이 타는 것 등이 특징이다. A형 식단을 따르되 모든 음식을 중간 이상으로 익혀 먹는 것으로 수정해야 한다. 특히 유익한 음식과 향신료로는 마늘, 겨자 잎, 아니스, 스위트 마저럼, 바질, 신선한 생강, 블랙스트랩 당밀, 아몬드, 해바라기씨, 호두, 한국 또는 중국 인삼, 검정콩, 귀리 등이 있다. 견과와 씨앗은 규칙적으로 먹어도 좋지만, 소량으로 제한해야 한다. 호두는 한 유형의 천식에 가장 유익하다.

열 유형의 천식: 빠르고 묵직한 호흡, 붉은 안색, 몸의 열감, 누런 가래, 황태, 마른 변, 적은 양의 오줌이 특징이다. 특히 유익한 음식 및 약초로는 무, 새

싹, 살구(1일 최대 5개), 라임, 레몬, 두부, 쐐기풀 잎, 쓴박하*가 있다. 열이 가라앉기 전에는 B형이나 C형 식단을 따르고, 그 후에는 A형 식단으로 전환하라.

점액 유형의 천식: 엄청난 양의 점액이 특징이다. 입을 벌리고 있을 때가 많고, 누우면 숨을 쉬기가 어렵다. 설태는 두텁고 번들거린다. 특히 유익한 음식 및 향신료로는 고추냉이, 레몬, 라임, 생꿀, 팥, 알팔파 새싹, 느릅나무 차, 그리고 모든 유형의 천식에 두루 쓰이는 아래의 약제가 있다. 점액형 천식에 허증이 동반될 때는 아래의 수정 A형 식단을 이용하고, 그렇지 않다면 B형 또는 C형 식단을 이용하는 것이 좋다.

허 유형의 천식: 약한 맥박, 없거나 적은 설태, 창백한 안색, 호흡곤란, 머리를 받쳐야 잠이 오는 것, 몸을 조금만 써도 숨쉬기가 어려운 것 등이 특징이다. 특히 유익한 음식으로는 귀리, 쌀, 보리, 화분(아주 소량으로 시작해서 1일 몇 티스푼까지 늘려간다), 검정콩, 견과(특히 호두와 아몬드), 메밀, 무화과, 한국 또는 중국 인삼이 있다. A형 식단이 권장되지만, 음식을 잘 익혀 먹는 것으로 수정해야 한다.

주의: 이 네 유형 가운데 서구에서는 점액 유형의 천식이 가장 많으며, 허 유형의 천식과 어느 정도 결합되어 나타나는 경우도 많다. 따라서 이 유형에는 A형 식단이 가장 알맞다. 열 증상이 나타나지 않는다면 허 유형이나 점액 유형의 천식에도 한 유형의 천식에 나열된 치료제들이 유익하다.

모든 유형의 천식에 대해: 단순한 음식 조합(19장 〈음식 조합〉의 'B안'(465쪽 이하) 참고), 깊이 숨을 쉬는 연습, 야외 활동, 규칙적인 온욕 및 그 직후 몸 표면만 식히는 정도의 빠른 냉욕을 하고, 화학적 향수·연기·먼지를 마시거나 추위에 노출되는 것을 피하라. 아이스크림, 우유, 기타 우유 유제품은 엄격히 피해야 한다. 산양유는 대체로 괜찮다. 엽록소와 비타민 A 식품(스피룰리나와 아파니조메논, 살구(1일 최대 5개), 펌킨, 당근, 겨자 잎, 녹색 채소 일반)은 폐를 보호

---

* horehound. 학명은 *Marrubium vulgare*. 600쪽의 옮긴이주를 참고하라.―옮긴이

하고, 세포의 재생을 돕는다. 오메가-3 및 감마리놀렌산은 천식에 자주 동반되는 협색과 발작을 완화하는 데 특별한 효과가 있다(이 기름들의 원천 식품과 섭취량에 대해서는 295쪽과 310~311쪽을 보라).

구토요법이 천식에 도움이 될 때가 많다. 식사 직후 증상이 악화되는 경우에 특히 그러하다. 구토를 유발하기 위해서는 박하(민트) 차 또는 레모네이드 1컵을 마신 뒤 로벨리아 차 2컵(따뜻한 소금물 2컵으로 대체할 수 있다)을 마시고, 필요하다면 가운데 손가락을 목구멍으로 집어넣어 구토를 촉발하면 된다. 천식 발작과 함께 일어나는 심한 경련을 치료하기 위해서는 로벨리아 차 약간 또는 로벨리아 팅크 10~20방울을 복용하면 된다.

천식은 저혈당과 관련이 있을 때가 많다(643쪽 '저혈당' 단락의 증상과 권고 사항을 참고하라). 또 알레르기가 원인이 되어 천식 발작이 일어나기도 한다(475쪽의 '알레르기와 음식 조합'을 참조하라). 천식 증상이 폐 증후군(600쪽 이하) 가운데 어느 하나와 부합될 때는 해당 증상을 기술한 부분에 실려 있는 적절한 치료제들을 이 단원에서의 치료법에 포함할 수 있다.

다음 약초를 같은 양으로 조제한 약제는 한, 점액, 허 유형의 천식 치료에 좋다.

> 회향씨
> 아마씨
> 호로파씨
> 감초 뿌리
> 로벨리아의 씨 또는 잎
> 모예화의 잎 또는 꽃

이 약에서 따뜻한 성질의 재료(회향과 호로파)만 빼면 열 유형의 천식에도 이롭다. 모예화 잎은 미세한 털이 많으므로 반드시 모슬린이나 면 보자기로 거른 뒤 마셔야 한다.

에이즈

일반적인 의학 상식과는 달리 에이즈도 훌륭한 영양 섭취와 균형 잡힌 생활 방식을 통해 나을 수 있다.[12] 대부분의 에이즈 연구자들과 환자들이 기적의 치료약을 찾으려고 엄청난 노력을 기울이고 있으며, 이것은 충분히 이해할 만하다. 그런데 오로지 여기에만 초점을 맞춘 나머지 음식과 생활 태도의 개선을 통한 치유 노력이 쉽게 무시된다.

다른 모든 퇴행성 질환에서도 그렇듯이, 재생 프로그램을 빨리 시작할수록 성공 확률이 높아진다. 만약 설사, 쇠약, 발열, 도한, 효모균 감염, 식욕 상실, 끈질긴 기침 등으로 특징지어지는 극도의 허함이 나타나는 에이즈 말기에 치료를 시작했을 때는 1) A형 회복 식단이 권고되며, 음식물은 최소한 중간 정도로는 익혀야 하고, 환자가 원할 경우 잘 익혀 먹어야 하며(694쪽 이하의 회복 식단을 참고하라), 2) '음허'일 때의 음식 사양들(696~697쪽)을 포함해야 하고, 3) 황기가 포함된 약제(721쪽)가 모든 소모성 질환에 큰 효과를 발휘한다.

올바른 식단이 에이즈 및 그와 유사한 바이러스성 질환의 치료에 결정적인 요소가 될 수 있다. 에이즈와 관련 있는 인체면역결핍바이러스(HIV)의 세포막에는 콜레스테롤이 많다. 따라서 콜레스테롤을 낮추는 식단이 에이즈 치료약으로 전망을 보이는 것은 당연하다.[13] 고섬유질, 저지방 회복 식단은 콜레스테롤과 그것에 일조하는 포화지방을 줄이는 데 효과가 있다. 이 식단들의 몇 가지 특징적 요소—오메가-3 및 감마리놀렌 지방산, 다양한 버섯, 해초, 새싹, 정화 작용을 하는 약초—는 과잉 콜레스테롤을 추가로 낮춰주며, 그렇게 해서 HIV의 활동을 한층 더 억제한다.

동양의학은 회복 식단들의 가치에 대한 좀 더 폭넓은 인식을 제공한다. 그것은 병원체가 축축하고, 정체되고, 습한 환경에서 번성한다는 것이다. 기생충 제거 프로그램이 포함된 회복 식단들은 병원체를 파괴할 뿐 아니라 정제 식품, 고지방 식품, 유제품, 고기와 같은 습하고 울을 생성하는 음식 재료가 없거나 적은 대신 위에 등장하는 음식들과 더불어 대사를 촉진하는 신선한 홀푸드가 풍부하게 들어가 있다.

에이즈에 걸린 사람이 모두 에이즈 증상을 드러내지는 않는다. 심지어 여러 해가 지나도 멀쩡한 사람이 적지 않다. 이것은 명백히 그들의 면역계가 HIV를 묶어둘 만큼 튼튼하기 때문이다. 일단 에이즈 증상이 나타나면 HIV가 위협이 되지 않을 정도까지, 더 나아가 인체 내에 더 이상 존재할 수 없을 때까지 면역계를 강화하는 것이 치료의 목표가 된다. 훌륭한 면역 기능을 뒷받침하는 것은 충분한 휴식과 운동, 건강한 식습관, 의식과 정신을 단련하는 수행, 그리고 스트레스·약물·난잡한 생활 등의 소모적인 행위에서 벗어나는 것이다(더 많은 정보를 찾고자 한다면 144~171쪽의 '면역력'을 참고하라).

에이즈는 면역력이 약한 사람들에게서 번성하는 박테리아, 바이러스, 기생충, 효모균, 진균이 원인인 감염증들과 유사한 탓에 마늘로 효과를 본 환자가 적지 않다.[14] 마늘은 이와 같은 대부분의 병원성 미생물들을 억제하는데, 더러 처방약보다 더 안전하고 효과적이다. HIV는 뭉쳐 있는 림프구를 통해 매우 빠르게 세포들을 감염시킨다.[15] 그런데 마늘에 들어 있는 아조엔이라는 화합물이 이 덩어리들을 분해한다.[16] 권장 섭취량은 매주 6일간 1일 1회 10그램(중간 크기의 마늘 3쪽 정도), 또는 1일 2회 각 5그램이다. 에이즈 환자를 위한 이 섭취량은 '권장 식품군'에서 제시한 것보다 훨씬 많은 양임을 기억하기 바란다. 마늘을 먹는 방법과 사양에 대해서는 713쪽을 참조하라. 섭취량 10그램은 회복 식단 또는 그와 유사한 프로그램을 따르는 사람들에게만 적합하다. 훨씬 더 기름진 식단을 먹는다면 1일 60~80그램 정도는 먹어야 효과가 날 때가 많다.

마늘은 덥히는 열성이 극히 강하며, 따라서 음액을 고갈시킬 수 있는데, 앞에서도 언급했듯이 에이즈 환자처럼 장기간 감염증을 앓고 있는 사람들은 이미 음액이 감소되어 있는 상태다. 음허 징후(야윔, 주기적인 미열, 잦은 갈증, 도한)가 나타나도 일상적으로 음을 보하는 음식과 약초를 섭취해 균형을 유지하면 마늘을 견딜 수 있다. 이러한 사례에서 대부분 매우 도움이 되는 보음제가 알로에 젤이다. 알로에는 아세마난(키리신™)이라는 화합물 덕분에 상당한 정도의 항암 및 면역 강화 작용이 있다.[17] 그뿐 아니라 알로에 젤은 폭넓은 항진균 및 항균 작용이 있는데, 이 역시 많은 에이즈 관련 감염증에 효과가 있음이 입증되었다. 알로에 젤의 식히는 성질은 염증과 그에 동반되는 통증에 대항력을 발휘한다.[18] 정제하지 않은 쓴맛의 알로에 젤만이 이와 같은 치유 효능이 있다. 1096쪽의 부록A에 나오는 은 콜로이드도 유사한 항균 및 보음 효능이 있다.

에이즈(엡스타인-바 바이러스(EBV)도 마찬가지다) 보균자들에게 특히 이로운 것이 망종화*다. 망종화는 '하이페리신'이라는 피처럼 붉은 색깔의 휘발성 기름이 함유되어 있는데, 이 기름이 HIV와 EBV 같은 레트로바이러스(RNA 종양 바이러스)에 효과가 있다[19](하이페리신은 다른 약초에서는 거의 볼 수 없는 한 가지 속성이 있어서 혈뇌장벽**을 뚫고 들어가,[20] EBV 환자들에게서 나타나는 '뇌 피로'를 치료한다). 이 약초는 또 신경계에 작용해 불안, 히스테리, 우울증을 줄여주는 항우울증 성분을 제공한다. 20세기 이전에 망종화는 몸에서 '사기'—심한 질병과 관련해 썼던 용어—를 없애기 위해 사용되었다. 용어야 어쨌든 망종화는 난치성 질환의 치료에 엄청난 치유력이 있는 것으로 확인되었다. 망종화의 항바이러스 효능에 대한 최근의 과학적 발견은 우리 조상들이 사용했던 치유법의 가치를 새삼 확인해 준다. 망종화는 단독으로 복용할 수도 있고, 여기에서 권장하는 약제들을 비롯해 다른 약제에 넣어서 복용해도 된다.

자주 권장되는 또 한 가지 약초는 감초 뿌리다. 단맛이 매우 강한 이 약초는 간을 조화롭게 하며, 몸을 해독하는 데도 큰 도움을 준다. 감초는 궤양과 큰 종기를 치료하고, 소화를 좋게 하며(비장-췌장의 기를 강화하는데, 특히 팬에

---

* St. Johnswort. 학명은 *Hypericum perforatum*. 차로 마시면 생리통을 완화한다. 달인 액 또는 잎을 잘게 썰어서 식물성 기름에 담근 것은 찰과상, 거친 피부, 부스럼, 화상, 근육통에 효과가 있다. 수렴 작용이 있어서 주름 방지 등 피부 관리에도 쓴다. 약용 범위가 넓으며, 습포제로 만들어 사용하면 베인 상처 치료에도 효과가 있다. 최근 독일의 연구에 의하면 살균 작용이 있어 입 냄새 방지용 양치제로 유용하다고 한다.—옮긴이

** 뇌와 척수에 있는, 혈류로부터 이물질이 유입되는 것을 막는 장벽.—옮긴이

볶아 쓰면 효과가 좋다), 건조한 폐를 촉촉하게 해주고, 기침을 그치게 하고, 염증을 줄여주며, 적시고, 인후염을 완화해 준다. 연구들은 감초가 헤르페스 심플렉스I(단순포진 바이러스)과 HIV를 비롯한 여러 바이러스에 저항력이 있음을 보여준다.[21] 감초는 소량으로 복용하는 것이 가장 좋으며, 회복 식단들에서 권장한 약제들을 비롯해 다른 약제에 1/2 분량으로 첨가할 수도 있다. 고혈압과 부종(물이 찬 것 같은 부기)에는 쓰지 말아야 하며, 이러한 병증들이 나타나면 즉시 복용을 중단해야 한다. 설사가 있을 때는 반드시 팬에 볶아서 써야 한다. 덧붙이자면 감초사탕과 감초를 혼동하지 말기 바란다. 감초사탕에는 진짜 감초가 전혀 들어가지 않는 경우가 태반이다.

마늘과 마찬가지로 오레가노 오일과 자몽 종자 추출물도 세균, 진균, 아메바, 바이러스 등 이례적으로 폭넓은 미생물에 대해 항균 작용을 하며(1030, 1096쪽 참조), 따라서 에이즈 치료에도 효과를 발휘해 왔다. 마늘에 과민한 사람들에게는 이 강력한 농축물들이 대단히 큰 도움이 될 것이다.

강조할 필요가 있는 기타 치유식 재료는 다음과 같다. 1) 해조류. 아이리시 모스, 켈프, 기타 흔한 해초들에 들어 있는 황산화 다당류는 항암 효능뿐 아니라 HIV에도 저항력이 있는 것으로 밝혀졌다.[22] 켈프, 아이리시 모스, 일반 식용 해초들은 폐와 소화관에 진정 작용을 하며, 이 부위의 염증을 식힌다. 설사만 없다면, 대부분의 퇴행성 질환에 대해 해독 효능 때문에 해초를 권고한다.

2) 회복 식단에 포함되는 약초—예를 들면 잎새버섯, 표고버섯, 영지버섯, 황기, 미국 인삼, 수마, 포다르코 등—는 가장 강력한 면역 강화제다. 또 실이 뚜렷한 사람들을 위해서는 여기에 강력한 정화 작용을 하는 약초들이 포함된다. 미국자리공은 완하 및 강력한 항암·항HIV 효능을 가지고 있을 뿐 아니라 이례적으로 탁월한 림프 정화제다.[23] 차파랄·민들레·용담은 극히 쓰고 항바이러스 작용이 있으며, 과도한 지방·콜레스테롤·점액·독소 형태로 존재하는 습을 줄이고 조직 내 산소량을 증가시킨다.

3) 벌 화분은 소모성 질환과 허를 물리치며, 기운을 돋우는 성질이 있어서

744

강한 정화 수단으로 말미암아 나타날 수 있는 불균형을 바로잡아 주며, 만성 질환에 대한 저항력의 저수지라고 할 수 있는 정(精)의 생성을 돕는다. 강황도 HIV-1의 복제를 억제한다는 점에서 효과가 있다(375쪽 참조).

지속적으로 항생제를 복용해 온 에이즈 환자들은 통상 미세조류와 곡물 순 등의 엽록소 식품, 무염 사워크라우트 등의 발효 식품, 레주블랑(엿기름 물), 그리고 락토바실루스 스포로게네스, 락토바실루스 아시도필루스, 또는 바실루스 라테로스포루스 배양 식품 등을 통해 장 생태계를 개선하는 것이 큰 도움이 된다.

만성피로증후군을 치료하기 위한 치료법과 에이즈 치료법이 대체로 일치한다.

다발성 경화증

다발성 경화증이나 그와 유사한 파킨슨병 같은 신경 손상 질환은 신경 퇴행이 심각하게 진행된 상태에서는 완치하기가 극히 어렵다. 그러나 대개 병의 진행을 멈출 수는 있으며, 심하지 않은 경우에는 호전되기도 한다.

다발성 경화증이 있는 사람들은 칸디다균 과잉 증식을 겪을 때가 많은데, 먼저 이것부터 치료해야 한다. 또 이들은 각종 알레르기, 특히 글루텐 알레르기가 있는 경우가 많다. 알레르기를 유발하는 글루텐은 밀, 호밀, 보리, 찹쌀에서 발견된다. 상태가 개선되는지를 판단하려면 회복 식단(694쪽 이하)에서 이 곡물들을 배제해야 한다(글루텐 과민증에 대해서는 653쪽의 '복강 질환'을 참조하라). 이 식단들에서 역점을 두는 음식은 물에 불린 생귀리, 발아 밀(글루텐 과민증이 없다면), 쌀, 생산양유 등 신경을 튼튼하게 하고 진정시키는 것들이다.

다발성 경화증 환자들은 각종 지방산, 특히 가장 흔한 다가불포화지방산인 리놀레산이 심하게 결핍되어 있다.[24] 한 가지 설명은 항산화 물질이 부족한 상태에서 활성산소에 의해 유발된 산화와 동물성 식품에서 비롯된 지방산들에서 생긴 염증 유발 물질인 프로스타글란딘(PGE_2)으로 말미암아 염증이 생기는 것이 아닐까 하는 것이다. 어떤 경우든 신경을 감싸고 있는 미엘린 수초와, 최종적으로는 신경조직 자체가 손상을 입는다.

본래 상태의 다가불포화지방산은 신경을 식히는 보음제로 작용한다. 따라서 이것들이 부족한 사람들 일부가 다발성 경화증에 걸리게 된다. 거꾸로 다발성 경화증의 염증이 이 지방산들을 고갈시키기도 한다. 신선한 밀 배아 또는 밀 배아 기름 등 식히는 성질의 기름을 다량 함유한 식품들이 효과를 입증해 왔다. 마찬가지로 아마씨유 같은 항염증 기름과 감마리놀렌산이 풍부한 기름도 도움이 된다. 10장 〈기름과 지방〉에서 살펴보았듯이 감마리놀렌산이 풍부한 기름을 식단에 추가하면 다발성 경화증이 있는 사람들의 치유 속도를 크게 향상시킨다. 밀 배아와 아마씨를 모두 복용할 때는 하루 단위로 교대로 복용하는 것이 가장 좋다(아마씨 기름의 섭취량에 대해서는 298쪽을 참고하라). 그 외의 다른 다가불포화 기름도 쓸 수 있는데, 다만 모든 기름(밀 배아 기름도 마찬가지다)은 반드시 최근에 냉압착법으로 짜고, 정제하지 않고, 서늘하고 햇빛이 들지 않는 곳에 보관한 것이어야 한다.

다발성 경화증 환자들은 레시틴이 결핍된 경우가 많으며, 매일 이것을 복용하면 도움이 된다(과립 3스푼). 두부, 템페, 콩나물, 두유 등의 대두 가공식품, 양배추와 콜리플라워는 다가불포화지방산이 함유된, 레시틴이 풍부한 음식이다. 달걀은 또 다른 훌륭한 레시틴 원천이지만 포화지방 비중이 높아 별 효과가 없다.

동양의학에서는 간과 목(木) 행이 신경을 다스리는 것으로 보며, 신경의 염증도 항염증 기름뿐 아니라 간음을 보하는 음식과 약초에 반응을 보이는 것으로 본다. 다발성 경화증을 치료하는 가장 좋은 간 보음제는 녹색 잎채소·녹두·숙주·조·해초·곡물순 농축물·미세조류이며, 허가 뚜렷한 경우에는 아교나 유기농법으로 기른 동물의 간이 도움이 될 수 있다. 흥미로운 것은 동양의학에서 보음 식품으로 꼽은 녹색 식품들과 동물 간이 현대과학에 의해서 활성산소를 억제하는 항염증 효소인 슈퍼옥사이드 디스무타아제의 가장 훌륭한 원천인 것으로 밝혀졌다는 점이다.

다발성 경화증의 발작과 마비 증상은 신경의 약화, 즉 동양의학에서 말하는 풍의 지표다. 풍(그리고 신경)을 다스리는 음식과 약초는 24장 〈목〉(566쪽)에 나와 있다. 다발성 경화증 치료에 특효가 있는, 풍과 발작을 다스리는 약초는 망종화다. 이러한 약초들은 모두 치유 약제에 추가할 수 있다. 이 약제들(719쪽 이하) 가운데 맨 앞의 두 가지가 다발성 경화증 치료에 알맞다. 미국자리공이 포함된 세 번째 약제는 매우 쓰고 말리는 작용이 있어서 다발성 경화증이 있는 사람들의 경우 신경에 염증을 유발할 정도까지 음을 고갈시킬 수 있다.

음부포진

전염성이 강한 성병인 음부포진을 반드시 퇴행성 질환의 범주에 속하는 것으로 볼 수는 없지만, 이 병을 여기에서 다루는 까닭은 퇴행성 질환과 마찬가지로 지속적이고 근본적인 치료를 요하기 때문이다. 병변과 증상이 항구적으로 사라지려면 수정된 A형 식단(아래)과 같은 깨끗한 식단을 최소 6개월 동안 엄격히 따라야 한다.

동양의학에서는 포진을 생식하고 배설하는 인체 부위인 '아래쪽 아궁이'에서 습이 열과 결합된 것으로 본다. A형 식단의 일부로 권장한 약초들 대신, 청미래덩굴(토복령), 민들레, 용담의 뿌리를 같은 양으로 섞은 약제를 복용하면 좋다. 변이 묽어지면 청미래덩굴 뿌리만 쓴다. 발병 시점에는 진한 홍차 물에 목욕하는 것이 대부분의 헤르페스에 대단히 탁월한 효과를 발휘하는 외용 치료법이다. 매우 뜨거운 목욕물에 최소한 150그램 이상의 일반 홍차 잎을 넣은 뒤 적정 온도로 식을 때까지 기다렸다가 한 시간 정도 몸을 담근다.

A형 회복 식단(695쪽)에서 수정 또는 강조할 부분: 일체의 중독성 물질(커피와 담배 포함), 일체의 농축 감미료(스테비아 잎은 무방하다), 일체의 과일(토마토 포함), 일체의 견과류들(특히 땅콩), 아마씨와 냉압착한 아마씨유를 제외하

고 기름 함량이 많은 모든 씨앗을 배제해야 한다. 또 참기름(소량의 올리브유는 무방하다)도 배제해야 한다. 스피룰리나는 '아래쪽 아궁이'에 포진이 있는 사람들에게 습을 유발할 수 있다. 그러나 클로렐라와 아파니조메논은 도움이 될 때가 많다(16장의 지침들을 참조하라).

6개월이 경과하고 또 포진이 최소 6주간 나타나지 않았다면 원하는 경우 A형 식단을 조금 확장하여 과일, 산양유 제품, 소량의 기타 동물성 식품을 포함해도 좋다. 이 프로그램은 일반적으로 꾸준히 따랐을 때 성공한다. 포진을 일으키는 헤르페스 바이러스 자체가 조직에서 완전히 사라지는 것인지는 아직 밝혀지지 않았지만, 어쨌든 많은 사례에서 모든 증상이 항구적으로 없어졌다. 산소화 요법, 특히 오존을 이용한 산소화 요법은 고질적인 사례들에서도 효과를 입증해 왔다. 아미노산의 일종인 리신 보충제도 외부적인 증상의 발현 빈도를 줄일 수 있다. 그러나 리신 복용은 면역계에서 결정적인 역할을 하는 백혈구 생성에 필수적인 아르기닌이라는 아미노산의 형성을 억제한다.[25]

홍차를 외용 치료제로 쓰는 것을 제외하면 다른 모든 성병의 음식 및 약초 치료법도 포진 치료법과 동일하다. 거의 모든 성병은 형태는 다를지라도 '아래쪽 아궁이'의 습열(濕熱)과 관련이 있기 때문이다. 동일한 접근법을 매독, 임질, 인간 유두종 바이러스가 원인인 질 사마귀, 클라미디아 트라코마티스(세균성 기생충)에도 적용할 수 있다. 여기서 권장한 치료법들은 대개 이러한 병증들에 대한 표준적인 의학 치료를 보완할 수 있다. 그러나 의사나 그 밖의 자격 있는 건강 전문가의 안내를 받지 않고 그것들을 대신해서는 안 된다.

심한 피부 질환

일부 피부 질환에서는 내부 장기들이 퇴행성 질환에 걸려 허약해져 있는 반면에, 또 다른 예에서는 그 장기들이 상대적으로 건강한 상태에 있다. 어느 쪽이든 대개 습, 열, 풍 등의 실(實)이 나타난다. A, B, C형 식단(695쪽 이하)은 이

실들을 제거해 주므로 거의 언제나 권장된다. A형 식단은 쇠약해져 있거나 또는 기타 허 징후가 있을 때 사용해야 한다. B형 또는 C형 식단은 당사자가 비교적 체형이 건장하고 실 징후(두터운 설태, 과체중, 큰 목소리, 외향적 성격)가 뚜렷할 때 쓴다.

대부분의 피부 질환은 불완전한 지방 대사와 대단히 관련이 깊다. 오메가-3 및 감마리놀렌 지방산이 풍부한 음식은 이 상황을 고치는 데 도움이 된다. 올레산이 풍부한 참깨도 도움이 된다. 미정제 참기름을 선택해야 하며, 적절한 양으로 샐러드용 또는 조리용 기름으로 쓸 수 있다.

베타카로틴/프로비타민 A 음식들도 피부 질환, 특히 염증이 동반되는 피부 질환의 치료에 이롭다. 특별히 강조해야 할 녹황색의 베타카로틴 음식으로는 당근, 겨울호박, 펌킨, 그리고 민들레 잎, 비트 잎, 시금치, 케일, 근대, 미나리 등의 잎채소다. 스피룰리나와 아파니조메논 같은 짙은 색깔의 남조류 역시 효과가 있다. 모든 녹색 채소는 엽록소가 풍부한데, 엽록소는 피부 발진을 일으키는 혈액 독소를 정화한다. 해초는 식히는 성질이 있고 해독 작용이 있어서 규칙적으로 쓰도록 권장된다.

식단에 재량껏 추가할 수 있는 그 밖의 음식으로는 녹두, 팥, 껍질을 깎지 않고 얇게 썬 오이가 있다. 알팔파와 콩나물은 여드름에 대단히 좋다. 산양유 제품은 피부 질환이 있을 때 사용할 수 있는 최고의 동물성 식품이다. 향이 강하고, 기름지고, 지방이 많은 음식은 배제해야 한다. 또 과자, 감귤류 과일, 몇몇 어패류—굴, 청어, 새우—도 피해야 한다.

피부 질환은 몸의 겉 부분에서 생기므로 모공을 통해 독소가 빠져나가게 하는 발한요법이 효과를 본다. 다음은 피부 발진에 흔히 쓰이는 땀 내는 약초다.

청미래덩굴 뿌리
사사프라스 뿌리 껍질
우엉씨
서양톱풀의 잎과 꽃

피부의 활력은 폐와 관련이 있지만, 발진이 표면화되는 것은 신장과 간에서 피를 완전하게 정화하지 못했기 때문이다. 이 두 장기는 혈액을 정화하는데, 여기에 과부하가 걸리면 혈액 중의 독소가 피부를 통해 배출된다. 혈액을 정화하려면, 앞에서 언급한 엽록소가 풍부한 식품들에 역점을 두어야 한다. 더불어 위에 나오는 발한 약초들을 포함한 혈액 정화 약초도 효과가 있다. 그밖의 중요한 혈액 정화 약초는 다음과 같다.

민들레 뿌리

히드라스티스 뿌리

차파랄 잎

팬지 꽃(삼색제비꽃) (어린이용)

에키나시아 뿌리*

소리쟁이 뿌리

우엉 뿌리

붉은토끼풀 꽃

쓴박하 잎

미국자리공 뿌리(최대 1일 2회 미국자리공 차 1스푼씩 복용)

이 약초들은 혈액과 림프계의 화기(火氣)를 식히고, 습적(濕積)을 말린다.

급성 피부 발진에는 한 가지 약초—예를 들면 민들레 뿌리, 우엉 뿌리, 차파랄 잎 등—만으로도 충분할 때가 많다. 붉은토끼풀 꽃과 발한 약초들을 제

---

* 학명은 *Echinacea angustifolia*. 약재명은 자주국이다. 북미 원산의 에키나시아속 식물로, 세계적으로 가장 널리 사용되는 약초 가운데 하나다. 북미 원주민들이 치통, 인후염, 수족에 의한 광견병, 뱀 물린 데, 패혈증 등의 치료에 이용했다고 한다. 약리 연구에 의해 항염증, 항바이러스, 면역 강화 효능이 확인되었으며, 1995~1998년에 미국 보건의료 제품 판매 최상위에 오르기도 했다. 상기도 감염, 장티푸스, 디프테리아, 천식, 인후염, 임질과 매독, 여드름, 상처, 습진, 포진 등의 치료에 쓰인다.—옮긴이

외한 위 약초들은 모두 장운동을 촉진한다. 약초를 써도 변비가 지속될 때는 대황 뿌리가 효과가 있다(657쪽의 '변비'도 참고하라).

만성 피부 질환이 심한 사람들은 대부분 음액과 혈이 고갈되어 있으며 체중 감소, 잦은 갈증, 불면, 도한, 뜨거운 손발바닥 등의 징후가 뚜렷하게 나타난다. 이러한 증상이 있을 때는 음과 혈을 보하는 음식과 약초(133, 664쪽), 특히 마시멜로 뿌리, 느릅나무 껍질, 소리쟁이 뿌리를 추가한다. 이 약초들을 앞에서 소개한 다른 약초들과 함께 쓸 수도 있다. 예로부터 서구에서는 앞서의 모든 치료 원리를 조합해 청미래덩굴 뿌리, 소리쟁이 뿌리, 사사프라스 뿌리 껍질, 마시멜로 뿌리, 붉은토끼풀 꽃을 동량으로 섞어 달인 차를 피부 질환에 사용해 왔다.

외부에서의 치료

내복 치료를 보조할 목적으로 피부를 정화하거나 자양하기 위해 몇 가지 외용약을 쓸 수 있다. 또 피부 표면에 서식하면서 질병을 일으키는 박테리아들을 파괴하는 약도 있다.

건선(마른버짐): 청미래덩굴 뿌리(토복령) 차 또는 바닷물로 환부를 씻는다. 마늘 또는 호두 기름을 바른다. 바닷물 또는 미네랄 물에 목욕한다. 목욕물에 미정제 천일염 몇 컵을 탄다. 과도한 햇볕 노출을 피한다. 마늘 기름을 만들기 위해서는 마늘 몇 쪽을 얇게 썰어 으깬 다음 참기름 100그램에 3일간 담가 두었다가 천에 놓고 짜서 기름만 받아내면 된다.

습진: 생꿀 또는 히드라스티스나 미국자리공 차를 바른다. 신선한 파파야 조각으로 문지른다. 으깬 무 또는 생감자 간 것으로 습포제를 만들어 붙인다. 무 또는 감자의 즙을 세척제로 쓸 수도 있다.

여드름: 레몬즙을 바른다. 카스티야 비누*나 세제가 들어 있지 않은 깨끗한 비누로 씻는다. 벤토나이트(백토), 녹토, 기타 점토들에 사과식초만 넣고 치댄

---

* 올리브유와 수산화나트륨을 주원료로 해서 만든 비누.—옮긴이

반죽을 환부에 한 시간 반 이상 붙여 두었다가 물로 씻어낸다.

건선, 습진, 두드러기: 하루 여러 차례 얇게 썬 오이로 환부를 문지르거나, 식초로 환부를 톡톡 두드린다. 비누와 샴푸는 피하고 맹물로 씻는다.

조현병과 그 밖의 정신 질환

이 책에서 말하는 '정신분열'은 칼 파이퍼 박사*가 '원인 불명의 오(誤)지각'이라고 규정한 넓은 범위의 중증 정신 질환을 가리킨다. 신경과민, 불안, 우울증, 환상, 기타 오지각 증상이 있는 정신 질환(정신분열을 포함하여)에는 25장 〈화〉에서 제시했던 권고들이 유익하다. 덧붙여서, 이러한 질환들로 몸이 쇠하다면 모든 신체기관의 퇴행이 관련되어 있을 때가 많다. 이러한 사례에서는 A, B, C형 회복 식단(695쪽 이하) 가운데 적절한 식단을 선택해 근본적인 정화와 회복을 도모하는 것이 현명하다.

보편적으로 도움이 되는 치료법이 영양을 통해 몸의 분자 성분을 조절하는 '분자교정의학' 시술자들에 의해 개발되어 왔다. 분자교정의학의 아버지인 칼 파이퍼 박사는 2만 5000명이 넘는 환자—그 가운데 상당수가 조현병 환자였다—의 치료를 감독했다. 다양한 형태의 조현병에 대한 그의 성공적인 그러나 비교적 단순한 치료 프로토콜(《영양과 정신질환(Nutrition and Mental Illness)》,

---

* Carl Curt Pfeiffer. 1908~1988. 의사이자 생화학자로, 정신분열과 알레르기에 대한 연구로 이름 높다. 에머리대학교 약리학 학과장을 지냈으며, 스스로는 자신을 분자교정 정신과의학의 아버지로 불리기를 원했다. 조현병과 양극성장애에서의 미량 원소와 미네랄 대사에 깊은 관심을 가지고 있었으며, 다양한 질환에서 아미노산을 치료 목적으로 활용하기 위한 연구를 했다. 그와 그의 동료들은 자신들이 조사한 전체 환자의 3분의 2가 매우 높은 수준의 호염기성 세포수와 매우 높은 혈중 히스타민 수준, 미량 금속 수준에서의 심한 변칙을 보였다고 보고했다. 일리노이주 워런빌의 파이퍼 치료 센터에서는 파이퍼의 대량 투여 요법 아이디어에 따라 정신질환자들을 치료하고 있다.—옮긴이

〔Healing Arts Press, 1987〕에 기술된)에는 아연, 망간, 비타민 B_3, B_6, B_{12}, 엽산을 비롯한 여러 영양소의 대량 투여가 포함되어 있다. 이에 더해 분자교정의학 시술자들은 환자의 저혈당증, 알레르기, 칸디다균 과잉 증식 상태가 없어지면 정신분열 증상도 사라지는 것을 여러 차례 목격했다.

조현병 환자들이 치유 프로그램을 따르면 처방약과 합성 영양소들에 대한 의존도가 덜해질 수 있다. A, B, C형 회복 식단은 곡물, 새싹, 과일, 채소, 해초, 엽록소 식품, 신선한 기름, 콩 등을 통해 앞서 말한 영양소들을 넉넉하게 제공한다. 더욱이 홀푸드에서 얻는 영양소는 효소, 미네랄, 지방산, 기타 유익한 요소들이 천연의 조합을 이루고 있는 상태다. 건강한 식단으로 몸을 되살리면서 동시에 분자교정요법을 따르는 사람들은 영양소 치료만 받는 사람들에 비해 훨씬 더 성공적인 결과를 기대할 수 있다.

파이퍼와 그의 동료들이 조현병에 처방한 두 가지 영양소가 망간과 아연이라는 사실은 참으로 흥미롭다. 이 두 영양소는 신체 조직에 축적된 과도한 구리를 씻어낼 목적으로 수시로 처방되었다. 조현병은 인체 내에 구리가 과도하거나 망간 및 아연이 부족한 상태와 관련이 있을 때가 대단히 많다. 조현병 환자들은 대개 망간과 아연이 부족한 상태이기 때문에 설령 구리 수치가 낮더라도 이 미네랄들을 처방하는 것이 해될 것이 없다.

이것은 미네랄 결핍이 또 다른 문제와 관련이 있음을 시사한다. 조현병 환자들은 종종 프로스타글란딘 PGE₁이 결핍되어 있다.[26] 리놀렌산이 감마리놀렌산으로, 감마리놀렌산이 PGE₁으로 합성되기 위해서는 아연이 절대적으로 필요하다.[27] 망간은 지방산 일반의 합성을 돕기 때문에 추가적인 효과를 발휘한다. 식단에서 감마리놀렌 지방산을 섭취하면 조현병 환자에게서 PGE₁ 수치 역시 증가한다[28](310~311쪽의 감마리놀렌산 관련 권고들을 참조하라).

조직 속의 과도한 구리는 구리로 된 수도관, 자궁 내 피임 기구, 구리로 만든 조리 도구에서 비롯될 수 있다. 파이퍼에 따르면 피임용 알약과 비타민 C 또는 B_3 결핍이 인체 내 화학을 변화시켜 인체 내에 구리가 쌓이게 만든다고 한다. 구리 수도관에서 나오는 물을 마시는 사람들은 반드시 순수한 천연수 또는 정화와 재(再)미네랄화를 거친 물로 바꾸어야 한다(234쪽의 '정화제로서의 정수한 물'을 참조하라).

히스타델리아*에는 종종 구리 결핍이 동반되며, 모든 조현병 사례의 약 20%를 차지한다. 강박, 충동, 자살 충동을 느끼는 우울증 등의 증상이 나타난다. 히스타델리아 환자들은 미정제 곡물, 녹색 채소, 콩에서 구리를 섭취할 수 있다. 구리관 또는 구리 피임 기구 등 무생물에서 나온 구리는 음식 원천으로부터 나온 구리와 같은 건강한 역할을 인체 내에서 하지 못한다.

조현병과 복강 질환의 커다란 유사점(글루텐 알레르기) 때문에 글루텐이 많은 곡물(밀, 호밀, 보리, 찹쌀)은 피하는 것이 최선이다. 그 대신 쌀, 조, 메밀, 옥수수, 귀리,** 퀴노아, 아마란스 등을 쓰면 된다. 옥수수 알레르기는 다른 이유들 때문에 흔한데, 만약 옥수수에 과민반응을 보인다면 이 역시 반드시 피해야 한다. 그 밖의 알레르기의 원인과 치료제에 대해서는 475쪽의 '알레르기와 음식 조합'을 참조하라.

전신 칸디다증과 저혈당 역시 조현병에 일조하는 경우가 많다(각각 145쪽과 643쪽의 '칸디다균 과잉 증식: 면역 억제자', '저혈당'에 실려 있는 그 증상과 권고를 참조하라).

대표적인 심장 증상 및 정신적 불균형과 관련 있는 기타 양상들에 대해서는 25장 〈화〉에서 이미 살펴본 바 있다. 거기에 실려 있는 치료제들을 이 단원의 권고들에 추가할 수도 있다. 정신 질환의 다양함과 원인은 심리학의 관점에

---

* histadelia. 히스타민 농도 상승이 특징인 조현병의 일종. 조현병 환자의 약 20% 내외가 히스타델리아인 것으로 알려져 있다. 금세기 초 러시아의 유명한 댄서였던 니진스키가 인기의 정상에서 히스타델리아로 추정되는 조현병에 걸렸는데, 자상하고 점잖았던 그가 아내와 어린아이를 계단 아래로 밀쳐버리기도 했다. 니진스키는 이후 다시는 무대에 서지 못했다. 히스타델리아 환자는 강박적으로 일하는 경향이 있으며, 종종 대단한 창의성을 드러낸다. 반면에 만성적으로 자살 충동과 우울증에 시달리며, 강박증과 중독증의 제물이 된다.—옮긴이
** '복강 질환'(653쪽)에서 언급했듯이, 귀리는 글루텐이 존재하지만 글루텐 과민증을 건드리지 않는다.—지은이

서는 참으로 방대해 보인다. 그러나 대부분의 '정신 질환'은 적절한 홀푸드로 치유할 수 있는 화학적·물리적 불균형에서 비롯된 것들이다.

회복 식단에서 권장된 약초들 대신 다음 약재들을 비율대로 넣고 우린 약제를 쓸 수 있다.

> 황금(*Scutellaria laterifolia*) 1
> 로벨리아(*Lobelia inflata*) 1/2
> 창포 뿌리(*Acorus calamus* 및 그 친척 종들) 1

섭취량: 1일 2~3컵. 이 약초들은 전통적으로 정신 질환 치료에 단독으로 쓰여왔다. 창포는 인도와 극동에서 뇌 기능을 좋게 하기 위해 오랫동안 사용되어 온 역사를 가지고 있으며, 약물·부상·뇌졸중 등으로 손상된 뇌 조직의 회복을 돕는다.[29]

HEALING
WITH
WHOLE FOODS

5

식물성 식품의 조리법과 효능

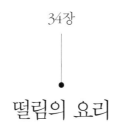

떨림의 요리

조리법과 온도에 따라 음식 속에 형성되는 떨림이 달라진다. 가벼운 맛을 위해서는 소금을 거의 또는 전혀 쓰지 않고 재빨리 익혀야 한다. 그 음식의 성질이 활성화되면서도 편안해져서 울체되고 긴장된 사람에게 더 알맞게 된다. 지칠 줄 모르는 에너지를 가지고 있으면서 자연스레 활발하고 명랑한 어린아이들은 대사가 빠른데, 이러한 성질의 음식이 빠른 대사를 뒷받침해 준다. 이러한 음식은 이들의 정신 활동과 신경을 자극하고, 의지력을 발휘하는 데 도움을 준다.

더 조화롭고 달콤한 맛을 위해서는 낮은 불에서 가만히 오래 익혀야 한다. 이러한 음식은 인내심을 주며, 화가 나 있는 사람을 진정시키고, 성미가 급한 사람을 누그러뜨린다.

더 많은 가열, 압력의 이용, 소금, 기름, 더 많은 열과 시간, 이것들은 모두 음식물의 에너지를 더 농축한다. 음식의 성질은 더 진해지고, 자극적인 맛이 강해진다. 이러한 맛은 활력이 없고 허약한 사람과, 먹는 것과 삶에 흥미를 잃어버린 사람들에게 치유 효과가 있다. 이들에게는 입맛을 당기는 갖은 음식뿐 아니라 사람의 온기와 공감이 절실하다. 뒤적거리기, 으깨기, 퓌레로 만들기, 젓기, 치대기 등의 행위는 음식을 혼합하고, 거기에 에너지를 준다. 또 사랑과

759

정성을 다해 만들었을 때, 이것들은 허약한 소화계와 더욱 즐겁고 활기찬 삶을 향한 열망을 자극한다.

음식의 다양성과 균형을 위해 위의 요소들을 조합하고, 계절과 먹을 사람의 필요에 맞게 적용해야 한다. 모든 사람은 기질과 건강 상태가 다르며, 또 그것들은 나이에 따라 달라진다. 휴식을 주는 음식과 에너지를 주는 음식 사이의 균형은 자연의 순환에 순응하게 하기도 하고, 특히 어린이의 경우에는 즉각적인 변화의 불을 지피기도 한다.

음식의 성질과 조리 기술만큼이나 중요한 것이 태도다. 훌륭한 판단력으로 좋은 음식을 조리하는 솜씨와 행위는 삶에 에너지를 부여한다. 요리사는 음식에 보이지 않는 에너지를 불어넣는데, 이 에너지는 그 음식을 먹는 모든 사람에게 영향을 미친다. 자신의 의도를 의식하는 것이 도움이 된다. 음식의 외양, 맛, 균형, 차림, 그리고 그 음식을 먹은 후에 느끼는 감각은 요리한 사람의 신체적·정신적·감정적·영적 상태를 반영한다.

- 화난 상태에서 요리한 음식은 화를 전한다.
- 요리하는 사람이 너무 아끼려다 먹는 사람에게 필요한 영양을 제대로 공급하지 못하면 결핍감과 그로 말미암은 (별 영양가 없는 음식의) 폭식을 낳을 수 있고, 그리하여 훨씬 더 비싼 비용을 치르게 된다.
- 요리하는 사람이 거부당했다는 느낌을 가지면, 그 음식 역시 거부당하기 쉽다.
- 허겁지겁 정신없이 요리한 음식은 불안하고 혼란스러운 생각과 행동을 낳는다.

요리를 하는 것은 자기성찰의 시간이 될 수 있다. 자신이 균형을 잃어간다고 느낄 때 요리를 하는 과정을 통해 자신의 상태를 변화시킬 기회를 가질 수 있다. 음식으로 무엇을 하고 음식에 무엇을 담고자 하는지, 어떻게 만들고 어떻게 낼지를 명심하기만 하면 된다. 아마 틀림없이 요리가 달라지고 그것을 즐길 수 있게 될 것이며, 식사가 훨씬 즐거워질 것이다.

요리의 즐거움을 위한 그 밖의 제안들

- 자신이 만드는 요리가 아무리 단순한 것이어도 자신이 하는 일에 존중심을 갖고, 기쁜 마음으로 임하라.
- 자신과 타인의 자양과 영양과 행복을 위해 요리할 수 있는 기회에 감사하라.
- 마음을 편안히 하고 근심은 제쳐두어라. 식사 준비에 시간을 들여라.
- 주방과 자신을 정갈하게 하라. 소매는 걷고, 긴 머리칼은 뒤로 묶고, 앞치마를 두르고, 음악은 볼륨을 줄이고, 요리에 따른 소리와 냄새를 덮어씌우는 소리와 향은 없애라. 대기를 가득 채우는 음식 냄새와 더불어 지글거리고, 김을 내뿜고, 부글부글 끓는 소리의 향연을 음악처럼 즐겨라.
- 요리를 시작하기 전에 먼저 식단을 짜라.

1. 모든 식구의 컨디션과 기분, 때와 날씨, 내일의 일(여행이나 학교 시험, 휴일 등)을 고려하라. 오늘의 식사는 내일을 준비하기 때문이다. 우울한 사람은 없는가? 만약 있다면 향신료 케이크를 구워 단맛을 추가하고, 그리하여 그의 하루에 열정을 불어넣고 싶을 수 있다. 사교적 모임에서는 다채롭고 가볍고 달달한 음식이 화합과 어울림을 좋게 해준다. 반면에 공부를 해야 할 때는 단순하면서 농축된 음식이 집중력을 높인다.

2. 직관에 의지하라. 색깔, 맛, 모양, 냄새가 당신의 안내를 따르게 하라.

3. 식사 시간에 맞춰 모든 것이 준비되어 있도록 콩을 올릴 시점, 해초를 불릴 시점, 소스를 만들 시점, 채소를 찔 시점 등등 요리의 흐름을 계획하라.

4. 모든 식재료, 주방 도구, 접시 등을 미리 준비해 두어라. 음식이 준비되면 바로 식탁 위에 눈을 매혹하도록 차려라. 뜨거운 수프와 요리는 가장 늦게 내라.

- 단순해져라. 초심자의 마음을 가져라. 시간을 넉넉하게 잡고, 너무 복잡한 조리법으로 스스로에게 부담을 주지 말라. 요리책과 계량 도구들이 훌륭한 안내자인 것은 맞지만, 당신의 창의성을 활용하고, 그것들 없이도 훌륭하게 요리할 수 있다는 자신감을 가져라.

- 요리하는 동안 또는 음식을 내기 전에 설거지를 해서 주방을 정돈된 상태로 유지하라. 모든 물건을 제자리에 돌려놓아라.

- 불을 사용할 때는 이따금 소리를 들어보면서 음식의 완성 여부를 판별하는 법을 배워 두어라.

- 요리를 하는 동안 음식을 먹어보거나 맛을 보는 것은 피하라. 배가 부르면 창의성이 떨어지고, 식탁에서 맛보는 첫술의 즐거움이 사라진다.

- 냄비 등의 주방 도구에서 음식을 떠서 맛을 본 뒤 남은 것을 도로 음식에 집어넣어서는 안 된다. 타액 속의 효소가 음식을 변질시키거나, 음식의 떨림을 변화시킬 수 있다(이전 끼니에서 남긴 음식을 섞는 것도 마찬가지 결과를 초래한다).

- 옥수수 전분, 백미, 백밀가루 등으로 만든 국수, 스파게티, 빵 같은 일부 정제 식품은 소화에 통곡의 거의 2배 정도의 시간이 걸려 배가 부른 느낌 또는 뭔가가 늑골에 달라붙어 있는 듯한 느낌을 갖게 한다. 이것은 영양분을 충분히 공급받았으며 몸이 따뜻하다는 착각을 갖게 한다. 하지만 이러한 음식들은 장에 쌓여 한기, 변비, 답답함을 일으키는 찐득찐득한 점액을 형성한다. 그렇지만 일부 사람들은 통곡이 주는 가볍고 투명한 경험을 받아들일 때까지 이러한 만복감을 중요하게 여긴다.

- 각 음식의 효과와 치유력을 알아보고, 그 본래의 맛과 생명력을 최대한 그대로 유지하도록 애써라. 변화를 줄 때도 단순한 조합과 약한 향신료를 활용하라. 너무 여러 가지 것들을 한꺼번에 뒤섞으면 이상한 맛이 되어 미각과 소화계에 혼란을 초래한다. 그런 식사를 하고 나면 생각이 혼란되고 혼돈스럽다는 것을 그 자신이 느낄 수 있다.

- 각각의 곡물을 조리하는 법을 알아두어라. 단일 식품의 단순함에 떨림

의 요리의 본질이 반영되어 있다.

- 요리 잘하는 법을 배우려면 당신이 분발하도록 동기를 주는 사람, 보살 펴야 할 사람을 위해 요리하라.

조리 방법

모든 조리법은 음식을 분해해 쉽게 흡수되게 한다. 또 조리는 음식에 덥히는 성질을 보태 음식을 먹은 후에 그 음식이 날것일 때보다 몸에 더 많은 온기를 주도록 한다. 물론 조리가 식히는 성질의 음식을 덥히는 성질의 음식으로 변화시키지는 않는다. 덧붙여 조리는 촉촉함, 건조함, 또는 아래에 나열된 그 밖의 성질에 기여한다.

찜

음의 자질인 촉촉함을 보탠다. 각각의 채소가 지닌 풍미를 끌어내고, 조리 시간이 짧다.

- 냄비에 물 1.5~2.5센티미터 정도의 물을 붓고 끓인다.
- 찜기에 채소를 넣고 불을 낮추고 뚜껑을 덮어 둔다.
- 채소가 아삭함을 유지하는 선에서 쪄야 하며, 너무 익히면 그 채소가 가진 본래의 효능을 잃는다. 10분 정도 찐 다음 얼마나 익었는지 확인하라(깍지콩은 10분, 비트는 30분 걸린다).
- 채소를 찐 물에는 미네랄과 수용성 비타민이 들어 있으므로 그 요리나 다른 음식 또는 음료를 만드는 데 사용해야 한다.

제안:
- 채소를 잘게 또는 얇게 썰면 빠르게 익힐 수 있다.
- 잎채소는 함께 둥글게 말아서 세워 두면 뜨거운 김이 속까지 관통할 수 있다.
- 작은 호박, 깍지콩, 작은 감자는 통째로 쪄도 된다.

- 소스는 별도로 담아 낼 수도 있고, 채소에 뿌려 낼 수도 있다.

물 볶음

촉촉한 음의 자질을 보탠다. 찜보다 조리 시간이 짧다. 물을 덜 쓰며, 채소를 비교적 큼직큼직하게 썰거나 통째로 익힐 수 있다.

- 냄비에 소량의 액체를 붓고, 끓기 직전까지 데운다.
- 먼저 양념 재료를 넣고, 그 다음에 채소를 넣는다.
- 불을 낮추고 색깔이 밝아지고 숨이 죽을 때까지 뭉근히 익힌다.
- 남은 국물은 다음에 쓸 수 있도록 보관해 둔다.

물을 쓰지 않는 조리법

최고의 방법 가운데 하나다. 채소를 자체 수분으로 익힌다. 풍미, 생명력, 외양이 크게 보강된다.

- 묵직한 팬을 예열한 뒤 물 2스푼을 넣어 채소가 자체 즙을 뱉어낼 때까지 김을 제공해 준다.
- 물이 뜨거워지면 양념 재료와 채소를 넣고 불을 줄인다.
- 뚜껑을 덮은 다음 채소가 연해지고 밝은 색이 날 때까지만 천천히 익힌다.

'물 없는' 또는 '증발 제어' 조리 도구는 이 목적으로 쓰기에 매우 훌륭하다.

볶음(stir-frying) 또는 급속 볶음(sautéing)

기름을 이용한 맛있고 빠른 조리법으로 천연의 풍미와 즙을 가두어 둔다. 기름이 과도하게 가열되지 않도록 유의해야 한다. 기름은 산성화되며 피를 탁하게 만드는 경향이 있다. 이 조리법은 자주 한기를 느끼는 사람들에게 이로운데, 그것은 볶음이 뜨거운 기름과 힘찬 요리를 통해 음식에 덥히는 성질을 부여하기 때문이다(간에 문제가 있는 사람은 기름을 이용해 익히는 조리법은 피해야 한다). 기름을 거의 또는 전혀 쓰지 않고 더 오랫동안 부드럽게 볶는 방법을 시도해 볼 수도 있다.

급속 볶음
- 묵직한 팬을 달군 뒤 얇게 기름을 바른다.
- 센 불을 유지한 채로 채소를 넣는다.
- 나무숟가락이나 나무젓가락으로 5분간 앞뒤로 뒤적인다.
- 좀 더 부드러운 채소를 원한다면 뚜껑을 덮고 중불에서 10분 정도 익힌다.
- 또는 8분간 계속 볶아서 아삭하게 만들 수도 있다.
- 소스나 양념은 마지막에 넣고 풍미가 스며들도록 1분간 뚜껑을 덮어 두면 된다.

느린 방법(일본식 볶음)

덩어리가 큰 재료와 큼직하게 썬 채소를 익힐 수 있다. 채소들은 가만히 천천히 익으면서 단맛과 부드러운 질감과 더불어 진정시키는 성질을 얻는다.
- 묵직한 팬을 예열한 뒤 얇게 기름을 바른다.
- 채소를 넣고 뚜껑을 덮은 뒤 약한 불에서 30~35분간 익힌다 (또는 물 약 1/2컵을 붓고 뚜껑을 덮은 뒤 끓였다가 불을 낮춰 30~45분간 뭉근히 익힌다).
- 음식물이 눌어붙지 않도록 주기적으로 팬 양옆을 잡고 시계 반대 방향으로 흔들어준다.
- 조리를 마무리하기 5분 전에 양념을 넣는다.

기름을 쓰지 않는 볶음

방법 1: 가로세로 7센티미터 크기의 물에 불린 다시마 조각으로 팬 바닥을 문질러준다. 볶음을 하는 동안 음식이 눌어붙지 않도록 다시마를 팬에 그대로 둔다. 중불을 이용한다(다시마는 마지막에 들어낸다).

방법2:   냄비를 달군 뒤 약불 내지 중불 위에서 채소를 뒤적인다(약간의 물을 첨가할 수도 있다).

물-기름 볶음

- 냄비 바닥에 물을 자작하게 붓고 가열한다.
- 물 위에 약간의 기름을 떨어뜨린다.
- 일반적인 방법과 같이 볶되, 기름이 과도하게 가열되지 않도록 유의한다.
- 기름을 과도하게 가열하지 않으면서 볶은 맛을 낸다.

중국식 볶음(3단계)

1. 급속하게 그슬리기
- 묵직한 팬 또는 웍을 뜨겁게 달군다(30초).
- 기름 1스푼을 넣고 팬을 휘돌려 표면을 기름으로 고루 코팅한다. 연기가 나서는 안 된다.
- 스캘리언, 마늘, 생강 등의 재료를 넣고 기름에 풍미가 배도록 뒤적인다.
- 주재료를 넣되, 한꺼번에 넣으면 온도가 떨어지니 나눠 넣는다.
- 긴 젓가락을 이용해 뒤적이거나, 밀고 당기는 연속 동작으로 재료를 뒤집어줌으로써 재료에 기름을 고루 묻히고 눌어붙지 않도록 하면서 재료 본연의 풍미를 내부에 가둔다. 이러한 연속 동작은 볶음 요리에 기운을 불어넣는다.

2. 세차게 끓이기
- 재빨리 양념과 국물을 첨가한다.
- 부글부글 끓인 다음, 끓으면 뚜껑을 덮고 불을 줄인다.
- 1~4분간 세게 끓게 둔다. 팬 속에서 나는 쉭쉭거리는 소리를 통해 국물이 졸아든 시점을 판단할 수 있다.

3. 마무리 양념하기
- 팬 뚜껑을 열고, 칡이나 애로루트 가루(물에 푼 것) 또는 참기름 몇 방울을 넣어 윤기를 낸다.

- 센 불에서 냄비에 든 음식물을 몇 차례 뒤집어 윤기가 나게 만든다.
- 일부러 소스처럼 만든 것이 아닌 한 볶음 요리는 물기가 많아서는 안 된다.
- 음식물의 색이 탁해지거나 쇠 냄새가 배지 않도록 즉시 웍에서 들어낸다.
- 데운 접시에 담아 낸다.

오븐 요리

찜, 물 볶음, 끓이기보다 더 강한 말리고 덥히는 성질을 보태며, 단맛을 강화하고, 수분을 줄인다. 대부분의 기본적인 조리법을 오븐에서 할 수 있다. 단순히 중간 열의 오븐에 재료를 넣고, 베이킹 접시에 담긴 채로 내면 된다.

베이킹 액체 없이 (대개 뚜껑을 덮지 않고) 익힌다.
오븐 프라이 브러시로 기름을 바른 뒤 굽는다.
찜 오븐과 캐서롤을 예열한다. 채소에 소량의 뜨거운 액체를 붓고, 수증기를 가두기 위해 뚜껑을 덮는다.
브레이징 재료가 반쯤 잠기도록 국물을 붓고, 뚜껑을 덮은 뒤 낮은 온도에서 끓인다.

압력 조리

영양분과 즙을 농축하고, 빠르게 익히며, 시간과 연료를 절약한다.

채소 압력 조리:
- 뚜껑을 덮지 않은 채로 압력조리기에 물 몇 스푼을 넣고 끓인다.
- 채소를 넣고, 뚜껑을 덮은 뒤 압력을 건다.
- 불을 줄이고 짧게 익히거나, 또는 불에서 내린다(조리 시간은 채소의 종류

에 따라 달라진다).

- 압력조리기를 흐르는 찬물에 담가 얼른 식힌다.
- 채소를 한꺼번에 꺼낸다.

브로일링

빠른 조리법이다. 건조하고 높은 열이 음식물에 물에 익히는 것보다 더 강한 덥히는 성질을 부여한다. 음식물이 자체의 즙에 의해 익지만, 수분은 크게 줄어든다. 영양분을 보전하고 수분 증발을 억제하기 위해 붓으로 채소에 소스를 바른다. 곧바로 식탁에 올려야 한다. 식으면 채소가 쪼글쪼글해져서 입맛을 당기지 못한다.

조리 도구

최고의 조리 도구는 세라믹, 유리, 또는 납이 첨가되지 않은 토기로 만든 것들이다. 이러한 제품들은 그 속에 든 음식물과 전혀 반응을 일으키지 않는다. 전기화학적으로 말하자면, 불안정한 이온들은 다른 유기 물질들과 반응한다. 날것이든 익힌 것이든 음식물 속의 효소는 화학적으로 매우 활발하며, 금속 조리 도구 속의 금속 이온들과 반응해 불쾌한 금속 맛을 유발하고 음식물이 독성을 띠게 만들며, 심할 경우 조리 도구가 어떤 독성 물질을 함유하기도 한다. 금속 재질의 도구를 이용해 요리를 해야 할 때는, (흑연 코팅을 입히지 않은) 고밀도의 무쇠와 묵직한 스테인리스 또는 외과용 스틸 제품이나 또는 품질이 좋은 법랑을 이용해야 한다.

- 금속 재질의 조리 도구로 요리를 할 때는 금속 맛이 배지 않도록 조리가 끝나는 즉시 음식물을 꺼내야 한다.
- 무쇠에는 레몬, 파인애플, 토마토, 식초 등 산성 재료를 첨가해서는 안

된다. 그러면 강한 금속 맛이 배며, 음식물의 빛깔도 꺼무스름해진다.

- 알루미늄, 품질이 좋지 않은 스테인리스 스틸, 조잡한 냄비에 에나멜을 얇게 입힌 법랑, 테플론을 비롯한 합성 물질을 코팅한 조리 도구는 피해야 한다.
- 냄비는 바닥이 두꺼운 것이 가장 좋다. 과도한 열로 음식물이 타는 것을 방지해 주며, 열을 고루 분산시킨다.
- 약초 차는 유리나 세라믹 용기를 이용하라.

토제 냄비(clay baker)

조리를 하는 동안 냄비가 숨을 쉴 수 있도록 유약을 바르지 않은 다공성의 특수한 진흙으로 빚은 토제 냄비. 조리를 하기 전에 먼저 토제 냄비를 물에 담가 둔다. 조리를 하는 동안 물 입자들이 배출되어 음식물 속으로 들어가 음식물 자체의 즙과 뒤섞여 풍미와 식감을 향상시킨다. 수프, 캐서롤, 빵, 케이크, 채소, 과일 등을 익힐 수 있다.

사용법:

- 토제 냄비를 10~15분간 물에 담가 둔다.
- 재료를 넣는다.
- 예열하지 않은 오븐에 넣고 필요한 만큼 익힌다.

오사와 세라믹 냄비

압력조리기를 이용할 수 있도록 특별히 고안된 냄비.

- 금속 맛이 배거나 금속과 반응하는 것을 방지한다.
- 물 없이 채소와 과일을 조리할 수 있다.
- 수프·곡물·콩을 조리할 수 있고, 빵을 찔 수 있다.

사용법:

- 음식물을 냄비에 넣고 뚜껑을 덮는다.
- 냄비를 압력조리기에 넣고, 냄비가 절반가량 잠기도록 물을 붓고, 뚜껑을 잘 덮는다.
- 통상적인 압력 수준까지 높인 다음 권장 시간 동안 익힌다.

주의: 압력조리기의 물이 음식물 속으로 들어가지 않도록 뚜껑을 잘 맞춰 덮어주어야 한다. 다른 일반 냄비에도 사용할 수 있다.

물을 쓰지 않는 냄비

스테인리스 스틸을 여러 겹 겹쳐서 만들었다. 물이나 기름을 쓰지 않고 낮은 온도에서 채소를 익히기 위해 수분을 가둘 수 있도록 디자인되었다.

수증기 온도 제어 냄비

이중벽 사이에 공간이 있는 구조로, 매우 두툼하고 묵직한 스테인리스 스틸 냄비다. 벽 사이 공간에 물을 적당히 채운 뒤 가열한다. 일정한 온도를 유지해준다.

주방 용품

- 요리에 느긋하고 대지와 같은 음의 성질을 높이고자 할 때는 금속 대신 나무로 만든 젓가락이나 숟가락을 이용한다.
- 날카로움을 유지하고 그것을 즐길 수 있도록 깨끗한 도마와 칼을 사용한다.
- 빻거나 으깰 때는 막자와 막자사발 또는 절구를 이용한다.
- 대나무 또는 토제 찜기를 이용한다.

설거지와 주방 청소

- 따뜻한 거품 물로 씻은 뒤 찬물에 헹궈 비누를 제거한다.
- 미생물에 의해 분해되는 재료로 만든 비누만을 사용한다.
- 질감이 거칠거나 금속으로 만든 수세미는 조리도구 표면을 긁어 흠집을 내므로 피해야 한다. 천연 수세미나 합성수지 수세미를 써야 한다.
- 팬 바닥에 눌어붙은 음식물은 물과 베이킹소다 또는 나뭇재를 넣고 끓이면 쉽게 떨어진다.
- 도자기는 나뭇재를 묻혀 끓인 물에 씻으면 새것처럼 윤기가 되살아난다.
- 용기는 씻기 전에 찐득찐득한 오트밀을 표면에 바른 뒤 찬물에 담가 두면 좋다.
- 냄새는 겨잣가루, 소금, 레몬즙, 또는 베이킹소다를 푼 물에 담가 두면 사라진다.
- 기름기가 묻은 벽, 마루, 캐비닛은 뜨거운 물과 약간의 암모니아를 묻혀 닦으면 깨끗해진다.

용어 설명

애로루트 열대 뿌리식물을 빻은 가루로, 점도 증진제로 많이 사용된다. 영양이 풍부하고, 특히 칼슘 함량이 높다.

캐롭 열대산 콩과 식물의 깍지를 빻은 가루. 천연의 당, 칼슘, 미네랄이 풍부하게 들어 있다. 알칼리성이며, 장을 진정시키고, 초콜릿처럼 먹는다.

칡가루 점도 증진제로 많이 이용되며, 위와 장을 식히고 진정시킨다.

레시틴 대두에서 추출한 영양보충제. 축적된 지방을 분해하고, 콜레스테롤 수치를 낮춘다. 과립 형태로 판매되고 있다.

맛술	살짝 단맛이 나는 요리용 술. 쌀로 빚는다.
간장	일본식 간장인 쇼유는 밀·대두·물·천일염으로 만든 것이고, 타마리*는 대두·물·천일염만으로 만든 것이다.
우메보시(매실 절임)	매실을 소금에 절인 것. 고도 알칼리성으로 항생 효과가 뛰어나며 장을 안정시킨다.
매실식초	우메보시, 즉 매실 절임을 했던 소금물.

치유식의 조리법

이어지는 장들에 실린 대부분의 조리법은 아메리카, 유럽, 동아시아 등 여러 문화권에서 내려온 순수한 채식 식품만을 사용한다. 서구식 전통에는 날음식과 새싹을 이용한 조리법, 그리고 채식 요리에 적용된 전형적인 미국식 요리들 가운데서 엄선된 조리법이 실려 있다. 많은 조리법이 다양하고 복잡한 식단을 추구하는 미국인들의 욕구를 수용하고 있는데, 이것들은 기본적으로 더 나은 식단, 건강한 홀푸드 식단으로 이행하는 초기 단계에 있는 사람들을 위해 포함된 것들이다. 그렇지만 앞서 음식 조합 관련 장들에서 지적했듯이 한 끼니에 너무 여러 가지 음식을 먹는 것은 건강을 해친다. 복잡한 식사는 소화력이 좋은 사람에 한해 아주 이따금씩 하는 정도로 그쳐야 한다. 치유식이 필요한 사람들이 먹기에 조리법에 포함된 재료가 너무 여러 가지일 때는 그 조

---

* 타마리와 쇼유는 둘다 발효 간장이지만, 제조 공정과 재료에서 차이가 난다. 먼저 타마리에는 밀이 들어가지 않는 데 반해 쇼유에는 밀이 들어가 좀 더 부드럽고 단맛이 난다. 제조 공정 면에서도 타마리가 좀 더 전통적인 방식으로 만들어지는데, 우리나라의 재래 간장과 같이 된장을 만들면서 나오는 액체를 걸러내 만든다. 맛 또한 우리나라 재래 간장과 유사하다. 쇼유는 타마리가 인기를 끌면서 간장을 대량 생산하기 위해 고안된 것으로, 된장과 별도로 제조되며, 밀 누룩을 이용해 발효한다. 이 책에서는 쇼유와 타마리를 구분하지 않고 사용하며, 따라서 우리나라 재래 간장을 이용해도 무방하다.—옮긴이

리법를 단순화해야 한다. 19장 〈음식 조합〉의 B안에 실린 예들이 소화력이 약하고 치료가 필요한 사람들에게 알맞다. 이러한 점들을 유념해 두면 다양한 조리법을 단순화하는 데 필요한 통찰을 얻을 수 있다.

조리법 단원에 실려 있는 좀 복잡한 요리의 대다수는 물이나 국물에 재료를 함께 넣고 익히는 조합이다. 수프, 파스타 요리, 캐서롤, 곡물과 (또는) 콩 요리 등이 여기에 포함된다. '음식 조합'의 C안에서 언급했듯이, 그러한 과정은 특히 다량의 물이 들어가고 조리 시간이 길다면 그 재료들을 따로따로 섭취했을 때보다 훨씬 더 소화되기 쉽도록 재료들을 결합시킨다. 많지는 않지만 제법 되는 양의 물을 넣고 익힌 요리들도 C안의 '일품식'에는 미치지 못하지만 어느 정도 이러한 효과가 있다.

음식물을 이용해 특정한 질병이나 증상을 치료하고자 할 때는 조리법 장들에서 이러한 음식물에 방점을 둔 여러 가지 창의적인 요리들을 어렵지 않게 찾을 수 있을 것이다. 또 특수한 사정에 맞춰 필요하다면 그것들을 수정할 수도 있다. 때때로 조리법에 포함된 어떤 재료를 교체하면 다른 부분에서도 변화가 따르게 된다. 약간의 훈련과 상식만 있으면 성공할 수 있다.

모든 조리법에서 최선의 결과를 얻기 위해서는 앞 장들에서 누누이 이야기했듯이 반드시 최고의 재료를 사용해야 한다.

모든 재료는 정제되지 않은 것이어야 하고, 기름진 토양에서 유기농법으로 기른 것이 이상적이다.

곡물: 미정제 곡물, 통곡 파스타, 시리얼, 밀가루를 사용하라.

기름: 엑스트라버진 올리브유, 참기름, 올레산 해바라기, 유기농 땅콩 등의 미정제 올레산 기름. 투명버터 또는 포화지방이 풍부한 기름도 개인에 따라서는 사용할 수 있다. 쇼트닝, 마가린, 잇꽃기름, 또는 옥수수기름, 콩기름, 해바라기씨기름, 목화씨기름 등의 다가불포화 기름으로 조리해서는 안 된다. 327쪽의 기름에 관한 일반 지침을 읽어보라.

식초: 미정제 사과즙이나 현미식초, 또는 그 밖의 미정제 식초들을 사용하라.

소금과 소금 첨가 식품: 미정제 천일염과 미살균 천연 발효 미소(된장), 유기농 재료와 미정제 소금으로 만든 간장을 사용하라.

동물성 식품: 고품질 요구르트, 치즈, 음식 조합 원리에 따른 그 밖의 발효 유제품을 사용하라. 채소 요리와 샐러드, 특히 주로 녹색의 비전분 채소 혹은 새콤한 과일에 콘디먼트나 첨가제로 사용하는 정도로 섭취하라. 결핍증이 있다면 생선이나 유기농 육류를 사용할 수 있다. 이것들은 앞서 말한 채소들과 가장 잘 어우러지며, 9장 〈단백질과 비타민 B_{12}〉의 284쪽에서 언급했듯이 수프나 국물의 맛을 내는 데 쓸 수도 있다. 한 가지 덧붙이자면, '콘지'에 들어가는 육류의 예는 809~810쪽에 있다.

주의: 1055쪽부터 조리법과 식물성 식품의 특성의 찾아보기인 〈조리법 찾기〉가 있으니 참고하기 바란다.

35장

곡물

옛사람들은 수천 년 동안 주변에서 흔히 볼 수 있는 풀들을 재배해 인간의 발달과 활력 증진, 질병 예방에 필수적인 영양소를 함유하고 있는 곡물을 얻어왔다. 앞에서도 살펴보았듯이, 정제되지 않은 다양한 채소를 곁들인 통곡은 인체 발달에 필수적인 모든 영양소를 제공해 준다. 따라서 일정 수준의 소화력만 받쳐준다면, 곡물을 주식으로 삼아도 필요한 영양소가 부족해질 일이 없다. 개별적인 필요에 맞춰서 조리하면 곡물은 맛있으면서 허기를 채워주고, 에너지와 끈기를 제공하고, 신경을 안정시키고, 깊은 수면을 취할 수 있게 해준다. 곡물은 또 배변, 빠른 반사작용, 장기기억, 명료한 사고를 촉진한다. 음식에 대한 음양 분석에 따르면 곡물은 통상 중립으로 간주된다. 곡물은 '중용'의 지점을 찾는 데 도움을 준다. 중용의 지점에서는 마음이 너그러워지고, 편안해지며, 집중할 수 있다. 현대인들에게는 이러한 적극성과 소극성의 조합이 잘 이루어지지 않는다. 예컨대, 너그럽고 편안할 때는 집중이 잘 안 되는 것이다. 거꾸로 집중하고자 할 때는 편안함을 포기하고 스트레스를 각오해야 한다.

미국인들은 오랫동안 곡물을 '전분'과 동일한 것으로 취급하며 백안시했다. 우리는 모든 전분을 똑같은 것으로 여기고, 그것들을 비만의 원인으로 생각했다. (현재까지도) 곡물의 대부분이 동물 사료로 쓰이고 있다는 사실 또한 사람들이 곡물을 하찮게 여기게 했다. 한 가지 더 덧붙이자면, 미국인들에게 곡물은 주로 빵, 오트밀, 백미, 옥수숫가루, 고도로 가공된 시리얼의 형태로 알려져 있다. 대부분의 북미 사람들은 밀, 현미, 보리, 호밀, 메밀을 제대로 구별하지 못한다. 그리고 우리는 대개 온전한 형태의 곡물을 먹어보지 못했기 때문에 통곡은 가공된 곡물과는 전혀 다른 소화 과정을 거친다는 것을 모른다.

보통 통곡 씹는 법을 터득해 침샘이 제대로 작용하기까지 2주가량이 걸린다. 환자라면 50~70번 씹는 것이 좋다. 이것은 콩, 견과, 씨앗, 채소의 줄기, 뿌리, 잎 등 섬유질이 많은 음식을 먹을 때도 똑같이 적용된다.

너무 허약해서 제대로 씹기 어려울 때는 죽으로 끓여 먹는 것이 좋다. 물론 죽도 최대한 잘 씹어서 먹어야 한다. 치아가 없는 사람은 잇몸으로 씹어도 타액이 분비된다.

통곡을 비롯한 탄수화물은 타액과 완전히 섞이지 않으면 효과적으로 소화되지 않는다. 타액의 작용은 소화의 전 과정에서 일어나는 반응을 촉발하는 방아쇠 역할을 한다.*

또한 타액은 알칼리성을 띠는데, 대부분의 곡물은 약산성을 띤다. 대부분의 질병은 혈액이 과도하게 산성을 띠는 것과 관계가 있으므로, 잘 씹는 것은 곡물 섭취로 말미암아 혈액이 산성화되는 것을 막아줌으로써 질병을 예방하는 효과도 있다.

최근에는 통곡이 채소 및 콩류와 더불어 종종 전분이라는 이름 대신 '복합탄수화물'로 거론된다. 이 용어는 단당에 비해 소화 과정에서 훨씬 더 복잡한

---

* 타액 속의 효소인 프티알린은 탄수화물을 엿당(말토오스)으로 분해하며, 엿당은 소장의 효소인 말타아제에 의해 단당인 덱스트로오스로 분해된다. 말타아제는 엿당에만 작용하는데, 엿당은 탄수화물이 타액과 적절히 섞였을 때만 형성될 수 있다. 탄수화물 분해가 일어나는 또 다른 경우가 있지만, 여기에는 항상 건강하지 못한 발효 과정이 개입된다.—지은이

일련의 사건이 벌어진다는 것을 알려준다. 홀푸드의 복합탄수화물 소화는 조화롭고 지속적이고 균형 잡힌 대사 과정을 통해 필요한 영양소를 완벽하게 보충해 준다. 이것은 고도로 정제된, 영양소가 결핍된 곡물과 설탕을 섭취했을 때 경험하는, 왈칵 치솟았다가 금세 곤두박질치는 것과는 정반대의 양상이다.

이제 많은 사람이 복합탄수화물을 오늘날의 식단의 단순하고 영양이 결핍된 식품들과 구분할 수 있게 되었지만, 여전히 대부분의 사람은 섬유질과 탄수화물 이외의 여러 성분에 대해서는 잘 모르고 있다. 또 각각의 곡물이 지닌 독특하고 현저히 구분되는 성질에 대해서도 잘 모르고 있다. 이 장에서는 오랜 전통과 현대 과학에 의해 기술되고 있는 각 곡물의 주요한 성질을 설명함으로써 이 식품군의 독특함과 아름다움에 흥미를 갖도록 할 것이다.

곡물들의 특수한 성질을 본격적으로 살펴보기 전에 먼저 곡물들의 작용이 어떻게 전반적인 체질 유형에 균형을 가져다주는지를 살펴보는 것이 좋겠다. 아래의 항목들은 이 책 앞부분에서 제시했던 이와 유사한 육강(六綱)/육기(六氣)의 그것들보다 좀 더 폭넓은 활용법을 제공해 준다는 점을 기억하기 바란다. 식단에 다양하고 풍부한 곡물을 포함시키는 사람들에게는 이것이 특히 중요하다.

곡물로 체질 균형 잡기

실(實. 건장한 체형, 힘찬 목소리와 맥박, 두터운 설태, 외향적 성격, 불그레한 안색을 가진 사람): 이런 사람은 아마란스, 호밀, 통보리,* 야생 쌀 등 과잉을 사해주는 곡물들이 가장 잘 맞는다.

---

* 미국에서는 외피를 제거한 뒤 겨층의 전부 또는 일부를 깎아내고 하얗게 광택을 낸 보리를 'pearl barley'라고 하며, 소비되는 보리의 대부분을 차지한다. 통보리는 외피만 벗겨내고 겨층을 깎아내지 않은 보리를 말한다.—옮긴이

허(虛. 약하고 기운이 없고, 목소리가 약하고, 설태가 없거나 얇고, 내성적이고, 안색이 누렇거나 창백한 약골): 대부분의 곡물이 잘 맞는다. 쌀, 밀, (조리하기 전에 팬에 볶은) 보리, 스펠트, 잘 익힌 귀리, 퀴노아가 특히 이롭다.

열(熱. 더위를 많이 타고, 다량의 찬 음료를 벌컥벌컥 마시는 사람. 선홍색 또는 심홍색 혀, 불그레한 안색과 눈, 누런색 설태, 점액 부족): 조, 밀, 아마란스, 야생 쌀, 청옥수수(블루콘),* 통보리 등이 식히는 작용이 있다.

냉(冷. 추위를 타고, 따뜻한 음식과 따뜻한 음료를 좋아하고, 안색이 창백하고, 기온이나 기후에 맞지 않게 너무 껴입고, 움츠린 자세에 뒤로 잘 젖혀지지 않고, 한곳에 동결된(고정된) 통증이 있는 사람): 몸을 따뜻하게 하는 곡물로는 귀리, 스펠트, 찹쌀, 퀴노아, 바스마티 쌀 등이 있다. 중립적인 곡물도 무방한데, 이런 것으로는 쌀, 호밀, 옥수수, 메밀이 있다.

습(濕. 활력 저하, 부종, 비만, 만성적인 점액과 가래 관련 질환, 낭종, 종양과 같은 병원성 습을 지니고 있는 사람): 습을 말리는 곡물로는 아마란스, 메밀, 미정제 보리, 옥수수, 호밀, 야생 쌀, (소량의) 바스마티 쌀, 말려서 볶은 귀리가 있다.

조(燥. 입안, 코, 입술, 피부, 변이 건조하고 마른 체형인 사람): 밀, 쌀, 찹쌀, 퀴노아, 조, (조리 전에 팬에 볶은) 보리, 스펠트, 잘 익힌 귀리가 일상적으로 먹기에 가장 좋다.

풍(불안정, 경련, 쥐, 이동성 통증 등의 증세가 있는, 돌아다니고 예민한 성격의 사람. 저림, 마비, 경색처럼 비교적 정적인 질환도 흔히 풍에 의해 발병한다): 풍을 가라앉히는 데 도움을 주는 곡물로는 퀴노아, 익힌 귀리, 밀이 있다. 메밀은 피해야 한다.

서(暑. 폭염으로 인한 고열, 발한, 탈진, 탈수): 보리차와 보리 음료가 폭염에 따르는 효과를 누그러뜨린다. 현미, 특히 장립미 계통의 현미는 폭염에 수반되는 짜증을 줄여준다.

---

* 실제로는 짙은 자주색이다. 멕시코, 미국 남서부와 남동부 원주민들인 푸에블로, 호피 등의 인디언들이 주로 재배했던 플린트 종의 친척으로 알갱이가 매우 단단하다.—옮긴이

곡물 조리하기

- 부드럽게 씻는다.
- 8~12시간 물에 담가 둔다. 이것은 휴면 중인 곡물의 에너지를 깨우고, 곡물의 영양소를 배출시키고, 곡물이 쉽게 소화될 수 있게 한다.
- 담갔던 물을 버린다.
- 냄비를 3/4 이상 채우지 않는다.
- 곡물의 양이 많다면, 물을 적게 쓰고 조리 시간을 늘린다.
- 곡물 1컵당 1/8~1/4티스푼의 소금을 쓴다.
- 곡물 1컵을 2인분으로 계산한다.
- 곡물을 볶으면 알칼리성과 양의 성질이 강화된다.
- 물을 쓰지 않는 조리기, 압력솥, 기본 또는 저열 조리법으로 익힌다.
- 저열 조리법: 물에 담가 두었거나 발아된 곡물을 낮은 온도에서 밤새 또는 여러 시간에 걸쳐 익힌다. 물을 맞춘다. 이렇게 하면 곡물의 알칼리성이 더욱 강해지며, 일부 효소들이 보존된다.
- 곡물에 해초를 첨가하면 곡물의 풍미와 영양 가치가 한층 좋아진다.

조리 이후

- 익힌 곡물은 냄비에서 바로 퍼낸다. 그대로 두면 곡물이 계속 부풀고 물기가 빠져나가 질어지고 맛이 없어진다.
- 곡물을 풀 때는 주걱을 바닥까지 깊이 꽂아야 한 번 풀 때마다 냄비 밑바닥부터 표면까지 퍼낼 수 있고, 그래야 그릇마다 맛이 고르다.
- 그릇 또는 얕은 대나무 바구니에 담는다.
- 대나무 발이나 삼베 보로 덮어 시원한 곳에 보관한다. 약간 발효가 되기 시작하더라도 걱정할 필요 없다. 단맛이 더 좋아지고 소화도 더 잘되기 때문이다. 하지만 너무 삭혀버리면 먹을 수 없게 되므로 주의해야 한다.

조리하지 않은 곡물의 보관

- 밀과 그 사촌격인 스펠트, 카무트는 단단하고 두꺼운 외피를 가지고 있으며, 그렇기 때문에 적절한 조건 아래서는 수십 년 동안 보관할 수 있는 것으로 알려져 있다.
- 쌀을 비롯한 그 밖의 곡물들은 밀보다 외피가 얇고 대략 2년 정도 보관된다.
- 조는 외피가 아주 얇고 탈곡 과정에서 긁힌 상처로 말미암아 쉽게 훼손될 수 있다.
- 곡물은 깨끗한 밀폐 용기에 담아 건조하고 시원한 곳에 보관한다.
- 보관 용기가 완전히 밀폐되지 않으면 용기 속에 민트 티백 또는 월계수 잎을 넣어 두면 좋다.

아마란스

아마란스는 고대 아스텍에서 의례에도 사용될 만큼 매우 귀중한 식량 자원이었다. 최근 들어 아마란스가 새삼 전 세계 건강 전문가들의 주목을 받게 된 것은 아마란스를 섭취하는 아프리카와 중남미 지역 사람들 사이에서 영양실조가 나타나지 않는다는 사실이 드러났기 때문이다. 뛰어난 영양 가치, 그리고 척박한 토양과 가뭄 속에서도 살아남는 끈질긴 생명력 덕분에 아마란스는 비슷한 특성을 지닌 식물들(예를 들면 퀴노아)과 함께 세계 농업과 식단의 '잊고 있었던 소중한 식량 보고'로 일컬어진다.

아마란스는 칼슘과 단백질 요구량을 채우는 데 유용하다. 특히 젖을 먹이거나 임신 중인 여성, 유아, 어린이, 심한 육체 활동을 하는 사람 등 지속적으로 칼슘과 단백질이 많이 필요한 사람들에게 좋다. 아마란스는 단독으로 섭취하더라도 대부분의 개인들에게 적정 이상의 단백질 조합을 제공한다. 그뿐 아니라 아마란스는 밀을 비롯한 대부분의 곡물에서 부족한 편인 리신이라는 아미노산도 특이할 정도로 풍부하다. 아마란스와 리신 함량이 낮은 곡물을 조합하면 육류를 비롯한 동물성 식품들보다 훨씬 더 훌륭한 아미노산/단백질 프로필을 공급받을 수 있다(사실 이 정도의 프로필은 대부분의 사람들에게는 사실 좀 과할 정도다.)

이러한 조합은 단백질과 칼슘 수치가 워낙 높아서 앞에서 거론한 사람들은 물론 채식 식단으로 전환하는 과정에 있는 사람들에게도 매우 유용하다. 한 가지 단점은 아마란스는 (밀 가격의 6~10배에 달하는) 매우 값비싼 곡물이라는 점이다. 그러나 영양가가 고도로 응축된 식품이므로 다른 식품에 첨가해 그 풍미를 강화하는 방식으로 이용하면 좀 더 현실적일 것이다.

치유 효능: 열성은 식힘. 맛은 쓰고 달다. 습을 말리고, 폐에 이로우며, 단백질(15~18%)·섬유질·아미노산(리신과 메티오닌)·비타민 C·칼슘 함량이 높다. 칼슘과 칼슘 흡수 협력 인자인 마그네슘과 실리콘의 함량이 우유보다 더 높다. 빵, 케이크, 수프, 곡물 요리에 첨가해서 사용하면 좋다. 고소한 맛을 원하면 팝콘처럼 튀기거나 구워보라. 발아시켜 새싹을 샐러드로 먹어도 좋다.

아몬드 소스를 곁들인 아마란스 필라프

아마란스 1컵

불가 밀* 2컵

불린 렌즈콩 3/4컵

깍둑 썬 양파 1개

기름 1티스푼(선택)

끓는 물 7~8컵

천일염 1티스푼

아몬드 소스:

    베샤멜소스 2컵(1000쪽)

    볶아서 빻은 아몬드 1/2컵

    민트 1스푼

- 양파를 재빨리 볶는다.
- 아마란스와 불가 밀을 추가해 5분 동안 더 재빨리 볶는다.
- 렌즈콩을 추가한다.
- 끓는 물을 붓고 소금을 첨가한 뒤 뚜껑을 덮고 낮은 불에서 30분 동안 익힌다.
- 소스를 준비한다.
- 기름을 바른 캐서롤에 위 곡물－렌즈콩 혼합물을 붓고 그 위에 아몬드 소스를 덧입힌다.
- 190℃ 오븐에서 15분간 굽는다.
- 6~8인분.

양배추 수프에 넣은 아마란스 덤플링(경단)

아마란스 씨앗 또는 분말 1/4컵

통밀가루 3/4컵

끓는 물 1/4컵

채 썬 양배추 2컵

육수 또는 물 1리터

미소 1~2스푼

파슬리

- 아마란스와 통밀가루를 잘 섞는다.
- 끓인 물을 부어 5분간 이긴다. 원하는 모양(삼각형, 사각형, 원형 등)으로 1/2인치 두께로 덤플링을 빚는다.
- 냄비에 양배추를 넣고 육수를 자작하게 부은 뒤 뚜껑을 덮고 숨이 죽을 때까지 삶는다.
- 남은 육수를 마저 붓고 팔팔 끓인다.

---

*   중동 지방의 요리에서 기원한 것으로, 반쯤 삶아 말린 밀을 부스러뜨린 것이다. 주로 듀럼 밀 품종을 이용한다. 중동 지역과 지중해 지역의 요리에서 매우 흔히 사용되는 재료다.―옮긴이

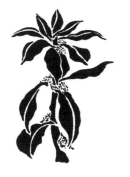

- 덤플링을 넣는다. 덤플링이 표면 위로 떠 오르면 다 익은 것이다.
- 육수 약간에 푼 미소를 넣고 몇 분 더 끓 여준다.
- 파슬리로 장식한다.
- 4인분.

보리

치유 효능: 열성은 식힘. 맛은 달고 짜다. 비장-췌장을 튼튼하게 하고, 위장을 진정시키고, 장을 강화한다. 혈액과 음액을 조성하고, 건조함을 적신다. 이뇨 작용이 있고, 담과 신경에 좋다. 소화가 아주 잘 된다. 보리 달인 물(물 1리터에 외피를 벗기거나 볶은 통보리 60그램)은 전통적으로 회복 중이거나 병약한 사람에게 사용되어 왔다. 이것은 또 설사를 치료하고(팬에 볶은 보리 사용), 세포막 염증을 진정시키고, 소변이 어렵고 아픈 것을 완화하고, 열을 배출하고(보리죽), 종양·혹·부종을 비롯한 수분 적체를 경감하는 데 도움을 준다. 통보리 또는 발아 보리는 약한 완하 작용이 있으며, 일반적으로 이용되는 '깐(pearled) 보리'보다 섬유질이 더 많고, 칼슘은 2배, 철은 3배, 단백질은 25% 더 많이 함유하는 등 훨씬 더 많은 영양 성분이 함유되어 있다. 완하 작용을 제거하려면 조리하기 전에 보리를 향이 그윽할 때까지 볶아서 쓰면 된다. 이 과정은 가장 강하게 산을 형성하는 곡물로 알려진 보리를 알칼리화하는 것이기도 하다.

시리얼이나 시리얼 크림(보릿가루로 만든)으로 먹는 것 외에 볶은 보리를 곱게 갈아 뜨거운 물에 넣고 저어 음료로 마셔도 되고, 통곡 형태 그대로 차로 달여 마셔도 좋다. 차와 음료 모두 서기(暑氣)와 허기를 완화하고, 소화를 돕는 작용을 하므로 커피 대체재로 이용하면 좋다.

발아 보리는 중국에서는 흔한 재료로 덥히는 성질이 있고, 단맛이 난다. 전분성 음식이 적체되어 나타나는 소화불량, 모유에 대한 내성 부족으로 말미암은 유아 소화불량을 치료하며, 위장의 탄력을 강화하고, 가슴 또는 윗배가 팽팽해지고 답답한 증상을 비롯한 간 울체 징후를 완화해 주며, 비장 - 췌장이 약해서 생기는 소화력 부족과 식욕 부진을 치료해 준다. 또 칸디다균으로 말미암은 약한 소화력에도 유용하다.

주의: 볶은 통보리 또는 깐 보리는 변비를 악화시킬 수 있다.

보리죽

불린 통보리 1컵

물 4~5컵

소금 1/8~1/4스푼

· 보리, 물, 소금을 냄비에 모두 넣는다.

· 끓으면 뚜껑을 덮고 낮은 불로 줄인다.

· 75분 동안 뭉근히 끓인다.

· 그릇에 옮겨 담는다.

· 깨소금, 파슬리, 또는 낫토를 곁들여 낸다.

· 2인분.

채소가 들어간 보리

불린 보리 1컵

깍둑 썬 양파 1/2컵(선택)

깍둑 썬 당근 1/2컵

우엉 슬라이스 1/4컵 또는 15분간 물에 불린 표고버섯 1개

참기름 1티스푼

물 3컵

천일염 1/4티스푼

· 채소를 볶는다(선택적)

· 보리를 가볍게 마른 볶음 한다.

· 보리와 채소를 냄비에 넣고 물과 소금을 넣는다.

· 뚜껑을 덮고 팔팔 끓인다.

· 약한 불로 줄이고 40분간 뭉근히 끓인다.

· 접시에 담는다.

· 4인분.

렌즈콩을 넣은 보리빵

불린 보리 1컵

불린 붉은 렌즈콩 1/2컵

해바라기씨 1/4컵

물 4와 1/2컵

천일염 1/4티스푼

월계수 잎 1장

파슬리

· 오븐을 190℃로 예열한다.

· 파슬리를 제외한 모든 재료를 냄비에 넣고 끓인다.

· 끓으면 불을 줄여 2분간 더 익힌다.

· 기름을 바른 빵틀에 위 혼합물을 붓는다.

· 뚜껑을 닫고 1시간 동안 굽는다.

· 슬라이스로 썰고 파슬리로 장식한다.

· 4인분.

메밀

치유 효능: 열성은 중립이며, 맛은 단맛이다. 장을 청소하고 튼튼하게 한다. 식욕을 개선한다. 이질과 만성 설사를 치료하는 데 효과가 있다. 메밀에서 발견된 루틴*이라는 바이오플라보노이드는 모세혈관과 혈관을 강화하고, 출혈을 막고, 혈압을 내리고, 손과 발까지의 혈액순환을 원활하게 한다. 루틴은 또한 엑스레이와 기타 방사선 물질에 대한 해독제이기도 하다.

메밀은 피부 염증, 발진, 화상 등에 외용된다. 볶은 메밀가루와 식초를 섞어서 만든 습포제를 환부에 붙이면 된다. 구운 메밀을 '카샤'라고 하는데, 카샤는 몇 안 되는 알칼리성 곡물이다. 그러나 시판 카샤 제품은 대부분 너무 구워져서 색깔이 짙은 적갈색을 띤다. 생메밀(거의 흰색이다)을 구입하면 덜 굽

---

*   rutin. 모세혈관의 투과성을 조절하는 기능을 한다. 플라보놀 배당체의 하나로 연한 노란색의 바늘 모양 결정이다. 뇌출혈, 방사선 장애, 출혈성 질병의 예방에 효과가 있다. 처음 운향과의 루타속 식물에서 발견되었으나 그 후 콩과의 회화나무 꽃봉오리, 마디풀과의 메밀 등 여러 종류의 식물에서 분리되었다.—옮긴이

거나 따뜻한 계절에는 아예 굽지 않는 등 선택적으로 이용할 수 있다.

통메밀 씨앗을 발아시켜 키운 어린 메밀순(새싹이 트고 나면 소화되지 않는 딱딱한 검은색 외피는 떨어져 나간다)은 엽록소, 효소, 비타민의 훌륭한 보고다.

메밀은 병해충의 공격을 받지 않으며, 인삼과 마찬가지로 대부분의 화학물질에 취약해 이것들을 사용하면 죽는다.

주의: 고열, 갈증, 붉은 안색, 심홍색 혀, 고혈압 등의 열 징후가 있는 사람, 또는 어지럼증, 신경과민, 경련, 정서 불안 등 풍이 있는 사람에게는 권장되지 않는다.

카샤 시리얼

메밀 그로트* 1컵

끓는 물 4~5컵

깍둑 썬 양파 1/2컵(선택)

천일염 몇 알갱이

· 끓는 물과 함께 모든 재료를 냄비에 넣고 다시 팔팔 끓인다.

· 뚜껑을 덮고, 낮은 불로 줄여 물러질 때까지 30분간 더 끓인다.

· 그릇에 담는다.

· 2~4인분.

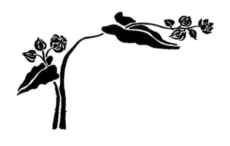

---

* 99쪽의 옮긴이주를 참고하라.—옮긴이

양배추 그레이비를 올린 구운 카샤

메밀 그로트 2컵

물 5컵

천일염 1자밤

기름 1티스푼(선택)

그레이비[*]:

　　다진 양파 1개

　　채 썬 양배추 1컵

　　깍둑 썬 당근 1/2컵

　　통밀가루 1/2컵

　　물 2컵

　　간장 2스푼

　　참깨버터 2스푼

　　기름 1티스푼(선택)

· 190℃로 오븐을 예열한다.

· 메밀 그로트를 갈색이 날 때까지 마른 볶음하거나 기름 1스푼을 바르고 볶는다.

· 물과 소금을 넣고 팔팔 끓인다. 끓으면 불을 줄이고 뚜껑을 덮은 뒤 5분간 더 끓인다. 그런 다음 베이킹 접시에 옮겨 담는다.

· 양파, 당근, 양배추를 기름 1티스푼에 5분간 볶거나 찐다.

· 통밀가루를 속이 깊은 소스 팬에 넣고 가볍게 마른 볶음 한 뒤 식힌다. 물 2컵을 붓고 팔팔 끓인다.

· 간장, 참깨버터, 볶은 야채를 넣는다.

· 혼합물이 걸쭉해지면 불을 줄이고 15분간 더 졸인다.

· 카샤 위에 그레이비를 붓고 30분간 굽는다.

· 4~6인분.

---

* 　소스의 일종. 보통은 고기를 익힐 때 나오는 육즙에 다양한 재료를 넣고, 점도증진제와 색소, 소금 등을 첨가해 만든다. 여기서는 채소만을 이용해 그레이비 소스를 만든다.—옮긴이

카샤를 채운 스쿼시(호박)

구워서 반으로 가른 도토리호박(acorn squash) 2개

익힌 메밀 그로트 2컵

베샤멜소스 2컵 (1000쪽)

- 호박씨를 제거하고 메밀로 속을 채운다.
- 그 위에 베샤멜소스를 붓는다.
- 오븐에서 20~30분간 굽는다.
- 4인분.

메밀 크로켓

익힌 메밀 2컵

통밀가루 1컵

강판에 간 작은 양파 1개

참기름 1티스푼(선택)

다진 스캘리언(파의 일종) 1개

총총 썬 파슬리 1/2컵

해바라기씨 가루 1/4컵

천일염 약간

- 양파를 볶는다.
- 모든 재료를 함께 섞는다.
- 작은 공 모양으로 빚는다. 해바라기씨 가루를 묻혀 튀기거나, 패티로 만들어 190°C에서 30분간 굽는다.

메밀 건포도 빵

메밀가루 1컵

익힌 메밀 1컵

볶은 메밀 1컵

건포도 또는 커런트 3/4컵

다진 생강 2스푼

아니스 씨앗 1과 1/2티스푼

물 3컵

천일염 1/2티스푼

기름 2티스푼(선택)

레시틴 2티스푼

- 오븐을 190°C로 예열한다.
- 첫 세 가지 재료를 섞는다.
- 건포도, 생강, 아니스를 물에 넣고 30분 간 낮은 불에서 삶는다.
- 건포도 혼합물, (기름), 레시틴, 소금을 메밀 혼합물에 첨가하고, 뭉쳐질 때까지 이긴다.
- 기름을 바른 베이킹 접시에 담아 노릇노 릇할 때까지 굽는다.
- 8인분.

카샤 바르니치케스

메밀 그로트 2컵

끓는 물 8컵

천일염 1/2티스푼

다진 양파 1개(선택)

참기름 1~2티스푼(선택)

삶아서 물기를 뺀 통밀국수 200그램

볶은 해바라기씨 1/4컵

· 메밀 그로트를 갈색이 날 때까지 마른 볶음 한다.

· 소금과 물을 넣고 20분간 익힌다.

· 양파를 노릇노릇해질 때까지 볶는다.

· 양파, 카샤(메밀), 국수를 잘 섞어준다.

· 해바라기씨를 뿌려 뜨겁게 낸다.

· 4~6인분

옥수수

옥수수는 서반구에서 유일하게 공통적으로 먹는 아메리카 원산의 곡물이다.

치유 효능: 열성은 중립이다. 단맛이 나고, 이뇨 작용이 있으며, 심장을 튼튼하게 하고, 위장에 영향을 미쳐 식욕을 개선하고, 소화를 돕는다. 건강한 치아와 잇몸 건강에 도움을 준다. 신장을 탄력 있게 하고, 약한 성적 능력을 개선한다. 신장 질환 개선을 위해서는 말린 옥수수 알갱이 달인 물을 차로 마시면 좋다.

아메리카 원주민들은 전통적으로 라임(산화칼슘)을 넣고 옥수수를 삶았다. 19세기 말에서 20세기 초에 아프리카, 미국 남부, 그 밖의 여러 곳에서 처음 옥수수를 주식으로 이용하기 시작했을 때 펠라그라병이 유행했는데, 이것은 피부 발진, 설사, 신경쇠약 등이 나타나는 흔히 치명적인 소모성 질환이다. 원인은 니아신 결핍으로 밝혀졌다. 옥수수에는 니아신 함량이 매우 낮기 때문이다. 그러나 옥수수를 라임과 같이 삶으면 니아신의 체내 흡수가 증가한다. 유익한 음식이 다양하게 어우러진 식단의 일부로 옥수수를 먹는 것은 아무런 문제도 일으키지 않는다. 하지만 제한된 식단에서 옥수수 위주로 식사를 할 때는 라임을 첨가하는 고대의 전통적인 방식이 합리적이다(밀 배아, 땅콩, 영양 효모,* 통밀, 대부분의 육류는 훌륭한 니아신 원천이다).

효능 면에서 생옥수수는 말린 옥수수와 비슷하다. 그러나 생옥수수는 신선한 채소처럼 작용하기도 한다. 생옥수수에는 효소와 몇 가지 비타민이 더 많이 함유되어 있으며, 더운 계절에 더 적합하고, 건장한 체형을 가진 사람에게는 말린 것보다 더 알맞다.

옥수수수염은 이뇨 작용이 매우 강하며, 옥수수수염 차는 방광 질환·고혈압·부종·신장결석, 담석에 좋다. 열성은 중립이며, 단맛이 나고, 밍밍하다.

청옥수수는 미국 남서부 원산의 자연 수분 (잡종이 아닌) 품종이다. 호피족과 나바호족은 이것을 주식으로 이용했다. 식히는 작용이 있으며, 달고 약간 새콤한 맛이 있다. 위장에 작용하고, 신장의 탄력을 증진한다. 노란색 또는 흰색 품종들에 비해 단백질은 21%, 철은 50%, 망간과 칼륨은 2배 더 많이 함유되어 있다. 빻았을 때 나는 아름다운 푸른색 광택은 요리에 특별한 느낌을 준다.

인디언 옥수수 또는 옥수수죽

24시간 물에 불린 말린 옥수수 알갱이 4컵
물 8컵
체에 거른 나뭇재 1/2~3/4컵
천일염 1스푼

- 소금을 제외한 모든 재료를 섞어 압력솥에 넣는다. 압력을 최대로 놓고 30분간 익힌다.
- 불을 끄고 압력을 낮춘다.
- 체에 밭쳐 물기를 빼고, 3~4회 헹궈 재를 제거한다. (자연스럽게 껍질이 벗겨져 물에 떠올라야 익은 것이다. 아직 껍질이 달라붙어서 잘 벗겨지지 않는다면, 재를 약간 더 넣고

---

* nutritional yeast. 채식주의자들이 음식 맛을 내거나 단백질과 비타민 B 보충을 위해 이용하는 효모 제품.—옮긴이

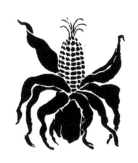

10분간 더 삶으면 된다.) 재는 알칼리성의 편차가 크므로 껍질을 벗기는 데 필요한 양도 편차가 클 수밖에 없다.

- 옥수수를 다시 압력솥에 넣고 소금과 물을 추가한 뒤 압력을 올려 50~60분 더 삶는다.
- 8인분.

주니족의 끓인 옥수수 새알(덤플링)

거친 옥수숫가루(콘밀) 1컵

고운 옥수숫가루 또는 통밀가루 1컵

끓는 물 1/2~1컵

소금 1/4~1/2티스푼

- 거친 옥수숫가루와 고운 옥수숫가루를 고루 섞는다.
- 뜨거운 물을 붓고 소금을 뿌린 뒤 5분간 이긴다.
- 반죽이 적당히 고르고 단단해지면 조금씩 떼서 새알을 빚는다.
- 끓는 물에 넣고 30분간 푹 삶는다.
- 뿌리채소, 스쿼시, 또는 콩을 곁들여 낸다.
- 12~18개분.

응용: 으깬 콩을 옥수수와 함께 반죽해도 좋다.

폴렌타(거칠게 빻은 옥수수)

폴렌타 1컵

물 3컵

천일염 1/8~1/4티스푼

- 물 1/2컵에 폴렌타를 푼다. 나머지 물을 끓인 뒤 폴렌타를 천천히 저어가며 얌전히 붓고 다시 끓인다. 소금을 첨가하고 뚜껑을 덮은 뒤 이따금씩 저어가며 30~40분간 뭉근히 익힌다.

응용: 채소나 건포도, 견과를 함께 섞어서 틀에 붓고, 네모나게 잘라서 식힌 뒤 튀겨도 좋다.

고추와 스쿼시가 들어간 이로쿼이족 옥수수

익힌 폴렌타 4컵

볶은 양파 1개(선택)

고춧가루 2티스푼을 뿌린 익힌 강낭콩 4컵

삶아서 퓌레로 만든 중간 크기의 겨울호박 2개

· 유리 캐서롤 접시에 폴렌타, 양파, 강낭콩, 호박을 차례로 켜켜이 쌓는다.

· 네모 모양으로 잘라서 차게 내거나, 190℃의 오븐에서 30분간 굽는다.

조

치유 효능: 열성은 식힘이고, 맛은 달고 짜다. 이뇨 작용이 있고, 신장을 튼튼하게 하고, 위장과 비장-췌장에 좋고, 음액을 조성하고, 건조함을 적신다. 알칼리화하는 성질이 있어서 과도한 산성 체질의 균형을 잡아준다. 입안의 박테리아 증식을 억제해 입내를 없앤다. 아미노산(단백질) 프로필이 탁월하며, 실리콘 함량이 풍부하다. 유산을 예방하는 데 도움을 주며, 항진균 효능이 탁월해 칸디다 알비칸스균의 과잉 증식을 억제하는 데 최고의 곡물이다.

또한 설사(조리 전에 볶은 조), 구토(조 수프 또는 죽), 소화불량, 당뇨에 좋다. '곡물의 여왕'으로 불린다. 알칼리화하는 성질 때문에 조는 소금을 거의 또는 전혀 첨가하지 않고 익힐 때가 많다.

발아 조는 전분이 소화되지 않아 생기는 더부룩함, 젖 분비 억제, 그 밖의 발아미(아래 참조)에 상응하는 용도로 쓸 수 있다.

주의: 조는 늘 물똥을 싸는 등 소화 기능이 매우 약한 사람에게는 권장하지 않는다.

익힌 조

물에 불린 조 1컵

물 3컵

천일염 약간

· 조와 소금을 물이 담긴 냄비에 넣고 뚜껑을 덮는다.
· 팔팔 끓인 뒤 약한 불로 줄인다.
· 일반 냄비에서 30분간, 또는 압력솥에서 20분간 낮은 불에서 익힌다.
· 2인분.

응용: 조리 전에 미리 약간의 기름에 조를 볶는다. 좀 더 무르게 하고 싶다면 물을 조금 더 추가한다.

양파, 당근, 톳이 들어간 조

불린 조 2컵

깍둑 썬 양파 1/2개

깍둑 썬 당근 2개

불려서 썬 톳 1/4컵

물 6컵

천일염 1/2티스푼

볶은 참깨 약간

· 나열된 순서로 채소들을 냄비 바닥부터 차곡차곡 쌓는다.
· 조, 물, 소금을 넣고 뚜껑을 덮는다.
· 팔팔 끓으면 불을 줄인다.
· 30분간 또는 압력솥에서 20분간 삶는다.
· 저은 뒤 참깨를 뿌려서 낸다.
· 4인분.

호박이 들어간 조

불린 다시마 10센티미터

불린 조 2컵

깍둑 썬 도토리호박, 버터너트호박, 또는 여름호박 1컵

우엉 슬라이스 1/4컵

물 5~6컵

천일염 1/2티스푼

· 냄비 바닥에 다시마를 놓고 그 위에 호박과 우엉을 올린다.
· 조, 물, 소금을 넣는다.
· 팔팔 끓으면 약한 불로 줄인다.
· 30분간 또는 압력솥에서 20분간 삶는다.
· 4~6인분.

조-버섯 캐서롤

익힌 조 4컵

소스:

통밀가루 1/2컵

잘게 깍둑 썬 양파 1/2개

버섯 슬라이스 100그램

기름 1티스푼(선택)

물 1과 1/2~2컵

간장 2~3스푼

파슬리 약간

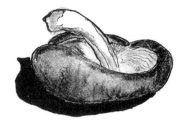

- 오븐을 190℃로 예열한다.
- 기름을 바른 캐서롤 접시에 조를 담는다.
- 양파와 버섯을 숨이 죽을 때까지 볶는다.
- 통밀가루를 넣어 채소에 밀가루를 고루 입힌다.
- 물을 붓고, 눌어붙지 않도록 계속 젓는다. 끓기 직전에 불을 줄이고 5~7분간 더 끓인다.
- 간장을 붓고 뚜껑을 덮은 뒤 10분간 더 끓인다. 눌어붙지 않도록 이따금 저어 준다.
- 소스가 잘 흡수되도록 젓가락으로 콕콕 쑤셔서 조에 여러 개의 구멍을 낸다.
- 조 위에 소스를 붓고 20분간 굽는다.
- 뜨겁게 내거나 식힌 후 슬라이스해서 낸다. 파슬리로 장식한다.
- 4~6인분.

귀리

치유 효능: 열성은 덥힘. 달고 약간 쓴맛이 난다. 진정시키고, 신경계와 생식계를 회복시키고, 비장-췌장을 튼튼하게 하고, 기를 길러주고 조절하며, 소화관과 동맥의 콜레스테롤을 제거하고, 심근을 튼튼하게 한다. 이질, 당뇨, 간염, 신경쇠약, 성기능 약화, 소화불량, 복부 팽만을 포함한 부기에 유용하다. 규소 함량이 가장 풍부한 식품 중 하나로 뼈와 모든 결합조직의 재생을 돕는다. 귀

리는 또한 성장기의 뇌와 신경 형성에 필요한 인이 다량 함유되어 있다. 가려움증을 완화하는 습포제로 유용하며, 팩으로 만들어 피부 치료와 미백에 이용할 수 있다.

귀리 달인 물은 장 소독제로 작용해 면역력을 강화하고 전염병에 감염되는 것을 막아준다. 귀리와 귀리죽은 약하고 허한 사람들에게 매우 탁월하다. 귀리 물을 만드는 방법은, 귀리 그로트 2스푼을 물 1리터에 넣고 30분~2시간 동안 뭉근히 끓이면 된다(오래 끓일수록 끈적끈적해지며 자양 능력도 향상된다). 체에 거르거나 그대로 목이 마를 때마다 데워서 혹은 상온으로 마시면 된다. 귀리는 오트밀, 그로트, 통귀리 등 형태와 상관없이 모두 감염과 전염병을 예방해 주며, 특히 어린이들에게 효과가 좋다.

귀리 플레이크 역시 압착하고 찌는 정도의 최소한의 가공만 거치므로 통귀리 가루에 필적하는 영양 성분을 가지고 있다. 귀리 플레이크는 많은 사람이 즐겨 먹는 유일한 통곡 시리얼이다. 수프, 푸딩, 빵, 빵 껍질, 토핑, 디저트 등 다양한 용도로 이용할 수 있다.

통귀리

불린 통귀리 1컵	· 소금, 물과 함께 귀리를 넣고 팔팔 끓인다.
물 5~6컵	· 매우 낮은 불로 줄여 밤새 뭉근히 익힌다.
소금 1/8~1/4티스푼	· 또는 물을 2컵만 붓고 2~3시간 뭉근히 익힌다.

응용: 덜스(974쪽) 또는 건포도와 함께 익힌다. 좀 더 고소하고 덜 쓰고 물에 불리지 않은 마른 볶음 한 귀리를 선호한다면, 위와 같이 요리하는 것이 좋다.

퀴노아

명아줏과(*Chenopodium*)에 속하며, 아마란스 사촌쯤 된다. 흔히 '퀴노아'라고 부르지만, 올바른 발음은 '킨와'다.* 퀴노아는 아마란스와 유사한 몇 가지 탁월한 효능을 가지고 있다. 고대 잉카인의 주식 가운데 하나였던 퀴노아는 '어머니 곡물'로 불렸다(식물 분류학적으로 퀴노아는 엄밀히 말해 곡물이 아니지만, 곡물처럼 이용될 수 있다). 퀴노아는 남미 안데스 산지에서 수천 년 동안 재배되어 왔으며, 추운 고지대에서도 잘 자란다.

1982년부터 미국에서도 재배되기 시작해 다양한 정도의 성공을 거두고 있다. 현재 미정제 식품을 파는 곳에서 쉽게 구할 수 있다.

치유 효능: 열성은 덥힘. 달고 신맛이 나며, 일반적으로 몸 전체를 튼튼하게 한다. 특히 신장의 양(몸을 따뜻하게 하고 활력을 북돋우는 기능)과 심막** 기능을 강화한다.

다른 곡물들에 비해 단백질 함량 비중이 가장 높다(아마란스와 유사한 단백질 프로필을 가지고 있으므로, 이에 대해서는 780쪽 이하의 '아마란스'에서 언급한 내용을 참고하라.) 퀴노아는 칼슘 함량이 우유보다 많으며, 다른 어떤 곡물보다 지방 비중이 높다. 철, 인, 비타민 B, 비타민 E의 매우 훌륭한 원천이다. 영양분이 응축된 식품을 갈구하는 채식주의자들에게 꼭 알맞은 곡물이다.

쌀처럼 시리얼로 만들거나, 다른 곡물과 혼합해서 먹으면 좋다. 갈아서 빵이나 케이크를 구울 때 사용해도 된다.

---

* 여기서는 일반적으로 불리는 '퀴노아'로 표기했다.—옮긴이
** 심장을 이중으로 둘러싸고 있는 그물 모양의 막.—옮긴이

귀리를 섞은 퀴노아

불린 퀴노아 1컵

납작귀리 1컵

천일염 1/4티스푼

물 3컵

· 모든 재료를 냄비에 넣고 뚜껑을 덮는다.

· 팔팔 끓으면 불을 줄인다.

· 낮은 불에서 30분간 더 끓인다.

· 불을 끄고 뚜껑을 덮은 채 5분간 뜸을 들인다.

· 익히거나 구운 과일 또는 호박을 곁들여 낸다.

퀴노아 크로켓

귀리를 섞은 퀴노아(위 참조)

팬에 바를 기름

· 위의 '귀리를 섞은 퀴노아'를 식힌다. (두 곡물은 식어야 서로 달라붙는다.)

· 얇게 썬다.

· 기름을 얇게 바른 팬에서 노릇노릇해질 때까지 굽는다.

· 샐러드와 채소를 곁들여 낸다.

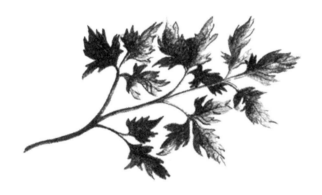

퀴노아 타볼리*

잘 씻어 물에 불린 퀴노아 1컵

물 2컵

천일염 1자밤

완두콩 1/2컵

깍둑 썬 토마토 1개

오이 슬라이스 1/2개

고리썰기 한 올리브 6알

다진 파 약간

다진 파슬리 약간

타임과 마저럼 각 1/2티스푼

레몬즙 3스푼

간 맞추기용 간장

· 퀴노아, 물, 소금을 함께 냄비에 넣고 뚜껑을 덮는다.

· 팔팔 끓인 뒤 불을 낮춰 20분간 더 익힌다.

· 1분간 완두콩을 찐다.

· 나머지 재료를 모두 세라믹 볼에 넣고 잘 섞는다.

· 퀴노아를 넣고 가볍게 뒤적인다.

· 3인분.

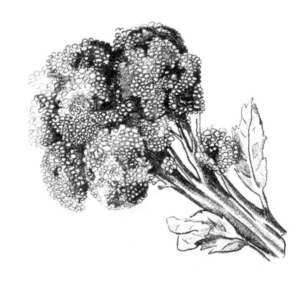

---

* tabouli. 곡물과 채소를 섞어 만든 샐러드의 일종. 레바논 지역의 전통 음식으로, 채소는 파슬리, 토마토, 민트, 양파 등이 주로 쓰이고 곡물로는 불가(bulgur)가 주로 쓰인다.—옮긴이

퀴노아 채소 빵

익힌 퀴노아 3컵

통밀가루 1컵

물 1과 1/2컵

미소 1스푼

레시틴 과립 1스푼

바질과 타임 각 1티스푼

채 썬 양파 1개

당근 슬라이스 2컵

2.5센티미터 길이로 썬 브로콜리 2컵

해바라기씨 1스푼

파슬리 약간

- 퀴노아와 통밀가루를 볼에 넣고 섞는다.
- 미소와 레시틴을 따뜻한 물에 푼 다음 곡물 및 허브와 섞는다.
- 선택: 향미가 잘 어우러지고 자연 발효가 진행되도록 반죽을 4시간 동안 그대로 둔다.
- 양파, 당근, 브로콜리를 찜기에 넣고 7분간 익힌다.
- 반죽을 채소와 살살 섞어 얇게 기름을 바른 베이킹 팬에 담는다.
- 해바라기씨를 노릇노릇해질 때까지 마른 볶음 해 빵 위에 살살 뿌린다.
- 190℃ 오븐에서 30~40분간 굽는다.
- 파슬리로 장식한다.

쌀

치유 효능: 열성은 중립이다. 단맛이며, 비장-췌장을 튼튼하게 하고, 위장을 진정시키고 독소를 배출한다. 기를 증강하며, 저자극성이다. 현미에는 비타민 B가 응축되어 있어 신경계에 유익하고 우울증을 완화한다. 설사, 욕지기, 당뇨, 소갈증에 쓰인다. 하루의 첫 끼니로 생현미 한 줌을 잘 씹어 먹으면 기생충 제거에 효과가 있다.

모유에 거부반응을 일으키는 유아의 치료제로 볶은 쌀 달인 물을 먹인다. 쌀을 짙은 갈색이 날 때까지 팬에서 볶은 뒤 물을 붓고 20분간 약한 불에서 뭉근히 끓이면 된다. 이렇게 달인 물을 하루 2~3회 먹인다.

쌀은 열대 곡물로 서기(暑氣)로 말미암은 짜증을 완화해 준다. 단립미는 장립미에 비해 더 고소한 맛이 나며, 더 찰지고, 신경이 예민하고 허약한 사람에게 더 유익하고, 추운 계절에 먹기에 더 알맞다. 장립미는 찰기가 덜하다. 바스마티 쌀은 약간의 향이 있으며, 다른 품종들에 비해 가벼워 습이 과하거나 비만하거나, 기타 침체 징후가 있는 사람에게 더 적절하다. 반드시 현미 바스마티를 구입해야 하는데, 자연식품 가게에서도 구하기 어려울 때가 많다. '백미 바스마티'는 도정하기 전에 살짝 데치는데, 이 과정에서 미량이지만 꽤 유의미한 비율의 비타민과 미네랄을 곡물 내부로 밀어넣는다. 하지만, 그럼에도 겨와 거기에 함유된 섬유질, 눈, 중요한 기름 성분, 대부분의 영양소가 떨어져 나가게 된다.

발아미는 동양의학에서 많이 사용되는 약재다. 발아미의 열성은 중립이며, 단맛이 난다. 비장-췌장이 허해서(脾虛) 소화력이 약하고 식욕이 부진하거나, 소화되지 못한 전분이 쌓여 생긴 체증에 쓰인다. 발아미는 또한 젖 분비를 억제하는 데 도움이 되며, 유방 통증, 유방 팽만 등이 있거나 이유를 시작하는 수유모들에게 유익하다. 발아미는 너무 익히면 치유 효능을 상당 부분 잃는다. 식적(食積)을 풀거나 젖 분비를 지체시키고자 할 때는 생으로 먹는 것이 좋다. 비장-췌장을 튼튼하게 하고 식욕을 개선하기 위해서는 살짝 볶아서 빻은 가루를 뜨거운 물에 타서 먹는다.

20세기 초, 중국 최후의 선승으로 일컬어지는 수윤(虛雲. 1840~1959) 스님은 한겨울에 삼보일배를 하며 중국의 산들을 돌던 중 두 차례 심한 눈보라를 만나 눈 속에 파묻힌 채 죽음을 기다렸다. 하지만 그때마다 그는 기적처럼 보살이 나타나 현미 한 그릇을 준 덕분에 목숨을 건졌다. 현미가 그에게 눈보라를 버텨낼 힘을 주었던 것이다. 당시 중국인들은 백미를 고귀한 신분이나 지위와 연결시키고 있었기 때문에 보살과 같은 고귀한 존재가 현미를 제공한다는 것은 어울리지 않는 행동으로 여겨졌다. 이 이야기는 육체적 힘과 더불어 영적 본질(중국인들에게 선승으로 상징되는)이 현미에 의해 보전되고 있음을 비유적으로 말해준다. 물론 이 비유는 홀푸드 일반에까지 확장될 수 있다. 고대 일본의 한 속담에도 비슷한 메시지가 담겨 있다. 껍질 없는 곡식을 먹는 것이 가난(육체적·영적으로)을 부르고 옷(추위와 질병으로부터의 보호)을 벗게 한다. 현미와 쌀기울의 영양 가치에 대한 더 많은 정보는 47쪽의 '현미의 재발견'을 참조하라.

찹쌀: 쌀 품종 중에서 단백질과 지방 함량이 가장 많다. 소화가 잘 되며, 일본의 전통 음식인 모찌(찹쌀떡)로 만들면 특히 더 그렇다(아래의 '찹쌀떡' 조리법을 참조하라).

치유 효능: 열성은 덥힘. 단맛이 나며, 기를 증가시키고 비장-췌장과 위장을 덥힌다. 약간의 수렴 작용이 있어서 잦고 과도한 소변, 심한 발한, 설사에 쓰인다. 또한 종종 당뇨 치료에 도움이 된다.

주의: 찹쌀은 가래와 점액이 뚜렷한 질환을 악화시킬 수 있다. 또 소화력이 약한 사람(묽은 변, 점액이 섞인 변, 한 징후)에게는 쓰지 말아야 한다.

야생 쌀: 진짜 쌀이 아니며 옥수수에 더 가깝다. 북미 원산이며, 전통적으로 '마노멘(manomen)', 즉 '물벼'로 불린다. 미네소타 지역의 오지브웨이족, 치페와족, 위네바고족 인디언들이 주식으로 이용했다. 이들은 키가 매우 크고, 근육질의 붉은색 피부를 지닌 사람들이었다.

치유 효능: 열성은 식힘. 달고 쓴 맛이 난다. 이뇨 작용이 있으며, 신장과 방광에 좋다.

가늘고 어두운 색깔의 이 곡물은 다른 쌀보다 단백질 비중이 높다. 미네랄과 비타민 B가 풍부하며, 내한성이 뛰어나다. 표피 조직을 식히고, 하체와 체내에 온기를 응축해 준다.

압력솥 현미밥

불린 현미 1컵

찬물 1과 1/4~1과 1/2컵

천일염 1/8~1/4티스푼

· 쌀, 물, 소금을 압력솥에 넣고 압력을 건다.
· 압력 게이지에서 쉭쉭 하는 소리가 크게 나기 시작하면 바로 불을 줄이고 30~45분간 더 익힌다.
· 불을 끄고 압력이 내려가게 둔다.
· 2인분.

가마솥 현미밥

불린 현미 1컵

찬물 1과 1/2~2컵

천일염 1/8~1/4티스푼

· 쌀, 물, 소금을 가마솥에 넣는다.
· 뚜껑을 덮고 팔팔 끓인다.
· 끓으면 불을 낮추고 물이 완전히 흡수될 때까지 1시간 동안 더 익힌다.
· 2인분.

볶은 현미밥

현미 1컵

찬물 1~1과 1/2컵

천일염 1/8~1/4티스푼

· 쌀을 씻어 마른 프라이팬에 넣고 노릇노릇해질 때까지 볶는다.
· 볶은 현미, 물, 소금을 냄비에 넣고 40~50분간 익힌다.
· 2인분.

발아현미밥

발아현미 2컵 (951쪽)

물 2~3컵

천일염 또는 켈프* 1/4~1/2티스푼

· 낮은 불에서 여러 시간 또는 밤새 익힌다.

· 밥을 퍼서 낸다.

현미 볶음밥

현미밥 4공기

기름 1티스푼

깍둑 썬 당근 1/2컵

채 썬 양파 1개(선택)

간장 1~2스푼

· 양파를 기름에 2분 동안 볶는다.

· 당근을 추가하고 3분간 볶는다.

· 밥을 올리고 물 몇 방울을 떨어뜨린다.

· 낮은 불에서 10분간 익힌다.

· 간장을 넣고 5분간 익힌다.

· 잘 섞어서 낸다.

· 4인분.

현미 오븐구이

현미 1컵

끓는 물 2~3컵

천일염 1/8~1/4티스푼

참기름 1/2티스푼(선택)

· 오븐을 190℃로 예열한다.

· 현미가 옅은 갈색이 날 때까지 마른 볶음 하거나 기름에 볶는다.

· 베이킹 접시에 옮겨 담는다.

· 현미에 끓는 물을 붓고 뚜껑을 덮는다.

· 45~50분간 (물이 완전히 흡수될 때까지) 오븐에서 굽는다.

· 2인분.

---

* 대양의 얕은 바다에서 자라는 대형 갈조류로 전 세계에 30여 종이 있다. '켈프 숲'이라고 불리는 거대한 해초 숲을 이루어 자란다. 켈프는 경이적인 성장 속도를 자랑하는데, 하루에 0.5미터씩 자라 최대 80미터까지 자라기도 한다. 다시마와 상호 대체재로 쓰인다.―옮긴이

현미 필라프

현미에 깍둑 썬 채소(생것이든 볶은 것이든 무방하다) 1/2컵을 첨가한 뒤 위 조리법과 똑같이 한다.

스위트 라이스

건포도와, 고수·계피·생강·커민·강황 각 1/8티스푼씩을 현미에 첨가한 뒤 위 조리법들 중 한 가지를 택해 조리한다.

밀을 섞은 현미밥

현미 1컵

밀알 1/4컵

물 2와 1/2~3컵

천일염 1/4컵

· 현미와 밀을 따로따로 밤새 물에 불린다. 물에 불릴 때는 밀은 물 1컵에, 쌀은 물 1과 1/2~2컵에 불린다.

· 30분간 밀을 익힌 뒤 체에 밭쳐 물기를 완전히 뺀다.

· 소금, 물기를 뺀 밀, 쌀(불린 물도 그대로 사용한다)을 모두 냄비에 넣고 50~60분간 익힌다.

응용: 밀에 호밀, 말린 옥수수, 팥, 검정콩, 혹은 렌즈콩을 조합한 것으로도 만들 수 있다.

조를 섞은 현미밥

현미 1컵

조 1/4컵

물 2와 1/2컵

천일염 1/4티스푼

· 현미와 조를 함께 물에 넣고 밤새 불린 뒤 45~60분간 익힌다.

주의: 조를 포함해 아래 나열된 곡물들은 미리 볶았다가 물에 불리면 고소한 맛이 좋아진다. 취향에 따라 물 양을 약간씩 조절할 수 있다.

응용: 조를 메밀, 보리 또는 찹쌀로 대체할 수도 있다.

병아리콩과 당근 현미밥

불린 현미 2컵

불린 병아리콩 1/2컵

큼직큼직 썬 당근 2개

천일염 1/2티스푼

물 약간

· 먼저 병아리콩을 45분간 압력솥에서 익혀 둔다.

· 냄비 바닥에 당근을 놓고 그 위에 병아리콩, 쌀, 소금, 물을 넣는다.

· 뚜껑을 덮고 45~60분간 익힌다.

· 4인분.

주먹밥

현미밥을 탁구공 크기로 둥글게 빚는다(손을 소금물에 담그면 달라붙지 않는다). 빚은 주먹밥을 볶은 참깨, 삶아 으깬 콩, 다진 견과 위에 굴린다. 구운 김으로 싼다.

응용: 볼 가운데 낫토, 우메보시 조각을 넣어도 되고, 985쪽의 '김밥' 지침에 따라 식초를 넣어도 된다(며칠 동안 상하지 않으므로 여행 도시락으로 훌륭하다).

야생 쌀

(불린) 야생 쌀 1컵

물 4컵

천일염 1/8~1/4티스푼

· 쌀, 물, 소금을 냄비에 넣고 뚜껑을 덮는다.

· 팔팔 끓인다.

· 끓으면 불을 낮추고 30~45분간 더 익힌다. 까만색 야생 쌀이 갈라지면서 벌어지면 다 익은 것이다.

· 포크로 들쑤신 뒤 5분간 더 익힌다.

· 남은 물기는 따라내 보관했다가 육수로 이용한다.

· 4인분.

야생 쌀 파티 요리

장립 현미 1컵

야생 쌀 1컵

잣 1/2컵

물 6컵

버섯 슬라이스 1/2컵

깍둑 썬 양파 1/2개

작은 주사위 모양으로 썬 두부 1모

간장 2스푼

바질, 타임 각 1/2티스푼

장식용 파슬리

· 오븐을 190℃로 예열한다.

· 쌀을 씻어 헹군다.

· 잣을 팬이나 오븐에서 노릇노릇하게 볶는다.

· 캐서롤에 쌀과 물을 넣는다.

· 나머지 재료를 쌀 위에 차곡차곡 쌓아 올린다. 뒤섞지 말 것.

· 뚜껑을 덮고 물이 완전히 흡수될 때까지 굽는다. 30분가량 소요.

· 파슬리로 장식한다.

· 6인분.

찹쌀떡(모찌)

동양에서 약선으로 널리 이용되는 찹쌀떡은 소화가 잘 되므로 회복기 음식으로 탁월하다. 찹쌀떡은 전반적으로 허약해진 몸을 튼튼하게 만들어주므로 빈혈에 이용된다. 또 풍부하고 질 좋은 젖이 나오도록 하므로 수유기의 엄마들에게 도움이 된다. 찹쌀을 쪄서 만들어야 하기 때문에 쉽게 파손되지 않는 용기(예컨대 강철제 절구)가 필요하다. 전통적으로는 커다란 나무 절굿공이를 이용해 익힌 쌀을 찧는다. 야구방망이의 뭉툭한 부분, 널판자, 커다란 나무망치를 이용해도 된다.

찹쌀떡

찹쌀 3컵

물 5컵

천일염 1/2티스푼

- 소금을 녹인 물에 찹쌀을 넣고 2~3시간 찐다. 또는 압력솥에 넣고 20분간 (완전히 물러질 때까지) 익힌다.
- 크고 튼튼한 용기(절구)에 넣고 알갱이가 완전히 으깨어질 때까지 찧는다(반죽처럼 된다).
- 찹쌀 덩어리와 절굿공이가 서로 달라붙지 않도록 이따금 물을 묻혀준다.
- 물을 적신 손으로 반죽을 볼, 패티, 사각 모양 등으로 빚는다.
- 그대로 내거나 또는 팬에 구워서 낸다. 400그램 정도의 분량이 나온다.

주의: 냉장 보관하거나 건조하여 보관한다. 찹쌀떡은 12시간 정도 지나면 굳으며, 이때가 지나면 팬에 굽거나, 오븐에 굽거나, 기름에 굽거나, 튀김을 하거나 또는 수프에 넣어 끓여서 먹으면 된다.

응용:
- 찹쌀이 완전히 익기 5~10분 전에 생쑥[*] 또는 말린 쑥을 넣어서 먹기도 한다. 생 또는 말린 쐐기풀을 넣을 수도 있다.
- 찧고 빚는 방법은 위와 동일하다.

제안:
- 강판에 간 무와 쇼유(일본 전통 발효 간장)로 토핑한다.

---

[*] 쑥(*Artemisia vulgaris*)은 철의 귀중한 유기 공급원이다. 구충, 장 질환, 내출혈 치료에 효과가 있다. 대부분의 허약 체질에 유익하다. 찹쌀떡과 조합되면 빈혈과 백혈병에 탁월한 효과가 있다. 쑥 찹쌀떡은 조혈 작용을 하며, 특히 임산부에게 탁월한 영양 공급원이다. 봄에 쑥 윗부분을 채취한 것이 가장 좋다. 소금물에 넣고 삶은 다음 그늘지고 통풍이 잘 되는 곳에 펼쳐서 말린다. 말린 쑥은 서구 또는 중국 약재 가게에서 구할 수 있다. 쐐기풀(*Urtica urens*) 역시 조혈 작용을 하며, 기생충을 제거하고, 출혈을 멈추게 한다.—지은이

- 둥글게 빚은 찹쌀떡을 볶아서 빻은 호두 가루에 굴린다.
- 네모나게 빚은 찹쌀떡을 끈 모양으로 자른 김으로 감는다.

콘지

전통적으로 '시판(hsi fan)'이라고 불리는 콘지는 중국 전역에서 아침 식사로 널리 이용된다. 콘지는 묽은 죽으로 물을 쌀의 5~6배로 붓고 뭉근히 끓여서 만든다. 재료로는 쌀이 가장 흔히 이용되지만, 조, 스펠트, 그 밖의 곡물들도 더러 이용된다. 쌀과 물을 뚜껑을 덮은 솥에 넣고 불을 최대한 낮추어 4~6시간 동안 끓인다. 콘지를 끓이는 데는 세라믹 냄비가 좋다. 물 양은 너무 적은 쪽보다 좀 넉넉한 편이 낫다. 또 오래 익힐수록 콘지의 '힘'도 더 강해진다.

치유 효능: 이 단순한 쌀죽은 쉽게 소화되고 흡수되며, 혈과 기를 튼튼하게 하고, 소화를 조율하고, 자극 완화·해열·자양 효과가 있다. 만성질환이 있는 사람은 음액 부족으로 말미암아 허혈에 기력이 떨어지고 쉽게 염증을 일으키며 기타 열 징후가 나타나므로 콘지의 식히고, 자극을 완화하고, 강장하는 효능은 특히 이롭다. 콘지는 또한 수유기 엄마의 젖 분비를 증가시키는 데도 도움이 된다. 물만 따라내 유아나 심한 질환을 앓는 사람에게 영양 보충용으로 마시게 할 수도 있다.

적절한 채소, 곡물, 약재, 육류를 첨가해 추가적인 치료 효능을 갖게 할 수도 있다. 쌀 자체가 비장-췌장의 소화 중추를 강화해 주므로 쌀 콘지에 첨가된 다른 재료들도 더욱 완전히 소화·흡수되며, 따라서 치유 효능이 더욱 강화된다. 다음의 목록은 보편적으로 이용되는 쌀을 기반으로 한 콘지의 종류와 효능이다.

대표적인 33가지 콘지

팥: 이뇨, 빈혈과 통풍 치료.

살구씨(杏仁): 기침, 천식, 가래, 복부 가스에 좋다.

당근: 소화를 돕고 속 부글거림을 없앤다.

셀러리: 서기를 식히고, 대장에 이롭다.

밤: 신장을 강장하고, 무릎과 엉덩이를 튼튼하게 한다. 항문 출혈 치료에 유용
하다.

마름(물밤): 내장을 식히고, 소화기관에 이롭다.

닭고기죽 또는 양고기죽: 소모성 질환과 상해에 좋다.

오리죽 또는 잉어죽: 빈혈과 부기를 완화한다.

회향(펜넬): 위장을 조율하고, 가스를 배출하며, 탈장을 치료한다.

생강: 내장을 덥히고 소독한다. 설사, 신경성 식욕부진, 구토, 소화불량 등 한
으로 말미암은 약한 소화력에 쓰인다.

돼지, 양, 사슴의 콩팥: 신장을 튼튼하게 하고, 무릎과 등 아랫부분에 이롭고,
발기부전을 치료한다(유기농으로 기른 신장을 이용하라).

리크: 내장을 덥히고, 만성 설사에 이롭다.

양 또는 닭의 간: 간 질환에 이롭다. 매우 강력하다(유기농으로 기른 것을 이용하라).

아욱: 신열을 적시고, 소화를 돕는다.

녹두: 식히는 작용을 한다. 특히 여름 무더위를 식혀준다. 열을 내리고 갈증을
완화한다.

겨자: 가래를 없애고, 위장의 울혈을 풀어준다.

소금 뿌린 양파: 발한 작용이 있으며, 근육을 풀어준다.

흑후추: 가스를 배출한다. 복부 통증에 좋다.

붉은 파프리카: 말라리아를 예방하고, 냉증을 개선한다.

잣: 심장과 폐를 적시고, 대장을 조율하고, 풍 질환과 변비에 유용하다.

양귀비 씨앗: 구토를 완화하고, 대장을 튼튼하게 한다.

쇠비름: 해독 작용. 류머티즘과 부종에 좋다.

래디시: 소화를 돕는다. 횡경막에 이롭다.

래디시 (소금) 절임: 소화와 조혈을 돕는다.

현미: 이뇨 작용, 갈증 해소, 자양 작용이 있다. 수유 중인 엄마에게 이롭다.

찹쌀: 자극 완화 작용이 있으며, 설사·구토·소화불량에 쓰인다.

스캘리언 뿌리: 노인의 한한 설사를 치료한다.

참깨: 장을 적시고, 류머티즘을 치료한다.

냉이: 눈을 밝게 하고, 간에 이롭다.

시금치: 내장을 조율하고 적시며, 진정 작용을 한다.

타로 뿌리: 자양 효과가 있으며, 위장을 돕고 조혈 작용을 한다.

밀: 식히는 작용을 한다. 열병에 쓰이며, 소화관을 청소하고, 밀의 심장 자양
　　효과 덕분에 진정 작용을 한다.

요구르트와 꿀: 심장과 폐에 이롭다.

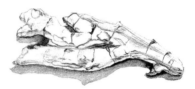

호밀

치유 효능: 열성은 중립. 맛은 쓰다. 간, 방광, 비장-췌장에 좋다. 체내의 습을
없앤다. 간의 침체를 풀어주고, 강장 작용을 하며, 근육 형성을 돕는다. 동맥
을 청소하고 재생하며, 손톱·머리카락·뼈의 형성을 돕는다.

　생으로 먹거나, 호밀의 불소를 이용하기 위해 발아된 상태로 먹거나 또는
호밀 플레이크를 불려서 먹는다. 불소는 치아의 에나멜을 튼튼하게 해준다.
호밀죽은 편두통 치료에 효과가 있다. 춥고 혹독한 기후나 계절에 유용
하다.

　호밀은 알갱이가 매우 단단하며, 사워도우 빵에 이상적이다. 호밀 사
워도우 빵은 본래의 쓴맛에 신맛이 가미되어 간에 훨씬 더 효과가 좋다.
호밀빵 굽는 법과 그 치유 효과는 843쪽의 '호밀의 너그러움'을 참조하라.

호밀 견과 시리얼

통호밀 1컵

물 2와 1/2컵

땅콩 또는 해바라기씨 가루 1/2컵

소금 1/4티스푼

건포도 1/4컵

당밀 1스푼(선택)

밀 배아 또는 빵가루 2스푼

- 호밀을 마른 볶음 한 뒤 분쇄기에서 간다.
- 호밀가루에 물을 붓고 저어가며 팔팔 끓인다.
- 견과, 소금, 건포도를 첨가한다. 불을 줄이고 뚜껑을 덮은 뒤 30분간 더 뭉근히 익힌다.
- 당밀과 밀 배아를 첨가한다. 따뜻한 상태로 낸다.
- 2~4인분.

호밀과 병아리콩을 채운 양파

껍질을 깐 양파 4개

불린 통호밀 1컵

물 2컵

삶아서 으깬 병아리콩 1/2컵

간장 약간

타임과 세이지가 들어간 허브 소스(1001쪽)
　　　1컵

파슬리

- 냄비에 호밀과 물을 담고, 뚜껑을 덮은 뒤 팔팔 끓인다. 끓으면 불을 줄이고 1시간 동안 뭉근히 익힌다.
- 오븐을 190℃로 예열한다.
- 양파를 살짝 데쳐서 식힌 뒤 윗부분을 잘라내고 속을 파낸다. 파낸 양파 속을 곱게 다져 호밀, 병아리콩, 간장에 더해 고루 섞는다.
- 이 혼합물을 양파에 채워 넣는다.
- 허브 소스를 붓고 30분간 오븐에서 굽는다.
- 파슬리로 장식한다.
- 4인분.

밀

치유 효능: 열성은 식힘. 단맛과 짠맛. 신장을 튼튼하게 해주며, 양을 조성한다. 동양의학에서 심장-마음을 직접적으로 자양하는 것으로 보는 몇 안 되는 식품 가운데 하나다. 이 같은 성질 덕분에 밀은 정서를 안정시키고 집중력을 높이며, 가슴 두근거림·불면증·신경과민·생리 장애·정서 불안에 도움이 된다. 성장·체중 증가·지방 형성을 돕는데, 이것은 특히 어린이나 허약 체질인 사람에게 이롭다. 다른 한편으로, 비만하거나 혹이나 종양을 가진 사람들은 먹더라도 매우 소량만 먹어야 한다. 약간의 수렴 작용이 있으므로 어린아이의 야뇨증, 자연발생적 발한, 도한, 설사 등에 도움이 된다. 갈증을 해소하고, 입 안과 목이 마르는 것을 완화해 준다. 밀을 까맣게 태운 뒤 곱게 갈아서 참기름과 섞은 것을 화상 부위에 바른다.

밀에 알레르기 반응을 일으키는 경우도 있다. 산패된 밀가루가 특히 알레르기를 일으킬 때가 많다. 밀가루는 빻은 즉시 이용하는 것이 이상적이다. 그렇게 하지 못할 때는 반드시 밀폐된 용기에 담아 냉장 보관해야 하며, 2주 이내에 이용해야 한다.

일부 사람들은 도정한 밀가루에만 알레르기 반응을 일으키기도 하는데, 이런 사람들은 불려서 익힌 통밀, 발아 밀, 밀 배아는 섭취해도 된다. 밀을 섭취한 뒤 복부 팽만, 가스, 위통, 소화불량, 과도한 타액, 맥박 상승 등이 일어난다면 피하는 것이 상책이다. 특히 임산부는 절대 먹지 말기를 권한다.

밀은 다른 곡물에 비해 토양으로부터 매우 폭넓은 미네랄을 흡수한다. 더구나 그 영양소 프로필은 다른 곡물과 비교해 볼 때 인체의 영양소 프로필과 유사하다. 이러한 사실과 심장에 직접 양분을 공급하는 효능 때문에, 밀은 인간의 성장 발달에 이상적인 식품으로 간주되기도 한다. 우리가, 1926년 이래로 깜부깃병에 저항성을 갖도록 지속적으로 유전자 변형을 해온, 정제되고 산패된 밀 제품을 과잉 섭취해 왔다는 사실이 적어도 부분적으로는 많은 사람이 겪고 있는 이 훌륭한 식품에 대한 알레르기 반응을 설명해 준다.

스펠트

치유 효능: 열성은 덥힘. 맛은 단맛이다. 비장-췌장을 튼튼하게 하고, 건조함을 적신다. 음액과 인체의 골격을 튼튼하게 한다. 수척하고 허한 사람에게 이롭다. 설사, 변비(통곡), 소화불량, 대장염, 그 밖의 여러 장 질환에 종종 쓰인다.

밀의 친척으로 서남아시아가 원산인 스펠트는 9000년 전에 중동 지방으로 전파되었으며, 그 이후 유럽 대륙으로 퍼졌다. 최근에는 12세기 치료사인 빙겐의 세인트 힐데가르트(St. Hildegard)의 신비한 저작이 번역되면서 서구인들에게 새로이 각광받게 되었다. 세인트 힐데가르트는 스펠트를 인체의 수용성이 가장 뛰어난 곡물로 예찬했다. 불과 몇 년 전까지도 미국에서 스펠트는 귀리 대용으로 경주마와 가축의 사료로 이용되어 왔다.

오늘날 스펠트는 서구에서 밀과 거의 같은 방식으로 활용되고 있다. 주된 차이라면, 밀에 알레르기 반응을 보이는 사람들이 스펠트에는 거부반응을 보이지 않는다는 점이다. 스펠트 역시 글루텐이 함유되어 있지만, 글루텐 과민반응이 있는 사람들, 심지어 복강 질환이 있는 어린이들조차 스펠트에는 거부반응을 보이지 않는다. 더구나 스펠트는 치유 효능뿐 아니라 견과 같은 고소한 맛으로도 찬사를 받고 있다.

스펠트는 유난히 두꺼운 겉껍질이 오염 물질과 곤충을 막아준다. 겉껍질째 보관하면 더 오래 신선함을 유지할 수 있다. 따라서 다른 곡물들과 달리 스펠트에는 보통 농약이나 기타 화학물질을 살포하지 않는다. 스펠트의 튼튼한 방어벽인 겉껍질은 이 곡물이 지닌 면역력 증강 효능의 상징처럼 보인다.

스펠트에는 풍부한 영양소가 함유되어 있다. 전반적으로 단백질, 지방, 섬유질의 비중이 대부분의 밀 품종보다 높다. 한 가지 중요한 특징은 물에 아주 잘 녹는 섬유질인데, 이 섬유질은 쉽게 용해되어 인체가 효과적으로 영양을 흡수할 수 있도록 해준다. 밀을 비롯한 곡물을 재료로 하는 오븐 구이 요리, 시리얼 등을 만들 때 그 곡물 대신 스펠트를 일대일로 대체해 보라. 스펠트는 파스타, 시리얼, 빵, 분말, 알갱이 형태로 손쉽게 구할 수 있다. 스펠트를 심신 쇠약 상태를 치유하기 위한 목적으로 이용할 때는 대개 묽은 죽이나 콘지 형태로 섭취하는 것이 가장 좋다. 힐데가르트 요법을 적용하는 독일 콘스탄츠의 한 병원에서는 스펠트를 수많은 질환, 특히 모든 종류의 만성 소화 장애, 만성 감염증(헤르페스·에이즈), 신경 및 골 질환(파킨슨병·알츠하이머·관절염), 암, 항생제 부작용 치료에 보조적으로 이용하고 있다.

카무트

듀럼 계통 밀의 옛 품종인 '카무트(*Triticum polonicum*. 정확한 발음은 '쿠무트'로, 옛 이집트어에서 밀을 가리키는 말이었다)'는 이집트에서 5000년도 더 전에 번성했다. 약 2000년 뒤 다른 품종들로 거의 대체되었지만, 그 풍부한 맛을 좋아하는 지역 농부들이 20세기 중반까지도 지속적으로 재배해 왔다. 그러나 제2차 세계대전 직후 농부들이 맛이 떨어지지만 산출량은 많은 개량 밀 품종으로 갈아타면서 사실상 멸종되고 말았다(농부들은 맛이나 영양보다 산출량을 우선시할 때가 많다). 다행히 지하 무덤에서 약간의 씨앗이 발견되어 미국으로 유입되었으며, 현재 몬태나주에서 유기농법으로 카무트를 대량 재배하고 있다.

카무트는 알레르기 유발 요소들이 훨씬 적을 뿐 밀과 거의 비슷한 성질을 가지고 있다. 몇 차례의 검사에서 밀 알레르기를 가진 사람들 가운데 거의 2/3가 카무트에는 알레르기를 나타내지 않거나 훨씬 약하게 반응했다. 모든 밀 품종과 마찬가지로 글루텐을 가지고 있지만, 글루텐 민감성을 지닌 사람들 가운데 대다수가 거부반응 없이 카무트를 섭취할 수 있는 것이다(일반적인 밀 알레르기가 있는 사람들은 물론 소아지방변증과 글루텐 민감성을 지닌 사람들은 먼저 아주 적은 양을 이용해 반응 검사를 해보아야 한다). 카무트 밀은 현대 밀보다 2배 이상 알갱이가 크다. 이 보물 종자는 불포화지방과 단백질이 훨씬 더 풍부하게 함유되어 있다. 월등한 품질의 페이스트리, 면, 시리얼, 빵 제품을 만드는 것도 특기할 만한데, 이것은 표준적인 밀에 비해 가볍고 미묘한 풍미와 섬세한 식감을 가졌으면서도 기분 좋게 기름지고 든든한 느낌을 준다. 이 곡물을 찾는 사람이 점점 더 늘어나는 것은 바로 이러한 성질들 덕분임이 분명하다.

통밀 순무 스튜

불린 밀 2컵

물 6컵

깍둑 썬 중간 크기의 순무 2개

깍둑 썬 양파 1/2개(선택)

불려서 자른 미역 12센티미터

다진 마늘 1쪽

세이버리 1~1과 1/2티스푼

천일염 1/2티스푼

· 밀과 물을 냄비에 넣고 팔팔 끓인다.
· 끓으면 불을 줄여 낮은 불에서 2시간 동안 뭉근히 익힌다(밀알이 죽이 될 때까지).
· 순무, 양파, 미역, 소금을 첨가하고, 30분간 더 끓인다.
· 마늘과 세이버리를 넣고 15분간 더 끓인다.
· 4~6인분.

불가 밀

삶은 밀알을 건조한 뒤 파쇄한 일종의 밀 그로트. 산패를 피하려면 직접 만들거나 밀봉된 것을 구입해야 하고, 밀폐 용기에 보관해야 한다.

타볼리

불가 1컵

물 2컵

잘게 썬 파슬리 1컵

깍둑 썬 양파 1/4개(선택)

깍둑 썬 토마토 1개

레몬즙 1개분

올리브유 1티스푼

천일염 1/4티스푼

잘게 썬 신선한 민트 2스푼 또는 말린 민

  트 1티스푼

- 물을 팔팔 끓인 다음 불가와 소금을 넣는다.
- 뚜껑을 덮고 낮은 불에서 15분간 끓인 뒤 식힌다.
- 불가와 나머지 재료를 부드럽게 섞는다.
- 4인분.

볶은 불가

불가 1컵

끓는 물 2와 1/2컵

천일염 1/2티스푼

- 견과의 고소한 향이 날 때까지 불가를 마른 볶음 한다.
- 볼에 옮겨 담고, 끓는 물과 소금을 불가 위에 끼얹는다.
- 볼의 뚜껑을 덮고 1시간 동안 가만히 둔다.
- 4인분.

그리스식 필라프

익힌 불가 1컵

익힌 쌀 1컵

다진 양파 1/2개(선택)

다진 마늘 1쪽

다진 셀러리 1대

해바라기씨 1/4컵

올리브유 1~2티스푼(선택)

민트 1~2티스푼

레몬즙 1개분

잘게 썬 파슬리 1/4컵

천일염 1/2티스푼

참깨버터-레몬 소스(1003쪽) 1/2컵

· 양파, 마늘, 셀러리, 해바라기씨를 양파
가 무를 때까지 볶은 다음 물 약간을 붓
고 익힌다.

· 나머지 재료와 잘 섞는다.

· 참깨버터-레몬 소스를 뿌린다.

· 4~6인분.

속을 채운 포도잎

보존 처리된 수입 포도잎 또는 6월 초에 직접 딴 포도잎을 신선한 상태로 이
용하거나, 소금물에 담가 단단히 밀폐된 항아리에 보관했다가 사용하라.

· 오븐을 190°C로 예열한다.

· 속 재료:

포도잎을 펼친다.

잎자루 끝부분에 그리스식 필라프(위) 1~2스푼을 올린다.

양끝을 접어 단단하게 만다.

· 20~25분간 오븐에서 굽는다.

· 참깨버터-레몬 소스를 뿌린다.

면

먹기가 즐겁고, 씹기 쉽고, 소화가 잘 되고, 게다가 만들기 쉽다. 메밀가루로 만든 일본식 면(소바), 녹두로 만든 중국식 당면, 스파게티, 라자냐, 마카로니 등 통밀, 시금치, 아티초크, 옥수수, 카무트, 콩, 쌀, 스펠트 등을 재료로 만든 미국과 유럽의 면이 있다.

면은 도정하지 않은 알곡에 비해 빠르고 쉽게 산화·산패된다. 밀봉된 상태로 구입한 면은 비교적 덜 산패되어 있다. 하지만 더 좋은 것은 '신선한' 통곡 면으로, 뽑은 지 1주일이 되지 않은 것을 말한다. 홀푸드 가게의 냉장고에서 이런 신선한 면을 찾을 수 있다. 물론 최고로 좋은 것은 집에서 직접 만든 면으로, 영양과 맛이 가장 좋다.

통곡 면이 많이 포함된 식단의 또 한 가지 문제는 거기에 함유된 피트산이다. 피트산은 미네랄을 체내에 흡착시키는 경향이 있다. 물론 이 문제는 사워도우 발효 과정을 거치면 중화된다. 그러므로 집에서 면을 만들 때는 반드시 천연 발효 과정을 거치는 것이 좋다.

면 기본 조리법

면 400그램
물 3리터
소금 1티스푼

· 물에 소금을 넣고 팔팔 끓인다. 물이 끓으면 면을 넣고 다시 팔팔 끓인다. 불을 줄이고 익을 때까지 끓인다.
· 면을 끊어서 중심부와 가장자리가 똑같은 색깔이면 다 익은 것이다.
· 찬물에 면을 헹궈 덩어리지지 않게 한다.
· 면을 그릇에 담고 국물을 붓거나 소스(양념장)와 함께 낸다.

채소를 곁들인 메밀국수(소바)

삶은 메밀국수 2컵

버섯 슬라이스 1컵

브로콜리 1컵

녹두 새싹 1/2컵

옥수수기름 1티스푼

간장 1스푼

· 버섯은 3분간 볶는다.

· 브로콜리를 첨가해 3분간 볶는다.

· 녹두 새싹을 첨가해 2분간 볶는다.

· 메밀국수와 간장을 넣고 살살 섞어준다.

페스토 소스를 뿌린 스파게티

페스토 소스:

　　신선한 바질 3컵

　　잘게 썬 아몬드 1/2컵

　　잘게 썬 파슬리 3/4컵

　　마늘 1쪽(선택)

　　올리브유 또는 물 1/4컵

　　소금 약간

익힌 스파게티 450그램

　주의: 신선한 바질이 없다면, 말린 바질을 올리브유나 따뜻한 물에 몇 시간 불리면 다시 부드러워진다.

· 모든 소스 재료를 신선한 바질과 섞어서 걸쭉한 페이스트가 될 때까지 천천히 저어 소스를 만든다.

· 따뜻한 상태의 스파게티에 소스를 붓고 살살 뒤적여준다.

· 6인분.

국물 국수

익힌 면 400그램

꽃무늬 모양으로 썰어 가볍게 찐 당근 15편

채 썰어 가볍게 찐 양배추 1컵

간장으로 간한 따뜻한 국물 5~6컵

파슬리 약간

· 볼에 면을 담고 빙 둘러 당근과 양배추를 예쁘게 배치한다.

· 면이 푹 잠길 정도로 넉넉히 국물을 붓는다.

· 파슬리를 올려 장식한다.

· 6~8인분.

시금치 면과 두부 아몬드 스트로가노프[*]

소스:

> 채 썬 양파 1개(선택)
>
> 버섯 슬라이스 1컵
>
> 5~6밀리미터 크기의 주사위 모양으로 썬 두부 1/2모
>
> 기름 1/2티스푼
>
> 밀가루 5스푼
>
> 아몬드밀크 또는 씨앗 요구르트(1017, 1020쪽) 3컵
>
> 딜 3/4티스푼
>
> 천일염 1티스푼

익힌 시금치 면 450그램

- 양파를 볶는다.
- 버섯과 두부를 넣고 5분간 볶거나 찐다.
- 아몬드밀크에 밀가루를 푼다. 볶은 채소에 딜과 소금을 첨가한다.
- 이따금 저어가며 30분간 뭉근히 익힌다.
- 면 위에 소스를 끼얹는다.
- 6~8인분.

세이탄(밀고기)

밀가루 글루텐과 소량의 통밀가루로 만든 식품. 단백질 함량이 매우 높으며, 강장 작용을 하고 활력을 증진한다. 밀고기로 불리기도 하는데, 육류의 훌륭한 대체재다. 수프, 볶음 요리, 샐러드, 스튜, 드레싱 등에 넣을 수도 있다.

---

[*] 본래는 튀긴 고기에 사워크림 소스를 부어 내는 러시아식 요리인데, 다양한 형태로 변주되며 세계적으로 인기를 끌고 있다. 여기서는 고기를 면으로 대체한다.—옮긴이

세이탄

글루텐 가루 3컵 (450그램)

통밀 페이스트리 가루 3/4컵

물 1과 1/2~2컵

소스:

　　물 4컵

　　간장 1컵

　　다진 생강 1/4컵

- 글루텐과 통밀 페이스트리 가루를 함께 섞는다.
- 천천히 물을 부으면서 가볍게 이겨 도우를 만든다. 고르게 될 때까지 15~20분간 부드럽게 이긴다.
- 5센티미터 두께의 원반 형태로 빚어 20분간 찐 다음 식힌다. 2.5센티미터 크기의 사각형으로 썬다.
- 소스:

　　물, 간장, 생강을 고루 섞는다. 팔팔 끓인 뒤 글루텐에 붓고 3시간 동안 뭉근히 끓인다(또는 세라믹 냄비에서 8시간 동안 끓인다). 이따금 저어준다.

주의: 조리를 시작하는 시점에는 액체에 글루텐이 잠겨야 한다.

세이탄을 이용한 렌즈콩 스튜

불린 렌즈콩 1컵

불린 다시마 10센티미터

물 3~4컵

반달 모양으로 썬 양파 1/2개(선택)

다진 마늘 1쪽

쐐기 모양으로 썬 당근 2개

슬라이스 한 중간 크기 감자 2개

세이탄 1컵과 월계수 잎 2장

타임 1/2티스푼

미소 1스푼과 기름 1스푼

- 불린 렌즈콩에 다시마를 넣고 30분간 삶는다.
- 양파와 마늘을 2분간 볶는다.
- 당근과 감자를 넣고 5분간 볶는다.
- 볶은 채소, 월계수 잎, 세이탄을 렌즈콩에 넣고 뚜껑을 덮은 뒤 30분간 익힌다.
- 타임을 첨가하고, 국물 약간에 푼 미소를 스튜에 넣는다. 뚜껑을 덮고 15분간 뭉근히 익힌다.
- 6인분.

세이탄을 넣은 차우멘[*]

삶아서 물기를 뺀 면 450그램

볶는 데 쓸 기름(볶기는 선택)

소스:

　육수 또는 물 5컵

　반달 모양으로 썬 양파 1개(선택)

　불린 표고 슬라이스 5개분

　주사위 모양으로 썬 세이탄 3컵

　어슷하게 썬 셀러리 1컵

　채 썬 배추 1컵

　녹두 새싹 2컵

　케일 슬라이스 2매분

　물 1/3컵에 푼 칡가루 2스푼

　간 맞추기용 간장 약간

소스 만들기:

- 육수 또는 물을 팔팔 끓인다.
- 양파와 버섯을 넣고 불을 줄인 뒤 7분간 뭉근히 익힌다.
- 세이탄을 넣고 다시 팔팔 끓으면 불을 줄이고 5분간 더 끓인다.
- 셀러리, 배추, 녹두 새싹, 케일, 칡 가루, 간장을 넣는다(짜지 않도록 할 것). 걸쭉해질 때까지 끓인다(약 10분간).
- 면을 반으로 잘라 노릇노릇해질 때까지 볶는다. 종이 타월에 올려 물기를 뺀다.
- 작은 서빙 볼에 면을 담고 소스를 끼얹는다.
- 6인분.

시리얼

시리얼은 곡물을 압착하거나 도정하거나 분쇄한 것을 말한다. 곡물은 부서지면 수분이 쉽게 침투된다. 조리 시간이 줄어드는 대신 그만큼 영양 가치도 줄어든다. 손수 시리얼을 만들어 바로 사용하거나 냉장 보관하는 것이 최선이다.

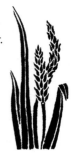

---

[*]　볶음면이라는 뜻. 중국의 면 요리 중 하나로, 면에 다진 고기와 야채를 넣고 볶아 만든다.—옮긴이

핫 시리얼 기본 조리법

쌀, 보리, 호밀, 스펠트, 밀, 조, 옥수수, 메밀, 카무트, 또는 귀리 등의 다양한 굵기의 가루(거친 가루, 고운 가루, 그리트)를 이용한다. 압착 밀, 불가 밀, 절단 귀리를 사용할 수도 있다.

시리얼 1컵(귀리 가루 1과 1/2컵)

끓는 물 3컵

천일염 1/8~1/4티스푼

- 끓는 물에 시리얼을 넣는다.
- 눌어붙지 않도록 빠르게 저어준다.
- 불을 줄인다.
- 뚜껑을 덮고 20~40분간 끓인다.
- 시리얼이 너무 걸쭉하면 물을 조금 더 넣고 계속 끓인다. 시리얼이 타기 시작하면 이중냄비에서 계속 끓인다.
- 2인분.

주의: 눌어붙는 것을 방지하려면 조리하기 전에 먼저 약간의 찬물에 크림 시리얼과 옥수숫가루를 섞어준다. 시리얼은 오래 끓일수록 단맛이 강해진다. 날씨가 따뜻할 때는 시리얼 조리 시간을 줄이고, 조리를 마치기 전 마지막 5분 동안은 뚜껑을 열고 열을 날린다.

응용: 밀 배아, 볶은 씨앗, 다진 견과, 씨앗 요구르트, 견과버터, 견과 밀크, 건포도, 말린 사과, 계피 등을 선택적으로 추가한다.

고소한 맛을 내려면 끓이기 전에 시리얼을 마른 볶음 한다. 이렇게 하면 특히 귀리 가루가 맛있어지고 든든해진다.

프리터(튀김)

찬 시리얼, 또는 먹고 남은 시리얼

튀김 기름

· 시리얼을 5밀리미터 정도 두께로 조각 낸다.
· 팬에 기름을 두르고 앞뒷면을 돌려가며 노릇노릇하게 굽는다.
· 파슬리와 스캘리언으로 장식한다.
· 소스 또는 볶은 야채를 곁들여 낸다.

뮈즐리

납작귀리 2컵

해바라기씨, 잘게 썬 아몬드, 건포도 각 1/2컵

물 3컵

사과 1개

· 귀리, 해바라기씨, 아몬드, 건포도를 섞는다.
· 섞은 것에 물을 붓고 가볍게 섞어준다. 허하거나 한한 사람을 위해서는 따뜻한 물이나 끓인 물을 붓는다.
· 뚜껑을 덮고 밤새 그대로 둔다.
· 아침에 사과를 갈아 뮈즐리에 넣고 잘 섞어준다.

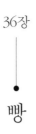

36장

빵

따뜻한 빵 한 조각은 '위대한 곡식의 영혼'을 상징한다. 오븐에서 바로 꺼낸 따뜻하고 신선한, 잘 구운 빵은 특별한 날 집안에 따스함과 화목함을 선사한다. 함께 빵을 자르는 것은 자신이 가진 것을 타인과 나누겠다는 선의를 상징하는 행위로, 많은 문화권에서 하나의 의식으로 행해진다.

서구에서 빵은 곡물 섭취의 주된 수단이었다. 제분하지 않은 통곡 형태로만 곡물을 이용한다는 것은 현실적이지도 않고, 반드시 바람직하지도 않다. 곡물을 제분한다는 것은 서구의 특징인 분석 절차를 상징한다. 필자가 관찰한 바로는 곡물-채소 식단을 먹는 사람들도 집중적인 분석 행위를 하는 동안에는 대체로 분말 식품의 섭취가 증가했다. 전통적 방식으로 발효시킨 분말 음식의 이점은 통합을 북돋운다는 것이다. 곡물을 갈면 영양소의 일부가 소실된다. 그러나 동시에 천연 발효는 가루를 다시 하나의 살아 있는 물질로 결합하고, 유익한 발효 작용을 거치면서 비타민과 효소가 추가된다.

건강 전도사들은 빵이 제분되지 않은 곡물에 못지않은 영양분을 함유하고 있으며, 쉽게 소화된다고 한다. 건강에 유익한 신선한 재료로 만든 사워도우와 같은 천연 발효 빵은 영양 가치가 높은 뛰어난 식품이다. 그렇지만 소화가 잘 되려면 적당한 양을 잘 씹어서 먹어야만 한다. 치즈, 과일, 감미료, 음료,

맑은 국물 수프를 곁들여 빵을 먹으면 소화가 방해받을 수 있다. 빵은 걸쭉한 수프, 샐러드, 채소와 함께 아마씨 버터와 '기'(325~326쪽) 같은 스프레드를 발라 먹는 것이 가장 좋다.

매우 허약한 체질인 사람은 대체로 빵을 삼가는 것이 좋으며, 제분되지 않거나 시리얼 크림 형태로 곡물을 섭취하는 것이 좋다. 우리는 밀과 기타 고글루텐 곡물(보리, 호밀, 찹쌀)에 알레르기가 있는 사람도 저자극성 글루텐 음식(스펠트, 카무트, 귀리)이나 발아 곡물에는 반응하지 않는다는 것을 알고 있다. 새싹은 식히는 작용을 한다. 만약 상대적으로 좀 더 덥히는 성질이 필요하다면, 발아 밀이나 기타 발아 곡물을 이 장의 뒷부분에서 설명할 '에세네식 빵'으로 만들어 먹으면 된다.

가장 좋은 빵을 굽는 방법

- 바로 갈아서 쓴다. 빵이 잘 부풀어 오를 뿐 아니라 영양분도 가장 많다.
- 단단하고 붉은빛이 도는 겨울밀을 사용하라. 단백질과 글루텐 함량이 더 높다.
- 통밀가루에 익힌 통곡을 섞어서 만든 빵은 소화가 잘 된다.
- 소량의 천일염을 사용하라.
- 감미료나 기름은 불필요하다.

빵을 굽기에 가장 좋은 시간

- 아침에 반죽하고(아침은 양의 시간, 즉 팽창하는 시간이므로), 밤에 구워라(밤은 음의 시간, 즉 수축하는 시간이므로).
- 따스하고 맑은 날(잘 부풀어 오르므로).
- 활기가 넘치고 행복한 때.

여러 가지 가루와 그 조합들

보릿가루: 빵을 쫀득쫀득하게 해준다. 좀 가벼운 맛을 위해서는 통밀가루와 50:50으로 혼합하면 된다.

현미: 달고 부드러운 빵을 만들어준다. 다른 가루들과 잘 섞어야 한다. 혼합할 때는 현미 가루를 20%로 하라.

밤가루: 케이크, 쿠키, 푸딩의 단맛을 높이기 위해 사용한다. 부드럽고 착 달라붙는 맛을 더해준다. 다른 가루에 혼합하거나 단독으로 사용한다.

옥수숫가루: 맛있고 부드러운 빵을 만든다. 소량의 다른 가루와 잘 어우러진다.

병아리콩 가루: 단독으로 사용할 수도 있고, 다른 가루와 섞어서 사용할 수도 있다. 소스나 팬케이크에 넣으면 특히 좋다.

카무트 가루: 식감이 부드럽다. 케이크, 파이, 머핀을 만들 때 통밀 페이스트리 가루 대신 같은 양의 카무트 가루를 사용할 수 있다.

조 가루: 다른 가루들과의 조합이 항상 좋으며, 특히 통밀가루와 잘 조합된다 (통밀 2/3에 조 가루 1/3).

귀리 가루: 식감이 부드러우며, 페이스트리 가루를 대체할 수 있다. 케이크와 페이스트리에 촉촉함을 더한다. 옥수숫가루, 통밀가루, 쌀가루에 약 20%를 첨가한다.

호밀가루: 쫀득쫀득한 빵을 만든다. 쌀가루나 통밀가루와 50:50으로 혼합하면 빵이 부드러워진다. 100% 호밀빵은 며칠 지나면 맛이 크게 좋아진다.

콩가루: 다른 가루에 소량을 첨가하면 부드럽고 촉촉한 식감의 빵이 된다.

스펠트 가루: 빵 조리법에서 밀가루를 100% 대체할 수 있다. 대개 밀에 알레르기가 있는 사람들도 거부반응을 보이지 않는다.

발아 밀 가루: 디저트, 빵, 웨이퍼, 소스 등에 사용되는 달콤한 가루. 단독으로 사용하거나 다른 가루와 섞어 사용한다. 통밀가루보다 쫀득쫀득하다. 만드는 법은 다음과 같다.

- 밀을 발아시킨다(951쪽).

- 새싹을 그물망이나 햇볕에 펼쳐서 2~3일간 말린다. 식품 건조기나 낮은 온도의 오븐에서 말려도 무방하다.
- 절구나 분쇄기, 제분기에 넣고 간다.

통밀가루: 적색 경질밀*로 만든다. 글루텐 함량이 높다. 단독으로 사용하거나 다른 가루와 조합해 사용한다.

통밀 페이스트리 가루: 흰색의 연질밀**로 만든다. 파이 크러스트을 더 얇고 바삭하게 만들고, 크래커와 쿠키를 아삭아삭하게 만들어주며, 베이킹 식품에 부드러움을 더한다.

천연 발효 빵

천연 발효는 공기 중의 효모를 도우에 끌어들여 달콤하고 새콤한 맛을 가진, 부드럽고 완전한 소화가 되는 독특하고 맛있는 빵을 만들어준다. 천연 발효 식품의 예로는 사워도우, 미소, 레주블랑, 익힌 발효 곡물 등이 있다.

곡물 가루와 물을 혼합해 따뜻한 곳에 두면 예외 없이 자연적으로 발효가 진행된다. 사워도우와 같은 발효 식품의 쓰임새는 단지 발효 과정을 촉진하고, 특정한 유형의 발효가 일어나도록 유도하는 것뿐이다.

잘 만들어진 사워도우 식품은 최근 몇 년까지도 구하기가 쉽지 않았다. 반면 유럽에서는 약간의 인내심만 발휘하면 찾기가 어렵지 않았다. 그러나 최근에는 미국에서도 오래된 빵집이건 새로운 빵집이건 유기농 통곡 가루와 미정제 소금, 순수한 물을 재료로 단순하게 만들어진 다양한 사워도우 제품을 내놓고 있다. 사워도우와 천연 발효 식품은 수천 년 동안 인류와 함께해 왔다.

---

* 조직이 치밀하고 단단하며 글루텐 함량이 높아 빵을 만드는 데 주로 이용한다.—옮긴이
** 조직이 부드러워 손으로 누르기만 해도 흰 가루가 비어져 나온다. 글루텐 함량이 낮아 빵 만들기에는 적합지 않으며, 맛이 부드럽고 고소해 과자류를 만드는 데 주로 이용된다.—옮긴이

제빵용 효모는 비교적 최근의 발명품으로, 약 100년 전 프랑스의 한 화학자의 실험실에서 발견된 것이다.

몇몇 유럽 연구자들에 따르면 천연 발효 빵은 배양 효모 빵보다 월등하다. 효모 빵은 더부룩함, 소화불량, 묽은 혈액, 약한 소장 등과 연결된다. 또 효모 제품은 묘하게 칸디다균 과잉 증식으로 발생하는 질환들을 악화시키는 것으로 보인다. 이로 말미암아 유럽의 많은 병원에서는 환자들의 효모 빵 섭취를 금하고 있으며, 최근에는 미국의 일부 병원에서도 그렇게 하고 있다.

유통 효모 빵은 통곡을 재료로 한 것들조차 종종 여러 문제를 일으킨다. 이런 제품에는 전형적으로 밀가루 표백제가 들어가는데, 이것은 알록산을 형성한다. 알록산은 췌장의 베타 세포를 파괴함으로써 동물들에게 당뇨병을 야기하는 것으로 알려진 화합물이다(《의영양학 뉴스레터〔Clinical Nutrition Newsletter〕》, 1982년 12월호). 밀가루 표백제는 사실 표백만 하는 것이 아니다. 그것은 밀가루를 화학적으로 부드럽게 하고, 숙성시키며, 병해충을 차단한다.

천연 발효 빵에는 그 밖에도 다음과 같은 이점이 있다.

- 긴 발효 시간은 발효균이 셀룰로오스 구조를 파괴해 도우에 영양소들을 배출시킴으로써 영양 가치를 개선할 수 있도록 해준다.
- 유산균이 함유되어 있는데, 유산균은 원활한 소화와 배설에 필수적인 장내 생태계 형성을 촉진한다.
- 자연적인 박테리아 활동과 빵을 굽는 과정은 밀을 비롯한 곡물들에서 생성되는 피트산을 거의 완전히 중화한다. (피트산은 미네랄 대사를 억제시킨다. 식단에서 곡물과 콩류의 비중이 높은 경우에는 특히 심하다. 피트산은 또 불면증, 신경성 질환, 구루병에 기여하는 것으로 알려져 있다.) 반면에 효모 빵에서는 피트산의 약 90%가 그대로 남아 있다.
- 천연 발효 빵은 몇 주 동안 이상 없이 먹을 수 있고, 서늘하고 건조한 곳에 보관하면 5~10일 사이에 더 맛있고 영양도 풍부하다.

사워도우 공정은 하나의 예술이다. 발효는 살아 있으며, 환경을 반영한다. 빵이 제대로 부풀지 않았을 때, 또는 원하는 대로 되었을 때, 왜 그런지 계속 실험해 보기 바란다. 왜냐하면 빵이 의도대로 되려면 여러 요인이 어우러져야 하기 때문이다. 아마 처음에는 빵이 효모 빵처럼 부풀어 오르기를 바랄 것이다. 그러나 일단 단단한 천연 발효 빵에 익숙해지면, 폭신폭신한 빵이 도리어 뭔가 부족해 보일 것이다. 하지만 천연 발효 빵이 너무 쪼그라져 있다면 다음의 방법대로 한번 해보기 바란다. 아마도 빵이 좀 더 부드러워질 것이다.

1) 사워도우 발효종의 양을 한 덩이당 1컵으로 늘린다.

2) 밀가루에 밀 글루텐 1~2스푼을 첨가한다.

3) 반죽을 좀 더 오래 치댄다.

4) 반죽 위에 칼집을 내지 않거나 한 번 정도만 얕게 칼집을 낸다(아래 '사워도우 빵' 조리법의 여덟 번째 단계).

5) 발효 용기를 나무나 세라믹 제품으로 교체한다. 금속 제품은 발효 작용을 억제한다.

사워도우 발효종

물 1컵

통밀가루 1컵

- 살균된 항아리에서 살균된 스푼으로 밀가루와 물을 잘 섞는다(살균은 끓는 물을 부어 헹구면 된다).
- 면 보자기를 덮어 둔다. 공기 중의 살아 있는 효모가 시큼하게 변화시키기 시작할 것이다.
- 발효가 균일하게 진행되도록 매일 살균된 스푼으로 저어준다.
- 3일 후 발효종이 완성된다.
- 뚜껑을 느슨하게 덮고 서늘한 곳에 보관한다.

보충하는 법: 항상 항아리에 소량의 발효종을 남겨두어야 한다. 밀가루와 물을 보충하고 잘 저은 뒤 보관한다.

사워도우 빵

통밀가루 14컵

물 5컵

천일염 1과 1/2티스푼

사워도우 발효종 1컵

· 밀가루 7컵과 물, 발효종을 혼합한다.

· 도우가 뻑뻑해서 젓기가 힘들 때까지 나머지 밀가루를 천천히 추가해 준다.

· 도우가 매끈하고 고르고 탄력이 생길 때까지 부드럽게 이긴다.

· 금속제가 아닌 용기에 넣고 밀봉한 채 2시간 동안 부풀어 오르도록 그대로 둔다.

· 발효종을 보충한다.

· 도우를 다시 이긴다.

· 3~4덩어리로 나누어 성형한다.

· 빵이 갈라지지 않도록 성형한 도우 위에 얕은 칼집을 낸다.

· 기름을 바르고 밀가루를 뿌린 팬 위에 올리고 뚜껑을 덮은 뒤 4~6시간 부풀어 오르도록 둔다.

· 다른 팬에 맹물을 담아 오븐 바닥에 놓고, 예열하지 않은 오븐 안으로 팬을 밀어넣는다.

· 220℃에서 15분간 굽는다.

· 180℃로 온도를 내리고, 노릇노릇해질 때까지 45분간 더 굽는다.

· 팬에서 꺼내 식힌다.

· 얇게 슬라이스해서 낸다.

· 3~4덩이분.

주의: 조리법의 위쪽 여섯 단계는 아래에 등장하는 롤, 크러스트, 베이글 등의 조리법에서 사용되는 사워도우 만들기의 기본 요령이다.

사워도우 옥수수빵

사워도우 발효종 1/2컵

옥수숫가루 또는 분말 2컵, 또는 옥수숫가
루 1컵과 통밀가루 1컵

물 1과 1/2컵

천일염 1/2티스푼

다시마 가루 1티스푼

- 발효종, 가루, 물을 세라믹 볼에 넣고 섞
  는다.
- 시큼한 냄새와 함께 거품이 보글보글 올
  라올 때까지 6~8시간 그대로 둔다.
- 오븐을 190℃로 예열한다.
- 반죽을 접어가며 소금과 다시마 가루를
  집어넣는다.
- 기름을 바르고 예열한 팬에 반죽을 옮
  겨 담는다.
- 맛있는 갈색으로 변할 때까지 45분간
  굽는다.
- 빵 1덩이 또는 머핀 12개 분량.

사워도우 케이크

사워도우 발효종 1/2컵

통밀 페이스트리 가루 1과 1/2컵

발아 밀 가루 1/2컵

사과즙 1~1과 1/2컵

천일염 1/2티스푼

레몬즙 1스푼

강판에 간 오렌지 껍질 또는 레몬 껍질 1티
스푼

- 볼에 발효종, 밀가루, 사과즙을 섞는다.
- 거품이 바글바글 날 때까지 6~8시간 그
  대로 둔다.
- 오븐을 180℃로 예열한다.
- 소금, 레몬즙, 껍질을 반죽에 접어 넣는다.
- 기름 또는 레시틴을 바른 케이크 팬에
  반죽을 옮겨 담는다.
- 맛있게 갈색으로 될 때까지 45분간 굽
  는다. 찔 수도 있다(836쪽).
- 케이크 1개분.

응용: 발아 밀 가루 대신 쌀, 밤, 조, 귀리 가루를 넣어도 된다. 취향에 따
라 감미료, 말린 과일, 향신료, 추출물(엑기스), 견과를 첨가한다.

막대 모양 사워도우 빵

- 사워도우를 준비해 2시간 동안 그대로 둔다(831쪽).
- 도우를 한 조각씩 떼어내 막대 모양으로 빚는다.
- 기름 또는 레시틴을 바른 쿠키 시트에 올린다.
- 성형한 스틱 위에 대각선으로 칼집을 낸다. 이렇게 하면 2배로 커진다.
- 180℃에서 20분간 굽는다.

사워도우 롤빵

- 위 조리법대로 따르되 모양을 롤로 빚는다.
- 180℃에서 30분간 굽는다.

사워도우 피자와 파이 크러스트

- 사워도우(831쪽)를 준비해 6배로 부풀도록 가만히 둔다(4~6시간).
- 방망이를 굴려 아주 얇게 편다.
- 기름 또는 레시틴을 바른 파이팬 또는 피자 팬에 올린 다음 가장자리를 정리하고 살짝 만다.
- 30분간 그대로 둔다.
- 피자 또는 파이의 토핑을 올린 뒤 굽는다.
- 가루 1과 1/2컵은 20센티미터 크러스트 하나를 만든다.

사워도우 채소 또는 과일 롤

- 사워도우(831쪽)를 준비해 2배 크기로 부풀 때까지 그대로 둔다(4~6시간).
- 도우를 4등분해, 각각을 밀대를 굴려 얇은 타원형 시트로 편다.
- 시트 위에 채소 또는 과일 퓌레 또는 잼을 펼쳐 올리고 실린더 모양으로 만다. 양쪽 끝을 약간의 물을 이용해 봉한다.
- 1~2시간 그대로 둔다.
- 맛있게 갈색이 날 때까지 180℃에서 30분간 굽는다.
- 둥근 모양으로 썰어서 국화 잎 위에 올려 낸다.

사워도우 베이글

· 사워도우(831쪽)를 준비해 잘 이긴 뒤 4~6시간 동안 그대로 둔다.
· 도우를 펀치로 찍어 도넛 사이즈의 조각들로 나눈다.
· 성형하기: 공 모양으로 성형한 뒤 가운데 부분을 엄지로 밀어 구멍을 만든다.
· 베이글을 끓는 물에 빠뜨려 30~60초 동안 익히면 위로 떠오른다.
· 양귀비 또는 참깨 씨를 뿌린다.
· 기름을 바른 쿠키 시트에 올리고 220℃에서 20분간 또는 180℃에서 30분간 굽는다.

사워도우 머핀(옥수수 머핀)

· 832쪽의 사워도우 옥수수빵 조리법를 따른다.
· 기름 또는 레시틴을 바른 머핀 틀에 반죽을 붓는다.
· 180℃에서 30분간 굽는다.

   응용: 익힌 쌀, 익힌 옥수수 알갱이, 해바라기씨를 첨가한다.

스위트 머핀

물 대신 사과즙을 쓴다. 건포도, 잘게 썬 사과, 계피, 블루베리 등을 사용한다.

메밀 머핀

통밀가루와 익힌 메밀을 이용한다.

호밀 머핀

통밀가루 2컵에 분쇄한 호밀 1컵을 첨가한다.

사워도우 피타(아랍식 포켓 빵)

· 사워도우(831쪽)를 준비해 4~6시간 동안 부풀도록 둔다.
· 도우를 똑같은 크기로 떼어내 공 모양으로 성형하고, 10분간 그대로 둔다.
· 오븐을 180℃로 예열한다.

- 볼에 밀가루를 뿌린다. 5밀리미터 두께가 되도록 굴린다.
- 기름을 바르지 않은 쿠키 시트에 올리고 랙 제일 아래 칸에서 5분간 굽는다(빵이 부풀어 오를 때까지).
- 반으로 갈라 팔라펠*과 콘디먼트를 채운다.

배터** 빵

통밀가루 2와 1/2컵

조 가루 1과 1/2컵

쌀가루 1컵

천일염 1/2티스푼

기름 1스푼

물 3컵

- 오븐을 160°C로 예열한다.
- 밀가루에 소금을 넣고 고루 섞는다.
- 손바닥에 기름을 묻혀 치대는 방법으로 기름이 스며들도록 한다.
- 반죽이 걸쭉해질 때까지 물과 혼합물을 저어가며 넣는다.
- 따뜻한 곳에서 8시간 또는 밤새 그대로 두었다가 기름을 발라 달군 빵틀에 올린다.
- 맛있게 갈색이 날 때까지 1시간 동안 굽는다.
- 빵을 틀에서 꺼낸 뒤 랙에서 식힌다.
- 슬라이스해서 낸다.
- 빵 1덩이분.

---

*   병아리콩이나 잠두를 다진 마늘, 양파, 파슬리, 커민, 고수씨, 고수잎과 함께 갈아 만든 반죽을 둥글게 빚어 튀긴 음식. 페르시아, 중동, 북아프리카의 전통 음식으로 이 지역의 노점상 및 레스토랑에서 쉽게 접할 수 있다. 육류가 들어가지 않기 때문에 채식주의자들이 고기 대신 단백질을 보충하기 위해 즐겨 먹는다.—옮긴이

**   수제비나 빵을 만들 때처럼 손으로 치대서 만드는 뻑뻑한 반죽을 '도우', 튀김옷 등을 만들 때처럼 물을 많이 넣고 흘러내릴 정도로 묽게 만든 반죽을 '배터'라고 한다.—옮긴이

주의: 빵이 잘 익었는지 확인하려면 덩이 속에 칼을 찔러본다. 칼에 물기가 묻어 나오지 않으면 다 된 것이다.

응용:

- 통밀가루 2와 1/2컵, 통밀 페이스트리 가루 1과 1/2컵, 메밀가루 1컵
- 호밀 가루 3컵, 쌀가루 2컵
- 통밀가루 2컵, 쌀가루 2컵, 귀리 가루 1컵
- 사워도우: 배터에 사워도우 발효종 1/2컵을 첨가해 밤새 그대로 둔다.

채소 배터 빵

배터에 남은 곡물 또는 갓 익힌 채소를 넣는다.

스위트 배터 브레드

호박 퓌레, 고구마, 사과, 또는 그 밖의 과일을 배터에 추가한다. 건포도와 견과, 계피, 카다멈, 바닐라, 아니스, 생강, 오렌지 또는 레몬 껍질로 맛을 더한다.

찐빵

도우를 세라믹 볼이나 용기에 담고 접시로 덮는다. 이대로 더 큰 냄비에 넣어 찜을 하기 위한 것이다. 냄비에 8~10센티미터 되도록 물을 채운다. 냄비 바닥에 랙이나 젓가락을 받치고 그 위에 볼을 올린다. 냄비 뚜껑을 덮고 중불에서 3~4시간 찐다. 필요하면 물을 보충한다. 식힌 다음 주걱으로 볼 바닥을 한 바퀴 긁어 빵 덩어리를 느슨하게 만든 다음 뒤집거나 두드려서 빵을 꺼낸다.
압력솥 이용: 위와 똑같이 하되 찌는 시간만 1시간으로 줄인다.

타사자라 보리빵

보릿가루 2컵

통밀가루 4컵

다시마 분말 1티스푼

참깨 3스푼

끓는 물 3컵

천일염 1~1과 1/2티스푼

- 보릿가루를 갈색이 날 때까지 마른 볶음 한다.
- 보릿가루, 통밀가루, 소금, 다시마, 참깨 를 섞는다.
- 끓는 물을 부어 잘 이긴다.
- 젖은 타월로 덮고 잠깐 그대로 둔다.
- 잘라서 동그랗게 성형한다. 기름 바른 쿠키 시트 또는 빵틀 위에 올린다. 뚜껑 을 덮고 4~8시간 동안 그대로 둔다.
- 오븐을 180℃로 예열한다.
- 반죽 위에 살짝 물을 뿌리고 얕게 칼집 을 낸다.
- 1과 1/2~2시간 동안 굽는다.
- 2덩이분이 나온다.

응용: 사워도우 발효종 1/2컵을 첨가한다.

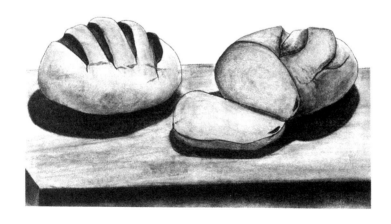

발아 에세네파 빵

발아 밀 4~6컵(새싹의 길이가 낱알 길이만
　　큼 자란 것)

· 발아 밀을 맷돌에 간다.
· 이긴 뒤 덩이 또는 롤로 성형한다. 빵틀
　또는 쿠키 시트에 올린다.
· 뚜껑을 덮고 105~120℃에서 2시간 동안
　굽는다. 식힌다.

응용: 발아된 연질밀, 호밀, 보리 등을 이용해도 된다.

차파티*

통밀 페이스트리 가루 3컵

기름 1티스푼

천일염 1/2~3/4티스푼

물 1컵

· 볼에 재료를 넣고 물에 잘 풀어준다.
· 잘 이긴다(귓불 늘어지듯이 늘어지고 약간
　끈적끈적해야 한다).
· 도우를 최소한 1시간, 또는 밤새 그대로
　둔다.
· 작은 공 모양으로 빚는다.
· 눌러서 납작한 원형으로 만든다(얇을수
　록 바삭바삭하다).
· 철제 팬을 달군다.
· 차파티를 뒤집어가며 굽는데, 차파티의
　앞뒷면에 직접 기름을 발라야지(선택) 팬
　에 기름을 바르지 말아야 한다.
· 노릇노릇해지도록 앞뒷면을 각 1분 정
　도씩 구워주면 된다. 또는 180℃ 오븐에
　서 15분간 노릇노릇해질 때까지 굽는다.
· 부드러움과 온기를 유지하려면 반으로
　접어둔다.

크레페

통밀가루 또는 쌀가루 2컵

물 6컵

천일염 1/4~1/2티스푼

팬에 바를 기름

속:

    채소 스프레드

    견과 스프레드

    과일 소스

- 속을 제외한 재료를 볼에 털어 넣고 손으로 가볍게 반죽한다.
- 2시간 또는 밤새 그대로 둔다.
- 가장자리가 낮은 무쇠 팬을 사용한다.
- 팬을 달구고 기름을 바른다.
- 불을 최대치의 1/3로 줄인다.
- 팬에 반죽을 붓고, 팬을 시계 방향으로 돌려서 두께가 고르게 펴지도록 한다 (반죽이 묽어야 한다).
- 조리 시간: 첫 면은 7~10분간, 반대쪽 면은 3~5분간.
- 크레페 위에 속을 펴서 바른다. 말아서 낸다.
- 4인분.

팬케이크

통밀가루 2컵

물 2컵

천일염 1/4~1/2티스푼

기름 1/2티스푼

- 재료를 볼에 넣고 손으로 반죽한다.
- 1시간 또는 밤새 그대로 둔다.
- 무쇠 팬을 달군 뒤 바닥에 기름을 바른다.
- 반죽을 5밀리미터 정도 두께로 붓는다.
- 뚜껑을 덮고 낮은 불에서 5분간 조리한다.
- 뒤집어서 5분간 더 조리한다.
- 미소 토핑, 스프레드, 볶은 채소를 곁들여 낸다.

---

* 북인도의 주식으로 밀가루를 반죽하여 발효하지 않고 둥글고 얇게 펴서 굽는다.—옮긴이

와플

와플 틀을 달구고 기름을 바른다. 팬케이크 반죽(위)을 넣고 노릇노릇해질 때까지 굽는다.

응용: 다음 선택 사항을 위의 크레페, 팬케이크, 와플 조리법에 적용할 수 있다.

사워도우

사워도우 발효종(830쪽) 1/2컵을 첨가한다.

밤새 그대로 둔다.

옥수수케이크

옥수숫가루 1컵

통밀가루 1컵

메밀

메밀가루 1과 1/2컵과 통밀가루 1/2컵

익힌 곡물을 넣어서

통밀가루 1과 1/2컵

통밀 페이스트리 가루 1/2컵

익힌 곡물 1/2컵

플레이키 파이 크러스트(위를 덮은 파이와 페이스트리에 적합)

통밀 페이스트리 가루 3컵

기름 1/3컵 또는 해바라기씨 가루 1/3컵

액상 레시틴 1티스푼

천일염 1/2티스푼

뜨거운 물 2/3컵

· 오븐을 190℃로 예열한다.

· 마른 재료들을 섞고 손가락으로 기름과 레시틴을 고루 묻힌다.

· 뜨거운 물을 천천히 붓고, 최대한 살살 저어준다.

· 굴려서 1개의 큰 볼을 만든 다음 반으로 가른다.

· 아래쪽 반을 파이 팬에 놓고 그 위에 필링을 올린다. 위쪽 반을 덮고 포크로 콕콕 찌르고, 가장자리를 손으로 꾹꾹 눌러 정리해 준다.

· 크러스트가 갈색이 될 때까지 40~50분간 굽는다.

· 크러스트 2개분이 나온다.

주의: 기름을 많이 바를수록 크러스드가 더 얇고 바삭바삭해진다.

크럼블리 파이 크러스트

메밀가루 1/2컵

현미 가루 1/2컵

통밀 페이스트리 가루 1/2컵

으깬 씨앗 또는 견과 2스푼

기름 1/4~1/2컵(선택)

액상 레시틴 1/2티스푼

계핏가루 1티스푼

물 몇 스푼

· 오븐을 180°C로 예열한다.

· 마른 재료들을 혼합하고 손가락으로
  기름과 레시틴을 고루 묻힌다.

· 도우가 결합을 유지하되 쉽게 분리될 만
  큼의 물을 첨가한다.

· 9인치 파이 팬에 눌러 넣고 10~15분간 굽
  는다. 또는 파이 필링을 채운 뒤 굽는다.

· 남은 도우는 굽기 전에 파이 위에 흩뿌
  려주어도 된다.

· 크러스트 1개분.

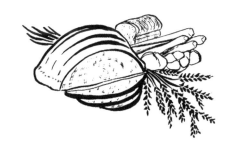

밝은색 압착 파이 크러스트

귀리 가루 또는 귀리 플레이크 3/4컵

현미 가루 3/4컵

천일염 1/4티스푼

기름 또는 간 참깨 1/4~1/3컵

냉수 2~2와 1/2스푼

- 205℃로 오븐을 예열한다.
- 귀리는 전기블렌더에서 분말로 갈아도 된다.
- 마른 재료들을 조합하고, 손가락으로 기름을 고루 묻힌다.
- 도우가 결합을 유지하되 쉽게 분리될 만큼의 냉수를 첨가한다.
- 밀가루를 살짝 두른 파이팬에 눌러 넣고 가장자리를 정리한다.
- 포크로 콕콕 찍어준다.
- 10~12분간 굽는다. 또는 파이 필링을 채워 굽는다.
- 남은 도우는 굽기 전에 파이 위에 흩뿌려도 된다.
- 크러스트 1개분.

호밀의 너그러움

-자크 드 랑그르

호밀은 무시되어 온 또는 잊힌 시리얼 곡물 가운데 하나다. 하지만 호밀은 건강상의 혜택은 말할 것도 없고 빵에 넣었을 때의 그 뛰어난 맛도 절대 간과해서는 안 되는 특별한 이점을 제공한다.

혈관의 지방 플라크와 소동맥의 칼슘 축적(경화증), 그리고 그에 따른 고혈압과 연동된 혈관의 탄력 상실은 모두 관상동맥 시스템에 영향을 미친다. 시야가 흐려지고 점차 시력이 약해지는 것도 추적해 보면 동맥경화와 연결되는 경우가 많으며, 다리를 절뚝거리는 것, 뇌졸중, 뇌 기능 장애 역시 그러하다.

호밀빵에는 이러한 모든 질환의 천연 치료제가 들어 있다. 갈돌로 속껍질과 눈이 붙어 있도록 도정한 통곡 형태의 호밀은 혈관과 혈관 플라크의 석회를 완전히 제거하거나 완화하는 효능이 있다. 호밀은 또한 빈혈을 치료하고, 소화계 전반을 회복시키는 효능이 있다. 이러한 효능은 높은 탄수화물 비중과 질소 함유 물질 덕분이다.

혈관을 청소하고 유연성을 회복시키는 효능 덕분에 호밀은 빵 재료로서 높은 평가를 받는다. 그러나 공장에서 도정한 호밀가루는 오래되고 신선하지 않아 빵의 맛을 떨어뜨린다. 호밀가루로 도우를 만드는 데는 약간의 솜씨가 필요한 것이 사실이다. 하지만 진짜 호밀 발효종 100퍼센트의 호밀빵은 일단 관심 있는 제빵사에게 한번 만들어서 먹어보게 하면 누구든 기꺼이 그 수고를 감내하고자 한다.

천연 발효를 통해 흔히 '검은 빵'이라고 부르는 100퍼센트 호밀빵을 만드는 것은 하나의 도전임이 분명하지만, 그 결과는 추가적인 노고에 충분한 보상이 될 만하다. 미국에서 유통되는 모든 유대식 호밀 제품은 모두 정제 효모로 만들어지며, 따라서 별다른 이점이 없을 뿐 아니라 심지어 해로울 수도 있다. 100퍼센트 효능을 지닌 호밀빵이 되기 위한 필수 조건은 좋은 품질의 호밀을 고르는 것으로부터 시작된다. 호밀은 상대적으로 척박하고 추운 곳에서 자라기 때문에 주로 고위도 지방에서 나는 겨울 곡식이며, 따라서 그 어느 곡물보다도 추위에 강하다. 심지어 북극한계선에서까지 재배된다. 녹색과 붉은색이 섞인 알곡의 독특한 색깔은 훌륭한 품질의 표지다. 믿을 만한 가게에서 구입하고 맥각병에 걸리지 않은 것임을 확인하는 것 역시 매우 중요하다.

맥각병은 볏과 작물, 특히 호밀에 자주 발생하는 진균 또는 균핵이다. 맥각의 유해 성분 중 리세르그산은 LSD-25*의 원료이며, '성 안토니우스의 불'**의 원인이다. '성 안토니우스의 불'은 중세에 호밀빵 소비가 많은 북유럽에서 유행한 질병이다. 자연발효가 맥각의 알칼로이드 성분을 완전히 중화하는 것은 사실이지만, 현대적인 형태의 유대식 호밀 식품에서는 여전히 위험성이 남아 있을 수 있다. 현대 유대식 호밀 식품은 정제 효모, 또는 비용 절감을 원하는 상업적 제빵업자들에게 팔리는 건조 배양 효모를 이용해 부적절한 방식으로 만들어진다.

호밀이 빵의 재료로 무시되어 온 것은 맥각병의 잠재적 위험 때문이었다. 그러나 오늘날의 알곡 세척법과 신뢰할 만한 곡물상의 성실성 덕분에 그러한 위험은 거의 완전히 사라졌다. 또 도정 전에 눈으로 직접 알곡을 살펴보기만 해도 딱딱한 맥각 덩어리의 흔적을 금방 찾아낼 수 있다. 호밀과 비슷한 모양이지만 훨씬 더 크고 색깔이 탁한 것을 제거하면 된다. 그게 바로 맥각인데, 여기에는 알칼로이드라고 불리는 몇 가지 독성 유기화합물이 함유되어 있으므로, 깨끗하게 세척하고 완전히 제거한 뒤에 도정해야 한다.

깨끗한 호밀을 영양분이 훼손되지 않도록 직접 도정해 만든 빵의 여러 이점은 그 빵을 구운 이의 정성을 진실로 보증해 준다.

호밀빵, 즉 검은 빵의 효능은 도우에 오로지 호밀만으로 만든 천연 발효종을 넣었을 때 완전히 드러난다. 견실한 호밀 발효 덕분에 아주 특별한 성질을

얻게 되며, 이는 밀로 만든 발효종과는 다른 독특한 향과 독특한 거품 모양, 독특한 발효 과정을 보인다('검은 호밀빵'을 위해서는 아래의 '호밀 발효종'을 보라).

호밀은 중세 유럽에서 주로 가난한 사람들이 먹던 빵 재료였다. 또 경제적인 이유 때문에 도토리, 마름 또는 마로니에 열매 가루와 섞어 죽을 끓여 먹었다.

발효 호밀로 빵을 굽는 데 익숙해지려면 중세 초기의 '니월' 또는 '닐스'라고 불리던 음식의 조리법을 시도해 보는 것도 방법이다. 이 이름은 '호밀 주름' 또는 '호밀 병'이라는 뜻을 담고 있다. 당시의 조리법은 늘 심각한 기아의 위험에 봉착해 먹을 거라곤 맥각병에 걸린 호밀뿐이었던 가난한 사람들이 어떻게 호밀을 씻어야 맥각의 위협을 최소화할 수 있는지를 잘 알고 있었음을 보여준다. 심지어 그들은 그 작은 케이크를 '검댕이'라고 부르며 웃음으로 승화하기도 했다.

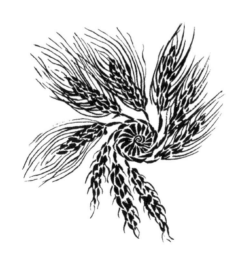

호밀 니윌(검댕이 호밀 케이크)―250개분

갓 빻은 통호밀 6컵

맥아 또는 맥아 시럽(엿기름) 2스푼

참기름 2스푼

달걀 2~5개*(선택)

곱게 간 오렌지 껍질 2개분(마로니에 열매
　　의 쓴맛을 내기 위한 것)

회색 천일염 1과 1/2티스푼

호밀 발효종 1/2컵. 좀 더 촉촉한 도우를
　　원하면 발효종을 좀 더 많이 넣는다
　　(아래 〈검은 호밀빵〉에 나오는 '호밀
　　발효종 제조법'대로 하면 된다).

볶아서 잘게 썬 아몬드, 호두, 밤 4스푼(굽기
　　전에 촉촉한 반죽 위에 흩뿌려준다)

· 견과와 소금을 제외한 모든 재료를 한
데 섞는다. 도우가 형성되기 시작하면 소
금을 첨가하고 도우가 매끈해질 때까지
이긴다. 볼에 도우를 담고 뚜껑을 덮은
뒤 서늘하고 바람이 없는 곳에 1~2시간
동안(겨울에는 좀 더 오래) 그대로 둔다.
몇 분간 더 이긴 뒤 다시 볼에 넣고 젖은
보자기로 덮고 다시 2시간 동안 서늘한
곳에 둔다.

· 도마에 호밀가루를 묻힌 뒤 밀대로 도
우를 고루 얇게 편다. 밀가루를 묻히면
도우가 도마에 달라붙지 않는다. 도우
의 두께는 5밀리미터쯤이면 적당하다.
다 됐으면 도우의 양면에 가볍게 가루를
묻혀준다.

· 쿠키 커터, 날카로운 칼, 우드 스탬프 등
을 이용해 도우를 2.5~5센티미터 폭으
로 여러 개의 작은 조각으로 자른다. 조
각마다 포크를 콕콕 찔러준다. 가볍게
가루를 뿌려주고, 약간 부풀도록 가만
히 둔다.

---

*　달걀의 결합시키는 성질과 풍부한 맛은 대개 레시틴으로 대신할 수 있다. 미지근한 물에
녹인 2스푼의 레시틴 과립은 달걀 3개분을 대신한다. 레시틴/달걀 대체 비율은 달걀 1개에 4
티스푼의 물에 녹인 레시틴 2티스푼이다.―지은이

- 끓는 물에 몇 개씩 집어넣고 떠오르자마자 체로 건진다. 흐르는 찬물에 넣어 재빨리 잠깐 식힌 다음, 종이 타월에 올려 물기를 뺀다. 베이킹 시트에 올리고 물기가 마르기 전에 견과 가루를 뿌려준다. 160℃에서 10~20분 동안 또는 노릇노릇해질 때까지 굽는다. 식혀서 밀폐 용기에 보관한다.

검은 호밀빵

검은 호밀빵은 약간 요령이 필요하지만 배워둘 만하다. 이것은 가장 간단한 방법으로, 일단 여기에 성공하면 호밀 제빵의 최고봉이라고 할 수 있는 7일 동안 굽는 전통적인 호밀 흑빵에 감히 도전해 볼 만하다(진짜 옛날 방식의 호밀 흑빵은 반복되는 믹싱과 굽기를 포함해서 완성하기까지 7일이 걸린다).

지금부터 간략히 정리해 놓은 방법을 따라가면 첫 시도에서 성공할 수 있다. 만약 실패해 오븐에서 먹을 수 없는 것이 나오더라도 용기를 내어 그 찐득찐득한 덩어리가 숙성되고 체면이 설 때까지 내버려둬 보라. 인내심을 발휘해 며칠을 기다리면 가망 없이 망쳐진 것처럼 보이던 것도 기적처럼 변화가 일어나 맛있는 케이크 모양의 빵이 되거나, 통호밀로 만들어진 알록달록하고 흰곰팡이가 핀 돌덩이가 되어 있을 것이다. 어느 쪽이든 여러분의 솜씨는 이미 악평을 들었을 것이다. 왜냐하면 검은 빵은 진균으로부터 발달하는 자연의 경이로운 색깔들을 위한 거무튀튀한 그러나 제법 잘 어울리는 배경을 제공하기 때문이다.

원래 검은 빵은 갓 구웠을 때는 맛도 식감도 별로다. 그러나 사실 처음 탄생했을 때의 찐득찐득함이야말로 긴 수명을 보장해 준다. 다른 빵들은 오븐에서 꺼냈을 때 바로 게걸스럽게 입으로 들어가지만, 호밀빵은 형태도 갖추어지지 않고 엉망으로 보인다. 그러나 실망하지 말고 2, 3일만 지켜보면 검은 호밀의 매력과 맛이 전속력으로 돌아오고, 맛과 향과 치유 효능이 한꺼번에 몰려온다. 잘 만들어지고 숙성된 검은 호밀빵은 그것을 만드느라 들인 모든 시도와 수고를 천 갑절로 보상해 준다.

호밀만큼 빵을 구운 이를 빛나게 해주는 곡물은 없다. 일찍이 우리는 검은 호밀빵을 굽는 것은 또 다른 구기 종목이라고 경고한 바 있다. 우리는 진실로 또 하나의 경고를 드린다. 만약 순전히 호밀 발효종으로 훌륭한 호밀빵을 굽는 데 성공한다면 세계의 나머지가 당신의 문 앞에 이르는 길을 깔아줄 것이다.

호밀 발효종

갓 빻은 호밀 1/2컵
물 1컵

· 물과 호밀가루를 깨끗한 유리 항아리에 섞어 넣는다. 면 보자기 또는 느슨한 뚜껑으로 덮어 둔다.
· 따뜻한 곳에 3일 동안 둔다. 완성되면 발효종에서 시큼한 냄새가 나고 거품이 올라온다.

천연 발효 호밀 도우

갓 빻은 호밀가루 3컵
물 2컵
발효종 1컵

· 세라믹 볼에 호밀 가루, 물, 발효종을 넣고 저어준다.
· 시큼한 냄새와 함께 거품이 올라올 때까지 밤새 또는 8시간 동안 그대로 둔다.
· 6컵 분량이 나온다.

검은 호밀빵(3×6인치 팬에서 4덩이분)

천연 발효 호밀 도우 6컵

찬물 2컵

갓 빻은 호밀 8~9컵

굵은 회색 천일염 2티스푼

· 천연 발효 호밀 도우를 볼 또는 반죽 통에 붓는다. 혼합물이 묽은 반죽(배터) 정도의 점성을 가져야 하며, 톡 쏘면서 경쾌한 향이 나야 한다. 물을 모두 반죽에 부은 다음 반죽이 매끈해질 때까지 호밀가루를 천천히 부어준다. 소금을 넣고 이기기 시작한다. 만약 너무 뻑뻑하다면 물을 25~75그램(1/8~3/8컵) 추가해 준다. 도우가 묽으면서도 찰기가 있어야 한다. 도우가 손에 찐득찐득하게 달라붙어도 실망하지 말라. 그것이 적당한 점도이며, 질척거리는 반죽을 교정한답시고 쓸데없이 너무 이기지 말라.

· 시간이 허락하는 범위에서 손에 달라붙은 것을 최대한 떼어내고, 점잖게 반죽에서 한 발 떨어져라. 그러나 끝난 것은 아니다. 여기서는 끈기가 보상을 받는다. 1~2시간 후 호밀 도우로 돌아와 보면 질감과 모양이 극적으로 달라져 있을 것이니까. (그렇지 않다면 용기를 내서 앞선 조리법의 이름을 기억하라. 그 이름은 '검댕이 호밀 케이크'였다. 이것은 '재앙'을 의미한다.) 딱 한 번의 시도로 여러분은 왜 호밀이 오늘날의 제빵사들에게 인기가 없는지 알게 될 것이다. 그러나 한 입 먹어보면 왜 중세 사람들이 그것을 인간의 특징을 강

화하는 힘을 가진 보물이라고 했는지 알게 될 것이다.

· 앞에 적은 것들을 반추할 시간을 가졌다면, 호밀 도우는 덩이로 나눠 성형될 준비가 되었을 것이다. 팬이나 천을 깐 바구니에 담고 1~2시간 숙성 시간을 주어라. 팬이나 바구니에는 약간의 물기가 있어야 하며, 숙성 시간이 끝나가면 약간의 열을 가한다.

· 굽기: 오븐이 230℃로 예열되면 부푼 덩어리를 오븐(진흙 또는 세라믹 화덕)에 넣는다. 10분 뒤 온도를 180℃로 내리고 굽는 동안 내내 오븐 문을 열지 않는다. 한 시간이 지나면 한 덩이를 꺼내 바닥을 톡톡 두드려 보면서 다 익었는지 확인한다.

· 손등으로 톡톡 쳤을 때 높고 건조한 소리가 나면 다 익은 것이다. 이제 빵 덩어리를 모두 꺼내 적당한 랙에 올리고 식힌다.

(위 내용은 *The New Bread's Biological Transmutations*, The Grain and Salt Society, 273 Fairsay Dr., Asheville, NC 28805에서 발췌·정리한 것이다.)

37장

콩류: 콩, 완두콩, 렌즈콩

높은 단백질 함량 때문에 콩류는 흔히 동물성 단백질의 일부 대체물로 여겨진다. 그러나 콩류의 단백질을 다른 식품에 추가해 더 '완전하게', 그리고 동물성 단백질과 비슷하게 만든다는 생각은 단지 단백질 과잉인 사회에서만 의문을 달지 않고 받아들여지는 생각이다. 이 책에 실린 조리법의 상당수가 어느 정도는 이러한 사고방식을 수용하고 있는 까닭은 좀 더 든든한 느낌을 주는 음식이 극단적인 풍미의 복잡한 식단으로부터 벗어나는 도중에 있는 사람들에게 더 적합하기 때문이다.

그런데 많은 사람은 콩류를 잘 소화하지 못해 먹고 나면 속이 부글거리거나 알레르기 반응을 보인다. 이렇게 되는 원인의 상당수는 부적절한 조리법, 잘못된 콩류의 선택, 잘못된 조합에 있다. 이에 대해서는 아래에 자세히 설명되어 있다.

콩류의 단백질은 설탕, 물, 그 밖에 신진대사의 여러 측면을 조율하는 데 도움을 준다. 또한 균형 잡힌 성행위와 뇌를 포함한 적절한 신체의 성장과 발달을 촉진한다. 동양의학에 따르면, 이러한 활동은 신장-부신 기능의 지배 아래 이루어진다. 그래서 동양의학에서는 콩을 신장에 좋은 음식으로 분류한다.

동양의학에서는 하나의 자명한 원리처럼, 콩이 말리고 소변을 배출하는 작용을 하는 것으로 본다. 따라서 대두(메주콩) 음식을 제외한 모든 콩류는 마르고 건조하고 허약한, 전반적으로 허증인 사람에게는 좋지 않은 것으로 여겨진다. 콩류의 이러한 성질을 중화하고자 하는 사람들을 위해 아유르베다에서는 콩류를 기름기가 많은 음식과 조합할 것을 권한다. 콩을 많이 소비하는 문화권에서는 이러한 조합이 보편화되어 있다. 예를 들면, 멕시코인들은 으레 콩을 돈지(라드, 즉 돼지기름)나 기름에 볶아 먹으며, 병아리콩을 일상적으로 먹는 중동 지역에서는 후무스*로 조리하는 경우가 많은데, 후무스에는 기름 성분이 많은 참깨버터가 많이 들어간다. 해초와 다량의 소금을 넣으면 기름기 많은 음식을 넣었을 때보다 담백하면서도 역시 콩류에 습을 더하는 효과를 얻을 수 있다.

한편 콩류는 비만, 열, 부종 등 습 질환의 징후가 있는 사람들을 비롯해 실증(과잉)인 힘이 넘치고 체형이 건장한(비만기가 있는 사람을 포함해) 사람들에게 균형을 잡아준다. 여기서도 대두는 예외다. 대두는 열을 완화하지만, 부종이 있거나 비만인 사람들에게는 좋지 않다.

신장에 미치는 전반적인 긍정적 효과 외에 중국에서는 콩류에 오행의 색깔에 따른 치유 효과를 부여하는 민간 요법이 있다. 예를 들면 다음과 같다.

팥, 빨간 렌즈콩, 강낭콩 같은 빨간색 콩은 '불(화 행)'에 영향을 미치며, 심장과 소장에 이롭다.

병아리콩, 노란 완두콩, 대두 같은 노란색 콩은 '흙(토 행)'에 영향을 미치며, 비장-췌장·위장에 이롭다.

리마콩, 흰 강낭콩, 북두콩 같은 하얀색 콩은 '쇠(금 행)'에 영향을 미치며, 폐와 대장에 이롭다.

검정콩, 서리태, 갈색 렌즈콩 같은 색깔이 짙은 까만색 또는 갈색인 콩은

---

* 아랍어로 '병아리콩'이라는 뜻이다. 레반트와 이집트의 토착 음식으로, 삶은 병아리콩을 으깬 뒤 여러 재료와 섞어 스프레드 형태로 요리한다.—옮긴이

'물(수 행)'에 영향을 미치며, 신장과 방광에 이롭다.

녹두, 녹색 완두콩, 신선한 그린빈은 '나무(목 행)'에 영향을 미치며, 간과 담(쓸개)에 이롭다.

영양 성분

콩류는 단백질 함량이 많을 뿐 아니라 지방과 탄수화물 함량도 많다. 또한 칼륨, 칼슘, 철, 비타민 B 계열의 여러 가지 비타민의 보고이기도 하다. 발아한 콩류는 비타민 C와 효소의 훌륭한 원천이다.

다음은 각각의 콩이 지닌 고유한 성질이다.

콩류의 치유 효능

팥

열성은 중립. 달고 신맛이 난다. 심장과 소장에 이로우며, 신장-부신 기능을 튼튼하게 해준다. 해독 작용이 있으며, 열 징후를 제거하고, 울체된 혈액을 순환시킨다. 부기를 빼주고, 이뇨와 건조 작용이 있다. 습 또는 수분 과잉으로 말미암은 질환, 즉 대하증·황달·복수·설사·부종·종기에 좋고, 체중 감량을 촉진한다. 생리가 질질 끌 때는 끝날 때까지 매일 팥 다섯 알을 잘 씹어서 삼킨다.

'팥물'은 팥 1컵을 물 5컵에 넣고 1시간 동안 뭉근히 삶아서 만든다(물을 따라내고 콩은 한 번 더 우린다). 신장염을 비롯한 신장 질환 치료를 위해서는 식사 30분 전에 팥물 1/2컵을 마신다. 식사와 함께 팥물을 규칙적으로 마시면 모유가 증가한다.

팥죽은 볼거리와 종기의 외용 치료제로도 효과가 있는데, 팥을 곱게 간 뒤 미지근한 물과 꿀을 넣고 반죽해 쓴다. 이것을 환부에 붙인 뒤 천이나 부착 테이프로 잘 고정시키면 된다. 이 팥 반죽은 5시간 동안 효과가 있으며, 필요하면 얼마든지 다시 붙여도 된다. 팥물을 마시거나 팥을 식단에 포함시켜 섭취해도 이러한 질환들에 효과가 있다.

주의: 마른 체형에 조증이 있는 사람은 팥을 절제해서 복용해야 한다(해초와 다량의 소금을 첨가하면 보습 효과가 개선된다).

아나사지 콩 *

나바호어로 아나사지는 '옛것'이라는 뜻이다. 이 토종 콩은 북미 원산으로 서기 1100년 무렵부터 경작되었다. 단맛이 나고, 다른 콩들에 비해 더부룩함을 야기하는 당 성분이 1/4에 불과하며, 나트륨은 1/3이 더 많다. 고동색과 흰색 반점이 있는 이 콩은 크기가 얼룩강낭콩과 비슷하며, 조리법에서 서로 대체재로 쓰인다.

검정콩(검정거북콩)

열성은 덥힘. 단맛이 나며, 신장과 생식계에 이롭다. 음액과 혈액을 조성하고, 이뇨 작용이 있다. 요통, 무릎 통증, 불수의적 사정, 발기부전 등에 쓰인다.

검정콩물은 쉰 목, 후두염, 신장결석, 야뇨증, 소변 장애, 갱년기 얼굴 화끈거림 등에 효과가 있다. 조제법과 섭취 방법은 '팥'(853쪽)과 동일하다.

검정콩은 강낭콩과 함께 내한성이 강하며, 멕시코가 원산지다.

동부콩

'카우피', '중국 콩'으로도 불린다. 원산지는 아프리카이며, 그곳에서 자생한다. 미국에서 동부콩은 남부식 요리와 연결된다. 육질이 연하고 빨리 익는 콩으로 꼬투리째 먹기도 한다.

---

* 학명은 *Phaseolus vulgaris*. 'common bean'으로 불릴 만큼 흔한 콩이다. 강낭콩, 북두콩, 얼룩강낭콩이 모두 가까운 친척이다. 풋것을 꼬투리째 수확해 '그린빈'으로 이용하기도 한다. '아나사지 콩'은 이 계통의 콩들 가운데 여전히 야생에서 자라고 재배도 이루어지고 있는 품종이다.—옮긴이

서리태(검은 대두)

열성은 중립. 단맛이 나며, 비장-췌장과 신장에 이롭고, 혈액순환과 수분 대사를 개선한다. 이뇨 작용이 있으며, 인체 독소를 제거하고, 풍을 배출한다. 류머티즘, 신장 질환, 요통, 약한 뼈, 무릎 통증과 같은 신장 관련 질환 치료에 쓰인다. 경련과 발작, 염증, 약한 신장으로 말미암은 만성 기침에는 콩물을 내서 마시면 좋다(853쪽의 '팥물'에 관한 내용을 참고하라).

볼리타 콩 또는 핑크빈

강낭콩의 친척인 볼리타 콩은 잡종 교배되지 않은 토종 종자다. 히스패닉과 미국의 인디언 문화권에서 광범하게 이용되며, 다양한 환경에서 자란다. 크기와 색깔도 제각각이다. 칼슘과 나트륨이 대부분의 다른 콩들보다 많이 함유되어 있다. 얼룩강낭콩이나 강낭콩과 함께 또는 대체해서 사용한다.

잠두(누에콩)

열성은 중립. 기분 좋은 단맛이 난다. 이뇨 작용이 있고, 비장-췌장을 튼튼하게 한다. 부종과 부기를 치료하는 데 쓰인다. 잠두콩물(853쪽의 '팥물'에 관한 내용을 참고하라)은 설사를 치료하는 데 널리 이용된다. 꼬투리 외에도 단단하고 쓴맛이 나는 껍질이 둘러싸고 있는데, 이 껍질은 밤새 물에 담가 두었다가 벗겨내면 된다. '브로드 콩(broad bean)' 또는 '호스 콩(horse bean)'으로도 불리는 이 콩은 대부분의 대륙에서 쉽고 왕성하게 재배되지만 북미에는 잘 알려져 있지 않다.

병아리콩

단맛이 난다. 췌장, 위장, 심장에 이롭다(모양이 심장처럼 생겼다). 다른 콩류에 비해 철 함량이 많으며, 불포화지방산의 보고이기도 하다. 품종이 다양하며, 크기와 색깔도 다양하다(빨강, 흰색, 짙은 갈색).

북두콩과 흰강낭콩

열성은 식힘. 단맛이 난다. 폐에 이롭고, 피부 개선에 좋다. 꼬투리째 생으로 먹을 수 있다.

강낭콩

열성은 식힘. 단맛이 난다. 이뇨 작용이 있으며, 음액을 증가시킨다. 부종과 종창 치료에 쓰인다. 강낭콩은 얼룩강낭콩, 그린 왁스, 볼리타 콩, 녹두, 북두콩 등을 포함하는 콩류의 대가족의 일원이다. 이 가운데 다수가 선사시대부터 아메리카에서 재배되어 왔다.

렌즈콩

열성은 중립. 맛은 순하고, 이뇨 작용이 있다. 심장과 혈액순환에 좋으며, 부신계를 자극한다. 신장의 정을 증가시킨다. 렌즈콩은 다른 콩들보다 빨리 조리된다.

　렌즈콩은 최초로 경작된 곡물들 가운데 하나로, 전 세계에서 재배되고 식용된다. 인도에서는 색깔과 크기가 다른 50가지 이상의 렌즈콩이 생산되고 있으며, 전통 음식 '달'의 재료로 이용된다.

리마 콩

열성은 식힘. 단맛이 나며, 간과 폐에 좋고, 피부를 좋게 한다. 음액을 증가시킨다. 알칼리화 작용이 강하고(알칼리성은 대두와 동일하다), 육류와 정제 식품을 과다 섭취하여 나타나는 산성 상태를 중화한다. 대부분의 미국인에게 가장 유익한 콩 중 하나다.

　'버터 콩' 또는 '시바(sieva) 콩'으로도 불리며, 강낭콩 종류 가운데는 비교적 새로운 품종이다. 따뜻한 기후에서 자라며, 남미에서 애용된다. 대부분의 다른 콩들보다 전분이 많고 지방이 적다.

녹두

열성은 식힘. 단맛이 난다. 해독 작용을 하며, 간과 담에 좋다. 간에 이로운 특정한 음액뿐 아니라 일반적인 음액을 두루 생산한다. 인체 내의 습열을 완화한다. 이뇨 작용이 있으며, 부기를 가라앉힌다. 식중독(녹두 달인 물을 마신다), 이질(마늘과 함께 삶아서 먹는다), 설사, 소변 통증, 볼거리, 화상, 납과 농약 중독, 종기, 열사병, 결막염, 부종, 특히 하체 말단의 부종 치료에 쓰인다. 또한 고혈압, 산독증, 열 징후가 뚜렷한 위궤양 치료에도 유용하다. 열 징후에 동반되는 피부 염증, 서기, 갈증, 초조, 조급증, 소변 장애 치료를 위해서는 녹두 수프를 섭취한다.

강낭콩과의 일원으로 인도 원산인 녹두는 중국 전통 요리의 일부가 되었다. 치료 목적상 가장 중요한 콩들 가운데 하나인 녹두는 특히 심장과 혈관을 청소하고 독성을 완화하는 성질 덕분에 유용하게 쓰인다(동양의학 의사이자 저자인 홍옌수 박사에 따르면 녹두는 모든 독소를 제거한다고 한다).

발아 녹두(숙주)는 채소가게에서 쉽게 구할 수 있다. 숙주는 맛이 달고 식히는 작용이 강하며, 인체 해독과 알코올 해독, 음액의 조성에 유용하다. 또 동양의학에서 말하는 '삼초(三焦)'*의 기능을 개선하는 데도 도움이 된다.

주의: 한증인 경우에는 녹두를 쓰더라도 소량으로 써야 한다. 발아 녹두를 과잉 섭취하면 허한 소화 불(묽고 성긴 변, 낮은 에너지, 한 징후)을 더 악화할 수 있다.

완두콩

열성은 중립. 단맛이 나며, 비장-췌장과 위장을 튼튼하게 한다. 소화를 원활

---

* 삼초는 오장육부에서 육부의 하나로, 상초(上焦)·중초(中焦)·하초(下焦)로 구분된다. 상초는 심장과 폐를 중심으로 한 흉부가 되고, 중초는 비장·위장·간을 중심으로 하는 복부가 되고, 하초는 신장·방광 등을 포함하는 하복부에 해당된다. 삼초는 몸에서 기와 혈의 순환을 촉진하고, 음식물로부터 소화·흡수한 영양 물질을 온몸으로 운반하고, 물길이 잘 통하게 하는 기능을 한다.―옮긴이

하게 하고, 간의 피로로 인한 위장과 비장-췌장 질환을 완화하고, 기의 역류(예를 들면 구토, 딸꾹질, 트림, 기침)를 완화한다. 이뇨 작용이 있으며, 약한 완하 작용이 있다. 발작, 부종, 변비, 부스럼과 종기 같은 피부 트러블에도 유익하다.

대두

열성은 식힘. 맛은 달다. 비장-췌장을 튼튼하게 하고, 결장에 좋다. 건조함을 적시고, 신장을 튼튼하게 한다. 혈관과 심장을 청소해 혈액순환을 개선하며, 췌장 기능(특히 당뇨가 있을 때)을 회복하는 데 도움을 준다. 눈을 밝게 해주고, 이뇨 작용을 한다. 열을 내리고, 몸을 알칼리화하고, 인체의 독소를 배출한다. 수유 중인 엄마의 젖 분비를 촉진한다. 또한 어지럼증·아동 영양실조의 치료제(특히 템페나 두유 형태로)로 이용되며, 피부 염증·변비·부종·과도한 수분 정체·임신 중독·식중독 치료에도 도움이 된다. 임신 중의 불균형과 식중독 치료를 위해서는 콩물(853쪽의 '팥물'에 관한 내용을 참고하라)을 마신다. 대두는 뇌의 음식으로 불리는 레시틴의 천연 보고다.

충분히 익히지 않으면 대두는 소화효소인 트립신을 억제해 소화를 어렵게 한다. 템페, 두부, 미소, 간장 등에서와 같은 발효 과정은 콩의 트립신 억제 작용을 제거해 준다.

대두의 새싹(콩나물)은 맛이 달고 식히는 작용이 있다. 이뇨 작용이 있으며 경련, 관절염, 식적, 열 유형의 기침, 그 밖에 황태, 누런 콧물, 양이 적고 색깔이 짙은 노란색 소변 같은 한두 가지 이상의 뚜렷한 징후를 보이는 열 질환을 치료하는 데도 이용된다.

BC 2800년에 최초의 기록이 등장하는 대두는 광범하게 이용되고 단백질 비중이 높아(38%) 아시아의 '소고기'로 불린다. 대두에는 (오메가-3를 비롯한) 필수지방산이 응축되어 있으며, 우유보다 더 많은 단백질을 포함하면서도 포화지방과 콜레스테롤은 함유되어 있지 않다.

최근의 연구에 따르면, 대두는 죽상동맥경화증, 생리전증후군, 골 소실, 갱년기 장애를 예방하는 데 도움을 준다고 한다. 대두의 긍정적인 효과를 보여주는 대부분의 연구는 낫토와 같은 발효 대두 식품을 이용한 것이었다. 낫토는 템페와 매우 유사하다(876~882쪽). 콩나물과 사실상 모든 콩 품종은 이와 같은 예방 효과를 가지고 있다. 두유, 대두 유아식, 대두 단백질 분말, 대두 농축물, 대두 분리 식품들에는 종종 변형 단백질과(또는) 소화와 대사에 꼭 필요한 영양소들이 결핍된 분리 단백질이 함유되어 있다. 따라서 이것들은 대체로 건강에 도움이 되지 않는다.

스트링빈

열성은 중립. 맛은 달다. 비장-췌장과 신장을 튼튼하게 하고, 음액을 증가시킨다. 당뇨와 빈뇨, 이러한 증상에 동반되는 갈증 치료에 쓰인다. 또한 불수의적 사정, 설사, 백대하 치료에도 쓰인다.

주의: 변비를 악화시킬 수 있다.

콩류의 소화를 돕는 방법

일부 사람들은 콩류를 소화하는 데 어려움을 겪고, 가스가 생기거나 배탈·불안증·사고력 저하 등이 나타나기도 한다. 가스는 콩에 함유된 삼당류(trisaccharide)에 의해 유발된다. 건강한 장에는 삼당류를 단당으로 분해하는 효소가 존재한다. 소량의 콩을 섭취하는 행위는 이 효소의 생성을 촉진한다. 하지만 그러한 것들과 상관없이 콩류를 섭취했을 때 생기는 대부분의 문제를 완화하는 조리법과 섭식법이 있다.

- 꼭꼭 씹어 먹는다. 소량의 콩(단 몇 스푼)에도 충분한 영양 성분과 치유 효과가 들어 있다는 것을 명심하라.
- 유아(18개월 미만의)에게는 콩을 먹이지 말라. 아직 콩을 적절히 소화하는 데 필요한 장내 효소가 생성되어 있지 않다. 콩을 너무 많이 섭취하

면 하체가 약해지고, 배가 볼록 튀어나오고, 복통이 나타날 수 있다. 대두 알레르기가 있는 경우가 아니라면 유아나 어린이도 템페, 두부, 두유 같은 대두 식품들은 다른 말린 콩 요리들보다 잘 소화시킨다. 신선한 완두콩과 그린빈 역시 대체로 잘 받아들인다.

- 콩을 선택하는 요령은 다음과 같다.

  1. 팥·렌즈콩·녹두·완두콩은 대체로 소화가 잘 되며, 정기적으로 섭취해도 된다.

  2. 얼룩강낭콩·강낭콩·동부콩·병아리콩·리마콩·검정콩은 상대적으로 소화가 잘 안 되며, 가끔씩 먹어야 한다.

  3. 대두와 서리태는 소화가 가장 안 된다. 하지만 (두부, 템페, 콩나물, 두유, 미소, 간장 등의) 대두 식품은 소화가 잘 된다. 그러나 템페, 두부, 콩나물 등의 형태로 대두를 너무 과하게 섭취하면 소화력과 신장-부신 기능이 약해질 수 있다. 이러한 부작용을 줄이기 위해서는 콩나물은 가볍게, 두부와 템페는 충분히 익혀 먹어야 한다.

- 적절한 조합, 재료, 양념을 이용한다.

  1. 콩류는 녹색 채소 또는 비전분성 채소 및 해초와 궁합이 좋다. 곡물이나 디저트용 익힌 과일과의 조합은 소화력이 뛰어난 사람들에게나 가능하다. 한편 콩류가 소화 문제를 일으키는 경우에는 19장 〈음식 조합〉에 실려 있는 조합 방법들 가운데 'A안'을 따르고, 정도가 심한 경우에는 'B안'을 따르면 된다.

  2. 천일염, 미소, 간장으로 간한다. 조리가 끝날 때쯤 이것들을 첨가한다. 처음부터 간을 하면 콩이 완전히 익지 않아 껍질이 단단히 달라붙어 잘 분리되지 않는다.

     추천 소금: 마른 콩 1컵당 미정제 소금 1/4티스푼 또는 간장 1티스푼. 이 양은 절제된 양이므로 다른 음식에 소금이 많이 들어가지 않았다면 양을 조금 늘려도 된다. 소금은 고단백 식품의 소화를 돕기 때문에 콩류에서는 조금 더 써도 된다. 콩의 짠맛의 활용

은 오행 이론에서도 유추해 볼 수 있다(짠맛은 신장으로 들어가며, 콩은 신장에 이로운 '곡물'이다). 따라서 우리는 소금이 콩류의 대사를 신장으로 인도하는 그림을 떠올릴 수 있다.

3. 콩이 가스를 발생시키는 것을 억제하려면 회향이나 커민과 함께 조리한다. 멕시코인들은 콩을 먹을 때 생기는 가스를 없애기 위해 에파조테 잎을 쓴다. 에파조테는 명아주의 친척으로 현재 미국에서는 몇몇 허브 가게에서 구할 수 있다. 바로 채취한 것을 콩이 거의 익었을 무렵 첨가할 때 가장 효과가 좋다. 에파조테는 웬만한 토양에서 잘 자라며, 구충제로도 유용하다.

4. 맛과 소화를 개선하고, 영양분 향상과 조리 시간 단축을 위해서는 냄비 바닥에 불린 다시마를 깔면 좋다. 콩 6에 다시마 1의 비율로 하면 된다. 다시마를 담갔던 물은 곡물이나 채소 조리에 그대로 사용하면 좋다.

5. 콩을 4배 분량의 물에 12시간 또는 밤새 담가 둔다. 최선의 결과를 위해서는 1~2회 물을 갈아주면 좋다. 렌즈콩과 건조 통완두콩은 좀 더 짧게, 대두와 병아리콩은 좀 더 오래 담가 둔다. 물에 담가 두면 껍질이 물러지고 발아 과정이 시작되는데, 그로 말미암아 피트산이 제거되므로 미네랄 흡수율이 높아진다. 또한 물에 담가 두면 조리 시간이 단축되고, 콩 내부의 가스 유발 효소와 삼당류가 물속으로 배출되어 소화가 용이해진다. 담갔던 물은 반드시 버려야 한다.

6. 콩이 끓기 시작하면 국자로 거품을 걷어낸다. 또 끓기 시작해서 20분 동안은 김이 빠져나가도록 뚜껑을 덮지 말아야 한다(김이 빠져나가면서 소화될 수 없는 효소들이 파괴되고 날아간다).

7. 계속 가스가 발생한다면 이 항목과 아래의 8번 항목이 매우 도움이 될 것이다. 콩 조리의 막바지 즈음에 소량의 사과즙, 현미 식초, 또는 화이트와인식초를 냄비 속에 붓는다. 샐러드용 콩을 위

해서는 익힌 콩을 적어도 서빙하기 30분 전에 식초 2/3와 올리브유 1/3을 섞은 용액에 재워 둔다. 콩에 식초를 첨가하면 콩이 부드러워지며, 단백질 사슬과 소화되지 않는 화합물들이 파괴된다. 이것은 콩을 먹은 뒤 배앓이를 하는 사람들에게 효과적인 치료약이 될 때가 많다.

8. 발아를 시키면 콩의 단백질은 아미노산으로, 전분과 삼당류는 단당으로 분해되며, 귀중한 효소와 비타민이 생성된다. 뿌리가 나올 때까지 발아시키면 소화가 가장 쉬워진다. 렌즈콩, 녹두, 팥이 발아가 잘 된다. 하지만 콩 새싹은 봄과 여름에 식힘 작용이 있고 매우 유익하지만, 몸이 매우 약하거나 한한 사람들에게는 인체의 양기를 충분히 강화하거나 덥혀주지 못한다. 콩의 따뜻한 성질을 높이기 위해서는 찜, 볶음, 가볍게 삶기 등의 조리법이 좋다. 반면에 공격적인 성향이 있는, 열이 과도한 사람은 일상적으로 콩 새싹을 섭취해도 좋다. 그 외의 사람들은 적당히 섭취하는 것이 좋다.

콩 조리의 요령(콩, 완두콩, 렌즈콩)

물 양과 조리 시간				
콩(건조한 콩 1컵)	뭉근히 삶기		압력솥	
	물 양	조리시간	물 양	조리시간
팥	2~3	1.5시간	2~3	45분
검정콩	2~3	2.5시간	2~3	1.25시간
렌즈콩	3~4	1시간	3	20분
쪼갠 완두콩	3~4	1시간	3	20분
통완두콩	3~4	3시간	3	1시간
얼룩강낭콩	2~3	2~3시간	2~3	1시간
병아리콩	3~4	4~5시간	3	2~3시간

물 양과 조리 시간				
콩(건조한 콩 1컵)	뭉근히 삶기		압력솥	
	물 양	조리시간	물 양	조리시간
리마콩과 동부콩	2~3	1시간	2~3	35분
녹두	3~4	1시간	3	20분
대두(서리태 포함)	4	4~6시간	3	2시간

주의: 위 지침은 최소 조리 시간을 제시한 것이다. 많은 전통 문화권에서는 콩, 특히 큰 콩 종류들은 쉽게 소화되게 하려고 하루 종일 삶는다.

허브와의 조합

- 고수, 커민, 생강(렌즈콩, 녹두, 검정콩, 팥)
- 세이지, 타임, 오레가노(검정콩, 얼룩강낭콩, 렌즈콩, 강낭콩)
- 딜, 바질(렌즈콩, 병아리콩, 쪼갠 완두콩)
- 회향 또는 커민(얼룩강낭콩, 강낭콩)
- 민트, 마늘(병아리콩, 렌즈콩)

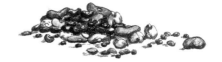

모든 조리법에 공통 사항

먼지와 돌을 골라내고, 깨끗이 씻고 헹군다.

기본 조리법

1. 불린 다시마를 냄비 바닥에 깐다. 불린 콩을 넣고 찬물을 붓는다.

2. 팔팔 끓으면 불을 낮게 줄인다.

3. 뚜껑을 덮고 거의 다 익을 때까지 익힌다.

4. 양념과 소금을 넣는다.

5. 완전히 부드러워질 때까지 15분 정도 더 익힌다.

6. 뚜껑을 연다. 물기가 너무 많아 날려버리고 싶다면 중불로 올린다.

압력솥을 이용한 조리법

조리 시간, 물 양, 물에 담가 두는 시간이 줄어든다.

1. 압력솥에 물에 불린 다시마를 깔고 콩을 넣고 찬물을 붓는다.

2. 뚜껑을 덮고 압력을 높인다. 불을 낮게 줄이고 필요한 시간만큼 익힌다.

3. 압력을 내린다.

4. 뚜껑을 열고 조미한 뒤 15분 정도 또는 불필요한 물기가 날아갈 때까지 더 익힌다.

세라믹 중탕기를 이용한 조리법

1. 불린 다시마를 중탕기 바닥에 깔고 불린 콩과 물을 붓고 뚜껑을 덮는다.

2. 중탕기를 압력솥 또는 냄비에 넣는다. 중탕기가 반쯤 물에 잠기도록 물을 붓고 뚜껑을 꼭 덮는다.

3. 기본 조리법 또는 압력솥 조리법대로 익힌다.

4. 양념을 첨가하고 15~20분간 더 익힌다.

오븐에서 굽는 법

1. 불린 콩을 찬물, 불린 다시마와 함께 냄비에 넣는다.

2. 물은 콩 1컵당 4~5컵으로 맞춘다.

3. 냄비를 스토브(가스레인지)에 올린다. 콩 껍질이 떨어져 나오도록 15분 동안 팔팔 끓인다.

4. 콩을 베이킹 접시에 붓는다.

5. 뚜껑을 덮고 180℃ 오븐에서 3~4시간 동안 익힌다.

6. 필요하면 물을 추가한다.

7. 80% 익을 때까지 굽는다.

8. 소금과 양념을 첨가하고 부드러워질 때까지 익힌다.

9. 뚜껑을 열고 갈색이 나도록 더 굽는다.

　　응용: 콩이 50% 정도 익었을 때 깍둑 썬 양파, 케일, 그 밖의 채소를 첨가한다.

콩 버거 또는 크로켓

익힌 콩 2컵

깍둑 썬 당근 1개

깍둑 썬 양파 1/4개(선택)

허브 1스푼(863쪽 참고)

빵가루, 통밀가루, 또는 익힌 곡물 1/2컵

천일염 약간

볶은 견과 또는 씨앗

· 콩을 으깬다.

· 재료를 모두 섞어 패티 또는 작은 볼을 만든다.

· 180℃ 오븐에서 갈색이 날 때까지(약 30분) 부치거나 굽는다.

렌즈콩 크로켓

익힌 렌즈콩 2컵

통밀가루 4스푼

잘게 썬 양파 1/4개(선택)

파슬리 1스푼

간장

· 위 콩 버거 조리법대로 한다.

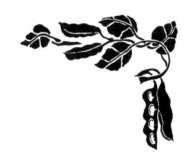

병아리콩 또는 완두콩 크로켓

익힌 병아리콩 또는 완두콩 2컵

통밀가루 4스푼

다진 마늘 1/2쪽(선택)

파슬리 1스푼

레몬즙 1스푼

카다멈, 고수 각 1/2티스푼

· 위 콩 버거 조리법대로 한다.

도사*(인도식 팬케이크)

현미 1과 1/2컵

녹두 2/3컵

물 2컵

천일염 1/4티스푼

- 현미와 녹두를 씻어서 12시간 또는 밤새 불린다. 현미는 물 1과 1/2컵에, 녹두는 물 1/2컵에 불린다.
- 절구나 믹서를 이용해 녹두는 곱게, 현미는 조금 더 거칠게 간다.
- 소금을 넣고 밤새 또는 8시간 동안 따뜻한 곳에 둔다. 그사이에 효모가 이 혼합물을 발효시켜 부풀어 오른 보송보송한 반죽으로 만들어줄 것이다.
- 반죽을 달군 무쇠 팬에 붓는데, 이때 반죽이 묽어야 한다.
- 팬케이크처럼 굽는다(굳이 뒤집을 필요 없이 팬의 뚜껑을 덮어 두면 된다).
- 4인분.

삶아서 조린 콩

삶은 콩(팥, 검정콩, 얼룩강낭콩) 2컵

콩물 또는 물 1/2컵

총총 썬 양파 1/2개(선택)

고수 1/4티스푼

기름 1스푼(선택)

필요 시 천일염 약간

- 양파를 볶는다.
- 향신료를 넣고 1분간 더 볶는다.
- 한 번에 콩 1/2컵씩을 넣는다.
- 나무주걱으로 으깬다.
- 콩물을 부은 뒤 국물이 충분히 날아갈 때까지 조린다.
- 4~6인분.

---

* 발효시킨 배터(묽은 반죽)로 얇게 부쳐서 만드는 남인도의 전통 요리. 여기서는 현미에 콩을 섞어서 만든다.―옮긴이

응용: 토스타다스─구운 토르티야에 조린 콩, 살사, 아보카도 슬라이스, 상추를 올린다.

타코스─부드러운 토르티야에 과카몰레, 살사, 잘게 썬 양배추와 조린 콩을 올려 싼다.

달콤한 콩 베이킹

불린 콩 2컵(팥, 리마콩, 흰강낭콩, 또는 강 낭콩)

물 8~10컵

잘게 썬 양파 1/2개(선택)

당밀 1스푼

말린 겨잣가루 1티스푼

천일염 1/4~1/2티스푼

· '오븐에서 굽는 법'(864쪽)을 이용한다.
· 콩이 80% 익으면 재료들을 첨가한다.
· 조리법대로 계속한다.
· 6~8인분.

병아리콩이 들어간 베샤멜소스

삶은 병아리콩 2컵

통밀가루 2스푼

참깨버터 1스푼

천일염 1/2티스푼

다진 양파 1/2개(선택)

기름 1티스푼(선택)

물 1과 1/2컵

민트 1티스푼

· 양파를 볶는다.
· 통밀가루, 참깨버터, 소금을 물에 풀어 넣는다.
· 팔팔 끓인 다음 15분간 더 약한 불에서 익힌다.
· 끝날 때쯤 병아리콩과 민트를 넣는다.
· 곡물 요리에 부어 낸다.
· 4~6인분.

당근과 양파가 들어간 콩

불린 다시마 10센티미터

불린 콩 2컵

깍둑 썬 양파 1/4개(선택)

깍둑 썬 당근 1개

물 6~8컵

천일염 1/2티스푼

· 다시마를 바닥에 깐다.

· 다시마 위에 채소를 올린다(콩을 섞어 풍미를 더한다).

· 콩과 물을 넣는다.

· '기본 조리법', '세라믹 중탕기를 이용한 조리법', 또는 '오븐에서 굽는 법'(863~864쪽) 중 하나를 이용한다.

· 잘 저은 뒤 낸다.

· 6~8인분.

건포도와 사과를 넣은 팥

불린 다시마 10센티미터

불린 팥 2컵

불린 건사과 1컵

불린 건포도 1컵

물 5~6컵(건포도, 건사과 불린 물을 포함)

천일염 1/4~1/2티스푼

· 위의 '당근과 양파가 들어간 콩' 조리법을 따른다.

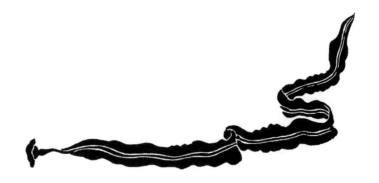

렌즈콩 -호두빵

삶아서 물기를 뺀 렌즈콩 2컵

깍둑 썬 양파 1/4개(선택)

기름 1/2티스푼(선택)

밀 배아 1/2컵

통밀빵 가루 1/2컵

잘게 썬 호두 또는 해바라기씨 1/2컵

세이지 또는 타임 1/2티스푼

채수 또는 렌즈콩 달인 물 1/2컵

식초 1스푼

천일염 약간

· 오븐을 180℃로 예열한다.

· 양파를 숨이 죽을 때까지 볶는다.

· 모든 재료를 고루 섞어 기름을 바른 큰
  빵 팬에 옮겨 담는다.

· 뚜껑을 덮고 30분간 굽는다.

· 뚜껑을 열고 10분간 더 굽는다.

· 6~8인분.

렌즈콩 커리(달)

불린 렌즈콩 1컵

물 4컵

커리 가루 1스푼, 또는 고춧가루, 생강, 계
    피, 강황 각 1/4티스푼

천일염 1/4티스푼

· 렌즈콩을 무를 때까지 삶는다.

· 소금과 양념 재료들을 첨가한다.

· 뚜껑을 덮고 5~10분간 익힌다.

· 밥 위에 부어 낸다.

· 4인분.

후무스

삶은 병아리콩 2컵

참깨버터 또는 참깻가루 1/4컵

다진 마늘 1쪽(선택)

레몬즙 6~8스푼

고춧가루 약간

올리브유 1스푼

천일염 약간

· 병아리콩을 다른 재료들과 섞어 으깨거
  나 퓌레로 만든다.

· 접시 위에 펼치고 파슬리로 장식한 뒤 올
  리브유를 살짝 뿌린다.

· 피타(피데)빵의 디핑 소스로 낸다.

팔라펠

삶은 병아리콩 2컵

빵가루 1/2컵

통밀가루 1/2컵

다진 마늘 1쪽(선택)

파슬리 2스푼

커민, 바질, 마저럼, 고춧가루 각 1/4티스푼

참깨버터 1스푼

- 병아리콩을 으깨거나 퓌레로 만든다(블렌더에서 갈 때는 물을 충분히 넣어야 한다.)
- 나머지 재료들과 섞는다.
- 탁구공 크기의 볼 또는 패티 모양으로 성형한다.
- 노릇노릇하고 바삭바삭해질 때까지 180℃ 오븐에서 부치거나 굽는다.
- 피타 빵*에 넣고 토마토, 상추, 올리브로 장식해 참깨버터-레몬 소스와 함께 낸다(1003쪽).

푸짐한 검정콩

불린 검정콩 2컵

물 3과 1/2컵

다진 양파 1/4개(선택)

다진 마늘 1쪽(선택)

고수 가루 1티스푼

커민 가루 1과 1/2티스푼

기름 1티스푼(선택)

천일염 1/2티스푼

고춧가루 약간, 레몬즙 1/2개분

- 불린 콩을 물에 넣고 팔팔 끓인다. 뚜껑을 덮는다.
- 불을 줄이고 1시간 동안 삶는다.
- 양파, 마늘, 고수, 커민을 볶는다.
- 콩에 넣는다.
- 소금, 고춧가루, 레몬즙을 첨가한다.
- 콩이 완전히 익을 때까지 계속 삶는다.
- 4인분.

---

* 그리스·이스라엘·레바논·시리아·요르단 지역에 흔한 빵으로 터키에서는 '피데,' 그리스에서는 '누타,' 인도에서는 '난'이라고 부른다. 북아프리카에서 레반트와 아라비아반도를 거쳐 인도·아프가니스탄으로 퍼졌으며, 이들 지역에서 주식으로 널리 이용되고 있다. 파이, 케이크, 브레드라는 말이 모두 피타에서 유래되었다고 한다.—옮긴이

미소*

미소는 2500년 전 중국에서 유래한 것으로 여겨지는 페이스트 형태의 발효 대두다. 삶은 대두, 진균(누룩), 소금, 다양한 곡물을 조합한 뒤 5개월에서 2년, 혹은 그 이상을 발효시킨다. 누룩의 재료에 따라 크게 대두누룩, 보리누룩, 쌀 누룩의 세 유형으로 나뉘며, 그 아래로 다시 40~50가지로 분류된다. 미소의 색깔 역시 햇볕에 그을린 검은색과 적갈색, 깊은 호박색과 암적색, 계피와 같은 불그스름한 색, 초콜릿과 같은 풍부한 갈색, 양질 토양의 적갈색에서 현대에 만들어지는 햇살의 황금색, 크리미한 베이지에 이르기까지 참으로 폭넓다. 각각의 유형은 고기 맛에서 달콤하고 미묘한 맛까지 그만의 독특한 맛과 질감을 가지고 있다. 지금은 미국에서도 품질이 뛰어난 미소가 많이 만들어지고 있다.

권고

- 색깔이 짙고 오래 발효한 것 — 추울 때
- 색깔이 밝고 짧게 발효한 것 — 더울 때
- 붉은색이 나고 중간 정도로 발효한 것 — 온난할 때 또는 연중

---

* 일본식 된장. 그러나 된장과 미소 사이에는 크게 두 가지 차이점이 있다. 첫째, 일본은 메주를 만들지 않고 쌀로 만든 누룩(보리 또는 콩으로 만들기도 한다)과 삶아서 으깬 대두를 혼합해 그대로 발효시킨다. 반면에 우리나라는 메주를 만들고 그 자체를 발효종으로 만들어 사용한다. 둘째, 미소는 누룩에 쌀, 보리, 또는 콩이 들어가므로 최종 산물인 미소에도 이러한 재료들이 포함된다. 미소가 좀 더 부드럽고 단맛이 나는 것은 그 때문이다. 반면에 우리나라 된장은 오로지 콩, 소금, 물로만 만든다. 일본의 장 담그기는 신라 또는 고려 시대에 한반도를 통해 전해졌다는 설이 가장 유력한데, 당시에는 우리나라에서도 쌀 또는 밀을 이용해 누룩을 만들어 된장을 담갔다고 한다. 그러므로 '미소'는 된장의 옛 형태라고 볼 수 있다. 이 책에서는 '미소'를 거론하고 있지만, 특별히 일본식 미소를 지칭한 것이라기보다는 '대두를 발효시켜 만든 장'을 가리키는 것이다. 그러므로 미소 대신 된장을 쓴다고 해서 하등 문제될 것이 없다.─옮긴이

소금이 많이 들어간 동물성 식단을 먹고 자란 사람들에게는 덜 짜고 색깔이 밝고 붉은색이 나는 미소가 가장 좋다. 하지만 채소 위주로 먹고 자란 사람들은 좀 더 짠맛이 강하고 색깔이 짙은 미소도 무방하다.

치유 효능

단백질 함량은 13~20%. 육류와 비슷한 아미노산 패턴을 가지고 있고, 미량의 비타민 B_{12}를 함유한다. 락토바실러스(요구르트와 동일한)가 함유되어 있어서 소화·흡수를 돕는다. 풍미를 더해줌으로써 통상 조미 재료로 쓰이는 다량의 지방과 기름을 줄이는 데 도움이 된다. 인체를 알칼리화해 주므로 질병에 대한 저항력을 향상시킨다. 민간요법에서는 미소가 건강과 장수를 돕는다고 한다. 방사선 물질로 말미암은 질환을 치료하고 예방한다. 일부 유형의 심장병과 암을 치료하는 데 사용되어 왔으며, 흡연과 오염된 공기의 부작용을 부분적으로 중화해 준다.

미소는 소금과 간장 대용으로 사용될 수 있다. 그 대체 비율은 다음과 같다.

소금 0.5티스푼 = 간장 2스푼 = 짠 미소 1스푼 = 싱거운 미소 1.5스푼 = 단맛 미소 2.5~3스푼.

언제나 살균 처리하지 않은 미소를 써야 한다. 그런 미소가 살아 있는 식품이며, 장시간의 조리는 유익한 미생물을 죽인다. 살균 처리하지 않은 미소를 불을 끄기 직전에 첨가해야 한다. 소금과 마찬가지로, 미소는 그 성질에 맞는 식품과 조합될 때 흡수가 더 잘 된다.

미소는 플라스틱 용기의 독성을 흡수하는 성질이 있으므로, 장기간 보관할 때는 반드시 유리나 나무로 된 용기 또는 에나멜 처리된 용기에 옮겨 담아 보관해야 한다. 이 점은 다른 발효 식품이나 기름에 대해서도 똑같이 적용된다. 플라스틱에 붙어 있는 미소는 버려야 한다. 서늘한 곳에 보관한다.

주의

육류 중심의 식단에서 채식 식단으로 변경하는 과도기에 많은 사람이 미소를 다량으로 이용하기 시작한다. 이것은 부분적으로는 육류에 못지않은 미소의 풍부한 맛에 기인한다. 어떤 점에서 미소는 숙성과 높은 소금 함량 때문에 육류보다 더 맛이 진하다. 그러나 미소를 과잉 섭취하면 심장과 신경계 약화 등 소금을 과다 섭취했을 때와 동일한 문제들이 나타난다. 또 칸디다 알비칸스나 그와 유사한 곰팡이균 보균자들은 미소가 효모의 과잉 증식을 촉진할 수 있으므로 절제해서 사용해야 한다(간장을 과잉 섭취해도 매우 유사한 결과가 나타날 수 있다). 그러나 적절히 섭취하면 대부분 미소로부터 탁월한 영양분을 얻을 수 있다.

용도

미소는 부용,* 간장, 우스터 소스처럼 사용할 수 있다. 스튜, 수프, 그레이비, 소스, 드레싱, 속(stuffing), 딥소스, 캐서롤, 다양한 곡물, 두부, 채소 요리, 핫 시리얼, 고구마나 감자, 토스트, 팬케이크 등에 풍미를 더해주는 든든한 재료로 사용될 수 있다.

달콤하게 조린 미소

미소 3스푼

쌀물엿 2스푼

물 1/2컵 또는 애플소스 1컵

· 모든 재료를 뚝배기 또는 무쇠 팬에 넣고 섞는다.

· 낮은 불에서 나무 주걱으로 계속 저으면서 걸쭉해질 때까지 2~3분간 끓인다.

· 토스트에 바르는 스프레드 또는 버터처럼 소량으로 낸다.

응용: 감미료를 줄이거나 생략하면 좀 더 강한 맛이 난다. 간 레몬 또는 오렌지 껍질, 간 무, 당근과 함께 간 생강, 건포도를 첨가해도 좋다. 또 타

---

* 고기 또는 채소를 우린 육수로 맑은 수프나 소스 베이스로 이용된다.—옮긴이

임, 파슬리, 로즈메리, 고수, 커민, 바질, 오레가노, 민트, 계피, 마늘, 양파 등의 허브를 몇 가지 조합해 변화를 줄 수도 있다. 미소로 소스, 디핑 소스, 스프레드를 만들 때는 원하는 점도에 맞춰 물을 조정하면 된다.

레몬-호두 볶음

버섯 슬라이스 10개분(또는 마른 표고버섯
    불린 것 5개)
간 레몬 껍질 1스푼
다진 호두 1/4컵
기름 1티스푼
미소 1스푼
물 3스푼
감미료 1티스푼(선택)

· 버섯, 레몬 껍질, 호두를 중간 불에서 연해질 때까지 볶는다.
· 불을 낮게 줄인다.
· 물 약간에 미소를 푼다.
· 물에 푼 미소와 감미료를 넣고, 모든 재료에 미소가 고루 입혀질 때까지 계속 저으면서 익힌다.
· 식혀서 낸다.

미소 과카몰레*

아보카도 1개
깍둑 썬 토마토 1/4개
다진 마늘 1쪽(선택)
미소 1티스푼
다진 양파 1스푼(선택)
깍둑 썬 매운 고추 1개
고춧가루 약간

· 모든 재료를 섞어서 포크로 덩어리가 없도록 잘 으깬다.

---

* 아보카도 퓌레를 기반으로 한 딥소스, 샐러드, 스프레드를 총칭하는 요리 이름. 고대 아즈텍 제국에서 시작되었으며, 멕시코 요리에서 타코나 토르티야의 디핑소스 또는 샐러드드레싱으로 자주 이용된다. 지금은 미국을 비롯해 전 세계에서 인기를 얻고 있다.—옮긴이

시금치와 미소 소스

데쳐서 물기를 뺀 시금치 400그램

깍둑 썬 토마토 1/4개

참깨버터 1스푼

물

· 재료를 모두 블렌더에 넣고 갈아서 크림 같은 농도의 퓌레로 만든다.

응용: 시금치 대신 또는 시금치와 함께 당근, 호박, 브로콜리, 콜리플라워 등을 넣어도 된다.

미소-참깨버터 디핑소스 또는 소스

미소 1스푼

참깨버터 1스푼

레몬즙 1/4컵

물 1/4컵

· 절구에 넣고 찧어 퓌레로 만든다.
· 디핑소스로 내거나, 물 1/4컵을 더 넣어 소스로 만든다.

기본 미소국

삶아서 잘게 썬 미역 또는 다시마 1/2컵

미소 2~3스푼

총총 썬 채소 1과 1/2컵

물 4컵(육수 또는 미역이나 다시마 불린 물)

참기름 1티스푼

· 해초와 채소를 볶는다.
· 물을 붓고 팔팔 끓인다.
· 불을 약하게 줄이고 뚜껑을 덮은 뒤 15분 동안 더 끓인다.
· 소량의 국물에 미소를 풀어 넣는다.
· 한 번 더 팔팔 끓인 뒤 불에서 내려 장식한다.
· 4~6인분.

채소

무, 리크, 양파, 우엉, 가지, 버섯, 순무, 당근, 양배추, 감자, 시금치, 연근, 고구마, 콩나물이나 숙주, 야생 채소, 쑥, 두부, 밀 글루텐, 해초 등을 다양하게 쓸 수 있다.

장식과 양념

견과버터, 씨앗과 견과, 볶은 김과 덜스, 유부, 크루통,* 화이트와인, 사케(청주), 애로루트 전분, 생강, 마늘, 세븐 스파이스, 겨자, 파슬리, 파, 고추, 민트, 간 레몬 껍질.

낫토

일본 농촌의 전통 처트니**라고 할 수 있다. 대두·보리·엿기름·다시마·생강·천일염을 재료로 만드는데, 지금은 서구에서 두루 구할 수 있다. 수프에 넣는 양념장 또는 처트니로, 달고 시큼한 소스로, 볶음 요리 또는 쌀 경단의 내용물(속)로 이용된다. 표준적인 미소와 똑같은 방법으로 만들고 먹으면 된다.

템페

템페는 인도네시아의 전통 발효 음식으로, 삶은 대두에 진균(Rhizopus)을 집어넣어 패티나 케이크 모양으로 만든 것이다. 대두를 밀·쌀·조·땅콩·코코넛 등 다양한 재료와 조합하는데, 발효 시간을 달리함으로써 다양한 종류의 템페를 만든다(구입 가능한 것만 30여 종류에 달한다).

치유 효능

영양분이 매우 풍부하다. 허약한 사람에게 이롭다. 단백질 비중이 19.5%에 달하는 반면 포화지방 함량은 낮고 불포화지방 비중이 높다. 상당한 양의 오메가-3 지방산이 함유되어 있다. 리조푸스 진균은 감염에 대한 인체의 저항력을 높이는 치료용 항생제 물질을 생성하며, 화학적 독소가 전혀 없다.

---

*   수프나 샐러드에 넣기 위해 주사위 모양으로 잘라 바삭하게 튀긴 빵 조각.—옮긴이
**   과일·설탕·향신료와 식초로 만든 걸쭉한 소스로, 고기나 치즈와 함께 먹는다.—옮긴이

아시아산 템페는 비타민 B12의 탁월한 원천이다. 불행히도 서구에서 생산된 템페는 비타민 B12가 생성되기에는 너무 깨끗한 환경에서 발효되며, 따라서 사실상 이 중요한 영양소가 결핍되어 있다. 하지만 일부 템페 제조사에서는 비타민 B12를 생성하는 미생물을 제품에 접종하고 있다.

고기, 가금류, 생선이 들어가는 요리에서 템페는 이 동물성 식품들의 탁월한 대체재가 되어준다. 템페를 맛본 많은 사람이 갖가지 닭고기와 생선 요리를 떠올리곤 한다.

최고의 결과를 얻으려면

- 템페는 신선한 것, 냉동한 것, 말린 것, 미리 익힌 것 등으로 다양하게 나와 있다. 찌거나, 굽거나, 튀기거나, 삶는 등의 모든 요리가 가능하다 (이 점은 두부와 똑같다).
- 든든하면서도 아삭한 템페를 원한다면 얇게 썰어서 부친다.
- 부친 템페는 소량씩 낸다. 그래야 소화가 잘 되기 때문이다.
- 서늘한 곳이나 냉동고에서 보관한다. (포자가 형성되면서) 뿌옇게 되거나 암모니아 냄새가 나더라도 걱정할 필요가 없지만, 그 냄새가 불쾌하다면 버려라.

양념한 템페(부침)

얇게 썰거나 깍둑 썬 템페 240그램

물 1/2컵과 천일염 1티스푼 또는 레몬즙 1/2컵과 천일염 1/2티스푼

각종 허브(아래의 권장 양념 재료 참조)

· 템페를 소금과 허브를 넣은 물에 15~20분간 담가 둔다.

· 물기를 잘 뺀다.

· 노릇노릇해질 때까지 부친다.

양념한 템페(끓임)

얇게 썰거나 깍둑 썬 템페 240그램

물 1/4~1/2컵

간장 1/2스푼

각종 허브

· 템페를 간장, 허브와 함께 물에 넣고 팔팔 끓인다.

· 뚜껑을 열고 물기가 모두 흡수될 때까지 조린다.

· 물기를 뺀다.

권장 양념 재료

- 커민 가루 1티스푼
- 커리 가루 1티스푼
- 고수, 커민, 생강 각 1/2티스푼
- 간 생강 1/2티스푼

응용 템페 프렌치프라이: 프렌치프라이 모양으로 썰어서 튀긴다. 곡물 버거, 샐러드와 함께 낸다.

템페 시시케밥*: 2.5센티미터 길이의 네모 모양으로 썰어 재운 채소와 함께 꼬챙이에 끼운다.

템페 팬케이크: 애플소스를 뿌려서 낸다.

---

* 중동 지역의 전통 요리로, 본래는 양고기나 쇠고기 등을 포도주·기름·조미료로 양념한 다음 꼬챙이에 끼워 구운 것이다.—옮긴이

템페 볶음밥

기름 1티스푼

다진 마늘 1쪽(선택)

깍둑 썬 당근 1개

밥 2공기

삶은 풋완두콩 1컵

깍둑 썰어 익히고 조미한 템페 240그램

간장 2스푼

· 기름을 두르고 마늘과 당근을 3분간 볶는다.

· 밥을 넣고 2분간 더 볶는다.

· 완두콩, 템페, 간장을 넣고 잘 섞은 뒤 5분간 더 볶는다.

· 곧바로 낸다.

템페 국수

기름 1티스푼

양파 1/2개(선택)

당근 슬라이스 1/2컵

잘게 썬 양배추 1컵

풋완두콩 1컵

삶아서 물기를 뺀 국수 120그램(818쪽)

커리 가루 1/4티스푼

간장 2스푼

소금 1/4티스푼

깍둑 썰어서 조미하고 부친 템페 240그램

· 양파와 당근을 3분 동안 재빨리 볶는다.

· 양배추와 완두콩을 넣고 2분 더 볶는다.

· 양념 재료들을 넣고 1분 더 볶는다.

· 템페와 국수에 부어 잘 섞는다.

· 뜨겁게 낼 수도 있고, 차게 낼 수도 있다.

· 4인분.

템페가 들어간 소스

2센티미터 길이로 썰어서 익힌 템페 240그램

소스 3~4컵: 아래 세 가지 중 택일

    미소-참깨버터 소스(875쪽)

    버섯 소스(1001쪽)

    달콤새콤 소스(1004쪽)

· 소스를 준비한다.

· 조리가 끝날 때쯤 템페를 저어 넣는다.

· 앙트레* 또는 파스타나 곡물 요리에 끼얹어 낸다.

템페 버거

다진 마늘 1쪽(선택)

다진 홍고추 2개

고수씨 1티스푼

간 레몬 껍질 1/2티스푼

미소 1스푼 또는 간장 2스푼

작게 썬 템페 240그램

· 모든 양념 재료를 섞는다.

· 절구에 넣고 곱게 빻는다.

· 템페 조각들을 넣고 잘 섞이도록 한 번 더 빻는다.

· 패티 모양으로 성형한다.

· 180℃ 오븐에서 노릇노릇해질 때까지 굽는다.

· 장식해서 번(bun) 빵에 올려 낸다.

---

* 원래는 정찬에서 생선 요리 다음에 나오는 메인 요리로 주로 소고기, 돼지고기, 닭고기 요리로 준비한다.—옮긴이

빵가루를 입힌 템페 커틀릿

3.5×5×1.2센티미터 크기의 토막으로 썬 템
    페 240그램
물 1/2컵에 녹인 소금 2티스푼
통밀가루 1/4컵
통밀빵가루 또는 옥수숫가루 7스푼
토핑:
    중국식 생강 소스(1004쪽 참조)
    베샤멜소스
    미소 그레이비
  응용: 위의 '양념한 템페'와 같은 방식으로 한다.

· 템페를 소금물에 15~20분간 담가 둔다.
· 물기를 뺀다.
· 랙에 올려 말린다.
· 180℃로 예열된 오븐에서 바삭바삭하
  고 맛있는 갈색이 날 때까지 부치거나
  굽는다.
· 토핑과 함께 낸다.

석쇠에 구운 템페 시시케밥

고수씨 1/2티스푼
다진 마늘 1쪽
당밀 1스푼
미소 2스푼
1.3센티미터 크기로 깍둑 썬 템페 240그램
디핑소스:
    간장 4스푼
    레몬즙 1티스푼
    고춧가루 1/2티스푼
    간 생강 1티스푼
    물 1/2컵

· 먼저 맨 위의 두 가지 재료를 절구에 넣
  고 곱게 찧는다.
· 당밀과 미소에 넣고 섞는다.
· 위 혼합물로 템페를 도포하고 밤새 재
  운다.
· 다음 날, 디핑소스를 준비한다.
· 템페를 쇠꼬챙이에 끼워 개방된 불이나
  오븐에서 석쇠에 올려 7~8분간 굽는다.
· 디핑소스와 함께 낸다.

템페가 들어간 토르티야와 과카몰레

옥수수 토르티야 8장

과카몰레 1과 1/2컵(874쪽)

깍둑 썰어 익히고 양념한 템페 240그램

잘게 썬 상추 5장

깍둑 썬 토마토 1개

알팔파 새싹 1컵

살사(1003쪽)

- 신선한 토르티야를 달군 팬 위에 올려 따뜻하게 데운다. 데워지면 그 아래에 다시 새로운 토르티야를 놓아 차곡차곡 포개는 방식으로 모두 데운다. 혹은 달구고 기름을 바른 팬에서 앞뒤로 구워도 된다.
- 스푼으로 과카몰레 한 덩이를 토르티야에 올린다.
- 토르티야 위에 템페를 흩뿌리는 방법으로 토핑한다.
- 그 위에 상추, 토마토, 알팔파 새싹을 올린다.
- 그 위에 살사를 토핑한다.

템페 (모조) 참치

템페 240그램

물 1스푼

마요네즈 1/4컵(964쪽)

다진 양파 1스푼(선택)

천일염 1/2티스푼

다진 파슬리 또는 셀러리 2스푼

- 템페를 찐다.
- 물을 붓고 으깬다.
- 식힌다.
- 다른 재료를 모두 넣고 잘 섞는다.
- 샌드위치에 바르거나, 샐러드 또는 스프레드로 낸다.

두부

두부는 높은 평가를 받는 대두의 소화를 개선하기 위해 중국에서 수천 년 전부터 만들어온 대두 가공식품이다. 두부는 대두를 불리고, 갈고, 끓이고, 천연 응고제(간수 또는 레몬즙)로 굳혀서 만든다. 일부 시판 두부는 화학 응고제·명반(明礬)·식초를 이용해 응고시키고 있으며, 이 제품들은 질이 떨어진다.

영양소

두부는 쉽게 소화되는 단백질과 B계열 비타민들, 칼슘, 인, 철, 나트륨, 칼륨을 비롯한 미네랄 성분들을 함유하고 있으며, 값이 싸고, 칼로리는 낮다(450그램당 18칼로리 정도다). 가공 공정에 따라서는 우유와 동일한 칼슘 함량을 갖기도 한다.

치유 효능

열성은 식힘. 폐와 대장을 포함한 '쇠(금 행)'에 해당하는 장부에 이롭고, 인체의 건조함을 적셔준다. 위장의 염증을 완화한다. 인체 독소를 중화하는데, 이 때문에 알코올 중독, 만성 아메바성 이질, 명현반응, 식단 전환 등에 이용된다. 민간요법에서는 뇌진탕에 두툼하게 만든 두부 찜질팩을 붙인다.

두부는 농축 단백질로, 적당량을 섭취하면 몸에 좋다. 특히 날씨가 더울 때, 열 징후(홍태가 있고, 안색이 붉고, 뜨거운 것을 싫어하고, 몸이 뜨거운)가 있는 사람들에게 좋다. 심장 질환과 고혈압에 수반되는 열 징후를 다스리는 데 쓰이기도 한다. 대부분의 사람을 위해서는, 두부를 완전히 익혀 그 음의 성질, 식히는 성질을 변화시킬 필요가 있다. 생강과 같은 덥히는 성질의 향신료는 한증이 있는 사람들에게 특히 도움이 된다.

두부는 정말 용도가 다양하다. 두부의 미묘하고 평이한 성질은 강한 맛을 중화하며, 짜고 자극적인 음식에 대조되는 맛을 추가해 준다. 두부는 굽고, 찌고, 튀기고, 끓일 수 있으며 오븐이나 직화에 구울 수도 있고, 심지어 날것으로 먹을 수도 된다. 생식은 이상적으로는 몸이 뜨겁거나 건조한 사람만 하는 것이 좋다.

밀폐 용기나 뚜껑 있는 항아리에 넣고 물을 채워 서늘한 곳에 보관해야 하며, 매일 물을 갈아주어야 한다.

주의: 두부를 너무 많이 섭취하면 신장-부신 약화, 탈모와 새치 증가, 발기부전, 불감증, 성감 약화를 초래할 수 있다.

레몬즙을 뿌린 두부구이

5밀리미터 두께로 썬 두부 1모

크리미 소스:

    미소 1스푼

    레몬즙 2티스푼

    참깨버터 1티스푼

    물 1/3컵

    파슬리

· 오븐을 180℃로 예열한다.
· 두부를 얕은 베이킹 접시 위에 좁은 면이 바닥으로 향하도록 세운 뒤 쓰러진 도미노 모양으로 비스듬히 눕힌다. (////)
· 소스 재료를 모두 섞어 크리미 소스를 만든다.
· 스푼으로 소스를 떠서 두부 위에 끼얹는다.
· 베이킹 접시 뚜껑을 덮고 15~20분간 굽는다.
· 파슬리로 장식한다.
· 4인분.

두부구이

얇게 썬 두부 1모

간장 2스푼

간 생강 1티스푼

총총 썬 파슬리

· 오븐을 예열한다.

· 간장과 생강을 섞는다.

· 간장과 생강 섞은 것을 두부에 끼얹는다.

· 두부를 캐서롤 접시에 올린다.

· 살짝 노릇노릇해질 때까지 양면을 구워 준다(두부는 금방 구워지므로 타지 않도록 주의해야 한다).

· 파슬리로 장식한다.

· 4인분.

두부 볼

두부 1모

곱게 다진 호두 1/4컵

빵가루 또는 밀 배아 1/4컵

통밀가루 1/8컵

총총 썬 파슬리 1스푼

오레가노와 바질 각 1/2티스푼

다진 양파 1/2개

간장 1스푼

· 모든 재료를 함께 넣고 잘 섞는다.

· 지름 5센티미터의 볼을 만든다.

· 180℃ 오븐에서 황금색이 될 때까지 튀기거나 굽는다.

· 이 상태에서 디핑소스와 함께 전채 요리로 낸다. 또 다른 방법으로는, 캐서롤 접시에 담고 소소를 끼얹은 다음 뚜껑을 덮고 20분간 더 구운 뒤 곡물이나 면 위에 올려서 내는 것이 있다.

· 4인분.

두부 롤 찜

두부 2모

간 당근 1/2컵

곱게 다진 양파 1/2개(선택)

신선한 파슬리 다진 것 1/4컵

간장 2~3스푼

김 4장

기름 1/2티스푼(선택)

- 양파와 당근을 볶는다.
- 두부를 으깨서 당근, 양파, 파슬리, 간장과 섞는다.
- 두부 혼합물을 5밀리미터 두께로 김 위에 펼친다. 김 양 끝으로 1.5센티미터 정도는 남긴다.
- 김을 둥글게 만다.
- 이음매 부분이 아래로 가도록 찜기 위에 조심스럽게 올리고, 15분간 찐다.
- 식힌 다음 1.5센티미터 길이로 썬다(식기 전에 썰면 모양이 망가지므로 주의하라).
- 6~8인분.

두부 캐서롤

으깬 두부 1모

빵가루 1컵

아몬드 베샤멜소스(1000쪽) 1과 1/2컵

곱게 다진 양파 1/4개(선택)

천일염 1/4~1/2티스푼

기름 1/4티스푼(선택)

- 양파를 볶는다.
- 모든 재료를 함께 섞는다.
- 기름칠한 베이킹 접시에 넣고 톡톡 두드려가며 옮겨 담는다.
- 물이 담긴 팬에 넣고 190℃에서 45분간 굽는다.
- 4인분

표고버섯을 넣은 두부

표고버섯 3개

물 1컵

풋완두콩 1컵

다진 당근 1개

참기름 1티스푼(선택)

두부 1모

소금 1/4~1/2티스푼

간장 1스푼

· 버섯을 20분간 물에 불린 뒤 건져내고, 불린 물은 보관한다. 버섯을 잘게 다진다 (버섯 기둥은 육수용으로 남겨 둔다).

· 버섯을 2분간 볶은 뒤 완두콩과 당근을 넣고 2분간 더 볶는다.

· 버섯 우린 물 1/3컵과 소금을 넣고 뚜껑을 덮은 뒤 20분간 끓인다.

· 간장을 넣는다.

· 두부를 버섯 우린 물 1/3컵과 함께 블렌더에 넣고 간다.

· 익힌 채소를 두부에 넣고 젓가락으로 저은 뒤 5분 간 더 끓인다.

· 4인분.

두부 튀김

두부 1모

애로루트 가루

참기름

- 두부를 도마 위에 놓고 한쪽 끝에 작은 접시를 받쳐 살짝 기울어지게 한다. 그런 다음 두부 위에 묵직한 접시나 돌을 올리고 한 시간 동안 그대로 둔다. 또는 면보자기에 싸서 2번 접은 뒤 1과 1/2~2시간 또는 밤새 그대로 둔다. 이렇게 해서 불필요한 수분을 제거한다.
- 두부를 8×1.3센티미터 크기로 썬다.
- 썬 두부 조각에 애로루트 가루를 가볍게 묻힌다.
- 갈색이 나도록 튀긴다(한꺼번에 너무 많이 넣으면 기름 온도가 낮아져 두부가 알맞게 튀겨지지 않는다).
- 키친타월에 올리거나 끓는 물에 담가 기름기를 제거한다.
- 수프, 소스, 스튜, 샌드위치, 파스타 소스 등에 넣어 먹는다.

두부 스크램블

두부 1모

익힌 조 혹은 쌀(밥) 2컵

다진 양파 1개(선택)

다진 마늘 1쪽(선택)

커리 가루 1스푼

기름 1티스푼

소금 1/4~1/2티스푼

- 양파와 마늘을 양파가 투명해질 때까지 기름에 볶는다.
- 커리와 소금을 첨가하고 1분간 볶는다.
- 두부를 으깨 익힌 쌀 또는 조와 잘 섞는다.
- 커리 혼합물을 붓고 10분간 더 볶는다.
- 4인분.

달걀 없는 두부 샐러드

두부 2모

딜로 양념한 피클 1/2컵

영양 효모* 2스푼(선택)

겨자 1/8컵

소금 1/2티스푼

마요네즈 또는 샐러드 드레싱 1/2컵

강황 약간(착색용)

총총 썬 양파 1개(선택)

- 선택: 두부를 물에 넣고 5분간 뭉근히 삶으면 소화가 쉬워지며 다른 재료들의 풍미를 좋게 해준다.
- 두부를 볼에 넣고 으깬다.
- 나머지 재료를 모두 넣는다.
- 으깨고 치대서 잘 섞는다.
- 차게 해서 샐러드 또는 샌드위치 스프레드로 낸다
- 6~8인분.

---

*   정제로 만든 효모 건강 기능 식품.—옮긴이

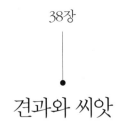

38장

견과와 씨앗

여기에서는 견과와 기름 함량이 많은 씨앗의 성질과 건강한 활용법을 살펴본다. 이 기름진 음식물은 전형적으로 최고의 비타민 E 원천이다. 비타민 E는 신경의 보호자이자 면역력을 강화하는 항산화 물질이다. 보편적으로 이용하는 견과와 씨앗은 또한 모든 미가공 식품들 가운데 가장 많은 양의 지방이 함유되어 있는데, 그 상당수가 필수지방산이다. 지방과 지용성 영양소인 비타민 E는 모두 간 기능과 간이 관할하는 분노, 좌절, 초조함 등의 감정 조율에서 결정적인 역할을 한다. 정제 씨앗 기름과 같은 분리된 지방을 섭취하는 사람들에게는 비타민 E가 더 많이 필요하다. 비타민 E는 이러한 기름의 산화를 막아주는 항산화 물질이기 때문이다. 다른 한편으로, 분리된 비타민 E를 다량 섭취하면 지방에 대한 욕구가 더 강해진다. 비타민 E를 본래의 형태인 기름의 한 성분으로, 말하자면 견과·씨앗·미정제 기름·통곡 등에 들어 있는 상태에서 섭취하면 굳이 비타민 E 보충제를 복용하려고 애쓸 필요가 없다.

그러나 비타민 E와 필수지방산은 씨앗이 지닌 영양 가치의 일부일 뿐이다(견과, 곡물, 콩류 역시 씨앗이다). 풍부한 비타민, 미네랄, 아미노산, 탄수화물 등등 그 밖의 수많은 영양소들이 시너지 작용을 해서 이들이 지닌 뛰어난 효능을 발휘하게 하는 것이 틀림없다. 한마디로 말해서 씨앗은 생명의 불꽃, 생명에 필요한 모든 영양소를 두루 갖춘 살아 있는 완전식품이다.

산패한 씨앗과 견과의 문제점

- 견과와 씨앗은 겉껍데기나 껍질을 벗기고 나면 금세 산패해 영양소를 잃는다. 영양 감소는 곧바로 시작되며, 산소가 없는 진공포장 상태에서도 어느 정도는 지속된다.
- 산패는 위장과 소장 점막에 염증을 일으킨다.
- 음식에 함유된 지방을 소화시키는 췌장의 효소들이 퇴화되며, 그 때문에 지방이 효율적으로 소화·흡수되지 못한다.
- 면역력 약화, 암, 그 밖의 만성질환을 일으킨다.
- 음식물 속의 비타민 A, E, F는 물론 이미 인체 내에 축적되어 있는 이 영양소들까지 파괴한다.
- 담과 간에 말썽을 일으킨다(이는 분노와 우유부단함으로 이어진다).

산패한 견과나 씨앗은 아예 먹지 않는 편이 낫다.

선택과 보관

- 견과는 단단한 껍질에 들어 있는 것을 구입해야 한다. 껍질 속에 든 것은 1년 동안 간다.
- 외피를 벗긴 씨앗은 불투명한 유리병에 넣어 찬 곳에 보관한다. 열과 빛은 산화를 촉진한다. 플라스틱 용기에 보관하지 말라. 기름 함량이 많은 음식물은 플라스틱과 결합해 플라스티시데스라는 물질을 생성한다.
- 구입하기 전에 먼저 맛을 확인하라.
- 모든 씨앗에는 외부의 독과 독소가 축적되는 경향이 있으며, 따라서 농약을 치지 않은 유기농 제품을 구입하는 것이 중요하다.

견과와 지방 함량이 많은 씨앗의 조리와 섭취

- 씨앗이나 견과를 섭취하는 가장 좋은 방법은 밤새 물에 담가 발아 과정
  이 시작되게 하는 것이다. 이렇게 하면 지방과 단백질의 소화가 용이해
  진다. 그런 뒤 말려서 생으로 먹거나, 볶거나 삶아서 먹는다.

    익혀서 시리얼과 국물을 내거나, 갈아서 가루나 버터를 만들거나, 액
  화할 수 있다(뒤에 나오는 48장 〈곡물 밀크와 씨앗 밀크〉와 49장 〈레주블랑과
  요구르트〉 조리법을 참고하라).

- 볶음은 산패의 부작용을 줄여주며, 지방 성분을 감소시켜 소화를 용이
  하게 해준다. 가볍게 볶아야 하며, 과도하면 음식물 속의 지방 성분이
  유해해진다.

- 소화계가 예민한 사람들은 단순한 조합이라는 원칙을 따라야 한다. 다
  시 말해서 견과나 씨앗만 먹거나 신맛의 과일, 녹색 채소 또는 비전분
  성 채소와 함께 먹어야 한다(19장 〈음식 조합〉을 참고하라.)

- 자신이 사는 기후대에서 나는 견과와 씨앗을 섭취하는 것이 가장 좋다.

- 볶음은 가을과 겨울에, 한증 또는 허증이 있는 사람들을 위해 음식물
  의 덥히는 성질을 더한다. 발아는 봄과 여름 동안에, 그리고 열증 또는
  실증이 있는 사람들을 위해 식히고 상쾌한 성질을 향상시킨다.

- 치료적 가치는 꼭꼭 씹어 먹을 때 크게 향상된다.

- 대량으로 섭취하면 소화에 문제를 일으켜 잡티와 뾰루지가 생기며, 지
  독한 냄새를 풍기는 방귀를 생성하는 것으로 악명 높다.

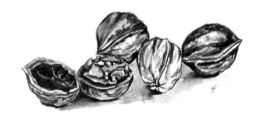

견과와 씨앗 섭취 지침

대부분의 견과와 씨앗(특히 지방 함량이 많은 씨앗)은 몸을 튼튼하게 하고, 체중과 근력을 증가시킨다. 풍부한 단백질과 지방의 원천이며, 소량씩 섭취하는 것이 가장 좋다. 마른 체형에 건조하고, 불안정하고, 과민하고, 전반적으로 허한 사람이 이러한 무겁고 든든한 식품들로부터 가장 많은 이익을 본다. 불행히도 이런 유형의 사람들은 많은 양의 밀도 높은 음식물을 대사하지 못하므로 조금씩 먹어야 한다.

한편, 실 징후(건장한 체형, 강한 성격에 혈색이 붉고, 목소리와 맥박이 힘차고, 설태가 두꺼운)가 있는 사람들은 견과와 씨앗을 먹더라도 아주 절제해서 먹어야 한다.

부종, 점액, 과체중, 칸디다균 과잉 증식, 종양, 낭종 등의 증상이 있는 습한 사람은 견과와 지방 함량이 많은 씨앗을 피해야 한다. 예외는 오메가-3 지방산 함량이 많은 씨앗들인데, 이것들은 대사율을 높여 습을 극복하는 데 도움을 준다. 흔한 사례는 아마씨, 치아씨, 호박씨, 소금을 치지 않은 피스타치오다. 절제해서 섭취하면 이것들은 위에서 설명한 실 징후가 있는 사람들에게도 매우 좋다.

견과와 씨앗의 치유 효능은 명백히 정립되어 있지 않으며, 일부는 아직 밝혀져 있지 않다. 캐슈너트, 헤이즐너트, 피칸, 브라질너트 등 널리 이용되는 몇 가지 견과가 다음의 효능 설명에서 제외된 것은 그 때문이다. 전체적으로 이 견과들은 모두 지방과 단백질 함량이 높다는 한 가지 패턴을 따르고 있으며, 따라서 허한 사람을 튼튼하게 해주는 위의 일반적인 섭취 지침을 따르면 된다. 또한 실이나 습의 징후가 있는 사람은 피해야 한다.

견과와 씨앗의 치유 효능

아몬드

열성은 약한 덥힘. 맛은 달다. 폐의 기 정체를 풀어주고, 담(가래)을 변형하고, 기침을 완화하며, 소장을 원활하게 한다. 기침·천식을 포함한 폐 질환에 쓰이며, 변비와 같은 점액 고갈로 말미암은 질환에도 도움이 된다. 폐 질환에는 아몬드 음료를 쓴다. 아몬드 음료는 아몬드를 갈아 물에 타서 만든다.

아유르베다에서는 아몬드를 모든 견과 가운데 최고로 치는데, 아몬드는 생식력과 함께 사고력과 영성에 생기를 부여하는 본질인 '오자스'를 조성하는 데 유용하다고 한다. 아유르베다는 아몬드 껍질이 위의 점막을 자극한다며 먹지 말라고 권하며, 뜨거운 물에 데친 아몬드 역시 삼가라고 권한다. 껍질을 제거하고 발아 과정(발아는 소화를 쉽게 하고 영양분을 증가시킨다)을 출발시키기 위해서는 밤새 물에 담가 두었다가 아침에 벗기면 된다. 하지만 아몬드 껍질에는 양면적인 성질이 있는데, 건강한 사람에게는 바람직하지 않지만 폐의 습을 푸는 데는 실제로 도움이 된다는 것이다. 아몬드는 혈액을 알칼리화해 주는 유일한 견과다. 다른 견과들은 오히려 산화시키는 작용이 있다.

주의: 아몬드는 몸이 활력이 없고, 끈적끈적하면서 두터운 설태와 부종이 있는 등 습 징후가 있는 사람들에게는 외려 가래와 담을 증가시킬 수 있다.

흑임자(검은 참깨)

열성은 중립. 맛은 달다. 음액과 혈액을 강장하고, 간과 신장을 튼튼하게 하며, 전반적으로 자극을 완화하는 성질이 있다. 장과 다섯 개의 음의 기관(심, 간, 신, 비, 폐)을 원활하게 한다. 전반적인 강장제 역할을 한다. 류머티즘(막힌 풍을 풀어준다), 변비, 마른기침, 시야 흐림, 이명, 혈뇨, 요통, 쇠약, 관절 경직, 발작적인 경련, 두통, 모유 부족, 어지럼증, 저림, 마비 등 허혈 또는 허음에 의해 야기되는 질환에 유용하다. 때 이른 백발을 검게 하는 데도 도움이 된다. 변비와 체액 부족이 나타나는 노인성 또는 만성 질환에 매우 유익하다. 인도에서는 춥고 습한 계절에 특별 음식으로 이용된다.

경고: 비허(脾虛)의 징후인 설사 또는 물똥이 있는 경우에는 삼가야 한다.

주의: 보통의 볶은 참깨 역시 흑임자와 동일한 효능을 보이지만, 그 작용이 순하다. 참깨는 먹기 직전 또는 조리 직전에 갈아야 소화가 더 잘 된다. 밤새 물에 불려 두었다가 팬에 가볍게 볶아서 갈면 훨씬 더 소화가 잘 된다. 이렇게 하면 옥살산의 부작용을 줄이는 데도 도움이 되는데, 참깨에는 상당한 양의 옥살산이 칼슘을 비롯한 여러 가지 미네랄과 결합된 형태로 존재한다. 시판 '참깨버터'는 통참깨를 버터에 섞어 넣은 것이며, '참깨 타히니'*는 피해야 할 정제 식품으로 섬유질, 여러 가지 미네랄, 완전 소화를 위해 필요한 대사 조력자들이 누락되어 있다. 임상 경험상 타히니는 간 울체에 기여하며, 그에 동반해 분노·우울·짜증 같은 정서 불균형을 유발하는 것으로 나타났다.

치아씨

건조함을 적시는 강장제. 아마씨 다음으로 오메가-3 지방산 함량이 높다. 남서부 아메리카 원주민들은 인내심 경쟁을 하는 동안 생존을 위해 치아를 먹었으며, 중남미 사람들은 변비 치료를 위해 치아를 먹었다.

코코넛

열성은 덥힘. 단맛이 난다. 강장 작용을 하고, 풍을 해소하고, 지혈 작용을 하며, 심장을 튼튼하게 한다. 쇠약, 여윔, 코피, 어린이 영양실조에 유용하다.

코코넛은 채식주의자들에게 포화지방의 좋은 원천이다. 하지만 식단에 과잉 포화지방과 콜레스테롤이 포함되어 있는(예를 들면 육류, 달걀, 유제품 중심의 식단) 사람들이 먹으면 위험할 수 있다.

---

* 참깨를 으깨 넣어 만든 페이스트나 소스로, 중동 지역의 전통 음식이다.—옮긴이

코코넛은 성질이 따뜻하고, 맛은 달고, 서기의 부작용을 해소하고, 갈증을 풀어주며, 정액을 증가시키고, 음액을 조성한다. 종종 심장 허약과 당뇨로 말미암은 부종을 치료하는 데 도움이 된다.

아마씨

열성은 중립. 맛은 달다. 완하 작용이 있으며, 점액질을 분비하고, 통증과 염증을 줄이고, 비장-췌장과 결장에 좋다. 가장 풍부한 오메가-3 지방산 원천으로, 면역력을 튼튼하게 하고 심장과 동맥을 청소하는, 생명이 걸린 중요한 효능이 있다. 많은 퇴행성 질환에 유익하다(10장 〈기름과 지방〉을 참조하라).

땅콩

열성은 덥힘. 맛은 달다. 폐와 비장-췌장에 좋다. 장을 원활하게 하고, 위장을 조화롭게 한다. 수유모의 젖 분비를 늘리기 위해(볶은 땅콩을 쌀 콘지나 조 콘지에 추가한다), 혈우병·혈뇨를 포함한 출혈을 멈추기 위해(생땅콩을 먹는다), 귀먹음을 치료하기 위해(생땅콩을 먹는다), 혈압을 내리기 위해(땅콩 껍질 달인 물을 마신다) 쓰인다.

주의: 위의 치료 목적으로 쓸 때는 갈색의 껍질이 포함된 통땅콩을 써야 한다.

경고: 땅콩은 피부 트러블을 일으킬 수 있다. 또 간의 대사 속도를 현저히 느리게 한다. 따라서 과체중, 습, 활력 저하, 효모균 감염, 종양 등이 있는 사람은 먹지 말아야 한다. 적당량을 섭취한다면 땅콩은 대사 속도가 빠른 사람, 예컨대 많은 음식을 먹고도 금방 소화시키는 마르고 신경이 예민한 사람들에게 유익하다. 땅콩은 종종 다량의 화학비료와 농약을 사용해 재배된다. 또 곰팡이에서 나오는 발암물질인 아플라톡신에 취약하다. 그러므로 반드시 유기농 땅콩을 선택해야 한다. 유기농 땅콩에는 잔류 화학물질이 거의 없으며, 아플라톡신의 위험성도 훨씬 적다.

잣

열성은 덥힘. 맛은 달다. 폐, 결장, 간에 좋다. 폐와 소장을 원활하게 하며, 체액을 증가시킨다. 가벼운 완하 작용이 있으며, 풍을 해소한다. 어지럼증, 마른기침, 토혈, 풍 폐색(류머티즘), 변비 치료에 효과가 있다. 잣은 쉽게 산패되므로, 껍질을 벗긴 뒤에는 반드시 밀폐 용기에 넣어 냉장 보관해야 한다.

피스타치오

열성은 중립. 달고, 쓰고, 약한 신맛이 난다. 간과 신장에 좋고 혈액을 정화해주고, 장을 원활하게 한다. 변비에 좋다. 아유르베다에서는 몸 전체를 위한 중요한 강장제로 여긴다. 시판되는 피스타치오는 보통 소금이 첨가된 것이다. 그러나 이러한 제품은 습 상태인 사람들에게는 금기다.

호박씨

열성은 중립. 맛은 달고 쓰다. 결장과 비장-췌장에 좋다. 이뇨 작용이 있으며, 구충 효과가 있다(특히 회충과 촌충에 효과적이다). 멀미, 욕지기, 발기부전, 소변이 잘 나오지 않고 흘리는 증상이 있는 전립선비대에 효과가 있다. 아연과 오메가-3 지방산의 귀중한 원천이다. 호박씨 달인 물 또는 국물(물을 넣고 갈아서 거른 것)을 마셔도 되고, 생으로 또는 볶아서 먹어도 된다. 팬이나 오븐에서 가볍게 볶으면 표면에 붙어 있을 수 있는 대장균이 제거된다. 권장 섭취량은 1일 30~60그램이다.

해바라기씨

열성은 덥힘. 맛은 달다. 비장-췌장에 좋다. 기를 튼튼하게 하며, 소장을 원활하게 한다. 홍역으로 말미암은 발진을 조기에 터트린다(달인 차). 건조한 유형의 변비 치료에 좋다. 높은 다가불포화지방산 함량 때문에 해바라기씨는 껍질을 벗기고 나면 산패되는 속도가 매우 빠르다. 따라서 껍질을 까서 바로 먹는 것이 가장 좋다.

호두

열성은 덥힘. 단맛이 난다. 호두는 염증을 줄이고, 통증을 완화한다. 이 효과는 높은 오메가-3 지방산 함량(총 지방 함량의 5%)에서 말미암은 것이다. 폐와 장을 적셔주며, 기침과 한 징후(오한과 콧물)에 동반되는 기침과 쌕쌕거림을 완화하는 데 도움을 준다. 신장-부신과 뇌에 영양을 공급하며, 정자를 늘린다. 불수의적 사정과 발기부전, 허리와 무릎이 시리고 아픈 데, 그 밖에 신장의 양 결핍(616쪽), 노인들에게 나타나는 건조성 변비를 치료하는 데 쓰인다. 변이 묽고 열 징후(붉은 혈색, 분노, 구강염, 누런 콧물, 심한 갈증 등)가 있을 때는 호두를 먹지 말아야 한다. 호두는 병원균이 있을 수 있으므로 가볍게 볶거나 다른 방법으로 익혀서 먹는 것이 안전하다.

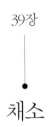

채소

채소는 일상 식단의 매우 중요한 부분이며, 자신이 사는 지역에서 구할 수 있는 것 중에서 필요에 맞춰 선택하는 것이 가장 이상적이다. 일부 채소는 영양가가 풍부하고 조리와 소화가 수월한 까닭에 상대적으로 더 많이 권장된다.

- 완전한 영양 공급을 위해서는 채소를 곡물과 함께 내는 것이 좋다. 일반적으로 곡물은 조성하고, 채소는 몸에서 독소를 씻어내고 혈액을 정화하고 재생한다. 그 조합의 결과가 치유와 진정이다.
- 채소에는 정화에 도움을 주는 특별한 효소들이 들어 있다. 날것이거나 따뜻한 기후에서 자란 채소에 더 강력한 정화 능력이 있으며, 특히 식단에 동물성 식품의 비중이 높은 사람들에게는 이러한 채소가 좋다. 버섯, 풋완두콩, 오이, 얌, 오크라,* 후추, 여름호박,** 상추(약간의 수면제 효과가

---

* okra. 아욱과에 속하는 열대 채소.―옮긴이

** 특정한 품종명이 아니라 껍질이 단단해지기 전인 여름철에 수확해서 바로 사용하는 여러 품종의 호박을 총칭한다. 우리가 흔히 먹는 애호박과 돼지호박도 여기에 포함된다. 이에 반해 겨울호박은 여문 상태에서 수확해 겨우내 보관되는 호박을 총칭한다. 이 밖에도 이 책에서는 '펌킨,' '스쿼시,' '주키니' 등이 거론된다. '스쿼시'는 '호박'으로 옮겼는데, 다양한 종류

있다), 가짓과 채소, 옥살산 함유 채소(시금치, 근대, 비트 잎 등)가 그 예다. 그 밖에 비트는 피를 정화하고, 아티초크는 간에 좋으며, 아스파라거스는 신장에 작용해 이뇨 효과가 있다.

이 채소들은 더러 약간 강한 특성을 가지고 있기도 하지만, 일반적으로 제철에 재배한 지역에서 섭취하면 대개 아무런 문제도 생기지 않는다. 하지만 일부 채소는 사하는 성질이 매우 강해서 일부 사람들은 주의를 기울일 필요가 있다. 예를 들면 칼슘 질환(관절염, 심장 질환, 충치 등)이 있는 사람은 옥살산 또는 솔라닌(아래의 '가짓과 채소'를 참고하라) 함량이 높은 채소는 피하는 것이 좋다. 이러한 화학물질은 칼슘 대사를 억제한다. 소화 중추가 약하고 변이 묽은 사람들은 오이, 여름호박, 오크라를 삼가는 것이 좋다. 이 채소들은 소화관과(또는) 장운동에 습을 증가시키기 때문이다.

- 당근, 파스닙, 순무, 루타바가, 미나리, 파슬리, 십자화과 채소(콜리플라워, 브로콜리, 청경채 등), 겨울호박, 케일, 그 밖의 일부 잎 색이 짙은 채소들은 비교적 순한 성질을 가지고 있다. 이들은 온대~한대 기후 지역에서 자라며, 이 채소들에 함유된 특정한 미네랄과 기타 원소들 덕분에 거친 기후에서도 생존할 수 있다. 때로는 겨우내 눈에 파묻혀서도 살아남는다. 이 채소들을 규칙적으로 섭취하면 우리 역시 그러한 성질들을 획득해 추운 날씨와 질병에 맞서 저항력을 얻게 된다. 그중 많은 채소는 저장 상태에서도 오랫동안 생명력을 유지한다. 양배추는 다량의 비타민 C가 함유되어 있는데, 그 대부분이 이 채소의 중추에 응축되어 있어서 저장 상태나 가벼운 조리 또는 사워크라우트에서도 파괴되지 않는다.
- 양파, 스캘리언, 파, 리크, 마늘, 샬롯(자색 양파의 일종)은 치료 가치가 있

익 '호박'을 포괄하는 가장 일반적인 단어다. '펌킨'은 호박의 한 재배 품종이지만, 실제로는 육종 과정을 거치면서 모양과 크기가 매우 다양해졌다. '주키니'는 '돼지호박'이다.—옮긴이

으며, 그렇지 않은 경우 일상적으로 사용하기에는 그 성질이 너무 강하다. 익힌 것은 지나친 욕망을 자극하며, 날것은, 동양의 주요한 수행 지침에 따르면, 분노를 불러일으킨다.

- 마늘, 당근, 양십자화과, 그 밖의 몇 가지 채소는 황이 함유되어 있는데, 황은 기생충과 장내 병원균을 제거하는 작용을 한다.

채소의 치유 효능

음식물의 치유력은 그 맛과 열성에 영향을 받는다는 것을 기억할 필요가 있다. 예를 들어 쓴맛은 부종, 점액, 낭종, 효모균 과잉 증식 등 인체의 습한 상태를 건조한다. 식히는 성질을 가진 음식은 누런 콧물, 황태, 붉은 눈동자, 인후염 등의 징후가 있는 열 상태를 완화한다. 반면에 덥히는 성질을 가진 음식물은 에너지 순환을 좋게 하고 한기를 치료한다. 일부 채소들은 덥히거나 식히는 성질이 없는데, 이러한 채소들의 열성은 중립이다.

특별히 따로 정하지 않는 이상 만성질환의 치료 목적으로 사용되는 채소의 양은 적당히 만족스러운 정도여야 하며, 그 양을 일주일에 4~6회 정기적으로 섭취해야 한다. 만약 한 가지 이상의 채소를 섭취하는 경우라면 식사의 일부로 조합하거나 하루씩 교대로 이용할 수 있다. 예를 들면 동맥경화와 과잉 콜레스테롤 치료를 위한 프로그램의 일환으로 비트, 양파, 표고버섯을 교대로 먹을 수 있다. 높은 섬유질·저지방 곡물과 채소로 구성된 식단으로 이 프로그램을 뒷받침하는 것은 필수다.

급성질환이라면 필요에 따라 채소를 좀 더 자주 이용할 수 있다. 그러므로 인후염의 치료제로 오이나 시금치 수프를 증상이 가라앉을 때까지 하루 2~3회 먹을 수 있다.

흔히 먹는 다음의 채소들은 성질과 치유 효능이 뚜렷한 것들을 선별한 것이다. 규소 함량이 높은 것으로 선택된 채소들은 칼슘 흡수를 증가시켜 동맥과 모든 결합조직을 재생시키는 효능이 있다(15장 〈칼슘〉을 참조하라) 가짓과 채소들을 하나의 집단으로 묶은 것은 그것들이 강한 성질을 공유하고 있기 때문이다. 마찬가지로, 양파속 채소들 역시 하나의 집단으로 다루어진다.

아스파라거스

열성은 약간 덥힘. 맛은 쓰며, 약간 매운맛이 난다. 이뇨 작용을 하는 아스파라긴산이 함유되어 있는데, 신장을 통해 수분을 배출하는 효능이 여기서 비롯된다. 다양한 유형의 신장 질환을 치료하지만, 염증이 있을 때는 쓰지 말아야 한다. 동맥의 콜레스테롤을 제거하는 데 도움이 되며, 고혈압과 동맥경화 같은 혈관 질환에 좋다.

주의: 과잉 섭취는 신장을 자극할 수 있다.

아스파라거스의 땅 밑 덩이줄기는 중국의 본초학에서 신장의 음액을 보하고 폐를 적시는 용도로 쓴다. 그것은 폐 폐색, 토혈, 기침을 하면서 피가 섞인 가래를 뱉는 것, 만성 기관지염, 당뇨와 폐결핵 같은 소모성 질환의 치료에 진정제로 쓰인다. 또 특히 공격적 성향이 있는 사람에게 여성성을 향상시키고, 생리 이상을 가라앉히고, 임신을 촉진하고, 수용성과 연민의 감정을 향상시키는 데 쓰인다. 보통의 아스파라거스 뿌리를 대용으로 쓸 수도 있다.

주의: 한 유형의 설사(물똥)와 오한이 심한 폐 폐색에는 피해야 한다.

비트

열성은 중립. 맛은 달다. 심장을 튼튼하게 하고, 정신을 가라앉히고, 혈액순환을 개선하며, 혈액을 정화하고 간을 이롭게 하며, 장을 적시고, 생리를 촉진한다. 생리 중 호르몬 조절을 위해서는 당근과 함께 쓴다. 간 울체와 간 질환 전반, 변비, 특히 수분 고갈로 말미암은 변비를 치료한다. 또 신경과민과 순환계 울체를 치료한다. 규소 함량이 많은 채소다.

주의: 비트 잎에는 다량의 옥살산이 함유되어 있으며, 따라서

과도하게 섭취하면 칼슘대사가 억제된다.

브로콜리

열성은 식힘. 매운맛과 약한 쓴맛이 난다. 이뇨 작용이 있으며, 눈을 밝게 한다. 서증*을 치료한다. 눈 염증과 근시 치료에 쓰인다. 판토텐산과 비타민 A가 풍부해 거친 피부에 좋다. 감귤류보다 더 많은 비타민 C가 함유되어 있으며 황, 철, B 계열 비타민들의 천연 보고다. 가볍게 익힌 브로콜리도 풍부한 엽록소 비중을 그대로 유지하는데, 이것들은 황 성분에서 비롯될 수 있는 가스 생성을 막아준다.

주의: 브로콜리는 다섯 가지 갑상선종 유발 물질이 함유되어 있는데, 이것들은 인체의 요오드 활용 능력을 방해한다. 갑상선 결핍이거나 요오드 결핍인 사람은 피해야 한다.

양배추

녹색 계열과 자주색 계열의 품종이 있다. 열성은 약간 덥힘. 단맛과 매운맛이 난다. 점액을 분비한다. 소장을 적시며, 위장에 이롭다. 소화력을 개선한다. 많은 문화권에서 피부 미백에 쓴다. 변비, 보통의 감기, 백일해(양배추 수프 또는 차), 동상(체온과 동일한 양배추 차로 몸을 씻는다), 우울증과 신경과민 치료에 쓰인다. 소화계의 기생충 제거에 도움이 된다(양배추를 마늘과 함께 복용하면 기생충 제거 효과가 매우 뛰어나다). 비타민 U가 함유되어 있으며, 궤양 치료제다. 위궤양 또는 십이지장궤양이 있다면 바로 만든 양배추 즙을 끼니 사이에 하루 2~3회 1/2컵씩 마신다. 증상이 사라지더라도 최소 2주 이상 계속 복용해야 한다. 너무 아리면 셀러리 즙을 섞어서 마신다.

양배추의 덥히는 성질은 풍부한 황 함량에서 비롯된 것이다(황은 몸을 덥히

---

* 육기(六氣) 중 서기(暑氣) 혹은 서사(暑邪)의 침습을 받아 생긴 병증, 즉 여름 더위의 영향으로 말미암은 병증을 말한다.—옮긴이

고, 기생충을 죽이고, 혈액을 정화한다.)

양배추 섭취와 습포제 부착을 동시에 하면 피부 발진, 다리궤양, 정맥류, 관절염, 다친 상처를 치료하는 데 도움이 된다. 정기적으로 양배추를 섭취하면 만성적으로 발이 찬 증상도 낫는다. 습포제는 강판에 간 양배추를 물과 섞은 것을 환부에 바르고 천으로 싸매면 된다. 이것은 우리가 아는 스위스의 한 요가 스승이 사용한 방법이다. 그녀는 스키를 타다 사고로 다리에 심각한 자상을 입었는데, 의사는 다리 절단을 권고했지만 그녀는 양배추 습포제를 계속 부착하고 엄청난 양의 생양배추를 매일 먹었다. 그리고 상처가 빠르게 치료되었다.

양배추는 요오드가 함유되어 있으며, 비타민 C의 보고다(오렌지보다 더 많은 비타민 C가 함유되어 있다). 겉잎에는 비타민 E가 농축되어 있으며, 속잎에 비해 최소한 1/3 이상 더 많은 칼슘이 함유되어 있다. 양배추 생사워크라우트는 소화관을 청소하고 재생시키는 데 탁월한 효과가 있으며, 장 생태계를 개선하고 심각한 변비를 치료한다(1012~1013쪽의 '사워크라우트' 조리법을 참고하라).

둥근 양배추와 달리 중국 배추(우리가 먹는 배추)에는 매운맛과 덥히는 열성이 없다. 배추는 맛이 달고 열성은 식힘이며, 다양한 종류의 염증과 누런 콧물, 열 징후가 있는 각종 질환에 효과가 있다. 배추 역시 장을 적시고, 변비를 치료한다. 황 함량은 양배추의 20%에 불과하다. 연구들에 따르면, 십자화과의 채소(양배추, 브로콜리, 방울다다기양배추)는 대장의 암 증식을 억제한다.

주의: 중국 배추는 욕지기가 있거나 만성적으로 허약한(氣虛) 사람은 절제해서 사용해야 한다.

당근

열성은 중립. 맛은 달다. 폐에 좋고, 비장-췌장을 튼튼하게 하며, 간 기능을 개선한다. 노폐물 배출을 자극하고, 이뇨 작용이 있으며, 결석과 종양 같은 축적물을 녹인다. 위산과다와 속쓰림을 포함한 소화불량을 치료하고, 소화·흡수를 가로막는 장내 부패균들을 제거한다. 설사와 만성 이질에 쓰인다. 요충과 회충을 죽이는 중요한 기름 성분이 함유되어 있다.

당근은 알칼리를 생성하며 여드름, 편도선염, 류머티즘 등의 혈액 산성화로 말미암은 질환을 치료한다. 당근은 또한 항산화 물질인 베타카로틴(비타민 A 전구체)의 가장 풍부한 원천들 가운데 하나다. 베타카로틴은 암을 억제하는 작용을 하며(당근은 서구의 암 민간 치료제다), 야맹증·귓병·귀앓이·귀먹음을 치료한다. 베타카로틴/비타민 A는 피부에 유익하며, 점막의 염증을 막아준다. 따라서 당근은 피부 병변과 폐, 소화관, 요도 감염에도 유용하다. 당근은 백일해를 포함한 모든 기침을 가라앉힌다. 당근즙을 환부에 직접 바르면 화상을 치료한다. 수유모의 젖 분비를 증가시키며, 호르몬 조율을 돕는다. 촌충 유충과 수두를 물러지도록 한다. 당근에는 다량의 규소가 함유되어 있으며, 그로 말미암아 결합조직을 강화하고 칼슘대사를 돕는다. 당근의 규산질의 섬유소와 담즙 생성 효능은 변비 치료에 효과를 발휘한다.

위의 증상들에 대해서는 적어도 하루에 당근 170그램을 먹거나 또는 당근즙 1~2컵을 마신다. 매일 당근을 먹으면 어린이의 치아가 튼튼해지며, 때로는 아래턱의 발달을 촉진해 치아가 들쑥날쑥한 것을 바로잡는다. 강판에 간 당근은 기생충과 이질에 가장 좋으며, 염증과 악취를 줄이기 위해 악성 종기에 붙이는 습포제로 이용해 왔다. 설사에는 당근을 삶아서 먹었다. 삶아서 갈아 퓌레로 만들거나 수프로 섭취하면 유아의 약한 소화력에도 이롭다. 비타민 A를 비롯한 여러 영양소를 최대한 그대로 섭취하기 위해서는 즙으로 마시는 것이 가장 좋다. 당근즙은 공복에 마셔야 하며, 유아에게 먹일 때는 물에 타서 먹여야 한다. 당근즙은 다른 즙을 섞어 마실 때 훌륭한 베이스가 된다.

주의: 당근 즙은 매우 달며, 일상적인 과잉 섭취는 탈모 증상과 같은 신장 약화를 초래할 수 있다. 1일 4컵 이상은 권장되지 않는다.

당근청은 쓴맛이 나며, 수프와 육수에 풍부한 미네랄을 공급하는 용도로 쓰인다. 줄기는 내기 전에 제거해야 한다. 당근 즙을 낼 때 당근청 약간을 첨가하면 단맛이 줄고 암 예방, 간 울체, 습증의 치료 효과를 배가한다.

셀러리

열성은 식힘. 맛은 달고 쓰다. 위장과 비장-췌장에 이롭고, 악화된 간을 진정
시키고, 소화력을 개선하며, 습을 말린다. 혈액을 정화하고, 현기증과 신경과
민 같은 풍 증상을 완화한다. 땀 배출을 촉진한다. 눈의 염증, 따끔거리는 소
변, 혈뇨, 여드름, 구강궤양 같은 열증에 쓰이며, 간과 위장 내부의 열을 식히
는 데도 쓰인다. 간과 위장의 열은 두통과 식욕 과잉을 비롯한 여러 질환을
낳는다.

식욕 조절을 위해서는 끼니 사이에 또는 식사의 일부로 생셀러리를 먹는다
(444쪽 이하의 '과식과 노화'를 참고하라). 음식을 천천히 꼭꼭 씹어 먹게 하려면
셀러리를 식사의 일부로 먹는 것이 좋다. 셀러리는 과일과의 궁합이 좋은 몇 안
되는 채소 가운데 하나다(또 다른 채소로는 상추가 있다). 그것은 셀러리가 과일
및 농축 감미료의 섭취와 관련 있는 습 상태를 말리는 효능이 있기 때문이다.

소량의 레몬즙을 섞은 셀러리 즙은 오한보다 고열이 우위인
일반적인 감기의 치료제다. 이 조합은 고혈압 또는 열증(불
그레한 혈색, 머리가 뜨거워지는 느낌, 붉은색 혀, 화를 잘 냄)
에 의해 야기된 두통에도 도움이 된다. 단독 또는 레몬
즙을 섞은 셀러리 즙은 당뇨에도 유익하며, 흔히 당뇨에 의
해 야기되는 산독증을 없애는 데도 도움이 된다. 이러한 목적
을 위해서는 1일 2~4컵의 셀러리 즙을 마신다.

셀러리는 규소 함량이 매우 높아 관절, 뼈, 동맥, 그 밖의 모
든 결합조직을 재생하는 데 도움을 준다. 이러한 효능에다 발
효성 소화불량(습)과 종종 조직 염증을 수반하는 산성 혈액을
제거하는 효능 때문에 류머티즘, 관절염, 통풍, 신경염증의 치료
에도 유용하다.

뿌리와 줄기 모두 동서양을 막론하고 고혈압 치료에 쓰이는데, 임신부에게
도 안전한 고혈압 치료약이다.

오이

열성은 식힘. 맛은 달다. 이뇨 작용이 있다. 해독 기능이 있고, 우울한 기분을 밝게 만들어 준다. 심장·비장-췌장·위장·대장에 이롭고, 갈증을 풀어주고, 폐를 적셔주고, 피부를 깨끗하게 해준다. 특히 오이 절임은 소화를 도와준다. 덥고 건조한 계절에 서증을 치료한다. 화상, 특히 햇볕 화상에 오이즙을 바르면 효과가 있으며, 오이즙을 마시면 신장과 방광 감염을 치료하는 효과가 있다. 통오이를 먹거나 오이즙을 마시면 위장염, 결막염, 인후염, 여드름, 염증으로 말미암은 피부 질환과 분비물 배출을 비롯한 기타 대부분의 염증 또는 열 증상에도 효과가 있다. 오이의 식히는 성질은 익힌 상태에서도 똑같이 작용한다. 동양에서는 오이를 수프에 넣기도 한다.

강판에 간 오이 팩을 얼굴에 붙이면 피부가 좋아진다. 눈 위에 붙이면 눈의 열감, 염증, 부기, 건조증, 자극을 가라앉힌다.

오이에는 에렙신이라는 효소가 함유되어 있는데, 에렙신은 단백질을 분해하고 장을 청소하는 소화효소다. 이러한 성질로 말미암아 오이는 기생충, 특히 촌충을 제거한다(부록A 〈기생충 제거 프로그램〉의 약제를 참조해 촌충이 의심되면 오이를 첨가하라).

주의: 묽은 콧물 또는 설사가 있는 사람들에게는 권장되지 않는다.

섭취량: 1일 통오이 170그램 또는 오이즙 1컵을 마신다.

오이 껍질에는 규소와 엽록소가 다량 함유되어 있으며, 쓴맛이 난다. 오이를 껍질째 먹으면 위의 효능이 한층 강화된다. 오이 껍질만을 우린 차는 손발 붓는 데 쓰인다.

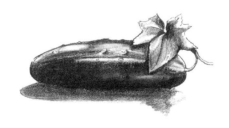

돼지감자 *

맛은 달다. 폐에 영양을 공급하며, 천식을 완화하고, 변비를 치료한다. 인슐린 분비를 촉진하고, 이눌린이 함유되어 있어서 인슐린 수요를 줄인다(따라서 당뇨에 좋다). '선초크'로 불리기도 하는 이 해바라기 친척은 북미 원산으로, 그 뿌리는 아메리카 원주민 식단에서 주식 역할을 했다. 돼지감자는 가을과 겨울 채소로 아삭아삭한 하얀 과육을 가지고 있으며, 생으로 먹거나 가볍게 익혀서 먹을 때 가장 효과가 좋다(10~15분 이상 익히면 식감이 고무처럼 된다).

케일

열성은 덥힘. 달고 약간 매운맛이 있다. 폐 폐색을 풀어주며, 위장에 좋다. 양배추의 먼 친척(십자화과)으로 역시 풍부한 황이 함유되어 있으며, 그 즙은 위궤양과 십이지장궤양 치료에 쓰인다. 케일은 서리를 한 번 맞으면 단맛이 더 강해지는 추운 겨울 채소다. 케일이 자라는 가을, 겨울, 이른 봄에 예외적인 엽록소, 칼슘, 철, 비타민 A의 원천이 되어준다.

콜라비

열성은 중립. 맛은 맵고 달고 쓰다. 기 순환을 개선하고, 혈액의 응고와 울체를 제거한다. 인체의 습을 완화한다. 소화불량과 혈당 불균형을 치료한다. 저혈당증과 당뇨에 좋다. 배뇨 장애와 배뇨통을 완화한다. 대장 출혈을 멈추게 하고, 음낭의 부기를 가라앉힌다. 약물이나 알코올 중독의 부작용을 완화한다. 콜라비즙은 잦은 코피의 치료제다.

---

* 미국 원산의 여러해살이풀. 뚱딴지라고도 하며, 서양에서는 '예루살렘 아티초크'라고 한다.—옮긴이

상추

열성은 식힘. 맛은 쓰고 달다. 이뇨 작용과 진정 작용이 있다. 부종과 발효성 소화불량, 효모균 과잉 증식을 포함한 습 상태를 말린다. 일상 채소들 가운데 규소가 가장 많이 함유되어 있다. 수유모의 젖 분비를 출발시키거나 증가시키는 데 쓰이며, 또한 치질 치료에도 유용하다. 이뇨 작용과 식히는 성질은 소변을 찔끔거리거나 혈뇨가 나오는 증상을 치료한다. 끼니에서 과일과 동시에 조합해도 잘 어우러진다. 상추는 진정 작용을 하는 락투카리움*이 함유되어 있는데, 이 물질은 소화를 손상하지 않으면서 신경을 편안하게 해준다.

잎상추가 결구상추(양상추)보다 훨씬 더 많은 영양소를 함유하는데, 특히 엽록소·철·비타민 A와 C의 함량 차이가 크다.

주의: 눈병이 있을 때는 쓰지 않는다. 과다 섭취하면 졸음이 올 수 있다.

양송이버섯

열성은 식힘. 맛은 달다. 혈중 지방을 낮춘다. 호흡계의 과잉 점액을 제거해 준다. 항생제 효능이 있으며, 전염성 간염의 치료에 쓸 수 있다. 백혈구 수치를 높이며, 그로 말미암아 질병을 일으키는 미생물들에 대한 면역력이 강화된다. 항암 작용이 있으며, 수술 후 암 전이를 막는 데 도움이 된다. 식욕을 높이고, 홍역으로 말미암은 포진을 빨리 무르게 함으로써 회복 기간을 줄인다. 양송이를 포함한 대부분의 버섯은 고기를 과잉 섭취해 나타나는 '열 독소'(열 징후가 있는 독소 반응)를 줄이는 효능이 있다.

표고버섯

열성은 중립. 맛은 달다. 위장에 좋다. 암과 바이러스성 질환에 대한 면역반응

---

* 상추 줄기를 꺾으면 우유처럼 생긴 하얀 물질이 나오는데, 여기에 함유되어 있다. 쓴맛이 강하게 나지만 신경에 진정 작용을 하는 특성이 있다. 진통, 진정, 수면 유도 효과가 매우 뛰어나다. 이러한 성질 때문에 상추아편으로 불리기도 한다.—옮긴이

유도 물질인 인터페론*이라는 단백질의 천연 원천으로 알려져 있다. 암, 특히 위암과 자궁경부암 치료에 쓰인다. 혈중 지방과 콜레스테롤을 낮추며, 축적되어 있는 동물성 단백질 찌꺼기를 배출한다.

버섯은 게르마늄의 훌륭한 원천이다. 게르마늄은 세포 내로의 산소 공급을 개선해 면역력을 증강하는 원소다. 영지버섯은 최고의 면역력 강화제로 여겨지며, 종양과 암에 강력한 효과를 보인다.

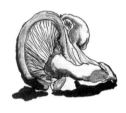

주의: 질환 치료 목적으로 필요한 경우가 아니라면, 오랜 완 전 채식주의자들은 버섯 섭취에 신중해야 한다. 버섯 섭취는 요양 중에 지나친 정화 작용을 할 수 있다.

겨자 잎

열성은 덥힘. 매운맛이 난다. 폐에 좋다. 장을 튼튼하게 하고 적셔준다. 가슴이 답답한 것을 풀어주며, 기 순환을 개선하고, 울체되고 엉긴 혈액을 풀어준다. 폐 감염에 따른 한 징후의 콧물(투명하거나 희고 양이 많은 콧물)을 줄여준다. 감기와 기침에는 겨자 잎을 차로 만들어 마신다.

주의: 눈에 염증이 있는 사람, 치질 혹은 기타 열 징후가 있는 사람은 피 해야 한다.

---

* 외부에서 침입한 다양한 병원체에 맞서 면역계의 방어기제를 활성화하여 병원체를 제거하기 위해 숙주세포에서 만들어지는 당단백질이다. 외부에서 침입한 바이러스의 RNA와 단백질 합성을 방해함으로 바이러스 복제를 차단하고 면역세포 간의 다양한 신호전달 기능을 수행한다. 병원체 감염에서 나타나는 열, 근육통 등은 바로 인터페론의 작용으로 일어나는 현상이다.—옮긴이

가짓과 채소

우리가 자주 이용하는 감자, 토마토, 가지, 각종 고추 등이 모두 가짓과에 속한다. 가짓과 채소에는 기본적으로 솔라닌이라는 독소가 들어 있다. 솔라닌은 설사, 심부전, 두통, 구토를 유발하는 것으로 알려진 알칼로이드다. 드물기는 하지만, 알레르기가 있거나 매우 과민한 사람이 과잉 섭취하면 실제로 극단적인 반응이 나타나기도 한다. 과민증이 있는 사람들은 섭취 후 여러 시간이 지난 뒤에 어질어질하고 붕붕 뜨는 듯한 느낌을 받고 집중력을 발휘하는 데 어려움을 겪는다. 붕붕 뜨는 느낌은 더 이상의 부작용만 없다면 업무, 스트레스, 집중력을 발휘해야 하는 활동으로 말미암아 긴장 상태인 사람들에게는 유익할 수도 있다. 감자, 특히 붉은색 감자의 효과가 가장 순한 편이다.

미국인들은 가짓과 채소에 탐닉하는 경향이 있다. 금액 기준으로 최대 판매 1위 채소가 감자이며, 3위가 토마토다. 아마도 남미 원산의 이 식물들이 고기 위주의 식단에 균형을 잡아주기 때문이 아닌가 싶다. 토마토와 가지는 모두 고기에 의해 유발된 간과 혈액의 울체를 완화한다. 감자는 나중에 설명할 '고기와 감자' 식단에서 영양학 측면에서 매우 독특한 역할을 한다.

과민증이 있는 사람들(많은 채식주의자를 포함해)에게 가짓과 채소에 함유된 솔라닌과 기타 강력한 성분들은 소금이나 미소를 첨가해 굽거나, 볶거나, 튀기거나, 삶는 등의 조리에 의해 상당히 중화될 수 있다. 파슬리 또는 해초를 곁들여 낸다.

가짓과 채소들은 또 저마다 독특한 효능이 있다.

가지

열성은 식힘. 맛은 달다. 부기를 가라앉히고, 혈액 울체로 유발되는 종양과 같은 엉긴 혈액과 혈적을 풀어줌으로써 울체된 혈액을 제거한다. 특정하자면, 자궁에 문제를 일으키는 엉긴 혈액을 치료한다. 또한 응고 작용을 한다(출혈을 줄인다). 출혈이 동반되는 치질, 혈뇨, 출혈 전반에 쓰인다. 동맥을 재생하고 뇌졸중과 기타 출혈을 예방하는 바이오플라보노이드의 풍부한 원천이다. 이질과 황태, 구강궤양(까맣게 태운 가지 분말—까맣게 탈 때까지 구운 것 또는 가지 치분—을 쓴다), 뱀이나 전갈에 물린 상처(생가지 팩을 붙인다), 동상(상온의 가지 달인 물 농축액을 쓴다)을 치료한다. 간과 자궁에 좋고, 특히 억압된 감정과 그러한 감정이 이 기관들에 미치는 유해한 효과를 해소하는 데 도움이 된다.

주의: 임신한 여성은 가지 섭취에 신중해야 한다. 일본에서는 유산 위험이 있다는 이유로 임신 중인 여성에게는 가지를 먹지 말라고 권고한다.

가지는 실제로는 과일의 일종으로 비전분 채소와 같은 다른 음식물들과 잘 조합된다.

감자

열성은 중립. 맛은 달다. 약한 이뇨 작용이 있으며, 비장-췌장과 기를 튼튼하게 한다. 위장을 조화롭게 하며, 장을 원활하게 하고, 신장의 음을 강화한다. 이미 설탕의 형태를 띤 다량의 탄수화물이 함유되어 있다. 이 단맛이 비장-췌장에 유익한 영향을 미치는데, 특히 충분한 양의 설탕을 얻을 만큼 다른 탄수화물 음식을 꼭꼭 씹어 먹지 않는 사람들에게 그러하다. 감자는 인체의 산성을 중화하며, 그 때문에 관절염과 류머티즘을 완화하는 데 도움을 준다. 또 풍부한 칼륨 함량 덕분에 소금 또는 고기를 포함해 소금 함량이 높은 음식을 과도하게 섭취해 온 사람들에게 좋다.

감자는 모든 염증을 줄인다. 감자즙은 화상 치료에 외용으로 쓰이며, 저혈압에도 좋고, 위장과 십이지장의 궤양 치료에도 쓰인다. 궤양 치료 목적으로는 앞에서 제시한 양배추즙과 똑같은 양을 섭취하면 된다. 감자즙은 주스기로 만드는 것이 가장 쉽다. 강판에 간 감자를 면 보자기에 올리고 비틀어서 짜도 된다. 신선한 감자즙은 항생제 효능이 있는 것으로 여겨진다. 또한 장 내에 유익한 생태계를 조성하는 데 도움이 되며, 비타민 C·효소·미네랄의 풍부한 원천이다.

19세기와 20세기 초 미국에서 생감자를 갈아서 만든 습포제는 종기, 옹, 습진을 녹이고, 눈의 부기와 염증을 완화하기 위한 흔한 치료제였다. 오늘날 이러한 종류의 습포제는 볼리비아의 두통 민간요법에서 여전히 그 용도를 찾을 수 있다.

감자는 껍질과 함께 먹는다면 가장 완전한 영양 식품 가운데 하나로 여겨진다. 두 명의 덴마크 식품학자는 제2차 세계대전 중 3년 동안 오로지 감자만 먹으면서도 건강한 상태를 유지했다. 이것만 보더라도 감자의 영양 가치는 충분히 입증된다.

감자는 인체의 음을 증가시키기 때문에 수용적이고, 보살피고, 동정적인 성품을 향상시킨다. 또한 인체의 골격도 음에 속하므로, 감자는 인체 조직을 조성하고 유지하는 데도 도움이 된다. 앞에서 말한 가짓과 채소의 광범한 효능에 더해 감자의 음, 즉 흙의 성질은 시차 적응을 비롯해 현대의 첨단기술 세계에서 받는 온갖 스트레스에 시달리는 사람들에게 흔히 갈구의 대상이 되곤 한다.

주의: 풋감자와 감자의 싹은 독성을 띠며, 따라서 감자에 박혀 있는 싹눈은 반드시 제거해야 한다. 저명한 오스트리아의 철학자 루돌프 슈타이너는 감자의 과잉 섭취가 게으름으로 이어지는 것을 관찰했다. 감자의 과잉 섭취가 음 과잉을 낳는데, 음은 곧 인체의 수용성의 바탕이라는 점에서 이것은 일리 있는 주장이다(극단적인 수용성은 게으름을 야기한다).

토마토

열성은 강한 식힘. 맛은 달고 시다. 음을 조성하며, 건조함과 갈증을 완화한다. 위를 튼튼하게 하고, 간을 청소하며, 혈액을 정화하고, 인체 전반을 해독한다. 소화를 촉진하며, 따라서 식욕 감퇴·소화불량·식적(食積)·거식증·변비의 치료에 쓰인다.

토마토는 간열과 간열에 수반되는 고혈압, 눈 충혈, 두통 등의 증상을 완화한다. 인체의 혈액 정체를 치료하기 위해서는 토마토를 음식물로 이용할 수도 있고, 얇게 썰어 팩으로 만들어서 환부에 붙일 수도 있다.

토마토는 신맛의 과일이지만 소화된 이후에는 혈액을 알칼리화하며, 따라서 류머티즘과 통풍을 유발하는 산성 혈액을 줄이는 데도 유용하다.

가지에 매달린 채 익은 토마토가 가장 좋다. 풋것을 따서 익힌 토마토는 신장-부신 기능을 약화할 수 있다.

주의: 토마토는 칼슘대사를 방해하므로 관절염이 있으면 피해야 한다. 다량의 토마토 섭취는 누구에게나 몸을 쇠약하게 만드는 요인이 된다.

섭취량: 1일 2회, 토마토 1~2개.

양파속* 채소: 기본적인 치유 효능

양파속 채소는 모두 특정한 핵심적 효능을 공유하고 있다. 매운맛이 나며, 폐에 이롭다(매운맛은 폐로 '들어간다'). 또한 양파속 채소는 덥히는 작용이 있어서 인체의 에너지를 이동시키고, 혈액의 울체를 풀고, 혈전을 줄이고, 한을 배출한다. 이것들은 아마도 인체를 정화하고, 중금속과 기생충을 제거하는 것을 돕고, 단백질/아미노산 대사가 원활하게 이루어지도록 해주는 따뜻한 원소인 황을 가장 많이 함유한 식품일 것이다. 따라서 양파속 채소는 고단백 식단을 먹는 사람들에게 특히 좋다. 이 채소들은 또한 동맥을 청소하고, 불균형한 식단을 먹는 사람들에게서 자주 나타나는 바이러스, 효모, 발효균, 기타 병원체들을 억제한다. 이 채소들은 치료제로서의 가치에도 불구하고 감정적 욕망을 과도하게 강화하는 것으로 여겨지고 있으며, 그 때문에 주요 동아시아 문화권에서는 영적 절제를 추구하는 사람들은 삼갈 것을 권한다.

---

* 학명은 *Allium cepa L.* 엄밀히 말하면 양파는 백합과 리크속 식물이다. 여기서 사용한 '양파속'이라는 명칭은 엄밀한 학술적 의미로 사용한 것이라기보다는 양파, 리크, 파, 스캘리언, 마늘의 공통된 성질과, 이 식물들에 대한 동양의학의 시각을 살펴보기 위한 임의적인 분류다.—옮긴이

양파속 채소 각각의 독특한 효능

파

신장, 간, 위장에 이롭다. 습 상태를 말린다. 기 순환을 증가시키고 혈액 응고, 타박상, 종창을 치료하는 것으로 유명하다. 특히 상처에서 생긴 이런 양상을 치료하는 데 효과가 좋다. (한 유형의) 관절염의 통증을 치료하는 데 좋다. 전체를 찧거나 잎을 찧어서 만든 즙을 상처 부위나 관절염 환부에 붙여도 좋다. 최선의 결과를 얻으려면 생파 또는 살짝 익힌 파를 먹거나 차를 달여 마시면 된다.

또한 파는 물똥이 특징인 약하고 한한 소화력을 강화하고, 신장의 양과 정력을 강화한다. 그 때문에 한(전형적인 징후로는 맑고 양이 많은 소변, 맑고 희거나 투명한 다량의 콧물, 창백한 안색, 오한, 찬 것을 몹시 싫어함)에서 비롯한 백대하, 요실금, 정액루 등의 질환 치료에 효과가 있다.

주의: 눈 질환, 피부 발진, 열 징후가 있을 때는 피하라.

섭취량: 1일 파차 2~3컵, 또는 파 50그램.

마늘

양파속 채소 가운데 매운맛이 가장 강하다(그 밖의 기본적인 치유 효능에 대해서는 옆 쪽을 참고하라.) 혈액순환과 발한을 촉진하며, 복부 폐색과 식적을 제거한다. 바이러스, 아메바, 그 밖의 암을 비롯한 퇴행성 질환과 관계 있는 병원체들은 물론 흔한 감기 바이러스까지 억제한다. 기생충·유해 박테리아·칸디다 알비칸스를 포함한 효모균을 없애고, 건강한 장 생태의 형성을 촉진한다. 이질, 폐렴, 폐결핵, 천식, 알레르기성 비염, 설사, 뱀 물린 데, 라임병, 탄저균 감염, 무사마귀, 종기, 간염 치료에 쓰인다. 만성질환에서는 여러 주 동안 꾸준히 마늘을 섭취해야 실질적인 개선 효과가 나타나기 시작한다.

마늘은 몸에서 독소(납과 카드뮴 같은 독성 금속을 포함해)를 제거한다. 마늘을 다져 만든 습포제는 종기의 부기를 빨아낸다. 마늘 차를 마시고 차게 해서 환부에 바르고 면붕대로 싸매 두면 옻나무 독, 덩굴옻나무 독, 쐐기풀에 찔린 것이 완화된다(다진 마늘 4쪽을 물 1컵에 넣고 20분 동안 달인다). 해외여행에서 이질을 예방하고자 할 때는 의심스러운 음식이나 물을 마시기 전에 마늘 1쪽을 씹어 먹는다. 아메바성 이질을 비롯한 이질 치료를 위해서는 낫기 전까지 하루 3~4회 마늘 1/2쪽씩을 먹는다. 일반적인 감기, 인후염, 부비동 두통을 치료할 때는 마늘 1쪽을 입안에 15분 동안 물고 있다가 삼킨다. 모기 물림을 방지하기 위해서는 적어도 매일 1회 마늘을 먹는다. 마늘을 사료에 섞어 먹이면 개를 비롯한 반려동물들에게서 벼룩을 퇴치하는 데 도움이 된다.

무좀 치료를 위해서는 매일 젖은 발에 마늘 분말을 뿌린 뒤 마르게 둔다. 그 위에 양말을 신어도 된다.

외이도*에 마늘기름 한 방울을 매일 1회 떨어뜨리면 귀 염증 치료에 도움이 된다. 마늘기름은 마늘의 톡 쏘는 성질이 약하므로 어린이에게도 안전한 치료제다. 기름 제조법은 간단하다. 으깬 마늘 여러 쪽을 올리브유 80그램에 최소 3일 동안 담가 두었다가 천으로 거르면 된다.

마늘의 강한 향을 없애기 위해서는 찌면 된다. 불행히도 찌면 그 효능의 일정 부분이 소실된다. 생마늘을 먹은 뒤 나타나는 입안의 냄새와 소화관을 타고 흐르는 타는 듯한 느낌을 중화하려면 마늘을 먹은 뒤 파슬리 가지나 곡물순 정제 또는 음료를 마시면 도움이 된다. 어린이나 마늘의 아린 맛에 민감한 사람들은 사과를 얇게 썰어 그 사이에 마늘 슬라이스를 끼워서 먹거나, 마늘을 곱게 다져 음식물에 섞어서 먹으면 된다. 이렇게 먹으면 마늘이 그다지 맵지 않다. 생으로 먹는 것에 비해 효과가 떨어지긴 하지만 냄새가 한결 덜한 숙성 또는 발효 마늘을 시중에서 구할 수도 있다. 캡슐이나 정제 형태로 만들어진 상당히 효능이 있는 마늘도 시판되고 있는데, 이 제품들은 마늘이 소화관 깊숙이 들어가서 녹기 때문에 냄새가 훨씬 덜하다.

주의: 마늘은 열 징후(붉은 안색과 눈, 더위를 잘 탐, 뜨거운 것을 싫어함, 구강

---

* 귀의 입구에서 고막에 이르기까지의 관.—옮긴이

궤양, 다량의 찬 음료를 벌컥벌컥 마심)가 있는 경우에는 사용해서는 안 된다. 또 음허(체액 부족)와 관련이 있는 열 증상(입 마름, 간헐적인 고열, 선홍색 뺨, 도한, 빠르고 얕은 맥박, 잦지만 마시는 양은 적은 갈증 등)이 있을 때도 마늘 사용을 금한다. 섭취량과 섭취 기간에 주의를 기울여야 한다. 중국의 본초학에서는 마늘 과다 섭취가 위와 간을 손상한다고 한다.

섭취량: 사람에 따라서는 다량의 마늘(하루 총 섭취량 6쪽 이상)을 섭취해 성공을 거둔다. 이 정도 양의 마늘은 밀·보리순 식품이나 기타 식히는 음식들과 함께 먹거나 식사에 포함하여 먹을 때 훨씬 더 잘 받아들여진다. 그러나 대부분의 경우에 효과를 발휘하는 최소 섭취량은 약 1일 3회 각 1/3쪽이다. 일반적인 감기에 걸렸을 때는 마늘을 20분 동안 물고 있다가 삼키면 된다.

리크

매운맛과 함께 신맛을 가지고 있는데, 이 신맛은 수렴성이 있으며 간과 연결된다. 리크는 연하(嚥下) 장애(삼킴 장애)를 치료하는 데 이용된다. 수렴성은 출혈과 설사를 막는다.

양파

혈압과 콜레스테롤을 낮추며, 카타르(감기 등으로 말미암아 가래가 생기고 코와 목의 점막에 염증이 생기는 증상)를 가라앉힌다. 이질을 치료하고, 알레르기 반응을 억제하며, 발한을 유도하고, 감기를 치료한다. 민간 감기 치료제로 양파를 물에 푹 삶아서 꿀을 첨가해 먹는데, 4시간마다 양파 1개씩을 먹는다. 양파 팩을 가슴에 올려 두면 기관지 염증과 그 밖의 가슴 울체가 낫는다. 양파즙 농축액 또는 생양파 팩은 벌레 물린 곳의 부기와 통증을 빼기 위한 외용약으로도 이용된다. 양파 달인 물(양파 차)은 뇌를 안정시키고, 전반적인 진정 작용이 있다.

스캘리언

매운맛과 더불어 쓴맛이 나는데, 이 쓴맛이 심장과 연결된다. 가슴과 심장 통증이 있을 때 쓴다. 소변과 발한을 촉진하고, 초기 감기 또는 독감의 외적 증상을 완화해 주는데, 특히 '풍사나 한사에 의한 감기나 독감(고열보다 오한이 지배적인)에 효과가 좋다. 중국에서는 이러한 질환의 경우 마늘보다 양파를 우선시하는데, 양파가 마늘보다 맛이 순하기 때문이다. 스캘리언은 마늘과 마찬가지로 항진균, 항균 효과가 있지만, 그 정도는 좀 약하다. 달인 물을 홍역 치료에 쓸 수 있다. 부종과 같은 습과 수적을 완화한다. 스캘리언은 한(오한, 창백함, 찬 것을 싫어함)에서 비롯된 설사, 복부 팽만과 통증, 관절염의 치료제로 쓰인다.

주의: 황태, 누런 콧물, 고열, 뜨거운 것을 싫어함, 심한 갈증 등 열 징후가 지배적인 증상에서는 피해야 한다.

섭취량: 1일 스캘리언 차(물 0.5리터에 잘게 다진 스캘리언 8대를 통째로 넣고 달임) 3~4컵.

파슬리

열성은 약한 덥힘. 매운맛과 짠맛이 난다. 소화를 개선하고, 고기와 생선 독소를 해독하며, 홍역의 발진을 빨리 무르게 해서 회복을 앞당긴다. 파슬리는 탁월한 영양원으로, 감귤의 몇 배에 해당하는 비타민 C가 함유되어 있으며, 프로비타민 A(비타민 A 전구체)·엽록소·칼슘·나트륨·마그네슘·철의 보고다. 소변을 촉진하고, 묽은 뮤코이드를 말린다. 비만, 방광의 점액, 분비선 비대, 유방 비대, 그리고 방광·신장·담의 결석 치료에 좋다. 파슬리는 거의 모든 신장 질환과 배뇨 장애에 효과가 있지만, 심각한 신장 염증에는 효과가 없다(덥히는 성질 때문에). 파슬리는 부신을 튼튼하게 하고, 시신경과 뇌신경에 좋다. 귀 염증, 귀앓이, 귀먹음 치료에도 이용된다. 암 예방을 위해 섭취하기도 한다. 파슬리는 입 냄새와 소화불량에 유익하며, 상쾌한 초록색을 띠고 있어서 요리의 가니시(장식제)로 매우 유용하게 쓰인다. 파슬리 차는 치아를 튼튼하게 하고, 혈액순환을 도와 얼굴에 화색이 돌게 만드는 얼굴 로션으로도 쓰인다.

주의: 파슬리는 젖을 말릴 수 있으므로 수유모는 피해야 한다.

섭취량: 내복용으로는 생것 또는 말린 파슬리로 만든 차를 1일 2~3컵 마시거나, 가볍게 익힌 신선한 파슬리를 1일 30~60그램 먹는다.

파스닙*

열성은 덥힘. 맛은 달다(서리가 내리고 몇 주가 지나서 수확하면 단맛이 증가한다). 비장-췌장과 위장에 좋다. 간과 담(쓸개)의 폐색을 제거하는 데 유익하다. 발한을 촉진하며, 약한 이뇨 작용이 있고, 장을 원활하게 한다. 풍과 습 상태를 완화하고, 진통 효과가 있다. 규소 함량이 높다.

감기, 기침, 숨이 가쁜 증상에 수프나 차로 마신다. 두통, 어지럼증, 류머티즘, 관절염을 치료한다.

주의: 파스닙 잎은 독성이 있다.

펌킨

열성은 식힘. 맛은 달고 약간 쓰다. 이질, 습진, 부종 같은 습 질환을 개선한다. 혈당을 조절하고, 췌장에 이롭다. 당뇨와 저혈당에 쓰인다. 폐, 기관지, 목의 가래 배출을 촉진한다. 규칙적으로 섭취하면 기관지 천식에 좋은 것으로 밝혀졌다. 익힌 펌킨은 장내 기생충을 파괴하지만 그 효과가 씨앗에는 미치지 못한다(섭취량은 아래의 '호박'을 참고하라).

---

* 학명은 *Pastinaca sativa*. 분류학적으로 당근, 파슬리와 아주 가까운 2년생 뿌리채소다. 겨울에 서리를 맞으면 맛이 더 좋아진다.—옮긴이

래디시 *

열성은 식힘. 매운맛과 단맛이 있다. 폐를 적시고, 점액을 줄인다. 식적을 내리
며, 해독 작용을 한다. 정기적으로 섭취하면 감기와 독감 같은 바이러스 감염
을 예방해 준다.

래디시는 (흔히 과거 혹은 현재의 동물성 식품 과다 섭취
에서 비롯된) 찐득찐득한 점액 상태와 열과 관련된 콧
물(누렇거나 녹색을 띤다)을 변화시킨다. 특히 부비강, 목
쉼, 가래, 인후염을 없애는 데 좋다. 래디시는 또 소화
불량과 복부 팽만을 완화한다.

래디시의 식히는 성질은 흔히 열에 의해 유발된 코피, 토
혈, 이질, 후두통에 이롭다.

래디시의 독소 배출 성질은 콧물을 녹일 뿐 아니라 식단 전환의 과도기 동
안 인체 내에 쌓여 있던 오래된 찌꺼기를 씻어내는 데도 유익하다.

강판에 간 래디시를 1일 1스푼씩 여러 주 동안 먹는 것은 담석과 신장과
방광 결석을 치료하는 서구의 민간요법이었다.

주의: 허와 한이 있는 사람은 삼가야 한다.

섭취량: 하루에 래디시 몇 개를 2~3회에 걸쳐 먹거나 래디시즙 1/2컵을
마신다.

시금치

열성은 식힘. 맛은 달다. 혈액을 조성하고 출혈을 멈춘다. 시금치는 코피에 특
효가 있는 치료제다. 이뇨 작용과 완하 작용을 한다. 인체의 건조함을 적시고,
갈증을 해소하며, 특히 당뇨로 말미암은 건조함과 갈증의 치료에 유용하다.

---

* 학명은 *Raphanus raphanistrum sativus*. 야생종인 *Raphanus raphanistrum*의 재배종
이라고 보면 된다. 십자화과에 속하는 뿌리채소로, 생김새도 무와 배추의 중간쯤으로 생긴
잎사귀에 아기 주먹보다 조금 더 큰 자주색 또는 붉은색 뿌리가 달려 있다.—옮긴이

시금치의 식히는 성질은 피부 질환과 붉고 염증이 있는 분비물을 야기하는 혈중 독소를 씻어낸다.

중국의 섭식 이론에 따르면, 시금치는 '미끄러운' 성질을 가지고 있는데, 이러한 성질이 장운동과 소변 같은 인체 내부의 움직임을 쉽게 해주며, 그렇게 해서 변비와 배뇨 장애를 치료한다고 한다.

시금치에 풍부하게 함유된 철과 엽록소는 혈액을 조성한다. 황 성분은 포진의 발작을 완화하는 데 도움을 준다. 또 다량의 비타민 A를 함유하는데, 그 때문에 시금치는 귀중한 야맹증 치료제다. 시금치의 예외적인 칼슘 함량의 효력은 옥살산으로 말미암아 중화되는 경향이 있다.

주의: 신장결석이 자주 생기는 사람은 시금치 섭취에 신중해야 한다. 시금치는 미끄러운 성질 때문에 묽은 똥, 요실금, 정액루 증상이 있는 사람에게는 좋지 않다.

호박(스쿼시)

열성은 덥힘. 맛은 달다. 비장-췌장과 위장에 좋다. 염증과 화상을 치료하고 (화상에는 신선한 호박즙을 바른다), 기 순환을 개선하며, 통증을 완화한다. 호박과 호박씨는 기생충을 제거하는데, 특히 씨앗이 효과가 더 좋다. 여름호박보다 겨울호박이 천연 설탕, 탄수화물, 비타민 A를 더 많이 함유하고 있다.

수분이 많은 여름호박과 돼지호박(주키니)은 식히고 재생하는 음의 성질을 가지고 있다. 서증을 치료하고, 이뇨 작용이 있다. 부종이나 배뇨 장애를 치료하기 위해서는 여름호박이나 돼지호박을 껍질째 쪄서 먹는다.

주의: 여름호박, 특히 돼지호박을 과다 섭취하면 소화에 필요한 '중간 히터' 역할을 하는 에너지와 온기가 감소할 수 있다.

섭취량: 기생충을 제거하기 위해서는 겨울호박 또는 펌킨 씨앗 작게 한 줌을 3주 동안 1일 1~2회 섭취한다. 서증을 치료하기 위해서는 여름호박 또는 돼지호박을 가볍게 익히거나 날것으로 먹는다.

고구마와 얌(마)

열성은 식힘. 맛은 달다. 비장-췌장을 튼튼하게 한다. 기를 북돋우고, 수유모
의 젖 분비를 늘린다. 인체의 독소를 제거한다. 신장의 음액 생산 능력을 키우
는데, 이것이 건조하고 격앙된 인체에 도움을 준다. 고구마는 수척함과 설사
를 치료하는 데도 쓰인다. 고구마는 비타민 A가 매우 풍부하며, 따라서 야맹
증에 좋다. 고구마 수프에 스피룰리나와, 심한 경우에는 유기농으로 기른 동물
의 간을 첨가해 매우 강력한 야맹증 치료제를 만든다. 만약 어린아이가 동전
같은 금속 조각을 삼켰다면 다량의 고구마를 먹이면 도움이 된다. 고구마가
금속에 달라붙어 쉽게 똥과 함께 배출되게 한다.

메모: 미국에서 '얌'이라며 팔리는 음식물은 사실상
전부 붉은 빛깔의 고구마다.

주의: 고구마의 과잉 섭취는 소화불량과
복부 팽만을 초래한다. 붉은색 고구마는
단맛이 매우 강해 너무 많이 먹으면 몸을 약하게
만들 수 있다.

순무

열성은 중립. 맛은 맵고 달고 쓰다. 기 순환을 개선하고, 울혈을 풀어준다. 땀
을 내게 하고, 콧물과 기타 습 상태를 없앤다. 기침을 멎게 하고, 식적을 내리
고, 식욕을 개선한다. 순무는 겨잣과의 식물로 훌륭한 황의 원천인데, 황은 덥
히고 정화하는 원소다. 황의 알칼리화 작용과 기타 몇 가지 요소에 힘입어 순
무는 인체를 해독한다. 대체로 소화불량, 쉰 목, 당뇨, 황달에 좋다. 동서양 모
두에서 기관지 질환, 천식, 부비강 질환 등 폐와 관련 있는 여러 불균형을 치
료하는 데 널리 쓰였다. 순무의 가벼운 매운맛은 익히면 쉽게 사라진다. 폐 폐
색을 풀기 위해 매운맛이 필요한 경우에는 얇게 썬 생순무가 훨씬 더 낫다.

순무청은 예외적으로 비타민 A 함량이 많다.

미나리

열성은 식힘. 맛은 맵고 쓰고 달다. 이뇨 작용이 있으며, 폐와 위·방광·신장에 이롭다. 기를 조율하고 강화하며, 혈액을 정화하고 조성한다. 울혈을 없애고, 폐와 목을 적신다. 암세포의 성장 억제를 돕고, 밤눈을 밝게 해주며, 피부의 잡티를 깨끗이 없앤다. 담즙과 기타 분비선들의 분비를 자극한다. 비타민 A, 엽록소, 황, 칼슘이 다량 함유되어 있다. 황달, 배뇨 장애, '뜨거운' 폐의 가래(누른 색깔의), 따끔거리고 건조한 목, 볼거리, 장내 가스, 입 냄새 치료제로 쓰인다. 가장 효과적으로 미나리를 섭취하는 방법은 즙을 내서 마시는 것이다. 또 허브 차로 마시거나 생으로, 쪄서, 혹은 가볍게 익혀 수프에 넣을 수도 있다. 내한성 채소인 미나리는 추운 겨울 동안에 흐르는 물에서도 자란다.

주의: 미나리는 빈뇨증을 심화할 수 있다.

채소 조리하는 법

자연 상태의 생채소는 가치를 매길 수 없을 정도로 풍부한 영양분을 가지고 있다. (과도하지 않은) 적절한 조리법은 그 영양소들의 90%를 너끈히 보전할 수 있다. 열에 의해 비타민 C 일부가 파괴되지만, 다른 한편으로는 익히는 과정에서 셀룰로오스 구조가 분해되므로 날것인 상태에서는 다가가기 어려웠던 영양소들을 쉽게 얻을 수 있게 된다.

화학적으로 처리되거나 수확한 지 오래된 음식물은 본연의 맛과 힘을 잃는다. 그러나 이것들을 적절하게 익히면 그런 부분이 줄어든다. 먹을 때 영양소들이 좀 더 쉽게 추출되고, 맛이 농축되어 더 좋아진다.

채소를 익히면 생채소를 통해 소화계로 들어오는 기생충과 아메바가 파괴된다. 또한 음식물이 가진 씻어내는 성질을 줄이므로 보하는 성질이 강해지고 소화도 더 잘 된다. 허증에는 더 좋게 되는 것이다.

일단 조리한 후에는, 먹고 남은 음식을 바로 다음 끼니에 먹어야 한다. 최소한 24시간을 넘기지는 말아야 한다. 남은 음식을 냉장고에 넣으면 맛과 향, 생명 에너지가 줄어든다. 그러나 더운 환경에서 6시간 이상 보관하기 위해서는 냉장고에 넣지 않을 수도 없다.

색깔, 맛, 영양분을 보전하는 방법

- 약간의 물을 쓰거나 또는 아예 물을 쓰지 않고 직접적인 열을 가해 짧은 시간 동안 익히면 비타민과 신선함을 보전하는 데 도움이 된다. 낮은 불에서 오래 조리하면 채소의 단맛을 강화하고, 열성을 좀 더 덥히는 쪽으로 바꾼다.

- 껍질을 벗기지 말라. 통째로 조리할 수도 있다. 잎과 뿌리를 분리해 익히는 데 시간이 오래 걸리는 뿌리를 따로 익혀라. 영양소의 균형을 유지할 수 있도록 같은 끼니에 잎과 뿌리를 함께 내라(채소의 일부 부위를 제거해 버리면 그 채소가 지닌 천연의 에너지 균형이 무너진다). 뿌리채소를 보관할 때 잎도 말려서 저장 용기에 보관하라.

- 조리한 채소에 신선한 파슬리나 스캘리언을 올려 비타민 C와 생기를 보강하라.

- 과하게 굽거나 삶지 않도록 하라. 그렇게 하면 영양소들과 풍미를 주는 아로마 오일이 소실되며, 소화하기가 어려워진다.

- 채소를 물에 넣고 익히면 채소의 영양소 일부가 물로 배출된다. 채소를 익힌 물은 버리지 말고 같이 내거나 수프, 빵, 곡물 등의 요리에 재활용하라. 채소를 익힐 때는 뚜껑을 덮고 하라.

- 익히는 데 걸리는 시간과 방법은 채소에 따라, 또 어떻게 썰었는지에 따라 달라진다. 뿌리채소는 단단하고 수분이 적기 때문에 더 오래 걸린다.

- 채소의 뿌리, 덩이줄기, 그리고 호박을 비롯한 박과 채소들은 포크(젓가락)로 찔렀을 때 저항 없이 쑥 들어가면 익은 것이다. 녹색 잎채소는 색깔이 밝은 초록색으로 바뀌는 순간 익은 것이다.

- 채소를 씻을 때는 찬물에 씻어라. 뿌리는 수세미로 가볍게 씻어라. 비타

민과 미네랄은 껍질 가까운 곳에 많다. 채소를 생으로 먹을 때는 반드시 먹기 전에 기생충을 제거하는 용액에 담가 됐다가 먹어야 한다(그 방법에 대해서는 955쪽을 참고하라).

- 한 끼니에 필요한 양 이상의 채소를 조리하는 것은 낭비다. 남은 채소는 그 생명력을 잃는다.
- 브로콜리, 케일 등은 단단한 줄기를 따로 분리한다. 이 단단한 부분을 잘게 썰어서 먼저 조리하다가 부드러운 부위를 넣어 함께 익혀라.
- 아스파라거스는 커피포트 같이 좁은 냄비에 넣고 조리하라. 단단한 아래 부위가 더 오래 조리되어야 하므로 그 부분이 바닥으로 가도록 세워서 조리한다.
- 비트의 붉은색을 보전하려면 비트 잎이 붙은 채로 통째 익히거나, 최소한 뿌리 말단 부위와 줄기 2.5센티미터 정도가 붙어 있는 채로 익힌다.
- 순무와 루타바가는, 청과 뿌리를 분리해 따로따로 익히되 뿌리 쪽에 줄기 일부를 남겨 두어야 한다. 쓴맛은 줄기와 뿌리가 만나는 부분의 껍질 바로 안쪽의 옅은 색깔의 라인에 몰려 있는데, 이 부분이 영양분이 가장 많다. 쓴맛을 줄이고 싶다면 조리가 끝날 때쯤 소금을 첨가하면 된다.
- 채소를 조리하면서 간장이나 미소를 넣을 때는 소량의 국물에 미리 풀어 두었다가 조리가 끝날 때쯤 첨가한다. 그래야 고르게 퍼지기 때문이다.

채소 고르기

- 장보기를 즐겨라. 지역 농민들과 좋은 관계를 유지하라. 그러면 훨씬 더 영양이 풍부하면서도 값싼 물건을 제공해 줄 것이다.
- 신선하고, 그 지역에서 나고, 계절에 맞고, 유기농법으로 기른 과일과 채소 가운데서 잎이 싱싱하고 끝부분이 탱글탱글한 것을 고른다. 갓 수확한 채소는 맛이 살아 있고, 치유 효능도 더 뛰어나다.
- 크기가 작은 채소와 과일을 피하지 말라. 작은 것이 영양가가 더 많고 맛도 더 좋을 수 있으며, 손질하고 써는 동안 인내심을 길러준다.

보관

- 신선한 녹색 채소: 햇볕이 들고 따뜻한 곳은 피해야 한다. 냉장고나 서늘한 곳에 보관하라. 묶음을 풀어 그늘에서 3~4시간 말린 후 비닐백에 넣어 보관하거나, 그대로 종이백에 넣어 보관한다. 종이백은 습기를 흡수해 곰팡이가 스는 것을 막아주면서도 채소가 축 늘어지지 않고 선도를 오래 유지할 수 있도록 해준다.
- 뿌리채소는 서늘하고 습한 곳에 보관한다. 마당에 땅을 파서 서리 하한선 아래에 묻어두면 좋다. 지하저장고가 있다면 모래상자나 마대나 숨구멍을 숭숭 뚫은 비닐 포대에 넣어 보관하면 된다. 이렇게 하면 몇 개월 정도는 충분히 보관된다.
- 겨울호박은 서늘하고 건조하고 통풍이 되는 곳에서 오래 보관된다.

채소 써는 법

써는 과정에서 음식의 에너지 경로가 미세하게 재조정되면서 조리 시간, 소화의 용이성, 시각적 호소력, 미각에 변화가 생긴다. 모양과 맛도 큰 폭으로 달라진다.

단순한 재료를 다양한 모양으로 썰어서 뜻밖의 요소가 식탁에 생기를 부여하도록 해보라. 모든 채소는 갖가지 방법으로 썰 수 있다. 그 하나하나가 독특하게 다른 맛과 에너지를 만들어내고, 다른 조리법을 요구하게 될 것이다.

1. 작고 얇게 썰기 위해서는 써는 데 더 많은 시간과 에너지가 들어가며, 그때문에 덥히는 성질과 강장 작용이 상대적으로 더 강해진다.
   - 조리 시간이 짧아질 수 있다.
   - 볶음, 찜, 물을 쓰지 않는 조리에 좋다.
   - 오래되거나 데쳤거나 얼린 채소를 잘게 썰면 에너지가 부여된다. 이 방

법은 추위에 약하거나 나이가 많은 사람, 저혈당인 사람에게 이롭게 작용한다(잘게 썬 채소를 눈으로 보는 것만으로도 혈당이 올라가는 경향이 있다). 키가 크고 마른 사람은 작고 동글동글하게 썬 채소를 선호할 가능성이 크다. 반면에 키가 작고 통통한 체형을 가진 사람은 얇고 길쭉길쭉한 모양으로 썬 것을 선호할 가능성이 크다.

2. 신선한 채소는 통째로 또는 큼직큼직하게 토막을 내는 쪽이 천연의 생명력과 단맛을 잘 보전한다.
   - 조리 시간이 길어진다.
   - 스튜와 오븐구이 요리에 알맞다.

통합 아래 제안들 가운데 상당수는 음식의 생명에너지와 조리하는 이의 명료한 정신이 밀접하게 연결되어 있다는 인식을 바탕에 깔고 있다. 예를 들면, 조리하기 전까지 채소들을 따로따로 두고 각각의 채소를 썰 때마다 도마와 칼을 깨끗이 닦는 것은 각각의 재료가 고유성과 개별성을 가지고 있어야 한다는 생각을 갖도록 한다. 각 재료의 고유성과 개별성이 보전되어야 통합이 일어날 수 있다.

조화로운 마음가짐으로 써는 법

- 자신이 잘 다룰 줄 아는 깨끗한 칼과 도마로 시작한다.
- 각각의 채소는 저마다의 화학적 균형을 가지고 있다. 한 가지 채소를 썰 때마다 도마와 칼을 깨끗이 닦는다.
- 썬 채소는 바로 이용하거나 접시에 따로따로 담아 둔다.
- 같이 조리할 재료들은 대략 같은 크기로 썬다.
- 특정한 의도를 염두에 두고 채소를 썰자. 예를 들면, 1) 종으로 또는 대각선으로 써는 것은 모든 사람들이 채소의 모든 부위를 맛볼 수 있도록 하기 위한 조화로운 방법이다. 이것은 채소를 익히는 동안 그 영양소를 잘 보전하기 위한 방법이기도 하다. 2) 채소를 횡으로 썰면 어떤 사람은

윗부분만 먹고, 어떤 사람은 아랫부분만 먹을 수도 있다. 하지만 가볍게 익히는 수프에서는 영양소를 빨리 배출시킬 수 있다는 점에서 좋은 방법이다.

- 칼과 채소와 하나가 되어라. 썰어진다는 것이 어떤 것인지 느껴보라.
- 끈기를 기른다고 생각하고 음식 재료 다듬기를 즐겨라. 그러면 식사가 더 충만해지고 더 많은 에너지를 줄 것이다.

다양한 썰기

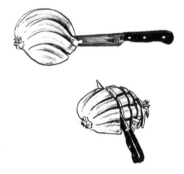

깍둑썰기

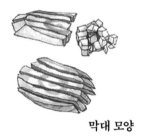
막대 모양

깍둑썰기: 길이 방향으로 뿌리로부터 약 3밀리미터 지점까지 썬다. 그런 다음 그와 직각 방향으로 썬다.

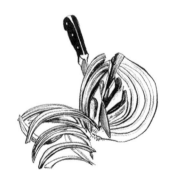

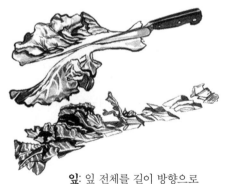

초승달썰기: 길이 방향으로 반으로 이등분한다. 세워서 직각 방향으로 썬다.

잎: 잎 전체를 길이 방향으로 절단한다. 그런 다음 모아 쥐고 길쭉길쭉하게 썬다.

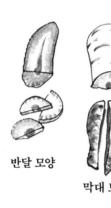

반달 모양

막대 모양

삼각형

부채 모양

꽃 모양: 얼음물에 담가두면 벌어진다.

어슷썰기

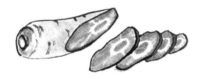

큰 어슷썰기

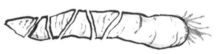

꽃잎 모양: 길이 방향으로 처음부터 끝까지 어긋나게 칼집을 넣어 4~5개의 기다란 쐐기를 덜어낸다. 남은 재료를 원반 모양으로 썬다.

벽돌 모양

네모

두꺼운 원반

세모

얇은 원반

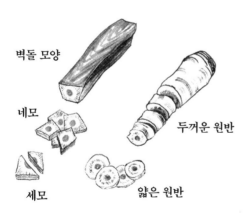

929

볶음, 찜, 그리고 물을 쓰지 않는 조리법으로 익힌 채소

대부분의 채소는 단독으로 먹는 것이 좋다. 그러나 어떤 채소는 조합했을 때 훨씬 더 조화로워지고 색깔이 다채로워진다. 다음의 조합을 시도해 보라. 채소를 첨가하는 순서는 조리에 걸리는 시간과 썬 모양에 따른다. 다음은 그 예다.

- 둥글게 썬 래디시/어슷하게 썬 당근과 그린빈
- 어슷하게 썬 셀러리/옥수수 알갱이/싹
- 4등분한 감자와 순무/잘게 썬 당근
- 깍둑 썬 루타바가/반달 모양으로 썬 얌/다진 파슬리
- 꽃잎 모양으로 썬 당근/신선한 완두콩
- 막대 모양으로 썬 당근과 순무
- 쐐기 모양으로 썬 파스닙과 당근/다진 처빌[*]

- 깍둑 썬 양파와 호박/2.5센티미터 길이로 네모썰기 한 청경채와 근대
- 잘게 썬 당근/강판에 간 당근/숙주
- 어슷하게 썬 당근과 브로콜리 줄기/브로콜리 작은 송이/다진 파슬리
- 브로콜리와 콜리플라워 작은 송이

- 소스와 드레싱을 첨가해 다양한 특별 요리를 만들어보라. 예: 새콤달콤 소스, 두부 소스, 참깨버터와 레몬 소스, 견과 소스, 중국식 소스, 멕시코식 소스, 애로루트 가루 소스(1000~1005쪽을 참고하라).

---

[*] 학명은 *Anthriscus cerefolium*. 파슬리와 친척 관계인 1년생 식용 식물. '프랑스 파슬리'로 불리기도 하며, 프랑스 요리에 흔히 쓰이는 허브 혼합물인 '핀제르브'의 필수 재료다.—옮긴이

깍지완두콩

깍지완두콩 또는 풋완두콩 2컵

육수 1/2컵

맛술 2티스푼

간장 2스푼

· 육수 1/4컵을 끓인다.

· 깍지완두콩을 넣고 연해질 때까지 1분 간 끓인다.

· 완두콩을 그물국자로 건져 큰 접시에 담아 둔다.

· 간장, 맛술, 남은 육수를 넣고 뚜껑을 연 채로 몇 분간 더 끓인다.

· 국물을 떠서 완두콩 위에 끼얹는다.

· 4인분.

비트 크림

통째로 익힌 비트 2개

베샤멜소스 1컵(1000쪽)

사철쑥(타라곤) 1/2티스푼

레몬즙 1티스푼

· 비트를 둥글게 슬라이스한다.

· 베샤멜소스, 사철쑥, 레몬즙과 버무린다.

· 따끈따끈하게 데워서 낸다.

· 4인분

국화꽃 모양의 양파

중간 크기 양파 4~6개

육수 1컵

천일염 약간

강판에 간 당근 3/4컵

2스푼의 물에 푼 애로루트 가루 1스푼

맛술 1스푼

강판에 간 우메보시 1/4티스푼

· 양파를 모두 뿌리가 바닥 쪽으로 가도 록 놓고 수직 방향으로 8등분하되, 분 리되지 않도록 뿌리 쪽은 남겨 둔다.

· 소스 팬에 소금 간한 육수를 붓고 양파 를 빈틈없이 촘촘하게 모두 넣는다.

· 연해질 때까지 낮은 불에서 20분간 끓 인다.

· 양파를 건져 물을 뺀다.

· 국화꽃 모양이 되도록 절단면을 벌려

준다.

· 양파 한가운데에 간 당근을 채운다.

· 애로루트 가루 혼합물, 맛술, 우메보시 페이스트를 육수에 넣어 소스를 만든다.

· 걸쭉해질 때까지 조려 양파와 함께 낸다.

· 4~6인분.

양배추 김말이

중간 크기 양배추 1개

김 6~8장

다진 파슬리

· 양배추를 길이 방향으로 4등분해 기다란 쐐기 모양으로 만든다.

· 3~5분간 찐다.

· 김을 불 위에서 청록색이 나도록 살짝 굽는다.

· 대나무 김발에 양배추를 올리고 발을 말아 물기를 짠다.

· 김 위에 양배추를 올리고 대나무 발이나 손으로 만다(985~~986쪽 참조).

· 몇 분간 그대로 두었다가 1과 1/4센티미터 두께로 썬다.

· 파슬리로 장식해서 낸다.

응용: 익힌 당근 막대와 양배추를 함께 만다.

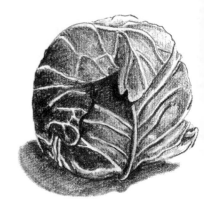

인도식 양배추

총총 썬 중간 크기 양배추 1개

참기름 1티스푼(선택)

겨자씨 1/2티스푼

강판에 간 고수, 커민, 생강 각 1티스푼

강황 1/4티스푼

아몬드 밀크 1/4컵

- 기름을 먼저 달군 뒤 겨자씨를 넣고 뚜껑을 덮는다. 몇 분 동안 겨자씨가 냄비 속에서 튀고 까불도록 내버려 둔다.
- 나머지 향신료를 뿌려 넣고 한 번 저어 준다.
- 양배추를 넣고 8분간 볶는다.
- 아몬드 밀크를 넣고 뚜껑을 덮는다.
- 연해지고 밝은 초록색이 날 때까지 낮은 불에서 30분간 뭉근히 익힌다.

양배추 타르트

곱게 채 썬 양배추 1개

물 2~3스푼

참기름 1/2티스푼

우메보시 페이스트 1/2티스푼

- 무쇠 팬에 물을 넣고 불을 켠 뒤 참기름을 떨어뜨린다.
- 양배추를 넣고 3~4분간 데치는 정도로 익을 때까지만 저으면서 볶는다.
- 우메보시를 넣고 저으면서 잘 섞어 준다.
- 4~6인분.

응용: 새콤달콤한 양배추. 마지막에 맛술 1스푼을 추가한다.

생강 당근

어슷하게 썬 당근 4개

강판에 간 생강 1티스푼

참기름 1티스푼(선택)

천일염 약간

- 3분간 당근을 볶는다.
- 생강과 소금을 첨가한다.
- 뚜껑을 덮고 팬을 시계 반대 방향으로 돌리며 흔든다.
- 낮은 불에서 30분간 부드러워질 때까지 익힌다.

응용: 윤기 나는 당근. 물 1/2컵에 애로루트 가루 1스푼을 풀어 첨가한다. 1~2분 더 저으면서 끓인다.

잣과 버섯을 넣은 방울다다기양배추(미니 양배추)

방울다다기양배추 450그램

불려서 얇게 썬 표고버섯 4개

잣 또는 해바라기씨 1/2컵

타임 1티스푼

생강 1/2티스푼

천일염 1/2티스푼

물 1컵

- 방울다다기양배추를 찌거나 물 없는 조리법으로 부드러워질 때까지 익힌다.
- 버섯, 견과, 조미료들을 물에 넣고 버섯이 부드러워질 때까지 익힌다.
- 방울다다기양배추를 접시에 가지런히 올리고, 그 위에 버섯 혼합물을 붓는다.
- 4인분.

베샤멜소스를 올린 콜리플라워 부케

통콜리플라워 1송이

레몬즙을 섞은 베샤멜소스 1컵 (1000쪽)

빵가루

- 콜리플라워를 손질해 통째 7~10분간 찐다.
- 오븐을 180°C로 예열한다.
- 캐서롤 접시에 세워서 올린다.
- 베샤멜소스로 도포하고 빵가루를 흩뿌린다.
- 윗부분이 황갈색으로 변할 때까지 20분간 굽는다.
- 4~6인분.

덤플링 잎채소 말이

덤플링:

찹쌀가루 1/2컵

현미 가루 1/2컵

천일염 1/4티스푼

다진 파슬리 1/2티스푼

강판에 간 레몬 껍질 1/2티스푼

끓는 물 1/4~1/2컵

배추, 콜라드, 근대 등 잎채소 5~10매

10센티미터 다시마 1장

물 2컵

미소 1티스푼과 물 2스푼에 푼 칡가
루 2티스푼

· 가루, 소금, 파슬리, 레몬 껍질을 모두 섞는다.

· 끓는 물 1/4컵을 붓고 5분간 이긴다.

· 5×2.5센티미터 크기로 덤플링을 빚는다.

· 약간의 물에 잎채소들을 넣고 약간 흐물 흐물하고 밝은 초록색이 될 때까지 찐다.

· 물을 짜내고 줄기의 단단한 부분을 잘 라낸다(수프용으로 보관한다).

· 덤플링을 잎채소 가운데에 올리고 가장 자리를 접어 말아서 단단하게 싼다. (잎이 작으면 서로 어긋나게 2장을 겹쳐 놓는다.) 이 쑤시개로 고정한다.

· 팬 바닥에 다시마를 깐다.

· 롤을 가장자리가 아래로 가도록 다시마 위에 올린다.

· 나머지 물을 붓고 뚜껑을 덮은 뒤 20~ 30분간 중불에서 익힌다.

· 롤과 다시마를 팬에서 꺼낸다(다시마는 남겨 두었다가 다른 요리에 쓴다.)

· 국물에 미소와 칡가루를 첨가하고, 칡 가루가 투명해질 때까지 익힌다.

· 롤 위에 소스를 끼얹어 낸다.

· 4~6인분.

응용: 찹쌀가루 대신 익힌 곡물 1/2컵을 사용한다.

옥수수 타말레*

겉껍질을 벗기지 않은 옥수수 5~7대

천일염 1/2티스푼

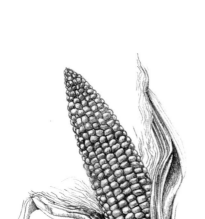

- 옥수수 겉껍질을 벗기고, 벗겨낸 겉껍질은 보관해 둔다.
- 옥수수 알갱이를 떼어낸다. 칼로 긁어서 과육을 모두 발라낸다.
- 주방용 그라인더나 절구를 이용해 옥수수를 간다.
- 소금을 첨가한다.
- 큰 옥수수 겉껍질에 옥수숫가루 혼합물을 올린다(또는 작은 겉껍질 2매를 살짝 겹쳐 놓고 해도 된다). 가장자리를 위로 접어 단단하게 말아 감싼다.
- 이렇게 만든 타말레를 이음매 부분이 아래로 가도록 찜기 위에 올린다.
- 다 익을 때까지 1시간가량 찐다.
- 겉껍질을 개봉해 살사 데라 시에라(1003쪽)를 곁들여 낸다.

응용: 스위트 타말레. 건포도 3/4컵, 계피 1/2티스푼을 첨가한다.

---

* tamales. 중미 지역의 전통 요리로, 옥수숫가루를 반죽해 만든 도우(마사)를 바나나 잎 또는 옥수수 겉껍질에 싸서 쪄서 만든다.—옮긴이

채소 나이프 & 포크

4등분한 큰 양파 1개(선택)

두껍게 저민 플랜틴바나나* 2개

두껍게 저민 고구마 2개

월계수 잎 1장

커민 3/4티스푼

천일염 약간

켈프 가루 1티스푼

쐐기 모양으로 8등분한 양배추 1개

길이 방향으로 2등분한 작은 크루크넥 호
　　박** 3개

두껍게 저민 돼지호박 2개

육수 1~2컵

쌀식초 1스푼

쐐기 모양으로 썬 레몬 몇 조각

· 큰 냄비에 양파, 바나나, 고구마, 월계수
잎, 커민, 소금, 켈프 가루를 넣고 물을
쓰지 않는 조리법으로 익히거나, 소량의
육수를 넣고 낮은 불에서 부드러워질
때까지 삶는다.

· 양배추, 호박, 돼지호박을 추가하고 윤
기가 날 때까지 7~9분간 더 삶는다.

· 채소를 모두 꺼내 커다란 접시에 올린다.

· 육수에 식초를 넣고 팔팔 끓인 뒤 채소
위에 끼얹는다.

· 레몬을 곁들여 낸다.

· 10~15인분.

아몬드가 들어간 그린빈

2.5센티미터 길이로 썬 그린빈 1킬로그램

천일염 1/2티스푼

강판에 간 생강 1티스푼

레몬즙 1스푼

아몬드 채 3스푼

다진 파슬리 또는 고수잎 4스푼

· 그린빈에 소금과 생강을 쳐서 물을 쓰지
않는 조리법으로 익히거나 찐다.

· 레몬즙을 뿌린다.

· 아몬드와 파슬리를 흩뿌린다.

· 4~6인분.

---

*　　plantain. 아프리카 중부와 동부, 아시아 일부 지역에서 주식으로 이용하는 바나나. 일반
바나나보다 크며, 익히기 전에는 별다른 맛이 없고 주로 요리 재료로 쓰인다.—옮긴이

**　　crookneck. 가늘고 길쭉하고 목 부분이 구부러진 호박(스쿼시)의 일종.—옮긴이

아스파라거스 볶음

아스파라거스 5컵

물 1스푼

참기름 1티스푼

천일염 1/2티스푼

물 2스푼

· 아스파라거스의 목질 부분은 잘라내고 나머지를 5센티미터 길이로 어슷하게 썬다.

· 팬에 물 1스푼을 넣고 달군다.

· 기름을 첨가한다.

· 아스파라거스를 넣고 1분간 주걱으로 저으며 볶는다.

· 소금과 물 2스푼을 넣고 센 불에서 익힌 뒤 뚜껑을 덮고 중간 불로 줄인다. 바삭해지고 밝은 초록색이 날 때까지 2~4분간 익힌다.

· 4~6인분.

야생 겨자 잎, 쐐기풀, 민들레, 명아주, 그 밖의 갖가지 야생 채소

일반 채소와 똑같이 찜, 볶음, 물을 쓰지 않는 조리법으로 익히는 것이 모두 가능하다. 수프에 첨가하거나, 생샐러드로 먹어도 된다.

특별 힌트:

—어린 쐐기풀은 장갑을 끼고 채취하라.

—쓴맛 채소 조리법:

- 뜨거운 물을 여러 차례 끼얹고 물은 버린다.
- 미리 물을 팔팔 끓인 뒤 채소를 넣는다(찬물은 쓴맛을 고정시킨다).
- 맛이 순한 채소와 섞고, 미소를 첨가해 강한 야생의 맛을 중화한다.

야생 채소는 큰 힘과 생명력을 주는데, 특히 직접 채취할 때 더 그렇다.

우엉과 당근

반달썰기 한 양파 1개(선택)

우엉 채 1컵

당근 채 1컵

기름 1티스푼(선택)

물 1/4컵에 푼 미소 1스푼

간 레몬 껍질

- 양파, 우엉, 당근을 약 8분간 찌거나 볶는다.
- 미소와 레몬 껍질을 넣는다.
- 낮은 불에서 10분간 익힌다.
- 4인분.

네팔식 채소 커리

총총 썬 양파 1개(선택)

기름 1스푼(선택)

부스러뜨린 월계수 잎 1장

총총 썬 풋고추 1개

다진 마늘 1쪽

강판에 간 생강 2.5센티미터분.

강황 1/4티스푼

천일염 약간

깍둑 썬 감자 또는 당근 450그램

작은 송이들로 찢은 콜리플라워 1/2개

풋완두콩 1컵

고수와 커민 씨앗 각 1티스푼

뜨거운 물 또는 아몬드 밀크 1컵

- 양파를 노릇노릇해질 때까지 볶는다.
- 월계수 잎, 고추, 마늘, 생강, 강황, 소금을 넣는다. 감자를 넣고 갈색이 날 때까지 저어가며 볶는다.
- 나머지 재료와 물(또는 아몬드 밀크)을 넣는다.
- 중간 불에서 채소가 부드러워질 때까지 익힌다.
- 4~6인분.

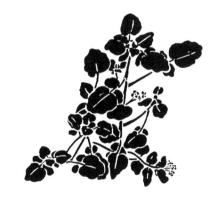

채소 오븐구이

오븐을 180~200°C로 예열한다.

채소를 씻어 부드럽게 물기를 닦아낸다. 줄기 1.2센티미터가 남아 있도록 뿌리를 절단한다. 껍질째 굽는다. 베이킹 접시에 가지런히 담아 젓가락이 부드럽게 쑥 들어갈 때까지 구우면 된다. 채소가 크고 껍질이 두꺼운 것은 더 오래 걸린다. 채소를 통째로 구울 수도 있고, 잘라서 구울 수도 있다. 수분을 유지하려면 베이킹 접시에 소량의 물을 부어주면 된다.

굽는 시간

비트, 루타바가	1과 1/2시간	뚜껑을 덮거나 덮지 않음
당근, 순무, 파스닙	40분	뚜껑을 덮거나 덮지 않음
가지	40분	뚜껑을 덮지 않음
감자	1시간	뚜껑을 덮지 않음
여름호박	20~30분	뚜껑을 덮거나 덮지 않음
겨울호박	1시간	뚜껑을 덮지 않음

썰기: 2등분하고 절단면이 베이킹 접시의 바닥을 향하도록 놓는다. 또는 절단면을 위로 향하게 놓고 기름, 레시틴, 소스를 끼얹어 육즙과 풍미를 가둔다.

슬로 쿠킹: 오븐을 120°C로 맞추고 채소의 종류와 크기에 따라 4~8시간 동안 굽는다.

견과 그레이비를 이용한 채소 오븐구이

다진 양파 1/4개(선택)

다진 마늘 1쪽(선택)

기름 1티스푼(선택)

깍둑 썬 루타바가 2포기

깍둑 썬 파스닙 4포기

견과 또는 씨앗 간 것 2~3스푼

켈프 가루 1/2티스푼

계피 1티스푼

간장 1스푼

물 1/2컵

· 오븐을 180℃로 예열한다.

· 양파와 마늘을 1분간 볶는다.

· 루타바가와 파스닙을 추가해 5분간 볶는다(선택).

· 물과 견과, 켈프, 계피, 간장을 넣고 잘 섞어 그레이비 소스를 만든다.

· 채소를 기름 또는 레시틴을 가볍게 바른 캐서롤 접시에 옮겨 담는다.

· 그레이비를 끼얹는다.

· 뚜껑을 덮고 30~40분간 굽는다.

· 4인분.

통옥수수 로스팅

· 겉껍질을 벗기지 않은 채로 180℃ 오븐에서 30분간 굽는다.

· 수분이 적은 말린 옥수수는 물에 불렸다가 굽는다.

속을 채운 채소구이

속:

곱게 다진 작은 양파 1개(선택)

다진 마늘 1쪽(선택)

기름 1티스푼(선택)

곱게 다진 셀러리 줄기 2대

곱게 다진 파슬리 2스푼

빵가루 또는 익힌 곡물 1컵

천일염 약간

· 양파와 마늘을 1분간 볶는다.

· 셀러리를 첨가하고 3분간 더 볶는다.

· 나머지 재료들과 섞는다. 필요하면 물을 약간 첨가한다.

· 4인분.

응용: 허브, 생강, 건포도, 민트, 볶은 견과, 케이퍼 올리브, 옥수수 알갱이, 참깨버터, 겨자, 강판에 간 당근, 다져서 익힌 잎채소.

채소 준비하기

· 부드러워질 때까지 굽거나 찐다.

· 오븐을 180℃로 예열한다.

· 반으로 갈라 속을 파낸다.

· 파낸 내용물은 곱게 다져서 속 재료로 쓴다.

· 파낸 공간의 절반 정도가 차도록 속을 채워 넣는다.

· 그 위에 빵가루 또는 견과 가루를 올린다.

· 비트, 감자, 겨울호박의 경우 오븐에서 마저 익힌다.

· 가지, 돼지호박, 여름호박, 고추의 경우 뜨거운 액체를 3밀리미터 정도 깊이로 부은 캐서롤에 옮겨 담아 오븐에서 마저 익힌다.

토마토구이

· 토마토 윗부분을 잘라낸다.

· 180℃ 오븐에서 30분간 굽는다.

· 꺼내기 5분 전에 사철쑥, 파슬리, 고수를 흩뿌린다.

참깨 페이스트를 묻힌 콜리플라워와 당근

작은 송이로 찢은 콜리플라워 1개

꽃잎 모양으로 썬 당근 1개

볶은 참깨 1/2컵

물 2/3컵

겨자씨 1티스푼

기름 1티스푼(선택)

레몬즙 1스푼

물 1컵

- 참깨와 물 2/3컵을 섞어 페이스트를 만든다.
- 무쇠 팬을 달군다. 기름과 겨자씨를 순서대로 넣는다. 겨자씨가 튀어 오르기 시작하면 콜리플라워와 당근을 첨가한다.
- 뚜껑을 덮고 팬을 부드럽게 1~2분간 흔든다.
- 참깨 페이스트, 소금, 레몬즙, 물 1컵을 첨가한다.
- 뚜껑을 덮고 15분간 또는 채소가 부드러워질 때까지 익힌다.

당근-호박 파이

강판에 간 당근 2컵

호박 퓌레 3컵

다진 양파 1/4개(선택)

강판에 간 생강 1티스푼

고수와 커민 각 1/2티스푼

디종 머스터드 1티스푼

천일염 1티스푼

빻은 아몬드 가루 1/4컵

바삭바삭한 파이 크러스트 1개

- 오븐을 180°C로 예열한다.
- 양파와 생강을 넣고 볶는다(선택).
- 모든 재료를 함께 섞는다.
- 파이 크러스트에 담는다.
- 35분간 굽는다.
- 23센티미터 파이 1개가 나온다.

채소 시시케밥*

버섯 6개

2.5센티미터 크기로 썬 두부, 템페, 또는 세
　이탄 5개

작은 흰양파 6개(선택)

브로콜리 작은 송이 6개

베이스팅(끼얹을) 소스:

　간장 1/2컵

　애로루트 1티스푼

　강판에 간 생강 또는 레몬즙 1/2티스푼

　물 또는 맛술 약간

· 소스 재료를 제외한 모든 재료들을 살
　짝 찐다.

· 베이스팅 소스에 넣어 30분간 재운다.

· 채소 조각들을 꼬치에 끼운다.

· 브로일러** 아래에 1~2분간 둔다.

· 베이스팅 소스를 끼얹고 뒤집는다. 필요
　할 때마다 계속 소스를 발라가며 완전히
　익을 때까지 브로일러로 굽는다.

고구마 석쇠구이

2.5센티미터 굵기로 둥글게 썬 고구마 4뿌리

미소-호두 소스 1컵(다른 대안들에 대해서
　는 1000쪽의 '기본 소스'를 참고하라)

· 고구마를 익을 때까지 찐다.

· 고구마 조각들을 꼬챙이에 끼우고 소
　스를 바른다.

· 1~2분간 브로일러에서 굽는다.

· 뒤집어서 다시 소스를 바르고 1~2분간
　더 굽는다.

· 4~6인분.

---

* 　터키 전통 음식으로, 원래는 고기를 꼬치에 끼워 구운 요리다. 캅카스 지방의 샤실리크
와 거의 유사하거나 같다. 여기서는 채소를 꼬치에 끼워 굽는다.—옮긴이

** 　오븐의 부속 조리 기구 중 하나. 그릴의 일종이라고 할 수 있는데, 그릴과 다른 점은 열
원이 위에 있다는 점이다.—옮긴이

채소 파이

사워도우 파이 크러스트 1개(833쪽)

깍둑 썬 양파 1/4개(선택)

깍둑 썬 당근 1개

깍둑 썬 순무 1개

총총 썬 양배추 1/4개

기름 1티스푼(선택)

다진 마늘 1쪽(선택)

사철쑥 1티스푼

천일염 1/4티스푼

베샤멜소스 1컵(1000쪽)

구운 김 1매

- 오븐을 180℃로 예열한다.
- 파이 크러스트를 20분간 굽는다.
- 양파를 볶다가 당근과 순무를 넣는다. 약간의 물을 첨가한 뒤 뚜껑을 닫고 5분 간 찐다.
- 양배추와 양념 재료들을 넣고, 부드러 워질 때까지 5분간 더 찐다.
- 채소에 소스를 부어 잘 섞은 뒤 파이 크 러스트에 담는다.
- 10~15분간 굽는다.
- 볶은 김 가루를 흩뿌린다.
- 파이 1개가 나온다.

셰퍼드스 파이*

깍둑 썬 순무, 당근, 감자 각 1과 1/2컵

채 썬 양배추 1과 1/2컵

천일염 약간

물 1컵에 푼 미소 1스푼

사워도우 파이 크러스트 1개(833쪽)

- 오븐을 180℃로 예열한다.
- 채소들을 따로따로 소금을 쳐서 익히고 으깬다.
- 8센티미터 높이의 캐서롤 접시를 사용한다.
- 파이 크러스트에 채소들을 각 층마다 미 소 소스를 뿌려가며 차곡차곡 쌓는다.
- 30분간 굽는다.
- 파이 1개가 나온다.

---

* 원래는 다진 고기(양고기 또는 소고기)를 파이 크러스트와 함께 내거나 으깬 감자로 덮어 내는 요리다. '커티지 파이'라고 불리기도 하는데, 커티지는 가난한 농촌 가옥을 의미한다. '양 치기', '시골집' 등의 단어로부터 가난한 농촌 마을의 소박한 파이를 떠올리게 한다.—옮긴이

채소 턴오버*

속 제안:

- 사워크라우트
- 풋완두콩
- 볶은 양파, 양배추, 감자

사워도우 페이스트리(832쪽)

- 오븐을 180℃로 예열한다.
- 도우를 밀어 아주 얇게 편다.
- 직경 10센티미터의 원형 피를 찍어낸다.
- 피 가운데에 1순가락 분량의 속을 올리고 반으로 접은 뒤 가장자리를 손으로 꾹꾹 눌러 속을 봉한다.
- 가장자리를 다듬는다.
- 베이킹 시트에 올리고, 포크로 콕콕 찔러 둔다.
- 가장자리가 옅은 갈색이 될 때까지 30~40분간 굽는다.

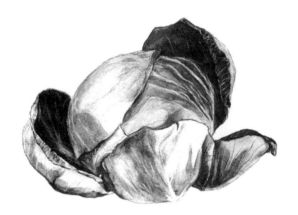

---

* 얇게 편 도우의 반쪽 위에 속(필링)을 올리고 나머지 반쪽을 접어 속을 봉한 다음 구운 페이스트리의 일종. 샌드위치처럼 이동식으로 편하게 이용할 수 있다.—옮긴이

채소 피자

사워도우 피자 크러스트 1개 (833쪽)

깍둑 썬 양파 1/4개(선택)

깍둑 썬 당근 2개

깍둑 썬 고추 1/2개

기름 1티스푼(선택)

미소를 섞은 베샤멜소스(1000쪽) 1과 1/2컵

부스러뜨리고 조미한 세이탄, 두부, 또는
    템페 1컵

오레가노와 타임 각 1티스푼

씨를 빼고 링 모양으로 썬 검은 올리브 6개

  응용: 파스타 소스(1005쪽)를 활용한다.

· 오븐을 190℃로 예열한다.

· 양파, 당근, 고추를 볶거나 찐다.

· 베샤멜소스를 첨가하고 10분간 익힌다.

· 도우 위에 붓고 고르게 펼친다.

· 세이탄, 두부 또는 템페를 흩뿌린다.

· 오븐에 넣어 20분간 굽는다.

· 오레가노와 타임을 흩뿌리고, 올리브
  를 적절히 흩어 올린다.

· 10분간 더 굽는다.

· 직경 30센티미터의 피자 한 판이 나온다.

40장

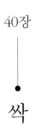

싹

싹은 식물의 한살이에서 생명력이 최고조에 있는 시기를 상징한다. 꾸준히 싹을 섭취하면 이 생명력을 뚜렷하게 느끼게 될 것이다. 싹이 나올 때는 비타민과 효소의 비중이 극적으로 증가한다. 그와 동시에 전분은 단당으로, 단백질은 아미노산과 펩톤으로 전환되며, 지방은 유리지방산*으로 분해된다. 이런 까닭에 발아 과정은 씨앗의 영양소를 선(先)소화해 흡수와 대사를 용이하게 만들어준다. 알레르기를 유발하는 곡물과 콩류 가운데 상당수가 발아된 상태에서는 알레르기를 유발하지 않는 것은 이 때문이다.

그럼에도 불구하고 발아 과정은 씨앗의 식히는 성질을 강화하는데, 이것은 한이 있는 사람을 너무 식혀버릴 수 있으며, '소화 불'이 약한 사람의 소화력을 더 약하게 만들 수 있다. 일반적으로 몸이 허약하고, 추위를 많이 타고, 변이

---

* 저장된 지방이 칼로리원으로 이용될 때는 먼저 유리지방산으로 분해되어 혈액 속으로 방출되고 조직으로 운반되어야 한다. 유리지방산은 근육이나 기타 신진대사의 에너지원의 하나로 활용되며, 특히 심근과 골격근은 지방산을 에너지원으로 선호한다. 지방산은 글리세롤과 결합해 글리세리드를 구성해 축적되는데, 글리세롤로부터 분리된 지방산을 유리지방산이라 한다. 혈액 내 유리지방산의 농도가 정상 수치보다 높으면 고지질혈증을 비롯해 죽상동맥경화를 유발한다.—옮긴이

묽은 경향이 있는 사람은 싹 섭취에 신중해야 한다. 싹은 조리되면 이런 사람들이 먹기에 좀 더 적합해진다. 한편 실 징후(건장한 체형, 괄괄한 성격, 두터운 설태, 불그레한 안색, 강한 맥박과 목소리)가 있는 사람들은 싹을 생으로 또는 가볍게 익혀서 많이 섭취하는 것이 좋다. 싹은 간의 기 울체(종창이나 혹, 우울증, 변덕, 복부와 가슴 팽만, 보랏빛이 나거나 어두운 색깔의 혀, 파리한 안색 등의 징후)에는 특효약이다.

추운 계절에 싹은 훌륭한 신선 채소의 원천 역할을 한다. 이 시기에는 조리가 싹이 지닌 식히는 성질의 균형을 잡아준다. 실제로 수천 년 동안 싹을 활용해온 중국에서는 싹을 으레 익혀서 먹는다. 서구에서 생싹이 바람직하게 여겨지는 것은 그것이 서구인들에게 만연한 과잉 상태를 더 효과적으로 완화하기 때문이다. 어떤 종류든 간에 좀 더 소화를 잘 시키기 위해서는 팥, 렌즈콩, 옥수수, 완두콩, 대두, 병아리콩, 밀 등 알갱이가 굵은 곡물이나 콩류의 싹은 가볍게 쪄서 먹는 것이 좋다. 그렇게 해도 본연의 생명력과 에너지가 보전된다. 한 또는 허인 사람이라면 좀 더 오래 삶거나 볶거나 쪄서 먹는 것이 좋다.

성장이라는 싹의 특징은 봄과 여름의 분출되는 에너지에 조화를 이루도록 하는 데도 가장 적합하다.

알팔파

알팔파는 미국인이 애호하는 싹으로 다른 싹들보다 영양 물질이 더 많이 농축되어 있는 것으로 여겨지고 있는데, 그것은 기본적으로 알팔파의 풍부한 미네랄 함량 때문이다. 조그마한 알팔파 씨앗은 땅 밑으로 3미터까지 뿌리를 뻗는다. 알팔파 뿌리는 거기서 다른 식물들은 닿을 수 없는 곳에 있는 미네랄과 미량 원소들을 빨아들인다. 알팔파는 상징의 교의를 충실히 따른다. 말하자면 예외적인 뿌리 생장 능력이 우리 인간의 '뿌리'에도 이로움을 준다는 것이다. 인간의 '뿌리'는 생리학적으로 장과 신장/방광 기능에 해당한다.

아랍인들이 알팔파를 처음 발견했고, 그것이 자신들은 물론 자신들의 경주마들을 위한 매우 강력한 강장 음식임을 알아냈다. 바로 이러한 효능 때문에 아랍인들은 이 음식에 '알-팔-파'라는 이름을 붙였는데, 그것은 '모든 음식의 아버지'라는 뜻이다.

알팔파의 치유 효능

열성은 중립. 맛은 쓰다. 습을 말리며, 이뇨 작용이 있고, 식욕을 좋게 한다. 비뇨 계통과 장에 좋다. 인체를 해독한다. 알팔파는 장을 청소하고 튼튼하게 하며, 혈액에서 유해한 산을 제거한다. 또한 관절염, 부종, 과체중, 담석, 무사마귀, 만성 인후염, 고열, 가스로 말미암은 통증, 위궤양, 약물 및 알코올 중독 치료 등에도 쓰인다.

알팔파는 단백질, 지방, 탄수화물의 흡수를 돕는 여덟 가지 효소를 함유한다. 어린이에게도 안전한 식품이며, 수유모의 젖 분비 증가에도 도움이 된다. 중요한 영양소를 꼽자면 풍부한 단백질(건조 중량의 16~31%), 카로틴(당근과 맞먹는다), 칼슘, 철, 마그네슘, 칼륨, 인, 나트륨, 황, 규소, 염소, 코발트, 아연 등이다. 또 비타민 K와 P(바이오플라보노이드)와 풍부한 엽록소가 함유되어 있다.

마트에서 흔히 볼 수 있는 알팔파 싹 외에 건조 식품, 정제, 캡슐, 분말 형태로도 나와 있다. 차로 마시고 싶다면 씨앗 1스푼 또는 말린 잎 60그램을 끓는 물 1리터에 타면 된다. 분말을 수프와 샐러드에 첨가하면 알팔파의 상큼한 맛이 더해진다.

1일 섭취량: 차 2~3컵, 1일 3회 캡슐 또는 정제 각 2~4그램, 분말 6~12그램, 싹 90그램.

주의: 알팔파 싹과 씨앗은 카나바닌*이라는 아미노산의 풍부한 원천으

---

* 식물이 합성하는 아미노산 중 하나다. 알팔파를 비롯한 콩과 식물의 씨앗에 많다. 식물의 방어물질 합성에 중요한 역할을 한다. 각종 세균이나 곤충이 이를 섭취하면 아르기닌 대신에 카나바닌이 들어간 변이 단백질이 합성되어 침입자에게 독으로 작용하게 된다. 암세포

로, 이 때문에 류머티즘성 관절염과 전신 홍반성 루푸스와 같은 류머티즘 질환이 있는 사람은 피해야 한다. 이러한 조건에서는 카나바닌이 염증을 촉발한다. 그러나 알팔파 잎은 카나바닌을 함유하지 않으므로 류머티즘 질환이 있는 경우에도 섭취할 수 있다.

싹 틔우는 법

씨앗 1에 물을 최소한 3 이상으로 한다. 주둥이가 넓은 항아리에 담근다. 아래의 수치들은 1리터의 싹을 생산하기 위한 기준량이다. 2리터 이상 용량의 항아리를 이용하는 것이 편리하다

씨앗	담그는 시간	싹이 트기까지 걸리는 시간
알팔파 또는 레드클로버 2스푼	6시간	5~6일
래디시 또는 겨자 1/4컵	6시간	5~6일
렌즈콩 또는 호로파 1/2컵	8시간	3일
녹두 1/2컵	8시간	3~5일
밀 또는 호밀 1컵	12시간	3일
팥, 병아리콩, 대두, 또는 기타 콩류 또는 곡물 1컵	12시간	3~5일
해바라기씨 2컵	12시간	2일

- 항아리 입구를 플라스틱 또는 강철로 만든 그물망이나 면 보자기로 덮고 고무줄로 묶어 둔다(콩나물시루, 자동 싹 재배기 등을 이용할 수도 있다). 물에 불린 씨앗을 물기를 뺀 뒤 따뜻하고(18.5℃) 어두운 곳에 둔다. 검은색 면 보자기로 덮어 둘 수도 있다. 싹이 트는 데 걸리는 시간은 빛이 많이 들어갈수록, 온도가 낮을수록 늘어난다.

성장을 억제하는 효과가 있는 것으로 알려져 있다.―옮긴이

- 하루 2회 물을 끼얹어 준다. 아침과 저녁에 하는 것이 이상적이다. 대두는 예외로 1일 4회 이상 물을 끼얹어 주지 않으면 부패한다. 물이 잘 빠지도록 항아리 주둥이를 살짝 기울여 둔다. 접시건조기를 이용하면 좋다. 물을 시원하게 끼얹어 주고 확실히 배출시킬수록 싹의 풍미가 좋아진다.

- 3일 후 알팔파, 레드클로버, 래디시, 겨자 싹을 간접광이 비치는 서늘한 곳으로 옮겨 엽록소 생성을 유도한다. 싹이 다 자랄 때까지 하루 2회 물 끼얹기를 계속한다.

- 래디시와 겨자 싹은 씹으면 톡 쏘는 매운맛이 나는데, 그 때문에 다른 싹이나 요리에 섞었을 때 기분 좋은 강한 풍미를 더해준다. 싹이 터서 자라는 동안 씨앗을 덮고 있던 껍질이 벗겨져 나가기도 한다. 알팔파와 래디시 싹의 경우 껍질이 쉽게 부패하기 때문에 그때그때 분리된 껍질을 제거해 주는 것이 중요하다. 녹두, 팥, 호로파의 껍질은 먹을 수 있고 섬유질 공급원이지만 좀 더 상큼한 맛을 위해 대개 제거한다.

- 느슨해진 껍질을 제거하기 위해서는, 큰 대야에 물을 받아 싹을 넣고 이리저리 흔들어 껍질을 분리시킨 다음 바닥에 가라앉은 껍질이 들고일어나지 않도록 조심스럽게 손을 넣어 싹을 들어내고 남은 물과 함께 껍질을 쏟아 버리면 된다. 싹의 물기를 완전히 뺀 다음 비닐 백이나 뚜껑이 있는 유리병에 넣어 냉장 보관하면 일주일까지 보관된다.

주의: 오염된 수돗물을 이용하는 경우 알팔파 싹이 트지 않을 수도 있다. 증류수나 샘물을 이용하거나, 다른 씨앗들(녹두, 렌즈콩, 호로파)과 함께 같은 항아리에 넣어 발아시키면 싹이 잘 튼다. 아마 맛있는 샐러드를 선사해 줄 것이다. 씨앗에 끼얹었던 물은 따로 갈무리해 두었다가 요리에 쓸 수도 있고, 집에서 기르는 동식물들에게 줄 수도 있다.

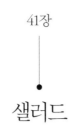

41장

샐러드

샐러드 만들기의 비결은 색과 모양을 어떻게 내느냐에 있다. 예쁘게 담고 배치한 샐러드 한 접시는 소박한 식사를 놀랍게 탈바꿈시킨다.

샐러드 꾸미기

- 약간의 색깔 재료(강판에 간 당근이나 비트)가 녹색 잎채소 샐러드를 놀랍게 변신시킨다.
- 간단한 가니시(올리브 또는 볶은 씨앗)가 뚜렷한 풍미를 더한다.
- 단순하게 썬 채소와 과일을 총천연색으로 배치하는 것만으로도 식사에 황홀감을 준다.
- 복잡한 식사에서 통째로 낸 채소는 흥미롭고 뭔가 건강해 보이는 느낌을 보태준다.
- 채소와 과일을 색다른 모양으로 썰어서 개성 있는 접시에 색깔 대비를 잘 살려서 담아보라.

예:

　　－오크나무 잎사귀 위에 당근 조각 한 줌을 올리고 그 위에 견과를 흩뿌린다.

－정사각형의 하얀 접시 위에 강판에 간 비트를 올리고 꽃 모양으로 썬 당근 한 조각과 민트 잎 한 장으로 장식한다.

- 큰 잎은 접시의 맨 아래에 놓는다. 가운데를 찢으면 얌전히 잘 펼쳐진다.
- 잎채소들은 원이나 부채꼴로 배열한다.
- 크기가 작은 채소나 과일은 가운데에 꼭짓점이 생길 때까지 탑처럼 쌓아 올린다.
- 콩 샐러드를 만들 때는 채소를 콩보다 약간 크게 썰어야 더 잘 어우러져 보인다.
- 채 썬 생돼지호박이나 노란색 호박은 익힌 채소를 위한 멋진 깔개 노릇을 해준다.
- 멜론 볼러*나 스푼 2개를 겹쳐 사용해 공 모양이나 럭비공 모양을 연출해 보라.
   －예쁘고 컬러풀한 멜론 샐러드를 만든다.
   －익힌 순무, 호박, 돼지호박, 감자, 마를 동그란 공 모양으로 퍼낸다.
   －퓌레를 우아한 계란 모양으로 만들어 샐러드에 첨가한다.
- 쿠키 커터를 이용해 얇게 썬 오이, 순무, 빵으로 다양한 모양을 연출해 본다.

텃밭 샐러드

- 한 가지 이상의 제철 잎채소를 이용한다. 총총 썰거나 통째로 이용한다.
- 래디시 슬라이스, 강판에 간 양파, 신선한 옥수수 알갱이, 콜리플라워 또는 브로콜리, 채 썬 뿌리채소를 추가한다.
- 먼저 나무 볼 안쪽을 껍질을 까서 으깬 마늘 한 쪽으로 문지른다.
- 기름을 이용하는 경우에는 먼저 채소에 기름을 가볍게 톡톡 묻힌 뒤, 레몬즙, 식초, 허브 순서로 첨가한다. 이 재료들은 기름이 묻은 채소에

---

* 멜론을 공 모양으로 떠내는 데 쓰는 작은 도구.─옮긴이

잘 결합된다.

- 드레싱을 이용하는 경우에는 먼저 샐러드 볼 바닥에 드레싱을 부어 두었다가 서빙하기 직전에 채소를 올려 가볍게 톡톡 섞어주어야 눅눅해지지 않는다.

기생충과 독성 물질 제거 방법

샐러드에는 흔히 생채소와 생과일이 이용되는데, 여기에는 기생충을 포함해 원하지 않는 병원체들이 숨어 있을 수 있다. 이것들을 제거하기 위해서는 날것인 채로 먹을 모든 잎채소, 뿌리채소, 과일, 그 밖의 청과물을 연하게 희석한 사과식초에 15분 동안 담가 두면 된다. 물 4리터에 식초 1스푼 또는 채소들이 잠길 정도의 물에 식초 1/4컵을 타면 적당하다.

과산화수소 역시 기생충을 제거하며, 관행 농법으로 재배한 청과물의 잔류 농약을 식초보다 더 효과적으로 변성시킨다. 목욕용 표백제(bleach bath, 아래 참조)보다 조금 더 비싸지만 효과나 정화 측면에서 더 이상적이다. 표준적인 과산화수소를 이용해도 되고, 약국에서 대용량으로 파는 것을 사서 써도 된다. 165쪽의 지침을 참고하라.

잔류 농약과 기생충을 제거하는 또 다른 방법은 목욕용 표백제를 이용하는 것으로, 이는 미 국무성이 해외 주둔 미군 가족에게 권장하는 방법이다. 과산화수소와 마찬가지로 목욕용 표백제는 산소 함량이 매우 높아 모든 곰팡이, 바이러스, 박테리아, 기생충을 죽이는 강력한 산화제 구실을 한다. 채소를 여기에 담가 두면 종종 더 맛이 신선해지며, 그 신선함이 더 오래 유지된다. 지침: 물 4.5리터당 클로록스(Clorox™) 1티스푼을 탄다. 채소를 10분 동안 담가 뒀다가 꺼내 깨끗한 물에 10분 동안 담가 둔다. 주의: 클로록스 브랜드의 표백제만 사용하라. 다른 표백제 제품들은 부적절한 결과를 초래할 수 있다.

모든 샐러드 잎채소 가운데 양배추는 인간에게 옮을 수 있는 기생충이 전혀 없는 유일한 채소다. 실제로 인도와 동남아시아에서 양배추는 녹색 채소 가운데 유일하게 날것으로 흔하게 샐러드에 이용된다. 세계 대부분의 지역에서는 생샐러드 자체가 드물다. 그럼에도 샐러드는 분명히 기름진 식단에 길든 건장한 체형의 실 징후가 있는 사람들에게 도움이 된다. 대부분의 사람이 기생충에 감염되어 있는 실정이므로 날것의 청과물을 포함해 음식물로부터 새로이 기생충이 밀려들어 오는 것을 차단하는 것은 치유 프로그램에서 매우 중요한 과제다. 일단 높은 수준의 활력을 되찾으면 기생충은 대체로 힘을 잃고 농축된 소화 분비액에 의해 파괴된다.

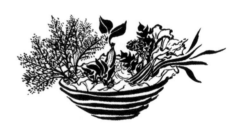

봄 샐러드

민들레 샐러드

민들레 잎 200그램

드레싱:

마늘 1쪽(선택)

레몬즙 2티스푼

우메보시 페이스트 1/2티스푼

기름 1티스푼(선택)

· 드레싱 재료들을 절구에 넣고 잘 찧어 섞는다.

· 민들레 잎과 가볍게 섞는다.

맵고 새콤한 중국식 샐러드

가볍게 익힌 깍지완두콩 또는 풋완두콩 2컵

삶아서 물기를 빼고 5센티미터 길이로 썬
　　면 4컵

드레싱:

　　다진 양파 1개(선택)

　　우메보시 페이스트 1스푼

　　겨자 2~3티스푼

　　레몬즙 1~2개분

- 완두콩과 면을 부드럽게 섞는다.
- 드레싱 재료들을 한꺼번에 절구나 블렌
  더에 넣고 찧거나 갈아서 섞는다.
- 드레싱을 면 혼합물에 넣는다.
- 가볍게 섞어 면이 퍼지기 전에 낸다.

재운 아스파라거스

아스파라거스 1다발

우메보시를 넣은 비네그레트 드레싱(962
　　쪽) 1~1과 1/2컵

- 커피포트에 5센티미터 깊이로 끓는 물을
  붓는다.
- 밑동이 아래로 가도록 아스파라거스를
  커피포트에 세워 넣는다. 뚜껑을 덮고
  10분간 또는 반들반들한 초록색이 날
  때까지 뭉근히 삶는다.
- 아스파라거스를 꺼내 드레싱을 톡톡 묻
  혀 여러 시간 재워 둔다.
- 4~6인분.

간단 싹 샐러드

알팔파 싹 2컵

녹두 싹 2컵

해바라기 싹 1컵

- 알팔파 싹을 접시 위에 빙 둘러 배치한다.
- 다음에 그 안쪽으로 녹두 싹을 두른다.
- 해바라기 싹을 가운데에 놓는다.
- 애호하는 샐러드 드레싱을 곁들여 낸다.

여름 샐러드

프렌치 그린빈 샐러드

살짝 익힌 그린빈 4컵

씨앗 요구르트 1컵(1020쪽)

채 썬 포기상추 1/2포기

신선한 처빌 또는 세이보리 다진 것 4스푼

채 썬 아몬드 1스푼

· 그린빈을 상추 위에 올리고 씨앗 요구르트로 드레싱한다.

· 처빌과 아몬드를 흩뿌린다.

압착 오이 샐러드

종이처럼 얇게 썬 오이 여러 개

물 1컵에 녹인 소금 1/2티스푼

딜 1자밤

· 오이를 30분간 소금물에 담근다.

· 오이 슬라이스를 키친타월 사이에 넣고 꾹꾹 눌러 물기를 빼고 살짝 말린다.

· 딜을 흩뿌려 낸다.

현미 샐러드

익힌 현미 4컵

총총 썬 양파 1개(선택)

곱게 다진 파슬리 2스푼

살짝 익힌 완두콩 1컵

드레싱:

　　매실식초 2스푼

　　간장 1스푼

　　올리브유 1티스푼

　　볶은 참깨 또는 잣 1스푼

· 모든 재료를 섞는다.

· 드레싱을 가볍게 톡톡 묻힌다.

· 몇 시간 가만히 재운다.

· 4인분.

고수잎이 들어간 콜라비 샐러드

껍질을 벗기고 채 썬 중간 크기 콜라비 2개

채 썬 배추 1컵

굵게 채 썬 당근 1개

총총 썬 고수잎 또는 파슬리 1/4컵

생강-참깨 드레싱(964쪽)

· 각각의 채소에 드레싱을 가볍게 톡톡 묻힌다.

· 서빙 접시 위에 형형색색의 리본 모양으로 채소들을 배열한다.

응용: 콜라비 대신 둥글게 썬 돼지호박을 쓴다.

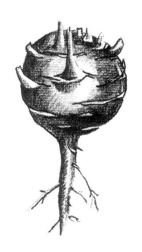

가을 샐러드

루타바가 – 파슬리 샐러드

소금을 넣은 끓는 물 1컵

파슬리 1/2송이

큰 루타바가 또는 순무 1~2개

소금 1/2~1티스푼

두부 마요네즈(964쪽) 2스푼

사워크라우트(977, 1012쪽) 1/4컵

· 파슬리를 끓는 소금물에 2~3분 담갔다가 꺼내서 곱게 다진다.

· 루타바가를 둥글게 썰어 파슬리 데친 물에 넣고 부드러워질 때까지 익힌다.

· 루타바가에 두부 마요네즈를 묻힌 뒤, 사워크라우트와 파슬리 섞은 것을 깔고 그 위에 올린다.

리크 샐러드

길이 방향으로 2등분한 리크 6대

드레싱:

    귀리 가루 요구르트 1/2컵

    레몬즙 2스푼

    서양고추냉이 1티스푼

    간장 약간

· 리크를 깨끗이 씻는다.
· 약간의 물에 넣고 딱 익을 정도로만 익힌다.
· 드레싱 재료들을 혼합한다. 너무 뻑뻑하면 리크 끓인 물을 조금 부어주면 된다.
· 리크에 드레싱하고 차게 식힌다.

캐러웨이를 넣은 콜슬로*

채 썬 양배추 1개

강판에 간 큰 당근 1개

볶은 해바라기씨 2스푼

다진 신선한 파 2스푼

드레싱:

    간 양파 2스푼(선택)

    물 1스푼에 푼 우메보시 페이스트 1
    스푼

기름 1스푼(선택)

캐러웨이 씨앗 1~2티스푼

· 절구를 이용해 드레싱을 준비한다.
· 재료들을 모두 섞는다.
· 드레싱을 끼얹어 가볍게 섞는다.

---

* 원래는 비네그레트 또는 마요네즈 드레싱을 이용한 양배추 샐러드.—옮긴이

겨울 샐러드

생채소를 소금에 재웠다가 짜거나 또는 익힌 채소를 짜면, 물기가 너무 제거될 뿐 아니라 세포 구조가 파괴되어 그 채소의 열성이 덥히는 쪽으로 변화한다.

소금에 절인 생샐러드

· 뿌리를 얇게 썰거나 길이 방향으로 썬다.
· 잎채소는 잘게 또는 2.5센티미터 길이로 썬다.
· 채소를 큰 볼에 넣는다. 소금을 뿌리고 납작한 접시로 덮는다. 그 위에 묵직한 것을 올려 두거나 절임 프레스를 사용한다.
· 30분~3일 동안 눌러 두었다가 물기가 충분히 배출되면 물을 따라 버린다.
· 채소를 오래 눌러 둘수록 더 절임처럼 된다.
· 1인당 1~2스푼 정도씩 낸다.

데친 채소 샐러드

· 채소를 통째로 뜨거운 물에 넣어 2~3분간 데친다.
방법 1: 채소를 대나무 발에 올리고 말아서 물기를 짜낸다.
방법 2: 채소를 접시에 올린다. 납작한 접시로 덮고 그 위에 묵직한 것을 올려놓는다. 30분간 그대로 두었다가 물기를 따라낸다.
· 잘게 썬다.
· 미소, 볶은 견과나 씨앗 또는 샐러드드레싱을 첨가한다.

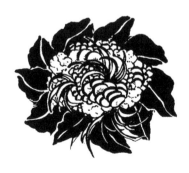

사워크라우트가 들어간 러시안 샐러드

익혀서 둥글게 썰거나 깍둑 썬 비트 1컵

익혀서 둥글게 썰거나 깍둑 썬 당근 1컵

익혀서 둥글게 썰거나 깍둑 썬 순무 1컵

익혀서 물기를 뺀 병아리콩 1컵

사워크라우트 1컵

잘게 썬 양파 3개

드레싱:

　　매실식초 1/2컵

　　참깨버터 또는 참깨가루 1~2티스푼

· 모든 재료들을 섞고 드레싱을 가볍게 묻힌다.

드레싱

기본 샐러드드레싱(비네그레트)

· 미정제 기름 1~3에 식초 또는 감귤류 즙 1의 비율로 혼합한다.

· 조미료와 선택한 허브 또는 향신료를 풍미가 잘 어우러질 때까지 첨가한다.

· 잘 흔들어준 뒤 10분간 그대로 두었다가 낸다.

미정제 기름	식초	즙	조미료
참깨	현미	레몬	천일염
올리브	매실	오렌지	간장
냉압착 아마	사과	포도	미소
올레 해바라기	귤	말린 겨자	
올레 홍화	라임	꿀	
아몬드		매실	
아보카도			

허브: 바질, 타임, 로즈메리, 사철쑥, 마저럼, 오레가노, 딜, 세이지, 민트, 생강, 파, 양파, 마늘

향신료: 아니스, 커리, 고춧가루, 계피, 고수, 정향, 육두구, 커민

주의: 건강에 해로운 결과를 피하려면 위의 기름은 모두 미정제여야 한다. 또 아마씨유을 비롯해 여러분이 선택하는 모든 다가불포화기름은 '신선한' 것이어야 한다. '신선'하다는 것은 최근에 냉압착되고, 그 이후에 햇볕이 차단된 서늘한 곳에 보관되었던 것을 말한다. 비네그레트는 약하고 허증이 있는 사람들에게는 권장되지 않으며, 그렇지 않은 사람들도 절제해서 사용해야 한다.

크리미 샐러드드레싱

기본 샐러드드레싱에 견과버터, 생 또는 익힌 채소, 두부 또는 익힌 곡물을 첨가해 섞는다.

아보카도 드레싱

아보카도 1개

레몬즙 1/2개분

물 또는 육수 1/2컵

딜 1/2티스푼

천일염 1/4티스푼

· 재료들을 모두 조합해 고루 섞는다.

· 1과 1/2컵이 나온다.

단체식의 드레싱으로 확대하거나 한의 기미가 있는 사람을 위해 아보카도의 비중을 줄이기 위해서는 다음의 변주가 좀 더 기름지고 크리미한 맛을 줄 것이다.

응용: 쌀가루 2스푼을 무쇠 팬에서 황갈색이 날 때까지 마른 볶음 한다. 물 1과 1/2컵을 붓고 덩어리가 지지 않도록 빠르게 젓는다. 소스가 걸쭉해질 때까지 30초가량 졸인다. 소스와 모든 드레싱 재료(물 1/2컵

은 제외)를 블렌더에 넣고 크림 정도의 점도가 되도록 간다. 이 드레싱을 좀 더 넓은 범위로 확장하려면 소스의 쌀가루와 물, 소금의 양을 2배까지 늘릴 수 있다. 그렇게 해도 여전히 아보카도, 레몬, 딜의 풍미는 강하게 유지된다.

비트 마요네즈

4등분한 비트 4개

비트 삶은 물 1/4컵

식초 2스푼

다진 양파 1스푼

마요네즈 5~6스푼

· 모든 재료들을 한꺼번에 넣고 잘 섞이도록 저어가며 익힌다.
· 2컵 분량이 나온다.

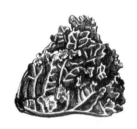

생강-참깨 드레싱

생강즙 1스푼

매실식초 1스푼

참기름 1티스푼

· 재료들이 크리미한 질감이 되도록 섞는다.
· 샐러드 또는 채소에 뿌려 가볍게 묻힌다.

두부 마요네즈

두부 1모

물 1컵

매실식초 또는 현미식초 2스푼

레몬즙 2스푼

천일염 1/2티스푼

빻은 고수 1/4티스푼

참기름 1스푼(선택)

· 재료들을 블렌더에 크리미한 질감이 나도록 간다.
· 며칠 동안은 냉장고에서 보관된다.
· 만약 혼합물이 분리되는 현상이 나타나면 잘 저은 뒤 내면 된다.

간장-레몬 드레싱

간장 1~2스푼

레몬즙 5~6방울

· 잘 섞어준다.

· 샐러드에 가볍게 묻히거나 마리네이드 (양념장)로 활용한다.

· 4인분.

잎채소 곡물 드레싱

우메보시 페이스트 2티스푼

양파 1/4개(선택)

물 1컵

다진 파슬리 1/2컵

익힌 현미 1컵

참깨버터 2스푼(선택)

미소 1티스푼

· 모든 재료를 블렌더에 넣고 크리미해지 도록 간다.

요구르트 드레싱

귀리 또는 씨앗 요구르트 1컵(1020~1021쪽)

(생 또는 익힌) 깍둑 썬 비트 1개

마늘 1쪽(선택)

레몬즙 1개분

간을 맞출 미소 또는 간장 약간

· 모든 재료를 블렌더에 넣고 크리미해지 도록 간다.

42장

해초

바다 채소(해초)는 수천 년 동안 수명을 늘리고, 질병을 예방하고, 아름다움과 건강을 선물해 더 행복하고 오래 살 수 있도록 해주는 효능이 있는 것으로 언급되어 왔다.* (생물학뿐 아니라) 신화에서도 바다는 만물의 탄생지이자 귀향지다. 인간의 몸은 자궁의 소금 용액에서 발달을 시작했으며, 바닷물과 거의 같은 조성을 가진 혈액에 의해 영양을 공급받고 정화된다.

바다 채소는 색깔에 따라 홍조류, 갈조류, 녹조류, 남조류(청록조류), 황록조류 등으로 분류된다. 각각의 색깔은 그 식물이 광합성에 사용할 수 있는 빛의 스펙트럼과 관계가 있다. 색소, 빛 노출, 깊이, 온도, 조류, 해안 등의 요소에 따라 환경이 달라지며, 이 환경에 따라 영양 분포가 달라지고 바다 식물의 종류도 달라진다.

바다 식물은 육지 식물의 10~20배의 미네랄을 함유하고 있으며, 그 밖에

---

* 아라사키(Arasaki), 《바다 채소(Vegetables from the Sea)》(Japan Publ., 1983)는 해초의 치유 효능에 대한 훌륭한 정보원이다.—지은이

도 인체 대사에 꼭 필요한 비타민과 여러 영양소들을 풍부하게 함유하고 있다. 그러므로 바다 식물은 뛰어난 식량원이자 치료 물질의 보고다. 일부 바다 식물들은 실제로 인체의 방사선 및 중금속 잔류 물질을 제거해 준다.

해초의 효능

해초는 공통의 집단으로서 대양을 공유한다. 그러므로 대부분의 해초는 수많은 효능을 공유한다. 또한 이들의 영양학적 효능에 대한 과학적 연구가 이제 겨우 걸음마를 뗀 형편인데도 많은 해초들이 자기만의 고유한 영양 프로필을 보여준다.

해초의 일반적인 효능: 열성은 식힘. 맛은 짜다. 인체 내의 딱딱해진 부분과 덩어리들을 풀어준다. 해독 작용이 있고, 건조함을 적시고, 가래를 변형한다. 이뇨 작용이 있으며, 인체 내의 방사선 잔류물을 제거한다. 음액을 조성하고, 수분 대사를 개선한다. 림프액 세정제 역할을 하며, 혈액을 알칼리화한다. 간 울체를 완화하고(간의 기를 활성화한다), 갑상선에 좋다. 해초는 체중 감량 프로그램에 유익하며, 혈중 콜레스테롤과 지방 수치를 낮추는 데도 좋다. 바다 식물은 '가라앉는' 성질이 있으며, 따라서 인체의 에너지를 내부와 아래로 인도한다. 알긴, 카라기닌, 한천(아가르)과 같은 진정 작용이 있는 점액질의 겔을 함유하는데, 이것들은 폐와 소화관이 젊어지게 하는 데 탁월한 효과가 있다.

해초는 일반적으로 종창, 결절, 응어리, 갑상선종, 림프선 비대, 부종, 누렇거나 푸르스름한 가래와 같은 열 징후가 있는 만성 기침, 선홍색이 뚜렷한 모든 피부 질환, 종양 치료에 이용된다. 또한 암과 섬유종 치료에도 도움이 된다. 고대 중국 의서에는 "해초에 의해서 가라앉지 않는 부기는 없다"라고 적혀 있다.

우리 혈액이 바닷물 속에 있는 100여 가지의 미네랄과 미량원소를 함유하고 있음을 생각해 보라. 해초는 이러한 물질들을 가장 동화하기 쉬운 형태로 함유한다. 그것은 이들이 함유한 미네랄과 원소들이 살아 있는 식물 조직에 통합되어 있기 때문이다. 실제로 해초들은 하나의 집단으로서 모든 생명체 가운데 가장 많은 양과 가장 다양한 미네랄을 함유하며, 따라서 가장 뛰어난 미네랄 함유 식품이다. 이러한 비범한 미네랄 비중 덕분에 해초들은 몇 가지 켈프 정제 제품들과 같이 비교적 소량의 보충제로도 효과를 발휘한다. 통상 해초를 섭취하는 가장 이상적인 방법은 식단에 포함하여 규칙적으로 섭취하는 것이다. 이런 방법으로 다른 음식들과 함께 섭취할 때 그 적정 섭취량은 건조 상태(불리거나 조리하기 전의)에서 1일 5~15그램이다.

육지 식물들과 마찬가지로 해초 역시 산지가 어디인지가 중요하다. 왜냐하면 대양의 일부 지역은 (특히 중금속으로) 오염되어 있기 때문이다. 지금은 어떤 바다도 온전히 깨끗하다고 할 수 없기 때문에 해초가 자신의 성장지에서 단순히 독소를 흡수해 쌓아놓기만 하지는 않는다는 것을 알아두는 것도 도움이 된다. 해초는 일정량의 독성 금속을 해독하고 변형하여 무해한 염분으로 전환하는데, 인체는 이것을 장을 거쳐 배출한다.

해초는 미네랄, 비타민, 아미노산을 풍부하게 함유하고 있을 뿐 아니라 요오드, 칼슘, 철의 매우 탁월한 원천이기도 하다. 몇몇 해초를 선택해 통상적인 건조 상태에서 이 영양소들을 함유하는 다른 훌륭한 원천들과 비교해 본 결과는 다음과 같다. 톳, 대황,* 미역은 각각 우유의 10배에 달하는 칼슘을 함유한다. 철분의 경우 파래는 소고기의 20배, 톳은 8배, 미역과 켈프는 4배를 함유한다. 수확 시기에 따라서는 켈프, 다시마, 대황은 갑각류에 비해 100~500배, 보통의 바다 생선 평균에 비하면 600~3000배나 많은 요오드를 함유한다. 해초는 또한 인체의 방어력을 증강하고 치아와 뼈를 튼튼하게 해주는 것으로 알려진 불소의 몇 안 되는 훌륭한 원천이다. 불소는 최소한의 조리만으로도 소실되므로 불소의 혜택을 누리기 위해서는 건조 해초를 생으로 먹어야 한다.

---

* 학명은 *Eisenia bicyclis*. 육지 식물인 '루바브'의 우리말 이름인 '대황(大黃)'과 혼동하지 말라. 여기 나오는 대황(大荒)은 다시마목 감태과의 갈조류 해초다. 수심 10미터 이내의 조간대 하부 암반에서 자라며, 큰 것은 길이 1.5미터 이상까지 자란다. 알긴산의 원료로도 이용되며 요오드, 칼륨 등의 무기질이 다량 함유되어 있다. 주로 한국(울릉도·독도)과 일본에 분포하며 다시마 대용으로 이용되기도 한다.—옮긴이

박테리아를 이용한 실험에 따르면, 해초에는 비타민 B_{12}가 다량 함유되어 있는 것으로 나왔지만, 실험에서 B_{12}로 확인된 물질의 대부분은 실제로는 '유사' B_{12}로 유효한 형태가 아니다. 따라서 해초를 유용한 B_{12}의 원천이라고 할 수는 없다.

이 장에서는 미국 전역에서 실제로 쉽게 구입할 수 있는 가장 흔한 해초들에 대해 설명할 텐데, 그 대다수는 한국과 일본 등지에서는 오래전부터 널리 이용해 왔던 것들이다. 하지만 이러한 양상은 빠르게 변화하고 있으며, 탁월한 효과를 지니고 있으면서 미국과 유럽의 연해에서 채취되는 자연산 해초들도 점점 종류가 다양해지고 있다. 여기서 거론하지는 않았지만, 차츰 구하기가 수월해지고 있는 해초로는 파래(*Ulva* 속), 포스텔시아(*Postelsia palmaeformis*), 블래더랙(*Fucus* 속), 오션 리본(*Lessionopsis littoralis*) 등이 있다. 이러한 바다 식물들의 속성은 대체로 위에서 설명한 내용과 비슷하다. 블래더랙은 갑상선 저하증, 비만, 고혈압, 혈전, 부종 치료에 최고의 치료 효과를 보이는 것으로 여겨지고 있다는 점에서 예외적이다. 그것은 또 가장 강력한 항혈액응고 효능이 있다.

바다 채소 요리

- 소금에 민감하다면 사용 전에 잘 헹궈야 한다.
- 식단에 점진적으로 끌어들여라. 인체가 바다 채소를 소화할 수 있는 효소 시스템을 갖추기까지 일주일가량의 시간이 걸린다. 또 그 맛과 인체에 미치는 효과에 적응하는 데도 시간이 걸린다.

바다 채소의 준비

- 신선한 바다 채소는 그저 거둬서 씻어 그대로 쓰거나 냉장 보관한다.
- 건조 해초는 짙은 색깔의 유리 항아리에 넣어 두거나, 어둡고 건조한 곳에 매달아 둔다(수년 동안 보관된다).
- 물에 불려서 쓴다. 오래 불릴수록 소화가 잘 된다. 물에 담근 채 또는

물을 빼고 냉장고에 보관한다. 불린 물은 버리지 말고 곡물을 조리할 때 쓰거나 수프에 쓰면 되며, 집에서 기르는 동식물에게 줘도 좋다.

- 바다 채소는 세라믹 냄비, 유리 용기, 강철 냄비로 조리하는 것이 가장 좋다.
- 당신이 좋아하는 요리에 바다 채소를 추가하는 실험을 해보라.

한천*

한천은 우뭇가사릿과로 분류되는 여러 해초 종에서 나오는 점액질로 만든 식품이다. 통상 세 종류의 우뭇가사릿과 해초를 섞어서 한천을 제조한다. 대부분의 한천은 우뭇가사리로 만들어진다고 보면 된다. 우뭇가사리는 4~60미터의 다양한 깊이에서 자란다. 갈색·빨간색·자주색의 양치식물처럼 생긴 엽상체가 해류를 따라 흔들리는 모습을 보이며, 때로는 깃털처럼 생긴 붉은 잎이 1미터까지 자라기도 한다. 수백 년 전 극동 지역에서는 엽상체를 냉동건조하고 탈수하여 한천이라는 젤라틴 형태로 만드는 방법을 알아냈다. 하지만 한천은 몇 가지 점에서 젤라틴보다 우월하다. 쉽게 녹지 않을 뿐 아니라 질감이 더 단단하기 때문이다. 그뿐 아니라 칼로리가 낮은 음식을 찾는 사람들에게 한천은 0칼로리로 최고의 선택이다.

---

* 우리나라에서 식용하는 우뭇가사리를 주원료로 하는 바로 그 한천이다. 미국에서는 한천을 건조하여 만든 제품이 분말, 플레이크, 막대 모양 등 다양한 형태로 나와 판매되고 있으며, 그중 상당수는 '칸텐'이라고 불리는 일본 수입 제품이다. '칸텐'은 '한천'의 일본식 발음이다. 주로 이용되는 것은 건조된 막대 모양의 제품이다. 이것들을 물에 불려 용해한 뒤 다른 재료들을 넣고 다시 굳혀서 셀러드 재료, 디저트 등으로 만들어 먹는다. 우리나라에서는 분말 제품이 많이 팔리고 있다.—옮긴이

치유 효능

열성은 매우 식힘. 약간의 단맛이 있다. 폐에 이롭고, 간에 작용한다. 염증, 그리고 심장과 폐에 영향을 미치는 그 밖의 열 질환을 줄인다. 약한 완하 작용이 있다.

한천은 소화와 체중 감소를 촉진하는 데 쓰이며, 치질을 치료한다. 독소와 방사선 찌꺼기를 몸 밖으로 배출한다. 식용 칼슘과 철의 훌륭한 원천이다.

주의: 한 징후가 있는 사람, 묽은 변이나 물똥을 싸는 소화력이 약한 사람은 절제해서 섭취해야 한다.

조리법

한천은 플레이크, 분말, 막대 모양 등 다양한 형태로 나온다.

· 불리기: 한천을 부숴 조각낸 다음 씻어서 꼭 짠다. 물에 30분간 담가 두었다가 면 보자기를 받쳐 물기를 뺀다.
· 플레이크 또는 분말 제품은 불려서 부드럽게 만든다.
· 녹이기: 물, 즙 또는 육수에 넣고 거의 끓기 직전까지 열을 가한다. 한천이 완전히 용해될 때까지 계속 저어준다. 재료들을 첨가한다.
· 성형: 용해된 혼합물을 미리 물기를 적셔 둔 형틀 또는 유리 볼에 넣는다. 상온에서 또는 냉장고에서 굳힌다.
· 서빙: 형틀에서 꺼내 유리 볼에 그대로 넣거나, 원하는 모양대로 썰어 예쁘게 담는다.
· 용도: 파이, 과일 디저트, 잼, 아스픽,* 채소 형틀.

주의: 한천은 증류식초와 와인식초, 다량의 옥살산 함유 식품(시금치, 초콜릿, 대황)을 넣으면 굳지 않는다. 아이리시 모스**와 대체 가능하다.

---

* 고기 육수나 콩소메에 여러 가지 재료를 넣어 굳힌 젤라틴. '아스픽 젤리'라고도 한다. 육수를 이용하지 않고 시판 젤라틴 믹스를 이용해 만들기도 하는데, 이런 것들은 별도로 '젤로 샐러드' 또는 '젤라틴 샐러드'라고 부른다.—옮긴이

한천 막대 1개 = 분말 1/4티스푼 = 밝은색 플레이크 3스푼 = 짙은 색 플레이크 5스푼.

한천 막대 1개는 2컵의 액상으로 젤화된다.

한천 과일 젤

한천 플레이크 3~4스푼

사과즙 4컵

건포도 1/2컵

다지거나 퓌레로 만든 신선한 과일 2컵

바닐라 또는 아몬드 추출물 또는 레몬즙
　　　1티스푼

· 사과즙에 한천을 넣어 푼다.
· 여기에 건포도를 넣고 끓인다.
· 불을 줄여 5분 더 끓인다.
· 과일과 조미 재료를 넣고 젓는다.
· 형틀에 부어 굳힌다.
· 6~8인분.

한천 과일 잼과 토핑

한천 플레이크 3스푼

과일즙 1/3컵

으깨거나 다진 과일 2컵

감미료 1/2컵(선택)

올스파이스, 계피, 정향 각 1/4티스푼

레몬즙 1티스푼

· 한천을 과일즙에 넣고 끓기 직전까지 가열한다.
· 과일, 감미료, 그 밖의 재료를 모두 넣고 젓는다.
· 1분간 더 끓인다.
· 4~6인분.

잼: 살균한 항아리에 넣고 봉한다.

토핑: 한 김 식힌 뒤 케이크와 파이에 붓는다.

응용: 사과, 딸기, 블루베리, 파인애플, 배, 자두, 살구 등을 이용한다.

** 　홍조류의 하나. 한천의 재료로 쓰인다. 아이리시 모스로 만든 한천은 식품뿐 아니라 미생물 배양용으로도 많이 쓰인다. 아시아, 아프리카, 남미, 오세아니아 등지에서 양식된다.—옮긴이

아보카도를 넣은 한천 채소 형틀

한천 플레이크 2~3스푼

물 3컵

레몬즙 1티스푼

켈프 분말 1자밤

강판에 간 당근 2개

잎채소 또는 싹 1/2컵

아보카도 1개

강판에 간 양파 1스푼(선택)

해바라기씨 또는 호박씨 1/3컵

커민 가루 1/2티스푼

비네그레트 1컵(962쪽)

상추 또는 국화 잎

· 한천을 준비한다(971쪽). 불을 끈다.

· 레몬즙과 켈프를 첨가하고 한 김 식힌다.

· 당근을 미리 적신 형틀 또는 유리 볼에 넣고 그 위에 한천 액 일부를 붓는다. 부분적으로 굳도록 둔다.

· 당근 위에 잎채소 또는 싹을 겹쳐 올리고, 거의 덮이도록 한천 액 일부를 붓는다.

· 아보카도를 으깨 양파 및 남은 한천 액과 섞은 뒤 이것을 잎채소 또는 싹 위에 붓는다.

· 굳도록 그대로 둔다.

· 서빙하기 전에 씨앗과 커민을 마른 볶음 해서 비네그레트에 넣고 저어준다.

· 적당한 크기로 썬 상추 또는 국화 잎을 예쁘게 깔고 그 위에 굳힌 한천을 형틀에서 꺼내 올린다. 비네그레트를 끼얹는다.

응용: 익힌 채소와 자신이 좋아하는 수제 샐러드 드레싱의 조합을 활용한다.

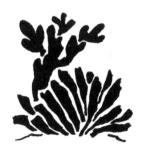

덜스[*]

덜스는 붉고 푸른 색조를 가지며, 다른 해초들과 섞여 마치 벙어리장갑처럼 생긴 납작하고 매끈한 엽상체로 자라는데, 길이 15~30센티미터, 너비 15센티미터까지 자란다.

치유 효능

열성은 매우 식힘. 맛은 짜다. 요오드 함량이 이례적으로 많고, 마그네슘이 풍부하다. 망간은 효소 시스템을 활성화하는 물질이다. 괴혈병을 예방하고, 발한을 유도하며, 뱃멀미와 포진 바이러스의 치료제로 쓰인다. 소금의 훌륭한 대체재다.

유럽에서는 전통적으로 수프에 넣거나 양념으로 이용되어 왔다.

조리법

· 물에 불렸다가 물기를 뺀다. 조개껍데기 따위가 없는지 꼼꼼히 확인한다.

· 시금치를 비롯한 잎채소처럼 활용한다.

· (불리지 않고) 오븐에서 토스팅하거나 약한 불에 구워 칩처럼 먹을 수도 있다.

· 기름에 볶아 양념으로 섭취한다.

· 그레이비와 소스에서 점도증진제로 활용한다.

· 캐서롤 또는 샌드위치에 넣는다.

· 으깬 감자, 수프, 크로켓, 스프레드, 채소 버거, 곡물, 샐러드, 디저트에 섞어서 먹는다.

---

[*] 학명은 *Palmaria palmata*. 홍조류의 하나로 한류성이며, 북대서양과 북태평양의 북부 연안에서 자란다. 우리나라에서는 함경남도, 함경북도에서 자라는 것으로 확인되었다. 서구에서는 북유럽, 스코틀랜드, 아이슬란드 지역에서 식용하며, 일본과 한국에서는 대개 식용하지 않는다.—옮긴이

덜스가 들어간 채소

불려서 얇게 썬 덜스 1컵

막대 모양으로 썬 당근 1개

막대 모양으로 썬 무, 순무, 또는 파스닙 1컵

참기름 1티스푼(선택)

천일염 1/4티스푼(선택)

- 채소를 중간 불에서 (기름에) 5~7분간 볶거나, 물을 높이 5밀리미터로 붓고 부드러워질 때까지 익힌다.
- 덜스와 소금을 첨가한다.
- 뚜껑을 덮고 낮은 불에서 10분간 익힌다.
- 뚜껑을 열어 물기를 날린다.
- 4인분.

덜스-싹-두부 샌드위치

통밀빵 2조각

싹 1/2컵

불리거나 볶은 덜스 1/2컵

얇게 썬 두부 2조각

상추 또는 잎채소

드레싱:

　　　레몬즙 1티스푼

　　　참깨버터 1티스푼

- 드레싱 재료를 섞어 빵 위에 바른다.
- 나머지 재료들을 층층이 쌓는다.

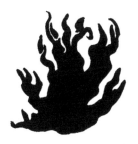

덜스 차우더[*]

깍둑 썬 양파 1/4개

다진 마늘 1쪽

참기름 1티스푼

깍둑 썬 셀러리 1/2컵

감자 슬라이스 작은 것 2개분

옥수수 알갱이 2컵

꽃잎 모양으로 썬 당근 2개분

월계수 잎 1장

물 2컵

아몬드 밀크, 캐슈너트 밀크, 또는 두유 2컵

불려서 썬 덜스 1/2컵

타임, 파슬리 각 1/4티스푼

천일염 1/2티스푼

후추 1자밤

· 양파와 마늘을 기름에 투명해질 때까지 볶는다.

· 셀러리와 감자를 첨가하고 10분간 더 볶는다.

· 옥수수 1컵, 당근, 월계수 잎, 소금, 물 2컵을 첨가하고 20분간 끓인다.

· 옥수수 1컵과 물 2컵을 넣고 간다. 견과 밀크 또는 두유, 덜스, 타임, 후추와 함께 차우더에 첨가하고 10분간 더 익힌다. 팔팔 끓이지는 말 것.

· 파슬리 가지로 장식해 낸다.

· 6~8인분.

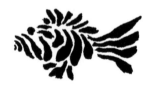

---

*   chowder. 원래는 생선, 조개류, 채소 따위를 넣고 걸쭉하게 끓인 수프.—옮긴이

덜스가 들어간 채소 절임

양념장(마리네이드):

    쌀식초 또는 매실식초 1/2컵

    올리브유 1/2티스푼

    월계수 잎 2장

    바질 1티스푼

    켈프 분말 1/2티스푼

깍둑 썬 채소(셀러리, 당근, 양배추, 적양배추, 오이, 비트, 무, 미니양파, 돼지호박, 그리고/또는 호박) 500그램

덜스 3/4컵

끓는 물 3~4컵

- 먼저 양념장을 준비해 둔다.
- 끓는 물에 채소를 넣고 불을 끈다.
- 뚜껑을 덮고 3~4분간 둔다.
- 채소를 꺼내 물기를 뺀다.
- 살균한 항아리에 채소와 덜스를 섞어 넣는다.
- 양념장을 붓는다. 채소가 완전히 잠겨야 한다.
- 뚜껑을 닫아 냉장한다. 몇 주 동안 냉장 보관한다.

덜스를 넣은 사워크라우트

다지거나 강판에 간 양배추 1개

불려서 썬 덜스 1/2컵

- 양배추의 겉잎은 따로 갈무리해 둔다.
- 양배추와 덜스를 섞는다. 나무망치로 찧어서 즙이 나오게 한다. 세라믹 냄비 또는 유리 용기에 옮겨 담는다.
- 양배추 겉잎으로 덮고, 양배추에 직접 올려지도록 접시로 덮는다.
- 접시 위에 1.5~2.5킬로그램의 묵직한 물체를 올리고, 면 보자기로 용기의 입구를 봉한 뒤 뚜껑을 느슨하게 덮어 둔다.
- 서늘한 곳에 1~2주 동안 둔다.
- 잎은 버리고, 사워크라우트는 유리병에 담아 냉장 보관한다. 몇 주 동안 보관된다.

톳과 대황

톳은 갈조류의 하나로 바위 위나 바다 밑바닥에서 자라는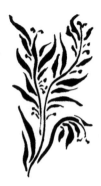
데, 때로는 마치 뿌리와 줄기로 이루어진 융단처럼 보인다.
때로는 덤불처럼 곧추서서 1.8미터 높이까지 자란다. 수확
후에는 잘라서 햇볕에 말렸다가 부드러워질 때까지 삶고,
다시 검은색이 될 때까지 말린다.

톳의 치유 효능

열성은 매우 식힘. 맛은 짜다. 이뇨 작용을 하며, 열에 수반되는 가래(누렇거나
푸르스름한)를 녹인다. 해독 작용을 한다. 뭉친 조직과 덩어리를 풀어준다. 갑
상선에 이로우며, 건조함을 적신다.

칼슘, 철, 요오드의 탁월한 원천이다. 비타민 B_2와 니아신이 풍부하게 함유
되어 있으며, 혈당을 내리는 데 도움을 준다. 체중 감량에 도움이 되며, 뼈와
치아를 조성하고, 신경을 안정시키고, 호르몬 기능을 돕는다.

대황은 짙은 황갈색의 색조를 띠고 있다. 다른 해초들, 특히 톳과 섞여서
엽상체 다발을 이루어 자란다. 매우 질기기 때문에 톳처럼 끈 모양으로 토막
을 쳐서 삶은 뒤 숯처럼 까맣게 말린다.

대황의 치유 효능

열성은 매우 식힘. 짠맛이 난다. 건조함을 적시며, 인체의 뭉친 곳과 응어리를
부드럽게 한다.

가장 풍부한 요오드의 원천이며, 철과 칼슘이 고도로 농축되어 있다. 고혈
압을 완화하는 데 탁월하며, 뼈와 치아를 조성한다. 전통적으로 여성 질환과
구강 통증을 치료하는 데 쓰였다. 톳, 대황, 미역 등 켈프과 해초들을 일상적
으로 섭취하면 머리칼에 윤기가 나고 탈모가 예방된다. 또한 혈색이 깨끗해지
고, 부드럽고 주름 없는 피부가 된다.

조리법

· 5~15분간 불린다. 그러면 부피가 2배로 늘어난다.

· 썰어서 곡물, 수프, 빵, 소, 샐러드, 구운 감자, 커리, 두부, 채소 등과 함께 조리한다.

· 기름에 볶으면 지용성 비타민의 소화가 용이해지며, 비린내가 줄어든다.

· 대황은 톳에 비해 풍미가 강하지 않아 다양하게 쓰일 수 있다.

다음의 모든 조리법에서 톳과 대황 중 어느 것을 쓰든 상관없다.

매운 두부와 톳 덮밥

기름 1티스푼

다진 마늘 1쪽

다진 생강 1스푼

불려서 적당한 크기로 썬 톳 1/4컵

물기를 제거하고 깍둑 썬 두부 1모

총총 썬 스캘리언 1개

고춧가루 약간

소스:

　　물 1컵

　　칡가루 1스푼

　　간장 2스푼

　　아니스씨 또는 세븐 스파이스* 분말

　　　　1/2티스푼

· 미리 소스를 만들어 둔다.

· 마늘과 생강을 기름에 1분간 볶는다.

· 톳을 첨가해 기름이 거의 흡수될 때까지 1분간 볶는다.

· 두부와 소스를 첨가해 끈적끈적해질 때까지 젓는다.

· 스캘리온을 첨가하고 고춧가루를 뿌린다.

· 밥 위에 올려 낸다.

· 4인분.

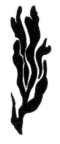

---

* 　고춧가루, 귤껍질, 검정깨, 참깨, 대마씨, 생강, 김, 양귀비씨 등을 갈아 혼합해서 만든 일본의 전통 혼합 조미료. 칠미당신료(七味唐辛料)라고도 한다.—옮긴이

겨자 소스 양배추

참깨 1스푼

총총 썬 양배추 1개

불려서 썬 대황 2/3컵

소스:

    겨잣가루 1/2스푼

    간장 2스푼

    맛술 또는 청주 1스푼

- 먼저 소스 재료들을 섞어 둔다.
- 양배추를 기름에 1분간 볶는다.
- 대황을 넣고 부드러워질 때까지 볶는다.
- 소스를 붓고 2~3분간 뒤적거린다.
- 뜨겁게 내거나 맛이 어우러지도록 잠시 그대로 두었다가 샐러드로 낸다.
- 4~6인분.

일본식 버섯볶음

말린 표고버섯 6개

기름 1스푼

불려서 썬 대황 1/3컵

어슷하게 썬 당근 1컵

채 썬 죽순 1컵

채 썬 깍지 완두콩 100그램

켈프 가루 1/4티스푼

쌀식초 또는 매실식초 2스푼

천일염 1/4티스푼

- 표고버섯을 뜨거운 물에 부드러워질 때까지 15분간 불린 뒤, 얇게 썬다(기둥은 육수용으로 갈무리해 둔다).
- 대황과 당근을 바삭하게 달달 볶는다.
- 버섯, 죽순, 완두콩, 소금을 넣고 2분간 더 달달 볶는다.
- 켈프 가루와 식초를 첨가한다.
- 4인분.

톳 샐러드

불려서 썬 톳 1컵

기름 1티스푼 또는 물 1/2컵

매실식초 또는 쌀식초, 또는 레몬즙 2스푼

강판에 간 당근 1개

총총 썬 양파 1/4개(선택)

천일염 약간

- 톳을 20~30분간 기름에 볶거나, 물을 붓고 삶는다.
- 식힌다.
- 모든 재료를 잘 섞어 적당한 크기로 썬 잎채소 위에 올려 낸다.
- 4인분.

다시마와 켈프

켈프와 다시마는 모두 다시맛과에 속하는 해초다. 켈프는 황갈색 색조를 띠며, 모든 바다 식물 가운데 가장 크고 길다(최대 450미터). 서늘한 기후를 좋아한다.

치유 효능

열성은 매우 식힘. 맛은 짜다. 건조함을 적시며, 음액을 증가시킨다. 뭉친 곳과 덩어리를 풀어주고, 열에 의해 유발된 가래(누렇거나 푸르스름한)를 없애는 데 도움을 준다. 신장에 이롭다. 이뇨 작용과 항혈액응고 작용을 한다. 천연 살진균제(곰팡이 살균제)이며, 호르몬 불균형, 특히 갑상선 불균형에 좋다.

갑상선종, 관절염, 류머티즘, 고혈압, 전립선과 난소 질환, 림프선 비대, 붓고 아픈 고환, 부종, 백대하, 당뇨, 남성 불임, 류머티즘성 열* 손상, 심장 통증, 혈전, 음식물을 잘 삼키지 못하는 것, 빈혈 치료에 쓰인다. 종양을 비롯한 세포 이상 증식을 억제한다. 폐와 목을 식히고 진정시키며, 기침과 천식을 완화한다. 체중 감량을 돕고, 고지대에서 심장을 보호한다. 숨을 깊게 해주고, 피로한 근육을 회복시킨다. 진균과 칸디다 효모균의 증식을 근절한다. 상처에 바르는 연고와 피부 미백 화장품의 재료로 쓰인다.

가장 완벽한 미네랄 함유 식품으로 여겨지며, 그 때문에 함께 조리하는 음식물의 영양가를 크게 높인다.

켈프는 흔히 영양보충제로 섭취되는데 정제, 알약, 과립 형태로 시판된다 (1일 섭취량은 3그램 이상). 현재는 미국 연안에서도 채취되고 있으며, 다시마처

---

* 예전에는 결합조직 질환으로 알려져 있었으나 현재는 A군 연쇄구균 항원·항체 이상 반응임이 밝혀져 있다. A군 연쇄구균 감염 후유증으로 주로 심장, 관절, 중추신경계, 피하조직에서 발생하는 전신성 염증 질환이다. 소아 후천성 심장 질환의 흔한 원인들 가운데 하나였으나 근래에는 발생 빈도가 낮아지고 있다. 그러나 여전히 개발도상국에서는 만성 심장판막 질환의 대부분을 차지한다.—옮긴이

럼 건조물로 판매된다. 켈프는 미네랄 비중이 높아 훌륭한 소금 대체재 역할을 하며, 소금처럼 식탁용 조미료 용기에 넣어 식탁 위에 올려놓고 쓸 수도 있다.

다시마와 켈프는 모두 콩 요리와 잘 어울리는데, 그것은 그 안에 함유된 미네랄들이 콩의 단백질과 기름의 균형을 잡는 데 도움을 주고 소화를 쉽게 해주기 때문이다. 또 콩을 비롯해 함께 조리되는 다른 음식에 들어 있는 질긴 섬유질을 분해해 준다.

주의: 임산부들은 섭취에 신중해야 하며, 소화 불이 약한 사람(묽은 변이나 물똥, 한 징후가 있는 사람)은 피해야 한다.

조리법

· 가위를 이용해 자르는 것이 편리하다.

· 20~30분 동안 물에 불리면 다시 부드러워진다. 잠기도록 물을 붓고 1~2시간 동안 또는 부드러워질 때까지 끓인다.

· 조미료로 이용하려면 볶아서 갈아 분말로 만든다.

· 수프, 샐러드, 콩 요리, 절임에 쓴다.

· 미역을 다시마 대용으로 쓸 수 있다.

다시마 조미료 또는 육수

다시마 8센티미터

물 5~6컵

· 젖은 천으로 다시마를 닦는다.

· 물 또는 요리(콩, 스튜, 수프)에 첨가한다.

· 10~15분간 끓인다.

· 다시마를 건져내 대나무 발이나 체에 올려 말려 둔다.

· 보관했다가 다른 요리에 쓴다.

다시마 육수 아스픽

한천 막대* 2개

다시마 육수 4~5컵

간장 2스푼

총총 썬 스캘리언 1개(선택)

총총 썬 파슬리 1스푼

- 한천은 채 썰어 1시간 물에 불렸다가 물기를 빼고 꾹 짠다.
- 육수에 한천을 넣고 간장을 첨가한다.
- 팔팔 끓으면 불을 줄이고 10~15분간 저으면서 뭉근히 끓인다.
- 스캘리언과 파슬리를 넣고, 불을 끈다.
- 미리 물을 적신 형틀에 붓고 굳힌다.
- 6인분.

층층이 쌓은 다시마 채소 케이크

익혀서 사각형으로 썬 다시마 50센티미터

어슷하게 썬 당근 2개

깍둑 썬 순무 2컵

채 썬 양배추 2컵

소스:

　　물 1/2컵

　　다진 생강 1스푼

　　간장 3스푼

- 오븐을 150℃로 예열한다.
- 소스를 만들어 한쪽에 둔다.
- 베이킹 접시에 다시마부터 시작해 위 재료 순으로 차곡차곡 쌓는데, 각 층 사이마다 소스를 뿌려준다.
- 뚜껑을 덮고 45분간 굽는다.
- 6인분.

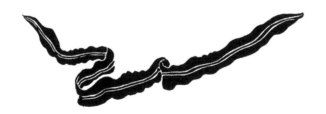

---

* 막대 모양의 건조 한천으로 '아가-아가 바', 또는 '칸텐(한천) 바'라고 한다. 한천을 실외에서 자연 건조하여 만들며, 시판 한천 막대 1개의 무게는 8그램이다.—옮긴이

다시마 튀각

다시마 2.5~5센티미터

기름

- 깨끗한 천으로 다시마를 닦아 불린다.
- 가위로 길이 7센티미터 폭 3밀리미터로 자른다.
- 매듭을 짓는다.
- 기름에 넣어 바삭바삭하게 약 1분간 튀긴다.
- 칩처럼 낸다.

스위트 다시마

1.2센티미터 크기로 썬 익힌 다시마 1컵

엿기름 5스푼

- 재료를 잘 섞는다.
- 식힌 후 냉장 보관한다.

이것은 '충만한 단맛' 음식으로, 소량으로도 단것에 집착하는 입맛을 만족시키는 데 도움을 준다.

김

김(*Porphyra tenera*와 그 친척들)은 짙은 비취색을 띠며, 엽상체의 속은 비어 있다. 어떤 것은 헝클어진 부채 모양으로 물결에 살랑거리고, 어떤 것은 크고 납작하다. 질감은 다른 해초들에 비해 부드럽다. 아일랜드에서는 김을 '슬로크 (sloke)'라고 하며, 스코틀랜드에서는 '라버(laver)'라고 한다.

치유 효능

열성은 매우 식힘. 맛은 달고 짜다. 음액을 증가시키고, 이뇨 작용을 하며, (혹처럼) 뭉친 곳을 풀어준다. 열로 유발된 가래(누렇거나 푸르스름한)를 없애준다.

해초들 가운데서도 단백질 함량이 가장 높고(건조물 무게의 40%) 소화가 가장 잘 된다. 비타민 A, B₁과 니아신이 풍부하다. 콜레스테롤을 줄이고, 소변이 잘 나오지 않거나 소변을 볼 때 아픈 것을 치료한다. 또한 갑상선종, 부종, 고혈압, 누런 콧물이 나오는 기침, 각기병, 피하지방 낭종, 무사마귀, 구루병을 치료한다. 소화를 돕고, 특히 튀긴 음식의 소화를 쉽게 해준다.

조리법

· 종이처럼 납작한 모양으로 나오며, 그대로 이용할 수 있다.

· 낮은 불에 그슬리거나 150℃의 오븐에서 구우면 색깔이 약간 변하면서 바삭해진다.

· 가위로 끈 모양으로 길게 썰거나 으스러뜨려서 샐러드, 스튜, 캐서롤, 드레싱, 스프레드, 디저트 등에 쓴다.

· 미국 연안에서 채취해 그대로 말린 것도 판매되고 있다. 이러한 모양의 김은 대개 수프와 스튜에 넣어 먹으며, 조미료로 쓰이기도 한다. 이런 용도로 쓸 때는 오븐이나 팬에서 바삭하게 구운 뒤 손으로 비벼서 가루를 내어 곡물, 샐러드, 수프 등에 솔솔 뿌린다.

김밥

따끈따끈한 쌀밥 2컵
쌀식초 또는 매실식초 2스푼
켈프 분말 1/2티스푼
구운 김 4장
소:
    간 오이 1/4컵
    간장 약간
    볶은 참깨 1티스푼

· 소 재료를 잘 섞어 둔다.

· 식초와 켈프 분말을 밥과 섞는다.

· 김 한 장을 대나무 발 또는 무거운 천 냅킨에 올린다.

· 김 위에 밥 1/2컵을 고르게 펴고, 김 한쪽 끝 5센티미터는 밥을 올리지 않고 남긴다.

· 고르게 편 밥 가운데에 발과 나란한 방향으로 소 재료 1/4을 가지런히 올린다. 발을 이용해 김을 단단히 만다.

· 이음새가 아래로 내려가도록 놓고 2.5센티미터 두께로 썬다.

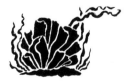

응용: 곡물과 다양한 채소를 조합해 변용할 수 있다. 매실 과육이나 페이스트, 미소, 낫토를 곡물과 조합해 보라.

매실과 식초는 둘 다 곡물의 변성을 예방해 주기 때문에 이러한 재료를 넣은 김밥은 여행용 음식으로 탁월하다. 여행을 위한 또 다른 단순하면서도 편리한 응용은 805쪽에 있는 주먹밥이다. 여기에 김밥을 만들 때는 위에서 제시한 비율로 식초를 첨가한다.

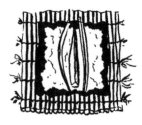 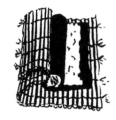 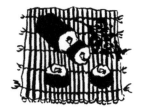

미역

미역(*Undaria pinnatifida*)은 올리브 색깔을 띠며, 수심 6미터 내외의 얕은 바다에서 날개처럼 생긴 엽상체가 5미터까지 자란다.

내재된 효능

열성은 매우 식힘. 맛은 짜다. 이뇨 작용을 하며, 건조함을 적신다. 뭉친 조직과 덩어리를 풀어준다. 음액을 보하고, 가래를 풀어준다(누렇거나 푸르스름한 콧물을 동반하는 기침에 쓰인다). 낭종이나 종양을 억제한다.

칼슘 비중이 가장 높은 해초 가운데 하나다(첫 번째는 톳이다). 니아신과 티아민이 풍부하다. 머리카락과 피부 건강에 좋다. 동양에서는 전통적으로 출산 후 산모의 피를 정화하는 데 쓰였다.

미역을 넣어 함께 익히면 콩이 부드러워지며, 질긴 섬유질이 연해진다.

미국 연해에서 채취되는 알라리아(*Alaria marginata*)는 미역과 모양과 성질이 유사하다. 조리법 역시 미역과 같다.

조리법

· 3~4분간 불린 후 물기를 뺀다. 불린 물은 남겼다가 다른 요리에 이용한다.

· 적당한 길이로 자르되, 중간에 박혀 있는 미역심은 따로 갈무리해 뒀다가 오래 익히는 요리에 쓴다. 45분간 익힌다.

· 녹색 잎채소처럼 이용한다. 수프, 샐러드, 스튜, 샌드위치, 채소구이, 볶음 요리, 스프레드, 곡물 요리 등에 넣으면 아주 좋다.

크리미한 미역 드레싱을 올린 깍지완두콩

깍지완두콩 2컵

기름 1티스푼(선택)

두부 1모

참깨버터 1스푼

미소 1스푼

적당한 크기로 썬 익힌 미역 1/2컵

육두구와 고춧가루 약간씩

· 깍지완두콩을 짙은 녹색이 될 때까지 데치거나 기름에 볶는다.

· 끓는 물에 30초간 두부를 넣었다가 건져서 물기를 빼고 식힌다.

· 참깨버터, 미소, 미역, 향신료를 두부에 넣고 같이 으깨 두부 드레싱을 준비한다.

· 적당한 크기로 썬 잎채소를 깔고 그 위에 완두콩을 예쁘게 올린다.

· 드레싱을 올린다.

· 4인분.

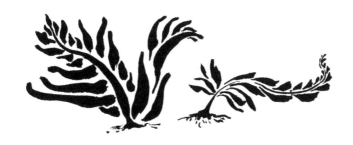

여름 미역과 잎채소

불려서 적당한 크기로 썬 미역 1/2컵

썬 잎채소 한 줌

기름 1티스푼(선택)

천일염 약간

레몬즙 1/2티스푼

· 미역을 20분간 기름에 볶는다. 또는 물 약간을 넣고 부드러워질 때까지 삶는다.

· 잎채소, 소금, 레몬을 첨가한다. 불을 줄이고 뚜껑을 덮은 뒤 5분간 또는 밝은 녹색을 띨 때까지 뭉근히 익힌다.

· 4인분.

미역 채소 스튜

통곡 가루 3스푼

켈프 가루 1/2티스푼

타임과 오레가노 각 1/3티스푼

양파링 1개분

불려서 적당한 크기로 썬 미역 1/2컵

기름 1스푼

어슷하게 썬 우엉 2뿌리

얇게 썬 작은 감자 4개

총총 썬 브로콜리 1컵

물 2컵

천일염 약간

· 곡물 가루, 켈프, 허브를 혼합한 뒤 이것을 양파와 미역에 뿌려 입혀준다. 양파와 미역을 2분간 볶는다.

· 우엉을 첨가하고 2분간 더 볶는다.

· 감자를 첨가하고 2분간 볶는다.

· 물을 붓고 20분간 뭉근히 끓인다.

· 그사이에 브로콜리를 소금물에 넣고 밝은 녹색을 띨 때까지 데친다. 브로콜리를 데친 물을 브로콜리가 들어 있는 채로 조리 마지막 5분을 남겨놓고 스튜에 붓는다.

· 간을 맞춘 뒤 2분간 더 뭉근히 익힌다.

· 4인분.

미역 캐서롤

익혀서 적당한 크기로 썬 미역 2컵

초승달 모양으로 썬 양파 1/2개(선택)

베샤멜소스 2컵(1000쪽)

볶은 참깨 1/4컵

천일염 1/4티스푼

- 오븐을 180℃로 예열한다.
- 물 약간에 양파를 넣고 5분간 뭉근히 익힌다.
- 베샤멜소스를 준비한다.
- 미역, 양파, 소금을 혼합한다.
- 참깨를 뿌린다.
- 뚜껑을 덮고 30분간 굽는다.
- 뚜껑을 열고 10분간 갈색으로 변하게 둔다.
- 6인분.

아이리시 모스와 코르시칸 해초

아이리시 모스(*Chondrus crispus*)의 엽상체는 넓게 벌어진 부채 모양으로 자라며, 색깔은 불그스름한 남색에서 불그스름한 초록색까지 개체마다 약간씩 다르다.

치유 효능

열성은 식힘. 맛은 짜다. 가래(특히 누렇거나 푸르스름한 가래)를 없애준다. 폐를 진정시키고 적셔준다. 카라기난이라는 끈적끈적한 물질이 함유되어 있다. 이 물질은 위궤양과 십이지장궤양을 치료하고, 동맥경화를 억제하고, 지방과 콜레스테롤 축적을 막아주며, 약한 항혈액응고 작용을 한다. 염화칼슘이 함유되어 있는데, 이것은 심장 강장제 역할을 하고, 내분비선의 균형을 잡아주며, 만성 폐질환·이질·설사·신장과 방광 질환을 치료한다.

아일랜드인들은 전통적으로 이것을 식용했으며, 카라기난을 추출해 호흡계 질환 치료제로 썼다. 아이리시 모스는 북미 동쪽 해안에서도 채취된다.

조 리 법

· 녹이기: 두 차례 헹군 뒤 10분간 물에 담가 둔다. 액체와 함께 소스 팬에 넣고 중간 불에서 풀릴 때까지 익힌다. 재료를 첨가한 뒤 형틀에 붓고 상온 또는 냉장고에서 굳도록 둔다.

· 아이리시 모스 1/2컵을 이런 방법으로 묽은 액 4컵 또는 짙은 액 3컵으로 만든다.

· 스튜, 그레이비, 샐러드드레싱, 아스픽, 파이, 젤의 점도제로 이용한다. 한천의 대용물로 쓸 수 있다.

코르시칸 해초(*Alsidium helminthocorton*)는 차로 만들어져 팔리고 있다. 기생충, 특히 요충과 회충 제거에 효과가 좋다. 코르시카섬 인근의 지중해 연안에서 채취되고 있으며, 완하 작용이 있고, 섬유종 치료제로 이용되어 왔다.

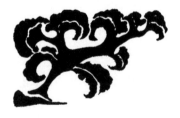

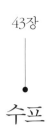

수프

수프는 모든 문화권에서 식단에 포함되는 음식이다. 어떤 종류의 음식물도 국물에 넣는 재료로 사용될 수 있다. 물의 성질은 음이며, 용기의 모양에 따라 형태가 변한다는 점에서 매우 수용적이다. 수분이 풍부한 음식을 섭취하면 우리 몸 안의 체액이 튼튼해진다. 수프의 기본 재료로 이용되는 음식물은 대개 물을 필요로 하고 끌어당기는 것들이다. 소금, 해초, 미소, 고기는 다른 식품들보다 대사에 더 많은 수분이 필요한 강한 음식물이다.

비교적 가벼운 수프(강한 기본 재료가 들어가지 않은 수프)는 대개 끼니에 포함된 고도로 응축된 재료들의 균형자 역할을 한다. 가벼운 수프 역시 기후나 과도한 활동으로 과열된 인체에 휴식과 수분을 제공해 준다. 채식 식단에서 수프의 위치는 소금, 빵, 곡물, 씨앗, 견과, 기타 고농도 식품들을 얼마나 많이 섭취하는지에 따라, 또 각 개인의 대사 속도에 따라 달라진다. 고농도의 식사를 하고 생리적으로 몸이 쉽게 뜨거워지는 사람들은 식단에 수프를 더 자주 포함하고, 또 수프에 물을 더 많이 넣는 것이 좋다.

고기 중심의 식단에서는 수프가 메인이 되는 것이 이상적이다. 사실 육류를 선택하는 사람들에게 우리는 고기의 극단적 성질을 순화하는 최선의 방법으로 수프를 권장한다. 채소와 허브가 조합된 수프의 국물은 고기의 단백질과 지방을 희석하고 선소화하는 작용을 한다.

영양학적으로 고기 수프나 고깃국이 필요한 많은 사례에서 미소와 간장은 영양학 측면에서 균형을 잡아주는 것은 물론 음식의 풍미를 더 풍부하게 해준다. 아래는 고기 없는 수프에서 이용할 수 있는 선택지들이다.

수프는 다양한 양념 재료, 장식 재료, 점도증진제를 비롯한 수많은 재료를 이용해 조리할 수 있다. 예를 들면 다음과 같다.

주재료: 곡물, 콩, 면, 채소, 두부, 세이탄, 템페

양념 재료: 미소, 천일염, 해초, 생강, 허브, 식초, 겨자, 마늘, 양파, 견과버터

장식 재료: 스캘리언, 파슬리, 볶은 견과, 크루통, 싹, 볶은 김가루 또는 덜스

점도증진제: 밀가루, 칡가루, 애로루트, 채소 퓌레, 쿠스쿠스,* 귀리 가루, 아마란스, 아이리시 모스

수프는 식감에 변화를 주거나 조리법을 달리함으로써 계절에 맞게 변화를 줄 수 있다. 든든한 겨울 수프로는 기름지고, 부드럽고, 걸쭉한 것이 좋다. 장시간 익히는 조리법은 추운 계절에 열을 끌어올리는 데 도움을 준다. 여름 국은 가볍고 맑고 시원하며, 짧게 익힌다. 수프는 특정한 질환이나 체질에 맞춰 다양한 재료와 효능을 조합하는 훌륭한 방법이다. 그렇게 만들어진 수프는 자양, 진정, 재생, 활력 회복 작용을 동시에 할 수 있다. 야생 식물과 약초를 수프에 첨가할 수도 있다.

맛이 짜고 효소가 풍부한 미소 수프를 식사의 시작으로 먹으면 나머지 식사를 위해 소화계를 이완하고 대비시키는 데 도움이 된다. 짠맛이 적거나 아예 없는 수프는 갈증을 풀어주며, 그 자체로 끼니로 먹을 수도 있고, 소화액을 너무 희석하지 않도록 식사 마지막에 소량으로 섭취할 수도 있다.

---

* 베르베르족의 전통 음식으로, 밀가루를 손바닥으로 비벼 좁쌀만 한 알갱이로 만든 것, 또는 거기에 고기나 야채를 올린 음식.—옮긴이

감각을 자극하도록 매일 창의적이고 색다른 수프를 만들어보라.

- 중후한 풍미를 위해 다양한 육수를 이용한다.
    1. 다듬고 남은 채소를 1시간 동안 천천히 익힌 뒤 체에 밭쳐 건더기를 걸러낸다.
    2. 콩 육수, 해초 육수, 약초 달인 물
    3. 해초나 싹을 불린 물
- 곡물을 수프에 첨가하기 전에 미리 볶는다.
- 단순한 수프가 더 흥미롭다. 한 가지 유형의 채소 또는 단순한 조합을 이용한다.
- 적은 양의 육수만으로 채소를 볶거나 익힌 뒤에 뜨거운 육수나 물을 붓고 뭉근히 조린다. 채소는 금세 익으며, 그렇게 했을 때 색깔·풍미·생명력이 잘 보전된다.

봄 수프

면 수프

삶아서 물기를 뺀 면 2컵	· 채소 육수를 끓인다.
채소 육수 4컵	· 당근, 양파, 소금을 넣는다.
꽃잎 모양으로 썬 당근 1개	· 겨우 익는 정도로만 약한 불에서 10분간 익힌다.
총총 썬 양파 1개(선택)	
곱게 썬 봄 잎채소 2컵	· 잎채소를 넣고 밝은 색깔이 될 때까지 익힌다.
싹 1/2컵	
천일염 약간	· 4~6인분.

응용: 뜨겁고 새콤한 수프. 뜨거운 소스에 레몬즙 또는 식초를 첨가한다.

풋완두콩 수프

불린 깍지완두콩 또는 깐 완두콩 2컵

깍둑 썬 양파 1/4개(선택)

깍둑 썬 셀러리 1컵

깍둑 썬 당근 1컵

월계수 잎 1장

물 5~6컵

덜스 1/2컵

말린 겨자 1/4티스푼

천일염 1티스푼

식초 2스푼(선택)

· 위 순서대로 채소를 차곡차곡 쌓는다.

· 완두콩, 물, 월계수 잎을 넣는다.

· 팔팔 끓인 뒤 불을 줄이고 1시간 동안 약한 불에서 익힌다(깍지완두콩을 이용하는 경우 조금 더 오래 익혀야 한다).

· 덜스, 겨자, 소금을 넣고, 10분간 더 익힌다.

· 내기 직전에 식초를 첨가한다.

· 6인분.

봄 잎채소 수프

물 또는 육수 6컵

얇게 썬 중간 크기 감자 4개

총총 썬 중간 크기 양파 또는 리크 1/4개 (선택)

총총 썬 케일(또는 봄 잎채소) 2~3컵

마늘 2쪽

천일염 1티스푼

올리브유 1티스푼(선택)

· 물 또는 육수를 팔팔 끓인다.

· 감자, 양파, 소금을 넣고 뚜껑을 덮는다.

· 불을 줄이고 부드러워질 때까지 익힌다.

· 케일과 마늘을 넣고, 케일이 연하고 밝은 녹색을 띨 때까지 익힌다.

· 모든 재료를 함께 넣고 퓌레로 만든다.

· 내기 직전에 올리브유를 첨가한다.

· 6인분.

여름 수프

옥수수 수프

다진 양파 1/4개(선택)

강판에 간 생강 1/2티스푼

참기름 1티스푼(선택)

8센티미터 다시마 1조각

옥수수 알갱이 6개분

물 6컵

천일염 1티스푼

물 1/2컵을 넣고 간 귀리 퓌레 1/2컵

참깨버터 2스푼

크루통 2스푼

· 양파와 생강을 5분간 볶는다.

· 다시마, 옥수수, 물, 소금을 첨가한다.

· 데쳐지면 불을 줄이고 20분간 약한 불
  에서 끓인다.

· 귀리 퓌레와 소금을 넣고 15분간 더 끓
  인다.

· 다 되어갈 무렵에 참깨버터를 넣는다.

· 다시마를 건져낸다.

· 크루통으로 장식한다.

· 6인분.

냉오이 수프

총총 썬 오이 4컵

물 또는 육수 2컵

귀리 요구르트 1컵(1021쪽)

마늘 1쪽(선택)

신선한 민트 여러 장

천일염 1/2티스푼

딜 씨앗 1/4티스푼

· 모든 재료를 블렌더에 넣고 곱게 간다.

· 차가운 상태로 낸다.

· 4~6인분.

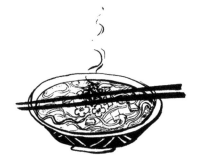

비취색 잎채소 수프

깍둑 썬 두부 1/2컵

잘게 썬 잎채소 2컵

천일염 1/4티스푼

기름 1/2티스푼(선택)

육수 3컵

물 2스푼에 푼 칡가루 1/2스푼

- 두부를 5분간 볶거나 찐다. 소금을 첨가한다.
- 잎채소를 넣고 2분간 볶는다.
- 육수를 넣고 잎채소가 밝은 색으로 될 때까지 약한 불에서 끓인다.
- 칡가루를 첨가하고 걸쭉해질 때까지 졸인다.
- 3~4인분.

가을 수프

양치기의 보리 수프

총총 썬 양파 1/4개(선택)

강판에 간 당근 4개

깍둑 썬 파스닙 2개

기름 1스푼

물 1리터

보리 1컵

강판에 간 생강 1/3티스푼

천일염 1티스푼 또는 낫토 1스푼

파슬리 약간

- 양파, 당근, 파스닙을 기름에 볶는다. (선택)
- 물, 보리, 생강을 넣고 1.5시간 동안 약한 불에서 익힌다.
- 소금 또는 미소를 첨가하고 15분간 더 약한 불에서 익힌다.
- 파슬리로 장식한다.
- 8인분.

리마콩 – 순무 수프

적당한 크기로 잘라서 불린 미역 12센티미터

불린 리마콩 1컵

깍둑 썬 양파 1/4개(선택)

큼직큼직하게 썬 당근 2개

4등분한 순무 작은 것 4개

채 썬 양배추 1컵

물 5~6컵

미소 1스푼

· 미역, 콩, 물을 냄비에 넣고 팔팔 끓인다.

· 불을 줄이고 45~60분간 약한 불에서 끓인다.

· 양파, 당근, 순무, 양배추를 첨가한다.

· 약 20분간, 콩과 채소가 부드러워질 때까지 약한 불에서 끓인다.

· 미소를 첨가하고 5~7분간 더 끓인다.

· 6인분.

콜리플라워 수프

콜리플라워 1송이

다진 양파 1/4개(선택)

육수 6컵

천일염 약간

귀리 플레이크 또는 가루 1/2컵

참깨버터 2스푼

· 콜리플라워를 작은 송이로 찢는다. 줄기는 최대한 챙겨서 얇게 썬다. 작은 송이들은 그대로 둔다.

· 육수 4컵을 팔팔 끓인다.

· 콜리플라워 줄기, 양파, 귀리, 소금을 첨가하고 뚜껑을 덮는다. 불을 줄이고 부드러워질 때까지 10분간 익힌다.

· 수프를 끓이는 동안 남은 육수 2컵을 다른 냄비에 붓고 끓인다. 끓으면 콜리플라워 작은 송이를 넣고 5분간 약불에서 익힌 뒤, 그물 국자로 건져내 한쪽에 둔다.

· 그 국물과 참깨 버터를 수프에 첨가한다.

· 수프를 불에서 내려 블렌더에 모두 넣고 갈아 퓌레로 만든다.

· 콜리플라워 작은 송이로 장식한다.

· 6인분.

겨울 수프

겨울 뿌리채소 수프

익힌 귀리 그로트 1/2컵

물 5~6컵

둥근 모양으로 얇게 썬 리크 1대

얇게 썬 루타바가 1개

쐐기 모양으로 썬 당근 1개

천일염 1/2~1티스푼

· 물과 귀리를 블렌더에 넣고 곱게 간다.

· 리크, 루타바가, 당근을 8분간 볶는다.

· 귀리 혼합물과 소금을 넣고 15분 동안 또
  는 채소가 익을 때까지 뭉근히 끓인다.

· 6인분.

당근 수프 크림

참기름 1스푼

통밀가루 6스푼

뜨거운 육수 5~6컵

쐐기 모양으로 썬 중간 크기 당근 2개

천일염 약간

파슬리

· 밀가루를 참기름에 3~5분간 볶는다.

· 불을 끄고 슬슬 저어가며 천천히 육수
  를 붓는다.

· 당근과 소금을 넣고 부드러워질 때까지
  약한 불에서 뭉근히 끓인다. 이때 눌어
  붙지 않도록 때때로 저어줘야 한다.

· 파슬리로 장식한다.

· 6인분.

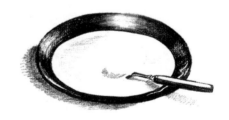

집시 수프

총총 썬 리크 1대(선택)

얇게 썬 당근 2개

총총 썬 양배추 1컵

깍둑 썬 겨울호박 또는 펌킨 2컵

뜨거운 물 2리터

천일염 1/2티스푼

기름 1티스푼

· 리크, 당근, 양배추, 호박을 10분간 볶
  는다.

· 물과 소금을 넣는다.

· 불을 줄이고 35분간 더 익힌다.

· 8인분.

겨울 선샤인 수프—날씨가 칙칙할 때 기분을 상쾌하게 해주는 훌륭한 수프

불린 완두콩 1컵

물 2리터

불린 12센티미터 다시마 1조각

초승달 모양으로 썬 양파 1/2개(선택)

꽃잎 모양으로 썬 당근 2개

깍둑 썬 겨울호박 1컵

소금 1/4티스푼

입맛에 따라 미소 약간

· 다시마와 완두콩을 물과 함께 냄비에 넣
  는다.

· 살짝만 데친 후 불을 줄이고 30분간 약
  한 불에서 끓인다.

· 양파·당근·호박·소금을 첨가하고, 완
  두콩과 채소가 익을 때까지 끓인다.

· 육수 약간에 미소를 푼 뒤 도로 수프에
  넣고 5분 더 끓인다.

· 8인분.

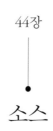

44장

소스

기본 소스(베샤멜소스)

기름 1스푼

곡물 가루 2스푼

끓인 물, 육수, 또는 아몬드 밀크 또는 다른 견과 밀크(1017~1018쪽) 1컵

양념: 천일염, 미소, 또는 간장

육두구 약간

권장 곡물 가루:

    통밀

    쌀

    병아리콩

    보리

    옥수수

    아마란스

· 무거운 소스 팬에 기름을 두르고 가열한다.

· 밀가루를 넣고 약한 불에서 1~2분간 휘젓는다.

· 불을 끄고 끓인 액체를 첨가하고 휘휘 저어 완전히 푼다.

· 불을 켜고 양념을 첨가한 뒤 끓기 직전까지 가열한 다음 불을 줄이고 걸쭉해질 때까지 약한 불에서 끓인다.

· 1컵 분량의 소스가 나온다.

주의: 기름은 생략할 수 있다. 곡물 가루를 마른 볶음 한 뒤 소량의 액체에 푼 다음 나머지 액체를 천천히 붓는다. 짙은 색깔의 소스를 원한다면

곡물 가루를 갈색이 되도록 볶는다.

그레이비

· 채소를 볶은 다음 물기가 자작해진 팬에 곡물 가루를 첨가한다.
· 기본 소스와 같은 방법으로 마무리한다.

버섯 소스

· 얇게 썬 버섯 120그램을 기본 소스 1컵에 첨가한다.
· 10~15분간 약한 불에서 끓인다.

채소 소스

· 잘게 썰어 익힌 채소 1/2컵을 기본 소스 1컵에 넣고 약한 불에서 5분간 끓인다.

허브 소스

· 허브 1~2티스푼을 기본 소스 1컵에 첨가하고 5분간 약한 불에서 뭉근히 끓인다.
· 권장 조합은 다음과 같다.

    타임, 육두구, 마늘

    타임, 세이지, 파슬리

    고수, 커민, 생강

견과 소스

견과버터: 땅콩, 참깨, 호두, 아몬드, 해바라
    기씨, 캐슈너트 1스푼

다진 양파 1개

레몬즙 또는 식초 1스푼 또는 오렌지주스
    1/4컵

· 견과버터를 액체에 묽게 푼다.
· 모든 재료를 조합해 기름을 넣지 않은 기본 소스 1컵에 첨가한다.
· 5~8분간 약한 불에서 끓인다.

두부-아몬드 소스

깍둑 썬 두부 1/2모

물 1/2~1컵

잘게 썬 아몬드 1/4컵

밀 배아 2스푼

미소 1티스푼

총총 썬 스캘리언 약간(선택)

· 두부를 물에 넣고 20분간 약한 불에서 뭉근히 끓인다.

· 모든 재료를 넣고 간 다음 원하는 점도가 될 때까지 천천히 물을 추가한다.

· 1~1/2컵 분량의 소스가 나온다.

두부-참깨버터 소스

· 위 조리법에서 아몬드 대신 참깨버터 2스푼을 첨가한다.

두부-아보카도 소스

· 위 조리법에서 아몬드 대신 아보카도 1/2개를 첨가한다.

칡가루 또는 애로루트 소스

칡가루 또는 애로루트 1~1과 1/2스푼

물 또는 육수 1컵

천일염 또는 간장 약간

· 칡가루 또는 애로루트 가루를 약간의 액체에 푼다.

· 남은 액체에 붓고 낮은 불에서 걸쭉해질 때까지 뭉근히 끓인다.

· 수프나 채소 요리에 첨가한다.

참깨버터 – 레몬 소스

참깨버터 1/4~1/2컵

물 또는 육수 1/2컵

으깬 마늘 1쪽(선택)

레몬즙 1/2컵

다진 스캘리언 1개(선택)

다진 파슬리 1/4컵

커민 1/2티스푼

입맛에 따라 간장 또는 천일염 약간

· 모든 재료를 조합한다.

· 거품기로 세차게 젓거나 블렌더로 간다. 저으면 저을수록 점도가 높아진다.

· 3~4컵 분량이 나온다.

살사 멕시카나

깍둑 썬 중간 크기 토마토 1개

다진 풋고추 3개

잘게 썬 고수잎 6가지

입맛에 따라 천일염 약간

잘게 다진 양파 1/4개(선택)

· 재료를 모두 잘 섞어서 낸다.

· 1과 1/2컵 분량이 나온다.

살사 데 라 시에라 (마운틴 소스)

통토마토 1개

풋고추 3개

마늘 1쪽(선택)

천일염 약간

· 토마토와 고추를 마른 무쇠 팬에 넣는다. 열을 가해 뒤집어가며 살짝 타도록 굽는다.

· 절구를 이용해 소금과 마늘을 찧는다.

· 토마토와 고추를 절구에 넣고 소스가 되도록 함께 찧는다.

· 1컵 분량이 나온다.

중국식 생강 소스

으깬 마늘 1쪽(선택)

생강 슬라이스 3쪽

참기름 1/4티스푼(선택)

어슷하게 썬 셀러리 줄기

깍둑 썬 피망 1/2개

깍둑 썬 양파 1/4개(선택)

간장 2스푼

당밀 1티스푼

물 또는 육수 1컵

물 1/4컵에 푼 칡가루 1스푼

· 마늘과 생강을 볶는다.

· 칡가루를 뺀 나머지 재료를 모두 넣고 끓기 직전까지 가열한다.

· 5분간 익힌다.

· 칡가루를 넣고 5분간 더 낮은 불에서 끓인다.

· 1과 1/2컵 분량이 나온다.

달콤새콤 소스

물 또는 육수 1컵

시럽 또는 당밀 1/4컵

사과주 또는 쌀식초 1/4컵

물 1/4컵에 푼 칡가루 1스푼

입맛에 따라 천일염 또는 간장 약간

· 물 또는 육수에 감미료와 식초를 넣고 팔팔 끓인다.

· 물에 푼 칡가루와 소금 또는 간장을 넣고 젓는다.

· 5~10분간 낮은 불에서 뭉근히 끓인다.

· 2컵 분량이 나온다.

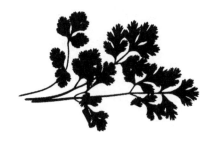

파스타 소스

다진 중간 크기 양파 1개(선택)

다진 당근 1컵

다진 셀러리 줄기 1대

올리브유 1스푼(선택)

익혀서 퓌레로 만든 중간 크기 비트 4개

쌀가루 2스푼

간장 1스푼

오레가노 1자밤

다진 마늘 1쪽(선택)

물 3컵

잘게 썬 파슬리

· 양파를 (기름에) 2분간 볶는다.

· 당근을 넣고 2분간 볶는다.

· 셀러리를 넣고 2분간 볶는다.

· 비트 퓌레를 넣고 5분간 약한 불에서 끓인다.

· 물 1컵을 붓고 중간 불로 올렸다가 뚜껑을 덮고 다시 불을 낮춰 20분간 끓인다.

· 쌀가루를 물 2컵에 푼 뒤 간장과 함께 비트 혼합물에 붓고 10분간 약한 불에서 끓인다.

· 마늘, 오레가노, 파슬리를 첨가하고 5~10분간 약한 불에서 더 끓인다.

· 파스타, 폴렌타, 버거, 피자 위에 올려 낸다.

· 1리터 분량이 나온다.

토마토 소스

· 위 파스타 소스 조리법에서 비트 대신 곱게 다진 토마토를 쓴다.

호박 소스

· 위 파스타 소스 조리법에서 비트 대신 호박 퓌레를 쓴다. 달달하고 황금빛이 나는 소스가 만들어진다.

케첩

· 파스타 소스의 조리법를 따라가다가, 식초를 첨가한 뒤 모든 재료를 블렌더에 넣고 간다.

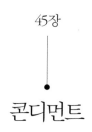

콘디먼트

콘디먼트는 소화를 돕고 식사에 비타민과 미네랄을 추가로 제공한다. 소금 대신 맛을 내는 데 쓸 수 있고, 곡물 요리나 시리얼에 뿌려서 먹을 수도 있다.

여기에 제시된 깨소금과 씨앗 혼합물 제조법대로 하면 시판 제품에 비해 소금 함량이 훨씬 적게 들어간다. 또한 참깨에 들어 있는 옥살산이 물에 불리고 볶는 과정에서 중화된다.

깨소금 ― 칼슘, 철, 비타민 A와 비타민 B가 많다.

참깨 1컵

천일염 1/2스푼

· 참깨를 씻어서 소금과 함께 6~8시간 담가 두었다가 물기를 뺀다.
· 무쇠 팬에 넣고 중불에서 색깔이 황갈색으로 변하고 견과 향이 나면서 톡톡 튀어오를 때까지 마른 볶음 한다.
· 참깨를 절구에 넣고 절굿공이로 동그라미를 그리면서 부드럽게 압력을 가해 참깨가 반쯤 부서질 때까지 빻는다.
· 밀폐 유리 용기에 넣어 보관한다.

미역-참깨 믹스—미네랄, 특히 철과 요오드 균형을 개선한다.

미역 30그램

불렸다가 물기를 뺀 참깨 1/4컵

- 미역을 180℃ 오븐에서 색이 검어지고 바삭해질 때까지 10~15분 동안 굽는다.
- 고운 분말로 빻는다.
- 참깨를 고소한 향이 나고 톡톡 튈 때까지 마른 볶음 한다.
- 미역과 함께 씨앗이 90퍼센트 으깨어질 때까지 빻는다.

덜스-참깨 믹스—철분이 많다.

덜스 30그램

불렸다가 물기를 뺀 참깨 1/2컵

- 덜스를 무쇠 팬에서 바삭하게 마른 볶음 한다.
- 위의 조리법과 같은 방법으로 제조한다.

무—식욕을 억제하고 튀긴 음식과 콩의 소화를 돕는다.

- 무를 갈아 소량씩 낸다(너무 많이 먹으면 피로를 느낄 수 있다).
- 강판에 간 당근과 생강을 첨가할 수도 있다.

처트니와 렐리시

콘디먼트의 일종인 처트니*와 렐리시**는 또 다른 풍미를 더하고 강화해 단순한 곡물 요리 또는 채소 요리에 다양성과 색감을 더한다. 이들 덕분에 같은 음식도 먹을 때마다 색다른 맛을 느끼게 되며, 소화가 더 잘 되고 영양도 더욱 풍부해진다. 강한 것은 단조로운 것과 균형을 이루어야 한다. 소량으로 섭취하는 것이 좋다.

혼합 과일 처트니

사과 4개

배 4개

말린 살구 6개

레몬즙 2개분

강판에 간 레몬 껍질 2스푼

건포도 1컵

계피 2스푼

강판에 간 생강 2스푼

카다멈 1티스푼

캐러웨이 또는 커민 씨 1티스푼

고춧가루 1/2티스푼

소금 1/2티스푼

· 과일을 모두 잘게 썬다.

· 모든 재료를 한데 혼합한다.

· 40분간 낮은 불에서 뭉근히 익힌다.

· 식혀서 병에 담아 냉장 보관한다.

· 2리터 분량이 나온다.

당근 처트니

깍둑 썬 당근 6~8개

천일염 1티스푼

겨자씨 2스푼

커민씨 2티스푼

잘게 다진 생강 2티스푼

검은 통후추 1티스푼

꿀 2~3티스푼(선택)

쌀식초 3스푼

레몬즙 1개분

물 약간

· 재료를 모두 넣고 당근이 익을 때까지 낮은 불에서 뭉근히 삶는다.

· 식혀서 병에 담아 냉장 보관한다.

· 1리터 분량이 나온다.

파슬리와 민트 렐리시

파슬리 또는 고수 1컵

민트 1/2컵

풋고추 1개

마늘 1쪽(선택)

2등분해 말린 살구 2개(불려서 다진 것) 또
　　는 레몬즙 1개분

천일염 1/2티스푼

· 잎채소를 씻는다.

· 잎채소를 잘게 다져서 고추와 함께 간다.

· 나머지 재료들과 섞는다.

· 1과 1/2컵 분량이 나온다.

---

* 　인도에서 유래한 걸쭉한 소스 또는 건조 소스 베이스. 과일·설탕·향신료 등을 이용해 다양하게 변주하며, 고기나 치즈에 올려 먹는다.―옮긴이

** 　영미권 국가에서 많이 사용하는 콘디먼트의 일종으로, 인도에서 기원했다. 처트니와 비슷하지만 향신료의 맛이 더 강하고 새콤달콤한 맛에 포인트를 둔다. 신맛의 과일, 채소 등에 각종 향신료와 설탕, 식초를 첨가해 약한 불에서 푹 끓여 만든다. 햄버거 스테이크, 생채소, 콜드 컷 육류, 핫도그에 곁들여 먹는다.―옮긴이

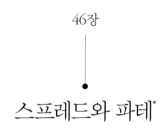

스프레드와 파테*

채소-호두 파테

익힌 그린빈 1과 1/2컵

볶은 호두 1/4컵

다져서 볶은 양파 1/2개(선택)

마요네즈 1~2스푼(964쪽)

천일염 1/4티스푼

육두구 1자밤

· 모든 재료를 블렌더에 넣고 간다.

· 샌드위치 스프레드 또는 디핑 소스로
  이용한다.

· 2컵 분량이 나온다.

바바 가누쉬[**](그리스식 가지 파테)

가지 2개

레몬즙 1개분

참깨버터 1/4컵

신선한 파슬리 다진 것 1/2컵

천일염 1/4티스푼

올리브유 1티스푼(선택)

· 오븐을 200℃로 예열한다.

· 가지를 포크로 콕콕 찔러 둔다.

· 약간 타고 껍질이 터질 때까지 약 45분간 구운 뒤 식힌다.

· 가지 속을 파내 잘 으깨거나 갈아서 퓌레로 만든다.

· 올리브유를 제외한 모든 재료를 넣어 섞는다.

· 내기 직전에 올리브유를 뿌린다.

· 채소 또는 피타 빵과 함께 낸다.

채소 또는 콩 스프레드

익힌 채소 또는 콩 1컵

미소 1티스푼

참깨버터 1스푼

다진 양파 1/4개(선택)

다진 파슬리 1스푼

고수씨 1자밤

· 채소 또는 콩을 포크로 으깬다.

· 나머지 재료들을 넣어 섞는다.

· 샌드위치에 넣거나 디핑 소스로 낸다. 크레페나 페이스트리의 속으로도 좋다.

· 1컵 분량이 나온다.

---

* 프랑스 전통 요리로, 원래는 파이 크러스트에 간 고기나 생선, 채소 등으로 속을 채워 구운 파이. 프랑스어로 '파테(pâté)'는 '파이'를 뜻한다. 본래 명칭은 '파테 앙 크루트(pâté en croute)'다. 여기서는 고기 대신 채소와 견과를 넣어 만든다.—옮긴이

** 레바논 기원의 지중해 지방 전통 음식. 구운 가지의 속살을 마늘, 타히니(참깨버터), 레몬즙을 넣고 갈아 접시에 담고 올리브 오일을 뿌려서 먹는다.—옮긴이

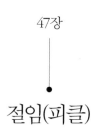

47장

절임(피클)

식후 소량의 절임은 소화를 돕는다. 당근, 무, 브로콜리, 오이, 양배추, 콜리플라워, 잎채소, 순무 등이 모두 절임으로 만들 수 있다.

　여기에 실린 절임들은 건강한 락토바실루스 아시도필루스* 균의 증식을 촉진함으로써 장 생태의 복원에 도움을 준다. 칸디다균 과잉 증식, 암, 그 밖의 면역계 손상으로 말미암은 퇴행성 질환이 있는 사람은 소금이 제한되며, 따라서 이런 경우에는 무염 생사워크라우트를 권장한다.

무염 생사워크라우트**(소금은 선택)

최소 12킬로그램의 채소. 양배추를 주재료로 하고 비트와 당근을 보조 재료로 쓴다. 원한다면 셀러리, 마늘, 허브, 불려서 잘게 썬 해초(예를 들면 덜스, 미

---

* Lactobacillus acidophillus. 유산균의 일종으로 막대 모양. 산에 저항성이 강한 내산성 균으로, 정장 작용 및 항암 효과, 혈중 콜레스테롤 감소, 비타민 B군 합성 등의 작용을 한다.―옮긴이

** 생사워크라우트 만드는 법은 에번 리처즈(Evan Richards)의 《생배양채소(Raw Cultured Vegetables)》에서 차용했다. 주의: 시판 사워크라우트는 대부분 저온 살균 처리된 것이다.―지은이

역, 켈프 등)를 첨가할 수 있다. 다른 채소도 얼마든지 사용할 수 있다. 선택: 소금을 첨가한다(채소 무게의 0.5~1.25%).

- 스테인리스 또는 세라믹 항아리를 사용한다(대체로 20리터들이 항아리면 채소 18킬로그램 정도를 담기에 적당하다).
- 채소를 식품 프로세서, 착즙기(스크린은 제거하고), 표준 사이즈의 강판을 이용해 잘게 썬다.
- 소금을 넣지 않는다면 좀 더 즙의 형태에 가까워야 한다. 채소를 스테인리스 볼 또는 깨어질 염려가 없는 용기에 넣고 절굿공이로 찧어서 즙을 짜낸다. 즙이 많이 나올수록 좋다.
- 채소를 항아리에 넣는다. 주둥이까지 꽉 채우지 말라(발효되면서 부풀어 오른다). 소금을 쓴다면 이때 섞어 넣어야 한다.
- 채소를 담은 뒤 그 위에 신선한 양배추 잎을 가급적 많이 올린다.
- 손바닥으로 체중을 이용해 위에서 꾹꾹 눌러 둔다.
- 가급적 넓은 접시로 덮는다.
- 접시 위에 돌멩이나 그 밖의 묵직한 것을 올린다. 너무 무거우면 채소의 즙이 위로 비어져 나올 수 있으므로 주의한다. 다음 24~36시간 동안 돌멩이 무게가 적절한지, 접시가 평평하게 놓여 있는지 이따금 확인한다.
- 항아리를 상온(15~22℃)의 바람이 잘 통하는 곳에 둔다. 5~7일(15℃에서는 6~7일, 20℃에서는 5~6일) 후 덮었던 윗부분의 양배추 잎, 곰팡이가 핀 것, 변색된 채소들을 벗겨내 버린다.
- 나머지 사워크라우트를 병에 옮겨 담아 냉장 보관한다. 개봉 횟수를 최소화하고 1℃ 내외에서 보관하면 4~8개월 보관할 수 있다. 얼려서는 안 된다. 만약 소금을 썼다면 4.5℃에서도 보관된다.

　　주의: 최소한 12킬로그램 이상의 채소를 사용할 때 발효가 가장 잘 된다. 하지만 그보다 적은 양으로도 괜찮은 사워크라우트를 만들 수 있다. 예를 들면, 첫 시도에서는 큰 양배추 두 포기를 가지고 이 조리법을 따라해 보거나 또는 양배추 한 포기를 사용하는 977쪽의 '딜스를 넣은 사워크라우트'를 시도해 보라.

배추절임(한국식 백김치)

5센티미터 크기로 썬 배추 1포기

반달 모양으로 썬 무 500그램

물 5컵

천일염 2스푼

다진 생강 2스푼

다진 마늘 1쪽(선택)

다진 양파 1개

고춧가루 1/2티스푼

감미료 2티스푼(선택)

· 커다란 용기에 물, 소금 1과 1/2스푼, 무, 배추를 잘 섞어서 12시간 동안 둔다.

· 배추와 무를 꺼내 마늘, 생강, 양파, 고춧가루, 소금 1/2스푼과 고루 섞는다.

· 병이나 항아리에 배추와 무를 담는다. 배추와 무를 절인 물에 감미료를 넣어 푼 뒤 배추와 무를 담은 항아리에 주둥이 부분에서 2.5센티미터를 남기고 부어 준다.

· 면 보자기로 느슨하게 덮은 뒤 3~7일 동안 둔다.

· 2리터 분량이 나온다.

· 1컵이면 6~8인분.

달콤새콤한 라임 피클(인도식 피클)

라임(또는 레몬) 6개

깍지 4개분의 카다멈

커민 통씨앗 2스푼

막대 계피 5센티미터

통정향 12개

천일염 1스푼

고춧가루 1티스푼(선택)

· 라임을 조각조각 썬다.

· 소금과 향신료들을 뿌린 다음 병에 담는다.

· 즙을 짜 넣는다.

· 뚜껑을 단단히 덮고 껍질이 말랑말랑해질 때까지 따뜻한 곳에 일주일 동안 둔다.

· 날마다 병을 흔들어준다.

· 1리터 분량이 나온다.

우메보시(일본식 매실 절임)

매실 3~4개
물 1리터
얇게 썬 채소 4컵

- 매실을 으깬 다음 물, 채소와 함께 커다란 병에 담는다. 면 보자기를 덮어 서늘한 곳에 둔다.
- 4~6일이 지나면 먹을 수 있다.
- 1.5~2리터 분량이 나온다.

코셔 딜 오이 피클

잘 손질한 오이 1리터
끓는 물 1/2리터
천일염 1스푼
통마늘 1쪽(선택)
월계수 잎 1장
고춧가루 1/8티스푼
신선한 딜 가지 2개 또는 딜 씨앗 1스푼

- 병과 뚜껑을 살균한다.
- 병 바닥에 향신료들을 넣고 오이를 차곡차곡 쌓는다.
- 소금을 넣고 끓인 물을 주둥이에서 2.5센티미터를 남기고 병에 붓는다.
- 입구를 밀봉하고 2주일 또는 겨우내 보관한다.
- 1리터 분량이 나온다.

일본식 속성 절임

얇게 썬 뿌리 혹은 둥근 채소 3~4컵
간장 120그램
물 400그램
강판에 간 생강 1스푼

- 모든 재료를 섞는다.
- 1~3시간 동안 둔다.

쌀-소금 절임(누카즈케)

거칠게 빻은 유기농 현미 2.5킬로그램

물 10컵

천일염 1컵

미소 1컵(선택)

절일 채소

- 물에 소금을 넣고 끓인 뒤 식한다.
- 물에 미소를 완전히 푼다.
- 현미 가루를 무쇠 팬에 넣고 마른 볶음해 살균하고 식힌다.
- 현미 가루와 식힌 소금물을 섞어 걸쭉한 페이스트를 만든다.
- 잘 저은 뒤 항아리 또는 유리 용기에 옮겨 담는다.
- 채소를 혼합물에 묻고, 손대지 않는다.
- 뚜껑을 가볍게 덮어 서늘한 곳에 보관한다(날씨가 더울 때는 냉장고를 이용한다).
- 3~7일 동안 숙성시킨다.
- 매일 저어준다.
- 먹는 방법: 물에 헹군 뒤 썰어서 먹는다. 소량씩 섭취.

주의: 무, 당근, 순무, 콜리플라워 등 단단한 채소가 잘 된다. 잘게 썰수록 빨리 숙성된다. 채소의 크기가 작으면 그대로 쓴다. 여행을 갈 때는 채소를 전부 꺼내 냉장 보관해 둔다. 채소를 묻었던 혼합물은 적절히 관리하면 몇 년 동안 쓸 수 있다.

이따금 쌀가루와 소금을 추가해 준다. 누카즈케는 전통적으로 쌀겨로 만들었지만, 시중에서 구할 수 있는 쌀겨는 대부분 심하게 농약을 친 것이어서 제대로 발효가 되지 않는다. 그 때문에 요즘의 많은 누카 애호가들은 거칠게 빻은 유기농 현미를 사용하고 있다.

48장

곡물 밀크와 씨앗 밀크

씨앗 밀크

씨앗(호박, 참깨, 해바라기) 1/2컵

따뜻한 물 1컵

켈프 또는 천일염 약간

· 씨앗을 밤새 불린다.

· 물기를 빼고 불린 물은 버린다.

· 따뜻한 물과 켈프 또는 천일염과 함께 간다.

· 그대로 마시거나, 과육은 걸러서 빵, 쿠키 등에 사용한다.

아몬드 밀크

아몬드(호두를 비롯한 다른 견과로 대체 가능) 1/4컵

따뜻한 물 2컵

켈프 또는 천일염 약간

· 위 조리법과 같이 한다.

· 선택: 불린 후 껍질을 제거한다. 소화계가 민감한 사람들에게는 특히 이 방법이 좋다.

아몬드 밀크셰이크

· 위 조리법에서 물 대신 따뜻한 과일주스를 사용한다.

· 또는 과일, 곡물커피 2스푼, 또는 캐롭* 분말 1/2컵을 사용한다.

· 모든 재료를 블렌더에 넣고 간다.

발아 곡물 밀크

곡물(귀리, 쌀, 조, 보리) 1컵

물 2컵

· 곡물을 3일 동안 발아시킨다(951쪽).

· 물과 함께 블렌더로 갈아 거른다.

· 과육은 빵, 수프 등에 쓴다.

익힌 곡물 밀크

불린 곡물 1컵

물 7~10컵

방법 1:

· 곡물을 물에 넣고 팔팔 끓인다.

· 불을 낮추고 뚜껑을 덮고 2시간 동안 뭉근히 끓인다.

방법 2:

· 뚜껑을 덮고 낮은 불에서 밤새 끓인다.

· 면 보자기로 거른다. 과육은 다른 곡물 요리, 버거, 소스, 빵 등에 쓴다.

응용: 바닐라콩을 통귀리와 함께 끓인다.

소량의 쌀물엿 또는 엿기름을 첨가한다.

---

* 지중해 지역과 중동 지역에서 자라는 콩과의 나무 또는 그 열매. 열매를 수확하거나 관상 목적으로 많이 기른다. 열매에서 초콜릿 맛이 나는 암갈색 열매가 달린다.—옮긴이

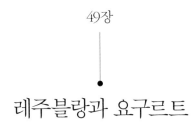

49장

레주블랑과 요구르트

발효 음료인 레주블랑은 저렴한 비용으로 건강한 장 생태계를 형성하는 데 도움이 되는 우호적인 박테리아를 공급해준다.

레주블랑

밀알 2컵

물 1리터

· 밀알을 하루 동안 물에 담가 둔다. 불린 물은 버린다. 연질의 흰 밀알이 가장 잘된다. 밀알을 물에 헹군 뒤 다시 물 1리터가 든 병에 담근다. 병 입구를 천 또는 발아망으로 덮고 2일 동안 그대로 둔다. 레주블랑(물)을 따라 갈무리하고, 다시 밀알에 물 1리터를 붓는다. 1일 후 다시 레주블랑(물)을 따라내고 밀알은 퇴비로 쓴다. 새로운 밀알을 물에 담가 새로운 레주블랑 제조를 시작한다.

· 4컵 분량이 나온다.

· 레주블랑은 유장과 좀 비슷한 약간 시큼

한 맛이 난다. 너무 시큼하면 발효 시간을 약간 줄인다. 만약 상한 맛이 나면 버려라. 너무 오래 발효되거나 밀 품질이 떨어지면 이런 일이 생긴다. 레주블랑은 날씨가 따뜻할 때 빨리 만들어진다. 갈무리한 레주블랑은 냉장 보관한다.

· 좀 더 시큼하게 만들고 싶다면: 레주블랑을 처음 만든 뒤 밀알이 든 채로 병째 냉장 보관한다. 마실 만큼 따라낼 때마다 그만큼의 물을 다시 채운다. 레주블랑은 여러 주 동안 보관된다.

레주블랑은 그대로 마시거나, 씨앗 요구르트와 드레싱을 만들거나, 수프나 소스 재료로 이용할 수 있다. 빵을 만들 때는 천연 발효종으로 이용한다. 사워도우 빵 조리법(831쪽)에서 사워도우 발효종을 레주블랑으로 대체하면 된다.

씨앗 요구르트

불린 참깨 또는 해바라기씨 또는 아몬드 1컵(불린 물은 버린다)

레주블랑 또는 물 1컵

미살균처리 간장 또는 미소 1티스푼(레주블랑을 쓸 수 없을 때)

· 씨앗을 고속으로 간다. 레주블랑 또는 물과 간장 또는 미소를 천천히 부어넣고 크림처럼 되도록 간다.

· 빠른 발효를 위해 예전에 만들어 두었던 씨앗 요구르트를 첨가한다.

· 뚜껑을 덮어 따뜻한 곳에 둔다. 완전히 밀봉하면 안 된다.

· 원하는 정도의 시큼한 맛이 될 때까지 6~10시간 발효되도록 둔다. 완성되면 냉장 보관한다.

씨앗 요구르트는 가장 훌륭한 선(先)소화 단백질이자 발효 음식 가운데 하나다. 흡수도 잘 된다. 발효 과정에서 씨앗의 산패와 기름 성분이 감소된다. 스프레드, 소스, 드레싱 등에 사용한다.

귀리 요구르트

거칠게 빻은 납작귀리 또는 통귀리 1컵

레주블랑 또는 물 1컵

미살균 처리 간장 또는 미소 1/2티스푼(레
　주블랑을 쓸 수 없을 때)

· 위 씨앗 요구르트 조리법대로 한다.

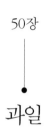

50장

과일

과일은 천연 당분과 기분을 전환하는 성질 덕분에 음식에 들어 있는 정제되거나 화학적으로 합성된 감미료를 훌륭하게 대체한다. 포도와 레몬처럼 신맛이 나는 과일조차 '오행 상극'의 원리에 따른 단맛 요구의 균형을 잡아준다. 과일은 또한 귀중한 미네랄, 비타민, 효소, 섬유질을 함유한다.

식단에 과일을 올릴 때는 언제나 그 과일이 나무에 또는 넝쿨에 매달린 상태에서 익은 것을 쓰는 것이 중요하다. 특히 감귤류 과일이 더욱 그러하다. 대개 감귤류는 익기 수주 전에 따는 경우가 허다한데, 이러한 감귤류는 유해할 정도로 많은 양의 산을 함유하며, 햇볕에서 익은 것들만큼 건강에 좋은 요소들을 가지고 있지 못하다. 감귤류에 들어 있는 구연산*은 인체에 강력한 영향을 미친다. 그 작용은 주스로 마실 때보다 온전한 과일 형태로 먹을 때 어느 정도 완충된다. 몇 개의 씨앗과 약간의 속껍질을 먹는 것도 균형에 도움이 된

---

* citrus acid. 약유기산으로 자연에서는 오렌지, 감귤, 레몬 등에서 주로 발견된다. 구연산의 '구연(枸櫞)'은 모든 감귤류 과일의 조상이라고 할 수 있는 '시트론'이라는 과일을 가리키는 한자 이름이다. 구연산은 매년 수백만 톤 이상 생산되어 감미 재료나 방향제로 이용된다. 또한 살균 효과가 있어서 베이킹소다 등과 함께 친환경 살균제로도 널리 이용된다.—옮긴이

다. 잘 익은 상태에서 수확한 다른 과일들도 마찬가지로 익은 상태에서 수확해야 더 영양이 풍부하다. 다만 단기간의 단식 중이거나 또는 식단에서 과일의 비중이 적은 경우에는 그런 과일을 섭취하는 것이 필수적이지는 않다. 익지 않은 과일을 구입했을 때는 상온에 두고 익혀서 먹어야 한다. 한 가지 예외는 치료 효과를 목적으로 특정한 풋과일을 의도적으로 섭취할 때다.

오렌지, 사과, 바나나처럼 우리가 가장 즐겨 먹는 과일은 대부분 그 가치가 손상을 입을 정도로 심하게 농약이 뿌려진다. 과육에 직접 농약이나 화학 비료를 뿌리지 않더라도 이러한 물질들은 결국은 식물 내부로 침투해 들어가 그 식물의 성장과 전반적인 성질에 영향을 미치게 된다. 약간만 노력을 기울이면 화학물질 없이 키운 과일을 구할 수 있다.

과일은 쉽게 소화되며, 잠깐이나마 조리와 소화에 많은 노력이 들어가는 음식들로부터 유쾌한 일탈을 즐길 수 있게 해준다. 또 대부분의 과일은 알칼리화하고, 청소하고, 식히는 작용이 있어서 기름진 음식, 특히 고농축 단백질을 함유한 식품들을 과다 섭취함으로써 빚어진 불균형을 바로잡아 준다. 과일은 정신적 압박, 과도한 신체 활동, 더운 날씨 등으로 심한 스트레스를 받거나 과열된 사람들을 위한 치료제이기도 하다. 산과 결합한 상태로 과일 속에 들어 있는 알칼리 성분은 간과 췌장을 자극하고, 천연의 완하 작용을 해준다. 반대로 블랙베리, 신 매실, 파인애플 같은 일부 과일은 설사를 치료한다.

단맛 과일은 적시는 성질을 가지고 있으며, 이 같은 성질은 효모균의 과잉 증식을 비롯한 습 증상을 촉진한다. 그러므로 장기간 단맛 과일을 식단의 중요한 부분으로 삼아왔다면 말리는 작용을 하는, 과일 없는 단식을 정기적으로 실천함으로써 이를 상쇄해야 한다. 신맛 과일 역시 수축하는 수렴 작용이 있어서 단맛 과일로 말미암은 불균형을 바로잡아 준다.

과일에 관한 그 밖의 도움말로는 다음과 같은 것들이 있다.

- 외래 과일보다 지역에서 생산된 신선한 제철 과일이 몸에 잘 맞는다.
- 대부분의 여름철 과일과 열대 과일은 식히고 원기를 회복시키는 작용

이 있다. 과잉 열 징후가 있는 사람이 아닌 한 이런 과일을 겨울에 먹으면 한을 유발하고 몸을 허약하게 만들 수 있다. 사과와 말린 과일 같은 저장된 가을 과일이 겨울에 먹기에 적합하다.

- 과일의 즙은 식히고 씻어내는 성질이 더욱 응축된다. 즙은 과일에서 씻어내고 제거하는 작용을 하는 부분이기 때문이다. 상대적으로 조성하고 덥히는 작용을 하는 부분은 속껍질, 표피, 겉껍질, 과육, 그리고 (파파야, 수박, 그 밖의 멜론 종류의) 씨앗이다. 정력 강화를 원한다면 모든 부위를 조금씩 먹는 것이 좋다. 즙을 끓이거나 과일에 열을 가하는 것은 과일의 식히는 작용을 완화한다. 끼니 사이마다 과일즙을 마시는 것은 일관되게 몸을 약화시킨다. 사과즙을 종일 물고 있는 어린아이들을 보라. 이런 아이들 중에는 식욕이 없고 걸핏하면 짜증을 내고 몸이 약한 아이가 대단히 많다.

- 과일은 감미료를 첨가하지 않고 100% 그 즙만으로 통조림을 만들 수 있다. 단맛과 풍미를 보전하기 위해서는 과일을 통조림 즙으로 만든다.

- 단순한 음식 조합의 원리에 따르면 과일은 다른 음식물들과 잘 어우러지지 않는다. 예외는 다음과 같은 조합이다. a) 과일과 상추 또는 셀러리, b) 신맛 과일과 견과, 씨앗, 유제품 또는 기타 고지방 단백질, c) 과일, 특히 익힌 과일과 팥. 팥, 상추, 셀러리는 모두 과일 섭취로 말미암아 자주 생기는 소화관의 습, 즉 효모균과 속 부글거림을 말리는 효능을 가지고 있다.

- 과일의 단맛과 기분 전환 효과를 지나치게 탐한다면, 통상 오로지 과일만으로 식사를 하거나 과자를 먹음으로써 과일에 대한 욕구를 채우는 것이 최선이다. 그렇지 않으면 과일이 주는 기분 전환과 청량하게 해주는 효과를 취하려는 무리한 시도로 무거운 음식을 과도하게 섭취할 수 있다. 최상의 결과를 위해서는 최소한 식사 후 4시간 뒤, 식사 1시간 이전에 과일즙을 마셔야 한다.

- 일반적인 섭취량: 과일의 치유 효능이 필요한 만성질환에 대해서는 과일

식이 매우 좋다. 예를 들면, 류머티즘에 의해 유발된 마비 증상에 대한 치료제로는 하루 중 한 끼니로 체리 한 사발을 일주일에 4회 이상 먹을 수 있다. 만약 아주 소량의 과일밖에 먹을 수 없는 상태라면 차라리 과일 스낵을 먹는 것이 최선의 선택이다. 증상이 급성이라면 필요에 따라 좀 더 자주 과일을 먹을 수도 있다. 예를 들면 서증(暑症)을 예방하기 위해서는 수박, 사과, 레몬즙을 필요한 만큼 자주 섭취해도 된다. 이질을 완화하기 위해서는 하루에 여러 차례 무화과를 먹을 수 있다.

- 한증 또는 허증이 있는 사람은 적당량의 말린 과일이나 익힌 과일은 별 문제가 없지만 생과일을 먹는 데는 신중해야 한다. 과일의 덥히고 식히는 성질을 나누는 여러 가지 분류 체계가 있다. 이 책의 앞선 장들에서 과일은 대체로 일관되게 식히는 성질을 가지는 것으로 분류되어 왔다. 그것은 대부분의 과일이 장기적으로 식히는 작용을 하며, 신장-부신 기능과 연결된 깊숙한 뿌리의 양을 덥히지 않기 때문이다. 아마도 과일들 가운데 깊숙한 뿌리를 덥히는 작용에 가장 유사한 것은 말린 풋산딸기의 수렴 작용일 것이다. 풋산딸기의 수렴 작용은 건강한 신장의 덥히는 양 에너지와 흡사하게 비뇨계를 제어한다. 또 하나의 흔한 과일은 체리다. 체리는 온기를 생성하지만, 그 효과는 깊이 들어가지도 않고 오래가지도 않는다.

그 외에는 아래에 거론되는 어떤 과일도 덥히는 성질을 가지고 있지 않다. 모두 열성이 중립이거나 식힘이다. 각각의 과일은 기후에 대한 주관적 감각을 변화시키는 효능과 더불어, 원서식지와 숙성 시기의 환경적 영향들의 균형을 잡는 속성, 그리고 그로부터 말미암은 몇 가지 특수한 치유 효능을 가지고 있다. 다음의 목록은 동서양의 전통 의학과 현대 영양학을 바탕으로 선택된, 과일들이 가진 핵심적인 효능들을 정리한 것이다.

과일의 치유 효능

이빨로 사과를 깨물 때 마음을 다해 말하라.

"그대의 씨앗이여, 내 몸 안에서 살아라,

그대의 내일의 싹이 내 심장에서 움트라,

그대의 향기가 나의 숨결이 되고

그리하여 우리 함께 모든 계절을 즐거워하리라."

-칼릴 지브란, 《예언자》

사과

열성은 식힘. 맛은 달고 시다. 열, 특히 서증을 완화한다. 몸 전반의 체액을 생성하고, 특히 폐의 조증(燥症)을 적시고 열을 식힌다. 흡연으로부터 폐를 보호한다. 식욕을 자극하고 소화불량을 치료한다. 이 효능은 부분적으로 사과에 들어 있는 말산과 타르타르산에서 기인한다. 말산과 타르타르산은 소화관 내에 있는 발효균과 질병 유발 박테리아의 증식을 억제한다. 사과에 함유된 펙틴은 콜레스테롤, 납과 수은 같은 독성 금속, 방사선 찌꺼기를 제거한다. 저혈당 및 그와 관련된 감정적 침체에 도움을 준다. 사과를 갈아 20분 동안 눈에 부착하면 부기와 햇볕 화상, 홍안병(紅眼病) 같은 염증을 가라앉힌다. 사과와 사과즙은 간과 담을 청소하고 좋게 해주며, 실질적으로 담석을 물렁물렁하게 만든다(《찾아보기》에서 '담 세척' 항목을 참고하라).

살구

열성은 중립. 맛은 달고 시다. 폐를 적시고, 음을 보한다. 건조한 목구멍, 갈증, 천식, 그 밖의 수분 부족으로 말미암은 폐 질환에 좋다. 구리와 코발트가 많이 함유되어 있어서 빈혈 치료에 흔히 쓰인다. 살구는 중국 원산인데, 중국에서는 너무 많이 먹으면 몸을 허약하게 만드는 것으로 여겨지고 있다. 임산부는 섭취에 신중해야 하며, 설사가 있을 때는 피해야 한다.

아보카도

열성은 식힘. 맛은 달다. 혈액과 음을 조성하고, 간을 조화롭게 하고, 폐와 장을 원활하게 한다.

두뇌 음식이라고 불리는 레시틴의 천연 원천이다. 칼로리 비중의 80% 이상이 쉽게 소화되는 지방이며, 주로 단일불포화지방의 형태로 존재한다. 지방에 대한 식탐이 있으면서도 대부분의 지방성 식품을 잘 소화하지 못하는 사람도 아보카도는 잘 소화한다. 구리가 풍부한데, 구리는 적혈구 생성을 돕는다. 수유모에게 자주 권장되는 영양 많은 단백질 원천이다. 궤양 치료제로 이용되며, 피부를 아름답게 해주는 것으로도 알려져 있다.

바나나

열성은 매우 식힘. 맛은 달다. 장과 폐를 원활하게 해주며, 변비와 궤양을 치료한다. 음을 튼튼하게 하며, 갈증과 조증에 좋다. 건조한 폐와 마른기침을 위해서는 얇게 썰어서 걸쭉한 수프에 넣어 익힌 바나나를 먹는다. 완전히 숙성되기 전의 바나나는 수렴하는 성질을 가지고 있다. 그러므로 설사, 대장염, 치질을 위해서는 설익은 바나나를 쪄서 먹으면 좋다. 치질에는 통바나나를 완전히 무를 때까지 쪄서 1일 2회 껍질째 유기농 바나나 1개씩을 먹는다.

바나나는 인체를 해독한다. 바나나의 식히는 성질과 높은 당도는 열 징후가 뚜렷한 약물 중독(특히 알코올 의존증)과 약물 치료 중의 설탕 탐닉 치료에 유용하다.

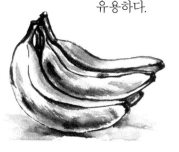

칼륨이 풍부해 고혈압 치료에 널리 쓰인다. 바나나는 혈압을 내리고, 소화가 잘 되며, 건조함을 적시기 때문에 많은 노인(고혈압, 건조함, 소화력은 나이와 더불어 악화되는 경향이 있다)에게 훌륭한 음식이다. 흔히 어린아이나 유아들에게 바나나를 많이 주는데, 한 징후가 있고, 비활동적이고, 허약한 아이들에게 바나나는 신중해야 할 과일이다.

체 리

열성은 덥힘. 맛은 달다. 기를 보하고 비장-췌장을 튼튼하게 하며, 불수의적 사정을 예방한다. 체리는 통풍, 관절염, 류머티즘 치료제로 잘 알려져 있다. 체리는 또 류머티즘으로 말미암은 다리 저림과 마비를 극복하는 데 도움을 준다. 류머티즘성 질환들에 대한 체리의 작용은 부분적으로 인체의 과잉 산을 제거하는 효능에서 비롯된다. 체리는 예컨대 일 년 내내 추위를 타는 것과 같은, 한에 수반되는 질환들을 치료하는 데 탁월하다. 철 함량이 높아 혈액을 개선하고 빈혈을 치료하는 데도 종종 쓰인다.

무화과

열성은 중립. 맛은 단맛. 위장과 비장-췌장에 좋으며, 폐와 대장을 적셔준다. 해독 작용이 있으며, 피부 분비물과 종기에 쓰인다. 알칼리화 작용이 가장 강한 식품 가운데 하나로, 고기와 정제 식품 위주의 식단에서 비롯된 산성 상태를 바로잡는다.

마른기침, 폐열의 징후, 천식, 인후염에는 물 1/2컵을 마시고 무화과 1~2개를 넣어 가볍게 익힌 무화과 수프를 1일 수차례 섭취한다. 무화과에 다량 들어 있는 뮤신(점액소)* 덕분에 무화과는 변비, 그중에서도 수분 부족 유형의 변비를 치료하는 부드러운 완하제로 쓰인다. 또한 무화과는 장을 청소하고 이질

---

* 점막에서 분비되는 점액 물질로 점액소 또는 점소라고도 한다. 턱밑샘 뮤신, 위점막 뮤신, 소장 뮤신 등이 대표적이다. 뮤신의 화학적 본체는 당단백질이지만, 종류에 따라 하나 이상의 당단백질을 함유하는 경우가 많다. 소화기관의 뮤신은 기관을 보호할 뿐 아니라 소화 운동의 윤활제 구실을 하며, 위점막 뮤신은 위산과다와 위궤양 치료에 사용된다.—옮긴이

과 치질을 치료한다.

풋무화과 밀크를 1일 2회 무사마귀에 직접 바르면 무사마귀가 없어진다. 치통이 있다면, 잇몸에 생무화과를 문지른다.

포 도

열성은 중립. 맛은 달고 시다. 기를 보하며, 동서양 모두에서 혈액 강장제로 쓰인다. 포도는 혈액을 조성·정화하고 분비선의 정화 기능을 개선하는 귀중한 셀 솔트*를 함유한다. 신장과 간에 이로우며, 따라서 이 장기와 밀접한 관련이 있는 조직(뼈와 힘줄)을 튼튼하게 해준다. 류머티즘과 관절염 치료에 쓰이는데, 특히 이러한 질환에서 한 징후가 뚜렷할 때 효과가 뛰어나다. 이뇨 작용이 있어서 부종을 완화하고 배뇨 시의 통증을 비롯한 배뇨 장애를 치료한다. 포도즙 역시 간염과 황달 같은 간 기능장애를 위한 귀중한 치료제다.

포도를 으깨 만든 습포제는 감염 부위를 정화하고, 종기를 줄여준다. 이러한 목적을 위해서는 매일 습포제를 갈아 붙이고, 최소 8시간 이상 붙여야 한다. 증상이 개선될 때까지 계속 붙인다.

포도는 아이들의 기운을 북돋아주는 훌륭한 간식거리다. 빈혈 등과 같은 이유로 혈액 조성이 필요한 사람들에게는 까만색 품종들이 더 좋다.

주의: 과도한 포도 섭취는 시각을 손상시킬 수 있다.

섭취량: 만성인 상태에 대해서는 1일 1회 240그램, 급성인 상태에 대해서는 1일 2회 섭취가 적당하다.

---

*   cell salt. 빌헬름 하인리히 슈슬러라는 독일인 자연요법 치료사의 이론에서 비롯되었다. 그는 인간에게는 12가지의 필수적인 셀 솔트(티슈 솔트)가 있는데, 이것이 부족해지면 질병에 걸린다고 주장했다. 여기서 '솔트'라고 한 것은 소금이라기보다는 미네랄을 뜻한다. 말하자면 필수미네랄의 존재와 그 결핍에 의한 발병을 주장한 것이다.—옮긴이

자몽

열성은 식힘. 맛은 달고 시다. 소화불량과 잦은 트림을 치료하고, 임신 중 식욕을 개선한다. 알코올 중독 치료에 도움을 준다. 즙은 과육을 달인 차와 함께 섭취하면 고열을 내린다(과육을 물 180그램에 넣고 10분간 뭉근히 끓여 즙과 함께 건더기가 들어가지 않도록 천천히 홀짝홀짝 마신다).

자몽 껍질은 덥히는 에너지를 가지고 있으며, 맵고 달고 쓴맛이 난다. 대부분의 감귤류 껍질과 마찬가지로 비장-췌장의 소화 에너지를 이동시키고 조율하며, 장의 가스·통증·팽만을 완화하고, 장의 연동운동을 촉진한다. 또한 폐의 점액 과다 상태를 해소하는 데 도움을 주며, 폐 폐색과 한 징후가 있는 기침을 치료한다. 자몽 껍질의 바이오플라보노이드의 작용은 거기에 함유된 비타민 C와 협력해 잇몸, 동맥, 순환계 전반을 강화하는 데 도움이 된다. 껍질의 유효 성분을 추출하려면, 신선한 껍질 또는 말린 껍질을 물에 넣어 20분간 뭉근히 끓여 차로 만든다. 동상에 걸렸을 때는 상온의 차를 적신 압박붕대로 환부를 감싸주면 환부의 혈액순환 회복에 도움이 된다.

감귤류 종자 추출물은 주로 자몽의 씨앗에서 추출한 강력한 천연 항생제로, 감귤류 씨앗이 자연 상태에서 미생물의 작용에 의해 쉽게 분해되지 않는다는 점에 착안해 개발되었다. 약간의 덥히는 열성이 있으며, 맛은 굉장히 쓰다. 감귤류 종자 추출물은 인체 내에서 대부분의 쓴맛 약재들처럼 작용하지만, 인체의 습 상태를 말리는 목적으로는 그것들보다 더 효과적이다(병원체 미생물은 인체 내에 과잉 습을 조장할 뿐 아니라 습을 배출하기도 한다). 이 추출물은 다양한 범주의 미생물과 기생충을 억제하는 것으로 밝혀졌는데, 거기에는 원충·아메바·박테리아·바이러스 그리고 효모와 비슷한 칸디다 진균을 포함하는 최소 30가지 유형의 진균 등이 포함된다. 감귤류 종자 추출물은 다수의 질병에 대한 치료제로 시판 중인 액상 추출물, 캡슐, 스프레이, 연고 등의 주재료로 쓰이고 있다. 흔한 내복용 적응증으로는 설사('여행자의 설사'를 예방하려면 여행 중 매일 섭취하라), 알레르기성 비염을 포함한 알레르기, 칸디다균 과잉 증식, 편모충을 비롯한 대부분의 기생충, 독감, 패혈증 인후염, 포도상구균 감염증이 있다. 외용으로는 무사마귀, 무좀, 손발톱 곰팡이, 비듬을 비롯한 각종 두피 질환, 옻오름 등의 치료제에 적용된다. 이 추출물을 포함하는 특정 액상 제제는 질 효모 감염증, 코와 부비강 질환, 귀 감염증을 치료한다. 가정에서의 용도로는, 이 추출물을 몇 방울 떨어뜨린 물에 청과물을 담가 기생충과 살충제 제거하기, 빨래 살균하기(병원에서도 이 방법을 사용한다), 오염된 표면·주방의 조리기와 도마 세척하기, 그리고 마실 물·목욕물·수영장 물의 살균 등이 있다. 내복 용도의 섭취량은 추출물의 강도에 따라 다르다. 다른 용도에 관한 정보는 제조자로부터 얻을 수 있다.

주의: 음허증을 포함해 조증 또는 허증의 징후가 있는 사람은 감귤류 종자 추출물 사용에 신중을 기해야 한다.

레몬(과 라임)

열성은 식힘. 매우 시고 아린 맛이 난다. 살균 작용을 한다. 고지방 고단백 식단을 먹어온 사람들에게는 치료 목적상 가장 귀중한 과일이다. 장과 입안의 부패균을 파괴하며, 입 냄새를 없애기 위해 사용한다. 살균, 항균, 점액 용해 작용 덕분에 이질, 감기, 독감, 밭은기침, 기생충 침입 등이 있을 때 매우 유용하게 쓰인다. 간에 좋으며, 담즙 생성을 촉진한다. 미네랄 흡수를 개선하고, 체중 감량을 촉진하며, 혈액을 맑게 한다. 고혈압, 찐득찐득하고 잘 순환되지 않는 혈액, 약한 혈관을 치료한다. 속 부글거림과 같은 소화불량 전반을 개선한다.

레몬은 체액 생성을 증가시킨다. 그 즙은 물에 희석해 서기(暑氣) 부작용의 완화, 신경 안정, 인후염, 근육 경련, 당뇨 치료에 이용한다. 당뇨의 경우 종종 체액 부족이 뚜렷이 나타난다.

레몬은 염증 치료(즙을 바른다), 벌레에 물린 가려움증 완화(즙을 발라 문지른다), 티눈 연화 및 경감(습포제) 등 외용으로도 쓰인다. 신선한 즙 한 방울을 떨어뜨린 물은 훌륭한 안구 세정제다.

전반적으로 라임은 레몬의 대체재가 될 수 있으며, 대체로 화학물질을 거의 쓰지 않고 재배한다. 레몬과 라임의 구연산 비중은 오렌지의 4~6배이며,

자몽의 최소 3배다. 그러므로 이 과일들은 위산과다 또는 궤양이 있는 사람은 먹지 말아야 한다. 또 구연산은 혈액을 묽게 하므로 안색과 혀의 색이 창백하고, 불면증·신경과민·수척함 등 혈액이 빈약한 징후가 있는 사람들도 사용에 신중해야 한다.

섭취량: 1주일 동안 1일 레몬 1~3개로 시작해 필요와 희망에 맞춰 늘려간다(레몬의 효능이 필요한 건장한 체형의 사람들은 1일 9~12개까지도 가능하다).

레몬 껍질은 자몽 껍질과 비슷한 방식으로 이용된다. 간의 정체된 기를 움직이는 힘은 레몬 껍질이 더 강하다. 라임 껍질은 간에 더 강력한 특효가 있다.

오디

열성은 식힘. 맛은 달다. 체액과 혈액을 조성한다. 폐와 소화관을 적시고, 간과 신장을 튼튼하게 한다. 현기증과 마비 증상 같은 풍 증상을 치료한다. 빈혈, 새치, 신경과민, 불면증, 수분 부족으로 말미암은 변비 같은 혈허 증상에 좋다. 또한 위궤양, 당뇨, 마른기침, 이명 현상, 관절 가동력 부족의 치료에도 쓰인다. 서양에서 오디는 한때 인체 시스템 전체를 강장하는 것으로 높은 평가를 받았는데, 이것은 오디가 신장·간·혈액을 강장한다고 보는 동양의 관점과도 일맥상통한다.

오렌지

열성은 식힘. 맛은 달고 시다. 약한 소화력과 식욕 부진에 유효한 종합 강장제. 체액 생성을 촉진하고, 질병의 진행·신체 활동·더운 날씨 등으로 말미암아 건조하고 과열된 상태를 식히고 적셔준다. 오렌지는 관절염과 같은 높은 산성에 의한 염증성 질환들에 매우 귀중하게 쓰여왔다. 해열 작용을 한다. 오렌지의 비타민 C와 기타 바이오플라보노이드들은 잇몸과 치아가 약한 사람들에게 좋다. 오렌지 껍질은 자몽 껍질과 비슷하게 기를 자극하고, 소화를 돕고, 점액을 녹이는 성질이 있다. 겉껍질 안쪽에 있는 하얀색 실처럼 생긴 것은 눈에 생긴 낭종(물혹)을 없애는 데 도움을 준다.

귤은 오렌지와 대단히 비슷한 성질을 가지고 있으면서도 오렌지에 비해 화학물질 사용량이 훨씬 적기 때문에 시판 오렌지를 훌륭하게 대체할 수 있다.

파파야

열성은 중립. 맛은 달고 쓰다. 위장을 튼튼하게 하며, 소화를 돕는 작용을 한다. 폐를 적시고 기침을 가라앉힌다. 이질, 소화불량, 점액 과다, 류머티즘 통증 치료에 쓰인다. 풋파파야와 씨앗에는 소화효소인 파파인이 다량으로 들어 있다. 파파인은 단백질 소화를 돕고, 치아에 끼어 있는 음식물 찌꺼기를 분해하고, 점액을 녹이고, 촌충을 포함해 장에 기생하는 대부분의 기생충을 박멸할 수 있는 강력한 구충 작용을 한다. 파파야의 강력한 기생충 제거 효능은 껍질을 벗기고 사과식초에 하루 동안 담가 두면 더욱 강화된다. 그런 다음 4일 동안 매일 절여진 파파야 240그램과 식초 용액 60그램을 섭취한다. 또 다른 구충 방법으로는 7일 동안 매일 씨앗 1스푼을 먹거나 씨앗을 담가 만든 차 1컵을 마시는 것이 있다. 파파야에는 그 밖에도 항암 작용을 하는 카르파인이라는 화합물이 들어 있다.

복숭아

열성은 식힘. 맛은 달고 시다. 혈액을 조성하며, 폐와 장을 적신다. 마른기침과 그 밖의 폐 건조 증상에 쓰인다. 고혈압을 완화한다. 복숭아의 가벼운 신맛은 수렴 작용이 있으며, 조직을 탄탄하게 하는 한편 발한을 억제하는 경향이 있다. '복숭아와 크림'* 같은 얼굴 피부를 위해서는 믹서로 간 복숭아를 얼굴에 바르고 마르게 두었다가 헹구고 가볍게 톡톡 두드려 물기를 말리면 된다.

복숭아씨는 기와 혈액의 순환을 좋게 하며, 울혈을 없애

---

* 발그레하면서도 매끈한 얼굴 피부를 비유적으로 표현한 것이다.—옮긴이

는 데 쓰인다. 자궁 섬유종을 비롯한 항암 치료제의 재료로도 쓰인다.

복숭아 잎은 달여서 구충제로 쓴다.

복숭아 과육의 그 부드러운 성질은 급성 위장염이 있는 사람들에게도 이상적인 영양 공급원이 되어준다. 이때는 익혀서 퓌레로 만들어 먹는다.

배

열성은 식힘. 맛은 달고 약간 신맛이 난다. 폐에 특별히 작용하며, 열과 과잉 점액을 제거한다. 뜨거운 폐와 관련된 기침을 멈추게 한다. 폐, 목구멍, 전반적인 건조함을 적신다. 열증에서 기인한 갈증을 풀어준다. 당뇨, 피부 상처, 변비, 쉰 목, 담의 염증과 담도 폐쇄에 쓴다.

주의: 소화 불이 약한 사람에게는 쓰지 않는다. 그 증상은 묽은 변이나 물똥, 한 징후, 부풀고 창백한 혀 색깔이다. 임신 중의 과도한 섭취는 태아의 발달 부진과 유산을 초래할 수 있다.

감

성질은 매우 식힘. 맛은 달다. 열, 특히 폐열을 식힌다. 체액을 조성하고, 폐를 적시며, 가래를 녹인다. 비장-췌장을 튼튼하게 하고, 소화관의 점막을 진정시켜 위장 염증을 완화한다. 갈증, 구강궤양, 만성 기관지염에서 자주 보이는 뜨겁거나 건조한 상태를 치료한다.

입술을 오므리게 만드는 풋감의 떫은맛은 타닌산으로 말미암은 것이다. 감이 완전히 익으면 타닌산은 전환되어 전혀 남아 있지 않다. 설익은 감의 떫은맛은 설사, 고혈압, 구토, 기침, 토혈 등의 증상을 치료하는 데 바람직하다.

파인애플

열성은 중립. 맛은 달고 시다. 서기의 후유증을 없애준다. 파인애플에 함유된 브로멜린이라는 효소는 소화력을 향상하고 기생충을 박멸한다. 갈증을 해소하고, 이뇨 작용을 하며, 일사병·소화불량·거식증·설사·부종을 치료한다. 파인애플은 잘 익고, 매우 달고, 즙이 많고, 시지 않아야 한다. 설익은 파인애플은 매우 강한 산성이며, 치아를 손상시킨다.

주의: 위궤양과 피부 분비물이 있는 사람에게는 쓰지 않는다.

자두

자주색 품종의 열성은 약간 식힘, 노란색 품종은 중립에 가깝다. 맛은 달고 시다. 체액을 조성한다. 간 질환과 당뇨에 좋다. 말린 자두 스튜는 전통적인 변비 치료제였으며, 특히 간 실증과 열 징후가 있는 사람에게 매우 이롭다. 또한 자두는 간경화, 붓거나 딱딱해진 간 일반, 탈수 증상을 치료한다. 감정적 억압, 통증, 신경장애가 동반되는 간 질환에는 자주색 자두가 가장 좋다.

주의: 자두는 소화계가 민감하거나 위궤양 또는 위염이 있는 사람에게는 좋지 않다. 옥살산 함량이 많아 체내의 칼슘을 고갈시킬 수 있다.

매실을 소금에 절여 만든 우메보시(매우 시고 짜다)는 소화불량, 설사, 이질을 치료하고, 기생충을 제거하며, 간에 작용한다. 우메보시는 강력한 알칼리화 작용을 하는 까닭에 '일본의 알카-셀처'로 불리기도 하며, 소화불량을 치료한다. 습관적인 섭취는 소금 과잉 섭취를 초래할 수 있다. 불행히도 일본의 매실 소금 절임은 대부분 관행적으로 정제 소금으로 만들어진다. 매실은 온전한 형태로 구입할 수 있으며, 액상·정제·식초·페이스트 등 추출물로 만든 다양한 형태의 제품도 나와 있다.

석류

맛은 달고 시다. 방광 질환에 치료제로 쓰인다. 장내 기생충을 박멸하고, 치아를 튼튼하게 하며, 입안과 목구멍의 궤양을 진정시킨다.

산딸기 (복분자)

열성은 중립. 맛은 달고 시다. 간과 신장에 좋으며, 혈액을 증가시키고 혈액의 독소를 씻어낸다. 생리 주기를 조절하고, 배뇨 기능을 제어한다. 빈혈, 특히 밤중의 과도하고 잦은 배뇨를 치료한다. 분만을 유도하고 촉진한다.

산딸기 잎은 자궁을 튼튼하게 하고, 과도한 생리 출혈을 포함해 출혈 전반을 억제한다. 쉽게 구할 수 있다. 산딸기 잎은 임신 중에 자궁을 튼튼하게 하고 이상적인 호르몬 패턴을 뒷받침하는 데 매우 특별한 효능이 있다.

말린 풋산딸기(복분자)는 약간 덥히는 성질이 있는데, 중국에서는 매우 이름난 약재다. 말린 풋산딸기는 그 수렴 작용 덕분에 신장에 이로운 것으로 여겨진다. 익은 산딸기와 마찬가지로 과도하고 잦은 배뇨를 치료하는데, 그 효과는 더 뛰어나다. 또한 정을 수렴하는 성질이 있어서 발기부전, 불수의적 사정, 정액루, 조루를 치료한다. 시력을 개선하며, 따라서 흐릿한 시야를 치료하는 데 쓰인다. 익은 산딸기 역시 시력에 도움이 된다. 동물실험에서 풋산딸기는 여성 생식기관에 에스트로겐과 흡사한 작용을 하는 것으로 밝혀졌다. 익은 산딸기와 산딸기 잎 역시 동일한 작용을 하는 것이 분명하다.

블랙베리는 산딸기의 가까운 친척으로 그와 유사하게 수렴하고 혈액을 조성하는 효능이 있다. 설사·빈혈을 치료하며, 배뇨 체계를 정비한다.

딸기

열성은 식힘. 맛은 달고 시다. 비장-췌장에 좋고, 식욕을 개선한다. 폐를 적시고 체액을 생성한다. 갈증, 인후염, 쉰 목에 쓰인다. 복통과 복부 팽만이 수반되는 약한 소화력을 치료하기 위해서는 식전에 먹는다. 소변을 볼 때 아프거나 소변이 잘 나오지 않는 등의 배뇨 장애를 완화한다.

풍부한 규소와 비타민 C는 동맥과 기타 모든 결합조직 재생에 유익하다. 치아와 잇몸을 튼튼하게 하고 치석을 제거하려면 딸기를 반으로 썰어 치아와 잇몸에 대고 문지른 다음 45분간 그대로 두었다가 따뜻한 물로 헹군다.

딸기는 봄에 가장 먼저 나오는 과일들 가운데 하나로 봄철 체내 청소에 좋다. 딸기 알레르기 반응은 줄기에 매달린 채 익지 않은 열매에 의해 야기되는 경우가 많다.

수박

열성은 매우 식힘. 맛은 달다. 서증을 포함한 열을 제거한다. 심장·방광·위에 영향을 주며, 체액을 조성한다. 이뇨 작용을 하며, 장을 적신다. 갈증, 배뇨 장애, 부종, 구강궤양, 우울증, 신염과 요도염 같은 신장 및 요로 염증의 치료에 쓰인다.

주의: 약한 소화력, 빈혈, 지나치거나 통제되지 않는 배뇨가 있는 사람에게는 쓰지 않는다.

수박의 씨앗은 신장에 이로우며, 전반적인 이뇨제로 작용한다. 수박씨에는 쿠쿠르보시트린(cucurbocitrin)이라는 물질이 함유되어 있는데, 이것은 모세혈관을 확장시켜 혈압을 낮춰주는 화합물이다. 수박씨는 변비 치료제이기도 하다. 말린 씨는 달아서 차로 마신다. 신선한 씨는 꼭꼭 씹어서 먹을 수도 있다.

수박 속껍질에는 규소가 풍부하며, 녹색의 겉껍질에는 엽록소가 밀집되어 있다. 속껍질은 위에 서술된 과육의 이용법과 똑같은 방법으로 이용할 수 있다. 그에 더해 수박 속껍질은 당뇨와 고혈압을 치료한다. 수박 속껍질은 즙을 짜서 마실 수도 있으며, 소량(1일 2~3회 각 30그램)으로 섭취할 수도 있다. 말린 속껍질은 차로 만들 수도 있다(너비 5밀리미터의 끈 모양으로 썰어서 햇볕이나 식품 건조기에 말린다). 채소 절임을 만드는 것과 같은 공정으로 소금 절임을 만들 수도 있다(이것은 소금 함량 때문에 고혈압에는 쓸 수 없다).

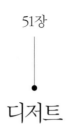

디저트

전통적으로 디저트는 식사 마지막에 나오는 것으로, 음식들 중에서 가장 달고 가볍다. 소화를 돕도록 흔히 향신료, 허브, 과일이 들어간다. 여기서 제시하는 디저트들은 이러한 재료들과 함께 수백 년 전의 반정제 설탕과 강도가 비슷하고 매우 순한 감미료들을 사용한다.

디저트의 한 가지 목적은 무겁고 기름진 육류 중심의 식사를 비교적 가벼운 성질의 음식으로 마무리하는 것이다. 또한 고단백 식품은 다량의 탄수화물을 요구하는데, 이것은 과일과 대부분의 디저트에 들어 있는 단당을 통해 넘치도록 채울 수 있다.

불행히도 고기와 설탕이라는 말초 감각을 자극하는 조합은 속 부글거림과 소화 장애를 유발한다. 왜냐하면 설탕과 단백질을 한 끼니에 동시에 먹는다는 것은 너무나 부실한 조합이기 때문이다. 소화계가 민감한 사람은 더욱 말할 것도 없다. 한 가지 부분적인 해결책은 부패 박테리아 생성을 억제하는 식품을 이용하는 것이다. 첫 번째 선택은 쓴맛의 잎채소, 특히 셀러리와 상추로, 그 상세한 내용은 19장 〈음식 조합〉에 나와 있다. 식사 마지막에 단 음식을 포함시키는 사람들에게 우리는 그에 앞서 셀러리와 상추 위주의 다량의 잎채소 샐러드를 섭취할 것을 권장한다.

그보다 훨씬 더 좋은 방법은 고품질의 디저트 자체를 간단한 식사로 활용하거나, 또는 셀러리와 상추 위주의 샐러드를 주요리로 삼고 그에 이어 고품질의 디저트를 먹는 것이다. 이 장에 실린 디저트들은 모두 홀푸드 재료, 다시 말해 정제하지 않은 곡물, 채소, 콩류, 견과, 씨앗, 과일, 허브 양념, 고품질의 감미료를 사용한다.

여기에 제시된 디저트에는 고농축 감미료들과 함께 대개 완전히 익힌 든든한 느낌의 재료가 들어가기 때문에 원기를 북돋우고 강장 작용을 하는 것으로 여겨진다. 이것은 익힌 단맛 음식이 인체를 튼튼하게 한다는 원리를 따른다. 물론 이 원칙들은 한계 이상으로 섭취하면 완전히 뒤집힌다(극단의 양은 음으로 변한다). 예를 들면 당뇨, 저혈당, 비만, 갖가지 병원성 효모균, 혹, 종기, 염증 등 단 음식을 과다 섭취해 발생하는 증상들은 그러한 질환을 가진 현 세대의 대다수가 극단적으로 단 음식의 과잉 섭취로 허약해져 있음을 말해준다. 사람들이 즐기는 대부분의 간식이 변성된 재료를 포함하고 있다는 사실은 이 문제를 더욱 심화시킨다.

하지만 우리는 고품질 디저트의 치료적 이용을 고려해야 한다. 허, 한, 조, 또는 마른 체형인 사람은 아래 조리법에 나와 있는 재료들이 들어간 익힌 디저트를 적당량 섭취함으로써 이익을 얻을 수 있다. 심각한 장애와 민감한 소화계를 가진 사람들은 훨씬 더 단순한 단 음식을 이용해야 한다. 푹 익힌 곡물 요리(예컨대 콘지)와 파스닙, 당근, 감자, 겨울호박 등의 전분 채소들이 강장 작용을 하면서도 맛이 달다는 사실을 떠올려보라. 덧붙이자면, 이런 사람들을 위해서는 단일 과일식을 요리할 수도 있다.

건장한 체형에 힘이 좋고 실증 또는 열증인 사람에게는 생과일 디저트가 가장 좋다. 이것은 대부분의 과일이 비록 달기는 하지만 대체로 실을 줄여주기 때문이다. 이런 사람들이 감미료를 이용할 때 최선의 선택은 스테비아와 생꿀이다. 달고 식히고 해독하는 디저트의 한 가지 사례는 972쪽의 '한천 과일 젤'이다. 또 다른 사례는 잘 익은 청사과인데, 이것은 전통적인 프랑스식 식사에서 마지막을 장식하는 음식이다.

습하고 활력이 없는 사람(부종, 칸디다균 과잉 증식, 종종, 종기 등이 있는 사람)
은 고도로 단 음식이 몸을 축축하게 하고 병원체의 과잉 증식을 촉진한다는
점에서 디저트 사용에 신중해야 한다. 하지만 이런 사람도 대개 쌀, 조, 떡, 겨
울호박에 신선한 아마씨유, 스테비아 가루, 계핏가루, 덜스 가루를 뿌린 디저
트는 먹어도 괜찮다.

감미료의 사용은 개인의 취향에 따라 달라진다. 고품질의 감미료들을 시도
해 보면서 적절한 감미료의 종류와 양을 확인해 보라. 이때 과일과 향신료의
가치를 염두에 두어야 한다(11장 〈감미료〉 참조). 다음의 도표는 정제 설탕을 포
함한 조리법에서 그것을 홀푸드 감미료로 대체하고, 액상 재료들의 비율을 조
정하는 데 도움을 주기 위한 것이다.

정제 '백설탕'을 포함한 조리법을 위한 대체 재료		
감미료	정제 설탕 1컵에 대한 대체량	설탕 1컵당 액상 감미료 감량 비율
엿기름과 쌀물엿	1과 1/2컵	약간 적게
꿀	3/4컵	1/8컵
과일즙 농축액	3/4컵	1/8컵
메이플시럽	3/4컵	1/8컵
메이플 과립	1컵	—
당밀	1/2컵	—
미정제 사탕수수 즙 분말	3/4컵	—
스테비아	1티스푼	1/8컵 추가

홀푸드 식품을 섭취하는 사람이 늘고 있지만, 그중 놀라운 비율의 사람들
이 여전히 질 낮은 시판 간식을 즐겨 먹고 있다. '천연' 제품일지라도 그러한
간식들에는 산패한 기름과 분말, 베이킹소다와 같은 화학조미료, 살충제를 뒤
집어쓴 과일로부터 유래한 독소가 농축된 어마어마한 양의 과일 감미료, 생
명력을 제거하는 10여 차례의 가공 공정을 거친 대두 등이 들어 있다. 다음의

다양한 디저트 목록은 식단 전환의 이 영역에서 고투를 벌이고 있는 많은 사람을 고무하고, 치유 효능을 가진 재료들로 디저트를 만드는 데 자각과 창의성을 자극하기 위한 것이다.

펌킨 파이

중간 크기 펌킨 1개

쌀물엿 1/2컵

두부 1/2모

발아 통밀가루 1컵(827쪽)

계피, 생강, 정향 각 1/2티스푼

육두구 1/4티스푼

천일염 1/4티스푼

파이 크러스트 2개(840쪽)

- 파이 크러스트를 준비한다.
- 펌킨 껍질을 벗기고 작은 조각으로 썬다.
- 쌀물엿을 첨가하고, 뚜껑을 덮고 부드러워질 때까지 익힌다. 필요하면 약간의 물을 추가한다.
- 조리가 끝나기 10분 전에 두부를 넣는다.
- 모든 재료를 넣고 갈아 퓌레로 만든다.
- 파이 크러스트에 붓고 150℃ 오븐에서 1시간 동안 굽는다.
- 파이 2개가 나온다.

호박 케이크

통밀 페이스트리 가루 1컵

현미 가루 1컵

천일염 1/2티스푼

고수, 계피, 간 생강 각 1티스푼

사과즙 또는 곡물 커피 1컵

다진 견과 1/4컵

삶아서 퓌레로 만든 호박 또는 고구마 3컵

메이플시럽 또는 미정제 사탕수수 즙 분말 1/3컵

- 오븐을 180℃로 예열한다.
- 마른 재료들을 혼합한다.
- 나머지 재료들을 첨가하고 손으로 잘 치댄다.
- 기름칠한 케이크 팬에 붓는다.
- 오븐에서 1시간 동안 굽는다.
- 8인분.

당근 케이크

· 위 호박 케이크 조리법에서 호박 대신 강판에 간 당근 2컵을 쓴다.
· 불린 건포도 1/2컵을 첨가하고 메이플시럽 또는 사탕수수 즙 분말을 2/3컵으로 늘린다.

사과 케이크

· 위 호박 케이크 조리법에서 호박 대신 잘게 썬 사과 2컵과 사과 소스 1컵을 쓴다.

감 케이크

· 위 호박 케이크 조리법에서 호박 대신 다진 생감 2컵을 쓴다.

애플 파이

얇게 썬 사과 6~8개
레몬즙 1스푼
사과즙 1컵
불린 건포도 1/2컵
바닐라 1티스푼
계피 1스푼
사과즙 1/2컵에 푼 애로루트 1과 1/2스푼
아래위에 놓을 바삭바삭한 파이 크러스트
　　　　　1개(840쪽)

· 파이 크러스트를 준비한다.
· 오븐을 190℃로 예열한다.
· 사과에 레몬즙을 뿌린다.
· 건포도, 사과즙, 바닐라, 계피를 섞어 소스팬에 넣고 5분간 약한 불에서 익힌다.
· 애로루트 혼합물을 첨가하고 걸쭉해질 때까지 계속 젓는다.
· 파이 크러스트를 사과로 채우고 건포도 소스를 붓는다.
· 덮개용 크러스트로 덮고 포크로 가장자리를 마감한다. 포크로 위에 작은 구멍들을 낸다.
· 오븐에서 35~40분간 굽는다.
· 파이 1개.

고구마 파이

삶은 고구마 4~6개

카다멈 1/4티스푼

계피 1/4티스푼

육두구 약간

건포도 1/4컵

참깨버터 2스푼

천일염 1/2티스푼

파이 크러스트 1개(840쪽)

· 파이 크러스트를 준비한다.

· 오븐을 180°C로 예열한다.

· 고구마를 으깨고 모든 재료를 넣어 혼합한다.

· 고구마 혼합물을 크러스트에 담는다.

· 35~40분간 굽는다.

· 파이 1개.

사과 크리스프

얇게 썬 사과 4~6개

레몬즙 1개분

계피 1/2티스푼을 넣은 사과즙 1/4컵

귀리 가루 1/2컵

통밀 페이스트리 가루 1/2컵

볶아서 간 참깨 1/4컵

견과 가루 1/4컵

사과즙 2스푼

물 2스푼

천일염 1/3티스푼

· 오븐을 180°C로 예열한다.

· 바삭바삭한 크러스트를 만들기 위해 귀리 가루, 페이스트리 가루, 참깨, 견과, 물, 레몬즙, 사과즙 2스푼, 천일염을 혼합한다.

· 사과 절반을 기름을 바른 캐서롤 접시에 담고 그 위에 사과즙을 붓는다.

· 사과 위에 크러스트 절반을 뿌린다.

· 나머지 사과 절반을 담고 나머지 절반의 크러스트 재료로 그 위를 덮는다.

· 40분간 굽는다.

· 6인분.

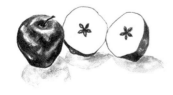

두부 파이

두부 1모

참깨버터 2스푼

쌀물엿 1/2컵

사과즙 1/2컵

레몬즙 2스푼

천일염 1/4티스푼

크럼블리 파이 크러스트 (841쪽)

· 파이 크러스트를 준비한다.

· 오븐을 180℃로 예열한다.

· 모든 재료를 한꺼번에 넣고 퓌레로 만든다.

· 파이 크러스트에 붓는다.

· 노릇노릇해질 때까지 30~35분간 굽는다.

· 식힌 다음 과일 토핑(1048쪽)을 올린다.

· 파이 1개.

타피오카 푸딩

불린 아몬드 1/4컵

물 1리터

타피오카 펄* 120그램

메이플시럽 1/3컵

바닐라 1티스푼

· 아몬드를 물과 함께 갈아 아몬드 밀크를 만든다.

· 소스팬에 붓는다.

· 타피오카 펄을 첨가하고 15분간 불린다.

· 메이플시럽을 첨가해 팔팔 끓인다. 불을 줄이고 10분간 뭉근히 끓인다.

· 바닐라를 첨가하고 식힌다.

· 과일 토핑을 해서 그대로 내거나, 케이크 토핑으로 이용한다.

· 4~6인분.

---

* tapioca pearl. 카사바 녹말을 타피오카라고 하는데, 녹말을 추출한 뒤 완전히 마르기 전에 천 주머니에 넣고 흔들면 3~5밀리미터 크기의 녹말 알갱이가 형성된다. 이것을 타피오카 펄이라고 한다. 이 형태로 만들어진 제품들이 시판되고 있다. 이 타피오카를 넣은 밀크티를 버블티라고 한다.—옮긴이

잔치용 라이스 푸딩

현미찹쌀 2컵

사과즙 6컵

막대 계피 1개

길이 방향으로 쪼갠 바닐라콩 1개

천일염 1/2티스푼

건포도 3/4컵

볶은 아몬드 또는 밤 1/4컵

참깨버터 1스푼

강판에 간 오렌지 껍질 2스푼

물에 푼 칡가루 또는 애로루트 2스푼

아니스씨 1스푼

· 5컵의 사과즙에 쌀과 소금, 계피, 바닐라 콩을 넣고 익힌다(익힌 뒤에는 바닐라콩을 제거한다).

· 익힌 쌀을 퓌레로 만든다.

· 건포도를 사과즙 1컵에 넣고 10분간 약한 불에서 익힌다.

· 쌀 퓌레, 건포도 혼합물, 아몬드, 참깨 버터, 칡가루 또는 애로루트 가루, 오렌지 껍질을 함께 섞는다.

· 기름을 바른 캐서롤 접시에 옮겨 담아 30분간 굽는다.

· 아니스씨를 흩뿌려 토핑하고 10분간 더 굽는다.

· 6~8인분.

빵 푸딩

깍둑 썬 오래된 빵 3컵

말린 과일 1컵

사과즙 또는 곡물커피 2컵

계피 1티스푼

카다멈 1/2티스푼

강판에 간 레몬 또는 오렌지 껍질 1스푼

입맛에 따라 천일염 약간

총총 썬 견과 1/4컵

밀 배아 1/2컵

· 빵, 말린 과일, 계피, 카다멈, 레몬(오렌지) 껍질, 천일염을 사과즙(또는 곡물커피)에 여러 시간 담가 둔다.

· 오븐을 150℃로 예열한다.

· 혼합물을 캐서롤에 옮겨 담고 그 위에 견과와 밀 배아를 흩뿌린다.

· 뚜껑을 덮고 30분간 굽는다.

· 뚜껑을 열고 윗부분이 갈색이 될 때까지 굽는다.

· 6인분.

응용: 바닐라 추출물 또는 장미수를 추가한다.

살구 무스*

2등분한 신선한 살구 1리터 또는 물에 불
　　린 말린 살구 0.5리터

한천 가루 1티스푼

사과즙 2컵

천일염 1/4티스푼

길이 방향으로 쪼갠 바닐라콩 1개

스테비아 가루 1/3티스푼(선택)

쌀크림 또는 익힌 오트밀 1컵

신선한 딸기 몇 개

· 살구, 한천, 천일염, 스테비아, 바닐라콩
　을 사과즙에 넣고 15분간 낮은 불에서
　익힌다.

· 바닐라콩을 건져낸다.

· 곡물과 한천 혼합물을 한꺼번에 넣고
　퓌레로 만든다.

· 형틀에 부어 단단하게 굳힌다.

· 형틀에서 꺼내 딸기로 장식한다.

· 4~6인분.

블루베리 쿠스쿠스 푸딩

블루베리 1/2리터

사과즙 3컵

쿠스쿠스 1컵

강판에 간 레몬 또는 오렌지 껍질 1티스푼

천일염 1티스푼

· 모든 재료를 함께 섞는다.

· 뚜껑을 덮고 10분간 낮은 불에서 익힌다.

· 불을 끄고 15분간 그대로 가만히 둔다.

· 서빙용 접시에 수북이 옮겨 담는다.

· 신선한 블루베리와 딸기 잎으로 장식
　한다.

· 6인분.

---

* 　무스는 프랑스어로 '거품'을 의미하며, 공기를 집어넣어 가볍고 사각사각한 질감을 내도
록 만든 달콤한 디저트를 가리킨다.―옮긴이

오트밀 아몬드 커스터드

볶은 귀리 가루(오트밀) 3~4컵

강판에 간 사과 1~2개

계피 1티스푼

천일염 약간

엿기름 1/4컵 또는 스테비아 가루 1/3티스푼

볶은 귀리 플레이크 1/2컵

아몬드 가루 1/4컵

· 오븐을 180℃로 예열한다.

· 파이팬에 기름 또는 액상 레시틴을 바른다.

· 팬 바닥과 측면에 귀리 플레이크를 흩뿌린다.

· 귀리 가루, 사과, 계피, 감미료, 소금을 섞는다.

· 섞은 것을 파이팬에 옮겨 담고 아몬드를 흩뿌려 토핑한다.

· 30분 동안 굽는다.

· 식힌 뒤 얇게 썬다.

· 파이 1개.

과일 구이

· 사과와 배의 씨방을 파낸다.

· 캐서롤에 넣고 뚜껑을 덮는다.

느린 방법: 오븐을 120℃로 놓고 1.5~2시간 굽는다.

빠른 방법: 오븐을 200℃로 놓고 30분간 굽는다.

속을 채우고 토핑한 과일 구이

· 사과와 배의 씨방을 파내고 거기에 건포도, 다진 견과, 계피를 채운다.

· 팬 바닥에서 1.2센티 높이로 깔릴 정도로 사과와 배 위에 사과즙을 넉넉히 붓는다.

· 부드러워질 때까지 굽는다.

과일 토핑

잘게 썬 신선한 과일 1컵

사과즙 1/2컵

천일염 1/8티스푼

사과즙 2스푼에 푼 애로루트 가루 1과 1/2
　　스푼

· 과일, 사과즙, 소금을 소스 팬에 넣고
뭉근히 끓인다.
· 애로루트 혼합물을 넣고 걸쭉해질 때까
지 천천히 젓는다.
· 파이, 과일 또는 케이크 위에 부어 토핑
한다.

눈 모양의 과일 토핑

찹쌀가루 또는 발아 통밀가루(827쪽) 1/2컵

참깨버터 1스푼(선택)

길이 방향으로 쪼갠 바닐라콩 1개

사과즙 3스푼

메이플시럽 2~3스푼 또는 스테비아 가루
　　1/8티스푼(선택)

천일염 1/4티스푼

볶은 참깨

· 곡물 가루와 참깨버터를 혼합한다.
· 사과즙, 바닐라콩, 감미료, 소금을 첨가
한다.
· 걸쭉해질 때까지 15~20분 동안 약한 불
에서 끓인다.
· 바닐라콩을 건져낸다.
· 구운 과일 위에 부어 낸다.
· 참깨를 뿌려 토핑한다.

딸기와 배 딜라이트

신선한 딸기 0.5리터

반으로 쪼개 익힌 배 0.5리터

민트 티 또는 사과즙 2컵

천일염 1/4티스푼

한천 막대 1개

· 한천을 찬물에 헹군 뒤 물기를 짜내고
조각조각 찢는다.
· 민트 티 또는 사과즙에 넣고 낮은 불에
서 15분간 끓인다. 거품은 걷어낸다.
· 유리접시나 형틀 바닥에 반으로 가른 배
를 가지런히 놓고 그 위에 딸기를 올린다.
· 과일 위에 한천을 붓고, 단단하게 굳힌다.
· 6인분.

아마자케: 쌀누룩(코지)을 이용해 찹쌀을 발효시켜 만든 달달한 맛의 일본식 쌀 음료. 코지는 아스페르길루스 오리자에(*Aspergillus oryzae*)라는 배양 효모 균을 넣어 만든 일종의 발효종이다. 이 효모균은 쌀의 전분을 단당으로 분해한다. 이 단당은 정제된 것이 아니며, 꿀이나 당밀처럼 고도로 농축되어 있지도 않다. 디저트, 빵, 팬케이크, 머핀, 음료 등에 감미료로 사용한다. 쌀누룩은 대부분의 건강식품 매장에서 판매한다.

　　주의: 일부 아마자케 시판 제품(대개 일본 제품이다)은 아주 고농도의 시럽이어서 희석해 쓰거나 소량을 써야 한다.

아마자케

물 3과 1/2컵에 불린 현미찹쌀, 현미, 또는
　　바스마티 현미 2컵
물 1/2컵에 불린 쌀누룩(코지) 1/4컵

· 쌀과 쌀누룩을 따로따로 하룻밤 물에 불린다.
· 물에 불린 쌀을 1시간 동안 낮은 불에서 끓인다.
· 쌀을 세라믹 또는 유리 용기에 옮겨 담고 한 김 식힌다(80℃).
· 쌀누룩을 넣고 부드럽게 섞는다.
· 뚜껑을 덮고 따뜻한 곳에 12시간 놓아둔다. 발효가 고르게 되도록 이따금 저어준다.
· 보관법: 천일염 1/4티스푼을 첨가하고 낮은 온도에서 뭉근히 끓여 발효를 중단시킨다. 냉장고에서 2주일까지 보관된다.

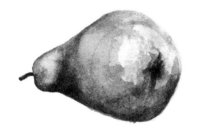

사케—단맛의 쌀로 빚은 술

· 아마자케를 효모균 냄새가 날 때까지 2~3일 동안 그대로 둔다.

· 아마자케 1컵에 물 2컵을 첨가해 끓기 직전까지 가열한다.

· 강판에 간 생강 1티스푼을 첨가해 따뜻하게 내거나 요리에 이용한다.

아마자케 푸딩

· 아마자케에 계피, 바닐라, 건포도를 넣는다.

· 볶은 아몬드 또는 해바라기씨를 흩뿌린다.

아마자케 옥수수 케이크

옥수숫가루 4컵

아마자케 2컵

사과즙 또는 회향차 1컵

레몬즙 1/2개분 또는 레몬 껍질 1/2개분

천일염 1티스푼

미정제 사탕수수 즙 분말 4스푼(선택)

· 모든 재료를 한데 혼합한다.

· 달구고 기름을 바른 케이크팬에 옮겨 담는다.

· 180℃ 오븐에서 45분~1시간 동안 굽거나, 난로 위에 3시간 동안 올려둔다.

· 8~12인분.

응용: 곡물커피, 계피, 그리고 레몬 껍질 대신 오렌지 껍질을 쓴다. 바닐라 추출물 또는 장미수를 추가한다.

아마자케 생과일 세이크

· 아마자케에 제철 과일(블루베리, 복숭아, 딸기, 체리 등)을 넣고 퓌레로 만든다.

아마자케 귀리 볼

귀리 플레이크 2컵

쌀가루 1/2컵

아마자케 3/4컵

씻어서 불린 건포도(또는 다른 말린 과일,
　　　예를 들면 살구, 사과, 커런트를 써
　　　도 된다. 큰 과일은 깍둑 썰어 쓴다.)
　　　1/2컵

거칠게 빻은 아몬드 가루 1/2컵

천일염 1/2티스푼

· 모든 재료를 섞어서 지름 2.5센티미터 크
　기의 볼로 만들어 쿠키 시트에 올린다(시
　트에 기름을 바를 필요는 없다).
· 180℃로 예열한 오븐에서 15~20분 동안
　굽는다.
· 볼 12개분이 나온다.

레몬 쿠키

현미 가루 1과 1/2컵

귀리 가루 1과 1/2컵

아마자케 1과 1/2컵

천일염 1/2티스푼

참기름 1스푼

볶은 참깨 1/4컵

레몬 1개분의 즙과 강판에 간 껍질

· 오븐을 180℃로 예열한다.
· 모든 재료를 한데 섞는다.
· 반죽을 굴려 작은 크기의 볼로 만든 다
　음, 예열하고 기름을 바른 쿠키 시트에
　올리고 젖은 포크를 이용해 꾹꾹 찔러
　둔다.
· 한쪽을 10분간 구운 뒤 뒤집어서 다시 5
　분 더 굽는다.
· 30여 개분이 나온다.

레인보우 드림 쿠키

통밀 페이스트리 가루 2컵

밤 가루 또는 쌀가루 1컵

천일염 1티스푼

참기름 또는 참깨 가루 1/4컵

바닐라 2티스푼

비트 퓌레 1/4컵

호박 퓌레 1/4컵

아마자케 1/4컵

건포도 퓌레 1/4컵

· 마른 재료들을 한데 섞는다.

· 바닐라와 기름을 혼합해 가루에 치대 넣는다.

· 혼합물을 4등분해 따로따로 볼에 하나씩 담는다.

· 각 볼에 한 가지 퓌레를 첨가하고 잘 섞은 뒤 굴려서 공 모양의 도우를 만든다 (도우가 너무 뻑뻑하면 사과즙을 첨가한다).

· 2시간 동안 차가운 곳에 둔다.

· 오븐을 180℃로 예열한다.

· 각각의 도우를 밀어 두께 5밀리미터가 되도록 편다.

· 편 도우를 4층이 되도록 차곡차곡 쌓고, 가볍게 눌러준다.

· 4층의 도우를 여러 모양으로 썬다.

· 10~15분간 굽는다.

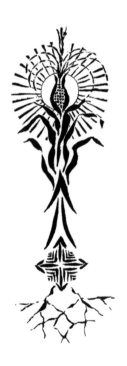

바삭한 귀리 쿠키

귀리 플레이크 3컵

끓는 과일즙 2컵

쌀가루 1/2컵

통밀 페이스트리 가루 1/2컵

총총 썬 아몬드 1/2컵

기름 1스푼(선택)

천일염 1/2티스푼

계피 1티스푼

바닐라 또는 아몬드 추출물 1티스푼

건포도 1/2컵

- 귀리 플레이크를 노릇노릇해질 때까지 마른 볶음 한다.
- 믹싱 볼에 담고 뜨거운 주스를 부어 살짝 익힌다. 그대로 5~10분간 둔다.
- 나머지 재료들과 섞어 도우를 만든다.
- 예열하고 기름을 바른 쿠키 시트에 도우를 한 스푼씩 퍼서 올린다.
- 180℃ 오븐에서 12~20분간 굽는다.
- 쿠키 30개가 나온다.

무화과 바

총총 썬 말린 무화과 1컵

밤 퓌레 1/2컵

곡물 커피 또는 두유 1컵

오렌지 1개분의 즙과 껍질

쌀가루 2스푼

천일염 1/4티스푼

밝은색 압착 파이 크러스트(842쪽)

- 오븐을 180℃로 예열한다.
- 모든 재료를 한데 넣고 걸쭉해질 때까지 약한 불에서 5분간 익힌다.
- 파이 크러스트에 옮겨 담고, 남은 도우는 그 위에 흩뿌린다.
- 30~40분간 굽는다.
- 식힌 뒤 막대 모양으로 썬다.
- 바 24개가 나온다.

팥-캐롭 브라우니

불려서 물기를 뺀 팥 1컵

사과즙 3컵

길이 방향으로 쪼갠 바닐라콩 1개

캐롭 분말 1/2컵

사과 소스 3/4컵

쌀가루 1/2컵

통밀 페이스트리 가루 1컵

천일염 1/2티스푼

계피 1티스푼

참기름 또는 참깨버터 1스푼(선택)

총총 썬 견과 1/2컵

건포도 1/2컵

· 사과즙에 바닐라콩을 넣고 바닐라콩이 부드러워질 때까지 익힌다.

· 바닐라콩을 건져내 으깨서 크림처럼 만든다.

· 오븐을 180℃로 예열한다.

· 다른 재료들과 혼합해 배터를 만든 다음, 예열하고 기름을 바른 케이크 팬에 배터를 붓는다.

· 윗부분이 까뭇까뭇해지고 단단해질 때까지 1시간 15분 동안 굽는다.

· 네모 모양으로 20등분한다.

황금 호박 퍼프

익힌 버터너트호박(땅콩호박) 1개

통밀 페이스트리 가루 1/4컵

쌀가루 1/4컵

카다멈 1/4티스푼

육두구 1자밤

레몬 또는 오렌지 1개분의 즙과 강판에 간 껍질

미정제 사탕수수 즙 분말 4스푼 또는 스테비아 가루 1/4티스푼(선택)

천일염 1/4티스푼

데친 아몬드

· 오븐을 180℃로 예열한다.

· 호박을 으깬 뒤 나머지 재료들과 혼합해 도우를 만든다.

· 예열하고 기름을 바른 쿠키 시트 위에 도우를 한 스푼씩 올리고 아몬드로 토핑한다.

· 바닥이 갈색이 될 때까지 30분간 굽는다.

· 20여 개 분이 나온다.

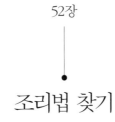

52장

조리법 찾기

메모: 별표(*)가 붙어 있는 식품은 해당 페이지에 치유 효능이 실려 있다.

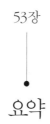

53장

요약

사트바: 마음과 몸을 위한 약으로서의 음식

이 책 전체를 관통하는 주된 주제는 식단과 우리 몸과 마음의 활력 사이의 관계다. 이 주제는 음식, 음식의 조리와 선택, 전반적인 치유에 관한 아유르베다의 지침을 바탕으로 요약되어 있다. 지금도 여전히 널리 이용되고 있는 인도의 전통 치료 체계인 아유르베다는 음식이 지닌 부정적 속성과 긍정적 속성들을 확인해 왔는데, 이것은 3000년이 지난 오늘날 현대 영양학에 의해 서구에서도 마침내 인정받고 있다. 전통적인 접근법은 음식물들의 범주와 치유 효능들을 해석한다. 우리는 이 책의 기본 의도를 요약하기 위해 아유르베다를 선택했다. 그것은 아유르베다가 음식과 일상생활이 한 사람의 사고와 감정에 얼마나 큰 영향을 미치는지를 유일하게 이해하고 있기 때문이다.

면역력과 회복력의 토대:
평형과 본질을 위한 전통적인 사트바 플랜[1]

많은 사람이 높은 수준의 건강과 정신적·영적 발전을 뒷받침할 식단과 생활 방식을 추구한다. 고대 아유르베다의 사트바 계획은 충만한 삶을 보장하는 가르침들의 본보기로, 얼마든지 각 개인의 필요에 맞게 적용할 수가 있다. 이 계획은 각 개인의 특수한 건강상의 요구와 체질상의 요구를 감안하면서 각 개인이 염원할 수 있는 목표를 제시해 준다. 사트바 계획은 포괄적인 도덕적·영적 수련과, 수천 년에 걸쳐 발전해 온 생활방식에 대한 지침과 영양학에 대한 안목을 제시한다. 사트바의 관념은 주로 인도의 가르침에 바탕을 두고 있지만 모든 영적 전통의 핵심에 자리 잡고 있는 궁극적 진리들 속에서 광범하게 발견된다. 그러한 전통들에서 보이는 뚜렷한 특징은 그 추종자들에게서 보이는 고양된 의식, 평화와 고요함이다.

● ○ ○ ●

산스크리트어에서 유래한 사트바의 의미는 **평형과 본질의 길**이다. 균형의 상태로 이끄는 사트바 수행은 궁극적인 치료법으로 다른 모든 치료법을 통합하는 기초다. 면역력을 기르고 전반적인 치유 반응을 개선하는 것은 개인의 영적 힘에 의존한다. 중국 전통 의학의 이러한 관점은 (오행의) '화(火) 행' 장에서 심/마음 개념에 대해 논의하면서 살펴본 바 있다. 거기에 따르면 정신이 치유 활동에서 기의 기능을 이끈다. 사트바 수행의 주된 효과가 마음과 영혼을 튼튼하게 하는 것이므로 치유의 밑바탕에는 평형과 본질을 향한 여정이 놓여 있다고 할 수 있다.

　여기서 우리는 3개의 주된 속성, 즉 구나(gunas)*―사트바, 타마스, 라자스―와 현대 문명과 이들의 관계에 대한 설명을 제시해 보고자 한다.

---

* 　인도 철학에서는 브라흐마(창조의 신), 비슈누(유지의 신), 시바(파괴의 신)의 힘이 서로 맞물리며 우주를 유지한다고 본다. 분화되지 않은 자연에는 이들이 관장하는 세 가지 에너지가 내포되어 있는데, 이것을 구나라고 한다. 구나에는 사트바·라자스·타마스 세 가지가 있는데, 사트바는 선·조성·조화를, 라자스는 열정·활동·혼란을, 타마스는 어둠·파괴·혼돈을 표상한다.―옮긴이

어떻게 하면 사트바의 삶을 살 것인가? 다음은 그 가장 기본적인 원리 가운데 일부다.

활동(수행)은 적절하고, 이완되고, 지나치지 않아야 한다. 일은 휴식과 균형을 이루어야 한다. 상승하는 본성에 대한 연구는 영적 수련을 통해 이루어진다. 영혼을 튼튼하게 함으로써 심장이 성하고, 정신적 갈등은 의식이라는 심장의 불길 속에서 형태를 바꾼다. 요가와 태극권 수련은 우리로 하여금 육체를 정신의 일면으로 보도록 도와준다는 점에서 매우 이롭다. 신중하게 절제된 성행위는 몸과 마음의 활력을 크게 개선한다(뒤에서 살펴볼 오자스의 개념은 인간이라는 전체 유기체의 생명의 정수를 표상하는데, 이것은 대체로 비축된 생식력에 달려 있다).

식단은 락토베지테리언이어야 하고, 절대적으로 양질이어야 하며, 신선함과 생명력으로 넘쳐야 한다. 음식의 종류에는 곡물(빵, 밥, 파스타), 채소, 과일, 견과, 씨앗, 유제품, 콩류(특히 두부, 렌즈콩, 완두콩, 녹두, 팥. 그 외의 콩들은 사트바의 진정시키는 성질이 결여되어 있다)가 있다. 모든 음식은 갓 조리되고, 완벽하게 조리되어야 한다. 말하자면 지나치게 익히거나 설익혀서는 안 되고, 기름기가 많아서는 안 되며, 향신료는 적절하게 사용되어야 하고, 요리하는 사람의 마음이 사트바 상태에 있어야 한다. 마찬가지로 사트바 상태에서 먹어야 한다.

사트바 음식은 단순하다. 그러나 이 단순함을 실천하는 것은 선진 국가에 사는 우리에게는 하나의 도전이다. 오늘날은 참으로 '과잉의 시대'다. 현재 미국에서는 전 세계에서 몰려든 5만 가지가 넘는 음식물과 식품이 판매되고 있다. 사람들은 끼니마다 수십 가지의 재료를 사용함으로써 도저히 조화롭게 소화하기가 불가능한 엄청난 자극을 정신과 소화계에 부과하고 있다. 이것을 실험실에서 입증하기는 어렵다. 그러나 직접 실험해 볼 수는 있다. 예컨대 465쪽에 나와 있는 음식 조합 B안에 맞춰서 하루 이틀만 단순한 식사를 해보라. 그러면 당신의 정신과 몸이 느끼는 바를 스스로 깨닫게 될 것이다. 대부분의 사람은 맑아지고, 밝아지고, 강해지는 것을 느낀다. 몇 주만 지나면 많은 사람이 평생 느껴본 것 중 최상의 컨디션을 느낀다고 한다.

사트바 상태의 사람은 과식을 피한다. 단순한 음식을 먹는 것과 마찬가지로, 이것을 실천하는 것도 부유한 나라들에서는 쉽지 않다. 그러나 18장에서 보았듯이 과식은 곧장 수명을 단축한다는 점을 명심하자.

사트바 식단 원리를 21세기에 맞게 업데이트하기. 원래 사트바 음식은 당시의 모든 음식이 그랬듯이 당연히 '유기농'이었다. 살충제, 제초제, 화학비료, 호르몬, 유전자 조작, 부패 방지를 위한 방사선 조사, 전자레인지를 이용한 조리(그 독성 작용은 124~125쪽에 나와 있다) 등등은 존재하지도 않았다. 또한 모두 정제하지 않은 온전 식품이었으며, 기껏해야 기(ghee)와 기타 자연 추출 미정제 기름처럼 최소한의 가공만이 이루어졌다. 무시무시한 정제와 화학처리에 의한 오늘날과 같은 음식물의 변성은 그 음식물의 프라닉(기), 즉 생명력을 어지럽혀 사트바의 평형과 본질을 강화할 수 없게 만든다.

복합탄수화물과 유제품에 주안을 둔 사트바 식단은 트리토판, 세라토닌, 멜라토닌이 풍부한 뇌 화학작용을 촉진한다(이것들에 대해서는 인체 내에서 그것들의 생성을 뒷받침하는 특정 음식물들과 함께 잠시 뒤 1075쪽의 '화학물질과 약물 사트바'에서 살펴본다). 오늘날의 연구자들은 이제 이러한 물질들이 인체 내에 풍부하게 존재할 때 깊은 수면, 평온함, 강한 면역력, 느긋하면서도 집중력 있는 마음이 가능하다는 것을 안다. 이 모든 것이 바로 사트바의 속성이다.

단맛은 사트바 플랜 가운데 가장 이해가 덜 된 영역들 가운데 하나다.《바가바드 기타》*에서는 단맛에 대해 수분이 많고, 맛이 상쾌하고, 천연의 단맛 음식은 수명·힘·정화·행복을 북돋운다고 언급했다. 단맛 음식 일반은 '샤크티(의식)'를 북돋우는 것으로 일컬어진다.[2] 이것은 전통적인 동양의학과 일맥상통하는데, 여기서 '단맛'이라고 지칭된 것은 결핍을 막고 심신을 튼튼하게

---

* '신의 노래'라는 뜻이다.《베다》,《우파니샤드》와 함께 힌두교 3대 경전으로 꼽힌다. 인도의 대서사시《마하바라타》의 일부로 700개 구문으로 이루어진 산스크리트어 문헌이다. 인도의 왕자 아르주나가 스승인 크리슈나에게 왕권을 차지하기 위해 골육상잔을 벌이는 현실에 대한 고뇌를 털어놓고 대화를 나누는 내용이다.—옮긴이

하고 영양을 공급하는 중추가 되는 풍미다. 하지만 마치 독일의 사회철학자 루돌프 슈타이너가 곡물 알코올을 곡물의 왜곡으로 간주한 것과 같은 의미에서, 정제 백설탕과 고도로 정제된 감미료들은 사탕수수, 사탕무, 그 밖에 그것들이 애초에 유래된 원천 음식들의 왜곡이다(알코올 역시 설탕이다). 우리는 오늘날의 극단적인 식품 가공의 한 사례로 백설탕에 주목한다.

정제 백설탕은 고대의 가르침과 원리들이 형성되었던 시대에는 아예 존재하지도 않았다. 하지만 그 정도로 극단적인 정제 식품은 약물의 영역에 속한다는 것, 그것들의 일상적인 섭취가 맑고 집중력 있는 마음이라는 사트바의 목표를 달성하기 어렵게 만들고, 인간의 건강과 통합성을 파괴한다는 것(337~338쪽 참조)은 분명하다. 이것은 설탕이 균형을 잃은 것, 즉 본래의 구조에 포함되어 있었던 대사를 조절하는 미네랄들을 사실상 모조리 상실한 것에서 기인한다. 이것은 마음이 통제를 벗어나 저 멀리 달아나 버리게 한다. 그 결과는 알코올과 그리 다르지 않다. 물론 개인적으로 관찰한 바에 따르면, 약간의 와인이나 맥주는 때로는 크게 대사를 불안정하게 만들지는 않는다. 요가 수련자나 많은 아유르베다 의사들은 일상적인 백설탕의 섭취가 다른 많은 극단적으로 정제된 물질들과 마찬가지로 궁극적으로 영적 사망을 초래할 수 있다는 것을 깨달아왔다. 그들은 정제 설탕을 영적 발달을 위해 필요한 정수(본질)인 '오자스'를 왜곡하고 고갈시키는 타락한 '타마스적' 물질[3]로 경험한다.

백설탕에 중독된 사람들은 흔히 음식은 중요하지 않다고 항변한다. 이것은 마음과 실제의 분리를 상징한다. 일단 알코올, 백설탕 또는 그 밖의 어떤 강력한 물질에 중독되면 중독에 의한 부정을 통해 단순한 사실을 눈감아 버린다.

화학물질 또는 살충제에 찌든 식품도 고도로 가공된 설탕과 똑같은 정도로 인체의 균형을 깨뜨리며, 사트바 음식의 속성[4]을 가지고 있지 않다. 포장된 음식, 통조림에 든 음식, 신선하지 않은 오래된 음식 역시 마찬가지다.[5] 알코올, 마리화나, 향정신성 작용이 있는 버섯, LSD와 같은 합성 약물을 포함한 모든 독성 물질은 순정하고 미묘한 사트바 체험을 파괴한다.[6] 닭고기, 생선과 달걀을 포함한 모든 육류—이것들의 섭취는 지각 있는 삶을 파괴하므로—는 사트바의 영역 바깥에 있다. 만약 우유를 섭취하고자 한다면 반드시 건강한 동물로부터 갓 짠 것이어야 하고, 살균처리 또는 균질처리를 하지 않은 것이어야 한다7(살균처리와 균질처리 공정에 대해서는 500~502쪽의 유제품 부분을 보라).

사트바 음식이 아닌 채소의 대표 선수는 양파속 채소다. 고대의 여러 가르침들에 따르면 이것들은 과도한 욕망과 정신적 둔감함을 가져오고, 정신적·영적 평형을 어렵게 만든다. 양파속 채소에 대한 고타마 붓다의 가르침은 다음과 같다. "오신채(마늘, 양파, 리크, 스캘리언, 파)*를 먹는 사람은 '시방세계의 선한 영혼'에 의해 보호받지 못할 것이다. 무지막지하게 강력한 힘을 가진 악마가 붓다의 탈을 쓰고 그들에게 거짓 다르마(法)를 말할 것이고, 그로 인해 유혹과 분노와 망상에 빠질 것이다."8 그러므로 사트바를 추구하는 사람이라면 불가피할 때 약으로서만 이를 이용하고 그렇지 않은 사람들은 전혀 삼간다.

양파속 채소는 탁월한 치유 잠재력이 있으며, 육류 섭취로 인체에 퇴적되어 있는 찌꺼기를 녹이는 효능 때문에 육식을 하는 사람이나 막 육식에서 채식으로 전환하려고 하는 사람들에게 알맞다. 양파와 그 친척들이 지닌 반(反)사트바적 측면은 이 채소들이 서구에서 채식 식단이나 일반 식단 모두에 워낙 깊숙이 침투해 있는 탓에 상당한 어려움을 제기한다. 마늘은 광범한 질병에 대해 거의 만병통치약처럼 장려되어 왔으며(915쪽), 실제로 어느 정도 그렇다. 그러나 강력한 허브와 강력한 치료 효능이 있는 음식일수록 일상 식단에서는 절제해서 사용해야 한다는 점을 기억하는 것이 좋다. 중국에는 이런 속담이 있다. "건강한 사람이 보약을 좋아하면 병에 걸린다."

다른 오신채 채소들은 어떨까? 기본적인 규칙은 향신료는 절제해서 소량으로 사용해야 한다는 것이다. 사트바 향신료들 가운데 일반적으로 많이 쓰

---

* 우리 불교에서 말하는 오신채는 '마늘, 파, 부추, 달래, 홍거'의 다섯 가지다. 이 중에 홍거는 '무릇'으로 알려져 있으나 확실하지 않고, 오히려 양파와 비슷한 식물로 보는 견해도 적지 않다. 아무튼 불교에서 말하는 오신채는 모두 양파속 식물이라는 사실은 틀림없다. 이 책에서 오신채로 양파, 리크, 마늘, 스캘리언, 파를 꼽은 것은 그것들이 서구와 미국에서 가장 폭넓게 이용되는 양파속 식물이기 때문이다.—옮긴이

는 것은 강황, 생강, 계피, 카다멈, 고수, 회향, 아니스다. 흑후추와 그 밖에 심하게 매운 고추 종류들은 불같은 '라자스' 기질을 북돋운다.

생것은 순수한 사트바 음식으로 여기지 않는다. 이것은 어느 정도는 그 안에 들어 있는 기생충과 세균 때문이다. 일부 가르침에서는 날음식이 화를 부른다고 한다.[9] 더욱이 앞서 26장 〈토〉에서 적었듯이, 날음식은 소화·흡수를 약화시킴으로써 사람의 '중추'를 해친다. 이것은 다시 생명 본질인 '오자스'를 조성하는 인체의 능력을 떨어뜨린다. 오자스는 인체의 생명 본질로, 기본적으로 중의학에서 말하는 정(620~628쪽)과 동의어이며, 그것이 없으면 죽는다. 오자스는 인체 내의 생식 본질에서 나오며 성장, 발달, 면역에 필수적이다. 마음의 적절한 작용 역시 생명 본질에 달려 있다. 영혼은 오자스의 변형이다.

오자스가 충분하지 못하면 정신적·영적 깨달음이 불가능하다. 그럼에도 전반적으로 사트바 프로그램을 따르는 사람들은 종종 제한된 기간 동안 정화와 재생을 위해 생식을 한다. 이것은 특히 서구에서 사트바를 막 시작한 대부분의 사람들에게 과잉이 제거될 때까지 권장된다. 날음식은 먹기 전에 반드시 기생충을 제거해야 한다(효과적인 방법에 대해서는 955쪽을 보라).

기름과 지방질 음식은 사트바 계획에서 절제하여 섭취해야 하는 음식이다.[10] 그러나 마음의 발달에 중요하며, 인체 조직 내에 축적된 위험한 지방 덩어리를 줄이기 위한 특별한 단기 치료 프로그램을 제외한다면 식단에 없어서는 안 된다. 크리슈나라는 인도의 성인은 어린 시절에 기(투명버터)를 너무 좋아한 것으로 악명 높았는데, 아마도 그의 엄청난 지적·영적 발달의 연료가 되었을 것이다. 기는 인체 내 오자스를 강화하며, 유제품의 다른 성질 역시 적절한 기초 재료를 제공한다.

좋은 유제품을 찾는 것은 많은 채식주의자들에게 큰 숙제다. 서구인들은 애초에 극단적인 고지방식을 하기 때문에 대부분은 기를 포함한 지방질 음식을 절제해서 섭취해야 한다. 지방질 음식은 과도하게 섭취하면 간 병변을 초래하는데, 간의 병변은 곧잘 분노, 조급증, 정신적 침체, 후회, 그 밖의 깊고 꽉 막힌 듯한 감정 같은 반응을 불러일으킨다(287, 551쪽). 그러므로 사트바를 추

1067

구하는 사람들은 튀긴 음식을 거의 먹지 않으며, 땅을 딛고 서 있는 안정감을 얻기 위해 기름 성분이 필요할 때는 온전한 미정제 식품을 섭취함으로써 천연의 형태로 지방을 섭취하며, 목욕 후에 몸을 천연 기름으로 문지르는 사트바 수련법을 따른다. 외용으로 쓰이는 세 가지 전통적인 기름은 코코넛 버터, 미정제 참기름, 엑스트라 버진 올리브유다.

시판되는 비누, 샴푸, 바디로션, 향수, 탈취제, 각종 메이크업 제품 등을 사용할 때는 화학 용제와 합성 첨가물이 들어간 제품을 피하는 것이 상책이다. 이러한 제품들은 피부를 통해 직접 체내로 흡수되어[11] 면역계를 교란한다. 이른바 '천연' 세면용품이라는 것들도 건강을 해치는 화학물질이 들어 있는 경우가 빈번하다. 한 가지 일반 규칙은, 먹고 싶지 않은 것은 피부에 바르지 말라는 것이다. 대안이 있다. 예컨대 앞에서 말한 것들을 비롯해 온전한 미정제 기름들은 아주 훌륭한 바디로션 역할을 한다. 만약 향을 원한다면 이런 기름에 라벤더나 로즈메리 같은 순수한 에센스 오일을 첨가하면 된다. 이러한 에센스 오일은 그 자체의 아로마테라피 효과를 보태준다. 외용 바디케어 제품들은 집에서 다양한 홀푸드 식품을 이용해 직접 만들 수 있다.[12] 목욕과 세탁은 대체로 건강에 중요하다. 매일 목욕을 하는 것이 권장되며, 몸과 의복을 깨끗하게 유지하는 것은 고귀함을 추구하는 데 유익한 도움을 준다.

마지막으로 **소금**에 대해 생각해 보자(12장 〈소금〉 참조). 소금은 식히고 강하게 하강하는 성질을 보이는 극단적인 음의 물질이다. 소금의 음은 워낙 강해서 그 반대쪽에 있는 양, 즉 덥히는 성질을 인체의 깊숙한 내부와 아래쪽으로 끌어내린다. 소금의 극단적으로 하강하는 성질은 인체의 위쪽 중심에 연료를 공급하는 영양 물질의 자연스러운 상승을 차단한다. 여기서 인체의 위쪽 중심은 통합된 '심/마음'의 중심이자 그 영혼이고, 인체 최상단인 이마의 차크라*가 자리

---

* 산스크리트어로 '차크라'의 문자적 의미는 바퀴, 또는 원반이다. 그러나 여기서는 인간의 정신적 중추를 뜻한다. 인체에는 총 8만 8000개의 차크라가 있는데, 그중 가장 중요한 6개 차크라는 각각 회음부, 성기, 배꼽, 심장, 인후(목구멍), 이마에 자리 잡고 있다. 여기서는 바로

잡고 있는 곳이며, 그것들이 지탱하는 솔방울샘과 뇌하수체다. 그러므로 사트바를 추구하는 사람들은 소금을 매우 절제하여 사용하거나 아예 빼버린다.

사트바는 어떻게 개인의 성품으로 드러나는가? 아유르베다 저자들로부터 우리는 사트바인(수도자, 수행자)은 명징하고 잡념이 없는 마음을 가지고 있음을 안다. 그들은 단순한 일상 행동에서 기쁨을 얻는다. 그들은 부정직함, 살생, 도둑질, 일탈된 성행위, 중독성 물질의 섭취를 금한다. 수행을 통해 이러한 행동이 인체에 스트레스를 주고 정신적·감정적 평형을 깨뜨린다는 것을 깊이 이해했기 때문이다. 인간에게 극단적인 감정적 또는 정신적 표출(카타르시스)은 거의 필요하지 않다. 감정은 인체와 지성이 그렇듯이 조화를 이룬다. 욕망과 감정에 의해 추동되는 대부분의 사람이 경험하는 것과는 달리, 사트바의 평형은 영적 정수의 인도를 통해 에너지를 얻는다.

늘 과도한 감정적 짐을 지고 있다면 삶의 어떤 요소들이 사트바와 가장 멀리 떨어져 있는지 생각해 보라. 사트바의 균형은 수백 년에 걸쳐 감정적 혼란을 평정케 함으로써 경험적으로 입증되어 왔다.

사트바의 생활 패턴이 긍정적인 변화를 가져오기까지 얼마나 걸릴까? 많은 사람이 즉각 변화를 느낀다. 반면에 어떤 사람들은 수주 또는 수개월이 걸리기도 한다. 그것은 부분적으로는 그 사람이 지은 업의 찌꺼기, 다시 말해서 이전의 형편없는 습관이 남긴 육체적·감정적·정신적 찌꺼기에 따라 달라진다. 하지만 대부분의 경우 그것으로부터 얻는 이점이 온 존재 안에서 편안하게 작용하는 수준에까지 도달하려면 여러 해 동안 꾸준히 사트바의 생활 패턴을 유지해야 한다.

타마스. 사트바의 조화로운 상태를 진실로 느끼려면 '타마스'라는 불균형의 상태를 이해해야 한다. 이른바 선진 문명권의 사람들 가운데 상당한 비중의 사람들이 이 상태에 있다. 타마스를 설명하는 핵심 단어는 정체와 퇴행이다. 타마스적 인간은 어두운 강박, 침침하고 뒤틀린 성격적 특징을 보인다. 그

이마에 자리 잡은 차크라를 가리킨다.—옮긴이

들은 정체된 욕망과 탐욕으로 가득 차 있으며, 타인의 안녕을 거의 배려하지 않은 채 놀라울 정도로 자기 잇속만 차린다. 그들은 인간관계도, 재정 상태도 꽉 막혀 있다. 제일 먼저 신경계, 심장, 마음이 퇴행한다. 뒤이어 다른 기관들도 퇴행한다. 그렇게 해서 현재 미국에는 암, 종양, 심장 질환, 감정적·정신적 질환, 관절염, 만성피로증후군, 전염성 성병, 도덕적·영적 퇴행 등등이 만연해 있다. (중증 질환을 앓는 현대인들 가운데 사트바인의 정신을 가진 사람도 더러 있다. 불행히도 사트바적인 품성만으로는 일용하는 음식과 지구 전체에 만연한 독성을 극복하기에 불충분할 때가 많다.)

타마스적인 사람의 생활방식은 사트바적인 사람의 그것과는 날카로운 대조를 보인다. 그들은 보통 상승을 추구할 생각을 하지 않고 나태하다. 도우려 하지 않고 그저 방 안에서 뭉개며 오락만 즐긴다. 포장 식품, 가공식품, 매우 기름진 음식, 과도하고 질 낮은 육류, 이런저런 중독성 물질, 지나치게 달고 맵고 짜고 기름기가 많고 신선하지 않은 음식들에 맹목적으로 집착하며, 정신 나간 욕망 말고는 식단에 대한 아무런 자각이 없다. 사트바 음식이라고 할지라도 과식은 타마스로 이어진다.

라자스. 라자스의 작용은 타마스의 정체와도 다르고, 사트바의 균형과도 다르다. 라자스의 핵심 단어는 행동과 공격성이다. 식단 및 생활의 여러 차원에서 이들의 요구는 감각적 자극이다. 그들은 번영, 권력, 특권, 지위에 관심이 많다. 그러나 타마스처럼 이러한 것들에 짓눌려 있지는 않다. 라자스적 생활방식은 전사, 정치가, 운동선수, 공격적인 사업가에게는 유리할 수 있다.

라자스적 식단에는 사트바적 식단의 재료들이 모두 포함되어 있으며, 따라서 신선하고 질이 좋다.[13] 더욱이 사트바에 비해 조리 시간이 더 다양할 수 있다. 향신료와 기름, 단백질 음식이 좀 더 많은데, 여기에는 콩류(콩, 완두콩, 렌즈콩, 그리고 콩 가공식품)와 생선, 사슴, 꿩 같은 야생 사냥감 동물이 포함된다. 아메리카 원주민들과 초기 미국 이민자들은 실질적으로 사트바·라자스적 요소가 있는 식단을 먹었다. 이것은 의심할 바 없이 이들의 힘과 명징하고 단순한 가치에 일조했다. 초기 식민지 개척자들의 특징이었던 근본 가치를 강화하려는 현대 미국인들의 경향은 단순하고 신선한 식단으로 회귀함으로써 크게 뒷받침될 것이다.

오늘날의 영양학은 라자스 이론의 한 가지 핵심적 단면과 일치하는 듯이 보인다. 티로신이라는 아미노산은 단백질이 풍부한 식단에서 풍부하게 공급되는데, 뇌에서 도파민을 생성한다. 도파민의 행동상의 특징은 강한 활동성과 공격성이다.

의식하지 못한 채 코카인, 커피, 담배, 향신료 과잉, 정제 설탕이 들어간 간식, 육류와 질 낮은 지방 같은 자극적인 음식으로 라자스적 기질을 끌어올리는 사람들은 일시적인 혜택만을 거둘 수 있다. 궁극적으로는 신경과민, 동요, 고갈로 귀착된다.

라자스의 공격적 행동과 타마스의 정체에 비추어 볼 때 **사트바의 힘**은 평형 속에 내재한 힘이다. 균형의 단순함은 집착을 놓아버리기에 충분한 안전감을 제공하며, 이것은 다시 '보편적인' 힘이 들어올 수 있게 해주고, 그 사람은 길을 전하는 사람이 된다. 고대의 가르침에 따르면 사트바는 궁극적으로 앎, 힘, 의식에 제한 없이 접근할 수 있도록 해준다.

좀 더 구체적으로 말하면, 오랜 시간에 걸쳐 사트바 수행을 하면 소유의식과 개별성의 관념이 줄어드는 반면에 소속감과 통합성에 대한 관념이 점점 더 커진다. 스트레스는 녹아내리고, 가볍고 명징하고 편안해지고 만족감을 느끼며, 마치 평화의 바다에 잠겨 있는 듯한 느낌을 경험하게 된다. 중국의 현인은 이러한 상태를 '중용'이라 이르고, 그것을 경험하는 사람은 드물다고 했다. 많은 사람이 사트바적 자질을 한두 가지라도 얻기 위해 애를 쓴다. 그러므로 어떤 의미에서 이들은 사트바를 추구하는 사람이라고 할 수 있다. 하지만 그중 대부분은 여기에 도달할 방법을 알지 못한다. 현대 문명의 온갖 질병은 사트바의 자연스러운 유익함을 얻고자 하지만 그 방법을 모르는 미숙한 시도들을 대변하는 것인지도 모른다. 예를 들면, 어떤 이들은 항구적으로 고양된 의식을 추구하느라 마음을 변화시키는 약물을 섭취한다. 또 어떤 이들은 스릴을 추구하거나, 이 정보 홍수의 시대에 엄청난 양의 데이터를 끌어모으느라 정신이 없다. 한편 많은 이들은 섹스와 돈이 답이라고 믿는다. 우리 대부분은 권력의 도취와 흥분을 좇느라 골목을 돌아서면 좌절과 온갖 정신적 함정이 기다리고 있음을 깨닫지 못한다. 하지만 변화가 일어나고 있다. 의식 있는 사람들이, 그중에서 '사트바'라는 용어를 실제로 아는 사람은 아주 드물지만, 그 원리, 즉 인내, 절제, 지구 자원의 적절한 사용, 탐욕이 아닌 영혼에 의한 인도를 받아들이고 있으며, 그 숫자가 점점 더 늘어나고 있기 때문이다. 중용(사트바)의 기쁨은 (동요하지 않는) '중심'의 경험으로 더 잘 설명된다. 비슷하게 힘에 대한 생각도 더욱 진화되고, 더욱 숭고해진다. 힘이란 개별성을 넘어 한 사람의 중심을 통해 스스로를 드러내는 보편적 본질이다.

강력한 물질과 다른 사람을 이용하는 극단적인 수단을 통해 스스로를 위한 지혜, 깨달음, 힘, 재정적 안정을 얻고자 하는 사람들은 잘못된 길을 가는 것이다. 이러한 선물들은 오랜 사트바의 실천을 통해 닦은 튼튼한 기초 위에서만 획득할 수 있다. 그러한 실천에는 규율과 헌신이 필요하지만, 성공을 거둘 수 있을 뿐 아니라 시간이 흘러도 계속 유지된다. 이것이야말로 올바른 접근법이다. 라자스적 길은 '지금 모든 것'을 약속하지만, 지속되지 못한다. 타마스적 길은 더 말할 것도 없다.

사트바 ─ 영양학의 주된(무의식적인) 가르침. 사트바 식단의 실천은 점진적인 침식을 겪다가 신선한 고품질 음식의 쇠퇴, 트럭과 화학 농법, 냉장고, 식품 가공법 등의 등장으로 최근 100년 사이에 급격히 무너졌다. 농업과 식품 산업에 의해 모든 영역에서 양질의 식사가 훼손됨과 동시에 영양학의 기념비적 연구들[14]을 바탕으로 해서 홍수처럼 쏟아져 나온 정보가 마치 사트바 식단을 위한 조언처럼 보이기 시작했다. 현재 많은 영양학자들은 통곡, 콩류, 신선한 과일과 채소, 소금과 지방의 절제에 입각한 식단을 권유한다(그러나 이들이 권장하는 보충제들에는 온갖 동물성 식품이 들어 있다.)

많은 현대인이 겪는 극심한 불안과 정신 상태는 우리가 정보화시대에 너무 깊숙이 빠져 있는 데서 비롯된다. 넘쳐나는 정보를 스트레스 받지 않고 처리하기 위해서는 단단하고 균형 잡힌 정신 능력이 필요하다. 현대인들 중에는 정신적·영적 차원이 망가져 있는 경우가 너무나 많다. 이들은 흔히 수면을 취하지 못하거나 집중력을 발휘하지 못한다. 그리고 주의력결핍장애 진단을 받는 어린이들의 숫자가 해마다 늘어나고 있다. 몰입과 균형이라는 사트바 수행의 속성은 우리가 과중한 정보로 말미암아 겪는 파편화를 치료할 수 있다.

사트바는 어디에서 구할 수 있는가? 사회의 많은 요소가 만연한 육체적·도덕적 퇴행에 대한 반작용으로 점차 사트바의 방향으로 이동하고 있지만 여전히 높은 수준의 사트바는 보기 힘들다. 예를 들면, 깨끗한 사트바 식단을 먹는 음식에 대한 의식이 있는 사람들도 발전된 정신적·영적 태도나 실천은 결여하고 있는 경우가 많다. 한편, 영적으로 진전된 사람들 중에서 상당수가 변질된 식단을 먹고 있다. 한 사람 안에 사트바의 식단 요소와 정신 요소가 통합되어 있는 경우는 극히 드물다.

고대의 요가 수행자들이 사트바를 따랐을 때는 선택이 지금보다 단순했다. 누구나 자연스럽게 구할 수 있는 음식물들은 가공되지 않은 것이었고, 설령 가공되었다고 해도 최소한에 그쳤다. 합성 화학물질은 포함되어 있지 않았고, 그 지역에서 생산된 재료가 대부분을 차지했다. 주된 관심사는 갓 조리한 신선한 채식 음식이었다. 오늘날의 상황은 그때와는 현격하게 다르다. 곧 보게 되겠지만, 현대를 살아가는 사람들은 사트바의 흐릿한 잔영이라도 확보하려면 음식물과 그것이 조리되는 과정에서의 수많은 변수에 신경을 써야 한다.

서구 세계는 고도로 정제된 백설탕, 백미, 가공되고 수소첨가된 기름, 최종적으로는 석유에서 추출한 화학물질을 동원한 농법을 가능하게 한 기술을 인도, 중국, 일본을 비롯한 대부분의 아시아 국가에 이식했다. 이제 이러한 음식과 농법이 상대적으로 순수했던 이 나라들의 전통적인 식단을 대체했을 뿐아니라 아시아 출신의 스승들과 이민자들이 서구로 이주해 들어오면서 이러한 변질된 음식을 먹는 식습관까지 가지고 들어왔다. 중국식당을 비롯한 아시아식 레스토랑의 메뉴에는 흔히 '윤기 나는' 백미, 정제 설탕, 정제 기름, 서구식 통조림과 포장 식품, 그 밖의 온갖 질 낮은 식료품에서 나온 오래되고 퀴퀴한 재료가 들어간 요리들이 포함되어 있다. 세계 곳곳에 퍼져 있는 아시아계

사원, 아시람(힌두교 사찰), 명상센터에서도 심하게 가공되고 알루미늄 냄비에서 조리된 비슷한 음식들을 내놓는 경우가 비일비재하다. 이러한 음식들에는 흔히 면역력을 파괴하는 합성 재료들이 포함되어 있다(훌륭한 인도 전통 음식인 기는 인도인들 사이에서도 수소 첨가 마가린으로 급속히 대체되고 있다).

고도로 정제된 식품에는 미네랄, 필수지방산, 비타민, 그리고 면역력을 비롯한 중요한 신체 기능에 필요한 많은 단백질이 결여되어 있다. 예를 들면 백설탕, 백미, 그리고 흰색 페이스트리, 흰 빵, 흰 국수, 흰 파스타 등의 백밀가루 식품에는 마그네슘이 깡그리 소실되고 없다. 마그네슘은 다른 기능들과 함께 우리 인체 기능들이 부드럽게 작용하도록 해주는 윤활 작용을 한다. 마그네슘이 고갈된 '하얀' 식단은 뼈를 위축시키는(41~47, 389쪽 참조) 한편 장, 생리, 심장과 동맥, 신장과 각종 기관들과 그 기능이 장애를 일으키고 꽉 막혀버리게 만든다.

이러한 의식 수련 센터에서 제공되는 유제품들 역시 대부분 살충제를 뿌린 사료로 기르고 항생제와 호르몬제를 주사한 소들에게서 짜고, 살균처리와 균질처리를 거친 것들이다. 소는 언제나 육류 산업의 큰 부분을 차지해 왔는데, 더 이상 우유를 생산하지 못하게 되면 도축된다. 유제품의 소비는 육류 산업과 밀접하게 연결되어 있다. 육류 산업은 지각력 있는 생명에 대한 살생을 금하는 사트바의 원칙을 파괴한다. 이 또한 유제품이 진실로 사트바 음식이 될 수 없는 한 가지 이유다.

마찬가지로 정제 쌀, 정제 설탕, 정제 밀로 만든 빵, 그 밖의 정제 식품을 가공하면서 나온 부산물들은 기어이 도축되고 말 운명을 타고난 돼지, 소, 닭, 기타 가축들의 사료로 주로 이용된다.* 한마디로 사트바 전통의 가르침에 기반을 둔 극동 지역과 서구의 수많은 의식 수련 센터들에서조차 육류 중심의 서구 식단의 특징이라고 할 수 있는 극도로 정제되고, 화학물질에 오염되고,

---

* 아시아 국가들에서는 이러한 음식 부산물들이 인간의 영양 공급을 위해 이용되기도 한다. 예컨대 일본의 '누카즈케'는 누카, 즉 쌀겨를 이용한 발효 음식이다.—지은이

생명이 없고 퇴행을 재촉하는 식단을 내놓고 있다는 것이다. 차이라면 단지 고기가 없다는 것뿐이다.

서구 교회의 상황은 더 심각하다. 사제와 수도승, 수녀들에게 순결과 가난에 대한 맹세를 요구하면서도 감정과 뜨거운 욕망을 추동하는 육류 중심의 타마스적·라자스적 식단을 먹는다. 그러한 감정적 동요로 말미암아 종교에 귀의했다가 이탈한 사람이 아마 최근에만도 전 세계적으로 수천 명에 달할 것이다. 우리가 사는 현 사회의 사회적 혼란이 이러한 상황에 기름을 붓고 있으며, 그것은 사고와 감정에 영향을 미치는 뇌 화학물질이 되는, 생명이 고갈된 음식물 섭취의 결과다. 충분한 믿음과 목적의 힘을 바탕으로 빈약한 식단의 부정적인 영향을 틀림없이 극복할 수 있음을 기억하자. 그러나 그러기 위해서는 엄청난 노력을 기울여야 한다는 것도 기억하자.

한 가지 변화가 일어나고 있다. 많은 사람이 무리를 이루어 더욱 단순한 생활방식을 배우기 위해 여전히 자신들의 터전에 뿌리박고 살아가는 종교 집단들을 찾아가고 있다.[15] 거기서 그들은 자신들이 먹을 음식을 직접 기르고, 자신들이 직접 기른 소와 염소의 젖을 짠다. 동양의 종교 공동체들뿐 아니라 도시에 근거지를 둔 서구인들 중에서도 신선하게 준비한 음식과 현미, 통곡 국수와 통곡 빵과 같은 전통적인 미정제 음식을 주식으로 삼는 사람들이 점점 늘어나고 있다.

화학물질과 약물 사트바. 합성 멜라토닌은 사람들이 사트바적 생활에서는 자연스럽게 추구하는 바의 화학적 허깨비다. 멜라토닌은 뇌의 중앙 근처에 자리 잡고 있는 뇌하수체 분비선에 의해 생성되는 호르몬으로, 스트레스를 완화하고, 면역력을 끌어올리고, 깊이 잠들 수 있게 해주고, 장수를 돕는다. 동양 의학의 관점은 우리가 멜라토닌을 더 잘 이해할 수 있도록 해준다.

전통적인 동양의학 이론에 따르면 모든 뇌 호르몬이 만들어지는 원재료는 원래 '신음(腎陰),' 즉 신장-부신의 호르몬과 액에서 나온다. 이 호르몬과 액의 가공은 간과 기타 여러 분비선에서 이루어진다. 신음—그 오자스 변형을 포함하여—이 부족하면 심장, 정신, 뇌의 음(호르몬과 화학물질) 역시 부족해져 불면증, 스트레스, 면역력 약화 등이 뒤따른다. 따라서 멜라토닌 결핍의 진짜 문제는 그 저변에 깔린 신장의 고갈로 추적해 갈 수 있는데, 이것은 다시 여러 스트레스 인자에 의해 초래된다. 그 스트레스 인자로는 과도한 성행위, 감염, 과로, 알코올, 담배와 약물 사용,[16] 소금과 향신료 과다 섭취, 근심, 컴퓨터 모니터를 비롯한 다양한 전자기 발생원에서 나오는 ELF와 VLF 복사, 그리고 역시 스트레스로 말미암아 음이 부족했던 부모에게서 물려받은 약한 신음 등이 있다.

멜라토닌은 영양보충제 시장에 등장하자마자 베스트셀러가 되었고, 미디어에서는 그 혜택을 대대적으로 홍보했다. 그때부터 많은 미국인이 이 호르몬을 이용해 왔다. 납득할 만한 이유도 있었다. 수백만 명의 미국인이 심각한 스트레스에 시달리고 있었고, 적어도 일시적으로나마 멜라토닌 복용으로 고통을 덜 수 있었기 때문이다. 휴식, 회복 활동, 적절한 식단을 통해 스트레스로 말미암은 고갈에 대처하는 대신 멜라토닌을 섭취하는 대다수 사람들은 그저 화학공장에서 합성된 알약을 삼키는 쪽을 선택했다. 아마 다른 대안을 몰라서 그런 선택을 한 사람도 일부 있을 것이다(물론 그중에는 정말 멜라토닌 없이는 쉽게 극복하기 어려운 대사 결함을 가진 사람들도 분명 있다).

호르몬 보충제의 주된 문제는 점점 더 거기에 의존하게 되는 경향이다. 이러한 의존성이 생기는 까닭은 외부로부터 어떤 호르몬이 공급되면 점차 인체가 그 생산을 줄이기 때문이다. 예를 들면 대략 20년 동안 멜라토닌을 섭취해 온 사람은 계속 그 약을 섭취할 수밖에 없게 된다. 그렇지 않으면 곧바로 몸이 허약해지고 흔한 감염성 질환에 대한 저항력이 약해지는 경험을 하게 된다.[17]

스트레스에 맞서는 좀 더 전체론적인 접근법은 음을 자양하는 음식을 섭취함으로써 인체 자체의 멜라토닌 생산을 증가시키는 것이다. 우리는 앞서 이러한 음식들 가운데 몇 가지를 복합탄수화물이라는 이름으로 소개해 놓았다(133쪽). 복합탄수화물은 사트바 식단의 기초가 되는 것이다. 흥미롭게도 식사를 통해 복합탄수화물을 충분히 공급하면 트립토판 생성이 극대화되어 인체

내 멜라토닌이 증가하는 것으로 밝혀졌다. 트립토판은 멜라토닌의 전구체들 가운데 하나다(인체는 트립토판을 이용해 세로토닌을 생성하며, 세로토닌은 다시 멜라토닌 생성에 이용된다).

트립토판이 풍부한 음식을 먹는 것도 효과가 있다. 스피룰리나, 대두 식품 (두부, 템페, 두유, 간장 등), 호박씨, 양조효모, 아몬드 등이 그러한 음식의 좋은 예다. 또 동물성 식품으로는 유제품과 닭, 칠면조를 포함한 대부분의 가금류 가 있다. 일부 음식은 실제 멜라토닌을 공급해 주기도 한다. 최고의 원천은 귀리, 사탕옥수수, 무, 쌀, 토마토, 바나나다.[18] 인체의 트립토판과 세로토닌 생산을(그렇게 해서 멜라토닌 생산을) 돕는 B 계열 비타민들을 비롯한 또 다른 영양소들은 온전한 미정제 채식 식단을 통해서 풍부하게 공급받을 수 있다. 위에 예로 든 모든 음식물은 합성 호르몬에 손을 내밀기 전에 시도해 볼 수 있는 현명한 선택지다. 몇몇 건강 전문가에 따르면 멜라토닌, 특히 합성 멜라토닌은 인체에 대한 안전성이 제대로 입증된 적이 없다.[19]

멜라토닌, DHEA(디하이드로에피안드로스테론), 인체 성장호르몬, 뇌 학학물질인 포스파티딜세린, 갖가지 기분 조절 합성 호르몬, 사고 전환 물질 등 온갖 호르몬이 시장에 나오면서 우리는 그때마다 현대 의학의 낡은 주제들을 되풀이하고 있다. 우리는 여전히 우리 문제를 근본적으로 해결하려 하지 않고 알약과 임시방편에 돈을 쓰고 있다. 그와 동시에 좀 더 책임 있는 접근법이 합성 알약에 대한 합리적 대안으로 힘을 얻어가고 있다. 점점 더 많은 사람이 마음 챙김, 기도와 명상 수행, 마음을 가라앉히는 채식 식단 등 사트바적 생활양식으로 이 혼돈의 시대를 넘어서서 살아가기로 선택하고 있는 것이다.

그렇지만 식단이나 또는 어떤 실천에 의해 사트바적인 깨달음의 경험이 언제쯤 이루어지리라고 보장되지는 않는다. 말하자면 어느 누구도 "나는 깨끗한 음식을 먹어왔고, 도덕적 수칙을 준수했으며, 의식 수련을 해왔다. 그러니 나는 이런저런 수준의 깨달음에 도달했다"라고 말할 수는 없다는 것이다. 우리 삶에는 너무나 많은 요인이 있으며, 정신적·영적 발전은 도식화가 불가능한 다양한 방식으로 일어난다. 때로는 도무지 이해할 수 없는 양자역학적인 도약이 일어나기도 한다. 사트바는 정확히 또는 객관적으로 측정될 수 없다. 그러나 우리가 행하는 것과 우리가 먹는 음식이 사트바를 뒷받침하거나 손상하는 것은 분명하다.

사트바 플랜은 우리 인류 종을 위한 **불가피한 생존 모델**인가? 수천 년에 걸쳐 지구상의 사람들은 경제적·정치적·도덕적으로, 그리고 영양학적으로 여러 차례 극단을 경험해 왔다. 기업에는 지속적인 팽창이 규칙이며, 산업계의 리더들이 흔히 이야기하듯이 성장이 없으면 실패다. 인간은 끝없는 성장을 도모해야 한다는 생각이 옳다면, 우리는 사트바의 패러다임도 하나의 해결책으로 받아들일 수 있다. 왜냐하면 그것은 그 사람의 내적 영역의 성장에 집중하는 데 도움을 주기 때문이다. 우리의 감정적 본성과 우리의 영적 여정과 영혼의 무한한 복잡성을 이해하는 것은 무한한 성장의 기회를 제공한다.

우리는 비로소 미래에도 지상에서의 삶이 가능하고 조화로운 사트바의 평형을 이루어낼 준비가 된다. 이것은 파시스트의 광기를 그에 대한 분노와 적대감으로 '균형을 잡는' 것과 같은, 한 가지 극단을 다른 극단으로 균형을 잡는 것이 아니다. 이러한 접근법들 역시 시도되어 왔다. 그러나 사트바 접근법이 가장 확실하게 성공을 거두는 것은 도덕적이고 '중용'을 따르는 삶의 방식과 과정—이미 균형점에 가장 가까운—을 흔들림 없이 꾸려나갈 때다. 이것은 식단에서의 절제는 물론 우리가 지구 자원을 활용하는 모든 영역에서 절제해야 함을 의미한다.

그런 접근법을 통해서 우리는 우리의 고양된 삶의 방식이 그렇듯이 자연스럽게 환경을 보전할 수 있을 것이다. 단지 육류 섭취를 줄이는 것만으로도 지구의 오염을 크게 줄일 수 있다. (고기 생산은 화학비료와 살충제로 말미암아 엄청난 오염 물질을 생산한다. 미국 하천 오염의 50% 이상이 가축 사료 재배로 말미암은 것이다.[20]) 사트바는 포장되지 않고,* 화학적으로 숙성되거나 바다 건너 다른 대

---

* 무균 포장된 식품들은 수개월, 수년이 지나도 상하지 않는, 고도 가공식품의 대표적인 사례다. 가장 흔한 무균 포장 식품은 주스, 두부, 대두, 라이스밀크 등이다. 이러한 생명 없는

류에서 수송되지 않은, 갓 조리된 신선한 음식을 필요로 하므로 화학 농법과 장거리 수송에 덜 의존한다.

> 완전한 건강을 위해서는 최대한 덜 뽑고 바로, 그리고 조리해
> 서 바로 음식을 먹는 것이 가장 좋다. 오래 보관될수록 음식은 생명
> 력을 잃게 되며, 우리 안에 생명력을 만들어내지 못하게 된다.
> ─바나말리, 《니티야 요가: 스리마드 바가바드 기타에 관한 에세이
> (Nitya Yoga: Essays on the Sreemad Bhagavad Gita)》

회의적인 사람들은 이렇게 물을 것이다. "이 무모한 계획이 어떻게 가능하단 말입니까?" 상식을 가진 사람이라면 이렇게 대답할 것이다. "어떻게 가능하지 않을 수가 있겠어요? 우리가 계속 지금처럼 산다면 우리는 살아남지도 못할 텐데요." 사트바는 쉽지 않은 대전환을 위한 궁극의 도구를 제공한다. 그것은 바로 사트바적 생활방식을 통해 성장하는 튼튼한 영혼과 지혜다.

우리는 지구 자원을 보전하는 가운데 우리 각자가 가진 우리 내부의 자원도 보전하게 된다. 외부의 오염이 감소하면 우리 면역계가 정상적으로 기능하기 시작한다. 그것은 더 이상 환경 독소와의 싸움으로 지쳐 떨어지지 않을 것이다. 스트레스가 적은 삶과 더불어 우리는 우리의 오자스, 스트레스에 대한 우리 면역 반응의 토대인 오자스를 보전한다.

생의학 통계에 따르면 우리는 또 다른 이유로 멸종의 벼랑 끝에 있는 것으로 보인다. 제2차 세계대전 이후 반세기에 걸쳐서 산업화된 국가의 남성의 정자 수가 평균 50% 줄어들었으며, 다음 몇 세대 안에 거의 0에 가까워질 것으로 예견되고 있다[21](정자 수 논란에 대한 논의는 미주를 보라[22]). 개연성 있는 원인으로는 다양한 독성 살충제, 제초제, 산업 화학물질(DDT, PCB 등), 에스트로

식품들을 섭취한 결과는 참담하다. 일상적으로 섭취할 경우 너무나 빈번하게 인체의 습 과잉, 특히 폐의 감염과 담 과잉을 초래하는 담적을 생성한다.─지은이

겐 화합물(유사 에스트로겐 화학물질), 동물성 식품에 포함된 호르몬 제제, 현대 도시 생활에서 비롯된 스트레스 등이 꼽힌다.[23] 환경 스트레스 감소를 통해 우리 내부의 오자스를 보존함으로써 우리는 직접적으로 정자를 포함해 우리 생식 능력의 힘과 양을 개선할 수 있다(오자스가 생식 물질의 변형을 통해 나온다는 것을 떠올려보라).

명백히 사트바적 접근법은 지구의 환경과 우리 각자의 체내 환경을 정화할 수 있다. 그러나 미래는 어떤가? 사트바는 중용, 즉 음과 양, 과거와 미래가 만나는 중심을 확립한다. 이 만나는 지점에서는 모든 것이 명료해진다. 왜냐하면 거기가 우리의 사고와 존재의 원천이기 때문이다. 그러므로 깨어 있는 개인은 시작이 없는 과거와 머나먼 미래를 내다보며, 그리하여 다가올 도전을 지혜롭게 헤쳐 나갈 수 있다. 그러므로 사트바는 독성과 탐욕의 현재 체계에 대한 치료책일 뿐 아니라 황금시대를 위한 초석을 다지는 데도 도움을 줄 수 있다.

이러한 사트바적 능력을 가장 발전된 형태로 가지고 있는 사람은 매우 드문데, 겨우 초보적인 수준의 깨우침으로 무슨 실질적인 의미가 있겠느냐고 생각할 수도 있다. 그러나 비록 절대적인 수준에 미치지 못할지라도 상대적인 지혜가 없는 것보다 훨씬 낫다는 것을 생각하라. 평생에 걸쳐 지혜를 발전시켰던 사람의 본보기로 독립선언문을 기초했던 토머스 제퍼슨(Thomas Jefferson)을 들 수 있다. 그는 젊은 나이에 자신이 장차 다른 사람들을 어떻게 도울 수 있을지에 대한 심오한 통찰을 가지고 있었으며, 그러한 통찰로부터 자신의 인생을 안락과 사회적 지위를 추구하던 데서 봉사하는 삶으로 변화시켰다. 우리는 대부분의 사람이, 사트바를 실천함으로써 꽉 막혀 있던 영적 상태가 부분적으로나마 전환되고 명료해진다면, 이 정도 수준의 통찰을 가질 만큼은 충분히 지혜를 발전시킬 수 있다고 믿는다.

고대의 지혜는 몸-정신의 통합을 가르친다. 우리의 식단과 우리가 행하는 바가 모두 있는 그대로의 우리 존재의 완전한 반영인 한 **우리는 누구나 완벽한 식단을 먹는 것**이다. 우리는 이와 같은 행하는 바와 존재하는 바 사이의 완전한 관계 속에서 우리가 행하는 모든 것을 의식하고 있어야 한다. 좀 더 구체적으로 말하면, 우리가 어떻게 사는지, 즉 우리가 어떤 욕망을 가지고 있는지, 어떻게 생각하는지, 다른 사람들과 자기 자신을 어떻게 대우하는지, 어떤 음식을 먹기로 선택하는지는 건강과 의식을 포함해 우리가 우리 삶에서 받아들이는 모든 것들과 완벽하게 조응된다는 것이다. 만약 질병과 고통을 포함해 삶에서 스스로 선택을 통해 받아들인 결과가 견딜 수 없음을 알게 되었다면 우리는 더 나은 선택을 할 필요가 있다. 거꾸로 우리가 균형 속에서 살 때 사트바적인 식단과 생활방식이 우리에게 가장 납득할 만한 방식이 될 것이다.

이 숙명적인 등식은 늘 즉각적으로 성립되지는 않는다. 어떤 이들은 1년 혹은 그 이상을 절제하며 먹고 고양된 삶을 살아야 겨우 유익한 결과가 나타난다. 명백히 삶의 방식과 보상 사이의 이런 어긋남이 발생하는 것은 올바른 삶의 빛이 이전의 빈약했던 식단과 스트레스로 가득 찼던 행동에서 비롯된 육체적·정신적 독소들을 상쇄하고 극복하는 데 소모되기 때문이다. 하지만 끈기를 가지고 나아가면 독소의 찌꺼기들은 점차 줄어들고, 어려움과 고통과 괴로움을 초월한 다른 세계에 다가가게 될 것이다.

시작하기에 가장 효과적인 방법은 앞에서 살펴보았던 치유의 우선순위를 떠올려보는 것이다. 다시 한 번 말하지만, 치유에서 가장 먼저 해야 할 일은 마음을 열고 정화하는 것, 그리고 꾸준한 의식 수련을 통해 영혼을 튼튼히 하는 것이다. 그러므로 사트바와 더불어, 음식만으로는 치유와 발전을 하기에 불충분하다는 것을 알게 된다.

사트바·라자스·타마스와 그것들의 속성은 철학 이상의 것, 그것을 훨씬 뛰어넘는 어떤 것이다. 그것들은 사트바의 평형이 가져다주는 평화와 본질 가까이로 이끌어줌으로써 감정적 장애의 어둠을 넘어 삶을 진작시키는 통로다.

에필로그

이 책의 주된 의도는 독자들이 의식과 치유의 길에서 지혜롭게 그리고 꾸준히 변화를 만들어가는 데 도움을 주는 것이다. 그러한 지혜를 얻을 수 있도록 우리는 우리가 경험한 바를 남김없이 포함시켰다. 존경받는 중국의 큰스님인 슈안 후아의 아래 시구는 '모든 것'의 성질에 대해 우리에게 말해준다.

모든 것은
네가 무엇을 할지를 알기 위한 시험,
눈앞에 있는 것을 보지 못한다면
다시 시작해야 하리라!

이 메시지는 우리에게 모든 것을 있는 그대로, 눈앞에 있는 그대로 보라고, 그리고 이 진실의 경험을 '모든 것', 삶의 모든 과제에 적용하라고 조언한다. 그렇지 않으면 우리는 또다시 똑같은 시험에 맞닥뜨리고, '다시 시작하게' 된다. 이 길은 또한 우리에게 질병의 뿌리에 대해서도 가르쳐준다. 그것은 음식과 중독성 물질의 영역에서건 또 다른 어떤 영역에서건 진부하고, 반복되고, 집착적인 행동 패턴이다. 단지 잠깐 멈춰 서서 우리의 파괴적인 생활방식의 본질을 똑바로 바라보기만 하면 우리 의식의 빛이 그것들을 해체할 것이다. 굳이 싸울 필요도 없다.

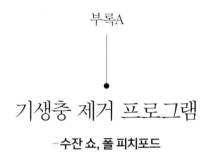

부록A

기생충 제거 프로그램

— 수잔 쇼, 폴 피치포드

기생충의 침입을 알아차리고 그것을 치료하는 것은 활력과 면역력 강화를 위해 필수적이다. 우리가 관찰한 바에 따르면, 우리가 과거에 생각했던 것보다 훨씬 더 많은 사람이 기생충과 유해 미생물에 감염되어 있다. 만약 기생충이 불균형의 원인으로 확인된다면, 인체의 다른 측면들을 치유하려는 시도를 하기 전에 먼저 기생충을 제거하는 것이 순서다. 이 프로그램은 211쪽에서 설명한 '기생충 예방 프로그램'을 넘어 광범한 섭식 전략, 더 많은 예방책, 추가적인 자연 치료제들이 포함된 포괄적인 프로그램이다. 이것은 또한 마른 체형부터 건장한 체형에 이르기까지 여러 체질 유형에 맞게 응용할 수 있다. 건강하거나 건장한 체형에 적합한 강력한 약초와 물질들은 병약한 사람을 더 악화시킬 수 있다.

이 기생충 제거 프로그램은 눈에 보이는 증상에 의해서든 의사의 진단에 의해서든, 기생충 감염의 징후가 분명하게 드러난 사람들에게 이상적이다. 하지만 우리 경험상으로는, 이 프로그램은 만성질환이나 퇴행성 질환(암, 관절염, 에이즈, 만성피로증후군, 알코올 의존증 등)이 있는 사실상 모든 사람들에게 도움이 된다. 우리 몸에 기생하는 병원체들은 퇴행의 원인에서 거의 언제나 일정한 역할을 한다.

기생충의 성질

'기생충'이라는 단어는 일반적으로 숙주라고 부르는 다른 유기체에 침입해 그 희생으로 살아가는 모든 유기체를 의미한다. 그러나 이 책의 목적상 우리는 '기생충'이라는 단어를 원충이나 촌충 같은 과학적으로 기생충으로 분류되는 유기체들뿐 아니라 효모균, 진균, 바이러스, 박테리아 등을 포괄하는 의미로 사용한다. 어떤 사람이 오직 효모균이나 또는 어떤 한 가지 유형의 세균에 의해서만 영향을 받는 경우는 드물다. 사람들은 흔히 수많은 종류의 병원성 유기체를 지니고 있으며, 이것들은 관절염과 당뇨병에서부터 우울증과 과민성 대장증후군에 이르기까지 수많은 건강상의 문제를 일으킨다. 인체 내 환경에서 그러한 유기체들은 인체 기관들의 정상적인 기능을 방해하고, 인체에 스트레스를 주고 면역력을 약화시키는 유독성 찌꺼기들을 지속적으로 분비한다.

　이 기생충 제거 프로그램은 통상적인 치료법에 저항성을 지닌 수많은 새로운 종류의 세균들에 대한 대응책도 제공한다. 오늘날 수많은 사람이 안고 있는 면역력 약화를 감안할 때 미래의 만연한 질병들이 미칠 잠재력은 결코 적지 않다. 아프리카와 아시아 일부 지역에서는 에이즈라는 끈질긴 역병을 비롯해 성적 접촉을 통해 전염되는 질환들이 이미 시작되었다. 이러한 역병들이 발생하기 10년 전쯤, 존경받는 약초학자였던 고 존 크리스토퍼 박사는 가까운 미래는 통제할 수 없는 전염병의 시대가 될 것이라고 예견했다. 그는 약초와 영양학에 기반을 둔 치료제들이 거대한 자연의 치유력이 주는 그러한 선물들을 선택할 만큼 현명한 사람들을 보호해 줄 것이라고 믿었다. 우리는 몇몇 가장 강력한 생물학적 치료제들을 제안할 뿐 아니라 인체 내 병원성 유기체들의 점령지를 허물고, 미래의 병원체 침입으로부터 그곳을 방어하는 데 필요한 영양학적 또는 위생학적 방안들을 제공하고자 노력했다. 기생충에 의한 스트레스라는 짐에서 벗어나면 면역계는 자연스럽게 회복된다.

　기생충에 의해 유발된 광범한 건강상의 문제들은 일단 기생충의 성질과 범위를 이해하게 되면 명백해진다. 기생충에 관한 흔한 오해 가운데 하나는 그것들이 숙주의 장에만 서식한다는 것이다. 하지만 숙주의 혈액, 림프계, 생명 기관, 혹은 그 밖의 인체 조직들에 서식하는 기생충들도 있다. 몇몇 기생충들은 인체의 모든 곳에 침입한다. 효모균은 종종 제일 먼저 장에서 증식하지만, 그다음에는 몸 전체로 퍼져 아예 하나의 '계'를 형성한다. 또 어떤 기생충들은 특정 기관들을 공격한다. 예를 들면, 십이지장충은 피부를 통해 인체에 침입한 뒤 혈액을 따라 이동하며, 최종적으로는 폐와 소장에 똬리를 튼다. 만약 치료하지 않고 방치하면 이들은 수년 동안 이러한 기관들에 머물면서 욕지기, 폐렴, 빈혈 등의 질환을 야기한다. 수천 가지의 기생충, 진균, 바이러스, 기타 세균들을 제외하고도 과학 문헌들은 크게 네 가지 범주에 무려 3200가지 기생충들을 열거하고 있다.

원충: 람블편모충(*Giardia lamblia*), 크립토스포리듐(*cryptosporidium*), 트리코모나스(*trichomonas*), 왜소아메바(*Endolimax nana*). 이것들은 인체 내 흐름을 따라 이동하며, 인체의 모든 부위에 침입한다.

흡충: 혈액, 간, 폐, 장, 신장, 방광 등에 기생하는 흡충류. 흡충은 길이 1~2.5 센티미터에 달한다.

조충: 장에 서식하는 소고기, 돼지고기, 개고기, 물고기 촌충. 촌충은 일반적인 기생충들에 비해 아주 커서 길이가 12미터에 달하기도 한다.

선충: 요충, 십이지장충, 회충. 장, 림프계, 췌장, 심장, 폐, 간에 침입한다. 선충은 2~35센티미터까지 크기가 다양하다. 이 집단은 특히 어린아이들에 의해 쉽게 옮겨진다.

기생충들의 광범한 서식지를 감안할 때, 이것들이 야기하는 건강에 부정적인 수많은 효과는 전혀 놀랍지 않다.

기생충에 감염되면 나타나는 증상

복통과 설사는 가장 빈번하게 관찰되는 급성 기생충 감염 증상이다. 치료하지 않고 방치하면 곧 만성화되며, 다른 증상들과 헷갈리는 좀 더 복잡한 양상들을 야기한다. 다음은 기생충 감염의 증상이다.

소화계: 가스, 복부 팽만, 트림, 설사, 변비, 장 쓰림과 경련, 불규칙한 장운동, 과민성대장증후군, 점액이 섞인 변, 영양분 흡수 불량, 지방 소화 불능, 젖당 또는 글루텐 거부반응, 저혈당, 고혈당, 만족을 모르는 식탐, 식욕부진, 거식증, 과체중, 체중 미달, 달고 타고 바삭한 음식에 대한 집착.

면역계 기능장애: 만성피로, 쇠약, 잦은 감기와 독감.

신경계 및 근육계 기능장애: 의식 혼탁, 기억장애, 수면 장애, 불면증, 이빨 갈기(특히 만월일 때), 청각 약화, 시력 손상, 관절 및 근육 통증.

점액 과다: 습 징후. 이것은 변, 만성적인 후비루(後鼻漏), 잦은 부비강 염증으로 나타날 수 있다.

외부적 징후: 알레르기, 피부 발진, 두드러기, 종창, 무좀, 여드름, 입 주변의 백반증, 입술 부종, 눈 흰자위의 푸른 색조, 항문과 귀 가려움증.

감정적 징후: 무관심, 우울증, 신경과민, 불안, 초조, 짜증, 어린이의 과잉행동.

실험실 검사는 선택이다. 정확한 기생충 검사는 어려운 절차다. 많은 실험실에서 대개 장 기생충만 검사한다. 가장 믿을 만하고 완벽한 검사는 기생충학 전문 실험실에서 가능한데, 대개 대학이나 연구소에 자리 잡고 있다.

기생충은 어떻게 퍼지는가?

터프츠대학교 의과대학원 부설 뉴잉글랜드메디컬센터에서 발표한 논문에 따르면, 기생충은 보통의 일상적인 활동을 통해서 쉽게 전파된다.[1] 기생충은 "흔히 수돗물 속으로 들어가는데, 식수 정화 과정에서 제대로 걸러지거나 살균되지 않는다. 여과기가 정상적으로 작동하는 경우에도 그렇다." 배설물로 오염된 수영장의 물, 지자체의 상수도, 음식, 성행위, 개와 고양이 같은 반려동물과 기타 동물들을 통해서도 전파된다. 가장 크게 위험에 노출되어 있는 것은 면역력이 약화된 사람들과 보육 시설에 맡겨진 어린이들이다.[2] 다음은 대표적인 오염원이다.

- **물**: 강, 호수, 우물, 수돗물이 유해 유기체로 오염되어 있을 수 있다. 기생충에 오염된 물을 마시거나 거기서 수영을 하는 것은 주요 감염 경로다.
- **동물**: 반려동물과 가축들이 보균자일 수 있다. 모든 동물은 외부에서 기생충과 접촉한 뒤 실내로 들어와 주인에게 옮길 수 있다.
- **해외여행**: 다양한 나라의 기후와 환경이 외국인에게 쉽게 전달될 수 있는 유기체들에 우호적일 수 있다. 여행자들은 돌아오기 전까지 아무런 증상을 보이지 않을지라도 기생충을 자기 나라로 들여와 다른 사람들에게 퍼뜨릴 수 있다.
- **날음식 또는 설익힌 음식**: 날음식과 설익힌 음식물, 특히 육류, 물고기와 견과에서 기생충이 발견되는 경우가 많다(전자레인지는 기생충을 완전하게 파괴하지 못한다). 적절한 처리를 거치지 않은 초밥의 날생선은 흔히 거론되는 기생충의 온상이다. 레스토랑 주방에서 감염된 생선을 다루는 종업원이 기생충을 옮길 수 있다.
- **신체 접촉**: 기생충은 종종 밀접한 신체 접촉에 의해서도 옮는다. 신체 접촉이 많은 놀이를 하고 제대로 손을 씻는 습관이 없는 어린이는 특히 위험하다. 기생충은 성적 접촉을 통해서도 쉽게 옮는다.
- **항생제 남용**: 항생제는 유해 미생물의 급증을 허용함으로써 장 생태계의 균형을 크게 교란한다.

치유 전략

기생충은 인체 전반의 화학에 영향을 미친다. 그러므로 기생충을 제거하지 않으면 치료법들이 제대로 효과를 발휘하지 못한다. 동양의학의 관점에 따르면, 기생충에 감염된 사람의 허약한 소화계를 강화하기 위해 보약을 쓰면 오히려 그 사람을 더 허약하게 할 수 있다. 보약이 기생충들에게 영양을 공급해 더 번성하도록 만들기 때문이다. 자신은 물론 기생충까지 먹이고 있는 상태에서는 유익한 식단 변화를 이루어내기도 어렵다. 일단 기생충을 제거하고 나면 한결 수월하게 건강상의 문제점들을 공략할 수 있다. 이 프로그램이 제대로 효과를 발휘하기 위해서는 세 가지 요인이 함께 힘을 모아야 한다. 첫째는 기생충의 원천과 기생충 확산에 도움을 주는 요소들이 제거되도록 외부 환경을 변화시키는 것이다. 둘째는 기생충에게 도움을 주는 내부 환경을 제거하는 것이다. 기생충을 돕는 환경이란 점액이 과다한 습한 인체 내부 환경, 장 생태계의 불균형, 그리고/또는 만성 변비다. 이 프로그램에는 이러한 상황을 바로잡기 위한 전략이 포함되어 있다. 마지막으로, 바람직하지 않은 유기체들을 제거하는 것이다. 기생충을 파괴하는 약초와 물질들이 이 목표를 완수해 준다. 이 전략들이 서로 협력해 독특하고 매우 효과적인 항기생충 계획을 완성한다.

기생충 제거 프로그램에서의 자연요법

A. 예방

이 프로그램을 진행하는 동안, 그리고 그 후에도 새로운 기생충 감염을 예방하는 것이 필수적이다.

- 물 공급원을 확인하고 필요하면 필터를 구입하라. 이것은 재감염을 피하기 위한 긍정적인 첫 번째 조치다. 얕은 물에서 수영하지 마라.

- 기생충은 날로 먹는 모든 음식을 기생충 제거 식품으로 대체함으로써 제거될 수 있다(방법에 대해서는 955쪽 참조). 모든 육류, 닭고기, 물고기는 완전히 익혀서 먹어야 한다. 전자레인지를 이용한 조리는 두 가지 이유로 피해야 한다. 첫째, 전자레인지는 음식물, 특히 동물성 식품을 기생충을 파괴할 만큼 충분히 가열하지 않는다. 둘째, 신뢰할 만한 연구에 따르면 전자레인지는 음식물을 변성시키고 독성을 생성한다(124~125쪽). 동물성 식품은 별도의 도마를 이용하고, 사용 후에는 매번 깨끗이 세척한다.
- 반려동물의 기생충 감염 여부를 정기적으로 확인하라. 정기적으로 먹이에 작은 마늘 한 쪽씩을 넣어주면 기생충을 제거하는 데 도움이 된다. 특히 반려동물과 같은 침대에서 잠을 자거나 얼굴을 핥는 것을 용인하는 사람들은 매우 취약하다. 가장 안전한 방법은 개, 고양이, 새, 기타 동물들을 집 안에서는 키우지 않는 것이다.
- 반려동물을 만지거나, 욕실을 사용하거나, 텃밭에서 흙일을 하거나, 음식을 조리하거나 먹기 전에는 반드시 비누와 따뜻한 물로 손을 깨끗이 씻어야 한다.
- 외국을 여행할 때는 반드시 병에 들어 있고 정화되고 끓인 물만 마시고, 완전히 익힌 음식만 먹어야 한다. 생식, 유제품, 냉수는 피해야 한다. 음식과 음료에 세심한 주의를 기울였던 여행자들도 많이 감염되곤 한다. 범인은 차, 물, 기타 음료에 든 얼음이다. 얼음은 깨끗한 물로 제조되지 않는 경우가 많다. 여행 중에는 끼니 사이에 감귤류 종자 추출물 또는 항기생충 약초를 섭취하기 바란다.

B. 기생충 제거 프로그램 중의 장 청소

대장이 막히거나 부진한 것은 오랜 나쁜 식습관에서 생긴 찌꺼기인 숙변이 장에 깊이 박혀 있기 때문일 수 있다. 이러한 유형의 장 환경은 기생충들을 돕는다. 기생충들은 소화관에 휴면 상태로 잠복해 있다가 면역계가 약해질 때 고개를 내밀 수 있다. 효과적인 장 기능을 유지하는 것은 기생충 제거 프로그램에서 중요한 부분이다.

- 변비가 문제라면 기생충 제거 작업 중인 인체를 지원하기 위해 완하 작용을 하는 약초가 필요하다. 자신의 체질 유형에 가장 잘 맞는 치료법을 선택하기 위해서는 657~662쪽의 정보를 참조하라.

- 아침 식사로 잘 씻은 생현미를 1/4~1/3컵 먹는다. 액화될 때까지 씹고, 그 후 3시간 동안 아무것도 먹지 말아야 한다(저혈당인 사람은 그보다 빠른 시간 안에 다시 먹어야 할 수도 있다). 치아가 약한 사람은 생쌀을 곡물·커피·견과/씨앗 분쇄기로 거칠게 갈아서 밤새 물에 담가 두었다가 먹는다. 매일 아침 식사로 생쌀을 먹는 것은 기생충 제거 프로그램을 하는 동안 모든 체질 유형에 이로우며, 핵심적인 치료법이다. 생쌀을 먹는 것은 기생충의 방패 구실을 하는 장에 박혀 있는 찌꺼기들을 제거함으로써 장을 깊숙한 곳까지 청소해 준다. 아무리 강력한 치료법을 쓰더라도 장을 깨끗이 청소하지 않고는 기생충 제거 프로그램이 성공할 수 없다.

- 가스가 차고 복부가 팽만한 사람들을 위한 선택지. 1) 파파야에 들어 있는 '파파인'이라는 효소가 대장에 축적된 점액을 소화시키는 데 도움이 된다. 파파인은 캡슐 형태로 시판되고 있다. 제품 용기에 나와 있는 지침을 따라야 한다. 황소 담즙이 포함된 제품은 피해야 한다. 황소 담즙은 편모충의 증식을 촉진하기 때문이다. 2) 소화불량을 완화하고 장의 산-알칼리 균형을 바로잡기 위해서는 매 끼니마다 먼저 사과식초 1스푼씩을 먹는다. 사과식초는 유익한 위액 분비를 증가시키고, 소화를 자극한다. 고품질의 식초를 구하기 위해 애써라(364쪽).

C. 건강한 장내 미생물을 육성하라

1. 무염 생사워크라우트는 장의 활력을 되찾는 데 탁월한 음식이다. 사워크라우트는 위 분비의 균형을 잡아 소화를 순조롭게 하며, 효소와 비타민의

생성을 돕고, 췌장의 기능을 튼튼하게 해주고, 지방의 소화를 개선한다. 무염 생사워크라우트는 또 인체의 산-알칼리 균형을 유지하는 것을 돕고, 신경과 면역계를 튼튼하게 하고, 혈액 조성을 자극한다. 그 밖의 수많은 혜택이 인체 전체의 회복을 돕는다.

최대의 효과를 얻기 위해서는 매일 사워크라우트를 먹는 것이 가장 좋다. 끼니마다 소량의 사워크라우트를 섭취하면 차츰 새로운 박테리아가 인체 내부로 들어가게 된다. 처음부터 많이 먹으면 가스가 생기고 복부가 팽만할 수 있다. 첫 주에는 한 끼에 1스푼이 적당하며, 차츰 양을 늘려 최종적으로는 끼니당 1/4컵까지 섭취할 수 있다. 무염 생사워크라우트 조리법은 1012쪽을 참조하라.

2. 거의 모든 사람들이 프로그램을 진행하는 동안 건강한 장내 생태계를 조성하기 위해 고품질의 프로바이오틱 보충제를 섭취할 필요가 있다(661쪽의 도표 아래쪽에 예들이 나와 있다). 여기에서 권장하고 있는 발효 식품을 먹지 않는 사람이라면 이 권장 사항은 특히 중요하다. 여행 중에도 매일 프로바이오틱 보충제를 섭취하면 도움이 된다.

3. 레주블랑과 레주블랑으로 만든 귀리 요구르트는 균형 잡힌 장내 환경을 만드는 데 도움이 되는 우호적인 박테리아의 공급원이 되어준다(조리법은 1019~1021쪽 참조).

D. 음식 치유 프로그램

- 과식을 피하는 것과 모든 음식을 꼭꼭 씹어 먹는 것이 매우 중요하다. 이것은 먹은 음식이 적절히 소화될 수 있도록 해주고, 영양분의 흡수를 용이하게 해준다. 기생충은 습한 환경에서 잘 증식하는데, 이러한 환경은 제대로 소화되지 못한 음식들에 의해 만들어지는 경우가 많다. 가장 쉽고 가장 비용이 적게 드는 치료법이 꼭꼭 씹어 먹기다.

- 기생충 제거 프로그램을 진행하는 동안의 섭식 계획은 148~151쪽의 칸디다균 억제 식단을 따른다. 이 식단을 따르거나, 혹은 적어도 현재의

섭식상의 요구에 최대한 반응하면, 이 프로그램의 효과가 좋아질 것이다. 특히 그동안 빈약한 음식을 먹어왔거나, 급성이거나 위험한 수준으로 기생충 또는 기타 병원체들에 감염되어 있는 경우에는 더욱 그러하다. 칸디다균 식단의 단순한 음식 조합은 병원성 유기체의 급속한 확산을 조장하는 음식들을 제거해 준다. 이 식단은 또한 모든 종류의 감염성 질환이 유행할 때 방패막이 역할을 해준다.

- 만약 회복 식단 A, B, 또는 C 안을 시행하는 중이라면 기생충 제거 프로그램을 하는 동안 그 식단에서 과일, 밀, 옥수수, 고구마, 얌, 기타 농축 감미료(스테비아는 제외) 등 몇 가지 품목을 제외하는 것만으로 쉽게 칸디다균 식단에 맞출 수 있다. 또한 앞에서 권장한 생쌀은 반드시 섭취해야 하지만, 익힌 쌀은 피해야 한다. 만약 칸디다균 과잉 증식의 징후가 뚜렷하다면(147쪽 참조), 기생충 제거 프로그램을 완수한 후에도 그 증상이 가라앉을 때까지 칸디다균 식단을 계속하는 것이 좋다. 이 프로그램에서 (뒤에서) 권장하는 약초들은 회복 식단의 약초들과 조합되어야 한다.

- 기생충이 들어 있을 가능성이 있는 음식은 피해야 한다. 앞에서 언급했던 설익은 고기는 물론이고 생호두도 피해야 한다. 생호두는 기생충을 적재하고 있을 수 있다. 호두는 볶거나 다른 요리에 넣어 익혀서 먹어야 한다. 모든 청과물, 특히 미나리, 상추, 파슬리, 셀러리, 마름은 살균 처리하지(955쪽) 않은 채 날것으로 먹어서는 안 된다.

- 기생충을 물리치는 음식을 선택하라. 쓴맛, 매운맛, 신맛의 음식을 식단에 추가하라. 이것들은 기생충 제거 작업에서 인체를 도와준다.

다음 음식과 약초는 항기생충 효능을 가지고 있다.

유익한 채소로는 비트, 양배추, 당근, 마늘, 리크, 양파, 래디시, 수영이 있다. 이 채소들은 생으로 먹었을 때 강력한 항기생충 작용을 한다.

도움이 되는 향신료로는 회향, 정향, 고춧가루, 가든 세이지, 생강, 서양고추냉이, 타임이 있다.

추가적으로 도움이 되는 음식으로는 아몬드(절제해서 사용해야 한다), 켈프, 우메보시가 있다.

특히 볶은 호박씨는 기생충을 파괴함으로써 큰 도움을 준다(표면의 대장균을 파괴하기 위해서는 팬이나 오븐에서 가볍게 볶으면 된다). 호박씨는 식사의 일부로 먹어도 되고, 과자처럼 먹어도 된다. 다만 지방 소화에 어려움이 있는 사람은 피해야 한다.

E. 약초와 치료제

처방약은 한 가지 유형의 기생충만 제거한다. 그러나 약초는 폭넓은 효과를 발휘한다. 약초나 산소 제품을 이용할 때는 자신이 감염된 기생충의 종류를 굳이 알아야 할 필요가 없다. 모르더라도 효과를 발휘하기 때문이다. 제시된 공식에 따라 조제된 약제들은 광범한 종류의 기생충들을 치료하고, 기생충이 좋아하는 습한 환경을 말리는 데 도움을 주고, 소화 기능을 향상시킨다.

약초와 기타 전통적인 기생충 치료제들은 맛, 열성, 그 밖의 속성들에 따라 크게 몇 가지 범주로 나뉜다.

차파로 아르마고사(*Chaparro armagosa*), 검정호두(*Juglans nigra*), 대황 뿌리(*Rheum palmatum*), 약쑥(*Artemisia absinthium*) 같은 쓰고 찬 성질의 약초들은 무시무시한 구충제로, 기생충에 의해 유발된 만성 소화불량 치료에 효과적으로 이용되어 왔다.

차파로 아르마고사는 편모충과 아메바성 이질에 특효가 있으며, 검정호두는 모든 유형의 기생충에 도움이 되고, 모든 유형의 유해 미생물 근절 프로그램에 포함시킬 수 있다. 기생충 외에도 전통적으로 습진, 여드름, 종기, 종양, 암과 궤양에 쓰여왔다. 약쑥은 수많은 자연 치유사들에 의해 기생충 제거에 이용되어 왔다. 약쑥은 간과 담의 분비를 촉진하며, 신경 진정제다(신경의 이완을 돕는다). 그러나 약쑥은 잠정적 독성을 가지고 있어서 절제해서 사용해야 한다. 터키 대황 뿌리라고도 불리는 대황은 귀중한 완하제다. 대황은 소화계를 튼튼하게 해주고, 장을 부드럽게 청소해 준다. 어린아이들에게 사용해도 안전하다.

뒤에 나오는 '약제 조제법'에는 이 쓰고 찬 성질의 약초들이 지닌 강력하고 다소 유해할 수도 있는 성질들을 순화하기 위해 다른 약초들과 조합해 사용하는 방법이 나와 있다.

마늘(*Allium sativum*), 산초나무 껍질(Prickly ash. 학명은 *Xanthozylum americanum*), 타임(*Thymus vulgaris*)은 덥히고 북돋우는 성질이 있으며, 기생충과 진균을 파괴하고, 한에 의한 복통을 치료하고, 소화계를 강장하는 효과가 있다. 위액 분비를 자극하기 위해 식전에 섭취하는 것이 가장 좋다.

오레가노 오일은 탁월한 살균제로, 덥히고 말리는 작용을 하며, 방향성의 매콤한 성질이 있다. 이것은 '항생제'로 폭넓게 이용되어 왔으며, 표준적인 항생제에서는 발견되지 않는 항바이러스 및 항진균 효능까지 가지고 있다. 감기와 독감, 칸디다증, 진균, 관절염과 섬유근육통을 포함한 근육통, 탄저병을 포함한 사실상 모든 위험한 세균들, 라임병의 스피로헤타를 포함하는 모든 종류의 기생충들에 사용되었다. 천식, 백일해, 폐렴, 폐결핵 같은 폐 질환에 대해서는 내복할 수도 있고, 증기를 들이마실 수도 있다(아래 참조). 여드름, 무사마귀, 건선, 백선, 비듬, 벌에 쏘인 데, 독사에 물린 데, 치아와 잇몸 염증(손가락을 넣어 문지른다), 무좀 등의 외부 질환들에 대해서는 오레가노 오일을 환부에 바를 수도 있고 내복할 수도 있다.

멕시코의 연구자들은 오레가노 오일을 끈질긴 편모충에 사용해 성공한 적이 있다. 그리고 조지타운 대학교에서 2001년 11월에 끝난 한 연구에 따르면 오레가노 오일은 몇몇 포도상구균 감염에 항생제보다 효과적일 수 있는 것으로 밝혀졌다. 《파이토테라피 연구(Phytotheraphy Research)》에 실린 연구에서는 오레가노 오일을, 특히 염증이 있는 경우에, 강력한 통증 킬러로 묘사했다.

오레가노 오일은 캡슐 형태의 순수한 에센스 오일, 또는 올리브유에 희석한 형태로 판매되고 있다.

섭취량: 순수한 에센스 오일의 경우, 정확히 1방울을 물 1컵 또는 냉압착

아마씨유 1/2티스푼 또는 유기농 올리브유 1/2티스푼에 희석해서 매일 섭취한다. 민감한 사람들에게는 오일에 희석한 것이 더 낫다. 1방울 희석한 것도 너무 매캐해서 삼키기가 어렵다면 양을 그 절반으로 줄여서 마셔보라. 시판 희석 제품이나 캡슐의 경우에는 제품의 섭취 지침을 따르면 된다. 증기 마시기 요법은 순수한 기름 3~6방울을 끓은 지 1분이 지난 물 2리터에 탄 다음 그 증기를 마시는 것이다. 1일 2~3회 반복한다. 수건으로 머리와 오일을 희석한 용기를 한꺼번에 빙 둘러서 감으면 증기가 달아나지 못하므로 좀 더 효과적으로 들이마실 수 있다.

오레가노 오일의 치료 효능 상당수가 생마늘과 동일하다는 점을 기억하라(마늘의 치유 효능은 915~917쪽에 나와 있다).

감귤류 종자 추출물은 쓰고, 시고, 약간 덥히는 성질이 있으며, 대부분의 체질 유형에 효과가 있는 치료제로 원충, 바이러스, 병원성 박테리아, 기타 대부분의 기생충에 작용한다. 독성이 없으므로 장기간 이용할 수 있다. 감귤류 추출물 섭취는 특히 여행 중 기생충 감염 예방 목적에 유용하다.

알로에 베라 젤과 은 콜로이드(물에 은가루를 탄 부유액)는 항기생충 작용을 하며, 인체의 음(조직과 체액)을 보한다.

알로에 베라를 사용할 때 만약 알로에 분말의 하제 효과를 필요로 하는 경우가 아니라면 젤을 사용해도 도움이 된다. 알로에 분말은 강하고, 쓰고, 식히는 성질의 완하제이므로 주의해서 사용해야 한다. 반면에 알로에 베라 즙 또는 젤은 보음제이자 간, 비장, 장과 여성 생식계의 활력을 회복시킨다(미정제 알로에 베라 젤에 대한 더 상세한 설명은 742~743쪽을 참고하라).

은-단백질 용액은 항생제 등장 이전까지 서구에서 대단히 적용 범위가 넓은 항균제로 사용되었다. 그러나 이 용액은 인체 내에 축적되어 은 중독을 야기하고, 피부를 항구적으로 잿빛으로 만들 수 있다. 최근에 항생제가 많은 감염성 질환 치료에 실패하면서 은이 일반 항생제의 부작용이 없는 천연 항생제로 재부상하고 있다.

극동 지역의 전통 의학에 따르면 금, 은, 철 등의 금속은 강상 작용이 있으며, 그 방식은 금속마다 고유하다. 허약한 사람은 심하게 쓰고, 맵고, 향이 강한 약초나 물질을 장기간 견뎌내지 못하므로 중간중간 휴식기를 두어야 한다. 만약 이들이 그 짧은 인터벌 동안 소량의 은을 섭취해도 괜찮다면 음을 조성하는 효능이 있는 은 콜로이드로 균형을 맞출 수 있다. 음은 인체를 식히고 적시며, 면역계를 자양하고 조직 생성을 돕기 때문이다. 감염된 기간이 긴 심한 허증의 쇠약한 사람은 열과 염증 같은 음허의 징후를 보일 수 있다. 은 콜로이드가 정말 빛날 수 있는 것은 이럴 때다.

진짜 은 콜로이드액은 딱 은과 물 두 가지 재료만으로 전기를 이용해 물 100만에 4~25나노미터 크기의 은 입자 5~150의 농도로 제조된다. 이렇게 제조되는 경우, 과잉의 은은 인체에서 쉽게 제거된다. 반면에 시판되는 많은 은 용액들은 화학적으로 제조된 것으로 진짜 은 콜로이드가 아니며(그렇다고 광고를 하는 경우에도 실은 그렇지 않다), (성분 표시란에 적혀 있지 않지만) 안정제와 질산염이 함유되어 있다. 농도는 물 100만에 은 50~500 이상이다. 이러한 제품들은 앞에서 말한 옛날 은 화합물처럼 은 중독을 야기한다.

약제: 아래의 조제 약제는 특정한 체질에 맞춘 것이다. 이것들은 기생충을 파괴하고 몰아내며, 소화계를 튼튼하게 해준다. 미세조류와 곡물순 같은 고농축 녹색 식품을 추가하면 약제의 청소 효과가 증폭된다(녹색 식품에 관한 더 많은 정보는 16장 〈녹색 식품〉을 참고하라). 자신의 체질 유형과 징후에 가장 적합한 계획을 선택해야 한다.

일정: 기생충의 생애 주기에 맞춰서 약제도 10일 섭취 5일 휴식의 일정으로 최소 3회에서 9회까지 반복해야 한다. 5일 휴식은 기생충 알이 부화할 시간을 주는 것이다. 이 주기를 따르지 않으면 프로그램을 중단한 뒤 증상이 더 악화될 수 있다. 퇴행의 징후가 뚜렷하고 그에 따라 '암과 퇴행성 질환을 위한 회복 식단'(694쪽 이하)을 실행하고 있는 대부분의 사람들은 9회 반복 일정을 실시하는 것이 좋다. 몇 회를 실시할지는 두꺼운 설태, 감염 기간, 기생충 징후의 가짓수, 질병의 정도와 기간에 따라 달라진다. 증상의 가짓수가 많고 병을 앓은 기간이 길고 병의 정도가 심할수록 횟수를 늘린다. 한 가지 프로그램을

여러 달 실행한 뒤에는 증상이 달라지는 데 따라 다음의 선택지들을 번갈아 가며 이용할 필요가 있다.

1. **음허 징후가 있는 사람들**을 위한 약제: 선홍색 뺨과 혀, 잦은 갈증, 간헐적으로 밀려오거나 오후에 오는 고열, 도한, 초조.
   - 알로에 베라 즙—1일 2회 각 30~90밀리리터.
   - 은 콜로이드액—제조자 권장량.
   - 풋검정호두껍질(green black walnut) 팅크—1일 1회 10방울.
   - 약쑥, 스피어민트 잎, 회향(펜넬) 씨앗—1일 2회 각 25방울 또는 1캡슐.
   - 클로렐라 또는 스피룰리나는 음이 부족한 징후에 최고의 고농축 녹색 식품일 수 있다.

2. **열성이 중립이거나 한 징후가 있는 허증인 사람들**을 위한 약제: 찬 손발, 창백한 안색, 희고 부어 있는 듯한 혀, 약하고 부드러운 목소리, 낮은 활력, 피로감.
   - 식사에서 음식에 생마늘 1쪽을 잘게 다져 넣어 먹는다.
   - 오레가노 오일—1095~1096쪽의 섭취량 참고.
   - 산초나무(프리클리 애시) 껍질, 산쑥, 생강, 타임, 오렌지 껍질—식사 30분 전마다 25방울 또는 2캡슐.
   - 클로렐라는 허증 또는 한 징후가 있는 허증에 가장 좋은 고농축 녹색 식품이 될 수 있다.

3. **허증이 매우 심한 사람들**을 위한 약제: 마르고, 쇠하고, 약하고, 내성적이고, 창백하고, 목소리에 힘이 없음.
   - 은 콜로이드액을 제조자의 권장량에 따라 섭취한다.
   - 오레가노 오일—1095~1096쪽의 섭취량 참고.
   - 클로렐라 또는 스피룰리나가 극단적인 허증에 가장 좋은 고농축 녹색 식품이 될 수 있다.

4. **열 징후가 있는 사람들**을 위한 약제: 붉은 안색과 혀, 뜨거운 것을 싫어함,

찬물이나 찬 음료를 벌컥벌컥 마심, 잦은 변비, 탁하고 누런 오줌, 입과 변에서 역겨운 냄새가 남.

- 풋검정호두껍질 팅크—1일 1회 25방울.
- 약쑥, 스피어민트 잎, 회향 씨앗—매 식사 30분 전 25방울 또는 2캡슐.
- 감귤류 종자 추출물—1일 2회 5~10방울.
- 남조류, 밀순 또는 보리순, 알팔파 정제는 열이 많은 사람에게 가장 좋은 고농축 녹색 식품일 가능성이 크다.
- 변비가 있고 체형이 건장한 사람을 위한, 기생충 제거에 특효가 있는 완하제 약재로는 카스카라사그라다,* 대황 뿌리가 있다. 657쪽의 약제도 기생충 약과 함께 쓸 수 있다.

5. **열성이 중립 또는 한이면서 체형이 건장한 사람들**을 위한 약제: 흰 안색과 혀, 찬 것을 싫어함, 찬 음료를 싫어함, 갈증을 느끼지 않음, 맑고 물 같은 소변.

- 매 끼니 전 생마늘 1쪽.
- 오레가노 오일—1095~1096쪽의 섭취량 참고.
- 산초나무 껍질, 약쑥, 산쑥, 생강, 타임, 오렌지 껍질—매 끼니 30분 전 20방울 또는 2캡슐.
- 감귤류 종자 추출물—1일 2회 3방울.
- 알팔파 정제 또는 밀순 또는 보리순은 한 징후가 있는 건장한 체형의 사람에게 가장 좋은 고농축 녹색 식품일 가능성이 있다.

약제 조제법: 여기에 나오는 모든 약초의 조제는 풋검정호두껍질 팅크를 제외하고는 204~206쪽의 '표준적인 약초 조제법'에 나와 있는 지침을 따른다. 검정호두껍질은 가을에 막 익기 시작했지만 아직 까맣게 변하기 전에 수확한 것이어야 한다. 껍질째 유리 항아리에 꾹꾹 눌러 넣고 호두가 푹 잠길 만

---

* Cascara sagrada. 학명은 *Rhamnus purshiana*. 미국 태평양 연안이 원산지인 갈매나무속의 관목.—옮긴이

큼 60~80도의 알코올을 붓고 뚜껑을 덮어서 딱 2일 동안만 그대로 두었다가 알코올 추출물을 따라내면 된다.

- 약초로 약제를 만들 때는 위 1, 2, 4, 5에 나오는 약재들을 동등한 비율로 사용한다.
- 열거한 모든 약제들은 팅크(추출물)로 이용하는 것이 가장 좋지만, 캡슐을 이용할 수도 있다. 권장 캡슐 사이즈는 00. 캡슐 형태의 약제는 소화력이 약한 경우 소화 장애를 야기할 수 있다.
- 약제는 식사 1시간~30분 전에 빈속에 섭취하는 것이 가장 효과적이다.

주의: 풋검정호두껍질 추출물과 위와 유사하게 조제한 약제들을 약초 가게에서 쉽게 구입할 수 있으며, 위 1, 2, 4, 5에 나와 있는 약제 대신 사용할 수 있다.

최선은 아니지만 주요한 재료 한두 가지가 누락된 조제 약제도 여전히 효과가 있을 수 있다. 다만 조제 약제가 효과가 있으려면 풋검정호두껍질, 오레가노 오일, 약쑥, 산쑥 가운데 최소한 한 가지는 들어 있어야 한다.

추가적인 치료법:

차파로 아르마고사는 급성 단계의 아메바성 이질과 편모충에 효과적인 치료제다. 급성 증상(타는 듯한 설사와 구토)에 대해서는 증상이 가라앉을 때까지 1일 4~5회 25방울씩을 섭취한다. 만성 편모충이 의심된다면 모든 약제에 차파로를 추가할 수 있다(2~10일 주기 동안 1일 1~2회 각 25방울).

산소요법은 많은 유형의 기생충, 바이러스, 아메바, 진균, 효모균들을 파괴하므로 모든 기생충 제거 프로그램에 추가할 수 있는 매우 강력한 치료법이다. 다양한 산소 제품들이 시중에 나와 있는데, 절제해서 사용할 필요가 있다. 가장 안전한 산소 제품 두 가지는 안정화된 산소와 산화마그네슘의 다양한 혼합물이다. 이 제품들은 건강식품점이나 인터넷을 통해 쉽게 구할 수 있다. 제조사들마다 다른 효능을 광고한다. 각 제품에 나와 있는 권장 섭취량대로 섭취하면 된다. 과산화수소와 오존(O_3)은 또 다른 선택지다(155~165쪽 참조). 기생충 제거 프로그램에 포함된 녹색 식품들은 인체의 과잉 산화를 차단하는 데 도움을 준다.

개똥쑥(*Artemisia Annua*)은 2000년 이상 기생충 치료제로 쓰여왔으며, 약물 내성 말라리아 치료제로 군에 의해 연구되고 있다. 현재 전 세계적으로 말라리아가 다시 유행하고 있다. 말라리아는 모기에 의해 전파되는 기생충 질환이다. 과거에 매우 성공을 거두었던 클로로퀸이라는 약이 병원체를 죽이는 데 효과를 발휘하지 못하는 경우가 종종 발생하고 있다.[3] 열대 지방의 나라들을 방문하는 많은 여행자들이 치료가 잘 안 되는 말라리아에 감염된 채 귀국하고 있다.

개똥쑥은 편모충 치료에도 쓰이고 있다. 또 2001년 후반에는 워싱턴 대학교에서 있었던 한 연구에서 나온 상당한 증거가 《라이프 사이언스(Life Science)》에 실렸는데, 여기에 따르면 개똥쑥 추출물이 유방암 세포와 백혈병 세포를 완전히 파괴할 수 있다고 한다.

이 책에서 우리가 쑥, 약쑥, 산쑥 등 쑥과에 속하는 여러 식물을 거론했었다는 사실을 기억해 두기 바란다. 이 식물들은 모두 기생충 제거 효과가 있다. 개똥쑥과 감귤류 종자 추출물이 포함된 약제는 약초 가게와 인터넷을 통해 구입할 수 있다.

중요한 고려사항:

- 이 약제들은 임신 중이거나 수유 중인 여성들 또는 6세 이하의 어린이들에게는 권장되지 않는다. 좋은 식사를 하는 어린이들은 치료 반응이 좋다. 어린이를 위한 치료제는 517~518쪽에 나와 있다. 어린이는 식단에 가볍게 볶은 호박씨를 추가하고, 앞서 설명했던 위생과 예방 관념을 충실히 따르면 효과가 있다.
- 여기에 실려 있는 약초와 섭취량은 비교적 무독성이다. 만약 증상이 오래가면 건강 전문가와 상담하기 바란다.
- **유지 계획**: 매년 짧은 2회의 주기 동안, 그리고 여행 중에는 예방책으

로, 항기생충 치료제를 섭취하라. 유지 계획 권장 일정: 6개월마다 1주 섭취 5일 휴식의 주기로 2회 동안 제시된 약제를 섭취한다. 기생충을 제거하기에 가장 좋은 시기는 봄부터 늦여름까지다.

기생충 제거 프로그램은 기생충에 의한 심한 질환에 대하여 장기적 해결책을 제공하기 위한 것이다. 심한 기생충 감염으로 말미암은 소화계와 면역계 질환에서 완전히 회복되는 데는 여러 해가 걸린다. 몸을 완전히 건강한 상태로 되돌리기 위해서는 진지하게 임할 필요가 있다. 여기에 실린 미국의 전통적인 약제들과 현대 영양학적인 전략들은 모두 수많은 사례에 적용해 효과가 입증된 것이다.

옴

옴은 흔히 '옴벌레'라고 부르는, 맨눈으로는 거의 보이지도 않는 유기체(Sarcoptes scabiei)에 의해 야기되는 피부 질환이다. 옴에 걸리면 손가락과 발가락 사이, 팔꿈치, 팔목 또는 민감한 피부 부위, 주름이나 접히는 부위의 진드기 굴에서 빨갛고 가려운 발진이 나타난다. 가려움증은 밤이 되면 더 심해진다.

이 '가려움증'은 전염성이 굉장히 강하다. 과거 옴은 여러 차례 대유행한 적이 있으며, 특히 제1·2차 세계대전 동안 매우 극심했다. 옴은 밀집된 교실 환경의 취학 아동들 사이에서 급속히 퍼지며, 스킨십이나 감염된 수건이나 의복을 통해 가족에게로 전파된다.

현재 미국에서는 옴 감염 빈도가 늘어나면서 옴의 부활에 대한 우려가 있다.[4] 만약 자신이 감염되었다는 생각이 들면 즉시 병원에 가서 검사를 받아보기 바란다. 간단한 검사로 확인할 수 있다. 일반적인 옴 치료약은 린데인™으로 독성이 있는 약이다.[5] 린데인의 과도한 사용은 신경과 뇌에 손상을 일으키는 것으로 여겨져왔다.

중국과 미국에서 사용되었던 독성이 적으면서도 매우 효과가 좋은 민간 치료제는 승화황(Sulfur Sublimed), 일명 유황화(硫黃華)*로 약국에서 구입할 수

1102

있다. 그러나 유황에 알레르기 반응을 보이는 사람들도 있다. 만약 의심된다면 아래 약제를 피부 일부에 하루 동안 발라서 거부 반응이 없는지 확인해 보라.

옴 치료제 조제: 승화황 1에 코코넛유, 버진 등급 올리브유, 또는 미정제 참기름 5를 넣고 낮은 불에서 잘 섞어준다. 저녁 샤워를 한 뒤 잠자리에 들기 전에 목에서부터 시작해 온몸에 발라준다. 피부가 접히거나 주름진 부분, 손톱과 발톱 아래는 특히 신경 써서 꼼꼼히 바른다. 아침에 샤워를 한다. 이것을 4일 동안 이어서 실시한다.

이 황 약제는 건선, 습진, 농가진에도 사용된다.

---

* 거친 황을 증류·기화하여 얻는 가루 모양의 황. 연고, 흑색 화약, 농약의 원료로 쓴다. 꽃황, 승화 유황, 승화황이라고 부르기도 한다.—옮긴이

근관* 수술이 건강에 미치는 영향**

'근관' 치료라고 부르는 치과 수술은 치아의 신경을 제거한 다음 다른 여러 가지 물질을 채워 넣는 것이다. 보통 다른 수단으로는 구제할 수 없는 심한 충치에 행해지며, 수술을 통해 그렇지 않다면 뽑을 수밖에 없는 치아를 보전할 수가 있다.

하지만 이 선의의 수술이, 일부 치과의사들이 역사상 가장 뛰어난 치의학 연구자라고 믿는 웨스턴 프라이스 박사***에 의해 수행된 한 연구에 따르면,

---

* 치아뿌리관, 치근관(齒根管)이라고도 한다. 치근의 수실(髓室)에서 치근첨공(齒根尖孔)까지 뻗쳐 있는 부분의 치수관(齒髓管)이다. 한 치근에 두 개 이상의 근관이 있는 예도 있다. 하악 제1대구치(下顎 第一大臼齒)의 근심근(近心根)에는 보통 두 개가 있다.—옮긴이

** 여기에 나오는 치과의학 정보의 상당 부분은 할 허긴스(Hal A. Huggins) 박사, D. D. S., M. S., 〈근관은 어떻게 독소를 생성하는가?(How Root Canals Generate Toxins)〉에서 차용한 것이다. 산소, 에센스 오일, 약초 치료법들은 지은이의 제안이다.—지은이

*** Dr. Weston Price(1870~1948). 영양학, 치아 건강, 신체적 건강 사이의 관계에 대한 이론으로 유명하다. 연구기관으로 미국치과연맹을 창설했으며, 1914~1928년에 이 연구소의 의장을 지냈다. 이 연구소는 훗날 미국치과의사협회의 연구소로 편입된다. 1930년 이후에는 영양학 연구에 전념하여 1939년 《영양학과 신체 퇴행(Nutrition and Physical Degeneration)》을 출간했다.—옮긴이

건강을 해치는 것으로 나타났다. 근관 치료는 장 기관을 심각하게 약화할 수 있는 것으로 보인다. 건강이 심하게 망가져 있는 사람들 가운데 근관 치료를 받았거나 권고받은 사람은 이 치료를 받기 전에 먼저 이 치과 질환을 어떤 방법으로 치료할지에 대해 진지하게 고민해보아야 한다.

14년 동안 미국 치과의사협회의 연구 책임자로 일했던 웨스턴 프라이스 박사는 그의 경력 가운데 30년을 특정 인체 기관의 질환들 사이에 어떤 상호관련성이 있는지를 연구하는 데 바쳤다. 대표적인 사례가 신장 및 심장 질환과 근관 치료의 충전 물질로부터 배어나온 독소들 사이의 연관성이다. 그의 발견은 이미 확립된 근관 치료 수술의 안전성에 의문을 던졌을 뿐 아니라 치과의사 사회에 커다란 논쟁을 불러일으켰다.

프라이스 박사의 연구는 근관 치료 수술을 받은 많은 사람들에게서 후유반응이 나타난다는 사실을 지적한다.[1] 그는 신장과 심장 질환을 앓는 사람들에게서 근관의 충전재를 빼버리면 대부분의 경우 상태가 호전된다는 것을 알아냈다. 치아와 이러한 질병 사이의 상호 관련성을 확증하기 위해 그는 면역계가 인간과 유사한 토끼의 피부 아래에 근관을 채운 치아를 삽입했다. 토끼는 2일 만에 죽었다. 12시간 안에 죽은 토끼도 있었다. 아주 작은 조각을 삽입했을 때는 2주일 만에 토끼의 체중이 20% 이상 줄었으며, 인간 피험자의 상태와 상관성이 있는 신장 또는 심장 질환으로 죽었다.

이 상호 관련성을 더 확실히 입증하기 위해 프라이스 박사는 계속해서 동일한 치아 파편을 토끼 100마리에게 심었는데, 차례로 인간과 똑같은 질병으로 죽었다. 이와는 대조적으로 감염되지 않은 치아를 토끼의 피부 아래에 심었을 때는 1년 동안 아무런 거부반응도 일어나지 않았다. 프라이스 박사의 실험은 근관 치료 충전재와 퇴행성 질환 사이의 상호 관련성을 명백하게 입증했다.

근관 치료 수술에 대한 프라이스 박사의 또 한 가지 연구는 치아에 대한 부적절한 살균 처리가 문제의 진원지라는 것을 밝혀냈다. 연쇄상구균은 보통 입안에 서식하며, 치아가 썩기 시작할 때 치아에 침투해 치아 조직을 파괴하기 시작한다. 일단 치아 속으로 침투하면 펄프 조직은 물론 치아의 '상아질'에까지 침투한다. 상아질은 수천 개의 미세한 관으로 구성되어 있으며, 여기에는 수십 억 마리의 연쇄상구균 박테리아가 서식할 수 있다. 문제는 치과의사가 근관 치료를 위해 치아를 살균할 때 사용하는 화학물질들이 이 상아질의 미세 관에 도달하지 못한다는 것이다. 치과의사가 일단 치아를 봉인한 뒤에는 남아 있는 박테리아가 치아 속 자신들의 서식지에서 마구 증식하게 된다.

봉인된 치아 안에는 산소가 없다. 이런 무산소 환경에서 연쇄상구균 박테리아는 새로운 환경에 적응하기 위해 돌연변이를 일으킨다. 산소가 있는 조건에서 보통의 박테리아는 약간의 공격적인 찌꺼기만을 생성한다. 그러나 혐기성 돌연변이들은 독성 물질을 생성해 치아의 미세한 구멍들을 통해 배출한다. 불행히도 우리의 면역계 세포는 이 미세한 구멍을 통과하기에는 너무 덩치가 커서 치아 속으로 들어가 박테리아를 죽일 수가 없다. 그러나 풍부한 영양소들을 함유하고 있는 액체는 치아 속으로 스며들어가 박테리아의 먹이가 되고, 이 박테리아가 번성할 수 있게 해준다. 박테리아가 치아 속에서 보호를 받으며 체내로 독소를 배출하는 것이다.

인체는 치아에서 배출된 이러한 독소들에 다양한 반응을 보일 수 있다. 이러한 반응들에 대한 프라이스 박사의 통찰은 그 시대의 관행적 사고에 도전했다. 잠깐 동안 인체는 독소에 반응해 치아 주변에 고름을 형성할 수 있다. 프라이스 박사는 이 고름이 거의 무균 상태이며, 성공적으로 치아 내부의 독소들을 격리시킨다는 것을 알아냈다. 반면에 그의 동료들은 이 고름을 항생제를 투여해야 한다는 신호로 보았다. 항생제는 독소가 계속 배어나올 수 있도록 해준다. 고름이나 치아 주변의 통증이 나타나지 않는 사례들도 있었다. 그러나 이런 사례들 중에는 효소들이 치아 주변에 '경화성 골염'의 형성을 촉진하는 경우가 있었다. 경화성 골염은 뼈보다 더 무거운 물질로서 치아를 뼈에 융합해 버린다. 관행적인 의학에서는 이것을 훌륭한 치료의 결과로 간주한다. 하지만 프라이스 박사는 독소들이 여전히 배어나오고, 면역계가 약한 사람인 경우 이 독소들이 내부 기관들을 공격할 것임을 알았다.

근관 치료로 말미암아 여러 위험 요인이 한 사람을 순차적으로 진행되는 질병에 빠뜨리는 것이다. 1200명의 환자를 대상으로 14만 가지의 측정을 실시한 결과 프라이스 박사는 유전적 요인이 근관 치료에 대한 거부반응의 위험성을 더 높인다는 것을 알아냈다. 더 구체적으로 말하면, 두 세대 동안 환자의 가족들 중에서 퇴행성 질환의 빈도가 높을수록 위험성이 더 높다는 것이다. 그러나 몇몇 스트레스 요인이 유전적으로 건강한 사람들을 근관 치료로 말미암은 발병에 더 취약하게 만들기도 했다. 프라이스 박사는 가장 큰 스트레스 요인이 임신과 독감임을 알아냈다. 이 두 가지 중 어느 하나의 영향을 받을 때 근관 치료를 받은 치아의 독소들이 질병을 낳을 가능성이 더 높아졌다. 또다른 위험 요인은 슬픔, 불안, 추위, 심각한 배고픔, 급성 또는 만성 감염이다.

근관 치료의 유해한 효과를 제거하기 위해서는 문제의 치아만 뽑아서는 안 된다. 연구에 따르면 자가면역질환의 림프구들이 뼛속으로 적어도 1밀리미터까지 침전된다. 따라서 문제의 치아와 함께 이 뼈의 표면까지 제거하는 것이 가장 좋은 결과를 가져온다.

많은 동료들의 검토를 거쳐 학술지에 실린 프라이스 박사의 연구 논문들은 한 번도 반박된 적이 없었다. 물론 상업적 편의주의는 근관 수술에 대한 치과의사들의 사고 전환을 가로막아 왔고, 이것은 근관 수술을 받은 환자의 불행으로 이어졌다. 하지만 다행히 근관 수술의 위험성을 인지한 사람들의 숫자가 늘어나고 있다.

대안과 권고: 전체론적 사고를 하는 일부 치과의사들에 따르면 근관 수술을 처방받았을 때 이상적이라고 할 수는 없지만 택할 수 있는 대안이 있다. 어떤 사람들은 그냥 치아를 뽑아버리는 것이 덜 유해한 방법이며, 따라서 근관 수술보다 낫다고 생각한다. 하지만 치아를 뽑아버리면 그 주변의 치아들까지 약해지고, 더 많은 치아를 잃을 수도 있다. 대안은 두 가지다. 1) 티타늄과 같은 비교적 거부반응이 적은 금속을 씌우는 임플란트, 2) '치아 브리지.'

다음은 근관 수술을 받았을 때 독성을 낮추는 데 도움을 주는 몇 가지 간단한 치료제다. 산소 보충제 또는 오레가노 오일이나 라벤더 오일을 1주일에 3회—예컨대 월, 수, 금—에 걸쳐 섭취하는 것이다. 장기간 사용하기 위한 가장 안전한 산소 보충제는 많은 건강식품 가게나 인터넷을 통해 구입할 수 있는, 안정화 처리를 한 산소화합물 제품들 가운데 하나를 택하는 것이다. 에센스 오일을 이용할 때는 1095~1096쪽에 나와 있는 오레가노 오일 섭취량 지침을 따르면 된다. 인체는 이러한 해독 물질의 효과에 적응하는 경향이 있으므로 일주일 단위로 치료제들을 번갈아 섭취하는 것이 좋다. 예컨대 일주일은 오레가노 오일을 섭취하고, 다음 주에는 안정화 산소 화합물을, 마지막 주에는 라벤더 오일을 섭취하고, 그다음에는 계속 반복하는 것이다.

만약 자신이 몸이 좋지 않고, 그것이 근관 수술 때문이라는 생각이 들면, 이러한 오일과 산소 처방을 주 7회 실시하기 전에 뭔가 나아지는 느낌이 들어야 한다. 만약 그렇지 않다면 차도가 나타날 때까지 이 치료약들의 섭취 빈도를 1주일에 4~6회까지 늘려야 한다. 만약 1일 1회, 주 6회까지 늘렸는데도 차도가 없다면 아마도 근관 수술이 아닌 다른 데 원인이 있을 것이다.

또 다른 유용한 보충제는 쇠뜨기(*Equisetum arvense*)다. 쇠뜨기는 치아와 강한 친연성이 있으며, 치아의 전체 구조를 튼튼하게 하고 깨끗하게 해준다. 이 약초의 보충제는 정제와 캡슐로 모두 나와 있으며, 반드시 독성이 없도록 특별히 조제된 것이어야 한다('달이는 법'과 섭취량에 대해서는 204~205쪽 참조). 우리는 쇠뜨기를 안정화 처리 산소와 에센스 오일의 작용을 지원하는 기초 약제로 섭취하기를 권한다.

동아시아 철학

Chan, Wing-Tsit. *A Source Book in Chinese Philosophy*. Princeton, NJ: Princeton Univ. Press, 1973.

Deng, Ming-Dao. *The Wandering Taoist*. San Francisco, CA: Harper and Row, 1983. 중국 최후의 도교 공동체들 중 한 곳의 행적을 기록한 책이다.

Feng, Gia-Fu and English, Jane (translators). *Chuang Tsu*. New York: Vintage Books, 1974.

Mitchell, Stephen. *Tao Te Ching: A New English Version, with Foreword and Notes*. New York, NY: HarperPerennial, 1992. 《도덕경》의 깊숙한 의도를 포착한 탁월한 영역본으로, 서문과 역주에 중요한 통찰들이 담겨 있다.

Liu, Wu-Chi and Lo, Irving Y. (editors). *Sunflower Splendor—3000 Years of Chinese Poetry*. New York: Anchor Books, 1975.

Vanamali. *Nitya Yoga: Essays on the Sreemad Bhagavad Gita*. Vanamali Publications, Vanamali Gita Yogashram, PO Tapovan 249-192, Via Shivananda Nagar, Rishikesh. U.P. (Himalayas) India. 인도의 성전인 《바가바드 기타》에 대한 명쾌하고 이해하기 쉽고 실질적인 통찰을 제공해 준다.

Wilhelm, Richard and Baynes, Cary (translators). *I Ching or The Book of Changes*. New York: Pantheon Books, 1966.

동양의학: 이론과 기초

Beinfield, Harriet and Korngold, Efrem. *Between Heaven and Earth: A Guide to Chinese Medicine*. New York: Ballantine Books, 1992. 오행 원리가 동양의학의 다른 이론들과 훌륭하게 통합되어 제시된다.

Connelly, Dianne M. *Traditional Acupuncture: The Law of the Five Elements* (2nd Edition). Columbia, MD: Centre for Traditional Acupuncture Inc., 1994. 이해하기 쉽고 창의적인 오행 치료법.

Kaptchuk, Ted J. *The Web that has no Weaver: Understanding Chinese Medicine* (Revised Edition). Chicago, Ill: Contemporary Books, 2000. 동양의학에 대한 현대의 고전으로 탁월한 해석들을 담고 있다.

Jarrett, Lonny S. *Nourishing Destiny: The Inner Tradition of Chinese Medicine*. Stockbridge, MA: Spirit Path Press, 1998. 동양의학과 의식의 고양. 독자들이 동양 의술의 근원으로 다가갈 수 있도록 이끌어준다.

Maciocia, Giovanni. *The Foundations of Chinese Medicine: A Comprehensive Text for Acupuncturists and Herbalists*. London: Churchill Livingstone, 1989. 동양의학 기본 텍스트들을 위한 표준을 마련한 명쾌하고 완벽한 도서다.

Ming, Zhu (translator). *The Medical Classic of the Yellow Emperor*. Beijing: Beijing Foreign Language Press: 2001. 가장 신뢰할 만한 번역 가운데 하나로, 대단히 풍부한 정보가 담긴 주석과 해설이 담겨 있다.

Ni, Maoshing. *The Yellow Emperor's Classic of medicine: a new translation of the Neijing Suwen with commentary*. 1st ed. Boston: Shambhala, 1995. 유익한 해석들이 달린 중요한 번역이다.

O'Connor, John, and Bensky, Dan (translators). *Acupuncture: A Comprehensive Text/Shanghai College of Traditional Medicine*. Seattle, WA: Eastland Press, 1981. 침술뿐 아니라 동양의학 이론에 대한 상세한 설명이 포함되어 있다.

Omura, Yoshiaki. *Acupuncture Medicine*. New York: Japan Pub., 1982.

Porkert, Manfred and Ullmann, Christian. *Chinese Medicine*; translated and adapted by Mark Howson. 1st Owl book ed. New York: H. Holt, 1990.

Veith, Ilza (translator). *The Yellow Emperor's Classic of Internal Medicine*. Berkeley, CA: Univ. of California Press, 1972. 최초로 쉽게 구할 수 있게 된 《내경》의 영역본. 동양의학을 실제 시술하기에 필요한 디테일이 결여된 학술서다.

Wiseman, Nigel (translator). *Fundamentals of Chinese medicine*. (Rev. ed.) Brookline, MA: Paradigm Publications, 1995. 주요한 질병의 양상을 설명하고, 기본 약재와 침술 요법을 제시한다.

동양의 식이요법

Flaws, Bob. *The Tao of Healthy Eating: Dietary Wisdom According to Traditional Chinese Medicine*. Boulder, CO: Blue Poppy Press, 1998. 동양의학 용어로 채식주의, 익힌 음식과 날음식, 칸디다증, 비만, 그 밖의 여러 주제에 대해 설명한다.

Lu, Henry C. *Chinese System of Foods for Health & Healing*. (edited by Laurel Ornitz). New York: Sterling Publ., 2000. 음식을 이용한 치유 원리에 대한 귀중한 논의와 방대한 치유법을 제공한다.

Lu, Henry C. *Doctors' Manual of Chinese Medical Diet*. Vancouver, B.C., Canada: Academy of Oriental Heritage, 1981

Ni, Maoshing with Cathy McNease. *The Tao of Nutrition*. Santa Monica, CA: SevenStar Communications, 1993. 동양의 식이요법에 대한 훌륭한 교재로, 미국인들의 건강상의 제반 문제를 동물성 식품과 정제 식품의 과잉에서 비롯된 문제로 인식한다.

아유르베다와 티베트 의학

Badjajew, Peter; Badjajew, Vladimir; and Park, Lynn. *Healing Herbs: The Heart of Tibetan Medicine*. Berkeley, CA: Red Lotus Press, 1982

Chopra, Deepak et al. *Perfect Health*. New York: Harmony Books, 1990. 아유르베다의 원리를 적용해 정신적·육체적 건강에 대한 창의적인 통찰을 제공한다.

Donden, Yeshi. *Healing from the source: The Science and Lore of Tibetan Medicine*. Ithaca, NY: Snow Lion Publications, 2000. 전체론에 입각한 티베트 의학의 기초를 설명하며, 영적인 관점을 담고 있다.

Frawley, David. *Ayurvedic Healing: A Comprehensive Guide*. Sandy, UT: Passage Press, 1990. 아유르베다에 관한 가장 완벽한 책들 가운데 하나로, 전문가와 일반인 모두에게 알맞은 정보를 담고 있다.

Lad, Vasant. *Ayurveda: The Science of Self-Healing*. Santa Fe, NM: Lotus Press, P.O. Box 6265, Santa Fe, NM 87502, 1984. 아유르베다의 바탕에 대한 명쾌하면서도 간단한 설명을 담고 있다.

Rapgay, Lopsang. *The Tibetan Book of Healing*. Salt Lake City, UT: Passage Press, 1997. 티베트 의학과 불교의 심리학적 지침들의 활용. 티베트 의학의 접근법은 인도의 아유르베다와 동양의학과 공통점들을 가지고 있다.

Svoboda, Robert. *Prakruti: Your Ayurvedic Constitution*. Albuquerque, NM: Geocom, 1988. 아유르베다의 진단법에 대한 귀중한 통찰을 담고 있다.

Thakkur, C.G. *Ayurveda: The Indian Art & Science of Medicine*; New York: ASI

Publ., 1974

Tiwari, Maya. *Ayurveda Secrets of Healing: The Complete Ayurvedic Guide to Healing through Pancha Karma Seasonal Therapies, Diet, Herbal Remedies, and Memory.* Twin Lakes, WI: Lotus Press, 1995.

Tiwari, Maya. *A Life of Balance.* Rochester, VT: Healing Arts Press, 1995. 수많은 탁월한 조리법들과 함께 전통 아유르베다를 설명한다.

영양학에 대한 서구의 접근법

Appleton, Nancy. *Lick the Sugar Habit.* Garden City Park, NY: Avery Pub., 1988. 설탕이 면역력을 어떻게 무너뜨리고 수많은 질병으로 이끄는지를 보여준다. 설탕 탐닉을 극복하고 건강한 삶을 회복하기 위한 자가 치유 계획을 담고 있다. 이 계획은 저자 자신이 설탕 탐닉과 만성 질환을 이겨낸 경험을 바탕으로 한 것이다.

Ballentine, Rudolph. *Diet and Nutrition: A Holistic Approach.* Honesdale, PA: Himalayan International Institute, 1978. 전통적 관점과 과학적 관점을 융합하여 영양학을 이해하는 데 중요한 책이다.

Ballentine, Rudolph. *Transition to Vegetarianism: An Evolutionary Step.* Honesdale, PA: The Himalayan International Institute, 1987. 채식주의자가 되는 매우 실질적인 방법을 제공해 준다.

Chaitow, Leon. *Amino Acids in Therapy.* Rochester, VT: Thorsons, 1985.

Colbin, Annemarie. *Food and our Bones: The Natural Way to Prevent Osteoporosis.* New York: Plume, 1998.

Cousens, Gabriel. *Conscious Eating.* Berkeley, CA: North Atlantic Books, 2000. 적합한 음식 선택에 도움을 주는 직관적 지혜에 대한 고찰. 연구와 상식을 바탕으로 '누구에게나 맞는' 식단은 없음을 밝힌다.

Dean, Carolyn, MD. *The Miracle of Magnesium.* New York: Ballantine Books, 2003. 명쾌한 저작. 마그네슘의 수많은 건강상의 효과들에 대한 최신의 연구.

Erasmus, Udo. *Fats that Heal, Fats that Kill: The Complete Guide to Fats, Oils, Cholesterol, and Human Health.* (Rev., updated and expanded ed.) Burnaby, BC, Canada: Alive Books, 1993.

Fuchs, Nan Kathryn. *Overcoming the Legacy of Overeating: How to Change Your Negative Eating Patterns.* Los Angeles, CA: Lowell House, 1999.

Gates, Donna. *The Body Ecology Diet: Recovering Your Health & Rebuilding Your Immunity.* (7th Edition) B.E.D. Publications. Helpful protocols for treating candidiasis.

Gittleman, Ann Louise. *Guess What Came To Dinner.* Garden City Park, NY: Avery Publishing Group Inc., 1993. 기생충에 관한 모든 것.

Guyton, Arthur C. *Textbook of Medical Physiology.* Philadelphia, PA: W.B. Saunders, 1990. 단백질과 아미노산의 인체 내 대사 과정에 대한 새로운 영양학적 이해를 위해 유용하다.

Hendler, Sheldon Saul. *The Doctor's Vitamin and Mineral Encyclopedia.* New York: Simon and Schuster, 1990. 과학적 실험에 바탕을 두고 있다. 비타민, 미네랄, 아미노산, 지질, 약초, 기타 여러 치료 목적 물질의 효과에 대한 통찰이 담겨 있다.

Jarvis, D. C. *Folk Medicine.* Greenwich, CT: Fawcett Crest, 1958. 대중적인 버몬트 민간 요법에 대한 고전으로, 사과식초, 꿀, 켈프, 기타 음식물에 기반한 여러 치료법을 소개한다. 주의: 식초와 꿀 요법은 장기간 채식을 고수해 온 많은 사람에게 적합하지 않을 수 있다.

Jenson, Bernard and Anderson, Mark. *Empty Harvest: Understanding the Link Between Our Food, Our Immunity, and Our Planet.* Garden City Park, NY: Avery Pub. Group, 1990.

Jensen, Bernard. *The Chemistry of Man.* Escondido, CA: Bernard Jensen Pub., 1983.

Meinig, George E. *Root Canal Cover-up.* Ojai, CA: Bion Pub., 1994. '근관 수술'과 관련한 정보 억압을 폭로한다.

Murray, Michael and Pizzorno, Joseph. *Encyclopedia of Natural Medicine.* Rocklin, CA: Prima Publ., 1998. (Revised 2nd Edition.) 흔한 질환들에 대한 탄탄한 자연 요법 안내서.

Price, Weston A. *Volume I: Dental infections, oral and systemic; Volume II: Dental infections and the degenerative diseases.* Cleveland, OH: The Penton publishing company, 1923. 볼륨 1은 치아 감염이 구강과 전신에 어떤 양상을 보이는지에 대한 연구 결과를 보여준다. 볼륨 2는 치아 감염이 임상에서 어떤 양상을 보이는지에 대한 연구 결과를 보여준다.

Price, Weston A. *Nutrition and Physical Degeneration.* La Mesa, CA: The Price-Pottenger Nutrition Foundation, 1945.

Rudin, Donald O. and Felix, Clara. *The Omega-3 Phenomenon.* New York: Avon Books, 1988

Schaeffer, Severen L. *Instinctive Nutrition.* Berkeley, CA: Celestial Arts, 1987

Seely, Stephen et al. *Diet-Related Diseases.* New York: AVI Pub., 1985

Stanway, Penny. *Healing Foods: For Common Ailments.* London: Gaia Books

Limited, 1998.

Wilhelmi-Buchinger, Maria. *Fasting: The Buchinger Method*. Essex, England: Saffron Walden, the C.W. Daniel Co., 1986.

Wood, Rebecca. *The New Whole Foods Encyclopedia: A Comprehensive Resource for Healthy Eating*. New York, NY: Penguin/Arkana, 1999. 훌륭한 팁과 귀중한 정보를 담고 있는 건강 식품 카탈로그.

마음과 영혼의 치유

Cheung, C.S. et al. *Mental Dysfunction As Treated by Traditional Chinese Medicine*. San Francisco, CA: Traditional Chinese Medical Pub., 1986.

Hammer, Leon. *Dragon Rises, Red Bird Flies*. Barrytown, NY: Station Hill Press, 1990. 심리학과 동양의학의 관련성을 탐구한다.

Hanh, Thich Nhat. *Peace is Every Step: The Path of Mindfulness in Everyday Life*. New York, NY: Bantam Books, 1991. 세계적인 영적 스승이 단순한 선의 가르침을 어떻게 일상과 평화를 얻기 위한 여정에 적용할 수 있는지를 가르쳐준다.

Millenson, J. R. *Mind Matters: Psychological Medicine in Holistic Practice*. Seattle, WA: Eastland Press, 1995. 심리 치유에 활용할 수 있는 실질적인 '마음-몸' 기술들을 담고 있다.

Nutrition and Mental Health. Sponsored by the U.S. Senate Select Committee on Nutrition and Human Needs, 1980. 영양 결핍이 학습장애와 행동장애에 미치는 효과들을 정리해 놓았다.

Pfeiffer, Carl C. *Nutrition and Mental Illness: An Orthomolecular Approach to Balancing Body Chemistry*. Rochester, VT: Inner Traditions, 1988.

Raheem, Aminah. *Soul Return: Integrating Body, Psyche, and Spirit*. Boulder Creek, CA: Aslan Publ., 1991. 동양의 오행 이론에 입각한 감정 치료법과 오늘날의 심리 치료 모델을 모두 활용해 전인적 치유에서의 영혼의 차원들을 보여준다.

Werbach, Melvyn R. *Nutritional Influences on Mental Illness: Sourcebook of Clinical Research*. Tarzana, CA: Third Line Press, 1991. 여러 유형의 정신장애와 행동장애를 치료하는 식이요법에 관한 주요 문헌들을 통합한다.

Wurtman, Judith. *Managing Your Mind and Mood Through Food*. New York: Rawson Associates, 1986.

동양의 약용식물학

Bensky, Dan, and Gamble, Andrew, with Kaptchuk, Ted. *Chinese Herbal Medicine:*

Materia Medica (Revised). Seattle, WA: Eastland Press, 1993. 400가지 이상의 약초와 약재를 망라한 깊이 있는 저작. 중국의 본초학을 진지하게 공부하려는 학생들을 위한 책이다.

Bensky, Dan and Barolet, Randall. (Translators) *Chinese Herbal Medicine: Formulas and Strategies* (Revised Edition). Seattle, WA: Eastland Press, 1990. 동양의학의 이론과 본초학에 대한 심오한 연구 결과들을 설명하는 당대의 소중한 고전.

Fratkin, Jake. *Chinese Herbal Patent Medicines, A Clinical Desk Reference*. Boulder CO: Shya Publications, 2001. 대(大)증보판. 위기에 처한 종, 중금속, 약학 지식, 관련 연구 등에 대한 주석과 함께 1300여 가지의 약제를 망라해 놓았다.

Hsu, Hong-Yen. *Oriental Materia Medica*. Long Beach, CA: Oriental Healing Arts Institute, 1986.

Smith, F. Porter, and Stuart, G. A. *Chinese Medicinal Herbs*. San Francisco, CA: Georgetown Press, 1973.

서구의 약용식물학

Blumenthal, Mark (editor), et al. *The complete German Commission E monographs, Therapeutic guide to herbal medicines / developed by a special expert committee of the German Federal Institute for Drugs and Medical Devices*. Austin, Texas: American Botanical Council; Boston: Integrative Medicine Communications, 1998.

Christopher, John R. *School of Natural Healing*. Provo, UT: Bi World Pub., 1978. 미국의 전통 약초 치료법을 가장 훌륭하게 수록해 놓은 책들 가운데 하나다.

Felter, Harvey and Lloyd, John. *King's American Dispensatory*. Portland, OR: Eclectic Medical Publications, 1983. 중요한 약초들과 약재들의 치료적 이용과 복용량을 수록한 1898년의 고전적 저작을 현대에 재발간한 것이다. 약초들에 대한 정보 가운데 상당수는 다른 책에서는 구할 수 없는 것이다.

Kloss, Jethro. *Back to Eden: A Human Interest Story of Health and Restoration to be Found in Herb, Root, and Bark*. Loma Linda, CA: Back to Eden Books Pub., 1988. 20세기 초에 제스로 클로스는 지금도 활용되고 있는 시대를 뛰어넘는 수많은 약초 및 음식 치료법을 개발했다.

Santillo, Humbart. *Natural Healing with Herbs*. Prescott Valley, AZ: Holm Press, 1985.

Tierra, Michael. *Planetary Herbology*. Santa Fe, NM: Lotus Press, 1988. 동서양 전통

약초 치료법의 통합.

Worwood, Valerie. *The Complete Book of Essential Oils and Aromatherapy*. San Raphael, CA: New World Library, 1991. 요리를 포함해 폭넓은 에센스 오일 이용법을 다루었다.

녹색 식품

Henrikson, Robert. *Earth Food: Spirulina*. Laguna Beach, CA: Romore Enterprises, 1989.

Hills, Christopher. *Secrets of Spirulina: Medical Discoveries of Japanese Doctors*. Boulder Creek, CA: INM Books, University of the Trees Press, 1980.

Meyerowitz, Steve. *Wheatgrass, Nature's Finest Medicine: The Complete Guide to using Grass, Foods & Juices to help your Health*. (6th ed.) Great Barrington, MA: Sproutman Publications, 1999.

Scientific Research Digest on Chlorella. Hokkaido, Japan: Medicinal Plant Institute of Hokkaido, 1987 (미국 온라인의학정보 검색: 1737191)

Vonshak, Avigad. (editor) *Spirulina platensis (Arthrospira): physiology, cell-biology, and biotechnology*. London; Bristol, PA: Taylor & Francis, 1997.

해초

Arasaki, Seibin and Teruko. *Vegetables from the Sea*. Tokyo, Japan: Japan Pub. Inc., 1983.

Bradford, Peter and Montse. *Cooking With Sea Vegetables: A Collection of Naturally Delicious Dishes Using to the Full the Bountiful Harvest of the Oceans*. Rochester, VT: Healing Arts Press, New York: 1985.

Ellis, Lesley. *Seaweed: A Cook's Guide: Tempting Recipes for Seaweed and Sea Vegetables*. Tucson, AZ: Fisher Books, 1999.

Erhart, Shep and Cerier, Leslie. *Sea Vegetable Celebration*. Summertown, TN: Book Pub. Co., 2001.

Lewallen, Eleanor and John. *The Sea Vegetable Gourmet Cookbook and Forager's Guide*. Order from Mendocino Sea Vegetable Co., Box 372, Navarro, CA 95463.

어린이

Conners, C. Keith. *Feeding the Brain: How Foods Affect Children*. New York:

Plenum Press, 1989.

Cournoyer, Cynthia. *What About Immunizations? Exposing the Vaccine Philosophy*. Santa Cruz, CA: Nelson's Books, 1995.

Crook, William G. *Help for the Hyperactive Child*. Jackson, TN: Professional Books, 1991. 약물 없이 과잉행동 어린이를 돕는 영양학적 방법들이 담겨 있다.

Green, Nancy S. *The Nontoxic Baby*. (204 N. El Camino Real, Suite E214,) Encinitas, CA: Natural Choices, 1991. 아기의 방, 유아 용품과 식품들 속에 들어 있는 독소들을 확인한다.

Johnson, Roberta Bishop. *Whole Foods for the Whole Family: Cookbook*. Franklin Park, IL: La Leche League International,1993.

Neustaedter, Randall. *The Immunization Decision: A Guide for Parents*. Berkeley, CA: North Atlantic Books, 1990.

O'Mara, Peggy. *The Way Back Home: Essays on Life and Family*. Santa Fe, NM: Mothering, 1991. 마더링 출판사에서는 백신, 할례, 홈스쿨링, 십 대, 아빠 되기, 산파와 법률 등에 대한 책들도 출간하고 있다. 카탈로그 요청 주소: Mothering, P.O. Box 1690, Santa Fe, NM 87504.

Samuels, Mike and Nancy. *The New Well Pregnancy Book*. New York: Simon & Schuster, 1996.

Schauss, Alexander; Meyer, Barbara; and Meyer, Arnold. *Eating for A's*. New York: Pocket Books, 1991. 질 낮은 정제 음식을 두뇌에 필요한 '학습 영양소'가 풍부하게 함유된 홀푸드 음식으로 대체하기 위한 프로그램.

Scott, Julian. *Natural Medicine for Children*. New York: Avon Books, 1990. 식단, 약초, 동종요법, 마사지, 의식 수련을 통해 어린이(0~12세)의 질병을 치료하고 예방하기 위한 탁월한 안내서. 독자들은 동양의학에 바탕을 둔 간단한 평가를 실시해 봄으로써 수많은 치료법 가운데 적절한 방법을 선택할 수 있다.

The Womanly Art of Breastfeeding. Schaumburg, IL: La Leche League International, 1997.

Whole Foods for Kids to Cook. Schaumburg, IL: La Leche League Inter national, 1995.

음식의 생태학, 정치학, 윤리학

Adams, Carol, J. *The Inner Art of Vegetarianism: Spiritual Practices for Body and Soul*. New York: Lantern Books, 2000. 아주 잘 쓰인 책으로 채식주의의 경험을 깊이 파고든다.

Anderson, Luke. *Genetically Engineered Food and our Environment*. White River Junction, VT: Chelsea Green Publishing, 1999.

Berthold-Bond, Annie. *Better Basics for the home: Simple Solutions for Less Toxic Living*. New York, Three Rivers Press, 1999. 가정의 흔한 독소들을 대체하기 위한 800여 가지의 조리법을 담은 핸드북.

Lappé, Frances M. *Diet for a Small Planet.20th Anniversary Edition*. New York: Ballantine Books, 1991. 지구의 현 상태를 개선하기 위한 적절한 식단 계획. 이 판본은 개정판으로, 채식주의자들이 특별한 아미노산 보충제 없이 식물성 식품만으로도 인체의 단백질 수요를 쉽게 충족시킨다는 점을 인정하고 있다.

Lappé, Frances M. and Baily, B. *Against the grain: Biotechnology and the Corporate Takeover of your food*. Cambridge, MA: Common Courage Press, 1998. 유전공학으로 인한 건강과 지구 생태계의 심각한 위협. 바이오공학의 선전을 폭로한다.

Lappé, Frances M. *Rediscovering America's Values*. New York: Ballantine Books, 1991.

Nestle, Marion. *Food and Politics: How the Food Industry Influences Nutrition and Health*. Berkeley, CA: U-CAL Press. 2002. 정크푸드와 청량음료를 밀어내는 대기업들, 음식 피라미드, 음식의 정치학에 대한 한 영양학자의 저작.

Phelphs, Norm. *The Dominion of Love: Animal Rights According to the Bible*. New York: Lantern Books, 2002. 성경에 의지해 동물들이 겪는 고통을 중단시킬 방법을 찾으려는 모든 이들을 고무한다.

Robbins, John. *The Food Revolution: How Your Diet Can Help Save Your Life and the World*. Berkeley, CA: Conari Press, 2001. 나쁜 음식 선택이 지구의 운명에 미치는 파국적 결과를 보여주는 뛰어난 저작. 채식 기반 식단을 뒷받침하는 정치적·생태학적 토대.

Teite, Martin and Wilson, Kimberly A. *Genetically Engineered Food: Changing the Nature of Nature*. Rochester, VT: Park Street Press, 1999. 유전공학과 그것이 건강에 미치는 위험성들을 탁월하게 설명한다.

Towns, Sharon and Daniel. *Voices from the garden: Stories of Becoming a Vegetarian*. New York, NY: Lantern Books, 2002.

퇴행성 질환과 면역

Addanki, Sam. *Diabetes Breakthrough*. New York: Pinnacle Books, 1982.

Borell, G.L. *The Peroxide Story*. Box 487, Stanton, CA 90680.

Gerson, Max. *A Cancer Therapy: Results of Fifty Cases*. Bonita, CA: Gerson Inst.,

1986.

Jochems, Ruth. *Dr. Moerman's Cancer Diet*. Garden City Park, NY: Avery Pub., 1990. 1930년대 네덜란드에서 처음 시도된 이 식단 계획들은 점차 유효한 치료법으로 인정을 받아왔으며, 지금은 네덜란드 정부에서 공식 인정을 받고 있다. 이 책에는 어떻게 그 식단 계획들이 효과를 발휘하는지에 대한 설명과 더불어 모어맨 식단이 상세히 소개되고 있다.

LeBeau, Conrad. *Hydrogen Peroxide Therapy*. Hales Corners, WI: Vital Health Publ., 1989.

Levine, Stephen A. and Kidd, Parris M. *Antioxidant Adaptation: Its Role in Free Radical Biochemistry*. San Francisco: Biocurrents Press, 1985.

Viebahn, Renate. *The use of ozone in medicine*. Heidelberg, Germany: K.F. Haug Publisher, 1994. 오존의 수많은 활용법에 대한 훌륭한 논문. 이 책은 Medicina Biologica, Portland, Oregon에 의해 1987년에 출간된 바 있다.

Whitaker, Julian. *Reversing Heart Disease*. New York: Warner Books, 1985. 2000명의 심장병 환자를 대상으로 한 휘태커 박사의 임상 경험을 기반으로, 왜 오늘날의 연구들이 심장병을 대체로 쉽게 예방하고 치료할 수 있는 질병임을 밝혀내고 있는지를 보여준다. 약물이나 수술 없이 심장 질환을 예방하고 회복할 수 있는 완벽한 자연치유법을 담았다.

독소와 방사선

Dadd, Debra Lynn. *The Non-Toxic Home: Protecting Yourself and Your Family from Everyday Toxics and Health Hazards*. Los Angeles, CA: Jeremy p.Tarcher, Inc., New York: Distributed by St. Martin's Press, 1986.

Dadd, Debra Lynn. *Nontoxic, Natural, and Earthwise*. New York: St. Martins, 1990. 건축 자재부터 의복, 음식에 이르기까지 2000여 가지의 독소 없는 건강한 제품들에 관한 정보를 수록했다. 인체와 지구 환경에 미치는 충격을 기준으로 이러한 제품들에 등급을 매겨 놓았다.

Farlow, Christine. *Dying to Look Good: The Disturbing Truth About What's Really in Your Cosmetics, Toiletries and Personal Care Products*. Escondido, CA: KISS for Health Publishing, 2001.

Farlow, Christine. *Food Additives: A Shopper's Guide to What's Safe and What's Not*. Escondido, CA: KISS for Health Publishing, 1999.

Mott, Lawrie and Snyder, Karen. *Pesticide Alert: A Guide to Pesticides in Fruits and Vegetables*. San Francisco, CA: Sierra Club Books, 1988.

Schechter, Steven R. *Fighting Radiation with Foods, Herbs and Vitamins.* Brookline, MA: East-West Health Books, 1988.

Schwartz, George R. *In Bad Taste: The MSG Syndrome.* Santa Fe, NM: Health Press, 1988. 수많은 일상 음식에서 발견되는 풍미 강화제인 글루탐산소다(MSG)에 의해 야기되는 완만한 반응들에서부터 심각한 반응들까지 모두 수록해 놓았다.

Webb, Tony and Lang, Tim. *Food Irradiation—Who Wants It?* Rochester, VT: Thorson's Pub., 1987.

요리책

Beeby, Max and Rosie. *Cafe Max and Rosies: Vegetarian Cooking with Health and Spirit.* Berkeley, CA: Ten Speed Press, 2000.

Brown, Edward Espe and Madison, Deborah. *The Greens Cookbook: Extraordinary Vegetarian Cuisine from the Celebrated Restaurant.* New York: Bantam, 1987.

Fallon, Sally. *Nourishing Traditions: The Cookbook That Challenges Politically Correct Nutrition and the Diet Dictocrats.* Washington DC: New Trends Publishing, 1999. 대개 웨스턴 프라이스의 연구를 바탕으로 한 전통적인 섭식법들과 과학적인 연구 결과를 통합한다.

Kaufmann, Klaus and Schoneck, Annelies. *The Cultured cabbage: Rediscovering the Art of Making Sauerkraut.* Alive Books. 1998. 재래 항아리, 유리 항아리, 또는 나무통을 이용해 사워크라우트 만드는 방법을 담았다. 20가지의 맛있는 사워크라우트 조리법이 들어 있다.

Lair, Cynthia. *Feeding the Whole Family.* Seattle, WA: Moon Smile Press, 1997. 다양한 연령의 아이를 가진 부모들을 위한 단순하면서도 영양학적으로 건강한 요리법에 대한 조언.

McCarthy, Meredith. *Sweet and Natural: More Than 120 Naturally Sweet and Dairy-Free desserts.* New York: St. Martin's Press, 1999.

Meyerowitz, Steve. *Sproutman's Kitchen Garden Cookbook.* Great Barrington, MA: Sproutman Publications, 1999. 빵부터 아이스크림까지 새싹을 이용한 다양한 조리법을 담았다.

Mollison, Bill. *The Permaculture Book of Ferment and Human Nutrition.* Australia: Tagari Publications, 1998. 배양 식품과 그 제조법과 보관법에 대한 광범한 연구와 설명. 기본적인 서바이벌 핸드북이다.

Morningstar, Amita, and Desai. *The Ayurvedic Cookbook: A Personalized Guide to Good Nutrition and Health.* Sante Fe, NM: Lotus Press, 1990.

Pickarski, Brother Ron, O.F.M. *Friendly Foods: Gourmet Vegetarian Cuisine*. Berkeley, CA: Ten Speed Press, 1991.

Shurtleff, William and Akiko Aoyagi. *The Book of Tofu and Miso*. Berkeley, CA: Ten Speed Press, 2001.

표, 도표, 영양학 통계 데이터의 원천

Pennington, Jean (revised by). Bowes and Church's *Food Values of Portions Commonly Used: 15th Edition*. Philadelphia, PA: J.B. Lippincott, 1989

National Research Council. *Recommended Dietary Allowances: 10th Edition*. Washington, D.C.: National Academy Press, 1989

Agriculture Handbook No. 8, Revised. *Composition of Foods, Raw, Processed, Prepared*. Washington, D.C.: U.S. Dept. of Agriculture:

8-1 Dairy and Egg Products, Nov 1976

8-4 Fats and Oils, June 1979

8-5 Poultry Products, Aug 1979

8-9 Fruits and Fruit Juices, Aug 1982

8-11 Vegetables and Vegetable Products, Aug 1984

8-12 Nut and Seed Products, Sep 1984

8-16 Legumes and Legume Products, Dec 1986

Agriculture Handbook No. 456, *Nutritive Value of American Foods in Common Units*. U.S. Dept. of Agriculture, 1975.

U.S. Dept. of Agriculture Provisional Tables, Washington, D.C.: Fatty Acid and Cholesterol Content of Selected Foods, March 1984.

그 외 제조업체와 회사들에 의해 제공된 데이터.

1장: 근원 & 음식 치유의 세계

1. Combs, G.F. Jr., Selenium in global food systems. *British Journal of Nutrition* 85(5): pp.517-547, May 2001.

2. Rayman, M.P. The importance of selenium to human health. *Lancet* 356(9225): pp.233 -241, July 15 2000.

3. *Ibid.*; Pizzulli, A.and Ranjbar, A. Selenium deficiency and hypothyroidism: A new etiology in the differential diagnosis of hypothyroidism in children. *Biological Trace Element Research* 77(3): pp.199-208, Dec 2000.

4. Whanger, P.D. Selenium and the brain: A review. *Nutrition Neuroscience* 4(2): pp.81- 97, 2001.

5. Combs, G.F. Jr., *Ibid.*; Sandstrom, P.A., Murray, J., et al. Antioxidant defenses influence HIV-1 replication and associated cytopathic effects. *Free Radical Biology and Medicine* 24(9): pp.1485-1491, June 1998; Deidda, D.and Lampis, G., Antifungal, antibacterial, antiviral and cytotoxic activity of novel thio- and seleno-azoles. *Pharmacological Research* 36(3): pp.193 .197, Sep 1997.

6. Sinatra, S.T. and DeMarco, J. Free radicals, oxidative stress, oxidized low density lipoprotein (LDL), and the heart: Antioxidants and other strategies to limit cardiovascular damage. *Connecticut Medicine* 59(10): pp.579-588, Oct 1995; Vijaya, J., Subramanyam, G., et al. Selenium levels in dilated cardiomyopathy. *Journal of the Indian Medical Association* 98(4): pp.166-169, Apr 2000; Darlington, L.G.and Stone, T.W. Antioxidants and fatty acids in the amelioration of rheumatoid arthritis

and related disorders. *British Journal of Nutrition* 85(3): pp.251–69, Mar 2001; Mai, J., Sorensen, P.S., Hansen, J.C. High dose antioxidant supplementation to MS patients. Effects on glutathione peroxidase, clinical safety, and absorption of selenium. *Biological Trace Element Research* 24(2): pp.109–17, Feb 1990.

7. Standing Committee on the Scientific Evaluation of Dietary Reference Intakes. *Dietary Reference Intakes for Calcium, Phosphorus, Magnesium, Vitamin D, and Fluoride.* Washington, DC: National Academy of Sciences; 1997; Iannello, S. and Belfiore, F. Hypomagnesemia. A review of pathophysiological, clinical and therapeutical aspects. *Panminerva Medica* 43(3): pp.177–209, Sep 2001.

8. Saris, Nils-Erik L., Mervaala, E. et al. Magnesium: An update on physiological, clinical and analytical aspects. *Clinica Chimica Acta; International Journal of Clinical Chemistry* Volume 294 (1–2), pp.1–26, April 2000; Durlach, J., Pages, N., et al. Biorhythms and possible central regulation of magnesium status, phototherapy, darkness therapy and chronopathological forms of magnesium depletion. *Magnesium Research* 15(1–2): pp.49–66, Mar 2002; Dean, Carolyn, MD. *The Miracle of Magnesium.* New York: Ballentine Books, 2003

9. Durlach, J., Pages, N., et al., *Ibid.*; Russell, I.J., Michalek, J.E., Flechas, J.D., Abraham, G.E. Treatment of fibromyalgia syndrome with Super Malic: A randomized, double blind, placebo controlled, crossover pilot study. *Journal of Rheumatology* 22(5): pp.953 .958, May 1995; Magaldi, M., Moltoni, L., et al. Changes in intracellular calcium and magnesium ions in the physiopathology of the fybromyalgia syndrome[Article in Italian]. *Minerva Medica* 91(7–8): pp.137–140, Jul-Aug 2000; Ng, S.Y. Hair calcium and magnesium levels in patients with fibromyalgia: a case center study. *Journal of Manipulative Physiological Therapeutics* 22(9): pp.586–93, Nov-Dec, 1999; Chilton, S.A. Cognitive behaviour therapy for the chronic fatigue syndrome. Evening primrose oil and magnesium have been shown to be effective. *BMJ* 312(7038): pp.1096; discussion 1098, Apr 26, 1996; Shilis, M. E. Magnesium in health and disease. *Annual Review of Nutrition* 8: pp.429. 460, 1988; Dean, Carolyn, *Ibid.*, pp.139, 155.

10. Shilis, M. E., *Ibid.*

11. Haas, Elson M., MD. *Staying Healthy with Nutrition.* Berkeley, CA: Celestial Arts Publ, p.167, 1992; Squier, T. C. Oxidative stress and protein aggregation during biological aging. *Experi-mental Gerontology* 36(9): pp.1539–1550, Sep 2001.

12. Seelig, Mildred S., *Magnesium Deficiency in the Pathogenesis of Disease: Early Roots of Car-diovascular, Skeletal, and Renal Abnormalities.* New York: Plenum Medical Book Co., 1980.

13. Kawahara, M. and Kuroda, Y. Intracellular calcium changes in neuronal cells induced

by Alzheimer's beta-amyloid protein are blocked by estradiol and cholesterol. *Cellular and Molecular Neurobiology* 21(1): pp.1-13, Feb. 2001; O'Neill, C., Cowburn, R.F., et al. Dysfunctional intracellular calcium homoeostasis: a central cause of neurodegeneration in Alzheimer's disease. *Biochemical Society Symposia* (67): pp.177-194, 2001.

14. Johnson, S. The multifaceted and widespread pathology of magnesium deficiency. Medical Hypotheses 56(2): pp.163 .170, Feb 2001; Saris, Nils-Erik L., Mervaala, E. et al., *Ibid.*

15. Dean, Carolyn, MD. *The Miracle of Magnesium*. New York: Ballentine Books, 2003, p.23.

16. Mattson, M. P. and Chan, S.L., et al. Presenilin mutations and calcium signaling defects in the nervous and immune systems. *Bioessays* 23(8): pp.733-44, Aug 2001.

17. Anderson, I., Adinolfi, C., et al. Oxidative signalling and inflammatory pathways in Alzheimer's disease. *Biochemical Society Symposia* (67): pp.141-149, 2001.

18. Morris, M.C., Evans, D.A., et al. Dietary intake of antioxidant nutrients and the risk of incident Alzheimer disease in a biracial community study. *Journal of the American Medical Association* 287(24): pp.3230-3237, Jun 26 2002.

19. Rock, E., Astier, C., et al. Magnesium deficiency in rats induces a rise in plasma nitric oxide. *Magnesium Research* 8(3): pp.237-242, Sep 1995.

20. Ornish D., Scherwitz, L. W., et al. Effects of stress management training and dietary changes in treating ischemic heart disease. *Journal of the American Medical Association* 249(1): pp.54-59, Jan 7 1983.

21. Iannello, S. and Belfiore, F., *Ibid.*

22. Davis, M. M. and Jones, D. W. The role of lifestyle management in the overall treatment plan for prevention and management of hypertension. *Seminars in Nephrology* 22(1): pp.35. 43, Jan 2002; Milan, A., Mulatero, P., et al. Salt intake and hypertension therapy. *Journal of Nephrology* 15(1): pp.1-6, Jan-Feb 2002.

23. Ornish D., Scherwitz L.W., et al. Intensive lifestyle changes for reversal of coronary heart disease. *Journal of the American Medical Association* 280(23): pp.2001-2007, Dec 16 1998.

24. Contact: Dean Ornish, MD, Founder and President, Preventive Medicine Research Institute, Clinical Professor of Medicine, University of California, San Francisco, 900 Bridgeway, Suite 1, Sausalito, California 94965, USA; email: DeanOrnish@aol.com.

25. The National Institute of Arthritis and Musculoskeletal and Skin Diseases.

26. Atkins, Robert C., *Dr. Atkins' New Diet Revolution*. New York: Quill, 2002.

27. Qureshi, A. A., Sami, S. A., et al. Effects of stabilized rice bran, its soluble and fiber fractions on blood glucose levels and serum lipid parameters in humans with

diabetes mellitus Types I and II. *Journal of Nutritional Biochemistry* 13(3): pp.175 – 187, Mar. 2002.

28. Qureshi, A.A., Mo, H., et al. Isolation and identification of novel tocotrienols from rice bran with hypocholesterolemic, antioxidant, and antitumor properties. *Journal of Agricultural and Food Chemistry* 48(8): pp.3130 – 3140, Aug 2000.

29. Kim, K. M., Yu, K. W. et al. Anti-stress and anti-fatigue effects of fermented rice bran. *Bioscience, Biotechnology, and Biochemistry* 65(10): pp.2294 .2296, Oct. 2001.

30. Macdonald, I.A. Carbohydrate as a nutrient in adults: Range of acceptable intakes. *European Journal of Clinical Nutrition* 53 Suppl 1: pp.S101 – S106, Apr 1999.

31. Cicero, A.F. and Gaddi, A. Rice bran oil and gamma-oryzanol in the treatment of hyperlipoproteinaemias and other conditions. *Phytotherapy Research* 15(4): pp.277 – 289, Jun 2001.

32. Wei, Y. H., Lu, C. Y., et al.,Oxidative stress in human aging and mitochondrial disease- consequences of defective mitochondrial respiration and impaired antioxidant enzyme system. *Chinese Journal of Physiology* 44(1): pp.1 – 11, Mar 31, 2001; Mai, J., Sorensen, P. S., Hansen, J. C. High dose antioxidant supplementation to MS patients. Effects on glutathione peroxidase, clinical safety, and absorption of selenium. *Biological Trace Element Research* 24(2): pp.109 – 17, Feb 1990; Darlington, L.G. and Stone, T.W. Antioxidants and fatty acids in the amelioration of rheumatoid arthritis and related disorders. *British Journal of Nutrition* 85(3): pp.251 – 69, Mar 2001.

33. Linnane, A. W., Zhang, C. et al., Human aging and global function of coenzyme Q10. *Annals of the New York Academy of Sciences* 959: pp.396 – 411; discussion 463 – 465, Apr. 2002; Lamson, D. W. and Plaza, S. M. Mitochondrial factors in the pathogenesis of diabetes: A hypothesis for treatment. *Alternative Medical Review* 7(2): pp.94 – 111, Apr. 2002.

34. Beal, M. F. Coenzyme Q10 as a possible treatment for neurodegenerative diseases. *Free Radical Research* 36(4): pp.455. 460, Apr. 2002.

35. Lister, R.E. An open, pilot study to evaluate the potential benefits of coenzyme Q10 combined with Ginkgo biloba extract in fibromyalgia syndrome. *Journal of International Medical Research* 30(2): pp.195 – 199, Mar.-Apr. 2002.

36. Sen, C. K., Khanna, S. et al., Oxygen, Oxidants, and Antioxidants in Wound Healing: An Emerging Paradigm. *Annals of the New York Academy of Sciences* 957: pp.239 – 249, May 2002.

37. Bagchi, D., Bagchi, M., et al. Cellular Protection with Proanthocyanidins Derived from Grape Seeds. *Annals of the New York Academy of Sciences* 957: pp.260 – 270, May 2002.

38. Levinson, Harold N., *Total Concentration : How to Understand Attention Deficit*

Disorders, with Treatment Guidelines for You and Your Doctor. New York : M. Evans, 1990.

39. Ladd, S. L., Sommer, S. A. et al., Effect of phosphatidylcholine on explicit memory. *Clinical Neuropharmacology* 16(6): pp.540-54, Dec 1999; Sahakian, B., Joyce, E., Lishman, W.A. Cholinergic effects on constructional abilities and on mnemonic processes: A case report. *Psychological Medicine* 17(2): pp.329-333, May 1987.

40. Rosenberg, G. S. and Davis, K. L., The use of cholinergic precursors in neuropsychiatric diseases. *American Journal of Clinical Nutrition* 36(4): pp.709-720, Oct. 1982; Filla, A. and Campanella, G. A six-month phosphatidylcholine trial in Friedreich's ataxia. *Canadian Journal of Neurological Sciences* 9(2): pp.147-150, May 1982.

41. Hsu, H. H., Grove, W. E. et al., Gastric bezoar caused by lecithin: An unusual complication of health faddism. *American Journal of Gastroenterology* 87(6): pp.794-796, Jun. 1992.

42. Ghoneum, M. and Jewett, A., Production of tumor necrosis factor-alpha and interferon-gamma from human peripheral blood lymphocytes by MGN-3, a modified arabinoxylan from rice bran, and its synergy with interleukin-2 in vitro. *Cancer Detection and Prevention* 24(4): pp.314-324, 2000.

43. Herberman, R.B. Cancer immunotherapy with natural killer cells. *Seminars in Oncology* 29 (3 suppl 7): pp.27-30, Jun. 2002; Ghoneum, M. Anti-HIV activity in vitro of MGN-3, an activated Arabinoxylane from rice bran. *Biochemical Research Communications.* 243: pp.25-29, 1998; Basse, P.H., Whiteside, T.L., Herberman, R.B. Cancer immunotherapy with interleukin-2-activated natural killer cells. *Molecular Biotechnology* 21(2): pp.161-170, Jun. 2002.

44. Ghoneum, M. and Manatalla, G. NK immunomodulatory function in 27 patients by MGN-3, a modified arabinoxylane from rice bran. 미국 암연구협회 87차 연례회의 (Washington, DC, Apr. 1996) 초록; Ghoneum, M. 쌀기울에서 추출한 수정 크실로오스인 MGN-3가 유방암 환자 5명에게서 보인 면역 중재 및 항암 효능. 미국 암연구협회 특별 학회 초록: The Interface between basic and applied research, Baltimore, MD., Nov. 1995; Ghoneum, M. 수정 아라비노사일란 쌀기울 MGN-3에 의한 NK 면역력 회복(32명의 환자에 대한 4년간의 연구). 6th International Congress on Anti-Aging and Bio-medical Technologies(American Academy of Anti-Aging Medicine), Las Vegas, Nevada, December 1998의 초록.

45. Mamdooh Ghoneum, PhD, Chief of Research, Dept of Otolaryngology, Charles D. Drew University of Medicine and Science, 1621 East 120th Street, Los Angeles, CA 90059 USA에 의한 100명의 환자에 대한 진행 보고서.

46. Ghoneum, M. and Jewett, A., *Ibid.*

47. Jariwalla, R. J. Inositol hexaphosphate (IP₆) as an anti-neoplastic and lipid-lowering agent. *Anticancer Research* 19(5A): pp.3699-3702, Sep.-Oct. 1999; Grases, F. and Costa-Bauza, A. Phytate (IP₆) is a powerful agent for preventing calcifications in biological fluids: Usefulness in renal lithiasis treatment. *Anticancer Research* 19(5A): pp.3717-3722, Sep.-Oct. 1999.

48. El-Sherbiny, Y. M., Cox, M. C., et al., G0/G1 arrest and S phase inhibition of human cancer cell lines by inositol hexaphosphate (IP₆). *Anticancer Research* 21(4A): pp.2393-2403, Jul.-Aug. 2001; Deliliers, G. L., Servida, F. et al., Effect of inositol hexaphosphate (IP₆) on human normal and leukaemic haematopoietic cells. *British Journal of Haematology* 117(3): pp.577-587, Jun. 2002.

49. Shamsuddin, A. M. Metabolism and cellular functions of IP₆: A review. *Anticancer Research* 19(5A): pp.3733 .3736, Sep.-Oct. 1999.

50. Valencia, S., Svanberg, U. et al., Processing of quinoa (Chenopodium quinoa, Willd): effects on in vitro iron availability and phytate hydrolysis. *International Journal of Food Science and Nutrition* 50(3): pp.203 .211, May 1999.

51. Centeno, C. and Viveros, A., Effect of several germination conditions on total P, phytate P, phytase, and acid phosphatase activities and inositol phosphate esters in rye and barley. *Journal of Agricultural and Food Chemistry* 49(7): pp.3208-3215, Jul. 2001.

52. Rowland, R., American Heart Association weighs in on fat substitutes; *AHA Scientific Statement*, Jun. 10, 2002; Shide, D. J. and Rolls, B. J., Information about the fat content of preloads influences energy intake in healthy women. *Journal of the American Dietetic Association* 95: pp.993 .998, 1995.

53. Young, L. R. and Nestle, M., The contribution of expanding portion sizes to the US obesity epidemic. *American Journal of Public Health* 92(2): pp.246-249, Feb. 2002.

54. Smith, B. L., Organic foods vs supermarket foods: element levels. *Journal of Applied Nutrition* 45(1), 1993; Worthington, V., Nutritional quality of organic versus conventional fruits, vegetables, and grains. *The Journal of Alternative and Complementary Medicine* 7(2): pp.161-173, Apr. 2001.

55. Troubled times amid commercial success for roundup ready soybeans: Glyphosate efficacy is slipping and unstable transgene expression erodes plant defenses and yields: by Dr. Charles M. Benbrook, Northwest Science and Environmental Policy Center, Sandpoint Idaho, www.biotech-info.net, May 3, 2001.

56. *The Calgary Herald*, Wed, Jun. 2, 1999 page B8; by Charles Clover and George Jones, Reprinted from *The Daily Telegraph* (London, UK).

57. *The Daily Telegraph* (London, UK), "GM crop firms should be liable for any damage done, says Prince" by Caroline Davies in Lubeck. Edited, Jun. 12, 2002.

58. Sierra Legal Defence Fund organization website: www.sierralegal.org, Jun. 17, 2002.

59. "Genetically modified organisms 25 years on." The Institute of Science in Society Feature Articles. (the First National Conference on Life Sciences, Selangor, Malaysia, May 21-22, 2002에서 제출). www.i-sis.org.uk.

60. Pollock, K. M. Exercise in treating depression: broadening the psychotherapist's role. *Journal of Clinical Psychology* 57(11): pp.1289-1300, Nov. 2001; Lane, A. M. and Lovejoy, DJ. The effects of exercise on mood changes: the moderating effect of depressed mood. *Journal of Sports Medicine and Physical Fitness* 41(4): pp.539-545, Dec. 2001.

61. Somer, Elizabeth. *Food & Mood : The Complete Guide to Eating Well and Feeling Your Best.* New York: Henry Holt, 1999.

62. 95. Atkins, Robert C. Dr. *Atkins' new diet revolution.* New York: Quill, 2002.

63. 1960년대의 The Stillman Diet; 1970년대의 Dr. Atkins Diet; 1970년대 후반과 1980년대의 The Scarsdale diet; 최근 1990년대와 이후 21세기의 Dr. Atkins New Diet Revolution; Sugar Buster's Diet; Rachael and Richard Heller의 The Carbohydrate Addict's Diet; Suzanne Somer's Diet; Mary and Michael Eades 및 기타 여러 명의 Protein Power.

64. Alford, B. B. Blankenship, A. C., Hagen, R. D. The effects of variations in carbohydrate, protein, and fat content of the diet upon weight loss, blood values and nutrient intake of adult obese women. *Journal of the American Dietetic Association* 90: pp.534-540, 1990.

65. Sarwer, D. B. and Wadden, T. A. The treatment of obesity: what's new, what's recommended. *Journal of Womens Health and Gender Based Medicine* 8(4): pp.483-493, May 1999.

66. Swaminathan R. Nutritional factors in osteoporosis. *International Journal of Clinical Practice* 53(7): pp.540-548, Oct.-Nov. 1999; Taal, M. W. and Brenner, B. M. Evolving strategies for renoprotection: non-diabetic chronic renal disease. *Current Opinion in Nephrology and Hypertension* 10(4): pp.523-31, Jul. 2001.

67. Brand-Miller, J.C., Holt, S.H. et al. Glycemic index and obesity. *American Journal of Clinical Nutrition* 76(1): pp.281S-285S, Jul. 2002.

68. *Ibid.*

69. Lichtenstein, A. H. and Schwab, U. S. Relationship of dietary fat to glucose metabolism. *Atherosclerosis* 150(2): pp.227-243, Jun. 2000.

70. Chen, H., Ward, M. H. et al., Dietary patterns and adenocarcinoma of the esophagus and distal stomach. *American Journal of Clinical Nutrition* 75(1): pp.137-144, Jan. 2002; Brown, W. V. and Karmally, W. Coronary heart disease and the consumption of diets high in wheat and other grains. *American Journal of Clinical Nutrition* 41(5

suppl): pp.1163 .1171, May 1985; Fleming, R. M. The effect of high-, moderate-, and low-fat diets on weight loss and cardiovascular disease risk factors. *Preventive Cardiology* 2002 Summer; 5(3): pp.110–118.

71. Cordain L, Miller JB, Eaton SB, Mann N. Macronutrient estimations in hunter-gatherer diets. *American Journal of Clinical Nutrition* 72(6): pp.1589–92, Dec. 2000; Cordain, L., Miller, J. B., Eaton, S. B. et al., Plant-animal subsistence ratios and macronutrient energy estimations in worldwide hunter-gatherer diets. *American Journal of Clinical Nutrition* 71(3): pp.682–92, Mar. 2000.

72. Dickson, J. H. Scientists analyze Stone Age man's last meal. *Archaeology Today*, Oct. 24, 2001.

73. Nestle, M. Animal v. plant foods in human diets and health: Is the historical record unequivocal? *Proceedings of the Nutrition Society* 58(2): pp.211–218, May 1999.

74. USDA/NASS Monthly Reports from the year 2001.

75. Frank Waters, Oswald White Bear Fredericks. *The Book of The Hopi*; Reprint edition, Viking Press, 1985.

76. Szekely, Edmond Bordeaux. *The Essene Gospel of Peace, San Diego*, CA: Academy of Creative Living, 1971–74.

77. 수많은 성경학자, 오늘날의 에세네파 교도, 채식주의자, 기독교도들과 영양학자들이 예수가 채식주의자였는지에 관심을 기울였다. 이러한 생각에 동조하는 주장으로는 다음과 같은 것이 있다. 1) 예수가 고기를 먹었다는 기록이 성경에 전혀 없다. 예수가 군중을 먹이기 위해 물고기를 창조했다는 성경의 일화는 고타마 붓다가 제자들을 위해 고기를 창조했다는 불교 경전의 일화와 유사하다. 정통 불교도들은 가끔 그리스도 또는 붓다가 창조한 고기는 그것을 먹는 사람들에게 아무런 업도 전하지 않는다고 주장한다. 2) 예수가 에세네파와 연결되었다는 증거가 있다. 에세네파는 예수가 생애의 대부분을 보낸 지역에 있었던 채식주의 사막 공동체다.《신약성서》에 나오는 사막에서 예수가 행한 41일간의 단식은 에세네파 지도자의 표준적인 정화 의식이었다. 3) 일부 학자는 20세기 중반에 발견된《사해문서》가 다른 어떤 문서보다 오래되고 더 강한 근거를 가지고 있다고 여긴다. 이 문서들 가운데 일부는 예수가 에세네파였음을 암시하는 것으로 해석되었다. 실제로 문서 팀이었던 존 알레그로(John Allegro)에 의해 예수회로부터 유출된 "The Humane Gospel of Christ"라는 문서는 에세네파 지도자로서의 예수의 가르침에 대한 기록이다(오늘날의 일부 주류 교단에서는 이 문서를 근거 있는 것으로 여기지 않는다).《사해문서》에 앞선 1891년에 비슷한 발견이 있었다. 영국의 목사인 레버런드 G. J. 오슬리(Reverend G. J. Ouseley)가 고대의 에세네파 교도에 의해 티베트의 한 불교 사원에 감춰졌다고 보고된 적이 있는 문서를 건네받아 번역했던 것이다. 그가 "The Gospel Of The Holy Twelve"로 번역한 이 문서는 표준적인 4개 복음서의 내용 대부분을 담고 있었을 뿐 아니라 상생과 살코기 섭취에 반대하는 예수의 가르침을 담고 있다. 다음은 이 책의 서문 일부다. "… 니케아의 로마 성직자들은 이 문서들

에 반대해 복음서들에서 지워 버렸으며, 복음서들은 콘스탄티누스 황제의 마음에 들도록 급격히 변경되었다. 콘스탄티누스 황제는 한밤중의 잔치에서 붉은 살코기와 흘러넘치는 와인을 너무나 좋아했으므로 이러한 즐거움을 금하는 종교를 받아들일 수는 없었다. 콘스탄티누스가 이 문서들을 옹호하는 초기 기독교인들을 그토록 가혹하게 박해했던 주된 이유가 여기에 있었다. 이러한 이유로 교회 성직자들은 사랑과 연민을 오직 사람에게만 한정하는 쪽으로 복음을 고치고, 동물들의 생명에 대한 표현은 이러한 은혜 입음으로부터 배제되었다." 헝가리의 물리학자 에드몬드 보르도 세케이(Edmond Bordeaux Szekely) 교수는 빈의 왕립도서관에서 고대 슬로베니아어로 쓰인 복음주의 문헌을 발견했다. 그 후 그는 아람어로 쓰인 원본을 바티칸 도서관에서 발견했다. 이 문헌으로부터 세케이는 채식 식단의 권고를 포함해 신체적 건강을 다룬 예수의 가르침을 담은 부분을 추려냈다. 1937년에 그는 이것을 헬리안트(Heliand)라는 필명으로 독일에서 출판했다. 훗날 이 책은 《에세네의 평화의 복음(The Essene Gospel of Peace)》이라는 제목으로 영어로 출판되었다. 최근에도 또 다른 여러 문서 또는 그 일부가 발견되었다. 위 문서들과 마찬가지로 많은 문서가 유사한 메시지를 담고 있으며, 때로는 문장까지 똑같다. 서구에서 다른 어떤 것보다 기독교 사상이 법률, 도덕, 사회적 태도와 관습, 우리 생활방식의 발전에 깊숙이 스며들어 있다는 점에서 이러한 정보는 큰 의미를 갖는다. 만약 그리스도의 원래의 가르침이 동물의 생명에 대한 연민을 권하는 것이라면, 내 생각에 이것은 이 행성에서 우리가 살아가는 방식에 매우 극적이고 긍정적인 영향을 미칠 것이다. 위의 어떤 정보도 최초의 기독교도들이 채식주의자였다는 증거로 제시된 것은 아니다. 그러나 나는 이것들이 창의적인 사고를 자극하고, 좀 더 진전된 연구를 북돋우기를 바란다.

78. Yamori, Y., Miura, A., Taira, K. Implications from and for food cultures for cardiovascular diseases: Japanese food, particularly Okinawan diets. *Asia-Pacific Journal of Clinical Nutrition* 10(2): pp.144 .145, 2001; Nestle, M. *Ibid*; Pitskhelauri, G.Z. trans/edited by Gari Lesnoff-Caravaglia. *The Longliving of Soviet Georgia*. New York: Human Sciences Press, 1982.

79. Atkins, Robert C. *Dr. Atkins' New Diet Revolution*. New York : Quill, 2002.

80. Shintani, T. T., Beckham S. et al. The Hawaii Diet: ad libitum high carbohydrate, low fat multi-cultural diet for the reduction of chronic disease risk factors: obesity, hypertension, hypercholesterolemia, and hyperglycemia. *Hawaii Medical Journal* 60(3): pp.69-73, Mar. 2001.

81. Campbell, T. Colin & Cox, Christine. *The China Project: Revealing the Relationiship Between Diet and Disease*. Ithica, NY: Paracelsian, Inc, p.10. Tel order # for book: 607-257-4224. www.paracelsian.com, 1996; Shintani, T. T., Beckham S. et al. *Ibid*.

82. Campbell, T. Colin & Cox, Christine. *Ibid*.

83. Grogan, Bryanna Clark. *Authentic Chinese Cuisine: For the Contemporary Kitchen*. Summertown, Tenn.: Book Pub. Co., 2000.

84. "현대 중국에서 가장 훌륭한 승려로 널리 인정받고 있다."(Richard Hunn) "중국 불교 선종 5개 종단 모두의 불법을 이었으며, 중국 불교 중흥기의 핵심 개혁가(1900~1950)였다. 푸젠성의 취안저우에서 태어나 19세에 출가했다. 20세에 스승인 묘연 노화상으로부터 계를 받고 수윤(虛雲)이라는 법명을 얻었다. 56세에 양저우의 카오민쓰에서 깨달음을 얻고 그 뒤 20년간 불법을 펼쳤다. 제6대 종정으로 추대되었으나, 급속히 건강이 나빠졌는데 산사를 유람하며 회복했다. 말레이시아·태국 등지를 여행했으며, 태국에서는 국왕에게 불법을 가르치기도 했다. 생전에 많은 학교와 병원을 설립했으며, 120살에 열반했다.《자서전: 빈 구름(Autobiography: Empty Cloud)》을 남겼다."《구도승 전(The Seeker's Glossary of Buddhism)》에서 인용.

85. Sturm R., Wells KB. Does obesity contribute as much to morbidity as poverty or smoking? *Public Health* 115(3): pp.229−35, May 2001.

86. Gillman, M. W., Rifas-Shiman, S. L. et al., Risk of overweight among adolescents who were breastfed as infants. *Journal of the American Medical Association* 285(19): pp.2461−7, May 16, 2001.

87. Kruzel, M. L. and Janusz, M. Towards an understanding of biological role of colostrinin peptides. *Journal of Molecular Neuroscience* 17(3): pp.379−389, Dec. 2001; Ogra, P. L. and Dayton, D. H. (editors) *Immunology of breast milk: A monograph of the National Institute of Child Health and Human Development.* New York: Raven Press, 1979.

88. Janusz, M. and Lisowski, J. Proline-rich polypeptide (PRP)—an immunomodulatory peptide from ovine colostrum. *Archivum Immunoogiae et Theapiae Experimentalis* (Warsz) 41(5−6): pp.275−279, 1993.

89. Ley, B. M. *Immune system control: colostrum & lactoferrin.* Detroit Lakes, MN: BL Publications, 2000.

90. Ballard, F. J., Nield, M. K. et al. The relationship between the insulin content and inhibitory effects of bovine colostrum on protein breakdown in cultured cells. *Journal of Cellular Physiology* 110(3): pp.249−254, Mar. 1982.

91. Mero, A., Miikkulainen, H. et al. Effects of bovine colostrum supplementation on serum IGF-I, IgG, hormone, and saliva IgA during training. *Journal of Applied Physiology* 83(4): pp.1144 ,1151, Oct. 1997.

92. Sporn, M. B. et al. ... Bovine colostrum used for wound healing. *Science*, 219: pp.1329−1331, 1983.

93. Rump, J. A. and Arndt, R. Treatment of diarrhoea in human immunodeficiency virus-infected patients with immunoglobulins from bovine colostrum. *Clinical Investigations* 70(7): pp.588−594, Jul. 1992.

94. Greenberg, P. D. and Cello, J. P. Treatment of severe diarrhea caused by Cryptosporidium parvum with oral bovine immunoglobulin concentrate in patients

with AIDS. *Journal of Acquired Immune Deficiency Syndromes and Human Retrovirology* 13(4): pp.348–354: Dec. 1996.

95. Mortensen, E. L., Michaelsen, K. F. et al. The association between duration of breastfeeding and adult intelligence. *Journal of the American Medical Association* 287(18): pp.2365–71, May 8, 2002.

96. Hanson, L.Å., Stromback, L., et al. The immunological role of breast feeding. *Pediatric Allergy and Immunology*. 12(s14) p.15, May 2001; Hanson, L.Å. Human milk and host defence: Immediate and long-term effects. *Acta Paediatrica* supplement 88(430): pp.42, 46, Aug. 1999.

97. Dr. Schulze's Bi-Monthly Newsletter(Natural Healing Publications; Tel: 877-832-2463) p.5, May, 2002.

98. McCullough, M. L., Feskanich, D. et al. Adherence to the Dietary Guidelines for Americans and risk of major chronic disease in men. *American Journal of Clinical Nutrition* 72(5): pp.1223–1231, Nov. 2000.

99. According tothe National Association of Specialty Food Trade (NASFT), 2002.

4장 따뜻함과 차가움

1. 테프는 에티오피아 원산의 곡물과 유사한 작은 알곡으로 지금은 미국에서도 재배되고 있다. 미정제 식품을 파는 가게에서 점점 구하기가 수월해지고 있다. 혈당 조절에 탁월하며, 다채로운 영양 프로필을 가지고 있다. 특히 단백질과 철분이 많다. 조, 귀리 또는 쌀 요리에 첨가하면 그 맛이 풍성해진다. 다른 어떤 식품보다 기름지고 양분이 풍부해 에티오피아인들이 가장 좋아하는 곡물이다. 특히 흔히 볼 수 있는 검은색 테프 품종은 신장의 음을 튼튼하게 한다. 신음은 스트레스를 완화하고, 인체의 재생·체액 대사·성장과 발달을 돕는다.

5장 속과 겉

1. O'Connor, J., Bensky, D. *Acupuncture: A Comprehensive Text*. Seattle, WA: Eastland Press, 1981, p.39.

2. Russell-Manning, B. *Self-Treatment for AIDS*. San Francisco: Greensward Press, 1989, p.58.

3. Clifford, D. P. and Repine, J. E. Hydrogen peroxide mediated killing of bacteria. *Molecular and Cellular Biochemistry* 49: pp.143, 149, 1982.

4. 빌헬름 신부에게서 과산화수소에 관한 정보를 얻고 싶다면 6600 Trail Blvd., Naples, FL 33940으로 연락하면 된다.

5. Freibott, G. et al. Oxidation—the key to cancer and degenerative diseases. *Cancer News Journal* 18(4): Winter 83–84.

6장 실과 허

1. Pang, T. Y. *Chinese Herbal.* Rt 1, Box 117, East Sound, WA: Tai Chi School of Philosophy and Art (Publisher), 1982, p.38.

7장 식단 전환

1. Chen, J., Campbell, T. C. et al. *Diet, Lifestyle and Mortality in China: a Study of the Characteristics of 65 Counties.* Ithaca, NY: Cornell Univ. Press [co-publishers: Oxford Univ. Press and The China People's Medical Publishing House], 1990, p.97.

2. King, R. G. Do raised brain aluminum levels in Alzheimer's dementia contribute to cholinergic neuronal deficits? *Medical Hypotheses* 14: pp.301–306, Jul. 1984; Roberts, E. A systems approach to aging, Alzheimer's disease, and spinal cord regeneration. *Progress in Brain Research* 86: pp.347–348, 1990; Candy, J. M. et al. Aluminosilicates and senile plaque formation in Alzheimer's disease. *The Lancet* 1(8477): pp.354 .357, Feb. 15, 1986.

3. Jones, H. B. and Jones, H. *Sensual Drugs.* Cambridge, England: Cambridge University Press, 1977, pp.255, 306. 이 책은 탄탄한 연구조사를 바탕으로 RNA/DNA 손상, 두뇌 위축, 되돌릴 수 없는 두뇌 손상, 세포대사 교란 등 마리화나 사용의 추가적인 결과를 적시한다. 후속작인 *The Marijuana Question* (New York: Dodd, Mead & Co., 1985), by Helen Jones and Paul Lovinger 역시 마리화나 사용에 대한 후속 연구들을 살펴본다.

4. Jacob, S. W. and Francone, C. A. *Structure and Function in Man.* Philadelphia, PA: W. B. Saunders and Co., 1974, p.42.

8장 수

1. *One answer to cancer: an ecological app.roach to the successful treatment of malignancy.* Kelley Foundation, 1974의 저자인 암 학자 윌리엄 D. 켈리 박사가 진행한 연방 수자원 연구에서 차용했다.

2. Bridges, M. A. *Bridges' Dietetics for the Clinician.* 5th Ed. Revision [H. J. 존슨 박사의 비타민 E에 관한 연구를 보라.] Philadelphia, PA: Lea & Febiger, 1949.

3. Price, J. M. *Coronaries, Cholesterol & Chlorine.* New York: Jove Publications, 1984.

4. Bensky, D. and Gamble, A. *Chinese Herbal Medicine—Materia Medica.* Seattle: Eastland Press, 1986, p.576.

5. Yiamouyiannis, J. *Fluoride: The Aging Factor.* Delaware, OH: Health Action Press, 1986.

6. Von Mundy, V. G. Influence of fluorine and iodine on the metabolism, particularly on the thyroid gland. *Muenchener Medicishe Wochenschrift* 105: pp.182–186, 1963; Stolc, V. et al. Effect of fluoride on the biogenesis of thyroid hormones. *Nature*

188(4758): p.855, 1960.

7. Yiamouyiannis, J. *Ibid*. pp.43-69.

8. Robbins, J. *Diet for a New America*. Walpole, NH: Stillpoint Pub., 1987, p.367.

9. *Ibid*. p.373.

10. 세계적인 식량 부족 현상이 지구촌의 정치적·재정적 측면뿐 아니라 소비하는 식량의 형태에 의해 초래된 결과임을 보여주는 정보를 위해서는 Lappe, F., Collins, J. et al. *Food First*. Boston, MA: Houghton-Mifflin, 1977을 보라.

9장 단백질과 비타민 B₁₂

1. 채식주의자들을 위한 '완전한' 단백질을 강조한 최초의 책 가운데 하나는 Frances Moore Lappe, *Diet for a Small Planet*이다. 그러나 1972년 초판이 나온 이후 그녀는 이 주제에 대해 다른 생각을 가지게 되었다. "초판에서 밝혔듯이 만약 우리가 곡물과 콩류, 예컨대 쌀과 렌즈콩을 조합한다면 더 많은 단백질을 얻게 되는 것은 사실이다. (…) 그러나 여러 해가 지난 후 나는 만약 우리가 잘 균형 잡힌 식단(정크 푸드나 단일한 뿌리 작물로만 이루어진 식단이 아니라)을 먹는다면 단백질을 충분히 섭취하지 못할 위험성은 절대로 없다는 결론을 내리게 되었다. 나는 전혀 보완(최대 단백질을 위한 식품의) 없이도, 식단에 동물성 식품—고기, 생선, 달걀, 유제품 등—을 포함하지 않고도, 건강한 곡물과 채소 식단을 먹는다면 모든 단백질을 얻을 수 있음을 보여주었다." *East West Journal*, Feb. 1982.

2. Rose, W. The amino acid requirements of adult man. *Nutritional Abstracts and Reviews* 27: p.631, 1957.

3. Guyton, A. C. *Textbook of Medical Physiology*. Philadelphia, PA: W. B. Saunders Co., 1986, p.831.

4. Hua, H. *Buddha Root Farm*. San Francisco, CA: Buddhist Text Translation Society, 1731 15th St. San Francisco, CA 94103, 1976, p.64. 오리건주의 정토 안거에서 행한 1975년의 이 강의 초록에서 중국 선종의 종정이었던 선화 큰스님은 고등동물의 생명을 취하는 것은 그것이 지닌 고도의 지각 능력을 감안할 때 한 식물 종 전체를 파괴하는 것과 대등한 업을 짓는 것에 필적한다고 설파했다. 만약 그렇다면 인간이 평생 필요한 만큼 식물의 생명을 취하는 것이 단 한 마리의 동물을 죽임으로써 쌓는 업보다 적을 것이다.

5. Deng Ming-Dao. *The Wandering Taoist*. San Francisco: Harper and Row, 1983.

6. Gerras, C. *The Complete Book of Vitamins*. Emmaus, PA: Rodale Press, p.222; Bensky, D. and Gamble, A. *Chinese Herbal Medicine—Materia Medica*. Seattle: Eastland Press, 1986, p.475; Briggs, D.R. et al. Vitamin B₁₂ activity in comfrey (Symphytum sp.) and comfrey products. *Journal of Plant Foods*. (London) 5: pp.143-147, 1983; Dagnelie, P. C. et al. Vitamin B₁₂ from algae appears not to be bioavailable. *American Journal of Clinical Nutrition*. 53: p.695, Mar. 1991; Areeku, S. et al. The source and content of vitamin B₁₂ in the tempehs. *Journal of the Medical Association of Thailand*. 73:

pp.152−156, Mar. 1990.

7. Albert, M. J., Mathan V. I. and Baker S. J. Vitamin B_{12} synthesis by human small intestinal bacteria. *Nature.* 283: pp.781−782, Feb. 21, 1980.

8. Lindenbaum, J. et al. Neuropsychiatric disorders caused by cobalamin deficiency in the absence of anemia or macrocytosis. *New England Journal of Medicine.* 318: pp.1720−1728, 1988.

9. Craig, G.M. et al. Masked vitamin B_{12} and folate deficiency in the elderly. *British Journal of Nutrition* 54(3): pp.613−619, Nov. 1985.

10. Giugliana, E. R. J. et al. Serum vitamin B_{12} levels in parturients, in the intervillous space of the placenta and in full-term newborns and their interrelationships with folate levels. *American Journal of Clinical Nutrition* 41: pp.330−335, Feb. 1985.

11. Lederle, Frank, M.D. Commentary: Oral Cobalamin (VitaminB_{12}) for Pernicious Anemia: Medicine's Best Kept Secret?. *Journal of the American Medical Assn.* pp.94-95, Jan. 2, 1991.

12. Herbert, V. and Drivas, G. Spirulina and vitamin B_{12}. *Journal of the American Medical Association* 248(23): pp.3096−3097, 1982.

13. Van Den Berg, H., Dagnelie, P. C., and Van Staveren, W. A. Vitamin B_{12} and seaweed. *The Lancet* pp.242−243, Jan. 30, 1988.

14. Stabler, S. P. et al. Inhibition of cobalamin-dependent enzymes by cobalamin analogues in rats. *Journal of Clinical Investigation* 87: pp.1422-1430, Apr. 1991.

15. Van Den Berg, H., Dagnelie, P. C., and Van Staveren, W. A. *Ibid.*

16. Giugliana, E. R. J. et al. *Ibid.*

17. Dostalova, L. Vitamin status during puerperium and lactation. *Annals of Nutrition and Metabolism* (Basel, Switzerland) 28: pp.385-408, Nov./Dec. 1984.

18. [Editorial.] Pregnant vegetarian. *Nutrition and the M.D.* (Van Nuys, CA) 10: pp.4−5, May 1984.

19. Specker, B. et al. Increased urinary methylmalonic acid excretion in breast-fed infants of vegetarian mothers and identification of an acceptable dietary source of vitamin B_{12}. *American Journal of Clinical Nutrition* 47(1): p.89, Jan. 1988.

20. Herbert, V. and Drivas, G. *Ibid.*

21. Abramsky, O. Common and uncommon neurological manifestations as presenting symptoms of vitamin B12 deficiency. *Journal of the American Geriatrics Society* 20: pp.95−96, Feb. 1972.

22. McLaren, D. S. A fresh look at protein-calorie malnutrition. *The Lancet* 2: pp.485-488, 1966.

23. Winick, M. *Nutrition and Drugs.* New York: Wiley, 1983.

24. Shinwell, E. D. and Gorodischer, R. Totally vegetarian diets and infant nutrition.

Pediatrics 70: pp.582–586, Oct. 1982.

25. Hendler, S. *The Doctor's Vitamin and Mineral Encyclopedia*. New York: Simon and Schuster, 1990, pp.377–379; 또한 p.489의 주에서 "mental functioning" 항목을 보라.

26. Steenblock, D. *Chlorella: Natural Medicinal Algae*. El Toro, CA: Aging Research Inst., p.4, 1987; Hills, C. [Editor] *The Secrets of Spirulina: Medical Discoveries of Japanese Doctors*. Boulder Creek, CA: University of the Trees Press, pp.11, 206, 1980.

27. Allen, L. H. et al. Protein-induced hypercalcuria: a longer-term study. *American Journal of Clinical Nutrition* 32: pp.741–749, Apr. 1979.

28. Lu, H. *Doctor's Manual of Chinese Medical Diet*. Vancouver, B.C., Canada: Academy of Oriental Heritage, 1981; Flaws, B. and Wolfe, L. *Prince Wen Hui's Cook*. Brookline, MA: Paradigm Pub., 1983; Ni, M. *The Tao of Nutrition*. Los Angeles, CA: The Shrine of Eternal Breath of Tao, 1987.

10장 기름과 지방

1. Carroll, K. K. Dietary fats and cancer. *American Journal of Clinical Nutrition* 53(4 suppl): pp.1064S-1067S, Apr. 1991; Statland, B. E. Nutrition and cancer. *Clinical Chemistry* 38(8B Pt 2): pp.1587–1594, Aug. 1992; Chen, J., Campbell, T. C. et al. *Diet, Lifestyle and Mortality in China: a Study of the Characteristics of 65 Counties*. Ithaca, NY: Cornell Univ. Press [Oxford Univ. Press와 The China People's Medical Publishing House에서도 공동 출간], p.97, 1990.

2. Dannenberg, A. L. and Kannel, W. B. Remission of hypertension: the "natural" history of blood pressure treatment in the Framingham Study. *Journal of the American Medical Association* 257: pp.1477–1483, 1987.

3. O'Brien, J. S. et al. Quantification of fatty acid and fatty aldehyde composition of ethanolamine, choline and serine glycerophosphatides in human cerebral grey and white matter. *Journal of Lipid Research* 5: pp.329–338, 1964.

4. Walker, B. L. Maternal diet and brain fatty acids in young rats. *Lipids* 2: pp.497–500, 1967; Lamptey, M. S. and Walker, B. L. A possible essential role for dietary linolenic acid in the development of the young rat. *Journal of Nutrition* 106: pp.86–93, Oct. 1976; Simopoulos, A. P. Omega-3 fatty acids in health and disease and in growth and development. *American Journal of Clinical Nutrition* 54: pp.438-463, Sep. 1991.

5. Harris, W. S. et al. Will dietary omega-3 fatty acids change the composition of human milk? *American Journal of Clinical Nutrition*, 40: pp.780–785, 1984.

6. 10. Sinclair, A. J. Incorporation of radioactive polyunsaturated fatty acids into liver and brain of the developing rat. *Lipids* 2: pp.175–184, 1975.

7. Mohrhauer, H. and Holman, R. T. The effect of dietary essential fatty acids upon

composition of polyunsaturated fatty acids in depot fat and erythrocytes of the rat. *Journal of Lipid Research* 4: pp.346–350, 1963.

8. "Earthrise Newsletter" Number 10: Earthrise Company (P.O. Box 1196, San Rafael, CA 94915), 1988; 중국과 멕시코에서의 연구에 관한 참고문헌은 p.4에 실려 있다.

9. Putnam, J. C. et al. The effect of variations in dietary fatty acids on the fatty acid composition of erythrocyte phosphaticylcholine and phosphatidylethanolamine in human infants. *American Journal of Clinical Nutrition* 36: pp.106–114, 1982.

10. Simopoulos, A. P. *Ibid.*

11. Rudin, D. O. "Omega-3 Fatty Acids in Medicine." *1984–85 Yearbook of Nutritional Medicine.* J. Bland, Editor. New Canaan, CT: Keats Pub., p.41, 1985.

12. Begin M. E., Ells G., Das U.N., and Horrobin D. F. Differential killing of human carcinoma cells supplemented with n-3 and n-6 polyunsaturated fatty acids. *Journal of the National Cancer Institute* 77(5): pp.1053–1062, Nov. 1986.

13. Simopoulos, A. P. Ibid; Keane, W.R. et al. Hyperlipidemia and the progression of renal disease. *American Journal of Clinical Nutrition* 47: pp.157–160, 1988; Rudin, D. O. and Felix, C. *The Omega-3 Phenomenon.* New York: Rawson Associates, pp.46, 47, 87, 1987; Lee, T. H. et al. Effects of dietary fish oil lipids on allergic and inflammatory diseases. *Allergy Proceedings* 12: pp.299–303, Sep.–Oct. 1991; Smith, R. S. The macrophage theory of depression. *Medical Hypotheses* 35: pp.298–306, Aug. 1991.

14. Ornish, D., Schorwitz, L., and Doody, R. Effects of stress management training and dietary changes in treating ischemic heart disease. *Journal of the American Medical Association* 249(1): p.54, Jan. 7 1983.

15. Blaufox, M. D. et al. The dietary intervention study of hypertension (DISH). *Cardiovascular Reviews and Reports* 6: p.1036, Sep. 1985.

16. Bland, J. S. *Review of Molecular Medicine* Vol I. 3215 56th St. NW, Gig Harbor, WA: JSB and Associates, p.198, 1985.

17. 22. Horrobin, D. F. et al. The reversibility of cancer: the relevance of cyclic AMP, calcium, essential fatty acids and prostaglandin E1. *Medical Hypotheses* 6(5): pp.469. 486, May 1980.

18. Vaddadi K. S. Use of gamma-linolenic acid in the treatment of schizophrenia and tardive dyskinesia. *Prostaglandins Leukotrienes and Essential Fatty Acids* 46: pp.67–70, May 1992.

19. Campbell, A. and MacEwen, C. Systemic treatment of Sjogren's syndrome and the Sicca syndrome with Efamol (evening primrose oil), vitamin C, and pyridoxine. *Clinical Uses of Essential Fatty Acids*, D. F. Horrobin, Editor. Montreal, Quebec, Canada: Eden Press, pp.129–137, 1982.

20. Horrobin, D. F. and Manku, M. S. Possible role of prostaglandin E1 in the affective disorders and in alcoholism. *British Medical Journal* 280(6228): pp.1363-1366, Jun. 7, 1980; Horrobin, D. F. A biochemical basis for alcoholism and alcohol-induced damage including the fetal alcohol syndrome and cirrhosis interference with essential fatty acid and prostaglandin metabolism. *Medical Hypotheses* 6(9): pp.929-942, Sep. 1980.

21. Horrobin, D. F. "Gamma-linolenic Acid in Medicine," *1984-85 Yearbook of Nutritional Medicine*, J. Bland, Editor. New Canaan, CT: Keats Pub., p.31, 1985.

22. Cunnane, S. C., Manku, M. S., et al. Abnormal essential fatty acid composition of tissue lipids in genetically diabetic mice is partially corrected by dietary linoleic and gamma-linolenic acids. *British Journal of Nutrition* 53(3): pp.449-458, May 1985; Horrobin, D. F. The use of gamma-linolenic acid in diabetic neuropathy. *Agents and Actions, supplements* 37: pp.120-144, 1992; Houtsmuller, A. J. et al. Favourable influences of linoleic acid on the progression of diabetic micro-and macroangiopathy. *Nutritional Metabolism* 24: pp.105-118, 1980.

23. Houtsmuller, A. J. et al. *Ibid*, pp.253, 258-259; Horrobin, D. F. [Editor]. *Clinical Uses of Essential Fatty Acids*. Montreal, Quebec, Canada: Eden Press, 1982.

24. 33. Fredericks, C. *Nutrition Guide for the Prevention and Cure of Common Ailments and Diseases*. New York: Simon and Schuster, 1982; Horrobin, D. F. "Gamma-linolenic Acid in Medicine," *1984-85 Yearbook of Nutritional Medicine*, J. Bland, Editor. New Canaan, CT: Keats Pub., p.25, 1985.

25. Erasmus, U. *Fats and Oils*. Vancouver, B.C., Canada: Alive Pub., p.252, 1986.

26. Horrobin, D. F. *Journal of Holistic Medicine* 3(2): p.118, 1981.

27. Regtop, H. "Nutrition, Leukotrienes and Inflammatory Disorders," *1984-85 Yearbook of Nutritional Medicine*, J. Bland, Editor. New Canaan, CT: Keats Pub., p.63, 1985.

28. Bland, J. S. *Review of Molecular Medicine*, Vol II. Gig Harbor, WA: HealthComm, Inc., p.37, p.65, 1987.

29. *The Shurangama Sutra*, commentary by Tripitaka Master Hsuan Hua, Vol VII. Box 217, Talmage, CA: Buddhist Text Translation Society, p.14, 1981.

30. Mensink, R. P., Katan, M. B. Effect of dietary trans fatty acids on high-density and low-density lipoprotein cholesterol levels in healthy subjects. *New England Journal of Medicine* 323(7): pp.439. 445, Aug. 16, 1990; Grundy, S. M. Trans monounsaturated fatty acids and serum cholesterol levels. *New England Journal of Medicine* 323(7): pp.480. 481, Aug. 16, 1990.

31. Erasmus, U. *op. cit.*, p.100.

32. Ballentine, R. *Diet and Nutrition*. Honesdale, PA: The Himalayan International Institute, pp.96-98, 1978; Erasmus, U. *Ibid.*, p.304.

33. Carroll, K. K. Dietary fats and cancer. *American Journal of Clinical Nutrition* 53(4 suppl): pp.1064S-1067S, Apr. 1991; Kromhout, D. The importance of N-6 and N-3 fatty acids in carcinogenesis. *Medical Oncology and Tumor Pharmacotherapy* 7(2-3): pp.173-176, 1990.

34. Ballentine, R. *Transition to Vegetarianism*. Honesdale, PA: The Himalayan International Institute, 1987.

35. 낙화생유 및 그 밖의 치료제들 대한 정보와 제품 구입 문의: Edgar Cayce Heritage Products, Virginia Beach, N.C. 23458.

36. Erasmus, U. *op. cit.*, p.110.

37. Atkins, R. C. *Dr. Atkin's Nutrition Breakthrough*. New York: William Morrow and Co., 1981.

11장 감미료

1. Ballentine, R. *Diet and Nutrition*. Honesdale, PA: The Himalayan International Inst., pp.53-61, 483-491; Rohe, F. *The Complete Book of Natural Foods*. Boulder, CO: Shambhala Pub., pp.43-51, 1983; Yudkin, J. *Pure, White and Deadly: Problem of Sugar*. New York: Penguin Pub., 1988; Dufty, W. *Sugar Blues*. New York: Warner Books, 1975; McDougall, John and Mary *The McDougall Plan*. Piscataway, New Jersey: New Century Pub., pp.110-116, 1983.

2. Dufty, W. Ibid.; Beguin, M. H. *Natural Foods, Healthy Teeth*. La Chaux-de-Fonds, Switzerland: Edition de l'Etoile, 1979; Price, Weston, *Nutrition and Physical Degeneration*. La Mesa, CA: The Price-Pottenger Nutrition Foundation, 1945.

3. *International Congress Series*, International Federation of Diabetes, Buenos Aires, no. 209, Aug. 1970.

4. Miguel, O. A new oral hypoglycemate. *Medical Review of Paraguay* 8: no. 5 and 6, p.200, Jul.-Dec. 1966.

5. Kinghorn, A. D. and Soejarto, D. D. Current status of stevioside as a sweetening agent for human use. *Economic and Medicinal Plant Research* 1: Academia Press Inc., 1983.

13장 콘디먼트, 카페인, 향신료

1. Jarvis D. C. *Folk Medicine*. Greenwich, CT: Fawcett Crest, 1956.

2. Kirschmann, J. D. *Nutrition Almanac*. New York: McGraw-Hill, p.44, 1984.

3. Hunter, B. T. *Fact/Book on Food Additives and Your Health*. New Canaan, CT: Keats Pub., pp.70-74, 1972.

4. Zeegers, M. P. A. et al. Are coffee and tea consumption associated with urinary tract cancer risk? A systematic review and meta-analysis. *International Journal of*

Epidemiology 30: pp.353−362, 2001.

5. Rohe, F. *The Complete Book of Natural Foods*. Boulder, CO: Shambhala Pub., pp.258−259, 1983.

6. Rohe, F. *Ibid.*; Porta, Porta, et al. Association between coffee drinking and K-ras mutations in exocrine pancreatic cancer. *Journal of Epidemiology and Community Health* 53: pp.702−709, 2001.

7. Williams, P. Coffee intake of elevated cholesterol and apolepoprotein B levels in women. *Journal of the American Chemical Society* 253: p.1407, 1985.

8. Li Shih-Chen (compiler), Smith, F. P. and Stuart, G. A.(translators) *Chinese Medicinal herbs*. San Francisco: Georgetown Press, p.82, 1973.

9. Stoner, G. D. et al. Polyphenols as cancer chemopreventive agents. *Journal of Cellular Biochemistry.* 22: pp.169−180, Suppl. 1995.

10. Mazumder, A. et al. Effects of tyrphostins, protein kinase inhibitors, on human immunodeficiency virus type 1 integrase. *Biochemistry.* 34(46): pp.15111−15122; Nov. 21, 1995; Burke, T. R. Jr. et al. Hydroxylated aromatic inhibitors of HIV-1 integrase. *Journal of Medicinal Chemistry.* 38(21): pp.4171−4178; Oct. 13, 1995.

11. Carper, Jean. *Food—Your Miracle Medicine*. New York: Harper-Row/Collins, 1993.

14장 비타민과 보충제

1. Livesley, B. Vitamin C and plasma cholesterol. *The Lancet* 2(8414): p.1275, Dec. 1, 1984.

2. Cameron, E. and Pauling, L. *Cancer and Vitamin C*. New York: W.W. Norton and Co.[Distributors], p.208, 1979; Stone, I. *The Healing Factor*. New York: Grosser and Dunlap, 1972; Kirschmann, J. D. *Nutrition Almanac*. New York: McGraw-Hill, p.44, 1984.

3. Teraguchi, S., Ono, J. et al. Vitamin production by Bifidobacteria originated from human intestine [Thiamine, riboflavin, pyridoxine, niacin, folacin, vitamin B12, vitamin C]. *Nippon Eiyo Shokuryo Gakkaishi [Journal of the Japanese Society of Nutrition and Food Science]* 37(2): pp.157−164, 1984(일본어 도서. 영어로 'summary' 가 되어 있다).

4. Cameron, E. and Pauling, L. *Ibid.*, p.210.

5. Lane, B. C. *1984–85 Yearbook of Nutritional Medicine*. New Canaan, CT: Keats Publ. p.244, 1985.

6. Lane, B. C. *Ibid.*, 245.

7. Finley, E. B. and Cerklewski, F. L. Influence of ascorbic acid supplementation on copper status in young adult men. *American Journal of Clinical Nutrition* 37(4): pp.553-556, 1983.

8. Staff of Prevention Magazine. *The Complete Book of Vitamins*. Emmaus, Pa: Rodale

Press, p.292, 1977; Pauling, L. *Vitamin C and The Common Cold.* San Francisco: W. H. Freeman and Co., 1977.

9. Eaton, S. B. Konner, M. Paleolithic nutrition. A consideration of its nature and current implications. *New England Journal of Medicine* 312(5): pp.283-289, Jan. 31, 1985.

10. Lane, B. C. *1984-85 Yearbook of Nutritional Medicine.* New Canaan, CT: Keats Publ. p.244, 1985.

11. Roberts, H. J. Perspective on vitamin E as therapy. *Journal of the American Medical Association* 246(2): pp.129-31, 1981.

12. Bland, J. S. *Review Of Molecular Medicine, Vol I.* JSB & Assoc, p.220, 1985; Chandra, R.K. Excessive intake of zinc impairs immune responses. *Journal of the American Medical Association* 252(11): pp.1443-446, Sep. 21, 1984.

13. Omenn, G. S. et al. Effects of a combination of beta carotene and vitamin A on lung cancer and cardiovascular disease. *New England Journal of Medicine* 334(18): pp.1150-1155; May 2, 1996; Hennekens, C. H. Lack of effect of long-term supplementation with beta carotene on the incidence of malignant neoplasms and cardiovascular disease. *New England Journal of Medicine* 334(18): pp.1145-1149; May 2, 1996; Greenberg, E. R. and Sporn, M. B. Antioxidant vitamins, cancer, and cardiovascular disease [editorial; comment] *New England Journal of Medicine* 334(18): pp.1189-1190; May 2, 1996; The Alpha-Tocopherol, Beta Carotene Cancer Prevention Study Group. The effect of vitamin E and beta carotene on the incidence of lung cancer and other cancers in male smokers. *New England Journal of Medicine* 330(15) pp.1029-1035; Apr. 14, 1994; Greenberg, E. R. et al. A clinical trial of antioxidant vitamins to prevent colorectal adenoma. Polyp Prevention Study Group. *New England Journal of Medicine* 331(3): pp.141-147; Jul. 21, 1994.

15장 칼슘

1. Abraham, G. Role of nutrition in managing the premenstrual tension syndromes. *Journal of Reproductive Medicine* 32(6): pp.405-422, Jun. 1987.

2. Regtop, H. Is magnesium the grossly neglected mineral? *International Clinical Nutrition Review* 3: pp.18-19, Jul. 1983.

3. Levine, B. and Coburn, J. Magnesium: the mimic/antagonist of calcium. *New England Journal of Medicine* 310: pp.1253-1255, May 10, 1984.

4. Miller, R. Osteoporosis, calcium and estrogens. *FDA Consumer* 18(9): p.17, Nov. 1984.

5. Writing Group for the Women's Health Initiative Investigators. Risks and benefits of estrogen plus progestin in healthy postmenopausal women: principal results From the Women's Health Initiative randomized controlled trial. *Journal of The American Medical Association* 288(3): pp.321-333, Jul. 17, 2002.

6. Paty, J. Bone mineral content of female athletes. *New England Journal of Medicine* 311: p.1320, 1984.

7. Ellis, F. et al. Incidence of osteoporosis in vegetarians and omnivores. *American Journal of Clinical Nutrition* 25: pp.555–558, 1972.

8. Faelton, S. et al. *Complete Book of Minerals for Health.* Emmaus, PA: Rodale Books, p.22, 1981.

9. Kervran, C. L. *Biological Transmutations, and their Application in Chemistry, Physics, Biology, Ecology, Medicine, Nutrition, Agriculture, Geology.* Binghampton, NY: Swan House Publ., 1972.

16장 녹색식품들

1. Rudolph, T. *Chlorophyll.* San Jacinto, CA: Nutritional Research, 1957; Wiznitzer, T. et al. Acute necrotizing pancreatitis in the Guinea pig; effect of chlorophyll-alpha on survival times. *American Journal of Digestive Diseases* 21(6): pp.459–464, Jun. 1976; Negishi, T. et al. Inhibitory effect of chlorophyll on the genotoxicity of 3-amino-1-methyl-5H-pyrido (4,3-b) indole (Trp-p-2). *Carcinogenesis* 10(1): pp.145–149, 1989; Yoshida, A. et al. Therapeutic effect of chlorophyll-a in the treatment of patients with chronic pancreatitis. *Gastroenterologia Japonica* 15(1): pp.49–61, 1980; Ong, T. et al. Chlorophyllin: a potent antimutagen against environmental and dietary complex mixtures. *Mutation Research* 173: pp.111–115, Feb. 1986; di Raimondo, F. Chlorophyll effects on development of bacteria and on streptomycin antibiosis. *Rivista dell Istituto di Sieroterapia Italiano* (sezione I) 24: pp.190–196, Jul.-Sep. 1949; Ammon, R. and Wolff, L. Hat Chlorophyll eine bactericide bzw. bakteriostatische Wirkung? *Arzneimittel-Forschung* 5: pp.312–314, Jun. 1955; Kutscher, A., Chilton, N. Observations on clinical use of chlorophyll dentifrice. *Journal of the American Dental Association* 46: pp.420–422, Apr. 1953; Lam, F. and Brush, B. Chlorophyll and wound healing; experimental and clinical study. *American Journal of Surgery* 80(1): pp.204–210, Aug. 1950; Offenkrantz, F. Water-soluble chlorophyll in treatment of peptic ulcers of long duration. *Review of Gastroenterology* 17: pp.359–367, May 1950; Patek, A. Chlorophyll and regeneration of blood; effect of administration of chlorophyll derivatives to patients with chronic hypochromic anemia. *Archives of Internal Medicine* 57: pp.73–84, Jan. 1936; Russell-Manning, B. *Wheatgrass Juice, Gift of Nature.* Los Angeles, CA: Greensward Press, 1974; Licata, V. *Comfrey and Chlorophyll.* Santa Ana, CA: Continental Health Research, 1971.

2. Hills, C. [editor] *The Secrets of Spirulina / Medical Discoveries of Japanese Doctors.* Boulder Creek, CA: University of the Trees Press, 1980.

1142

3. 연구자인 그레고리 M. L. 패터슨(Gregory M. L. Patterson)과의 개인적인 대화(1989년 12월 6일).

4. Hills, C. Ibid. pp.11, 206; Switzer, L. *Spirulina/The Whole Food Revolution*. Berkeley, CA: Proteus Corp., p.56, 1980.

5. Yamane, Y. The effect of spirulina on nephrotoxicity in rats. The Annual Symposium of the Pharmaceutical Society of Japan, Pharmacy Dept., Chiba University, Japan, Apr. 15, 1988에서 발표된 논문.

6. Troxler, R. and Saffer, B. (Harvard School of Dental Med. researchers) Algae derived phycocyanin is both cytostatic and cytotoxic (dose-response) to oral squamous cell carcinoma (human or hamster). International Association for Dental Research General Session, 1987에서 제출된 논문.

7. Hills, C. *Rejuvenating the Body*. Box 644, Boulder Creek, CA: University of the Trees Press, p.58, 1980.

8. Prudden, J. and Balassa, L. The biological activity of bovine cartilage preparations. *Seminars on Arthritis and Rheumatism* 3(4): pp.287–321, 1974.

9. Day, C. E. Control of the interaction of cholesterol ester-rich lipoproteins with arterial receptors. *Atherosclerosis* 25: pp.199–204, Nov.-Dec. 1976.

10. Kojima, M. et al. A Chlorella polysaccharide as a factor stimulating RES activity. Dept. of Pathology, Fukushima Medical College, Fukushima City, Japan. *Journal of the Reticuloendothelial Society* 14: pp.192–208, 1973; Kojima, M. et al. A new *Chlorella* polysaccharide and its accelerating effect on the phagocytic activity of the reticuloendothelial system. Symposium II: Phagocytic Activity of RES, Dept. of Pathology, Fukushima Medical College, Fukushima City, Japan에 제출된 논문; White, R. and Barber, G. An acidic polysaccharide from the cell wall of *Chlorella pyrenoidosa*. Research at: Dept. of Biochemistry, Ohio State Univ. 484 W. 12 Ave., Columbia, OH 43210; Komiyama, K. et al. An acidic polysaccharide Chlon A from *Chlorella pyrenoidosa*. (Antitumor activity and immunological response.) Research at: The Kitasato Institute, Japan.

11. Vermeil, C. and Morin, O. Role experimental des algues unicellulaires prototheca et *Chlorella* (*Chlorellaceae*) dans l'immunogenese anticancereuse (sarcome muin BP 8). Societe de Biologie de Rennes. Seance du Apr. 21, 1976.

12. Hamada, M. et al. Immune responsiveness of tumor-bearing host and trial of modulation. 1) Dept. of Serology, Kanazawa Medical Univ., Uchinada, Ishikawa, 920-02, Japan. 2) Dept. of Biochemistry, Taipei Medical College, Taipei, R.O.C.에서 협력 연구; Konishi, F. et al. Antitumor effect induced by a hot water extract of *Chlorella vulgaris* (CE): Resistance to meth-a tumor growth mediated by CE-induced polymorphonuclear leukocytes. Dept. of Immunology, Medical

Inst. of Bioregulation, Kyushu Univ., Fukuoka 812, Japan. *Cancer Immunology Immunotherapy*, Springer-Verlag, 1985; Vermeil, O. et al. Anti-tumoral vaccination by peritoneal injection of micro-vegetable (yeasts and unicellular algae). Conceptual error or reality? *Archives Medicales de L'Oest-Tome* 14(10): pp.423–426; Tanaka, K. et al. Augmentation of antitumor resistance by a strain of unicellular green algae, Chlorella vulgaris. Dept. of Immunology, Medical Inst. of Bioregulation, Kyushu Univ., 69, 3-1-1 Maidashi Higashi-Ku, Fukuoka 812, Japan. *Cancer Immunology Immunotherapy*, Springer-Verlag, 1984.

13. Hashimoto, S. et al. Effects of soybean phospholipid, chlorella phospholipid, and clofibrate on collagen and elastin synthesis in the aorta and on the serum and liver lipid contents in rats. *Scientific Research Digest on Chlorella*, Hokkaido, Japan: Medicinal Plant Institute of Hokkaido, Hokkaido, 089-37, Japan, pp.481–487, 1987; Sano, T. and Tanaka, Y. Effect of dried, powdered *Chlorella vulgaris* on experimental atherosclerosis and alimentary hypercholesterolemia in cholesterol-fed rabbits. *Artery* 14(2): pp.76–84, 1987.

14. Sawyer, P. et al. Demonstration of a toxin from *Aphanizomenon flos-aquae*. *Canadian Journal of Microbiology* 14: p.1199, 1968; Alam, M. et al. Purification of aphanizomenon flos-aquae toxin and its chemical and physiological properties. *Toxicon* (Pergamon Press, Great Britain) II: pp.65–72, Jan. 1973.

15. 윌리엄 배리 박사와 나눈 개인적인 대화(1988).

16. Barton, L. L. Studies on [Mice with] Dietary supplements of Super Blue Green at Ultra High Levels. Research at: Dept. of Biology, Univ. of New Mexico, Albuquerque, N.M. 87131, Apr. 20, 1984.

17. Sawyer, P. et al. *Ibid.* p.1201.

18. Kulvinskas, V. "Algae in your Salad," *Serenity Magazine* Fall, 1987.

19. Hagiwara, Y. *Green Barley Essence*. New Canaan, CT: Keats Pub, pp.74, 135, 1986; Kubota, K. et al. Isolation of potent antiinflammatory protein from barley leaves. Research at: Dept. of Pharmaceutical Sciences, Science University of Tokyo [Ichigaya-funagawara-machi, Shinjuku-ku], Tokyo, 162, Japan. 이 논문의 일부는 *Japanese Journal of Inflammation* v 3(4): 1983에 수록되었다. P4D1/steroid 비교는 "A preliminary report on how the juice of young green barley plants can normalize and rejuvenate cells. …" signed by Dr. Yasuo Hotta, Biology Dept., Univ. of California, San Diego, CA에 나와 있다.

20. Hagiwara, Y. *Ibid.*

21. *Ibid.*

22. Christopher, J. *School of Natural Healing*. Provo, UT: BiWorld Pub., p.543, 1976.

23. Hagiwara, Y. *Ibid.* pp.83–13.

24. Erasmus, U. *op.cit.*, p.251.

25. Hills, C. [editor] *The Secrets of Spirulina/Medical Discoveries of Japanese Doctors*. Boulder Creek, CA: University of the Trees Press, pp.55–66, 103, 1980.

26. Harvard Medical Area Focus, May 14, 1987.

27. National Research Council. *Diet, Nutrition and Cancer*: the report of a blue-ribbon committee of experts published by the NRC. (그 결론 중에 다음과 같은 구절이 포함되어 있다. "증가하고 있는 역학적 증거는 암과 비타민 A 섭취 사이에 역관계가 있음을 가리킨다. (…) 역학적 증거는 카로틴 또는 비타민 A가 풍부한 음식이 암 위험 감소와 관련되어 있음을 주장하기에 충분하다.")

28. Shekelle, R.B. et al. Dietary vitamin A and risk of cancer in the Western Electric study. *The Lancet* 2(8257): pp.1186–1190, Nov. 28, 1981. (이 연구는 1954명의 중년 남성을 대상으로 19년 동안 수행한 연구에 대해 보고하고 있는 바, 폐암 발병이 베타카로틴 섭취와 역의 관계에 있다고 결론 내렸다. 다시 말해, 베타카로틴이 식단에 많이 포함될수록 폐암 발생이 줄어든다는 것이다.)

29. Omenn, G. S. et al. Effects of a combination of beta carotene and vitamin A on lung cancer and cardiovascular disease. *New England Journal of Medicine*. 334(18): pp.1150–1155, May 2, 1996; Hennekens, C. H. Lack of effect of long-term supplementation with beta carotene on the incidence of malignant neoplasms and cardiovascular disease. *New England Journal of Medicine*. 334(18): pp.1145–1149, May 2, 1996.

17장 아주 간단한 생존전략

1. Strom, A. and Jensen, R. Mortality from circulatory diseases in Norway 1940–1945. *The Lancet* 1: pp.126–129, Jan. 20, 1951; Rudin, D. O. and Felix, C. *The Omega-3 Phenomenon*. New York: Rawson Associates, pp.33–34, 1987.

18장 음식 즐기기

1. Walford, R. L. *The 120 Year Diet—How to Double Your Vital Years*. New York: Simon and Schuster, 1986; Ross, M. H. Dietary behavior and longevity. *Nutrition Reviews* 35(10): pp.257–265, Oct. 1977.

2. Szekely, E. B. *The Essene Gospel of Peace, Book One*. 3085 Reynard Way, San Diego, CA: International Biogenic Society, 1981.

20장 단식과 정화

1. Cousens, G. *Spiritual Nutrition and The Rainbow Diet*. P.O. Box 2044, Boulder, CO: Cassandra Press, pp.147–148, 1986.

2. Albright, J. *Our Lady of Medjugorje*. P.O. Box 7, Milford, Ohio 45150: The Riehle

Foundation.

3. Cousens, G. *op cit.* p. 155

4. *Ibid.,* p.147.

5. The Bible. Moses fasting (twice): Exodus 34:28; Deuteronomy 9:9, 18; Jesus fasting: Matthew 4:2.

21장 어린이를 위한 음식

1. Ballentine, R. *Diet and Nutrition.* Honesdale, PA: Himalayan Inst., p.129, 1978.

2. Leonard, J. Hofer, J. and Pritikin, N. *Live Longer Now.* New York: Grosset and Dunlap, p.10, 1974.

3. Sampsidis, N. *Homogenized!* P.O. Box 25, Glenwood Landing, N.Y.: Sunflower Pub.

4. *Ibid.*

5. Svoboda, R. *Prakruti.* Albuquerque, NM: Geocom, p.72, 1989.

6. Hergenrather, J. et al. Pollutants in breast milk of vegetarians. *New England Journal of Medicine* 304(13): p.792, Mar. 26, 1981.

7. Cunningham, A. Morbidity in breast-fed and artificially fed infants. *Journal of Pediatrics* 90: pp.726−729, 1977; Addy, D. P. Infant Feeding: a current view. *British Medical Journal* 1: pp.1268−1271, May 22, 1976.

8. Newton, N. The uniqueness of human milk. Psychologic differences between breast and bottle feeding. *American Journal of Clinical Nutrition* 24: pp.993−1004, Aug. 1971.

9. Lippmann, M. *Chemical Contamination of the Human Environment.* Oxford, England: Oxford Univ. Press, p.146, 1979; Ballentine, R. *Diet & Nutrition.* Honesdale, PA: Himalayan International Inst., p.119, 1978.

10. Wetzel, W. E., et al. Carotene jaundice in infants with "sugar nursing bottle syndrome." *Monatsschrift Kinderheilkunde* 137: pp.659−661, Oct. 1989.

11. 주의력결핍장애(ADD)는 빈번하게 과잉행동 또는 주의력결핍과잉행동장애(ADHD)와 연결된다. 과도한 활동성과 집중하지 못하는 것은 동양의학의 관점에서는 같은 뿌리를 가지고 있는 바, 바로 음의 결핍이다. 동양의학에서 음은 인간 성격의 조용하고 수용적인 측면을 대변한다. 위에서 말한 아동 장애들에서 음 결핍은 종종 신장과 간에 영향을 미친다. (서구의 용어로 표현하면 이것을 신장과 간의 대사 물질과 호르몬 결핍으로 옮길 수 있다. 이러한 물질은 비타민, 미네랄, 아미노산, 지방산, 효소 등의 풍부하고 균형 잡힌 공급으로 생성된다.) 어린이의 체내에 음을 조성하는 일은 성인의 그것과 별반 다르지 않다. 유전도 어린이가 음 결핍을 보이는 한 가지 이유일 수 있다. 부모로부터 충분한 음을 물려받지 못한 경우다. 이에 대한 연구에 따르면 부모가 우울증, 주의력 결핍, 과잉행동, 기타 발달 불균형을 보인 경우에 ADHD를 가진 아이를 낳을 가능성이 커진다. (15. Roizen, N. J., et al. Psychiatric and developmental disorders in families

of children with attention-deficit hyperactivity disorder. *Archives of Pediatric and Adolescent Medicine.* 150(2): pp.203-208, Feb. 1996; McCormick, L. H. Depression in mothers of children with attention deficit hyperactivity disorder. *Family Medicine.* 27(3): pp.176-179, Mar. 1995; Comings, D. E. Role of genetic factors in depression based on studies of Tourette syndrome and ADHD probands and their relatives. *American Journal of Medical Genetics.* 60(2): pp.111-121; Apr. 24, 1995.〕 어린이는 일생에서 양의 성장기에 있으므로 음 자원의 도움이 필요하며, 따라서 쉽사리 음이 부족한 상태가 된다. 음과 그것을 뒷받침할 영양소들이 정제 식품, 합성 화학 물질, 살충제, 컴퓨터와 TV를 비롯한 전자기기에서 나오는 방사선, 과도하게 맛을 낸 음식, 형광등, 스모그, 기타 현대 생활의 수많은 독성 원소에 의해 고갈되므로 음 결핍 아동들은 최대한 자연에 가까운 식단과 생활방식을 가질 것을 권한다. 가정 내 혼란 역시 '음식과 행동'(518~519쪽)에서 언급했던 기타 스트레스와 더불어 어린이의 이러한 장애들에 기여하는 것으로 보인다. 종종 효과를 발휘하는 영양학적 치료제는 해초인데, 특히 여러 해에 걸쳐 구준히 섭취할 때 효과가 크다. 해초는 마음과 몸을 진정시키는 데 필요한 미네랄을 풍부하게 공급해 준다. 콩, 스튜 등에 함께 넣어 조리하면 된다. 일상적으로 약간의 켈프를 섭취하는 것도 ADHD가 있는 많은 아이들에게 도움이 된다. 스피룰리나, 템페, 버터와 기, 아몬드, 본문 509~519쪽의 '결핍증의 예방과 치료를 위한 음식'에서 언급했던 동물성 식품도 음 조성에 도움이 될 수 있다. 아마씨와 서양지치 등의 기름에 함유된 오메가-3와 감마리놀렌산 기름도 간의 음을 보하는 데 큰 도움을 주며, 아이가 제멋대로이거나 심하게 화를 내거나 말썽을 부릴 때 처방한다. 관련 연구들은 ADHD를 겪는 아동들은 이 지방산들이 부족한 경향이 있음을 보여준다. 〔18. Stevens, L. J. Essential fatty acid metabolism in boys with attention-deficit hyperactivity disorder. *American Journal of Clinical Nutrition.* 62(4): pp.761-768; Oct. 1995.〕 기생충 감염이 ADHD를 더 악화시키곤 한다. 21장 〈어린이를 위한 음식〉에서 언급했듯이, 마늘이 어린이 기생충 감염에 효과가 있다. 그러나 음인 호르몬과 체액을 소진하는 마늘의 강한 매운 맛 때문에 이러한 아동들의 경우에는 알로에 베라 젤과 은 콜로이드가 나을 것이다. 이것들에 대한 자세한 설명은 〈부록 A: 기생충 제거 프로그램〉을 참조하라. 이 둘은 모두 어린이들에게도 안전하며, 다양한 형태의 기생충과 병원체를 제거하는 한편 음과 수용성을 기르는 데도 도움을 준다. 따라서 기생충 문제는 별도로 하더라도 이러한 어린이를 둔 일부 부모들은 아이의 음을 보하기 위해서 이 두 가지 약재를 동시에 또는 그중 한 가지를 장기적으로 아이에게 먹인다. 과잉행동과 주의력 결핍은 한 가지 행동, 사물, 생각에서 다른 행동, 사물, 생각으로 널뛰듯이 옮겨 다니는 마음과 몸의 상태를 일컫는다. 동양의학에서 이처럼 혼란스럽고 급작스러운 변화는, 그것이 마음과 관련된 것이든 신체적인 것이든 풍 증상으로 간주된다. 풍증은 열을 생성하는 음식이나 스트레스가 많은 활동, 간의 울체를 야기하는 식단(557쪽), 달걀, 게, 고기, 메밀의 섭취로 악화된다. 상처, 기생충 감염, 유전, 식단 또는 환경 요인, 또는 이러한 요인들의 조합 가운데 ADHD 증후군의 원인이 무엇이건, 이 주에서 제시한 것

1147

과 같은 기본 지침을 따르면 일관되게 상당한 정도로 개선된다. 어린이는 성장하는 도중에 있으므로 적절한 영양과 정서적 지원이 제공되기만 하면 쉽게 자신들의 불균형을 극복하곤 한다.

12. Baker, J. P. et al. *Conscious Conception*. Monroe, UT: Freestone Pub., 1986.

13. Chang, S. *The Great Tao*. San Francisco, CA: Harper and Row, p.325, 1985.

24장 목

1. Lane, B. C. "Nutrition and Vision." In *1984–85 Yearbook of Nutritional Medicine*. J. Bland, Editor. New Canaan, CT: Keats Pub., p.244, 1985.

2. Goldman, A. S. "Immunologic Aspects of Human Milk." Symposium on Human Lactation, U.S. Dept. of Health, Education, and Welfare, DHEW Publication (HSA) 79-5107, L. Waletsky, Editor. Arlington, VA. Oct. 7-8, 1976; Mellander, O. and Valquist, B. Breast feeding and artificial feeding. Norrbotten Study, *Acta Paediatrica* suppl. 116, 48: p.1, 1959; Matthews, T., Nair, C. et al. Antiviral activity in milk of possible clinical significance. *The Lancet* 2(8000): pp.1387-89, Dec. 25, 1976.

25장 화

1. Williams, R. "The Trusting Heart," *Psychology Today*, p.35, Jan./Feb. 1989.

2. Marx, J. Anxiety peptide found in brain. *Science* 227: p.934, 1985.

3. Belongia, E. et al. An investigation of the cause of the eosinophilia-myalgia syndrome associated with tryptophan use. *New England Journal of Medicine* 323(6): pp.357-365, Aug. 9, 1990.

26장 토

1. 19세기에 다형성 유기체 이론, 특히 앙투안 베샹(Antoine Bechamp)—그는 파스퇴르의 동시대인으로 그를 비판했던 인물이다—이 제기한 다형성 유기체 이론은 질병을 일으키는 미생물은 신체적 환경에 대응해 특정한 형태를 띤다고 단언했다. 따라서 이 이론은 그 환경, 즉 총체적인 내부 환경이 '전부'이며, 모든 인체에서 발견되는 원시적이고 무해한 형태로부터 발전한 유해한 바이러스, 세균, 아메바, 기타 미생물의 숫자와 형태는 오로지 점액질의 끈적끈적한 정도를 포함한 그 인체의 독성에 물든 정도를 반영한다는 것을 전제로 한다. 이른바 '원인' 균을 파괴함으로써 질병을 치료하려는 시도는 장기적으로 보면 실패로 끝나게 된다. 이 이론에 따르면 그러한 미생물은 결코 진실로 제거될 수가 없으며, 나중에—때로는 여러 해 뒤에—더 위험한 형태로 탈바꿈하여 더 마구 증식하고 더 깊은 병으로 이어지게 된다. 다른 한편, 미생물이 '파괴'되는 동안 인체가 정화된다면 병원성 미생물의 변형을 뒷받침할 유독한 환경이 더는 존재하지 않게 된다. 적절한 음식, 약초, 운동, 그 밖의 건강한 치료법은 대체로 몸을 정화함과 동시에 병원체를 제거하는 반면에 대부분의 약물은 오직 병원체만 제거한다.

다형성 유기체 이론은 세균학 분야의 수많은 연구로 뒷받침되고 있다. 그러나 이 이론은 전체론에 입각한 치유법에서는 하나의 교리로 받아들여지는 데 반해 대부분의 주류 의학 종사자들은 좀체 수긍하지 않는다. 베샹뿐 아니라 20세기의 수많은 저자들이 이 이론을 적용하고 설명해왔다. 다음의 저작들은 그 대표적인 예다. West, J. *Important Facts You Should Know About AIDS: Diseases and Diets the Authorities Fail To Tell You: Pasteur, Bechamp & AIDS.* Bundaber, Queensland, Australia: AIDS biological Research Centre, 1988; Mattman, L. *Cell Wall Deficient Forms.* Cleveland, OH: CRC Press, 1974; Pearson, R. B. *Pasteur Plagiarist, Impostor. The Germ Theory Exploded.* Denver, CO: Health, Inc., 1942; Enby, E. et al. *Hidden Killers.* Sheehan Communications, 1990; Domingue, G. J. Naked bacteria in human blood. *Microbia* Tome 2, No. 2, 1976; Bechamp, A. *Sang et son troisieme element anatomique [The Blood and its Third Anatomical Element].* Australia: Veritas Press, 1988 (Reprint and translation; originally published: London: J. Ouseley, 1912).

27장 금

1. O'Neill, M. "Eating to Heal: The New Frontiers," *The New York Times,* p.B5, Feb. 7, 1990.

2. West, D. W. et al. Dietary intake and colon cancer: sex- and anatomic site-specific associations. *American Journal of Epidemiology* 130: pp.883-94, Nov. 1989; Harris, R. W. et al. A case-control study of dietary carotene in men with lung cancer and in men with other epithelial cancers. *Nutrition and Cancer* 15(1): pp.63-68, 1991; Singh, V. N. and Gaby, S. K. Premalignant lesions: role of antioxidant vitamins and beta carotene in risk reduction and prevention of malignant transformation. *American Journal of Clinical Nutrition* 53(1 suppl): pp.386S-390S, Jan. 1991; Fontham, E. T. Protective dietary factors and lung cancer. *International Journal of Epidemiology* 19 suppl 1: pp.S32-42, 1990.

3. West, D. W. et al. op. cit.

4. Statland, B. E. Nutrition and cancer. *Clinical Chemistry* 38(8B Pt 2): pp.1587-1594, Aug. 1992; Dard, D. et al. (Hemorrhoids: dietary factors.) *Revue Medicale de la Suisse Romande* 110: pp.381-384, Apr. 1990; Friedman, G. D. and Fireman, B. H. Appendectomy, appendicitis, and large bowel cancer. *Cancer Research* 50: pp.7549-7551, Dec. 1990; Klurfeld, D. M. Dietary fiber-mediated mechanisms in carcinogenesis. *Cancer Research* 52(7 suppl): pp.2055s-2059s, Apr. 1, 1992; Shankar, S. and Lanza, E. Dietary fiber and cancer prevention. *Hematology/Oncology Clinics of North America* 5: pp.25-42, Feb. 1991; Melange, M. and Vanheuverzwyn, R. (Etiopathogenesis of colonic diverticular disease; role of dietary fiber and therapeutic perspectives) *Acta Gastroenterologica Belgica* 53: pp.346-350, May-

Jun. 1990; Yang, P. and Banwell, J. G. Dietary fiber: its role in the pathogenesis and treatment of constipation. *Practical Gastroenterology* 6: pp.28–32, 1986.

5. Shankar, S. and Lanza, E. op. cit.

28장 수

1. Frank, B. *Nucleic Acid Therapy in Aging and Degenerative Disease.* New York: Psychological Library Publishers, 1968.

2. Kirschmann, J.D. *Nutrition Almanac.* New York: McGraw-Hill, p.31, 1984.

3. *Ibid.*, p.15.

4. Kohler, G. et al. Growth-stimulating properties of grass juice. *Science* 83: p.445, 1936; Kohler, G. et al. The relation of the "grass juice factor" to guinea pig nutrition. *Journal of Nutrition* 15: p.445, 1938; Colio and Babb. Study of a new stimulatory growth factor. *Journal of Biological Chemistry* 174: p.405, 1948; Kohler, G. et al. The grass juice factor. *Journal of Biological Chemistry* 128: p.1w, 1939.

5. Bensky, D. and Gamble, A. (translators) *Chinese Herbal Medicine: Materia Medica,* Seattle, WA: Eastland Press, p.508, 1986.

6. Allen, R. and Lust, J. *The Royal Jelly Miracle.* Simi Valley, CA: Benedict Lust Publ., pp.20, 21, 1958.

7. 1995년 6월 7일, 존경받는 큰스님이자 중국 불교 종정을 지낸 선화 대선사께서 평화롭게 열반에 드셨다. 화장을 하자 그의 재에서 1만 개가 넘는 사리가 나왔다. 그의 가르침은 깨어 있는 의식과 관련해 이 책의 여러 측면에 영감을 주었으며, 53장 〈요약〉에서 언급한 사트바(중용)의 몇몇 철학적 요소에도 그분의 가르침이 녹아 있다.

8. Murray, M. *Sea Energy Agriculture.* Winston-Salem, NC: Valentine Books, p.12, 1976.

9. Vorberg, G. Ginkgo Biloba Extract: A longterm study of chronic cerebral insufficiency in geriatric patients. *Clinical Trials Journal* 22: pp.149–157, 1985; Bauer, U. Six-month double-blind randomized clinical trial of Ginkgo Biloba Extract versus placebo in two parallel groups in patients suffering from peripheral arterial insufficiency. *Arzneim-Forsch* 34: pp.716–721, 1984.

10. Hindmarch, I. and Subban, Z. The psychopharmacological effects of Ginkgo Biloba Extract in normal health volunteers. *International Journal of Clinical Pharmacological Research* 4: pp.89–93, 1984; Gebner, B. et al. Study of the long-term action of a Ginkgo Biloba Extract on vigilance and mental performance as determined by means of quantitative pharmaco-EEG and psychometric measurements. *Arzneim-Forsch* 35: pp.1459–1465, 1985.

11. Mathe, G., et al. A Pygeum africanum extract with so-called phyto-estrogenic action markedly reduces the volume of true and large prostatic hypertrophy. *Biomedicine and Pharmacotherapy.* 49(7–8): pp.341–343, 1995.

29장 혈당 불균형

1. Van Eck, W. R. The effect of a low fat diet on the serum lipids in diabetes and its significance in diabetic retinopathy. *American Journal of Medicine* 27: pp.196–211, Aug. 1959; Sartor, G. et al. Dietary supplementation of fibre as a means to reduce postprandial glucose in diabetics. *Acta Medica Scandinavica* (suppl) 656: pp.51–53, 1981; Jenkins, D. et al. Decrease in postprandial insulin and glucose concentrations by guar and pectin. *Annals of Internal Medicine* 86: p.20, 1977; Holman, R. et al. Prevention of deterioration of renal and sensory-nerve function by more intensive management of insulin-dependent diabetic patients. *The Lancet* 1(8318): pp.204–208, Jan. 29, 1983.

2. Olefsky, J. et al. Reapp.raisal of the role of insulin in hypertriglyceridemia. *American Journal of Medicine* 57: pp.551–560, Oct. 1974; Himsworth, H.P. Dietetic factor determining glucose tolerance and sensitivity to insulin of healthy men. *Clinical Science* 2: pp.67–94, Sep. 1935.

3. Wolf, H. J. and Priess, H., Experiences with fat free diet in diabetes mellitus. *Deutsche Medizinische Wochenschrift* 81: pp.514–515, Apr. 6, 1956; Barnard, R. J. et al. Response of non-insulindependent diabetic patients to an intensive program of diet and exercise. *Diabetes Care* 5: pp.370–374, Jul.-Aug. 1982; Singh, I. Low-fat diet and therapeutic doses of insulin in diabetes mellitus. *The Lancet* 1: pp.422–425, Feb. 26, 1955.

4. Lu, H. C. *Chinese System of Food Cures.* New York: Sterling Pub., p.139, 1986.

5. Kloss, J. *Back To Eden.* Santa Barbara, CA: Lifeline Books, p.407, 1939.

6. Jensen, B. *Nature Has a Remedy.* Santa Cruz, CA: Unity Press, p.167, 1978.

7. Rudolph, T. M. *Chlorophyll.* San Jacinto, CA: Nutritional Research, p.31, 1957.

8. Hills, C. *The Secrets of Spirulina.* Boulder Creek, CA: Univ. Of the Trees Press, pp.59–66, 1980; Jensen, B. *Health Magic Through Chlorophyll.* Provo, UT: BiWorld Pub., p.113, 1973.

9. Rudolph, T. M. *op. cit.*

10. Addanki, S. *Diabetes Breakthrough.* New York: Pinnacle Books, p.6, 1982.

11. Jensen, B. *Health Magic Through Chlorophyll.* Provo, UT: BiWorld Pub., p.113, 1973.

12. *Ibid*, p.29.

13. Erasmus, U., *op. cit.*, p.305.

14. Addanki, S. *op. cit.*, p.110.

15. *Ibid*, p.110.

16. Kirschmann, J. D. *Nutrition Almanac.* New York: McGraw Hill, p.168, 1984.

17. *Ibid.*

18. Jensen, B. *Nature Has a Remedy.* Santa Cruz, CA: Unity Press, p.224, 1978.

30장 위와 장

1. Jacob, S. W. *Structure and Function in Man*. Philadelphia, PA: W.B. Saunders and Co., p.442, 1974.

2. Keep Taking Your Bran.(Editorial) *The Lancet* 1: p.1175, Jun. 2, 1979

3. Piepmeyer, J. L. Use of unprocessed bran in treatment of irritable bowel syndrome. *American Journal of Clinical Nutrition* 27(2): pp.106–107, Feb. 1974; Painter, N. S. et al. Unprocessed bran in treatment of diverticular disease of the colon. *British Medical Journal* 2: pp.137–140, Apr. 15, 1972; Hodgson, J. et al. Effect of methylcellulose on rectal and colonic pressures in treatment of diverticular disease. *British Medical Journal* 3: p.729, Sep. 23, 1972.

4. Dissanayake, A. et al. Lack of harmful effect of oats on small-intestinal mucosa in coeliac disease. *British Medical Journal* 4(5938): pp.189–191, 1974.

5. Kirschmann, J. D. *op. cit.*, p.134.

6. Singh, M. M. and Kay, S. R. Wheat gluten as a pathogenic factor in schizophrenia. *Science* 191(4225): pp.401–402, Jan. 30, 1976; Ross-Smith, p.and Jenner, F. Diet and schizophrenia. *Journal of Human Nutrition* 34(2): pp.107–112, 1980.

31장 혈액 질환

1. Frisch, R. E. Amenorrhoea, vegetarianism, and/or low fat? *The Lancet* 1(8384): p.1024, May 5, 1984.

2. Frisch, R. E. et al. Magnetic resonance imaging of body fat of athletes compared with controls and the oxidative metabolism of estradiol. *Metabolism: Clinical and Experimental* 41: pp.191–193, Feb. 1992.

3. Kemmann, E. et al. Amenorrhea associated with carotenemia. *Journal of the American Medical Association* 249(7): pp.926–929, 1983.

4. Baker, C. E. (publisher) *Physicians' Desk Reference*. Oradell, NJ: Medical Economics Co., pp.1899–1900, 1982.

5. Airola, P. *How to Get Well*. Phoenix, AR: Health Plus Pub., p.128, 1982.

32장 암과 회복 식단

1. 국립암연구소(The National Cancer Institute)가 준비한 보고서. *Cancer Control Objectives for the Nation: 1985–2000*.

2. Gerson, M. *A Cancer Therapy*. Bonita, CA: Gerson Institute, 1986.

3. Pauling, L. and Cameron, E. *Cancer and Vitamin C*. Menlo Park, CA: Linus Pauling Inst. of Science and Medicine, p.190, 1979.

4. Omenn, G. S. et al. Effects of a combination of beta carotene and vitamin A on lung cancer and cardiovascular disease. *New England Journal of Medicine*. 334(18):

pp.1150 – 1155, May 2, 1996; Greenberg, E. R. and Sporn, M. B. Antioxidant vitamins, cancer, and cardiovascular disease [editorial; comment] *New England Journal of Medicine* 334(18): pp.1189 – 1190, May 2, 1996; The Alpha-Tocopherol, Beta Carotene Cancer Prevention Study Group. The effect of vitamin E and beta carotene on the incidence of lung cancer and other cancers in male smokers. *New England Journal of Medicine.* 330(15) pp.1029 – 1035, Apr. 14, 1994.

5. Pauling, L. and Cameron, E. *op. cit.*, pp.99 – 210.

6. Pauling, L. "Good Nutrition for the Good Life." *The Complete Book of Vitamins.* Emmaus, PA: Rodale Press, 1977, p.80에 재수록되었다.

7. Bendich, A. and Olson, J. A. Biological actions of carotenoids. *FASEB Journal* 3: pp.1927 – 1932, Jun. 1989; Ziegler, R. G. A review of epidemiologic evidence that carotenoids reduce the risk of cancer. *Journal of Nutrition* 119: pp.116 – 122, Jan. 1989; Suda, D. et al. Inhibition of experimental oral carcinogenesis by topical beta carotene. *Carcinogenesis* 7: p.711, 1986.

8. Donden, Y. *Health Through Balance.* Ithaca, NY: Snow Lion Publ., pp.186, 198, 1986.

9. Zhu, Y. et al. Growth-inhibition effects of oleic acid, linoleic acid, and their methyl esters on transplanted tumors in mice. *Journal of the National Cancer Institute* 81(17): pp.1302 – 1306, Sep. 6, 1989.

10. Adlercreutz, H. Does fiber-rich food containing animal lignan precursors protect against both colon and breast cancer? *Gastroenterology* 86: p.761, Apr. 1984; Setchell, K. D. R. et al. Lignan formation in man—microbial involvement and possible roles in relation to cancer. *The Lancet* 2: p.4, Jul. 4, 1981.

11. Lederoq, G. and Henson, J. L. *Biochimica et Biophysica Acta* 560: p.427, 1979.

12. Brown, G. and Mortimer, J. Remission of canine squamous cell carcinoma after nitriloside therapy. *Veterinary Medicine: Small Animal Clinic* 71: pp.1561 – 1562, Nov. 1976.

13. Yamamoto, I. and Maruyama, H. Effect of dietary seaweed preparations on 1, 2-dimethylhydrazine-induced intestinal carcinogenesis in rats. *Cancer Letters* 26: pp.241 – 251, Apr. 1985.

14. Christopher, J. R. *School of Natural Healing.* Provo, UT: BiWorld Pub., pp.266 – 267, 1978.

15. Chihara, G. et al. Fractionation and purification of the polysaccharides with marked antitumor activity, especially letinan, from Lentinus edodes. *Cancer Research* 30: pp.2776 – 2781, 1980; Sone, Y. et al. Structures and anti-tumor activities of the polysaccharides isolated from fruiting body and the growing *Ganaderma lucidum.* *Agricultural and Biological Chemistry* 49: pp.2641 – 2653, 1985.

16. 캘리포니아대학 버클리 캠퍼스 미생물학 및 면역학 학과장인 테런스 레이턴(Terrance

Leighton) 교수가 배포한 언론 보도자료. *San Francisco Examiner*, p D-19, Nov. 12, 1989에 게재되어 있다.

17. Block, E. "The Chemistry of Garlic and Onions." *Scientific American* 252: p.119, 1985; Barone, F. and Tansey, M. Isolation, purification, identification, synthesis and kinetic activity of the anti-candidal component of *Allium sativum*, and a hypothesis for its mode of action. *Mycologia* 79: pp.341-348, 1977.

18. Caldes, G., A potential antileukemic substance present in Allium ascalonicum. *Planta Medica* 23: pp.90-100, 1973.

19. Block, E. "The Chemistry of Garlic and Onions," *ibid*.

20. Cummings, J. H. Short-chain fatty acids in the human colon. *Gut—The Journal of the British Society of Gastroenterology* 22: pp.763-779, Sep. 1981; Whitehead, R. H. et al. A colon cancer cell line (LIM 1215) derived from a patient with inherited nonpolyposis colorectal cancer. *Journal of the National Cancer Inst.* 74: pp.759-765, Apr. 1985; Leavitt, J. et al. Butyric acid suppression of the in vitro neoplastic state of Syrian hamster cells. *Nature* 271: pp.262-265, Jan. 1978.

21. Bensky, D. and Gamble, A. (translators), Chinese *Herbal Medicine: Materia Medica*. Seattle, WA: Eastland Press, p.194, 1986.

22. Christopher, J. R., *op. cit.*, p.62.

33장 그 밖의 퇴행성 질환

1. Erasmus, U., "The Value of Fresh Flax Oil," *Lipid Letter* issue no. 3, distributed by Spectrum Naturals, 133 Copeland St., Petaluma, CA 94952.

2. Kremmer, J. M. "'Clinical studies of omega-3 fatty acid supplementation in patients who have rheumatoid arthritis," *Rheumatic Diseases Clinics of North America* 17: pp.391-402, May 1991; Robinson, D. R. and Kremer, J. M., "Rheumatoid arthritis and inflammatory mediators," *World Review of Nutrition and Dietetics* 66: pp.44-47, 1991; Jantti, J. et al., "Evening primrose oil in rheumatoid arthritis: changes in serum lipids and fatty acids," *Annals of the Rheumatic Diseases* 48: pp.124-127, 1989; McCarthy, G. M. and Kenny, D., Dietary fish oil and rheumatic diseases. *Seminars in Arthritis and Rheumatism* 21: pp.368-375, Jun. 1992.

3. Bjarnason, I. et al., "Intestinal permeability and inflammation in rheumatoid arthritis: Effects of nonsteroidal and anti-inflammatory drugs," *The Lancet* 2: pp.1171-1174, Nov. 24, 1984.

4. Lee, T. P. et al., "Effect of quercetin on human polymorphonuclear leukocyte lysosomal enzyme release and phospholipid metabolism," *Life Sciences* 31: pp.2765-2774, Dec. 13, 1982. 이 연구는 케르세틴에 의해 아라키돈산 분비가 억제되며, 이것은 그 대사물질인 PGE_2와 류코트리엔 역시 억제된다는 것을 의미한다. Middleton, E., "The

flavonoids," *Trends in Pharmacological Sciences*, p.336, Aug. 1984도 보라.

5. di Fabio, A., *Rheumatoid Diseases Cured at Last*. Franklin, TN: Rheumatoid Disease Foundation, 1985. 이 책에서는 다른 것들과 함께 류머티스 관절염에 대한 초기의 아메바 이론에 대해 논의하는데, 이것은 어느 정도 좀 더 폭넓은 이론에 밀려난 것이다(26장의 주1을 참고하라). 그럼에도 아메바 이론에서 발전된 치료법은 많은 사례에서 효과가 있다.

6. 의사들의 명단에 관한 정보를 위해서는 The Rheumatoid Disease Foundation, 5106 Old Harding Rd., Franklin, TN 37064에 문의하라. 그중 일부 의사들은 폭넓은 약물을 이용하며, 표준 치료법뿐 아니라 대안 치료법을 이용해 류머티스 관절염을 치료한다.

7. Brinckerhoff, C. E. et al., "Effect of retinoids on rheumatoid arthritis, a proliferative and invasive non-malignant disease," *Ciba Foundation Symposium*, 113: pp.191−211, 1985.

8. Skoldstam, L., "Fasting and vegan diet in rheumatoid arthritis," *Scandinavian Journal of Rheumatology* 15(2): pp.219−221, 1986.

9. Roberts, J. and Hayashi, J., "Exacerbation of SLE associated with alfalfa ingestion [letter]." *New England Journal of Medicine* 308(22): p.1361, Jun. 2, 1983.

10. 이러한 질환들(진단 방법들을 포함해)은 the National Acupuncture Detoxification Association, 3115 Broadway #51, New York, NY 10027에 의해 제공된 것들을 바탕으로 한 것이다.

11. Anand, C., "Effect of Avena sativa on cigarette smoking," *Nature* 233: p.496, 1971.

12. Badgley, L., *Healing AIDS Naturally*. 370 W. San Bruno Ave, San Bruno, CA: Human Energy Press, 1987.

13. Hendler, S., *The Doctors' Vitamin and Mineral Encyclopedia*. New York: Simon and Schuster, p.425, 1990.

14. Badgley, L., *op. cit.*, pp.41−43, 47−49, 52−53, 169−173.

15. Block, E., *op. cit*, pp.114−119.

16. Badgley, L., *op. cit.*, p.170.

17. Womble, D. and Helderman, J., Enhancement of allo-responsiveness of human lymphocytes by acemannan (Carrisyn). *International Journal of Immunopharmacology* 10(8): pp.967−974, 1988.

18. Grindlay, D. and Reynolds, T. The aloe phenomenon: A review of the properties and modern uses of the leaf parenchyma gel. *Journal of Ethnopharmacology* 16: pp.117−151, Jun. 1986.

19. Meruelo, D. et al., Therapeutic agents with dramatic antiretroviral activity and little toxicity at effective doses: aromatic polycyclic diones hypericin and pseudohypericin. *Proceedings of The National Academy of Sciences* 85: pp.5230−5234, Jul. 1988.

20. *Ibid.*

21. Ito, M., Sato, A. et al., Mechanism of inhibitory effect of glycyrrhizin on replication of human immunodeficiency virus (HIV). *Antiviral Research* 10: pp.289–298, Dec. 11, 1988.

22. Nakashima, H., Kido, Y. et al., Purification and characterization of an avian myeloblastosis and human immunodeficiency virus reverse transcriptase inhibitor, sulfated polysaccharides extracted from sea algae. *Antimicrobial Agents and Chemotherapy* 31(10): pp.1524–1528, Oct. 1987.

23. Myers, D. E. et al., Production of a pokeweed antiviral protein (PAP)-containing immunotoxin, B43-PAP, directed against the CD19 human B lineage lymphoid differentiation antigen in highly purified form for human clinical trials. *Journal of Immunological Methods* 136: pp.221–237, Feb. 15, 1991.

24. Dworkin, R. Linoleic acid and multiple sclerosis. *Neurology* 34: p.1219, 1984.

25. Barbul, A. et al., Arginine stimulates lymphocyte immune response in healthy human beings. *Surgery* 90: pp.244–251, 1981.

26. 93. Horrobin D. F. The relationship between schizophrenia and essential fatty acid and eicosanoid metabolism. *Prostaglandins Leukotrienes and Essential Fatty Acids* 46: pp.71–77, May 1992.

27. Erasmus, U. *Fats and Oils.* Vancouver, B. C., Canada: Alive Pub., pp.251, 254, 1986.

28. Vaddadi K. S. Use of gamma-linolenic acid in the treatment of schizophrenia and tardive dyskinesia. *Prostaglandins Leukotrienes and Essential Fatty Acids* 46: pp.67–70, May 1992.

29. Lad, V. *Ayurveda: The Science of Self-Healing.* Santa Fe, NM: Lotus Press, p.131, 1985; Tierra, M. *Planetary Herbology.* Santa Fe, NM: Lotus Press, p.363, 1988.

53장 요약

1. Thakkur, C. G., *Ayurveda: The Indian Art & Science of Medicine*, New York: ASI Publ., 1974; Vanamali. *Nitya Yoga: Essays on the Sreemad Bhagavad Gita.* Vanamali Publications, Vanamali Gita Yogashram, PO Tapovan 249–192, Via Shivananda Nagar, Rishikesh. U.P. (Himalayas) India; Svoboda, Robert E., *Prakruti: Your Ayurvedic Constitution.* Albuquerque, NM: Geocom, 1989; Frawley, David. *Ayurvedic Healing: A Comprehensive Guide.* Salt Lake City, UT: Passage Press, 1989; Lad, Vasant. *Ayurveda: The Science of Self-Healing.* Santa Fe, NM: Lotus Press, 1985.

2. Frawley, David, *op.cit.*, p.82.

3. *Ibid.*, p.82, 84.

4. Thakkur, C. G., *op. cit.*, p.198(appendix).

5. Vanamali, *op. cit.*, p.217.

6. Lad, Vasant, *op. cit.*, p.131.

7. Frawley, David, *op.cit.*, p.82; Svoboda, Robert E., *op.cit.*, p.72.

8. Gautama Buddha. *Shurangama Sutra*, Volume 7.

9. *Ibid.*

10. Frawley, David, *op. cit.*, p.84.

11. Brain, K. R. et al., Percutaneous penetration of dimethylnitrosamine through human skin in vitro: application from cosmetic vehicles. *Food and Chemical Toxicology* 33(4): pp.315-322, Apr. 1995.

12. 약초, 레몬, 아보카도, 귀리, 꿀, 진흙, 알로에 베라 젤, 등을 이용한 세제 제조법을 입수할 수 있다. 아래의 정보들을 참조하기 바란다. *Kitchen Cosmetics* by Jeanne Rose(North Atlantic Books); *Herbal Healing for Women* by Rosemary Gladstar(Fireside Books〔Simon & Schuster〕, 1993); *The Herbal Body Book* by Stephanie Touries(Storey Pub. Co, 1995); *Jeanne Rose's Herbal Body Book* by Jeanne Rose(Perigee Books, 1982).

13. Ballentine, R., *Diet and Nutrition*. Honesdale, PA: The Himalayan International Institute, 1978, p.549.

14. Chen, J., Campbell, T. C. et al., *Diet, Lifestyle and Mortality in China: a Study of the Characteristics of 65 Counties*. Ithaca, NY: Cornell Univ. Press〔Oxford Univ. Press, The China People's Medical Publishing House에서 공동출판〕, 1990.

15. 한 가지 사례는 캘리포니아 화이트손 근처 레드우즈 수도원에서 수도 생활을 하는 시토회 수녀들이다. 이들은 채식주의자로, 통곡 가루로 성찬식을 만들고 나누어주며, 수행에 참선과 유사한 명상을 도입했다.

16. 마리화나는 멜라토닌 수치를 극적으로 증가시키는 것으로 밝혀졌다(아마도 다른 많은 강력한 향정신성 약물들도 비슷한 효과가 있는 것으로 밝혀질 것이다). 그러한 향정신성 물질들에 대한 전통 동양의학의 관점은 그들의 '황홀감'은 그 물질의 작용에 의해 다량의 변형된 오자스/정이 뇌로 보내진 데서 비롯된 것이며, 그 과정에서 신장의 오자스/정이 고갈된다는 것이다. 과학은 이러한 전통적인 생각을 확인해 주는 것으로 보인다. 왜냐하면 멜라토닌을 오자스/정의 한 변형으로 간주할 수 있기 때문이다. 우리는 수십 명의 마리화나 사용자들이 그들의 말로 '바닥을 치는' 것을 목격해 왔다. 이것은 동양의학적 사고의 뒷부분을 확인해 주는 것으로 보인다. '바닥을 친다'는 것은 더 이상 '황홀감'을 경험할 수 없을 정도까지 그들의 신장에서 오자스/정의 토대가 고갈되었음을 보여주는 것이기 때문이다. 이들은 일관되게 비쩍 말라 보이며 실제보다 훨씬 나이 들어 보인다. 그러한 퇴행은 오자스/정 고갈의 또 하나의 징후다('정'에 대한 더 자세한 설명은 620쪽을 보라). 마리화나에 의한 고갈이 명백히 눈에 보이는 시점('바닥을 치는' 시점)은 전적으로 그 개인에 달려 있다. 어떤 사람들은 불과 며칠, 몇 주 만에 바닥에 도달하는 반면에 어떤 사람들은 거기까지 몇 년이 걸리기도 한다. 그러나 우리가 목격한 바로는 마리화나를 사용하는 전 기간에 걸쳐 고갈이 진행된다. 아유르베다 역시 마리화나가 간과 뇌를 손상한다고 주장한다(위 주 6을 보라). 캘리포니아 대학

교 버클리 캠퍼스의 고 하딘 B. 존스(Hardin B. Jones) 교수는 《감각적 약물(Sensual Drugs)》(Cambridge University Press, 1977, p.255)에서 마리화나로 말미암은 뇌 손상과 알코올에 의한 뇌 손상을 비교했다. "일상적으로 마리화나를 사용하고 3년만 지나면 되돌릴 수 없는 뇌의 변화가 뚜렷이 나타난다. 심한 음주자에게서 되돌릴 수 없는 뇌 변화가 일어나기까지는 수십 년이 걸린다." 마리화나의 일상적 사용으로 말미암은 뇌 위축, 뇌세포의 시냅스 간격 확대, 뇌 신경세포들의 붕괴, 뇌 신경세포 핵에서의 이른바 '봉입체' 축적이 원숭이를 대상으로 한 실험에서 전자현미경과 CAT 스캔으로 확인되었다. 이러한 유형의 구조적 손상은 뇌가 4염화탄소와 같은 독성 화학물질들에 중독되었을 때와 유사한데, 대체로 항구적인 것으로 여겨지고 있다. 우리는 약물에 의해 유발된 뇌 손상이 장기적인 회복 식단(695쪽 이하에 실려 있는 A, B, C 안을 최소 6개월간 지속했을 때. 식단의 적용과 중독 치료법에 대해서는 731~738쪽을 보라)과 창포 뿌리(210쪽의 '약물'을 보라)를 비롯한 몇 가지 약초들을 이용하면 부분적으로는 회복할 수 있다고 본다. 마리화나의 안정성과 관련된 대중의 잘못된 생각을 바로잡기 위해 마리화나에 대한 경각심을 일깨울 필요가 있다. 이것은 마리화나가 '순한 중독 물질'임을 주장한 초기의 피상적인 연구에 어느 정도 책임이 있다. 이러한 견해는 모든 뉴스 매체에 의해 널리 확산되어 수백만 명의 미국인을 오도했고, 그 가운데 많은 사람이 지금까지도 이 강력한 중독 물질의 위력을 과소평가하고 있다. 다른 한편으로 많은 천연 또는 합성 처방약들과 비슷한 방식으로 마리화나, 알코올성 음료, 코카인, 향정신성 버섯, 헤로인, 암페타민 등 온갖 중독성 물질이 놀랍게도 의학적 목적으로 이용되고 있다. 장기간 이러한 물질을 사용하면 반드시 건강과 생명을 잃는 것으로 그 대가를 치르게 된다.

17. Reiter, R. J. and Robinson, J., *Melatonin*. Bantam Books, 1995, p.213.

18. *Ibid*., p.193.

19. Turek, Fred W. Melatonin—hype hard to swallow. *Nature*. 379(6563): pp.295 – 6, Jan. 25, 1995.

20. Myers, Norman(editor). *Gaia, An Atlas of Planet Management*. Doubleday, 1984, p.64.

21. Carlsen, E., Giwercman, A. J., Keiding, N., Skakkebaek, N. E. Decline in semen quality from 1930 to 1991. (Danish) *Ugeskrift For Laeger*. 155(33): pp.2530 – 2535, Aug. 16, 1993; Auger J. Kunstmann JM Czyglik F., Jouannet P. Decline in semen quality among fertile men in Paris during the past 20 years. *New England Journal of Medicine*. 2, 332(5): pp.281 – 285, Feb. 1995; Sharpe, R. M. On the importance of being earnest. Decline in semen quality among fertile men in Paris during the past 20 years. *Human and Experimental Toxicology*. 14(5): pp.463 – 464, May 1995; Decline of the quality of male semen (German) *Deutsche Medizinische Wochenschrift*. 120(31-32): p.1107, Aug. 4, 1995; Wright, L. Silent Sperm. *The New Yorker*. Jan. 15, 1996, pp.42 – 55.

22. 정자 수가 줄고 있는지 여부에 대해, 거기에 사용된 기본적인 실험 절차에 관한 논쟁이

벌어져왔다. 미국에서는 실험 변수들을 달리한 다양한 실험으로부터 얻어진 통계 연구들이 있었다. 일부 연구들(The Dow Chemical Company를 비롯한 기업들에서 후원한 연구들)은 정자 수 감소를 확인한 이전의 통계 분석들에서 부적합한 통계 모델을 사용했으며, 따라서 그 결과를 믿을 수 없다고 주장한다(Olsen, G. W., Bodner, K. M., Ramlow, J. M., Ross, C. E., Lipshultz, L. I. Have sperm counts been reduced 50 percent in 50 years? A statistical model revisited. *Fertility and Sterility.* 63(4): pp.887–93, Apr. 1995). 하지만 세계의 많은 지역에서 정자 수가 급속히 감소하고 있다는 데 대해 어떤 통계학자도 이의를 제기할 수 없을 만큼 신중하게 통제된 유럽의 수많은 연구들이 있다. 〔Carlsen, E., Giwercman, A. J., Keiding, N., Skakkebaek, N. E. Decline in semen quality from 1930 to 1991. (Danish) *Ugeskrift For Laeger.* 155(33): pp.2530–2535, Aug. 16, 1993; Auger J. Kunstmann JM Czyglik F., Jouannet P. Decline in semen quality among fertile men in Paris during the past 20 years. *New England Journal of Medicine.* 2, 332(5): pp.281–285, Feb. 1995; Sharpe, R. M. On the importance of being earnest. Decline in semen quality among fertile men in Paris during the past 20 years. *Human and Experimental Toxicology.* 14(5): pp.463–464, May, 1995; Decline of the quality of male semen (German) *Deutsche Medizinische Wochenschrift.* 120(31-32): p.1107, Aug. 4, 1995.〕 일부 지역에서는 다른 지역보다 줄어드는 속도가 더 빠르다. 대체로 정자 수가 많은 편인 핀란드에서도 고립된 농촌 지역에서 정자 수가 도시 지역보다 상당한 정도로 더 많다. 이러한 주장이 화학 독소와 스트레스 상황이 정자 수의 감소에 기여한다는 사실을 가리키는 연구와 결합되면 우리는 분명한 그림을 그릴 수 있게 된다. 생명의 창조자인 정자가 감소하는 까닭은 이 행성과 그 행성의 거주자들의 생명력이 감소하고 있기 때문이다. 종종 잉여 인구가 그 원인으로 거론된다. 분명 우리가 이용하고 있는 다양한 기술 덕분에 너무 많은 지구촌 인구가 이 행성에 살고 있다. 그러나 머리로 이러한 사실을 깨닫는 것은 해결책의 극히 일부일 뿐이다. 생물학적 힘은 강력하며, 따라서 많은 사람이 퇴행의 음식들(타마스)을 계속 먹는다면, 그로 인해 많은 사람이, 문제와 해결책을 어떻게 관념화하든지 간에, 계속 퇴행적 행동에 참여할 것이다. 이 행성에 닥친 심각한 상황에 대한 통계적 증거들을 제공하는 것(이런 일은 지난 세대 동안 방대하게 이루어졌다)은 아무런 생각 없는 욕망과 탐욕과 맞닥뜨리는 순간 곧바로 실패로 끝나고 만다. 더 많은 사람이 생명력 넘치고 정신을 고양하는 음식을 선택하고, 물질의 축적이 아니라 영적인 힘에서 안정감을 발견할 때 우리는 적절한 수준을 넘어 지혜와 기쁨이 넘치는 삶을 살 수 있는 정신적이고 생물학적인 바탕을 경험하게 될 것이다.

23. Sharpe, R. M. and Skakkebaek, N. E. Are oestrogens involved in falling sperm counts and disorders of the male reproductive tract? *Lancet.* 341(8857): pp.1392–1395, May 29, 1993; Jensen, T. K., Toppari, J. et al., Do environmental estrogens contribute to the decline in male reproductive health? *Clinical Chemistry.* 41(12 Pt 2): pp.1896–1901, Dec. 1995; Wright, L. Silent Sperm. *The New Yorker.* Jan. 15, 1996, pp.42–55.

부록 A: 기생충 제거 프로그램

1. Keusch, G. T., Hamer, D., Joe, A. et al. Cryptosporidia. who is at risk? *Schweizerische Medizinische Wochenschrift.* 125(18): pp.899–908, May 6, 1995.

2. Thorne, G. M. Diagnosis of infectious diarrheal diseases. *Infectious Disease Clinics of North America.* 2(3): pp.747–774, Sep. 1988.

3. Verdrager, J. Localized permanent epidemics: the genesis of chloroquine resistance in Plasmodium falciparum. *Southeast Asian Journal of Tropical Medicine and Public Health.* 26(1): pp.23-28, Mar. 1995.

4. Barrett, N. J. and Morse, D. L. The resurgence of scabies. *Communicable Diseases Report/CDR Review.* 3(2): pp.R32–34, Jan. 29, 1993.

5. Boffa, M. J., Brough, P. A., Ead, R. D. Lindane neurotoxicity. *British Journal of Dermatology.* 133(6): p.1013, Dec. 1995; Sarkar, M., Sarkar, A. K., Biswas, S. K. Gamma benzene hexachloride neurotoxicity. *Indian Pediatrics.* 30(11): pp.1358–1359, Nov. 1993.

부록 B: 근관 수술이 건강에 미치는 효과

1. Price, Weston A. *Volume I: Dental infections, oral and systemic; Volume II: Dental infections and the degenerative diseases.* Cleveland, OH: The Penton Publishing Company, 1923. [Volume I은 치아 감염이 구강 및 전신에 어떤 증상으로 나타나는지에 대한 기초 연구를 보여주며, Volume II는 치아 감염의 임상적 표출을 보여준다.]; Meinig, George E. *Root Canal Cover-up.* Ojai, CA: Bion Pub., 1994.

이 책의 초판이 발간된 것은 1993년이다. 1996년과 2002년에 개정판이 출간되었는데, 번역본으로 삼은 것은 최신판인 2002년 제2차 개정판(제3판)이다.

이 책은 초판이 출간된 1993년 이후 지금까지 미국과 서구에서 동양의학을 공부하고 시술하는 사람들과 이러한 치료법을 선택한 환자들에게 일종의 바이블로 받아들여지고 있다. 서구인들 사이에서는 동양의 전통 의학을 적극적으로 활용하려는 경향이 마치 유행이라 해도 좋을 만큼 강해지고 있는데, 이 흐름을 떠받치는 주요한 축들 가운데 하나가 바로 이 책이라는 말이다.

현대 의학의 역사는 불과 100여 년에 불과하다. 루이 파스퇴르에 의한 각종 병원체의 발견, 로베르트 코흐에 의한 세균병인설의 확립은 현대 의학의 출발을 알리는 신호탄이었다. 이때부터 현대 의학은 온갖 질병의 병원체를 확인하고 약물을 이용해 병원체를 박멸하거나 백신을 개발해 병원체의 인체 내 활동을 무력화하는 전략으로 각종 감염성 질환과의 전쟁을 전개해 왔다. 이러한 전략은 매우 유효해서 우리는 인류 역사 내내 지속적이고 반복적으로 파멸적 고통을 안겨주었던 대부분의 감염성 질환을 극복하고 예방할 수 있게 되었다.

한편 현대 의학은 존스홉킨스 의과대학을 중심으로 의사 훈련 커리큘럼과 치료 프로토콜이 확립되었는데, 현재 어느 의과대학에서나 훈련 과정이 대동소이하고, 어느 병원을 가더라도 치료 과정이 유사한 것은 이 때문이다. 이들은 의학계의 주류가 되었으며, 자신들의 원리와 치료법을 받아들이지 않는 일체의 전통 의학을 의학의 범주에서 배제하고 추방했다. 세상의 거의 모든 전통 의학이 의학의 범주에서 추방된 것은 이 때문이다.

그런데 현대 의학의 이론과 치료 전략은 20세기와 21세기를 거치며 일어난 급격한 라이프 스타일의 변화로 인해 새롭게 대두된 한 범주의 질환들 앞에서 매우 무기력한 모습을 보이고 있다. 흔히 생활습관병이라고 불리는 만성 퇴행성 질환들이다. 과거에 비해 턱없이 줄어든 활동량, 실내에서 보내는 시간의 증가, 채식 대비 육식 비중의 현격한 증가, 신선 식품 비중의 감소와 온갖 화학물질로 범벅된 가공 식품 섭취의 증가, 오염된 물과 공기 등등. 우리 인간은 아프리카 사바나에서 수렵채집 생활에 적응해 진화해 왔지 21세기 도시 환경에 적응해 진화하지 않았다. 자연히 우리 몸, 더 나아가 마음은 이 급격한 변화에 적응하는 데 어려움을 겪고 있으며, 그 결과가 암·고혈압·심장질환·당뇨·아토피를 비롯한 각종 면역계 질환과 같은 만성 퇴행성 질환들의 만연으로 나타났다. 주로 감염성 질환들을 상대로 싸우며 개발된 현대 의학의 무기와 전략은 이러한 새로운 질환들에는 잘 통하지 않고 있다. 대부분의 만성 퇴행성 질환은 외부 병원체들의 공격이 아니라 인체라는 시스템의 균형이 무너진 데서 비롯되기 때문이다.

만성 퇴행성 질환으로 고통받고 있는 서구인들이 동양의학에 눈길을 돌리는 것은 바로 이 때문이다. 동양의학은 전체론에 입각한 진단 및 치료 체계다. 전체론이란 인체 시스템의 균형이 무너진 데서 병의 원인을 찾고, 균형의 회복이라는 관점에서 치료 방법을 찾는 의료 체계의 한 부분이다. 균형의 상실에서 비롯된 만성 퇴행성 질환으로 고통받는 이들이 균형의 회복에 주안을 두는 동양의학에서 해법을 찾으려고 하는 것은 어찌 보면 자연스럽기까지 하다.

이 책의 부제는 '아시아의 전통 의학과 현대 영양학'이다. '아시아의 전통 의학'이라고 한 것은 동양의학뿐 아니라 인도의 전통 의술인 아유르베다 의학이 포함되어 있기 때문이지만, 내용의 근간을 이루는 것은 동양의학이며, 특히 인체와 질병을 바라보는 관점, 치료 전략의 이론적 토대는 순전히 동양의학에 입각해 있다. 그런데 이 책을 여타의 동양의학 관련 책들과 구별되게 하는 핵심은 '현대 영양학'에 있다. 저자는 동양의학의 이론과 철학에 바탕을 두면서도 특별한 효능을 갖는 약재뿐 아니라 우리가 일상적으로 이용하는 광범한 음식들을 영양학적 분석을 통해 치료에 적극 끌어들인다. 그 가운데서도 저자가 특별히 강조하는 것은 식단이다. 여기서 식단은 상차림의 구성을 넘어 우리가 일용하는 음식 전체의 구성을 말한다. 식단은 우리 몸과 마음에 영향을 끼치기 마련이다. 음식이 보약이라는 말이 있다. 음식과 요리의 과학적 접근으로 세계적인 베스트셀러가 된《음식과 요리》의 저자 해럴드 맥기는 "우리가 먹는 것이 우리다"라고 했다.

몸이 균형을 잃은 것은 라이프 스타일의 변화에 따른 활동 부족과 더불어 식단의 변화와 밀접한 관련이 있다. 저자는 스스로 자신의 상태를 진단하고 자신에게 맞는 식단을 구성할 수 있도록 안내하고 있다. 현대 영양학을 바탕으로 전통적인 약재의 좁은 범위를 넘어 일상 음식 전체로 확대한 것이다.

저자의 영양학적 접근은 또 한 가지 효과를 발휘하는데, 그것은 바로 '이해하기 쉬움'이다. 현대의 사람들 다수는 현대 교육을 받은 사람들인 탓에 대부분 동양의학의 전통적인 설명 방식에 고개를 갸웃거릴 수밖에 없다. 저자는 서로 다른 패러다임에 입각한 두 개의 지식 체계, 즉 우리에게 매우 익숙한 현대적 지식 체계와 우리에게 매우 낯선 고대로부터의 지식 체계를 영양학이라는 매개로 연결함으로써 이 난처함을 뛰어넘을 수 있게 해준다. 그 덕분에 우리는 조금 더 수월하게, 조금 더 높은 수준에서 동양의학의 치료법과 처방을 이해할 수 있게 된다.

의사들이 의성으로 추앙하는 히포크라테스의 주된 치료법은 식이요법이었다. 식이요법은 가장 오래된 치료법이며, 그 유구한 역사 내내 숱한 임상 경험을 거치며 정립되었다고 할 수 있다. 동양인들뿐 아니라 유럽인, 아시아인,

아프리카인, 아메리카 원주민, 오세아니아 원주민들이 최근 100여 년 이전에는 대개 식이요법, 즉 음식물을 이용한 치료법을 치료의 근간으로 삼았다. 그러니 식이요법이야말로 인류가 수천 년에 걸쳐 만들어낸 다중지성의 결정체라고 말할 수 있다.

오늘날처럼 교통과 통신이 발전하지 못한 과거에 지역의 식이요법은 그 지역에서 나는 재료에 국한되었는데, 그것은 지극히 당연하고 또 올바른 것이었다.

익숙한 예로 《동의보감》은 그 점을 단적으로 보여준다. 《동의보감》은 임진왜란이라는 전란의 산물이다. 긴 전쟁으로 말미암은 위생 환경의 악화와 굶주린 백성들의 건강과 면역력 약화는 전란 이후 돌림병과 각종 병마의 만연을 초래했다. 허준을 비롯한 의관 세 명이 《동의보감》 편찬을 시작한 것은 임진왜란이 소강상태로 접어들며 명과 일본 사이에 휴전협정이 진행되던 1596년이었다. 1597년 휴전협정이 깨지면서 정유재란이 발발하자 《동의보감》 편찬 작업도 중단되었고, 그 뒤 허준 홀로 작업을 계속해 광해군 2년인 1610년에 완성된다. 말하자면 《동의보감》은 전후라는 특수하고 긴급한 상황 속에서 발의되고 진행된 국가 보건 프로젝트였던 것이다. 《동의보감》이 주변에서 쉽게 구할 수 있는 재료들을 적극 도입하고, 백성들의 이해를 돕기 위해 약초들의 일반명을 병기한 것은 이러한 목적을 충실히 반영한 것이다.

오늘날의 상황은 다르다. 텔레비전 건강 관련 프로그램에서는 생전 듣도 보도 못한 식품들이 건강에 특효가 있다며 소개되고, 우리는 그 재료들을 인터넷을 통해 어렵지 않게 구할 수 있다. 아무리 고가여도 몸에 좋다는 소문이 돌면 금세 불티나게 팔린다. 그런데 우리는 그 식품들에 대해 텔레비전 출연자들이 전한 단편적인 지식, 건강식품 판매자들에게서 기원되고 입에서 입으로 전해진 유사 지식 외에 얼마나 알고 있는가? 그 단편적인 유사 지식들을 스스로 검증하고 통합할 지식 체계를 갖추고 있는가?

이 책은 세계 각지의 오랜 식이요법 역사 속에서 검증되고, 함유된 성분 분석과 임상 사례를 통해 과학적으로 효능이 입증된 식품들을 동양의학이라는 탄탄한 이론 체계에 통합하여 소개하고 있다.

저자는 일관되게 채식 중심의 홀푸드(whole food) 식단을 제안한다. 홀푸드
란 정제하지 않은, 가공되지 않은 식물성 식품이다. 물론 이러한 개념은 상대
적이다. 백미보다는 현미가, 백밀보다는 통밀이, 깎은 사과보다는 껍질째 먹는
사과가, 부분식보다는 전체식이 홀푸드에 가깝다. 저자에 따르면 개인의 상황
에 따라 약간의 조정만 가한다면 채식 중심의 홀푸드 식단은 일상 식단이자
치료 식단이 될 수 있다. 저자는 개인들의 건강 상태에 따라 선택할 수 있는
몇 가지 홀푸드 식단을 제안하는데, 이 홀푸드 식단 제안은 개인 진단에 따라
융통성 있게 조정할 수 있으며, 그러한 조정을 위한 지침까지도 이해하기 쉽
게 제시했다.

또 저자는 몸과 마음을 서로 긴밀히 연결된 전체로 이해하며, 몸과 함께
마음의 건강을 챙길 수 있는 여러 방안을 제시하고 있다. 이를테면 현대인들,
특히 현대 서구인들은 대개 육식 중심의 식단으로 인해 '과잉'에서 비롯된 불
균형 상태에 놓여 있으며, 이러한 불균형 상태는 과도한 욕망과 경쟁, 충족되
지 않은 욕망에서 비롯된 정신적 침체로 이어진다는 것이다. 풍요의 시대에
우울증이 만연한 오늘날의 상황에 대한 중요한 시사점이 아닐 수 없다.

우리는 어떤가? 우리 역시 서구인들과 유사한 라이프 스타일에, 서구인들
과 유사한 육식 중심의 정제 식단을 먹고 있지 않은가? 과잉의 욕망과 그로
인한 정신적 침체로 고통을 겪고 있지 않은가? '우리가 먹는 것이 우리다'라는
명제를 받아들인다면 먹는 것으로부터 이 깊은 병증의 치유를 시작해 보자.
건강한 음식이 건강한 몸을 만들고, 건강한 몸이 건강한 마음을 뒷받침하고,
건강한 마음이 건강한 인생을 인도하기를, 그 과정에 이 책이 도움이 되기를
바란다.

찾아보기

메모: 't'가 붙은 것은 도표에서 언급된 것임을 표시한 것이다.

구매처와 정보 문의처

구매처와 정보 문의처

구매처와 정보 문의처

구매처와 정보 문의처

구매처와 정보 문의처

구매처와 정보 문의처

구매처와 정보 문의처

1216

구매처와 정보 문의처

1226

구매처와 정보 문의처

구매처와 정보 문의처